委　员（按拼音首字母排序）

陈　红　中国心理学会社区心理学专业委员会主任，西南大学心理学部部长、教授。

甘怡群　中国心理学会行为与健康心理学专业委员会主任，国际应用心理学会（IAAP）健康心理学分会理事长，北京大学心理与认知科学学院教授。

郭　成　中国社会心理学会心理健康专业委员会主任，西南大学心理学部教授。

郭永玉　中国心理学会心理学与社会治理专业委员会主任，南京师范大学心理学院教授，人格与社会心理研究所所长。

贾晓明　中国心理学会临床心理学注册工作委员会主任委员，中国心理学会临床与咨询心理学专业委员会副主任委员，中国心理卫生协会心理咨询与心理治疗专业委员会常务委员，北京理工大学人文社会科学学院教授。

姜长青　中国心理卫生协会常务理事，中国心理学会心理咨询师工作委员会副主任，首都医科大学附属北京安定医院主任心理师，《心理与健康》杂志社社长兼常务副主编。

李　红　中国心理学会情绪与健康心理学专业委员会主任，华南师范大学心理学部副部长，四川师范大学脑与心理科学研究院院长、教授。

李　娟　中国心理学会老年心理学专业委员会主任，中国科学院心理研究所研究员。

李　焰　中国心理卫生协会大学生心理咨询专业委员会主任委员，教育部普通高校心理健康教育专家指导委员会副秘书长，清华大学学生心理发展指导中心首席专家、教授。

刘正奎　中国心理学会心理危机干预工作委员会主任委员，中国科学院心理研究所研究员。

孙时进　中国社会心理学会常务理事兼整合心理学专业委员会主任委员，复旦大学心理研究中心主任、教授。

王大华　中国老年学和老年医学学会常务理事、老年心理分会主任委员，北京师范大学心理学部教授。

王　力　中国心理卫生协会青少年心理卫生专业委员会副主任，中国心理学会医学心理学分会副主任，中国科学院心理研究所研究员。

王利刚　中国心理学会心理学普及工作委员会主任，中国科学院心理研究所副研究员。

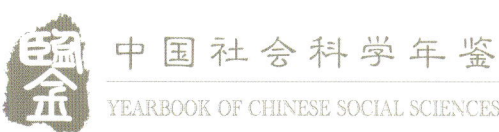

中国心理健康年鉴 2024

YEARBOOK OF MENTAL HEALTH PROMOTION IN CHINA

张建新　张捷　主编

中国社会科学出版社

图书在版编目（CIP）数据

中国心理健康年鉴. 2024 / 张建新, 张捷主编.
北京：中国社会科学出版社, 2025. 4. -- ISBN 978-7-5227-4810-8

I. R395.6-54

中国国家版本馆 CIP 数据核字第 2025EK7820 号

出 版 人	赵剑英
责任编辑	彭莎莉　刘晓婧
责任校对	赵雪姣
责任印制	张雪娇
出　　版	中国社会科学出版社
社　　址	北京鼓楼西大街甲158号
邮　　编	100720
网　　址	http://www.csspw.cn
发 行 部	010-84083685
门 市 部	010-84029450
经　　销	新华书店及其他书店
印刷装订	三河市东方印刷有限公司
版　　次	2025年4月第1版
印　　次	2025年4月第1次印刷
开　　本	787×1092　1/16
印　　张	35.75
插　　页	2
字　　数	867千字
定　　价	298.00元

凡购买中国社会科学出版社图书，如有质量问题请与本社营销中心联系调换
电话：010-84083683
版权所有　侵权必究

《中国心理健康年鉴2024》编纂委员会

主　编

张建新　中国科学院心理研究所研究员，中国心理学会副理事长，生协会青少年心理健康专业委员会主任委员，中国心理学会社会治理专委员，中国社会心理学会人格专委会副主任委员，中国健康管理协会公健康管理分会会长。

张　捷　健康中国50人论坛特约研究员，健康中国论坛执行秘书EAP本土化实践-标准与解决方案》主编，盛心国际EAP学院院长。

编委会

主　任

陈雪峰　中国科学院心理研究所研究员，副所长，党委委员。

副主任

郑　毅　中国心理卫生协会儿童心理卫生专业委员会主任委员，附属北京安定医院主任医师，中国残联第八届主席团兼职副主席。

白学军　全国学生心理健康工作咨询委员会副主任委员，天津师长、教授，教育部普通高等学校学生心理健康专家指导委员会副主任委

乔志宏　中国心理卫生协会常务理事兼心理咨询专业委员会副主任生心理咨询专业委员会副主任委员，北京师范大学心理学部党委书记、康教育与咨询中心主任、研究员，教育部全国学生心理健康工作咨长，普通高等学校学生心理健康教育专家指导委员会常务副秘书长。

研究员。

肖利军 中国心理卫生协会妇女健康与发展专业委员会主任委员，解放军总医院第三医学中心医学心理科主任、副主任医师。

辛自强 中国社会心理学会社会心理服务专业委员会主任，中国人民大学心理学系主任、教授。

徐琴美 中国社会心理学会儿童发展与社会政策专委会主任，浙江大学教育学院学习与认知科学研究中心主任、教授。

许　燕 中国心理学会积极心理学专业委员会主任，北京师范大学心理学部教授。

闫洪丰《社会心理服务体系建设》系列丛书主编，华夏时报社党委副书记。

姚　翔 中国社会心理学会应用社会心理学专业委员会主任委员，北京大学心理与认知科学学院副院长、研究员。

于恩彦 中国心理卫生协会老年心理卫生专业委员会主任委员，中国老年保健协会阿尔茨海默病分会（ADC）副主任委员，浙江省人民医院副院长、主任医师。

于　欣 中国老年医学会精神医学和心理健康分会会长。

赵守盈 中国心理学会心理测量专业委员会主任委员，教育部心理学教育指导委员会委员，贵州师范大学教授，凯里学院院长，博士生导师。

周　亮 中国心理卫生协会危机干预专业委员会主任，广州医科大学精神卫生学院副院长。

祝卓宏 中国心理卫生协会心理治疗与心理咨询专业委员会副主任委员，中国科学院心理研究所教授，国家卫健委精神卫生与心理健康专家委员会委员。

编 辑 部

主　　任 张晓玲　刘炳涛

编　　辑 邵　洋　郑博文　聂凤学　俞欣元　年伟莉　曹骏驰　邬菁元

特约编辑
张昊鹏：中国社会科学出版社年鉴与文摘分社社长，编审。

目 录

《中国心理健康年鉴》创刊词 ………………………………………………… 张建新　张捷（1）

首卷开篇

精神卫生与心理健康历史穿越的叙事——首卷《年鉴》出版纪念文 ………… 张建新（3）

特　载

疫情防控常态化下我国心理服务机构如何加强自身能力建设 ………………… 白学军（17）
我国社会心理服务体系建设面临的困难与挑战 ………………………………… 乔志宏（20）
员工帮助计划（EAP）的效应：职场心理健康建设促进健康中国建设及经济
　　发展 ……………………………………………… 张捷　张晓玲　刘炳涛（26）

心理健康与精神卫生特邀（及特选）综述报告

职业人群心理健康研究进展 …………………………………………………… 陈雪峰（43）
近三十年我国老年心理健康研究进展 ………………… 王大华　叶和旭　杨欣悦（52）
大学生心理健康综述 …………………………………………………………… 李焰（66）
2023年儿童青少年心理健康综述 ……………………………………………… 郑毅（70）

政策法规文件汇编

2023年以前发布的精神卫生、心理健康领域政策法规 …………………………（75）
2023年发布的精神卫生、心理健康领域相关政策法规 …………………………（100）

国内外发表论文荟萃

● 身心因素与心理健康 ……………………………………………………………（107）
青少年身心因素与心理健康研究 …………………………………………………（107）
中职生攻击性与怀旧类型的关系：自尊的中介作用 ……………………………（107）

负性生活事件与初中生内化问题：反刍思维的中介作用与同伴依恋的调节作用 …… （108）
月经失调对青少年女性心理健康影响的研究进展 ………………………………… （109）
听障青少年人际信任对心理健康的影响：一个链式中介模型 …………………… （110）
青少年社会适应能力与体育锻炼及心理健康的交叉滞后分析 …………………… （111）
初中生认知与情感幸福感发展趋势及影响因素：基于潜变量增长模型分析 …… （112）
Self-concept Clarity and Subjective Well-Being: Disentangling Within- and Between-Person Associations（自我概念清晰度与主观幸福感的关系：在个体内及个体间的分化）………………………………………………………………………………… （112）
Cognitive emotion regulation for improved mental health: A chain mediation study of Chinese high school students（认知情绪调节对提高心理健康的作用：中国高中生的链式中介研究）……………………………………………………………………………… （113）
Children's sensory processing sensitivity and prosocial behaviors: Testing the differential susceptibility theory（儿童感觉加工敏感性和亲社会行为：差异易感性理论的检验）………………………………………………………………………………… （114）
Active Viewing Facilitates Gaze to the Eye Region in Young Children with Autism Spectrum Disorder（主动观看有助于自闭症谱系障碍儿童的眼区注视）…………… （115）

大学生身心因素与心理健康研究 ………………………………………………………… （116）
特质焦虑对大学生微信过度使用的影响：认知重评和生命意义感的链式中介效应 ……………………………………………………………………………………… （116）
失恋经历对爱情相关刺激注意偏向的影响：趋近还是回避？ …………………… （117）
学业压力如何影响大学生心理健康问题——学业自我效能感和压力应对方式的联合调节作用 ……………………………………………………………………… （118）
研究生新生心理应激、应激感受与心理健康的关系 ……………………………… （119）
压倒骆驼的最后一根稻草——重要失败经历对高、低耐挫大学生挫折心理的影响 ……………………………………………………………………………………… （120）
高社交焦虑者的社交自传体记忆特征：旁观者视角 ……………………………… （120）
相对剥夺感与大学生社交焦虑的关系：一个有调节的中介模型 ………………… （121）
大学生感恩与社会幸福感的关系：手机冷落行为的中介作用和负性生活事件的调节作用 ……………………………………………………………………………… （122）
大学生负性情绪与体育锻炼对自评健康的交互作用研究 ………………………… （122）
体育锻炼对高心理应激大学生情绪注意偏向的影响 ……………………………… （123）
大学生公正世界信念与学业倦怠的关系：应对方式与无聊倾向的链式中介作用 ……………………………………………………………………………………… （124）
自我污名对残障大学生抑郁的影响 ………………………………………………… （125）
物质主义价值观与女大学生抑郁的关系：性资本化与正念的作用 ……………… （126）
大学生社会排斥对抑郁的影响：自尊和反刍思维的链式中介效应 ……………… （127）
大学生独处偏好与抑郁症状的关系：友谊质量的中介作用 ……………………… （128）

师生关系对大学生抑郁情绪的影响：链式中介效应 ……………………………………（129）
Mindfulness and burnout among Chinese college students: Mediation through sleep quality and perceived stress（中国大学生的正念和倦怠：睡眠质量和感知压力的调节作用） ………………………………………………………………………………（130）
Future self-continuity and depression among college students: The role of presence of meaning and perceived social support（大学生的未来自我连续感与抑郁的关系：意义感与社会支持感知的作用） ……………………………………………………（130）
Individual differences in contextual threat generalisation and uncertainty: The role of intolerance of uncertainty（情境威胁泛化与不确定性感知的个体差异：不确定性无法忍受的作用） ……………………………………………………………………（131）
Cognitive reappraisal and expressive suppression evoke distinct neural connections during interpersonal emotion regulation（人际情绪调节中认知重评和表达抑制引发不同脑神经联结） ……………………………………………………………………………（133）
Genetic architecture of well-being: Cumulative effect of serotonergic polymorphisms（幸福感的遗传结构：血清素多态性的累积效应） ……………………………（134）

成年人身心因素与心理健康研究 ……………………………………………………（134）
护士出勤主义行为与心理健康状态、离职意愿的相关性研究 ……………………（134）
高危孕产妇围产期的心理健康状况与产前感知压力、社会支持的关系 …………（135）
长工时对送餐外卖员早期健康效应的影响 …………………………………………（136）
地铁列车司机压力知觉的潜在剖面及影响因素 ……………………………………（137）
消防救援人员生活事件对心理健康的影响：应对方式的中介作用 ………………（138）
以社会-情感能力为核心素养的教师心理健康 ……………………………………（139）
社会比较与中小学教师的心理健康：职业压力与心理弹性的作用 ………………（140）
PAC 心理弹性理论对急性重症胰腺炎患者希望水平、心理韧性及生存质量的影响 ……………………………………………………………………………………（141）
认知和情感共情与负性情绪：情绪调节的作用机制 ………………………………（142）
真实自我与青年人心理健康的关系：自尊的中介及性别差异 ……………………（143）
管住嘴迈开腿：身体活动当量标签促进健康行为及其认知机制 …………………（144）
中国居民健康膳食行为意向及其对抑郁症状的影响 ………………………………（144）
情绪调节灵活性对负性情绪的影响：来自经验取样的证据 ………………………（145）
Functional connectivity between dorsal attention and default mode networks mediates subjective sleep duration and depression in young females（背侧注意力和默认模式网络之间的功能在年轻女性主观睡眠时间和抑郁之间存在着中介作用） ……（146）
Effect of subjective sleep quality on aggression: A two-year longitudinal and fMRI pilot study（主观睡眠质量对攻击性的影响：一项为期两年的纵向和功能性磁共振成像初步研究） …………………………………………………………………………（147）

From fears of evaluation to social anxiety: The longitudinal relationships and neural basis in healthy young adults（从负面评价恐惧到社交焦虑：对健康早期成年人神经机制的纵向研究） ……（148）

Association of burnout with depression in pharmacists: A network analysis（药剂师职业倦怠与抑郁的关系：网络分析） ……（149）

老年人身心因素与心理健康研究 ……（150）

老年人的情绪识别能力衰退了吗？——质疑、证据与分析 ……（151）
老年人和青年人的共情差异——积极与消极情绪的分离 ……（151）
随迁生活感知、城市社会适应与随迁老人心理健康 ……（152）
老年冠心病患者积极度现状及其与心理困扰、社会支持的相关性调查分析 ……（153）
老年人社会参与对心理健康的影响——基于CHARLS追踪调查的发现 ……（154）
社会参与对老年人健康的影响研究——基于城乡差异视角 ……（154）
社会网络在老年人身体健康与心理健康关系中的作用机制 ……（155）
社会网络对老年人心理健康的影响研究——以老年开放大学学员为例 ……（156）
农村慢性病老年人口腔健康与心理健康关系及睡眠质量的中介作用 ……（157）
生活行为方式对中国城市老年人心理健康的影响研究——基于CHARLS2018的实证研究 ……（158）
老年人复原力与主观幸福感关系 ……（158）
老年人自尊、希望和抑郁关系的纵向研究 ……（159）
体育锻炼对中国老年人抑郁程度的影响研究 ……（160）
社会参与对中国老年人抑郁水平的影响研究 ……（161）
农村老年人认知功能对心理健康状态影响：老化态度的中介作用 ……（161）

● **家庭教养** ……（163）

青少年家庭教养研究 ……（163）

家庭结构和青少年心理健康与健康相关行为的关系 ……（163）
家庭结构对青少年抑郁和焦虑症状的影响：情感忽视的中介作用 ……（164）
亲子分离与身心健康：家庭结构的长期影响 ……（164）
亲子依恋和祖孙依恋的一致与不一致和儿童主观幸福感的关系 ……（165）
青少年心理健康的底层劣势：形成路径与改善途径——亲子关系的中介和调节双重效应 ……（166）
家庭亲密度对中职生心理幸福感的影响：心理韧性与生命意义的作用 ……（167）
职业中学生社会适应与父母教养方式的关系：心理素质的中介作用 ……（168）
父母积极教养方式对中职生社会适应的影响：学习投入的中介作用和性别的调节作用 ……（169）
父母教养方式与中职生网络欺负的影响：道德推脱与同伴关系的链式中介作用 ……（170）
母亲情绪症状及童年期不良经历与儿童情绪行为问题的关联 ……（171）

教育对健康的影响及其作用机制研究——基于中国家庭追踪调查的实证分析 ……… (172)
Association between negative parent-related family interactions and child social anxiety:
  A cross-cultural systematic review and meta-analysis（消极的父母互动家庭与儿童社交
  焦虑的关联：跨文化系统回顾和元分析）………………………………………… (173)
How does interpersonal gratitude relate to adolescent life satisfaction? The roles of parent-child
  relationship and attachment insecurity（人际感恩如何影响到青少年的生活满意度？亲子
  关系和依恋不安全感的作用）…………………………………………………… (174)
The longitudinal Relationship between Parent-Child Attachment and Adolescents' Gratitude:
  The Mediating Role of Perceived Parental Communal Strength（亲子依恋与青少年感恩的
  纵向关系：感知到的父母共同力量的中介作用）…………………………………… (175)

大学生家庭教养研究 …………………………………………………………… (176)
父母心理控制与大学生学习投入及负性情绪的关系：挫败感和应对效能的链式中介
  作用 ……………………………………………………………………………… (176)
父母教养方式与大学生心理健康：现实和网络利他行为的中介效应及比较分析 ……… (177)
特质愤怒的代际传递及其对子女焦虑和抑郁的影响 …………………………… (178)
武汉市大学生抑郁症状与早期创伤、亲子依恋及心理弹性的关系 ………………… (179)
Parenting styles and obsessive-compulsive symptoms in college students: The mediating role of
  perfectionism（教养方式和大学生强迫症状：完美主义的中介作用）…………… (180)

老年人家庭教养研究 …………………………………………………………… (180)
城市空巢老人社会支持与焦虑的关系：心理韧性的中介作用 …………………… (181)
居住模式对老年健康的影响研究——基于社会支持的传导路径检验 …………… (181)
依恋内部工作模型与老年人婚姻满意度的关系：基于夫妻成对数据的分析 ……… (182)
老年夫妻婚姻满意度对抑郁症状的影响 ………………………………………… (183)
独居老年人失眠状况及相关因素 ………………………………………………… (184)
家属协同健康教育对老年肺癌患者癌因性疲乏、心理弹性及自我效能感的
  影响 ……………………………………………………………………………… (185)
Do daily interaction patterns differ between empty nesters and non-empty nesters? The role of
  different interaction partners in a Chinese sample（空巢老人与非空巢老人的日常互动
  模式是否存在差异？——以中国样本为例）……………………………………… (186)
The later-life depression in nursing homes compared with private household（养老院与私人
  家庭居住的老年人晚年抑郁情况比较）…………………………………………… (187)

● **新生活方式** ……………………………………………………………………… (189)

青少年新生活方式研究 ………………………………………………………… (189)
沉浸体验与青少年心理健康关联的研究进展 …………………………………… (189)
儿童青少年视屏时间及其对心理健康影响研究进展 …………………………… (190)
社交媒体使用对青少年心理健康影响的研究进展 ……………………………… (191)

The association of childhood maltreatment with Internet addiction: the serial mediating effects of cognitive emotion regulation strategies and depression（儿童虐待与网络成瘾的关联：认知情绪调节策略和抑郁的系列中介效应） ………………………………………………（192）

Human-computer interaction and digital literacy promote educational learning in pre-school children: Mediating role of psychological resilience for kids' mental well-being and school readiness（人机交互和数字素养促进学龄前儿童的教育学习：心理韧性对儿童心理健康和学校准备的中介作用） ………………………………………………（193）

TikTok use and psychosocial factors among adolescents: Comparisons of non-users, moderate users, and addictive users（TikTok使用与青少年的心理社会因素：非用户、适度用户和成瘾用户之间的比较） ………………………………………………（194）

Testing links between unfavorable living conditions, fast life-history strategy adoption, and overeating: A four-wave longitudinal study（不利生活条件、快速生命史策略采用与暴食之间的联系：一项四波纵向研究） ………………………………………………（195）

Associations of harsh, unpredictable environment, amygdala connectivity and overeating for children（严酷、不可预测的环境、杏仁核连接与儿童暴饮暴食之间的关联） ………（196）

Mediation of self-concept clarity and self-control between negative emotional states and emotional eating in Chinese adolescents（自我概念清晰度和自我控制在中国青少年负面情绪状态和情绪性进食之间的中介作用） ………………………………………（197）

大学生新生活方式研究 ………………………………………………………………（198）

大学生网络依赖行为的综合影响机制 ………………………………………………（198）

大学生短视频社交媒体使用与心理健康相关行为的关系 ………………………………（199）

网络人际交往影响大学生心理韧性研究——生命意义感的中介作用和网络素养的调节机制 ………………………………………………………………………………（200）

大学生感恩与社会幸福感的关系：手机冷落行为的中介作用和负性生活事件的调节作用 ………………………………………………………………………………（201）

What increases the risk of gamers being addicted? An integrated network model of personality—emotion—motivation of gaming disorder［游戏成瘾（GD）的风险因素研究：人格、情绪与动机的网络分析模型］ ………………………………………（202）

Long-term effect of cybervictimization on displaced aggressive behavior across two years: Mutually predicting mediators of hostile emotion and moral disengagement［网络欺凌对转移攻击行为的长期（两年）影响：敌意情绪和道德脱离的相互预测与中介作用］ ………………………………………………………………………………（203）

The effect of justified video game violence on aggressive behavior and moderated immersion: An experimental approach（电子游戏中的暴力合理化对攻击性行为和调节沉浸感的影响） ………………………………………………………………………（204）

成年人新生活方式研究 ………………………………………………………………（204）

促进还是抑制：数字技术对农村留守妇女心理健康的影响 ……………………………（205）

秒回？信息通讯技术时代的职场通讯压力 ………………………………………… (205)
人工智能应用对制造企业员工心理健康的影响——工作环境的中介作用 …………… (206)
互联网使用与青年群体的身心健康：人际交往与网络依赖的中介效应分析 ………… (207)
无手机恐惧：我们为什么不能与手机分离 ………………………………………… (208)
Social support and overeating in young women: The role of altering functional network
　　connectivity patterns and negative emotions（年轻女性的社会支持和过度进食：
　　改变功能性网络连接模式和负性情绪的作用）…………………………………… (209)
Altered effective connectivity between reward and inhibitory control networks in people with
　　binge eating episodes: A spectral dynamic causal modeling study（暴饮暴食患者的
　　奖赏和抑制控制网络之间发生的有效连接改变：光谱动态因果建模研究）………… (210)
Brain structural and functional alterations in individuals with combined overweight/obesity and
　　mood disorders: A systematic review of neuroimaging studies（超重/肥胖和情绪障碍个体
　　的脑结构和功能改变：神经影像学研究的系统回顾）……………………………… (211)
Connectome-based prediction of eating disorder-associated symptomatology（基于连接组的
　　进食障碍相关症状预测）…………………………………………………………… (212)
Pilot study of food-specific go/no-go training for overweight individuals: Brain imaging data
　　suggest inhibition shapes food evaluation（针对超重个体的食物特定 go/no-go 训练的
　　初步研究：大脑成像数据显示抑制作用塑造食物评价）…………………………… (213)
Neural differences of food-specific inhibitory control in people with healthy vs higher BMI
　　（健康体重人群与超重人群在食物特异性抑制控制上体现的神经差异）…………… (214)

老年人新生活方式研究 ……………………………………………………………… (215)
网络社交媒体使用与老年人孤独感关系的元分析 …………………………………… (215)
老年人微信使用与获得感的关系：领悟社会支持和生命意义感的链式中介作用 …… (216)
互联网使用对老年人心理健康的影响研究——基于教育的调节作用分析 …………… (217)

● 心理（精神）障碍 ………………………………………………………………… (218)
青少年心理（精神）障碍研究 ……………………………………………………… (218)
青少年抑郁症状影响因素研究进展 …………………………………………………… (218)
青少年抑郁症患者的社会功能研究进展 ……………………………………………… (219)
青少年非自杀性自伤行为与负性生活事件的关系 …………………………………… (220)
抑郁障碍青少年自杀行为预测因素研究进展 ………………………………………… (221)
青少年非自杀性自伤发病机制及治疗研究进展 ……………………………………… (222)
儿童注意缺陷多动障碍常见精神科共患病及治疗 …………………………………… (223)
孤独症脑科学研究进展 2022 综述 …………………………………………………… (224)
自闭症和智力障碍儿童行为问题与父母焦虑的关系：育儿压力的中介作用与领悟
　　社会支持的调节作用 ……………………………………………………………… (225)

Gender differences in the incidence and related factors of low social support among adolescents with subthreshold depression（青少年亚临床抑郁症患者中低社会支持发生率及其相关因素的性别差异） ………………………………………………………………… (226)

Lateralized subgenual ACC metabolic connectivity patterns in refractory melancholic depression: Does it matter?［难治性抑郁症的侧化膝下前部扣带回皮层（subgenual ACC）代谢连接模式研究］ ……………………………………………………………… (227)

More than the aggregation of its components: Unveiling the associations between anxiety, depression, and suicidal behavior in adolescents from a network perspective（整体大于部分之和：从网络分析角度揭示青少年焦虑、抑郁和自杀行为之间的联系） ………… (228)

Comprehensive analysis of circRNA expression profile and circRNA-miRNA-mRNA network susceptibility to very early-onset schizophrenia（环状核糖核酸表达谱及环状核糖核酸-小分子核糖核酸-信使核糖核酸网络对极早发性精神分裂症易感性的综合分析） ………………………………………………………………………………… (229)

The prevalence of SCT in China, its comorbidity with ADHD and its association with life events and parental? rearing behaviors（中国认知迟缓特质的患病率与注意缺陷多动障碍的共病性及其与生活事件和父母教养行为的关系） ……………………………… (230)

大学生心理（精神）障碍研究 …………………………………………………… (231)

自我批评对大学生非自杀性自伤的影响：有调节的中介效应 ……………………… (231)
使用机器学习算法预测大学生自杀尝试风险 ……………………………………… (232)
大学生童年创伤经历与复杂性创伤后应激症状之间的关系：人际信任和反刍的作用 ………………………………………………………………………………… (233)
Fusion of pain avoidance and the contingent negative variation induced by punitive condition predict suicide ideation in a college population（惩罚性条件诱导的疼痛回避融合与伴随性负电位变化对大学生自杀意念的预测作用） …………………………… (234)

成年人心理（精神）障碍研究 ……………………………………………………… (235)

积极心理学视角下孕妇抑郁症状的影响因素研究 ………………………………… (235)
抑郁症的人格类型及其脑功能连接基础 …………………………………………… (235)
抑郁症自杀未遂者的痛苦逃避与背外侧前额叶-脑岛有效连接特征 ……………… (236)
早年应激与重性抑郁障碍机制研究进展（综述） ………………………………… (237)
快感缺失对于 MDD 自杀意念与自杀行为的影响机制研究 ……………………… (238)
从寻死到觅活：阻断自杀意念向自杀尝试演变的保护因子 ……………………… (239)
中国人群自杀风险的性别比：相关的理论、风险因素、应对策略及社会期望下的压力应对 ………………………………………………………………………………… (240)
原发性失眠大脑默认网络功能损害的特点及其机制 ……………………………… (241)
精神分裂症患者服药依从性与不同类型危险行为的关联研究 …………………… (242)
精神障碍患者家属的病耻感及相关因素 …………………………………………… (242)
双相障碍躁狂发作和抑郁障碍患者心理理论研究 ………………………………… (243)

老年人心理（精神）障碍研究 …………………………………………………………（244）
中国中老年人抑郁和慢性病的关联 ……………………………………………………（244）
老年人结构型社会资本与抑郁的随机截距交叉滞后分析 ……………………………（245）
社区环境与中国中老年人抑郁症状的关联研究 ………………………………………（246）
睡眠障碍与认知障碍和痴呆关系的研究进展 …………………………………………（247）

● **负性生活事件（父母远离、家庭暴力、校园欺凌、传染疾病）的影响** …………（248）

青少年负性生活事件的影响研究………………………………………………………（248）
留守儿童心理弹性在不安全依恋与心理健康问题间的纵向中介作用：一项
　追踪研究 ……………………………………………………………………………（248）
农村留守初中生孤独感与心理弹性的交叉滞后分析 …………………………………（249）
自尊与留守儿童攻击性的关系：生活满意度和心理素质的中介作用 ………………（250）
社会网络视角下的农村留守儿童心理健康——基于四川省的经验证据 ……………（251）
小学生校园欺凌及其与问题行为和生活满意度的关系 ………………………………（252）
Childhood maltreatment and adolescents' peer victimization: The effect of security, school
　connectedness and gender（儿童虐待与青少年的同伴欺凌：安全感、学校联系和性别的
　影响）……………………………………………………………………………………（253）
Violent video game exposure and bullying perpetration among Chinese adolescents: The
　moderating role of belief in a just world（暴力视频游戏暴露和中国青少年欺凌行为：
　公正世界观的调节作用）………………………………………………………………（254）
COVID-19疫情期间居家隔离对上海市学龄前儿童心理健康状况的影响 ……………（254）
The relationship between loneliness and problematic smartphone use among adolescents during
　the COVID-19 pandemic: The mediating role of negative emotions and maladaptive coping
　（新冠疫情期间孤独感与青少年问题性智能手机使用的关系：负面情绪和不良应对
　的中介作用）……………………………………………………………………………（255）

大学生负性生活事件的影响研究………………………………………………………（256）
农村大学生心理危机脆弱性及其相关因素分析 ………………………………………（256）
Effects of internet addiction and academic satisfaction on mental health among college students
　after the lifting of COVID-19 restrictions in China（调整COVID-19防控措施后网络
　成瘾和学业满意度对大学生心理健康的影响）………………………………………（258）
Awe experience triggered by fighting against COVID-19 promotes prosociality through increased
　feeling of connectedness and empathy（抗击新冠病毒引发的敬畏体验通过增加联系感和
　同理心来促进亲社会性）………………………………………………………………（259）
The prevalence and risk factors of mental problems in medical students during COVID-19
　pandemic: A systematic review and meta-analysis（新冠病毒大流行期间医学生心理
　问题的患病率和危险因素：系统回顾和荟萃分析）…………………………………（260）

成年人负性生活事件的影响研究 ……………………………………………………………（261）
心理健康问题是"富贵病"吗？社会经济地位与农村居民心理健康问题：一个链式
　　中介模型 ……………………………………………………………………………………（261）
乡村振兴背景下压力感知对乡镇公务员心理健康的影响：有调节的中介模型 …………（263）
童年社会经济地位与农村成年居民心理健康：希望感和主观幸福感的作用 ……………（264）
性别方向性、施暴动机和暴力类型对亲密伴侣暴力合理化态度的影响 …………………（264）
疫情聚焦对幸福感的影响：关系自我的保护作用 …………………………………………（265）
新冠疫情期间哀伤信念与丧亲后心理症状的关系：回避的中介作用 ……………………（266）
重大突发公共卫生事件背景下的精神健康管理研究 ………………………………………（267）
Judgments and attributions of intimate partner violence in China: The role of directionality,
　　gender stereotypicality, and ambivalent sexism（中国亲密伴侣暴力的评判与归因：
　　方向性、性别刻板印象和矛盾性别歧视的作用）………………………………………（268）
Risk of insomnia during COVID-19: Effects of depression and brain functional connectivity
　　（新冠疫情期间失眠的风险：抑郁症和脑功能连接的影响）…………………………（269）
The role of mindfulness and dysexecutive functioning in the association between depression and
　　COVID-19-related stress: Cross-sectional and longitudinal analyses（正念和执行功能
　　失调在抑郁和新冠疫情相关应激之间关联中的作用：横断面和纵向分析）…………（270）
老年人负性生活事件的影响研究 ……………………………………………………………（271）
疫情防控背景下老年人社会支持与心理健康的关系：孤独感的中介作用 ………………（271）

● 心理测量与健康干预 ………………………………………………………………………（273）
测量工具编制与使用 …………………………………………………………………………（273）
生涯希望量表的编制与信效度检验 …………………………………………………………（273）
大学生体重污名量表的编制 …………………………………………………………………（274）
中文版接纳承诺疗法综合评估问卷在大学生群体中的修订及信效度检验 ………………（275）
零工工作者工作压力：形成机理与量表开发 ………………………………………………（275）
心理特权量表在职务犯罪人中的信效度检验 ………………………………………………（276）
职场错失焦虑的结构测量、多维效应与形成机制 …………………………………………（277）
老年心理健康量表（简版）的信效度初步检验 ……………………………………………（278）
Multilayer network analysis of dynamic network reconfiguration in adults with posttraumatic
　　stress disorder（多层网络分析在创伤后应激障碍成人动态网络重构中的应用）……（279）
干预手段与效果研究 …………………………………………………………………………（280）
大学生自杀意念与网络心理咨询态度的关系：污名和网络自我表露的链式中介
　　效应 …………………………………………………………………………………………（281）
心理健康课程教学对大学新生学校适应性、心理弹性及心理健康的影响 ………………（281）
特质正念与专业运动员心理健康：链式中介作用及性别差异 ……………………………（282）
学校环境对民办高校护生人文关怀能力的影响：同伴间关爱行为和积极心理品质的中介
　　作用 …………………………………………………………………………………………（283）

心理咨询师信息呈现对大学生在线心理求助意愿的影响 …………………………（284）
希望团体干预改善大学生抑郁症状：自我效能感的中介作用 ……………………（285）
人工智能透过言语语言识别精神障碍 ……………………………………………（285）
心理健康教育多元家庭治疗对抑郁障碍患者的疗效及家庭功能的影响 …………（286）
政策因素对精神分裂症患者就医行为的影响研究 ………………………………（287）
基于胜任力模型的哀伤咨询培训体系构建及其效果 ……………………………（288）
职业康复与青年精神障碍者再社会化 ……………………………………………（289）
助推戒烟的行为干预策略 …………………………………………………………（290）
自助式夫妻沟通训练方案对产前抑郁症状及婚姻质量的影响 …………………（290）
有氧运动结合正念防复吸联合方案对药物依赖者复吸倾向的干预研究 ………（291）
成人失眠认知行为疗法关键技术与流程改进建议 ………………………………（292）
老年人积极心理与疾病恢复的关系研究 …………………………………………（293）
轻度认知功能障碍患者自我管理研究进展 ………………………………………（294）
健全养老服务体系：社区养老支持与老龄健康 …………………………………（295）
社区居家养老服务对失能老年人心理健康的影响 ………………………………（296）
轻度认知障碍患者运动干预的最佳证据总结 ……………………………………（296）
计算机辅助认知康复训练改善轻、中度认知障碍的临床研究 …………………（297）
奥马哈系统理论干预对老年急性缺血性脑卒中患者心理状况及主观幸福感的影响 ……（298）
认知性心理护理干预在老年抑郁症护理中的效果分析 …………………………（299）
回忆疗愈：过往旅游经历对老年人不幸福感的治愈作用研究 …………………（300）
Five-week of solution-focused group counseling successfully reduces internet addiction among college students：A pilot study（焦点解决团体咨询成功减少大学生中的网络成瘾：一项为期五周的初步研究）…………………………………………（301）
Antipsychotic-based machine learning models may help prediction of tardive dyskinesia in patients with schizophrenia（基于抗精神病药物的机器学习模型可能有助于预测精神分裂症患者的迟发性运动障碍）……………………………………（302）
Resilience to depression：Implication for psychological vaccination（抑郁耐受性：对心理疫苗接种的启示）……………………………………………………………（303）
Physiological feedback technology for real-time emotion regulation：A systematic review（实时情绪调节的生理反馈技术：系统性评述）……………………………（304）
Effectiveness on quality of life and life satisfaction for older adults：A systematic review and meta-analysis of life review and reminiscence therapy across settings（生活回顾和回忆疗法对老年人生活质量和生活满意度的有效性：系统评价和荟萃分析）…………（305）
Self-affirmation training can relieve negative emotions by improving self-integrity among older adults（自我肯定训练可以通过提高老年人的自我完整性来缓解负面情绪）…………（306）

A combined intervention of aerobic exercise and video game in older adults: The efficacy and neural basis on improving mnemonic discrimination（有氧运动与电子游戏对老年人的联合干预：提高记忆辨别能力的效力和神经基础） ………………………………（307）

心理健康调查与综合分析

- **总体状态与趋势分析** ………………………………………………………………（311）

  心理健康趋势分析 ……………………………………………………………（311）

  "心理健康蓝皮书"——中国国民心理健康发展报告（2021—2022） …………（311）

  从心理学杂志相关文献看我国心理咨询与治疗方法的现状 ……………………（323）

  我国心理健康教育30年研究现状、热点与演进 …………………………………（331）

  孤独感与亲社会行为的关系：元分析的证据 ……………………………………（337）

  我国心理咨询与心理治疗发展现状、问题与对策 ………………………………（338）

  精神卫生状况分析 ……………………………………………………………（339）

  Prevalence of mental disorders in China: Across-sectional epidemiological study（中国精神障碍患病率：横断面流行病学研究） ……………………………………（339）

  中国精神卫生资源状况分析 ………………………………………………………（345）

  中国内地精神卫生防治技术管理机构现状调查 …………………………………（346）

  1990年和2019年中国与世界不同社会人口学指数地区居民焦虑症疾病负担及其变化趋势比较 ……………………………………………………………………（347）

  2011—2021年北京市某社区新增与死亡严重精神障碍患者特征分析 …………（348）

  精神残疾流行病学研究综述 ………………………………………………………（349）

  后疫情时代精神心理问题的挑战与应对 …………………………………………（350）

  焦虑的脑科学研究与临床应用进展 ………………………………………………（351）

  中国精神分裂症患者自杀风险影响因素的Meta分析 …………………………（352）

  我国睡眠障碍防控研究现状及建议 ………………………………………………（353）

  失眠认知行为治疗的卫生经济学研究现状 ………………………………………（354）

  精神卫生对策 …………………………………………………………………（355）

  中国2004年以来精神卫生服务的发展与问题 …………………………………（355）

  中国的精神卫生问题——21世纪的挑战和选择 ………………………………（362）

  中国精神卫生工作的现状、问题及对策（在中国/世界卫生组织精神卫生高层研讨会上的报告） ………………………………………………………………（363）

  中国精神卫生立法进程回顾 ………………………………………………………（364）

  中国2009—2019年的精神卫生政策与实施 ……………………………………（365）

  2001年—2022年我国精神卫生政策文本分析及优化建议 ……………………（366）
- **特定人群心理健康状态调查** ……………………………………………………（368）

  青少年心理健康调查 …………………………………………………………（368）

二维框架下我国儿童心理健康服务政策文本内容量化分析 (368)
青少年心理健康需要"内外兼治"——学生心理问题的新表现及应对策略 (369)
儿童青少年主要健康问题"共病-共因-共防"机制建立与探索 (369)
童年不良经历和保护因素对心理健康的影响（综述） (370)

大学生心理健康调查 (372)
大学生心理健康变迁的横断历史研究 (372)
学生心理健康问题检出率比较：元分析的证据 (392)
中国大学生生活满意度的变迁趋势及其影响因素 (417)
大学生心理健康素养与专业心理求助行为 (418)
大学生身体活动的心理行为健康和功能效果：基于ICF的系统综述 (419)
我国大学生心理咨询与危机干预的管理现状调查 (420)
基于世界卫生组织健康促进学校架构的心理行为健康服务及其健康效益：系统综述的系统综述 (422)

成年人心理健康调查 (423)
中国癌症幸存者恐惧疾病进展发生情况及其影响因素 meta 分析 (423)
婚姻是幸福的坟墓吗？——基于中国家庭追踪调查的双重差分倾向得分匹配法的估计 (423)
我国基层卫生人员职业倦怠现状及其影响因素 (424)
积极心理学视阈下护士心盛现状及影响因素分析 (425)
西北某铁路局机车司机心理状况调查研究 (426)
高绩效工作系统会降低员工幸福感吗？来自元分析的证据 (427)

老年人心理健康调查 (428)
老年心理健康问题：基于生命历程—生态系统观模型的探索 (428)
老年人心理社会干预与心理健康的系统综述 (429)
老年教育与心理健康：实证、理论和机制 (430)
中国老年人抑郁症状的地区分布及与心脑血管疾病的关系 (431)
深圳市老年人抑郁与焦虑情绪检出率及相关因素 (431)
山东省老年慢性病患者日常生活自理能力、心理健康状况及其影响因素 (432)
收敛还是发散：社会经济地位影响老年人口健康的年龄—世代轨迹 (433)
居住资源与老年人健康不平等——基于社会分层的视角 (434)
中国老年人健康老龄化的城乡差异及其变迁趋势——基于生命历程和健康公平视角的分析 (434)
市场化转型、教育婚姻匹配模式与老年心理健康变迁——基于 CLHLS 1998—2018 年调查数据的实证分析 (435)
子代教育影响中老年父代心理健康的动态效应——基于追踪数据的增长曲线模型分析 (436)
网络社交媒体使用与老年人孤独感关系的元分析 (437)

基于中国健康与养老追踪调查的老年人疼痛、睡眠与抑郁关系研究 ……………………（438）
中国痴呆症疾病负担研究及未来预测分析 ………………………………………………（439）

著作（含编著、译著）

- **心理健康问题系统论著** ………………………………………………………………（443）
  健康心理学 ……………………………………………………………………………（443）
  心理健康教育 …………………………………………………………………………（443）
  心理咨询与治疗督导手册 ……………………………………………………………（443）
  心理保健与危机干预 …………………………………………………………………（443）
  心理健康教育基础应用研究 …………………………………………………………（443）
  积极心理学 ……………………………………………………………………………（444）
  关注心理　阳光成长 …………………………………………………………………（444）
  中国人幸福感研究 幸福指数指标体系的建构 ……………………………………（444）
  常用心理评估量表手册（第3版）……………………………………………………（445）
- **特殊人群的心理健康** …………………………………………………………………（445）
  唤醒儿童心理免疫力：应对创伤的认知行为疗法 …………………………………（445）
  来自星星的你：送给孤独症家庭的礼物 ……………………………………………（445）
  儿童发育行为心理评定量表（第2版）………………………………………………（446）
  陶国泰儿童少年精神医学 ……………………………………………………………（446）
  青少年心理学 …………………………………………………………………………（446）
  青春期关键问题解决手册 ……………………………………………………………（446）
  儿童青少年心理健康筛查和危机干预方案 …………………………………………（447）
  积极青少年发展：理论、实证与应用 ………………………………………………（447）
  留守儿童社区心理健康服务 …………………………………………………………（447）
  城区流动儿童心理发展与教育融入研究 ……………………………………………（447）
  在游戏中疗愈：针对特殊儿童问题的个性化游戏治疗 ……………………………（448）
  课堂中的社会与情绪学习：促进心理健康和学业成就 ……………………………（448）
  守正创新：高校心理健康教育新格局新发展 ………………………………………（448）
  青春期心理问题认知疗法 ……………………………………………………………（448）
  大学生积极心理健康教育 ……………………………………………………………（449）
  未成年人心理健康丛书（共8本）……………………………………………………（449）
  发展心理病理学：从幼年到青春期（第6版）………………………………………（450）
  青少年自尊手册：帮助建立自信并实现目标的46个活动 …………………………（450）
  帮你的孩子克服焦虑 SPACE 疗法家长指南 ………………………………………（450）
  与青春期和解：如何解决青春期关键问题 …………………………………………（451）
  青少年正念 ……………………………………………………………………………（451）

老年人社区心理健康服务 ………………………………………………………………… (451)
实用老年心理照护（上册、下册）………………………………………………………… (452)
军人心理健康指南 ………………………………………………………………………… (452)
● **心理健康的专业领域** …………………………………………………………………… (452)
情绪心理学：研究与应用 ………………………………………………………………… (452)
情绪就是你的创造力 ……………………………………………………………………… (453)
焦虑的力量 ………………………………………………………………………………… (453)
创伤后应激障碍 …………………………………………………………………………… (453)
走出创伤的阴霾：心理创伤的形成、疗愈与超越 ……………………………………… (454)
心理危机干预实操：自杀心理及其预防 ………………………………………………… (454)
进食障碍的认知行为治疗 ………………………………………………………………… (454)
幸福的重建：回归疗法入门（第2版）…………………………………………………… (455)
幸福的陷阱（第二版）…………………………………………………………………… (455)
基因与行为：先天因素与后天因素交互作用的解释 …………………………………… (455)
孤立无援的现代人：弗洛姆人本主义精神分析 ………………………………………… (455)
乔治·凯利：个人建构心理学的探索者 ………………………………………………… (456)
创新活动及其心理学研究 ………………………………………………………………… (456)
家庭系统治疗经典译丛：家庭评估 ……………………………………………………… (456)
社区心理学研究（第十六卷）…………………………………………………………… (457)
社会心理服务体系建设 …………………………………………………………………… (457)

学术会议/活动动态

国家心理健康和精神卫生防治中心学术会议/活动一览表 …………………………… (461)
国家心理健康和精神卫生防治中心学术会议/活动内容介绍 ………………………… (463)
 心系老区促发展 关爱心理助健康——心理健康基层行活动正式启动 ………… (463)
 国家心理健康和精神卫生防治中心于北京协和医院召开非精神科常见精神心理问题
  识别与处置指导手册讨论会 ………………………………………………………… (464)
 国家心理健康和精神卫生防治中心召开"精神分裂症患者全程规范化管理促进"
  项目启动会 …………………………………………………………………………… (464)
 青少年心理健康发展项目在京顺利启动 …………………………………………… (465)
 国家心理健康和精神卫生防治中心召开社会心理服务体系建设专家研讨会 …… (466)
 国家心理健康和精神卫生防治中心召开儿童孤独症谱系障碍防治工作专家
  座谈会 ………………………………………………………………………………… (467)
 心理健康促进社会动员座谈会在京召开 …………………………………………… (467)
 2023年全国心理健康和精神卫生防治工作交流会在京召开 ……………………… (468)
 第六届全国高校心理情景剧展演圆满成功 ………………………………………… (469)

2023"健康中国行动——精神障碍社区康复科普活动周"成功举行 …………… (469)
新时代青少年心理健康发展智能监测与家校社共育体系研究开题会暨青少年心理健康
　　促进圆桌论坛在京举办 ……………………………………………………………… (470)
集结奔赴西部，益起愈见未来——"白求恩·愈见未来心理疗愈项目"启动 ………… (471)
国家心理健康和精神卫生防治中心举办《精神卫生法》实施十周年主题宣传暨
　　心理健康和精神卫生防治典型案例展示活动 …………………………………… (472)
国家心理健康和精神卫生防治中心举办第二十一届"世界预防自杀日"暨心理
　　危机干预活动月主题宣传活动 …………………………………………………… (473)
"先行者——心理健康校园行"活动在京启动 ………………………………………… (474)
2023年世界精神卫生日主题宣传活动在京举行 ……………………………………… (475)
第三届"健康中国行动——关爱老年心理健康进社区活动月"在天津启动 ………… (475)
医务人员心理健康管理模式研究课题交流活动在深圳市举行 ……………………… (475)
青少年常见心理问题防治研究课题交流活动在遵义举行 …………………………… (476)
努力推进人人享有心理健康服务国际交流活动在京成功举办 ……………………… (477)
世界卫生组织马克一行来访国家心理健康和精神卫生防治中心 …………………… (477)
青少年常见心理问题防治研究课题交流会在京召开 ………………………………… (478)
国家心理健康和精神卫生防治中心参加全国中小学校心理健康教育工作督导
　　研修班暨衡水中学现场研讨会 …………………………………………………… (478)
健康中国行动——"雏菊花"妇幼心理健康公益行动正式启动 ……………………… (478)
全国社会心理服务体系建设经验交流大会宣传动员会在京召开 …………………… (479)
首届"音乐艺术促进心理健康"沉浸互动式艺术体验活动在上海举行 ……………… (479)
"文化艺术促进心理健康"工作交流会在沪举行 ……………………………………… (480)
"先行者——心理健康校园行"活动圆满闭幕，总结活动精彩纷呈 ………………… (482)
中国三大心理学（协）会及其他国家级学（协）会学术会议一览表 ………………… (483)
中国三大心理学（协）会及其他国家级学（协）会学术会议内容介绍 ……………… (485)
　　第四届跨学科行为健康会议在南京成功举办 …………………………………… (485)
　　中国心理学会教育心理专业委员会2023年工作及学术研讨会成功召开 ……… (486)
　　"愿望达成——青少年心理健康促进大会"在山西太原举办 ………………… (486)
　　第八届全国心理服务机构发展模式研讨会暨中国心理学会心理服务机构工作
　　　　委员会学术年会成功召开 …………………………………………………… (487)
　　"健康中国论坛2023"在京举行 ………………………………………………… (488)
　　中国心理学会音乐心理学专业委员会第四届学术年会顺利召开 ……………… (489)
　　全国第七届情绪与健康心理学学术研讨会顺利召开 …………………………… (490)
　　中华医学会第三次中青年心身医学学术会议胜利召开 ………………………… (491)
　　中国心理学会2023年临床与咨询心理学学术大会顺利召开 ………………… (492)
　　第八届全国体育锻炼与心理健康学术会议在山西大学举行 …………………… (493)
　　第七届全国人本心理咨询与治疗学术大会顺利召开 …………………………… (495)

中华医学会第二十一次全国精神医学大会召开 …………………………………………… (496)
扎根基层，提升农村妇女心理科学素养——智爱妈妈项目在行动 …………………… (497)
第三届中国心理咨询师职业发展大会顺利召开 ………………………………………… (498)
中华医学会第29届心身医学分会年会召开 …………………………………………… (499)
中国心理学会社区心理学专业委员会第八届学术年会在辽宁师范大学顺利举办 …… (500)
创意老龄助力基层社会治理创新——2023年第四届创意老龄论坛成功举办 ………… (501)
第二十五届全国心理学学术会议在四川师范大学召开 ………………………………… (502)
世界卫生组织（WHO）精神卫生处负责人Dr. Markvan Ommeren访问中国心理
　　学会 …………………………………………………………………………………… (504)
中国心理学会康复心理学专业委员会2023年学术年会在青岛顺利召开 ……………… (505)
中国心理学会婚姻家庭心理与咨询专业委员会第二届学术大会暨第六届婚姻
　　家庭治疗国际研讨会在广州圆满落幕 ……………………………………………… (505)
中国心理学会行为与健康心理学专业委员会2023年学术年会顺利召开 ……………… (506)
中国老年学和老年医学学会老年心理分会2023年学术会议青年论坛顺利
　　举办 …………………………………………………………………………………… (508)
心理危机干预高质量发展与中国特色一流学会建设研讨会 …………………………… (509)
中国心理卫生协会心理评估专业委员会2023年学术年会暨纪念龚耀先教授
　　诞辰100周年学术研讨会顺利召开 ………………………………………………… (510)
2023年精神卫生和心理健康专业人才培养工作研讨会在西南大学心理学部
　　顺利召开 ……………………………………………………………………………… (511)
中国心理学会老年心理学专业委员会2023年学术年会在南昌顺利召开 ……………… (511)
第五届整合心理学论坛在复旦大学顺利召开 …………………………………………… (512)

国家及部委级科学基金立项项目

国家社会科学基金项目一览表 …………………………………………………………… (517)
教育部人文社会科学研究项目 …………………………………………………………… (523)

附　录

附录一：《中国心理健康年鉴》创刊座谈会暨编委会第一次全体会议专家建议 ………… (533)
附录二：各主编及编委会主任的回应 …………………………………………………… (541)

《中国心理健康年鉴》创刊词

张建新[1] 张捷[2]

(1. 中国科学院心理研究所；2. 北京盛心技术发展集团有限公司)

热烈祝贺《中国心理健康年鉴》正式创刊，我们怀着激动而又忐忑的心情，向社会各界隆重地推出这本年鉴。

《中国心理健康年鉴》由中国社会科学出版社年鉴与文摘分社、中国科学院心理研究所和北京盛心技术发展集团有限公司共同策划、编撰和出版。心理健康年鉴定位为资料性工具书，旨在全面、系统、准确记述上年度心理健康事业学科及学术发展状况，汇集一年间本领域发生之重要事件及核心成果，如政策文件、研究论文、现状调查和趋势分析、著作发表、学术会议等。本年鉴按年度连续出版，将成为记录我国心理健康事业发展的一个重要信息载体和学术交流平台。本年鉴具有重要的存史价值和学术评价功能。持续出版的心理健康年鉴将全面呈现中国心理健康领域专业现状和研究发展动态，构成一幅中国心理健康发展的年度全景图。《中国心理健康年鉴2024》之后各卷也已纳入出版规划之中。

2015年10月，党的十八届五中全会明确提出推进健康中国建设，从"五位一体"总体布局和"四个全面"战略布局出发，对更好保障人民健康作出了制度性安排。健康中国建设之重要指标，在于使民众生活充满"安全感""获得感"与"幸福感"，有力促进中国式现代化建设。随后公布的国务院《"健康中国2030"规划纲要》明确提出要"促进心理健康"，其工作要点主要体现在针对所有人群的心理健康素养提升，针对重点人群的心理行为干预与服务上。习近平总书记特别强调，"要健全社会心理服务体系和疏导机制、危机干预机制，塑造自尊自信、理性平和、亲善友爱的社会心态"。健康中国的心理健康内容又加入了社会心理服务体系建设的新篇章，心理健康事业进入了一个高速发展时期。

以心理学研究论文为例，在心理健康领域，中国不仅仅在论文数量、研究主题、研究人员数量上保持了较快上升势头，在心理健康领域全指标上呈现普遍向好趋势，而且论文质量也不逊于国际一流水平。在遴选出的20个全球热点领域中，中国在诸如正念冥想、网络与游戏成瘾、欺凌及犯罪、孤独与社交隔离、社交媒体等主题上的研究规模和显示度均排在全球前20名。特别是在正念冥想、网络与游戏成瘾、欺凌三个热点主题上，中国产出的论文数量位列前五；在员工心理资本与工作投入、员工创新行为与创造性表现两个管理心理学领域，我国论文数量更处于领先位置。

再看心理健康服务的实践。2019年，国家卫生健康委、中央政法委等9部门联合印发《全国社会心理服务体系建设试点地区名单及2019年重点工作任务》，在全国56个地区部署第一批社会心理服务体系建设试点项目，经过几年来的探索和经验总结，已经初步搭建起我国社会心理服务网络。特别是与2008年"汶川地震"后开展心理援助工作相比，2020年暴发新冠疫情后全国各地开展应急心理服务工作机制更为健全，工作效果也更为有效。心理健康服务事业因而得到了政府和国民更为广泛的认可和支持。

盛事出华章，《中国心理健康年鉴2024》恰逢其时正式面世了。经过年鉴编委会专家们的认真研讨，首卷年鉴共设置十个篇章，分别为：首卷开篇、特载、心理健康与精神卫生特邀（及特选）综述报告、政策法规文件汇编、国内外发表论文荟萃、心理健康调查与综合分析、著作（含编著、译著）、学术会议/活动动态、国家及部委科学基金立项项目、附录。撰写和收录文章、文件、著作的总字数约为80万字。因首卷之故，本卷综述报告还收录了一些近十年内发表、被引用数量较高的综述文章；政策法规文件汇编则收集了20世纪50年代以来国务院相关部委单独或联合发布的文件。如此，首卷便能够在一定程度上发挥承上启下的作用，它不仅记录2023年我国心理健康事业的进展情况，而且连接起自中国实施社会主义制度之后，党和国家对国民精神卫生和心理健康的关注和支持的历史。

《中国心理健康年鉴》的编撰遴选工作严格遵循中国社会科学出版社对学科年鉴的定位与要求，即学科年鉴要秉承客观、公正、严谨的原则，力求为读者提供准确、权威、前沿的科学资讯。首卷将主要关注点聚焦于：（1）心理学界在实验室等场景取得的最新研究成果；（2）研究成果在各种实际生活情境和各类人群中的应用效果研究；（3）政府和机关事业单位依据科学研究成果制定和发布的各类政策法规。论文和著作等的入选标准简述如下：中文文章是知网中文数据库学术期刊核心期刊（SCI、北大核心、CSSCI、CSCD等）引用量和下载量较高文章，结合编委推荐进行了补充；英文文章多为专家推荐的高质量SCI（SSCI）论文；学术著作的作者大多为中国心理学会认证的心理学家，还有一些属于互联网上阅读量较大的译著和科普著作。大部分综述文章和状态及趋势数据分析文章是近十年来被引次数较多的国内外学术杂志发表的论文，另有一部分为特邀稿件。特邀综述和分析文章是年鉴未来各卷的重要内容，因此未来各卷还将不断扩充心理健康领域的科研成果，尤其是互联网、大数据和人工智能等前沿技术与心理健康领域深度融合的创新应用成果。

当然，我们也深知，健康中国的心理健康篇章需要全体国民的共同参与和努力。这一宏伟篇章，记录了人们走向智慧、开阔、充满希望和活力的过程。不可否认的是，在这一过程中，我们也看到了个体内心的痛苦、抑郁和焦虑，家庭中的夫妻冲突与亲子隔阂，组织内的业绩压力与人际竞争，以及这些心理危机造成的众多人生悲剧。因此，促进个体和社会的心理健康，不仅是学界和政府的专责，更是全体国民参与的事业。心理健康事业要能以多彩的画笔，描绘出一幅幅温馨、和谐、积极向上的社会图景，为生活在其中的每个人打造出一个充满尊重、理解、包容、宽恕和自由的人生空间。未来，我们也期待着年鉴内容能更广泛地涵盖心理健康事业的各个领域，让所有人参与到共同书写健康中国的辉煌篇章队伍中来。

我们要特别感谢为首卷《中国心理健康年鉴》编撰和出版工作付出辛勤努力的所有同人。感谢所有编委会专家，他们分别来自我国三个国家级心理学学（协）会，并各自担任学（协）会与心理健康有关的二级分会主任委员之职。委员专家在年鉴内容的合理分类、科学定位、读者导向和可读性等方面提出了重要建议，他们还积极推荐优秀文章、严格把关入选文章和著作等，为年鉴编撰工作做出了极大贡献；感谢中国社会科学出版社领导、中国科学院心理研究所领导，以及盛心技术发展集团有限公司领导，有了他们的慧眼识珠和大力支持，首卷年鉴的编撰及出版工作才得以顺利进行；感谢年鉴与文摘分社张昊鹏社长对心理健康年鉴编撰工作给予的支持；感谢国家心理健康和精神卫生中心黄长群副主任，她深刻理解和把握国家对健康中国和心理健康工作的指导方针和政策法规，明确年鉴编撰工作应遵从的政治和科学方向；特别感谢年鉴编辑部的工作人员，他们主要来自北京盛心技术发展有限公司特别成立的年鉴事业部。虽然年轻编辑人员都是第一次接触年鉴编辑工作，但他们认真负责、兢兢业业、加班加点，以公司特有的速度完成了从材料收集、分类再归类、摘要缩写、英文翻译、文字校正等众多繁复细致的工作，为首卷年鉴能够在今年内出版奠定了重要基础。最后，我们还想对读者朋友们说，希望年鉴能为你带来便利，也更希望你们对《中国心理健康年鉴》能给予更多的关注和支持。

习近平总书记为《复兴文库》丛书作序时写道："修史立典，存史启智，以文化人，这是中华民族延续几千年的一个传统。"我们希望，《中国心理健康年鉴》在实现存史启智的美好愿景过程中，能够做出自己专业而独特的贡献。

首卷开篇

精神卫生与心理健康历史穿越的叙事
——首卷《年鉴》出版纪念文

张建新[1]

(1. 中国科学院心理研究所)

一、引言

《中国心理健康年鉴2024》即将出版，这部具有里程碑意义的首卷之作，不仅是对2023年中国心理健康事业卓越成就的精准记录与全面见证，更承载着连接过去与未来、承继传统与开创新局的历史使命。未来本年鉴将逐年接力，持续展现我国心理健康事业的蓬勃发展与辉煌成就。对于首部年鉴而言，其特殊之处在于需要承担起承前启后、继往开来的重要责任。因此，年鉴的首篇内容特别策划了回顾与综述我国心理健康事业过往历史的专题邀约文章和精选文章篇章。首卷就像一座桥梁，通过历史叙事将我国心理健康的过去与现在紧密相连，更为未来发展开启了一扇充满光明的门户。《中国心理健康年鉴2024》不仅是一种记录，更是一部宏大的叙事，将心理健康事业融入社会、文化与文明的发展背景之中，呈现为一个完整、生动的学科叙事整体。

叙事文章各话花开花落，未来各卷自会云卷云舒。

二、中国古代叙事中的"心""情志"与"康健"

"心"字，其起源可追溯至商代的甲骨文，其古字形精妙地勾勒出人或鸟兽心脏的形态，象征了人和脊椎动物体内推动血液循环的核心器官。无论是心房、心室还是心肌，其中的"心"均指代这一生命之核。然而，在古人的观念中，"心"的意涵远不止于此。它更象征着人进行思考、决策的器官，如孟子所言："心之官则思。"历经数千年，"心"字早已深深植根于汉语的土壤之中。不仅"思"与"想"等词汇均源于"心"，人类与生俱来的七情六欲，也大多与"心"紧密相连。《礼记·礼运》有云："何谓人情？喜、怒、哀、惧、爱、恶、欲，七者弗学而能。"这些情感皆由心生，体现了"心"在情感层面的丰富内涵。在古人观念中，"心之官"不仅具有外显的官能，"心"的概念更承载了哲学本体论和认识论的内涵。

然而，现代科学已确凿无疑地表明，大脑才是人的意识与思维的器官。人对客观现实的主观反映和动作反应被统称为"心理"，心理过程又可分解为认知、情感和行为三个过程，即人们一般所讲的"知、情、意"心理三结构。关于"心理"一词在我国文献中最早的起源，心理史学界尚存争议。一方面，传统史书倾向于认为，心理（学）一词是由晚清时期著名学者康有为引入中国的，他借用了日本学者对西方"psychology"的译法。另一方面，有学者发现，"心理"一词的出现其实早于康有为的引入，最初是由执权居士朱逢甲创立并使用；当然，还有心与理联用更早出现的假说。但无论这一争议的最终结论如何，学界普遍认同的是，"心理（学）"作为系统学科的指代词，是中国国门在晚清被迫向外打开、西方文化大规模进入中国之后才出现的，逐渐产生了诸如"心心相印、心花怒放、心领神会、痴心妄想、心无挂碍"等衍生的常用词汇。尽管"心"的官能与西方心理学研究对象之间存在诸多交集，但"心"与"心理"两个观念的确根植、发生于两种不同的文化理论体系之中，这是无可争议的事实。因此，我们可以说中国传统文献中蕴含了丰富的心理元素，但若断言中国传统文化中早已存在"心理学"体系，则对中国古代学者来说未免有些强人所难，无法令他们"心领神会"了。

从中西文学作品的对比中，我们也可以观察到两者在刻画人物内心活动方面的显著差异。中国古典小说更倾向于通过人物的外在行动和特定的情境氛围来间接展现其内心动态，这些外在形象因素，如典型的细节动作，成为窥探人物内心的窗口。而西方古典文学则对人物内心世界的刻画显得更为细腻和深入。西方作家擅长直接探索人物的内心世界，揭示那些隐蔽的、多面向且充满变化的情感与思绪。这种对比折射出古代中国文学在探索个体内心层面的相对不足，这导致了对内心活动描述的词汇相对匮乏。而心理指称词汇的贫乏，反过来又限制了文学家对人物内心世界的想象广度和认知深度。由此可以推出，古代学者当然也难以在如此受限的语言基础之上，创造出探究和解释人心运作的系统心理学理论了。

我们再来看"健康"一词。在古代文献中，"康健"二字常被用来表达健康的理念，例如在《论语》中就有这样的描述："岁寒，然后知松柏之后凋也。盛夏，然后知荣华之后衰也。死生有命，富贵在天。康健固志，何求乎其外！"在中国古代，"康"与"健"这两个字各自承载着不同的健康理念。"康"字，通常代表着内心的安宁与通达，与《尚书·洪范》中提及的"康宁"相呼应，它不仅仅指身体无恙，更强调一种心灵的平静与满足。而"健"字，则侧重于身体的强健与健康，它体现了生命力的旺盛与活力。正如《易经》所言："天行健，君子以自强不息"，这里的"健"不仅意味着身体健康，更包含了坚韧不拔、自强不息的精神状态。通过这两个字的解析，我们可以更加深入地理解中国古代对于健康的全面追求，它不仅仅是身体的强健，更是心灵的平静与自我提升。

正如之前所述，古代中国并没有明确的"心理"概念，而只是借助于"心"和"心之官能"进行思考。心理（学）的概念和词汇是直到西方文化传入近现代才逐渐被人们熟悉和使用的。同样，在古代中国，人们将"心之官"失衡和身体康健失固一概而论。身心一体、天人合一，人若要维持康健之本，就要取中而行。若心之官能失去约束、自由放纵，则会导致人的精气神受损，进而出现无法维持的状态。《吕氏春秋》指出："过度的甘、酸、苦、辛、咸五味会损害身体；过度的喜、怒、忧、恐、哀五情会伤害精神；而极端的寒、热、燥、湿、风、霖、雾七种气候变化会动摇情绪，皆有害于康健。"老子极力推崇"恬淡""素朴""清静"和"知足"的生活态度，倡导"甘其食，美其服，安其居，乐其俗"，并强调"知足不辱，知止不殆"。孔子告诫道："少之时，血气未定，戒之在色；及其壮也，血气方刚，戒之在斗；及其老也，血气既衰，戒之在得。"因此，中国古人的养生康健之道，在于身心双修、内外兼顾，并不讲究独立的心理健康维护。几千年来守护中国人健康的中医药的核心理念也正在于此，强调人之康健皆在乎身心和谐、顺应自然。

中国传统哲学与中医理论深深植根于"天人合一"的哲学观，将心与身视为不可分割的整体，从未将身心割裂为两种独立的实体。因此，在中国传统文化中，并未形成专门研究与呵护心之官能的心理学体系，而是将身与心的健康问题统一交由中医药来综合调理。中医理论指出，人的情感变化包括喜、怒、忧、思、悲、恐、惊，即"七情"，其中怒、喜、思、忧、恐又被称为"五志"，这些情志与五脏有着紧密的内在联系。正如《黄帝内经》所述："怒伤肝，喜伤心，忧伤肺，思伤脾，恐伤肾。"这一观念在中国传统医学与养生学中得到了广泛应用，旨在通过调和情志来预防疾病、延年益寿。

为维护情志的康健，中国古代智者提出了两条重要途径。其一，是追求内在与外在的和谐，即中庸之道。这要求人们控制内心的欲望，行为得体，如儒家《中庸》所言："喜怒哀乐之未发，谓之中；发而皆中节，谓之和。"道家亦强调"物无美恶，过则为灾"，倡导人们以适度为原则。其二，是通过饮食和药物的补充来调理身体，因为在中国古代，身心是紧密相连的，神经官能症往往表现为心慌、心悸或偏头痛等身体症状。此外，中国文化还强调家庭和谐对于身心健康的重要性，认为"家和万事兴"，包括身心健康的兴旺。家庭成员间的孝道与互相支持，有助于维持个人的情志稳定，使生活步入正轨。这种情志康健的观念，与人的道德行为紧密相连，单纯追求养心养身而忽视品德修养，被认为是片面的养生观念。

因此，虽然中国古人所述的情志康健在行为层面上与西方的"心理健康"有所共通，但两者在医药理论及哲学理念上存在深刻的差异。中国传统文化不仅关注内心的调养，更重视品德的修养与事业的成功，追求内心的舒适与平衡。

三、心理健康在中国近现代叙事中的确立

清末民初，裹挟着启蒙运动和工业化成果的西方文化在与深厚的中国传统文化交锋后，逐渐占据了主导地位。孙中山先生，这位革命的先驱，在辛亥革命后，更是提出了具有前瞻性的"心理建设"思想，并将其置于国家建设战略中的核心位置。随着民国时期的到来，一批早年留学西方、怀有"科学救国"和"教育救国"抱负的中国心理学者纷纷回国，他们积极引入心理学和心理健康的概念，并努力将其与中国本土文化相融合。

在这个过程中，一方面，医学健康理论逐渐将身与心分离开来，西医在治疗身体疾病、维护身体健康方面得到了广泛认可，而心理学知识由于未被普及、更缺乏专业的心理服务队伍，进而使心理问题被忽视并被神秘化，成为普通民众社交语境中羞于言说的话题领域，这更加强化了人们将自身心理问题躯体化的传统习俗。另一方面，由于精神医学是西医的分支，其术语界定了各种类型的精神疾病并给予诊断和治疗。当时的国家医疗卫生体系在全盘接纳西医时，也自然认可和接受了精神医学。这使得人们又将心理健康问题看作是某种精神疾病，患者需要被送进精神病院进行治疗，因而，精神疾病的诊治过程就被称为"精神卫生"工作。"精神卫生"就此与"心理卫生"通用，共同用于指代心理健康的维护。

民国时期的心理健康事业具有鲜明的时代特色。当时的心理学家们以"唤醒民众"为己任，一方面开创中国心理学早期的科学研究，另一方面又大力为民众普及心理学知识，致力于"保护与促进国民的精神健康，以及防止国民的心理失常与疾病"。他们坚持在战火纷飞的年代努力安抚民众的心灵。尽管面临重重困难，但民国时期的心理学家仍坚持不懈，在儿童

心理健康、心理健康测评和精神分析等领域取得了令人瞩目的成就，为心理学的知识和心理健康的观念在中国文化中扎根、成为近现代中国人日常生活用语，奠定了坚实的基础。

自1949年起，中国心理学学习苏联的样板，在医学心理学领域做出了许多开创性工作。但在20世纪60—70年代，因被错误地贴上主观唯心主义的标签，其发展遭遇了严重的挫折。心理学知识和心理健康观念也因此在人们的社会生活中消失和沉寂了十几年。在这段沉寂期内，民众的心理健康又合并到精神卫生领域，主要由精神医学专家负责关照。他们坚持贯彻执行国家提倡的"讲究卫生，预防疾病，保持身体健康"的卫生政策，从精神病学而非心理学的角度，在医疗、康复、保健等方面大力普及"精神卫生"知识、推进精神卫生工作。翻阅历年由卫生部（或卫健委）独立发布的官方文件，不难发现，"精神卫生"一词至今仍作为该部委官方文件标题中的核心关键词。

1978年12月中国共产党召开党的十一届三中全会，从此全面实施改革开放的国策，人们的物质生活水平由此得到显著提升，随之人们对提升精神生活水平的要求也越来越强烈。特别是进入20世纪，精神生活日益具体化为心理健康的具体问题，比如抑郁焦虑造成的情绪困扰，工作与家庭冲突带来的家庭矛盾，城市独生子女与农村留守儿童的教育，突发自然灾害及公共卫生事件引起的恐慌人群的心理安抚，等等。解决这些问题显然已远远超出了由精神医学和各级各类精神病医院承担的卫生保健职责范围，而获得行医执照的精神科医生数量和掌握的专业技能也无法应对如此大范围和如此复杂的心理健康问题。顺应民众的需求和呼吁，学界逐渐达成了一个共识，即采纳世界卫生组织为健康所下的定义，健康是"身体、心理、社会功能三方面的完满状态，而不仅仅是没有疾病和虚弱"。按照此一定义，将"精神卫生"翻译成的英文词为"mental hygiene"，"hygiene"一词原意是"卫生、卫生学、保健法"，而心理健康的对应英文词"mental health"中的"health"，其含义则为"健康、健全、有益康、兴旺、合理成功"。显然，较之"精神卫生"一词，"心理健康"概念显然更为内涵丰富，更符合世界卫生组织的定义，也更适应于快速发展的当代经济、科技、政治和文化。

在心理学界的推动下，"心理健康"一词在人们的日常生活中逐渐取代了精神卫生。心理健康因此走出了精神病院的诊室和病房，走入了人们的正常社会生活，也成为日常生活用语中使用频率很高的词汇。心理健康问题不再是禁忌和引发羞耻感的话题，中国人正以更加开放的心态正视个人的心理问题，开始追求一种乐观积极、自立自主的精神境界。我们在回顾自改革开放以来中央政府主管部门发布的相关重要文件时发现，最早使用"心理健康"一词的政府文件是教育部于1999年颁发的《关于加强中小学心理健康教育的若干意见》，随后，在中央部委文件（特别是在多部委联合颁布文件）的标题中，心理及心理健康等词汇频繁出现。在20世纪卫生部门和教育部门发布的文件标题中，多使用"精神卫生"和"道德教育"等词汇来指代或者包含心理健康和心理教育的内容。由此可见，我国社会在经历了20世纪下半叶的50年时间后，不仅心理学界，而且各级政府和普通民众都开始认识到，心理健康教育和心理问题的防治对于满足民众的精神生活需求具有不可替代的独特作用。

四、改革开放以来心理健康叙事独立成章

1976年"文化大革命"结束，中国心理学开始再次起航，其中最具标志性的事件就是：

北京大学、北京师范大学和杭州大学（后合并于浙江大学）于1978年分别成立心理学系，正式开始招收心理学专业的本科生。几所大学心理学系还与中国科学院心理研究所同时招收了研究生。新鲜血液的注入，使我国心理学事业在很短时间内就显现出勃勃生气。

当然，中国心理学的发展轨迹此时已发生显著转变，即从"文化大革命"前以苏联心理学为蓝本转向对美国心理学的深入研究和借鉴。在这一转变过程中，行为主义心理学、人本主义心理学、精神分析心理学、认知心理学以及认知神经科学等流派相继涌入，受到了中国年青一代心理学家的热诚追捧和广泛接纳。20世纪初的景象再次出现，许多到西方留学的青年人学成之后纷纷回国从事心理学研究，这使得我国心理学在国际心理学领域的影响力日益凸显。特别是进入21世纪以来，中国心理学家在SSCI收录的国际心理学杂志上发表的论文数量快速上升。

然而，随着心理学的国际化进程加速，我国许多心理学家开始深刻反思：心理学的终极使命并非单纯服务于学术评价系统，而应当扎根于现实，服务于正在现代化道路上奋进的中国人民。他们认识到，当前一项迫切而实际的任务，就是深入探索和理解当代中国人因快速发展而面临的各种心理挑战和困惑，并借助心理学的前沿研究和成熟理论，为那些遭遇心理健康问题困扰的个人及其家庭提供切实可行的解决方案。正是基于这样的认识，心理学界达成了一个至关重要的共识：中国心理学应当聚焦于中国人的心理健康问题，致力于开展有针对性的研究，并为那些受到心理健康问题困扰的个体和家庭提供专业的心理学服务。

在这样的时代背景下，中国科学院心理研究所的几位专家，携手国内临床心理学领域的众多权威，向国务院有关部委递交了一份具有开创性的申请，提出建立中国首个心理健康服务职业，并以心理咨询师名义进行该职业的培训及考核资格认证工作。这一申请最终由原劳动部正式受理，经审核批准后，心理咨询师职业被正式纳入国务院认定的《中华人民共和国职业资格分类目录》。2001年，原劳动部正式颁布《心理咨询师国家职业标准（试行）》。作为首个由中央政府颁布的心理健康领域的国家级文件，该文件在中国心理健康发展史上具有里程碑式的意义。它不仅标志着中国数千年的"心"文化在与西方"心理"文化相互交融贯通百年之后，心理健康作为独立于身体健康的特殊性正式得到中央政府的认可，更标志着民众的心理健康问题将交由一支具备心理学知识和咨询技能的专业队伍来加以照顾和服务。该文件的出台极大地推动了心理健康及心理健康服务等理念在社会各界的快速传播，其影响之深远、范围之广泛、深入人心之程度，堪称前所未有。随后，全国各地纷纷涌现出针对不同领域和行业的心理服务专业，如医疗系统中的心理治疗师、企事业单位员工心理援助师（EAP）、高校及中小学校的心理老师等。

2002年启动的心理咨询师这一崭新职业，与所有新生事物一般，在其崭露头角之时，暴露出诸多不成熟、不完善之处，也因而受到了各个方面的批评。批评的焦点主要集中在咨询师入职门槛的宽松、培训标准的参差不齐、培训时长的短暂、培训教师资质的不足、缺乏必要的实习和督导环节、资格认证考试的迅速放权与标准不严、考试内容和流程的不规范等方面，其中尤以培训机构的商业化倾向严重、心理咨询服务与主流科学心理学的脱节等最为集中。另外，因为社会心理服务体系建设相对滞后，许多取得了职业资格认证书的咨询师并没有找到适当的服务平台，也凸显了巨大的心理服务供需矛盾。一方面社会需求日益增多，另一方面能够提供心理健康服务的机构却少之又少，咨询师也难以发挥其专业优势提供服务。恰在此时，四川汶川于2008年5月12日发生了震惊世界的8级大地震，受灾民众数量庞大，失去亲人的受灾者遭受到痛苦的心理创伤。面对这一突如其来的灾难，党和政府迅速行动，不仅全力组织抢险救灾，更首次提出了为受灾民众提供心理安抚的要求。全国各地的心理学机构积极做出响应，纷纷组建心理援助团队，深入重灾区为受灾民众提供心理抚慰。同时，众多体制外的心理咨询志愿者也自发行动起来，前往灾区提供服务，为当地民众带去心灵的慰藉。

　　与以往灾难后进行的心理援助相比，汶川灾后心理援助的规模之大、时间之长，无疑对专业心理学工作者和持有职业资格认证的心理咨询师队伍是一次严峻的考验。我们在汶川地震灾后心理援助过程中看到，从2002年起到2008年，经过几年的培训考试的认证工作，在全国范围内初步掌握咨询知识和技能的心理服务人员数量大大增加，这客观上为大规模实施心理援助提供了人力资源储备；而大多数奔赴灾区的心理援助人员通过陪伴、共情、咨询、授课和组织活动等方式，也的确温暖了受援民众的心，一定程度上减轻了他们的悲伤和痛苦。四川灾区民众对陪伴他们度过灾难的心理援助人员表示感谢、感激与感恩即是证明；另外，通过大规模的心理援助行动，四川和全国民众再次广泛接受到心理学知识的普及教育，心理健康意识大幅提高。2020年新冠疫情大暴发之后，民众普遍接受并主动要求专业机构提供心理帮助的事实，就是对汶川心理援助工作所产生的积极效果给出的一个极佳证明。当然，我们也看到，为四川受灾民众提供心理援助人员的专业素质在总体上还有很大提升空间，加之灾情紧急、各级政府尚缺乏组织心理援助工作经验，也为此次心理援助留下了一些遗憾的地方。许多无组织的志愿人员在心理援助的名义下，使用不专业、不适合的简单咨询方法，反复而强制性地要求民众披露自己受灾当时的痛苦经历和情绪体验，这给不少受访者造成了二次甚至多次的心理创伤。

　　回过头来再看，这次突发的灾后心理援助所取得的经验与教训，对我国心理健康事业的后续发展产生了深远的影响。它提示，在人口众多的中国，建立起一支随时做好准备、能够冲到灾情一线、为受到心理创伤的民众提供专业的心理服务的心理咨询师队伍，是一项十分重要且必要的任务。就目前而言，心理咨询师队伍尚不能令人满意地担当起这份沉甸甸的专业服务责任。国家相关管理部门和心理学界对此进行了深刻的反思和讨论。2017年，心理咨询师在国务院颁发的职业认证名单中消失了，自此，心理咨询师职业资格的认证工作也随之被取消。尽管目前各种社会机构仍然在进行着心理健康服务人员的培训工作，并授予各种各样的称谓，但这些称谓都只是受过某类培训的标志，而不再是具有心理健康服务专业资质的认证。

　　然而，维护和保障国民心理健康的独特性和重要性已经是不容置疑的全国共识，民众、学界和政府都在关注心理健康服务业的发展。2020年经中央机构编制委员会办公室批复，国家心理健康和精神卫生防治中心正式挂牌成立。该中心执行国家卫生健康委员会的指示，指导、组织和协调我国心理健康服务事业。该中心特别将"心理健康"与"精神卫生"并列放置在中心名称中，此举蕴意颇为广泛和深远。如前所述，中国传统的文化观念中，心与身视为一个整体。随着西方文化的传播与落地，一些新的概念如"心理"和"心理健康"等逐渐为中国精英阶层乃至广大民众所接受。这些概念与我国传统观念中的"心""情志"和"康健"等有着显著的区别。随着对身心认知的改变，在我国近现代文化观念中，心理健康与身体健康首先被明确地区分开来，而后心理健康与精神卫生也得以进一步细分开来。随着观念的转变，我国的心理健康服务机构也开始了一个从无到有、从笼统到细分、从小到大的发展过程：西医医院落地中国，中医、西医医院并立；西医精神医学专科负责诊治精神疾病和心理障碍；中医、西医医院和大中小学校分别建立心理专科门诊和心理咨询中心；国家卫生健康委员会设立精神卫生与心理健康中心。中国人民的心理健康事业因此被完整地融入健康中国的建设事业之中，这是中国式现代化进程中取得的一项具有历史意义的成就。

此段叙事中还有一重要事件值得一提：2012年10月26日，第十一届全国人民代表大会常务委员会第二十九次会议正式通过了《中华人民共和国精神卫生法》，这无疑是我国精神卫生事业发展历程中的一个里程碑，因为这是中国历史上第一部维护人们心理健康权利的专门法律。但该法制定的初衷主要聚焦于规范精神卫生服务、保障精神障碍患者的合法权益，因而其适用范围相对局限在医疗体系之内。此外，该法对于区分一般心理困惑者与精神病患者之间法律界定并不十分清晰，因此并不能适用于医疗体系之外发生的、与心理健康服务相关的权益维护。有鉴于此，心理学界一直在探讨和呼吁，期望能够在适当时机制定和出台一部针对心理健康服务而非精神卫生工作的专项法律，以规范医疗卫生体系之外的心理服务行业的秩序，保护心理服务求助者的合法权益，从而进一步推动和完善我国心理健康服务体系的建设。

经过一个多世纪的历史沉淀与曲折发展，"心理健康"这一概念已在中国人的健康观念中稳固扎根，并升华成为追求幸福生活的核心要素之一。尽管学术界与公众对于心理健康的诠释还存在差异，但无可争辩的是，"心理健康"这一词汇已经融入中国人的日常交流与对话之中，成为每个人不可或缺的生活议题。维护自身与家人的心理健康，已然成为一种普遍而迫切的"刚性"需求。当人们在面临生活压力和人际困扰时，越来越倾向于毫不犹豫地寻求心理学专业人士的指引和帮助，这已然成为一种社会风尚。回顾百年前，那些深受暗恋之苦、却无奈被父母包办婚姻束缚的青年男女，他们的内心压抑与绝望何其沉重，而那时的他们又能向何人倾诉，何处寻求慰藉呢？

不容置疑的是，尽管我们在心理健康领域取得了显著的进步，但民众对心理健康的迫切需求与当前心理健康服务能力之间的不匹配问题依然十分突出。为此，我们迫切需要加强学术界、社会力量与政府之间的密切沟通与协作，共同探索心理健康服务事业在中国发展的高效且普惠的途径。我们必须不断完善现有的体系，同时勇于创新，发展新的服务模式，以满足不断增长的心理健康需求。让我们携手共进，为建设一个更加健康、和谐的中国贡献智慧与力量，让每一个心灵都能得到温暖与关怀。

五、当代中国叙事下的心理健康

那么，在当前中国人的观念里，健康和心理健康这两个概念是如何被解读的呢？一个心理健康的人的行为特征又是什么呢？包括心理学家与精神病学家在内的我国学术界，普遍认同并采纳了世界卫生组织（WHO）对"心理健康"和"精神卫生"所做出的权威定义。早在

1948年，WHO就在其《宪章》中给出了"健康"的基本定义，随着几十年来科学技术与文明的飞速发展，这一定义也越发全面，更具全球普适性。在学术界的广泛宣传与推动下，中国社会各界已基本接受了WHO的这一定义。其核心内容包括：（1）健康是指个体在身体、心理以及社会适应能力上都处于良好状态，它涵盖了躯体健康、心理健康、社会健康、道德健康和环境健康等多个维度。健康不仅是每个人的基本权利，更是幸福生活的基石，而心理健康在其中占据着举足轻重的地位。（2）精神健康，又称心理健康，是指个体在心理功能及其活动过程中保持的一种良好或正常的状态。这包括性格的完整性、智力的正常运作、认知的准确性、情感的适宜表达、意志的合理性、态度的积极性、行为的恰当性以及良好的环境适应能力等。精神健康的个体能够客观评价自己与他人，与环境和谐共处，情绪稳定，人格和谐统一。他们通常能够高效工作、学习，并为家庭和社会贡献自己的力量。这种健康状态并不意味着个体完全无痛苦和烦恼，而是指他们能够以积极的心态面对挑战，寻找改善不利现状的新途径。

当人们普遍对心理健康形成上述共识后，自然会关心另一个更为关键且具现实意义的问题：如何成为一个心理健康的人呢？通常而言，心理困惑者出现异常的原因多种多样，如生活压力、感情与家庭变故、工作负担过重或受到外界刺激等。这些困惑常表现为焦虑、抑郁、烦躁、失眠和睡眠质量下降等症状。相比之下，精神疾病的发病则更为复杂，往往涉及遗传、神经发育异常、大脑创伤等生物因素，以及心理、社会等多方面的相互作用。患者可能出现感觉障碍、感觉减退、幻听、幻觉等症状，并且很多精神疾病患者缺乏自我认知和判断力。

心理学和精神病学之间的关系在理论上存在两种主要观点：类别说和维度说。类别说主张，心理困惑和精神疾病在诊断和治疗上应相互独立。这意味着普通人的心理问题不属于精神疾病的范畴，同理，精神疾病患者也不能由心理咨询师治疗。而维度说则不同，它将心理困惑和精神疾病视为同一个连续谱系上的不同段位，两者的差异仅在于异常的程度。精神疾病属于中重度异常，而心理困惑则更多表现为轻度偏离常态。一般而言，精神病学诊断标准采用的是类别理论，它不仅将正常-异常划归为两类，而且将不同的异常症状归类为不同的疾病。而心理学大多采用维度理论，使用心理测量手段定位受测者在正常-异常维度上的偏向。另外，心理学与精神病学在协助人们实现、维护和恢复心理健康正常状态的过程中，各自采用了不同的咨询-治疗方法及实施策略。其最为显著的一个区别在于，精神病医生具备处方权，能够使用精神药物配合其他治疗手段来直接治疗疾病；而心理咨询-治疗师无处方权，他们通过深入与患者的沟通与交流，分析心理困惑的潜在原因，进而运用心理疏导、咨询和治疗等方法，为患者提供针对性的心理干预，从而缓解和改善非正常的心理状态。

值得重视的是，心理学与精神病学之间的合作十分必要。心理咨询师在发现某些个案难以通过心理学方法取得显著效果时，会及时将患者转介给精神科医生；而精神科医生在治疗过程中，也常借助心理咨询的方法，甚至与心理咨询师一同会诊，采用多元化的方法帮助患者康复。这种紧密的合作关系确保了心理健康服务体系的全面性和高效性。因此，精神卫生与心理健康服务分工明确，相互支持，他们是维护民众心理健康的二元一体守护者。

精神病学在学术界的地位确立，早于心理健康咨询-治疗学的兴起，这是无可争议的历史事实。在心理学史的叙述中，当提及心理咨询与治疗的发端时，首先需追溯精神病治疗的发展历程。举例来说,世界上首所秉持人道主义理念的精神病院于1792年在法国诞生,它是精神病治疗领域的重要里程碑。现代精神病学之父皮内尔率先摒弃了精神病源于魔鬼附体的迷信观念,他明确指出精神病是情绪障碍、遗传和"个体敏感"等多种因素共同作用的结果。这一理论比弗洛伊德于1895年提出的精神分析学说早了整整一个世纪。我国的情况亦是如此,1898年,我国第一所精神病院成立,而当时我国最早一批心理学家多数尚未出国留学。

然而,在心理学自身的历史脉络中,心理咨询-治疗与实验心理学却几乎是同时起步、并驾齐驱发展的。比如,与冯特于1879年创建世界上第一个心理学实验室的时间相近,弗洛伊德于1885年便成立了他的私人诊所,进行精神分析治疗的实践。而弗洛伊德的老师布伦塔诺更是早在1874年就发表了《从经验的观点看心理学》的论文。由此可见,在心理学独立之初,就存在两种方向不同的研究路径:一是基于实验手段的科学研究范式,我称之为科学心理学;二是运用自省方法的个人经验探索范式,我称之为人文心理学。现代心理学正是从这两大源头出发、蓬勃发展起来的。

自与哲学分离、独立成科以来,科学心理学与人文心理学便开始了一个长达一个多世纪的"并行不悖"的旅程。科学心理学在多数时间内占据主导地位,它致力于揭示可观察的心理与行为背后的机制和生物学基础,寻求如物理学或医学般普适的规律,以便用通用的方法解决心理健康问题。比如,依照科学观,抑郁常被喻为"心理感冒",那么科学心理学(以及精神病学)的目标就是致力于寻找和验证能够治愈心理感冒的药物,期望服药后患者的抑郁症状能得以缓解甚至消除。但在找寻治疗抑郁的普适药物方面,科学结论未能如预期般理想。这时,人文心理学在提供心理健康服务方面的重要性便凸显出来。它强调人的主体性和个体经验在心理与行为中的核心作用,认为人是自主且自由的,并非完全被外部因素所决定。因此,理解和干预一个人的心理健康状态及发展,需要建立在对其个人成长历程及其与特定环境互动影响的了解基础之上。人文心理学拒绝在临床实践中使用固定模式来应对所有心理健康问题,因为它坚信心理状态和心理健康的波动具有鲜明的个性化、动态性和情景互依性。

然而,当前中国心理健康服务领域尚未充分重视科学与人文心理学相互区分又相互联系的底层逻辑,人们在思考和实践中常将二者相互混淆。有些人文心理咨询师将自己使用的个性化的咨询治疗方法称为科学方法,似乎这样便可增加自己的治疗方法的可信度;而一些科学心理学工作者在解释人们的心理困惑时,常常列举种种未经科学证实的可能原因,似乎自己是全能的,无所不知,但这样做的结果,却使得严格的科学推论沦为了纯粹的个人猜测。为提升心理健康服务的整体质量,我们需要区分科学与人文心理学的边界,确保它们各自在恰当的领域内发挥最大效用。

《科学美国人》最近发表的一篇文章,在某种程度上佐证了严格的科学分类与人文的关照是可以相互促进的,作者说,"我们武断地给这些(精神病)诊断划定边界已经太久了……这些边界也导致出的一个谬误就是:精神疾病和健康是两个完全不同的概念"。按照目前的操作性的诊断方法,精神科的临床诊疗变得粗略化、简单化,临床医生不再努力通过共情的方法把自己整个地投入患者的内心世界中,临床访谈的艺术、对患者内在主观世界的直观把握以及相关心理事件的意义关联的探究被简单的诊断条目的计算所取代,然后被分配给不同种类的药物,精神医学正变成"无心"的医学。将人文心理学的考量纳入精神病诊治之中,试图对患者的内心世界、整个生活史以及作为一个完整的人进行"现象学的理解",将有助于打破精神疾病与心理健康状态之间的硬性界限,从而减少对精神疾病的污名化,而这也会反过来鼓励更多深陷苦恼的人寻求治疗。

正像雅斯贝尔斯所说,"人类的不完整和脆弱,以及他们的自由和无限的可能性本身就是疾病的原因"。躯体疾病独立于患者的自我和人格,患者的病灶也独立于治疗的医生,然而,在精神医疗中,疾病本身就是患者的自我和人格的一部分,医生治疗疾病,同时也是用他的人格改变整个患者这个人。健康中国建设不仅针对少数心理疾病患者的心理健康促进或针对所有人的心理健康素质提升,还包括针对所有社会成员生活行为方式、生产生活环境以及社会、文化环境等所有健康影响因素的改进。

纪念文行文至此,我们不得不直面一个令心理健康工作者们倍感困惑的问题:即便社会各界对心理健康问题的重视前所未有,社会心理服务业也蓬勃发展,但为何各种科学调查与公众的普遍感受均表明,当代人的心理健康问题似乎越发普遍、严重,且低龄化趋势明显?2022年发表的一项追踪研究结果显示,2005年至2019年大学新生年度精神健康患病率从13.87%升至19.07%。科学心理学在大脑神经科学的研究中不懈探索,脑神经结构、神经元网络、脑功能可塑性等成为其解释心理问题的核心关注点。但如前所述,认知神经科学的研究尚未取得突破性进展,我们期盼着新工具、新方法的出现,更期望人工智能的迅猛发展,能为解决心理健康问题带来新的曙光。但在此之前,向人文心理学的理论寻求启示和指引,或许能帮助我们找到一种更具现实性、更具普惠性、成本更低廉的心理健康服务模式。

例如,存在主义心理学家敏锐地洞察到,现代心理健康服务(包括精神病治疗)专家面临着一个显著的趋势:他们日常所处理的问题与神经官能症的关联逐渐减少。相反,他们要回答的问题更多是诸如"我生命的意义何在"这类深层次的疑惑。进入现代化社会之后,由于科学主义给人们带来一种"泛决定论"的思维定势,让人们安然地陷入一种被动的舒适区,觉得自己的一切都是由物质或者某种外界力量决定的,从而削弱了人对于自身命运的主宰感与主体性。当科技的迅猛发展以及环境的显著变化让人们觉得自己仿若一部大机器的固定零件时,人们才突然发现,自己的生命好像失去了意义,世界变得如此陌生,人间变得如此冷漠。所以,焦虑和抑郁情绪在社会的各个角落散落开来。

人文心理学坚决主张,人并非被动地生存于世,而是必须不断地对自己的未来进行预判,决定自己将向哪里走、将成为怎样的人,然后再根据实际行动结果不断调整和修订自己的预判。这种持续的自我反思和决策过程,体现了人的自主性和人的自由。简而言之,人具有最终决定自己命运的能力与权力。那么,人在决定自己的命运时,究竟依据的是什么呢?正如尼采所言,"人是通过意义来保护自己的生存的"。他强调,"知道为什么而活的人,便能生存"。然而,在当今社会,幸福演说泛滥,人们被不断地灌输和教导"要幸福起来"。在这种背景下,心理健康服务似乎被引入了一种逻辑:即心理健康的人应当感到幸福,而不幸福感则被视为心理失调和不健康的产物。然而,这种观念却带来了一些不可忽视的后果。由于人们变得对幸福过度敏感,一旦遭遇不幸事件,他们的不幸感往往不是线性增加,而是在自身不幸的预期催化下,会以几何倍数增长。这或许能够解释为何当下许多年轻人显得如此脆弱,对于那些在他人看来微不足道的刺激,他们却感到难以承受,仿佛这种打击超越了生命存在的价值。显然，对于生命意义的体悟不足，或许是当下心理健康问题广泛而凸显的一个重要原因。

幸福并非强求可得，人们一定要有理由才能幸福起来。换句话说，幸福是在人们寻找到生活意义之后自然涌现的结果。表面看来，人类似乎在不懈追求幸福，但实质上，我们是在预想着在某种特定的情境和机遇下，自己能够深刻体悟到生命存在的真正意义。只有当这一领悟的瞬间到来，我们才能真正领略到幸福的滋味，因为幸福本身就是对生命意义获得后的一种回馈。生命的意义并非千篇一律，而是充满了个性化的色彩。它并非通过统一的方式灌输给人们，而是每个人在独特的经历和思考中逐渐塑造和领悟的。因此，心理健康服务要摆脱"以心理疾病患者作为主要工作对象"和"把心理健康作为主要结果变量"的思维定势，不以购买和建设多少昂贵的硬件设施论英雄。其核心就在于进行广泛而低成本的软性宣传，一方面营造一个宽容、宽恕与和谐的社会环境和心理氛围，让每个人都能感受到来自社会的温暖和支持；另一方面则是帮助个体建立并强化自己的主体性，使他们在面对不同情境时，能够做出符合自己个性和价值观的生活选择，并在这些选择中探寻和感悟生命的意义，以更健康、更坚韧的姿态面对生活中的种种挑战。

2023年，习近平总书记在文化传承发展座谈会上深刻阐述："中华文明显著地展现了其包容性的特质。""包"，无所不包、心怀天下；"容"，海纳百川，有容乃大；"包容"则蕴含了对于差异性的接纳与宽容，它是我们在处理人与人、人与自然等不同主体间关系时应当秉持的一种精神态度。在当前我国心理健康事业蓬勃发展的背景下，心理学与精神医学之间的紧密合作显得尤为重要。我们既需要遵循科学的范式，在认知神经科学和人工智能等前沿领域中相互借鉴、交融共进，共同探寻促进民众心理健康水平的普适化途径；同时亦需要科学心理学与人文心理学相敬互重、互为助力，共同关注人的主体性和主观自律性，探寻与中国传统哲学和中医实践相契合的个体化心理健康提升方法。要"各美其美，美人之美，美美与共，天下大同"，以一种宏大包容的精神，推动我国心理健康事业的进步。

六、纪念文叙事尾声

心理健康事业在我国已历经百余载的演进，特别是在改革开放的浪潮中，社会各界对心理健康在中国式现代化进程中的关键地位和独特性有了更深刻的认识。在党和国家制定"美丽中国""健康中国"和"平安中国"的宏伟蓝图时，全国民众的心理健康维护和提升自然成为不可或缺的一环。然而，当前我们面临的新挑战与问题仍亟待解决，心理学在为我国民众提供心理健康服务的征途上仍需付出更多努力。

我们相信，《中国心理健康年鉴》作为一部记录历史、传承智慧的编年史，定能成为中国心理健康事业的重要见证者和推动者。

参考文献

[1] 刘波，王川，邓启铜. 礼记. 南京大学出版社，2014.

[2] 阎书昌. 晚清时期执权居士创制"心理（学）"一词的考察. 心理学报，2018，50（8）：122-130.

[3] 刘兆伟.《大学》、《中庸》诠评. 中国社会科学出版社，2013.

［4］ 李剑. 中西古典小说人物心理描写比较. 金山, 2010, 000 (004), 9-10.

［5］ 文心工作室. 易经. 中央编译出版社, 2023.

［6］ 吕不韦, 王学典（编译）. 吕氏春秋. 江苏凤凰科学技术出版社, 2018.

［7］ 山东中医学院, 河北医学院（校释）. 黄帝内经素问校释. 人民卫生出版社, 2009.

［8］ 陈庆华, 姚本先. 民国时期心理健康服务的早期探索及当代启示. 鲁东大学学报：哲学社会科学版, 2022, 39 (6), 70-76.

［9］ 栗克清, 孙秀丽, 张勇, 石光, A. Kolstad. 中国精神卫生服务及其政策：对1949-2009年的回顾与未来10年的展望. 中国心理卫生杂志, 2012, 26 (5): 321-326.

［10］ 费立鹏. 中国的精神卫生问题——21世纪的挑战和选择. 中国神经精神疾病杂志, 2004, 30 (1): 1-10.

［11］ 王铭, 江光荣, 闫玉朋, 周忠英. 我国心理咨询师与治疗师职业资格认证办法. 中国心理卫生杂志, 2015, 29 (7): 503-509.

［12］ 马弘, 刘津, 于欣. 中国近十年重要精神卫生政策的发展与解读. 中国心理卫生杂志, 2009, 23 (12): 840-843.

［13］ 肖水源, 周亮, 王小平, 杨德森. 精神卫生立法的公共卫生视角. 中国心理卫生杂志, 2012, 26 (2): 86-88.

［14］ 谢斌, 刘协和, 张明园. 中国的精神卫生立法. 上海精神医学, 2002, 14 (B12): 44-46.

［15］ 尹可丽, 黄希庭, 付艳芬. 从心理学杂志相关文献看我国心理咨询与治疗方法的现状. 心理科学, 2009, 32 (4): 783-787.

［16］ 张建新. 心理学被科学和人文拉向何方？中国社会科学网-中国社会科学报, 2021.

［17］ I.,Wickelgren. Why Do So Many Mental Illnesses Overlap? *SCIENTIFIC AMERICAN*, MARCH 4, 2024.

［18］ 金寿铁. 化人文科学传统为己有——论卡尔·雅斯贝尔斯精神病理学的基本特征. 自然辩证法通讯, 2011, 2: 81-86, 128.

［19］ Sun, X., Wang, Z.J., Li, Y.Y., Chan, K.Q., Miao, X.Y., Zhao, S., et al. Corrigendum to "trends of college students' mental health from 2005 to 2019 and its rural-urban disparities in China". *Journal of Affective Disord-ers*, 2022, 302: 160-169.

［20］ 吕小康. 发挥心理学在健康中国建设中的作用. 光明日报, 2020-02-07.

特载

疫情防控常态化下我国心理服务机构如何加强自身能力建设[*]

白学军[1]

（1. 天津师范大学心理学部）

我今天汇报的内容主要包括两个方面，第一是"我国心理服务机构的能力现状"，第二是"如何加强心理服务能力建设"。

我国心理服务机构中学术团体的现状。目前，全国有三大学术性心理学组织：中国心理学会、中国社会心理学会和中国心理卫生协会。中国心理学会成立于1921年，有将近100年的历史，其他两个学会也成立30多年了。还有政府领导的五大组织，分别是：国务院学位委员会心理学学科评议组、全国应用心理专业学位研究生教育指导委员会、教育部普通高等学校学生心理健康教育专家指导委员会、教育部中小学心理健康教育专家指导委员会和教育部高等学校心理学教学指导委员会。这五大政府组织领导着全国各个层级的心理学教学、科研工作。

我国心理服务机构中科研机构的现状。国家级心理学专业科研机构方面，综合实力居首的是中国科学院心理研究所，其次是中国社会科学院社会学研究所社会心理学研究中心。国家重点实验室现有3家：认知神经科学与学习国家重点实验室、脑与认知科学国家重点实验室、工业心理学国家专业实验室。教育部人文社会科学重点研究基地有北京师范大学发展心理研究院、天津师范大学心理与行为研究院和华南师范大学心理应用研究中心3家。还有华中师范大学的青少年网络心理与行为教育部重点实验室和西南大学的认知与人格教育部重点实验室。

全国有7家心理学重点学科。其中，北京师范大学是国家一级重点学科单位，另外六家为二级重点学科，分别是：北京大学、华东师范大学和西南大学的基础心理学，天津师范大学、华南师范大学的发展与教育心理学，浙江大学的应用心理学。

在专业人才培养单位方面，到2020年5月底，我国的心理学一级学科博士点共有30家，每年能够培养博士生约500人。从培养人数的地域分布来看，东部多于中部，中部多于西部。全国心理学学术型硕士培养单位有116家，每年培养学术型硕士约3000人；专业型硕士培养单位有63家，每年培养1500人左右。全国高校中设有心理学专业的接近400家，按照估算，每年培养心理学本科生2.5万人左右。从研究生培养的专业方向来看，设置专业数量从高到低分别是发展与教育心理学、心理评估与咨询、应用心理学、基础心理学、管理与人力资

---

[*] 2020年6月，由华中师范大学、中国社会心理学会、中国心理学会联合主办的"社会治理体系中的心理建设"高端学术论坛在线上召开，本文系作者根据论坛中的讲话记录稿整理而成。

源等。

2018年，我负责对全国31个省（自治区、直辖市）的社会心理服务机构开展一次抽样调查，总共有415家机构参与了该调查。通过分析社会心理服务机构情况调查结果可以看出，社会上的心理服务机构多在工商部门进行注册，占比为54.2%，在民政部门注册的，占比为37.3%，没有注册的机构比较少。而衡量这些机构的实力，主要是看其设置的分支机构的情况。从调查结果来看，全国的社会心理服务机构（即公司、咨询中心等），能够设立分支机构的只占11.6%，也就是说，绝大多数的机构都是在当地工作的。

在社会心理服务机构的规模方面，通过分析其经营占地面积可知，绝大多数机构面积在200平方米以下，200平方米以上到500平方米的机构所占比例非常小。也就是说，现在我们国家的社会心理服务机构普遍是中等规模。在心理服务收费方面，每小时收费300元以下的机构占比较高，每小时300元以上的机构较少。心理服务工作不同于8小时工作制，每日工作时间长短不确定，每日收益取决于咨询人次及咨询时间的长短。一般来说，主动寻求心理服务的人数有限，那么其经营情况也就可想而知了。

在开展业务方面。第一，社会心理服务机构主要是针对哪些人来开展心理咨询呢？从调查结果来看，个体咨询占比最多，团体咨询紧跟其后。第二，业务的主要内容是什么呢？心理健康教育占比最多，其次是培训，再次是心理测量和心理评估，最后是职业生涯规划、危机干预。（但是出版心理咨询或心理健康书籍、产品研发与生产这两方面业务各自所占比例只有20%左右。）

在心理机构的服务方式方面，过去最常见的方式是面对面的服务方式，电话热线的方式占比64.6%，网络视频的方式占比56.6%，网络文字等邮件求助方式占比45.3%，其他方式占比5.5%。在新冠疫情的影响下，社会心理服务机构需要取消其最为常见的面对面的服务方式，更多地采用电话和网络的服务方式，这对于社会心理服务人员而言是一个很大的挑战。

在服务人群的职业方面，学生占比最多，其次是公司职员、公务员、教师，其他职业人员也有涉及。因此，学生、公司职员、公务员、教师就是我们重点关注的群体。造成这一现象主要有两个原因：一是以上群体掌握心理学的知识比较多，知道如何进行求助；二是他们的心理健康问题比较多，所以他们有主动求助的意识。

学校是最常见的心理健康教育场所，其次是居民社区，还有企业、政府机关、医疗卫生机构。在心理健康服务形式方面，采用最多的是讲座形式，其次是培训，此外还有微信公众号、宣传册、广播、电视等。传统方式还是占据着主流。最近，天津市教委响应天津市政府的号召，对天津市教育系统的干部、教师和学生开展心理健康服务，其中最主要的形式就是讲座，其次是电视、网络直播、视频，此外还有现场宣讲。

对调查结果进行分析发现，最让人担忧的方面就是社会心理服务机构的生存状况。社会心理服务机构的营收情况都很一般，盈利的机构只占了25.8%，能够持平的机构占51.6%，还有22.7%的机构处于亏损状态。这些机构怎么能在未来发展得更好？这可能是需要我们共同思考的问题。

面对社会和人民群众日益增长的、多样化的心理服务需要，心理服务机构应通过加强自身的能力建设来适应这一新形势。具体来说，要做好以下三个方面的工作。

第一，加强心理健康问题基础性研究。2020年3月2日，习近平总书记就疫情防控科研攻关工作指出，"战胜疫情离不开科技支撑，要综合多学科力量加快科研攻关"。那么，在疫情防控过程中，心理学工作者的首要任务是做好患者的心理康复和隔离群众的心理疏导工作。要做好此项工作，需要开展基础性研究，为政府决策提供科学依据。具体研究方向包括：全国有多少患者的心理需要康复治疗；哪些隔离群众的心理需要疏导；确诊患者是否都需要进行心理康复治疗；没有进行心理康复的患者，对其心身长期的负面影响是什么；具体什么样心理特征的患者亟须心理康复；针对感染新冠病毒患者的心理康复，最有效的方法有哪些。

此外，习近平总书记说，"确保人民群众生命安全和身体健康，是我们党治国理政的一项重大任务"。在完善国家重大疫情防控体制机制过程中，心理学工作者应该积极工作，努力作为，积极建言献策，贡献自己的智慧。

第二，做好心理健康知识和心理疾病科普工作。具体要做的工作包括：（1）开展全民心理健康知识和心理疾病科普现状的调查研究，以明确我们的工作对象、内容和目标。（2）了解哪些心理健康知识是人民群众应该掌握的、心理疾病科普工作的最佳方式是什么、人民群众喜闻乐见的科普方式有哪些。（3）通过创新心理健康知识和心理疾病传播手段和传播方式，特别是利用5G技术来开发针对不同人群的心理知识科普产品。（4）积极将心理健康方面的最新科研成果转化为政策建议、教材、科普作品和产品。（5）在高校设立新的培养方向，比如，增设心理科普专业。欧盟应用心理学专业硕士的培养模式是"学位证+资格证"，这一模式值得参考。

第三，规范发展心理治疗、心理咨询等心理健康服务。在这一过程中，要发挥政府、政府组织和全国性学术组织的作用。首先，政府应加强全国社会心理服务工作的立法，规范政府、社会、机构和个人之间的法律责任和主体责任，制定规范发展心理治疗、心理咨询等心理健康服务的法律法规。其次，政府组织和全国性学术组织要领导制定符合我国国情的心理健康服务行业标准，目前，由于缺乏行业标准，心理健康服务无法纳入医保，致使无法满足人民群众对心理健康服务的需求。再次，要制定全国心理健康服务质量的监管体系。最后，还要建立心理治疗、心理咨询等心理健康服务人员的继续教育体系。

我国社会心理服务体系建设面临的困难与挑战

乔志宏[1]

（1. 北京师范大学心理学部）

1. 引言

2020年4月，国家卫健委、中央政法委等十部门联合出台了《全国社会心理服务体系建设试点工作方案》（下文简称《试点方案》），引发了社会各界的关注，同时也引起社会各界对"社会心理服务"与"心理健康服务"之间关系的思考。从文件内容来看，确实可以看到《试点方案》与2016年底22部委联合颁发的《关于加强心理健康服务体系的指导意见》（下文简称《22部委文件》）有密切的关系，多数工作目标与任务均为《22部委文件》中提到的重点内容；但很显然，社会心理服务体系并不等同于心理健康服务体系，《试点方案》中"工作目标"第一句话即说"试点地区逐步建立健全社会心理服务体系，将心理健康服务融入社会治理体系、精神文明建设，融入平安中国、健康中国建设"。由此可看出，心理健康服务是社会心理服务的一部分。相应地，二者在建设目标与内容上也自然存在差异。本文尝试从社会心理服务体系的内涵、社会心理服务体系建设的困难以及试点方案应着力探索的若干问题三个方面谈谈个人粗浅的思考。

2. 社会心理服务体系的内涵

2.1 社会心理服务体系与心理健康服务体系的关系

社会心理服务体系不能简单等同于心理健康服务体系。"加强社会心理服务体系建设，培育自尊自信、理性平和、积极向上的社会心态"，在党的十九大报告中是"打造共建共治共享的社会治理格局"的一部分，属于社会治理体系的范畴，而不仅仅是卫生健康服务体系的范畴。从《试点方案》和《22部委文件》所述的各自工作目标来看，心理健康服务强调的是全民心理健康意识提高和全民心理健康素养提升；社会心理服务强调的是党政领导、部门协同、社会参与的工作机制以及因矛盾突出、生活失意、心态失衡、行为失常等导致的极端案（事）件数量明显下降。由此来看，心理健康服务体系应当是社会心理服务体系的一个组成部分，有机地融入社会治理体系、精神文明建设，融入平安中国、健康中国建设。

2.2 社会心理服务体系与社会治理的关系

党的十八届三中全会作出的《中共中央关于全面深化改革若干重大问题的决定》首次使用了社会治理概念。社会治理是国家治理的重要方面，社会治理的目标是社会和谐稳定、人民安居乐业，形成良好的社会秩序，使人民获得感、幸福感、安全感更加充实、更有保障、更可持续。党的十九大报告再次强调加强和创新社会治理，要求建立多元的社会治理制度体系、完备的社会公共服务体系、全面的社会保障体系、严密的社会治安防控体系、完善的社区自治体系，还意味着要营造出这些体系有效运转和相互支撑所必需的系统条件，这对我国的法治中国建设和司法体制改革都提出了很高的要求。无疑，在这些领域，我们都要充分、高度地关注人的心理特征，按照心理规律办事，使个体追求公正、平等、尊重、自由的心理需求得到较为充分的满足。但是，这是否意味着社会心理服务体系就是以心理学为基础的社会治理体系呢？很显然，不应该是这样，否则社会心理服务体系就和整个社会治理体系成为一个事物了。社会心理服务体系应当有自己明确的内涵和外延，而不能大而化之地与社会治理体系混为一谈。另外，从减少社会矛盾、极端事件的角度来讲，整体国民文化素养提升、价值观的重塑与内化、人生哲学的重建与合乎现实是社会心理、国民心态提升的基础，但这实在是教育的工作，也不应成为社会治理中更具体的社会心理服务的内容。

2.3 社会心理服务体系的内涵

社会心理服务体系建设的目标为"培育自尊自信、理性平和、积极向上的社会心态"，减少各类因心理因素导致的极端案件。因此，社会心理服务体系的建设应当聚焦于可操作地预防与化解社会矛盾、减少人们的心理痛苦、提升人们的幸福感的工作内容，建立起党政领导、部门协同、社会参与的工作机制，从而培育大众自尊自信、理性平和、积极向上的社会心态。从这个意义上说，社会心理服务体系的内容主要有两个方面，一方面，应当形成一套矛盾预防与化解机制，致力于消除那些对社会大众的心理状态有普遍消极影响，能够引发普遍性的焦虑、抑郁和不安全感，激发较大范围的突出矛盾，避免造成某些人因为生活失意、心态失衡和行为失常，进而导致极端案（事）件发生。在试点方案里面，具体体现为建立社会心理服务电子档案，开展社会心态预测预警，定期开展分析研判和风险评估；及时发现和掌握有心理问题的高危人群及突发事件的苗头；摸排各类矛盾问题，及时疏导化解；建立特殊人群心理沟通机制，做好心态失衡、行为失常人群及性格偏执人员的心理疏导和干预。另一方面，社会心理服务体系建设应包含完善的心理健康服务体系，为社会提供心理健康教育宣传、心理知识普及、心理咨询、心理治疗、精神科诊疗等多层次心理服务，提高全民心理健康意识、提升全民心理健康素养。

3. 社会心理服务体系建设存在的困难与挑战

3.1 基层心理服务平台建设的困难与挑战

基层心理服务平台建设是整个社会心理服务体系的核心，也是预防与化解矛盾这一核心任务的实践载体，更是社会心理服务体系建设成败的关键。基层心理服务平台要求在县乡村三级综治中心或者社区综合服务中心设置心理咨询室或者社会工作室，开展社会心态预警，定期分析研判安全形势及评估风险，发现问题苗头，摸排各类矛盾，及时疏导化解，等等。在基层心理服务平台建设的过程中，专业人员和专业机构的匮乏将成为最大的困难与挑战。"试点方案"里面对基层心理服务平台从业人员的界定包括心理服务工作者、社会工作者、网格管理员、人民调解员、志愿者等，相关机构包括心理咨询室、社会工作室、社区卫生服务中心、老年活动中心、妇女之家、儿童之家、残疾人康复机构等，看上去人员和机构都很完整，但实际情况可能是所有这些人员和机构都不存在。在80%的村（社区）建设心理咨询室或者社会工作室是一项非常艰巨的任务。

3.2 社会心理服务机构规范发展存在的困难与挑战

社会心理服务机构指的是专门提供心理健康服务的非医疗机构，为社会各界提供除心理治疗外的各类心理健康服务，包括心理测评、心理健康教育、心理咨询等。社会心理服务机构是整个社会心理服务体系建设的重要组成，是各类机关、企事业单位以及基层组织购买心理健康服务的主要来源。通过对目前一些主要的心理健康服务机构的调研发现，这类机构普遍存在人员资质管理困难、行业服务标准缺失、主管机构不明等问题，社会层面尚未形成对此类机构的管理、规范、监督、评估机制。另外，由于心理健康服务机构的高人力成本的特点，也没有形成鼓励其发展的财税制度，导致当前各类机构普遍处于生存困难的境地，难以做到专业化、规模化发展，也因此难以建立起专业形象，使得广大有需求的民众无从寻求专业服务。此外，社会心理机构与医疗机构之间缺少有效的双向转诊机制，也是阻碍其发展的一个问题。

3.3 医疗机构的心理健康服务能力提升存在的困难

《试点方案》要求所有精神专科医院设立心理门诊，40%二级以上综合医院开设精神（心理）门诊，为患者提供药物治疗和心理治疗相结合的服务。仅仅开设心理治疗门诊并不足以提升医疗机构的心理服务能力，扩大有专业素质的心理治疗师队伍才是根本问题。全国到目前为止心理治疗师只有5000余人（谢斌，2018），而这5000余人大部分还都是精神科医生、护士，从事心理治疗只是他们的兼职。《精神卫生法》规定心理治疗只能在医疗机构内进行，而医疗机构实际上几乎不提供心理治疗，这使得心理治疗处于极为尴尬的境地。吸引有心理治疗能力的非医学专业人员，尤其是心理学专业人员进入医疗系统，为他们设计可行的职业发展路径，打通药物治疗和心理治疗的界限，同时制定合理的心理治疗价格体系，是提升医疗机构心理服务能力的当务之急。

3.4 人才队伍建设存在的困难与挑战

《试点方案》第四部分专门论述心理服务人才队伍建设，包括心理健康服务领域的社会工作者、心理咨询人员、精神科医师、志愿者等多类别队伍的建设思路以及组织管理的有关思想，凸显出人才队伍建设是整个社会心理服务体系建设的基础。心理健康服务不同于一般医疗服务之处即在于心理健康工作几乎不使用或者很少使用设备、器材和药物，少数器材如沙盘、乐器、量表的使用，其效果发挥也高度依赖其使用者的专业能力。可以说，心理健康服务是最依赖从业者个人素质的工作。然而，由于我们教育体系中非常缺乏培养心理健康服务专业人才的学位项目，导致专业人员极为匮乏。专业人员太少，各类江湖郎中、野狐禅就会填充市场需要、丑化机构形象、损坏职业声望、压抑服务需求。服务需求减少，专业服务生存空间也会减少，高校开展这类人才培养的动机随之降低——这就形成了恶性循环，而这在短时间内不容易被打破。

4. 试点工作应探索解决的几个问题

《试点方案》应当为全面开展社会心理服务体系建设探索道路、积累经验，各试点城市应根据本市特点，开展有针对性的工作，在一些关键领域形成突破，为全国范围内的建设工作摸索工作模式，而不必面面俱到。

4.1 发展心理健康服务专业人才队伍

无论是全国还是试点地区，社会心理服务体系的创建必须回答"谁来做"的问题。从长远来看，借鉴西方发达国家的经验，以硕士及以上学位为基础、政府（行业组织）主持从业执照考试为标准的职业资格制度应当成为发展方向。在此之前，应建立基本按照学历化人才培养标准设置的准学历化长程培训体系，以弥补当前专业人才数量不足的困境。省（市）卫生部门牵头组织专家，以省（市）为单位成立"心理咨询与治疗专家委员会"，制定明确的培训机构准入标准和评估标准，制定包含心理服务职业伦理、心理服务理论知识与实践操作技能且不少于两年的课程体系，鼓励有专业基础的高校、学术组织、心理健康服务机构积极开展培训。用5年时间，在全省范围内建设5—10个较高水平的长程培训项目，每个项目每年招收50人左右，达到每年培养500人的规模，持续为试点城市和后续跟进的城市提供专业人才。

在开展长程培训项目的基础上，举办本省（市）的"心理治疗师/咨询师职业资格考试"，以此为主体，建立本省（市）"心理治疗师/咨询师职业资格管理制度"，提高心理治疗/咨询师的入门要求。成立"试点城市心理治疗/咨询师协会"，加强对从业者的监督管理。

试点城市结合本地特点，在精神疾病专科医院和综合医院吸纳获得心理治疗师职业资格的专业人员，扩大医疗机构提供心理健康服务的能力。

4.2 规范发展社会心理服务机构

在规范从业者职业资格的前提下，成立省（市）"心理健康服务行业协会"，加强心理健康服务机构的管理，逐渐形成心理健康行业服务共识，制定相应的行业心理健康服务技术规范、工作规范和伦理道德规范，组织开展服务质量评价和督导，建立完善对各类社会心理健康服务机构的评级制度和社会公示制度，推进心理健康优质服务示范单位建设，提高社会公众对符合资质的心理健康服务机构和人员的知晓度和服务可及性，促进实现心理健康服务行业自律、有序、可持续健康发展。主管部门应积极支持培育专业化、规范化的心理健康服务机构。建立健全卫生、工商、民政等部门的衔接机制，规范心理健康服务机构的注册登记与管理，明确心理健康服务的各种类型与模式；建立多元化资金筹措机制，积极开拓心理健康服务公益性事业投融资渠道，鼓励社会资本进入心理健康服务领域。制定鼓励和引导有能力、有资质的专业人员开办心理健康服务机构的政策，加大对民营心理服务机构的支持，协同工商部门，探索针对公益服务税费减免的可行性；对于互联网形式的心理咨询公司、实体的心理咨询机构注册要求、管理方式作出明确界定，探索心理咨询师个人工作室的管理制度和孵化器设置，鼓励支持专业人员进入一线服务领域。

4.3 创建富有本地特色的基层社会心理服务体系

基层社会心理服务中心是社会心理服务体系的主体建设内容。社区心理服务拥有"第一接触"和长期性等优点，是公众接受心理服务最快捷、最方便的方式，因而也成为对各种心理障碍早发现、早治疗的最佳途径，也是发现社会矛盾、潜在危机事件的最佳阵地；另外，心理服务人员对患者的帮扶关系可以长期存在，服务人员还可以在日常情景之下，根据患者需要提供灵活实用的指导，使之更快融入正常人的生活。

试点城市应创造性地构建本地社区心理健康服务中心，可以聘用精神科医生、心理治疗师、心理咨询师、有心理健康服务经验的社会工作者，共同构建服务心理患者的生物-心理-社会工作模式，全面帮助已治愈精神障碍患者回归正常生活，帮助普通心理障碍求助者健康幸福生活，帮助广大居民预防心理问题的发生。

社区心理健康服务中心的功能主要根据本地居民的特点来设计，既可以针对一般心理障碍患者开展专业心理咨询与心理治疗服务，也可为辖区内的学生开展心理服务，如注意力缺陷/多动障碍、冲动控制障碍、对立违抗障碍、学习障碍、情绪障碍、自闭症谱系障碍、霸凌行为等儿童青少年。可以针对特殊人群开展心理疏导工作，如对刑满释放、缓刑人员，家暴双方，吸毒矫正人员等特殊人群开展心理健康状况评估和疏导，预防和减少极端案（事）件的发生；也可以面向婚姻危机夫妇、有冲突的婆媳、酗酒者等各类有家庭问题的当事人。

社区心理服务中心还应该探索出有效应对暴力和攻击事件的工作模式。美国的社区关爱（Communities that Care, CTC）项目值得借鉴，它已经在几百个社区成功实施，并被众多欧美国家所效仿（Anderson, Blackmore & Croall, 1998）。CTC项目是一个动员社区利益相关者合作起来预防暴力和攻击的社区预防系统，可以基于科学有效帮助社区公民利用本地资源，包括社区（如宣传倡导、政策改进）、学校（如改变学校管理结构或教学时间）、家庭（如提高父母教养策略）和个人（如训练和提高社会能力），共同促进居民与社区的健康发展。CTC鼓励社区相关利益者提供给人们参与进社会群体的机会，比如联盟、家庭、教室，培训社区居民尤其是那些特殊人群参加社会群体的技能，并让他们意识到自己可以为群体做出贡献。CTC的目的之一就是保证所有的年轻人都得到发展性的恰当机会、技能和社区成年人的认可、行为健康标准。

社区心理健康服务在各类心理健康服务机构中的服务门槛最低，提供的服务也最基础，属于普及范围最广和最易得的，也是解决数量众多的一般心理障碍的经济和快速途径，在社会心理服务体系中，社区心理健康服务应当成为发展的重点。

另外，加强整个心理健康服务体系中的机构合作，按照精神疾病的严重程度递减和治愈程度递增，同一时期同一病人可以多个机构协同合作。从最严重的住院治疗开始，在医生确认可以恢复到门诊治疗后，即由门诊和社区服务开始介入，通过药物治疗同时辅以心理治疗和咨询、由社工辅助参加团体治疗等方式帮助病人恢复社会化正常生活。形成这样无缝衔接的"流水线"整体服务体系对患者的治疗、康复有着重要意义。

总之，社会心理服务体系的建立对于中国的强国梦具有重要的现实意义，但任重而道远，在基层心理服务平台的建设、社会心理服务机构的规范发展、医疗机构心理健康服务的能力提升和人才队伍建设等诸多方面存在不少困难与挑战。当前，除了做好顶层设计以外，重要的是要做好试点工作，"摸着石头过河"，以期更好地服务国家的社会发展大业。

参考文献

[1] 国家卫生计生委，中宣部，中央综治办，国家发展改革委，教育部，科技部……全国老龄办.关于加强心理健康服务的指导意见（国卫疾控发〔2016〕77号）. http://www.nhc.gov.cn/jkj/s5888/201701/6a5193c6a8c544e59735389f31c971d5.shtml, 2019-03-06.

[2] 国家卫生健康委，中央政法委，中宣部，教育部，公安部，民政部……中国残联.全国社会心理服务体

系建设试点工作方案（国卫疾控发〔2018〕44号）. http://www.nhc.gov.cn/jkj/s5888/201812/f305fa5ec9794621882b8bebf1090ad9.shtml,2019-03-06.

[3]谢斌.关于心理治疗师的六个疑问.心理学通讯,2018,1(2),90-92.

[4] Anderson,B.,Blackmore,J.,& Croall,H. Communities that care. Criminal Justice Matters,1998,33(1),18-24.

（注：使用原文参考文献格式）

员工帮助计划（EAP）的效应：
职场心理健康建设促进健康中国建设及经济发展

张捷[1]，张晓玲[1]，刘炳涛[1]

(1. 北京盛心技术发展集团有限公司)

1. 引言

2019年健康中国行动推进委员会发布的《健康中国行动（2019—2030年）》明确提出，要实施职业健康保护行动，强化政府监管职责并落实用人单位的主体责任，旨在提升职业健康工作水平，有效预防和控制职业病的危害，切实保障劳动者的职业健康权益。同时，《健康中国行动》鼓励各机关、企事业单位、高等院校以及其他用人单位将心理健康教育融入员工和学生的日常思想政治工作中，并通过党团组织、工会、人力资源部门等设立心理健康辅导室或建立心理健康服务团队，或者采用购买服务的形式来提供专业的心理健康服务[1]。在这一背景下，职场心理健康领域逐渐成为企事业单位为加强职工心理健康、促进单位绩效，而特别关注的重点之一。

在职业心理健康领域，作为一种系统、长期性支持职工健康和福利项目，员工帮助计划（Employee Assistance Program，EAP）对职场心理健康的促进作用日益凸显。

2. 职场心理健康中EAP的引入与发展

关于EAP的界定，Arthur认为，EAP主要是针对存在心理问题的员工及其家属，提供相应心理评估、咨询辅导与治疗服务及家庭、法律、医疗与财务等方面帮助的过程[2]。王雁飞认为，EAP是帮助员工解决可能影响其工作表现和健康问题的多种策略的整合，通过EAP可以有效地整合多方面资源，包括个人、家庭、工作环境、企业和社会等，使员工在面临问题时能够将问题聚焦，利用多种资源和手段进行有效地解决与处理[3]。黄诗晴认为，EAP是在企业所推行的用以帮助员工解决社会、心理、经济与健康方面的问题的一种福利项目[4]。随着实践和理论研究的不断发展和深化，EAP正成为一个多维度、连续性的项目，并逐渐发展为一个集健康、福利和绩效管理为一体的完整系统，组织通过与外部EAP服务支持系统的协同作用，实现心身健康关爱与健康管理并重的目标。

2.1 EAP的兴起与在我国的应用

EAP在20世纪初期作为美国企业民间自发的自助和互助活动，其出现主要针对的是职工酗酒问题。随着时间的推移，EAP在20世纪中叶进入了半专业阶段，职业酒精依赖计划（Occupational Alcoholism Program，OAP）开始成熟，专业人员参与到这些计划中。到了20世纪70年代晚期，健康和心理健康专业人员亦出现和活跃在EAP领域，推动了EAP向广谱服务模式的转变。新模式不仅关注物质滥用问题，而且还涵盖了员工的全面健康和福祉[5]。

21 世纪初，世界 500 强企业进入中国后，相应提供给员工的 EAP 服务也需要在中国落地，这也催生了中国 EAP 服务商和服务的发展[8]。2005 年 6 月，首届中国企业心理服务（EAP）国际论坛在北京召开，会聚了国际 EAP 协会的专家和国内外资深专家、世界 500 强企业代表，共同研讨 EAP 在世界各地的发展状况以及在中国的本土化发展，这也标志着中国 EAP 逐渐走入专业化路径[9]。从服务形式上看，我国 EAP 经历了从国外引入到本土发展、从单一服务到多样发展的路径[10]。

例如，联想公司 2007 年 11 月正式引入了完整的 EAP 项目，开通了覆盖全员的国内首条 7×24 小时 EAP 热线与咨询服务[11]，是国内首个在全员启动完整 EAP 项目的企业，这也标志着中国国内系统的、完整的、标准的 EAP 项目正式启动。同一年，中石油采用外部 EAP 模式开展针对海外员工的压力调研，建立了海外员工心理健康数据基线常模。2008 年，开通了国内首条覆盖海外 87 个国家和地区的远程心理热线，派遣了首支赴海外现场的心理专家团队，推出了首个海外员工专属网络心理服务平台，建立了海外心理危机预防与干预系统，这为中国出海员工及其家属的心理健康关爱和风险防控提供了范例。

2.2 EAP 持续本土化助力职场心理健康

职场心理健康服务则更专注于促进员工的心理健康以及预防心理疾病的发生，它主要由心理健康教育、一对一咨询和健康促进活动组成，它可以由企业聘请独立的心理学相关专业人员完成，也可以由企业内部专设岗位来进行。随着 EAP 在中国企业职场心理健康领域的进一步发展，国内学者也开始重视对 EAP 在中国本土化问题的研究，并对此展开了积极探索。真正促使 EAP 在中国本土落地和发展的核心因素是，它契合了中国社会经济发展的特定阶段的需求和健康中国战略[8]。例如，王海波对中国移动吉林公司 EAP 的设计与实施工作进行了深入研究[12]。另有学者则将 EAP 的研究范围从企业扩展到其他类型的组织，如忻海然、李玲探讨了 EAP 在政府公务员激励机制构建中的应用[13]。还有一部分学者开始深入探究适合中国国情的 EAP 本土化模式构建。例如，肖晶、丛嘉祥提出了适用于中国企业的本土化 EAP 模式的设想[14]。

EAP 在中国的本土化发展具有三个特征：其一，诞生并发展出中国自己的 EAP 专家队伍。2005 年首届中国企业心理服务（EAP）国际论坛筹备期间，中国心理学界的前辈们，包括中国科学院心理研究所前任所长徐联仓教授和中国心理卫生协会副理事长郭念峰教授，出席论坛并致辞，有力地推动了 EAP 在中国的发展。到了 2013 年，EAP 领域在中国取得了显著的进步，在第八届中国 EAP 国际论坛上，分享的中外方专家比例达到了 6∶2，这显示了中国在 EAP 领域的专业人才和知识积累有了大幅提升。其二，EAP 本土化的主体是一批以中国职场作为土壤的实践者。中国越来越多的组织开始建构自身的 EAP 框架并实施落地，同时，中国企业内外部 EAP 专业工作者队伍数量也在上升，这些都直接产生了大量中国本土化的 EAP 实践经验，中国 EAP 也因此发展出了在国际上领先的研究与实践。其三，EAP 中国本土化进程中的重大突破是，职场心理健康成为健康中国建设的重要组成部分。EAP 的应用不仅助力中国主流经济的发展，更进一步融入中国式现代化的建设，成为中国健康产业不可或缺的一部分。反过来，这对中国 EAP 在本土化过程中的产业发展也是极大促进[15]。

2.3 政策法规推动EAP项目助力职场心理健康

2016年3月,《国民经济和社会发展第十三个五年规划纲要》提出要加强心理健康服务[16]。同年10月,中共中央、国务院印发《健康中国"2030"规划纲要》,将促进心理健康作为单独一节,将精神卫生工作的总目标表述为"促进心理健康",并明确提出要"加强心理健康服务体系建设",这是心理健康首次作为中国精神卫生工作的总目标出现[17]。2016年12月,原国家卫生计生委、原中央综治办、国家发展改革委等22部门联合印发《关于加强心理健康服务的指导意见》。作为我国第一个加强心理健康服务的宏观指导性文件,该文件在建立健全服务体系、发展各类心理健康服务、加强重点人群心理健康服务和人才队伍建设等方面提出具体指导意见。该文件强化了政府和有关部门对心理健康服务的责任,并从如何提供服务、服务内容、服务对象等方面加强了顶层设计,旨在最大限度满足人民群众心理健康服务需求[18]。这一政策的发展极大程度地推动了职场对员工及其家属心理健康的关注,也推动了可以助力职场心理健康服务的EAP项目在各个企业的重视和落地。

自党的十九大以来,心理健康工作开始进入党和国家发展的重要领域。2018年10月底,国家卫生健康委、中央政法委、教育部等10部门联合制定了《全国社会心理服务体系建设试点工作方案》。该方案提出要在社区、学校、机关企事业单位、医院等地开展心理服务,并结合社会组织与网络平台等手段,形成全覆盖、多层次的社会心理服务网络[19],至此,EAP项目逐渐成为社会心理服务网络的一部分。

从我国的法律规定和学术界观点可知,健康权所保护的法益既包含了身体健康,也包含了心理健康[20]。健康权是每个人与生俱来的权利,这种权利是绝对的、不可剥夺的[20]。学者王利明认为,健康权是自然人以其身体的生理机能的完整性和保持持续、稳定、良好的心理状态为内容的权利[21]。2019年,国家卫生健康委员会发布了《关于推进健康企业建设的通知》,并颁布了《健康企业建设规范》。这些文件要求建立起覆盖全员的健康管理服务体系以及员工健康档案,其中,包括心理健康辅导室的设立和心理援助计划的制定与实施[22]。2020年6月,《中华人民共和国基本医疗卫生与健康促进法》正式实施,这部法律明确了企事业单位在促进员工健康方面所承担的责任。根据党的二十大提出的重视心理健康和精神卫生的要求,心理健康促进工作已被纳入健康企业的建设中,并且成为"职业健康达人"评选活动的一部分[23]。自2001年起,职业病防治法开始生效,最初主要关注工作场所的有害物质对劳动者生理健康的危害,然而,随着对心理健康的关注不断增加,由心理因素引发的疾病逐渐被认可为重要的职业健康问题[24]。到了2021年,国家卫生健康委等部门发布了《国家职业病防治规划(2021—2025年)》,这份规划强调了预防和控制工作压力、肌肉骨骼疾患等职业病的危害,并特别提到了关注心理健康问题的重要性,规划鼓励用人单位提供心理健康辅导等服务,以支持员工的心理健康[25]。

上述政策也推动着越来越多的企业从职场全面健康的角度出发实施EAP项目。EAP供应商不断深化与企业的融合,使得EAP项目成为健康促进的重要组成部分。EAP的发展与政策导向紧密相连,政策法规的出台不仅为EAP提供了法律和制度上的支持,也为企业的EAP实施提供了明确的方向和标准。EAP从最初的企业标准范式逐步扩展到各类组织,其服务范围和深度都在不断扩展,覆盖了更广泛的群体。这种演进不仅推动了EAP服务模式的创新和完善，且由于EAP所覆盖的职业人群多为社会的高功能人群，对这一群体健康意识的提升和健康生活方式的促进，为构建一个更加健康、和谐的社会环境提供了坚实的基础。

2.4 新冠疫情推动EAP项目助力职场开展心理健康工作

新冠疫情引发或加剧了心理健康问题，给政府和各企事业单位及心理健康服务行业带来了前所未有的严峻挑战。盛心集团发布的《疫情三年中国职场心理风险洞察报告》，依据2019年至2022年期间获取的107354份测评数据，揭示出员工心理健康水平2022年显著下降，焦虑抑郁问题十分突出。疫情三年，职场最受关注的咨询议题前三是婚恋家庭（26.71%）、情绪议题（25.94%）和子女教育（11.60%）。焦虑、抑郁、负性情绪成为突出的心理困扰，风险、危机事件显著增加[26]。约近五成的员工"觉得整天有精神压力"，员工在希望感方面的分值在显著减低，近三成员工存在睡眠问题。

在此期间，不同企业也开始探索更灵活的EAP响应方式和组织方式。彭小娟以中石化湖北武汉某加油站为例，介绍了EAP在疫情防控期间服务模式的创新和应用，即通过线上结合线下的模式，利用网络平台制作心理抗疫教程，推行分类化服务[27]。蒋璐艳在其研究中探讨了疫情期间EAP在G公司的应用和优化策略，指出EAP在提升员工心理健康和工作满意度方面的重要性[28]。王丽提到中国石化通过构建规范化、精准化、多元化、专业化和常态化的"五化"体系，为员工提供心理健康支持，特别是在疫情等特殊情况下，EAP发挥了重要作用[29]。为应对疫情带来的心理健康挑战，EAP服务提供者开始提供远程视频咨询、线上课程等服务，线上课程的需求数量和资源也大幅上升，这些远程服务不仅提高了EAP服务的覆盖范围，也使得员工在居家办公期间能够获得及时的心理支持，帮助员工学习如何管理压力和情绪。为了适应疫情期间的特殊环境，更广泛地关注员工心理健康和防范组织风险，EAP服务方式得到了拓展，这提高了服务的便捷性和可达性。同时，疫情促使企业认识到建立长期EAP项目的重要性，以及EAP在企业心理健康、健康管理和风险管理中的重要作用。企业开始将EAP视为一种长期投资，旨在促进员工的整体福祉和发展，而不仅仅是应对疫情带来的即时挑战，更是在未来更好地支持员工。

3. EAP在职场心理健康领域的应用成果

3.1 EAP助力组织搭建健康环境

从企业健康文化的构建角度来看，健康文化是指健康理念、健康意识指导下的一系列行为的总称[30]。通过EAP服务项目来改变和培育员工的健康理念，并将其积极地贯穿到员工的意识之中，从多维度层面激发员工的健康行为。这包括：搭建员工健康管理架构，培育本土化的健康理念；聚焦企业发展，通过相关计划措施，建立针对不同群体、不同对象、不同需求的EAP应用模块，围绕情绪减压、危机干预、职业发展、健康促进等多个层面开展培训，帮助"减少心理制约"，从而增强企业活力；以点带面多方位宣传新的健康理念，并提供有针对性的心理援助，做好后继的跟踪配套服务，进而改变不合理的信念、行为模式和生活方式，最终形成积极向上的健康文化[31]。

从企业健康环境建设的角度来看，2021年，联合国人权理事会首次宣布，拥有一个清洁、健康和可持续的环境是一项人权，这一权利同样适用于工作环境。工作环境权不仅涵盖了个人的身心健康的权益，其范围比职业安全卫生权更为广泛，职业安全卫生权是一个较早的概念，主要指用人单位有责任为员工提供能够保障人身安全的工作场所及工作条件[20]。

2019年10月，全国爱国卫生运动委员会办公室等七部门联合发布了《关于推进健康企业建设的通知》，该通知要求促进健康企业建设，明确了针对劳动者对健康环境的基本需求所应达到的标准[32]。通知指出，健康企业的建设内容涵盖四个方面：建立健全管理制度、创建健康环境、提供健康管理与服务、营造健康文化。通知要求企业通过完善管理制度和提供健康管理与服务等基本手段，实现创建优良的健康环境和培养健康文化的阶段性目标或成效，最终构建以"健康人群"为核心目标的健康企业[33]。许多单位或企业致力于建设健康单位或健康企业，通过实施健康促进措施来改善员工的健康状况。以国家能源集团为例，在建设健康企业的过程中，他们设立了心理咨询室和放松解压室，并引导员工合理有效地使用这些设施[34]。许多企业在职场内建设了心灵驿站、健康驿站等设施，以中石油为例，2021年疫情期间，该公司针对外派员工，在非洲乍得设立了"健心小屋"，为员工提供了一个既舒适又安全的空间，这个空间不仅灵活多样，能够满足多种活动需求，而且值得一提的是，这是中国首个在海外配备脑电设备用于减压、即时检测及放松训练的心理空间。

3.2 职场全人健康促进项目

EAP在职场健康领域中融合全人健康的理念，全面提升员工福祉。全人健康是一种综合性的健康观，它强调身体、心理、社会和精神健康的全面整合。在EAP的实践中，EAP全人健康服务系统关注的是整个疾病到健康连续体上的每一位员工，旨在协助并促进员工向更高水平的健康方向发展。EAP全人健康服务系统以员工群体为主要工作对象，目的是通过改善员工的工作生活环境以及个体的适应能力，来提升员工群体的安全、健康、幸福、效能，最终达到提升组织整体效能的目标[35]。

全人健康促进项目首先体现在服务内容的拓展方面。EAP服务不再仅仅局限于心理主题的咨询，而是扩展到了心身健康促进。这种多元化的服务内容有助于满足员工多样化的健康需求，促进其全人健康的发展。以中石油项目为例，自2014年起，7×24小时的EAP心理咨询热线升级为心身健康咨询热线，并配合组织提供员工关爱主动呼出，以此预防心身健康风险。2017年，中石油进一步引进全人健康管理的理念，将员工的身体健康和心理健康作为重要的关注点进行整合式的干预和支持。该项目的研究成果表明，心理健康与身体健康存在紧密的相互影响关系，心理健康水平越高的员工，在健康风险检查中筛出的风险项越少。以总胆固醇为例，心理健康处于"很好"水平的员工，其指标正常的比例最高，而不知道自己检查指标的比例则最低。此外，心理健康水平较好的员工参加运动的频率更高；相反，心理健康水平较差的员工体重超标的概率更高。这些发现是中石油海外健康管理方面的主要内容之一[36]。

3.2.1 睡眠健康

在全人健康实践中，睡眠健康是关键组成部分。员工个体的睡眠质量对企业的影响是显著的，林梦迪等人（2018）在其研究中指出，良好的睡眠质量不仅影响员工的个人福祉，还直接关联到工作绩效、工作安全、心理健康和工作态度等多个组织行为学的关键领域。研究提出，个体特征如年龄、家庭状况和情感特质，以及工作特征如工作要求、控制和支持，都能显著预测员工的睡眠质量。睡眠质量下降可能导致员工的认知功能受损，进而影响其任务绩效，并可能增加工作中的失误和事故风险。因此，企业应当重视并采取措施改善员工的睡眠质量，以提升整体的工作表现和企业的竞争力[37]。

EAP睡眠管理项目的实践显得尤为重要，它通过提供专业的睡眠管理服务，帮助员工改善睡眠质量，从而提高工作效率和生活质量。项目包括匹兹堡睡眠指数测试、个人专属睡眠顾问服务，以及由专业医生和心理专家研发的睡眠课程、助眠音频等内容，旨在通过科学的方法和个性化的睡眠改善计划，提升员工的幸福感和满足感，进而提高工作积极性和效率。某企业的EAP群体睡眠项目邀请了411名员工参与匹兹堡睡眠测试，其中有效测试人数为398名。项目结束后，31%的员工表示开始关注自己的睡眠，21%的员工表示睡眠习惯开始调整。在生活习惯的改变方面，20%的员工表示睡前玩手机的时间缩短，40%的员工表示睡前两小时内饮食次数减少。100%的参与者认为EAP群体睡眠项目对自己的睡眠有所帮助，这表明项目在提升员工睡眠质量方面取得了显著成效。通过这些措施，EAP群体睡眠管理项目不仅提升了员工的个人福祉，也为企业带来了积极的变化[38]。可以看出，将睡眠健康纳入全人健康实践是企业促进员工福祉和提升组织绩效的重要策略。

3.2.2 戒烟项目

全人健康的概念随着EAP项目的推进，正逐渐被企业的健康促进工作所采纳，其中戒烟干预是关键组成部分之一。李培忠等人的研究展示了如何将戒烟干预措施适应到中国的文化和职场环境中。通过EAP实施了一个综合性的戒烟项目，该项目不仅包括了推荐戒烟药物和提供心理咨询，还涉及了对EAP顾问的培训，以及对项目效果的系统评估。研究结果表明，参与该项目并完成所有咨询环节的员工在戒烟成功率上显著高于那些中途退出的员工。90天后的跟进调查显示，完成项目的员工中有较高比例的人能够保持不吸烟状态，并且他们的尼古丁依赖水平也有所下降。这一发现强调了在EAP框架内提供戒烟援助的潜力，同时也指出了员工对于戒烟服务的高度需求和对此类服务的积极响应。此外，研究还揭示了在实施戒烟项目时需要考虑的一些关键因素，包括提高员工对吸烟危害的认识、增强他们的戒烟动机，以及提供持续的支持和资源。这些因素对于确保戒烟干预措施的成功至关重要。通过将戒烟项目与企业文化和健康政策相结合，企业不仅能够提高员工的健康状况，还能够促进一个更加健康和生产力更强的工作环境[39]。

3.2.3 体重管理

在全人健康实践的领域中，体重管理是提升员工身心健康的一个重要方面。2017年，联想集团通过EAP实施了一项体重管理培训项目，旨在从心理和身体两个方面为员工提供全面的辅导。该项目不仅关注员工的体重数字，更重视塑造健康、匀称的身材，并探讨这样的身材对员工个人的意义。通过明确减重目标，员工们获得了更大的动力，并在EAP的指导下制订了个性化的体重管理计划。EAP项目涵盖了饮食调节和运动强度、方式的科学指导，鼓励员工选择自己喜欢的且适合的方式进行健康减重。为了确保计划的有效性，联想建立了一个减重微信群，吸引了60多位员工的参与。员工们根据个人偏好被分为跑步组、健康饮食组和健身组，每个小组的组长负责记录组员的运动和饮食情况，并实施了押金制度，以此增强员工对自己健康行动的承诺。此外，该项目还强调了同伴间的相互督促和支持，组长们根据组员的完成情况进行及时的激励和督促。在为期28天的活动中，参与的员工成功实现了减重，这显著提升了他们的自信和工作表现。体重管理培训不仅改善了员工的身体健康，还提升了他们的工作表现和自我掌控感。这一实践证明了全人健康理念在企业中的有效性，展示了通过综合性健康计划促进员工福祉的潜力[40]。

全人健康理念和项目的不断实践和拓展促使EAP服务与组织的战略目标和健康文化更加紧密地结合，促进了员工和组织的整体发展。

3.3 不同场景下的心理风险管理与健康促进

3.3.1 变革管理中的心理健康支持

在企业变革风险管理工作中，EAP发挥着至关重要的作用。EAP关注员工的个人成长和心理状态，其与组织变革管理的组合包括观念接纳、文化适应、并购服务、协作构建、团队融合。EAP通过提供心理和情感支持，帮助企业更有效地应对由组织变革所带来的挑战。它不仅能够识别员工在变革过程中出现的心理健康问题，还能通过辅导和咨询服务，帮助员工处理因变革而产生的压力，降低变革的阻力，提高员工对变革措施的接受度[41]。研究显示，员工对变革的态度直接关系到变革能否成功，无论是员工对变革的积极性准备还是其潜在的抵抗情绪，都会影响变革管理的整体效果[42]。此外，EAP还能够帮助管理层及时了解员工在变革期间的情绪反应和需求，为决策提供信息支撑，从而增强管理层与员工之间的沟通效率[43]。在快速变化的市场环境中，EAP能够为企业提供早期预警，识别变革过程中产生的压力源，并助力企业快速调整变革策略，防止问题的进一步扩大[44]。吕玮和秦雪指出，EAP能够帮助企业准确把握员工在改进过程中的真实想法、情绪和需求，为企业的改革提供心理依据和决策参考。该研究指出，员工意识到需要通过提升自身技能、增强心理韧性和深入了解改革政策等方式为改革做好准备。研究显示，超过一半的员工能够独立应对这些挑战，而其余的员工则需要来自家人、朋友以及企业的支持。部分员工表示存在职业倦怠感，感到缺乏自主权并且认为自己的付出没有得到相应的回报。此外，在企业改革过程中可能发生的突发事件，比如裁员，会对管理者、被裁减的员工以及继续留任的员工产生不同程度的影响，因此企业需要制定预防和干预措施[45]。在组织变革管理中，EAP（员工援助计划）的作用不仅限于裁员前后为组织提供支持，还涵盖了并购服务、协作构建、团队融合等多个方面。EAP通过推广一种积极的文化，促进组织变革顺利进行，同时也为管理者和人力资源部门（HR）提供了危机处理和情绪压力管理的支持[46]。

3.3.2 心理健康管理助力员工关系

在员工关系管理中，EAP通过提供个性化的心理支持，能够帮助员工解决个人问题，从而减少工作中的冲突和压力[47]。企业越来越认识到员工关系对提升生产力和改善工作环境的重要性，而在这一过程中，EAP发挥了至关重要的作用[48]。EAP在帮助员工平衡工作与家庭责任方面也发挥了重要作用。越来越多的企业认识到，员工的家庭状况会直接影响其工作表现。通过EAP提供的家庭支持服务，企业能够帮助员工在工作和生活之间找到平衡，从而提高员工的整体幸福感和生产力[49]。根据美世的调查报告，全球71%的受访者表示承担着照顾孩子、父母或其他家庭成员的责任，这些人群既是家庭照顾者，也是企业的主力军，他们对企业所提供的个人健康解决方案抱有较高的信任度，尤其是那些既需要照顾年迈的父母又要抚养年幼子女的员工，近六成的受访者表示，更有可能因为企业所提供的福利而选择留在当前的企业工作[50]。这表明，良好的员工关系对企业的生产力和工作环境有着重要的影响。

3.3.3 新员工的心理健康管理

EAP 在新员工管理工作中扮演着至关重要的角色。EAP 通过提供心理咨询和情感支持，显著增强了新员工的适应能力，帮助他们更快地融入企业文化。这种支持对于减轻新员工面对新工作环境和团队时的紧张情绪尤为重要[51]。随着时间的推移，EAP 在新员工管理中的作用逐渐被更多企业所认可，特别是对于那些需要快速适应环境的年轻员工和技术型人才而言[49]。EAP 不仅帮助新员工建立良好的心理健康基础，还对其未来的职业发展起着重要作用。通过定期的心理健康评估和支持，企业能够更有效地管理新员工的工作压力，增强他们对职业倦怠的抵抗能力，从而提升其工作表现及对企业的忠诚度及归属感。研究表明，员工的情感承诺（Affective Organizational Commitment，AOC）在缓解工作压力与提升工作满意度之间发挥着关键作用，特别是在中国的工作环境中，这种忠诚度对于维持员工较高的工作积极性和减少员工流动率至关重要[52]。EAP 提供的心理支持有助于新员工与上级和同事建立情感纽带，从而进一步增强其组织承诺[53]。

联想集团的 EAP 展翅计划即是 EAP 在新员工适应过程中的一个重要成功案例。在联想的新员工项目中，EAP 采取了多种策略，包括职业规划、心理支持、员工测评与选拔、推介与团体辅导，以及适应性访谈和指导人交流，以帮助新员工通过职场适应，以促进其达成良好的社会适应。在职业规划方面，EAP 通过一对一访谈，帮助新员工建立合理的职场预期，并结合其个人的特点制订长远目标和短期行动计划。这些访谈涵盖了新员工对日常工作任务的理解程度、人际关系的适应性、对企业文化的融入情况、处理突发事件的能力、学习新事物的意愿与能力，以及感知和调节压力的能力等多个方面的评估。同时，通过团体辅导来增强新员工的抗逆力和承受压力的能力，促进其心态转变，以便更好地适应新的工作环境和角色。在员工测评和选拔阶段，EAP 利用心理测评工具评估应聘者的心理健康水平、抗压能力、尽责程度和心理弹性等关键指标，为公司的人力资源在人岗匹配的决策方面提供数据支持。经过 EAP 的协同性培养，参与到 EAP 项目的大多数新员工在第一年成功晋级，成为部门的高潜员工。他们展现出更好的心理健康水平以及全局观、学习敏捷性和情绪管理能力。EAP 的服务得到了新员工的高度评价，他们认为 EAP 是一个全方位的生活助手和心理资源中心，帮助他们在职场和生活中实现自我突破和提升。这一案例展示了 EAP 通过心理健康促进在现代企业管理中的实际价值和潜在影响力[54]。

3.3.4 心理健康与安全管理

从安全管理的角度来看，EAP 作为企业安全管理的重要工具，不仅关注解决员工的个人问题，还致力于提升整体的工作场所的安全水平。EAP 的融入对于提升员工的整体福祉和增强他们应对紧急情况的能力具有显著作用。以中石油 EAP 项目为例，从 2008 年启动以来，该项目秉承"宣传、预防、干预"的理念，旨在为海外员工提供全面的心理健康支持。中石油组织心理专家深入生产一线，在尼日尔、阿尔及利亚、乍得等海外工作现场完成多种 EAP 服务。项目开展了海外员工心理健康和压力源的调查，以识别并应对他们在海外工作中面临的风险和挑战。此外，在海外员工防恐安全培训中增加心理培训内容，包括培养应对危机事件时的心理能力、使用恰当的身体语言保护自我安全等。这些措施使员工能够借助 EAP 的资源学习如何应对紧急情况，同时也为中国外派员工的心理服务模式积累宝贵的经验[55]。总体而言，EAP 的融入有助于构建一个更加健康、安全和高效的工作环境，对于提升组织的安全管理水平具有不可替代的作用。李闪星强调了 EAP 在提升员工安全心理管理中的作用，通过EAP，企业能够调整员工心理状态，从而推进安全管理工作。例如辽河油田金马油田开发公司通过实施 EAP 项目，建立了一套"调查-培训-跟踪-控制"一体化管理机制，识别员工心理因素与安全事故的关联，增强了员工的安全意识和行为能力，EAP 项目对促进班组安全生产，建立起有利于企业安全生产和员工身心健康的科学安全心理管理体系产生了显著的效果[56]。周剑提出企业可以通过 EAP 管理模式来探索一系列措施，这些措施有助于企业实现早诊断、早预防、早干预的目标。具体包括描绘员工安全心理轨迹、做好员工的心理健康管理、策划员工的安全旅程阶段、编制菜单式的安全培训套餐以及人机互动下的及时有效干预。这些措施不仅可以帮助降低事故发生率，还能提升员工士气和提高生产效率[57]。

从心理安全的角度来看，EAP 项目正在帮助企业营造一种心理安全的组织氛围，在这种氛围中，领导者创造了彼此之间信任的环境，员工感受在工作场所他们是安全的、被尊重的，无须将注意力放在自我保护上，从而能够专注于有意义的工作，并敢于公开表达意见和想法，愿意与他人合作[58]。心理安全水平高的员工拥有更好的心理健康水平，更有可能积极投入工作中并充分发挥自己的能力，这对个人绩效、团队绩效和组织绩效均会产生积极的影响[59]。构建心理安全的组织可以通过培养领导者积极的领导风格以及对管理者进行沟通技巧培训等措施的实施，来帮助营造心理安全的氛围。

3.4 数字化助力职场心理健康

在 21 世纪的数字化浪潮推动下，心理健康服务领域经历了一场革命性的变革。信息技术的迅猛发展与互联网的广泛普及，促进传统心理健康服务模式逐步向数字化转型。这种转型不仅革新了心理健康服务的提供方式，还为大众带来了更加便捷和多样化的心理支持选择。作为企业关注员工福祉重要组成部分的 EAP，也在这一数字化浪潮中迎来了新的发展机遇。2018 年，我国十部委印发了《关于印发全国社会心理服务体系建设试点工作方案的通知》，鼓励各类机构通过热线、网络、移动应用程序、公众号等数字化手段建立心理援助平台，以评估干预常见心理健康问题[60]。

数字化心理健康服务的兴起，标志着心理健康支持在可及性和便利性上的显著提升。广义上数字化心理健康服务涵盖了各种利用数字与信息科学技术来改善心理健康与福祉的应用实践，包括但不仅限于通过电话由心理健康专家提供的远程心理干预、基于网页的在线课程和治疗转介、基于智能手机应用的移动化干预，以及上述多种模式相结合的综合性服务[61]。有研究指出，数字健康干预措施可以显著改善员工的心理健康状态和身体活动水平。同时，为了取得良好的效果，这些干预措施需根据员工的具体需求进行个性化定制，并且要保证措施的易用性和可及性。值得注意的是，相较于短期的生产力指标，数字健康干预措施可能在长期内展现出更好的效果，这主要是通过改善员工健康状况以及积极塑造组织文化来实现的[62]。

数字化还包括通过数据驱动提供个性化服务，即通过收集和分析员工的心理健康数据，来提供更加个性化的支持服务。这些数据能够帮助识别员工可能面临的压力源，并据此提供有针对性的解决方案[63]。另外，移动应用程序的开发使得员工可以随时随地获取心理健康资源和支持。例如，一些EAP提供的应用程序集成了冥想、压力管理以及心理测评等多种功能，帮助员工在日常工作和生活中维持心理健康[64]。这些数字化创新不仅提升了EAP的效率和覆盖范围，还为企业营造了更健康的工作环境。

数字化技术促进了EAP在新冠疫情期间的广泛应用，帮助企业在危机中维持员工的心理健康和工作稳定性。康黎等人指出，随着远程办公成为新常态，EAP的数字化发展变得尤为重要。在新冠疫情的背景下，企业面临着前所未有的挑战，员工的身心健康和工作效率受到了显著影响。为了适应这一变化，EAP的服务模式和交付方式经历了显著的数字化转型。数字化EAP通过在线平台和工具，为员工提供了一系列支持服务，包括但不限于心理健康支持、职业发展咨询、工作与生活平衡策略等。员工可以在任何时间、任何地点获得所需的支持和资源。此外，数字化平台还能通过数据分析，帮助企业更好地理解员工的需求，从而提供更加个性化和有针对性的援助。这些服务的数字化不仅提高了员工获取支持的便捷性，也显著提升了EAP服务的覆盖面和可及性，并在提高服务效率和效果方面展现了巨大的潜力。同时，数字化工具也让EAP的管理和评估变得更加科学和系统化，有助于企业更有效地评估EAP的投入产出比及其长期影响。

在后疫情时代，随着工作模式的持续演变，EAP的数字化发展将继续成为支持员工福祉和提升组织韧性的重要策略[65]。同时，作为一项前沿技术，人工智能（AI）也为EAP提供了新的支持方式。AI可以在全天候模式下为员工提供客户服务，并通过数据分析筛查和监测可能需要EAP帮助的员工[49]。

从另一个维度来看，数字化干预在工作场所已经显示出显著的积极影响。它能够提供高效、低成本且低污名化的心理健康服务，从而弥补了传统心理健康服务的不足并拓展了心理健康服务的服务范围。目前，数字化干预已经被应用于预防和处理多种心理健康问题，包括创伤后应激障碍、抑郁症和焦虑症等[60]。

Thirimon Moe-ByrneI回顾了2000年以后发表的随机对照试验，以评估在工作场所提供的定制化数字健康干预措施的效果。研究结果显示：这些有针对性的数字干预措施在改善出勤、睡眠、压力水平以及与躯体化相关的身体症状方面展现了其优势。尽管定制化的数字干预措施未能显著减少一般工作人群中焦虑和抑郁的发生率，但它们确实显著减少了心理困扰程度较高的员工的抑郁和焦虑水平[66]。数字化干预具有可扩展性，能够覆盖大量分散的员工群体，并且与传统的人工干预相比，数字化干预可能更加经济高效[67]。此外，也有研究在评估工作场所实施数字认知行为疗法（dCBT）干预的可行性，该干预措施针对那些目前未接受专业心理健康治疗但存在轻度至重度的抑郁和焦虑症状的员工，以提升其心理健康状况、参与度和生产力[68]。

中国员工对数字心理健康支持技术持积极态度，认为这是一种潜在的有效干预方式。但同时，他们也表现出对隐私问题的担忧，这成为在职场中推广该技术的主要障碍[69]。当前，智能技术和可穿戴设备的发展为职业安全健康管理提供了新的方法，例如实时监测员工心理健康动向并提供建议，以及利用数字化手段增强培训效果等[70]。

4. 职场心理健康领域 EAP 有效性的实证研究

多项研究证明，EAP 作为一项专门支持职场心理健康建设的工具，对职工心理健康具有积极的促进作用。国内学者对 EAP 有效性的研究，较多集中在 EAP 对员工身心健康、压力、职业倦怠的影响等方面，研究发现员工帮助计划可以提升医护人员的心理健康（高琳等，2018）、提高生活质量（赵振华等，2021）、降低职业压力（王成艳等，2020；冯怡等，2008）、降低职业倦怠与离职倾向（岑鸿羽等，2012）、提高职业认同与价值感（阮静等，2019）。高琳等对某医院 390 名临床护理人员实施 8 个月的员工援助计划，干预内容包括"EAP 知识宣讲""小组辅导""一对一个案咨询"等三部分，研究发现干预后 SCL-90 躯体化、强迫、抑郁、焦虑、敌对性、精神病性因子得分均显著低于干预前得分，实施员工援助计划能够有效提高临床护理人员心理健康水平[71]。赵振华等对 119 名存在心理健康问题的 ICU 护士进行 3 个月的基于员工帮助计划的心理干预，研究发现干预后 ICU 护士 SCL-90 得分显著下降，其中 71 名（59.66%）恢复正常；SF-36 评分 8 个维度中一般健康状况、情感职能、精力、社会功能和精神健康 5 个维度得分显著提高，心理健康干预方案可有效改善 ICU 护士的心理健康状况，从而提高其生活质量[72]。王成艳等以上海某医院 90 名医护人员为研究对象，研究发现接受团体心理辅导的 EAP 综合组，在压力感知、压力应对方式等方面均明显优于讲座组和对照组；EAP 服务的实施有利于缓解医护人员压力知觉水平，改善压力应对方式，从而提高医护人员压力管理能力[73]。冯怡等通过评估-宣传-培训-团体辅导和个体心理咨询-评价-反馈等程序，对 104 名护理人员提供 EAP 服务，并通过护士职业压力源量表等进行评估，发现 EAP 服务可以降低其职业压力，增加个体承受职业压力的生理、心理和行为弹性，有效维护护士的心身健康[74]。岑鸿羽等以某通信行业北京分公司员工为研究对象，采用为期一年的纵向追踪研究，通过问卷调查的方法，发现员工帮助计划能够有效降低职业倦怠的情绪耗竭和玩世不恭，并减少员工的离职意向[75]。尉敏琦等研究发现：已开展健康创建单位的员工，在工作要求、自主程度、社会支持和工作满意度方面均高于未开展健康创建单位的员工。企业建设健康单位或健康企业，有助于促进改善员工健康[76]。张宏如等通过准实验设计方法，证实员工帮助计划通过心理资本、职业生涯规则等维度对新生代农民工融入城市的经济融入、社会融入、心理融入都有显著的积极作用。其中，职业规划的综合影响尤其突出，其余依次是心理资本、关怀环境和职业价值[77]。阮静等以某医院 58 名内科护士为研究对象，实施为期 12 周的员工帮助计划，干预内容包括护士工作价值观、减压与人际关系训练等，研究发现，员工援助计划可缓解其职业压力感知以及职业压力反应，提高心内科护士职业认同感[78]。通过对来自中石油某二级公司 2000 余名员工年度心理健康调研结果的对比发现，处于心理健康"很好"水平的员工从 2012 年的 26.6%上升到 2018 年的 67.9%，心理健康偏低/严重水平的员工从 2012 年的 36.73%下降到 2018 年的 6.83%。员工的自我肯定水平显著提升，抑郁情绪显著改善。海外员工的风险行为大幅下降，员工近期有过轻生想法或尝试的员工比例降至不到 1%，相比 2012 年呈大幅下降，自伤行为、与他人冲突以及醉酒吸烟等行为也都大幅下降，有效促进了员工的个体健康与工作场所安全[79]。

综上所述，EAP 项目在职场心理健康领域的广泛应用，不仅响应了健康中国战略的号召，而且已经成为提升员工福祉、促进企业可持续发展的重要工具。从早期的心理健康教育和咨询，到如今的数字化转型，EAP 的服务模式不断创新，以满足员工多样化和个性化的需求。EAP 的有效实施，不仅提升了员工的心理健康水平，还显著提高了工作满意度和生产力，降低了职业倦怠和离职率。随着人工智能、大数据等技术的发展，EAP 服务将更加智能化、个性化和便捷化，以适应新的工作模式和员工需求。随着中国经济的持续发展和健康中国战略的深入实施，EAP 必将在中国职场心理健康领域发挥更大作用。

参考文献

[1] 健康中国行动推进委员会. (2019). 健康中国行动（2019-2030 年），http://www.gov.cn/xinwen/2019-07/151content_5409694.htm.

[2] Arthur, A. R. (2000). Employee assistance programmes: The emperor's new clothes of stress management? *British Journal of Guidance & Counselling*, 28(4), 549-559.

[3] 王雁飞. (2005). 国外员工援助计划相关研究述评. 心理科学进展 (02), 219-226.

[4] 黄诗晴. (2016). 员工帮助计划（EAP）在中国的发展现状与未来趋势研究. 中国市场 (29), 124-126.

[5] 张捷.《中国 EAP 本土化实践：标准与解决方案》(2024), 中国出版集团现代出版社：409-423.（李培忠. EAP 的源起及专业化历程).

[6] 李金平, 陈维政. (2005). 员工协助计划（EAP）综述及其在中国的应用. 管理现代化, (04), 42-44+30.

[7] 陈施言, 向征. (2021). 基于文献分析法的 EAP 实施现状及发展的浅见. 社会科学前沿, 10 (3), 658-663.

[8] 张捷.《EAP 国际动态与中国实践》(2013), 世界图书出版公司.

[9] 首届中国企业心理服务(EAP)国际论坛, http://www.eapchina.net/forum/2005/index.html, 2024.10.28.

[10] 朱瑜, 王雁飞, 蓝海林. (2007). 我国 EAP 实施现状与发展方略探讨. 企业经济 (04), 51-53.

[11] 张捷.《EAP 国际动态与中国实践》(2013), 世界图书出版公司：甄钰. 联想 EAP 之路, 214-225.

[12] 王海波. (2011). 中国移动吉林公司员工帮助计划（EAP）设计与实施研究（硕士学位论文, 吉林大学）. 硕士.

[13] 忻海然, 李玲. (2012). 基于员工帮助计划（EAP）的我国公务员激励机制的构建. 武汉理工大学学报（社会科学版）(01), 32-37.

[14] 周澜. (2016). "员工帮助计划"在中国本土化的困境及其突破. 企业经济 (01), 112-116.

[15] 张捷.《中国 EAP 本土化实践：标准与解决方案》(2024), 中国出版集团：现代出版社.

[16] 新华社. (2016). 中华人民共和国国民经济和社会发展第十三个五年规划纲要, http://www.xinhuanet.com/politics/2016lh/2016-03/17/c-1118366322.htm.

[17] 中共中央, 国务院. (2016). 健康中国"2030"规划纲要.

[18] 国家卫生计生委, 中宣部, 中央综治办, 民政部等 22 个部门. (2016). 关于加强心理健康服务的指导意见.

[19] 国家卫生健康委等. (2018). 关于印发全国社会心理服务体系建设试点工作方案的通知.

[20] 龚姝姝. (2021). 我国劳动者心理健康保护的法律问题研究（硕士学位论文, 广西师范大学）. 硕士.

[21] 王利明. 人格权法研究. 中国人民大学出版社, 2018：322.

[22] 全国爱卫办等. (2019). 关于推进健康企业建设的通知.

[23] 新华社. (2020). 中华人民共和国基本医疗卫生与健康促进法, http://www.gov.cn/xinwen/2019-12/29/content-5464861.htm.

[24] 中国人大网. (2001). 中华人民共和国职业病防治法, http://www.npc.gov.cn/npc111c2/c30834/201905/t20190521-278497.html.

[25] 中华人民共和国国家卫生健康委员会等. (2021). 关于印发国家职业病防治规划 (2021-2025 年) 的通知.

[26] 盛心集团. (2023). 疫情三年中国职场心理风险洞察报告.

[27] 彭小娟. (2020). 新冠肺炎疫情下员工援助计划的心理疏导实践——以中石化湖北武汉某加油站为例. 财富时代 (12), 209-210.

[28] 蒋璐艳. (2021). G 公司员工援助计划 (EAP) 的优化研究 (硕士, 学位论文, 华东师范大学). 硕士.

[29] 王丽. (2023). EAP "五化"体系为员工"心福"赋能. 中国石化 (2), 79-80.

[30] 迈克尔·阿伦斯基 [美]. 全人健康教练身心的成长与改变. 李培忠, 译. 中译出版社, 2017.

[31] 黎玲. (2020). EAP 在员工健康管理中的应用. 安全、健康和环境 (02), 29-31.

[32] 全国爱卫办等七部门. (2019). 关于推进健康企业建设的通知. https://www.gov.cn/xinwen/2019-11/06/content_5449215.htm.

[33] 张忠彬, 李静芸, 贾乐乐, 陈娜. (2024). 聚焦目标 高效开展健康企业建设. 劳动保护 (03), 12-14+5.

[34] 吴瀚逢源. (2023). 健康企业建设及其推进策略研究——以国家能源集团为例. 企业改革与管理 (16), 55-57.

[35] 张捷.《中国 EAP 的本土化实践：标准与解决方案》(2024), 中国出版集团：现代出版社：230-237. (李培忠. EAP 整合全人健康：概念、原理、系统).

[36] 张捷.《中国 EAP 的本土化实践：标准与解决方案》(2024), 中国出版集团：现代出版社：110-117. (张军. 中石油海外员工身心健康管理三大阶梯).

[37] 林梦迪, 叶茂林, 彭坚, 尹奎, 王震. (2018). 员工的睡眠质量：组织行为学的视角. 心理科学进展 (06), 1096-1110.

[38] 张捷.《中国 EAP 的本土化实践：标准与解决方案》(2024), 中国出版集团：现代出版社：262-270. (张晓玲, 任佳. EAP 全人健康睡眠管理).

[39] Li, P., Larrison, C., Lennox, R., Mollenhauer, M., & Sharar, D. A. (2015). Effectiveness of an employment-based smoking cessation assistance program in China. *Family Medicine and Community Health*, 3(1), 53-62.

[40] 张捷.《中国 EAP 的本土化实践：标准与解决方案》(2024), 中国出版集团：现代出版社. (甄钰, 白榕. EAP 与联想企业健康战略的结合：102-109).

[41] Shain, M. (1996). Employee Assistance and Organizational Change. *Employee Assistance Quarterly*, 12(1), 1-17.

[42] Furxhi, G. (2021). Employee's Resistance and Organizational Change Factors. *European Journal of Business Managment and Research*, 6(2).

[43] Shen, T., Liu, Q. (2008). On Workers Protection Policy in China Service Economy Boost. *2008 4th International Conference on Wireless Communications, Networking and Mobile Computing* (WiCOM).

[44] Kharkheli, M., Gavardashvili, D. (2022). The Need for Organizational Changes in Companies. *Economics and Business*, 14(1).

[45] 吕玮, 秦雪. (2017). 员工帮助计划 (EAP) 在企业改革发展中的作用. 石油人力资源 (03), 93-99.

[46] 张捷.《EAP 国际动态与中国实践》(2013), 世界图书出版公司：244-251. (张捷. EAP 与 HR 管理工作的结合).

[47] Shain, M. (1996). Employee Assistance and Organizational Change. *Employee Assistane Quarterly*, 12, 1-13.

[48] Lin, Z., Trenberth, L. D., & Kelly, J. (2010). The development and implications of China's employee benefit systems. *Asia Pacific Journal of Human Resources*, 48(4), 437-450.

[49] Long, T., & Cooke, F. L. (2022). Employee assistance programmes in China: A state-of-the-art review and future research agenda. *Asia Pacific Journal of Human Resources*, 61(3), 3-31.

[50] 美世. (2023). 2023 职场健康需求报告.

[51] Lin, Z., Trenberth, L. D., & Kelly, J. (2010). The development and implications of China's employee benefit systems. *Asia Pacific Journal of Human Resources*, 48(4), 437-450.

[52] Luo, L., Siu, O., & Lu, C. (2010). Does loyalty protect Chinese workers from stress? The role of affective organizational commitment in the Greater China Region. *Stress and Health*, 26(2), 160-170.

[53] Wang, Y. (2008). Emotional bonds with supervisor and co-workers: Relationship to organizational commitment in China's foreign-invested companies. *The International Journal of Human Resource Management*, 19(5), 916-931.

[54] 张捷. 中国EAP的本土化实践：标准与解决方案. (2024), 中国出版集团：现代出版社：206-211.（甄钰, 白榕. EAP助力新员工适应性提升）.

[55] 张捷. EAP国际动态与中国实践. (2013), 世界图书出版公司：226-231.（张军. 海外员工EAP-增值心理资本, 提升幸福感受）.

[56] 李闪星. (2014). 运用EAP加强安全心理管理. 化工管理（18）, 34.

[57] 周剑. (2020). 引入EAP助推企业安全管理绩效. 现代职业安全（01）, 62-64.

[58] 艾米·埃德蒙森. (2020). 无畏的组织. 薛阳, 刘娜, 译. 东方出版社.

[59] 涂玉龙. (2021). 心理安全在工作场所的有效性：回顾与展望. 岭南师范学院学报（02）, 37-44.

[60] 李佳, 符仲芳, 田东华, 屈智勇. (2023). 数字化干预在心理健康领域的发展与应用. 北京师范大学学报（社会科学版）（06）, 127-140.

[61] Brian J.Hall, 李根. (2022). 中国的数字化心理健康服务：促进健康公平的机遇与挑战. 心理学通讯（01）, 5-8.

[62] Kechagias, E. P., Papadopoulos, G. A., & Rokai, I. (2024). Evaluating the Impact of Digital Health Interventions on Workplace Health Outcomes: A Systematic Review. *Administrative Sciences*, 14, 131.

[63] Chen, Y.-C., Chu, H.-C., & Wang, P.-T. (2021). Employee assistance programs: A Meta-Analysis. *Journal of Employment Counseling*, 58(4), 144-166.

[64] Coupser, G. P., Nation, J. L., Apker, D. P. (2023). The evolution of Employee Assistance Programs to best support healthcare organizations. *Journal of Healthcare Management*. 68(6):404-419.

[65] 康黎, 陈敬兵, 范卫红. (2020). 疫情期间企业EAP的实践与思考. 现代企业（06）, 14-15.

[66] Moe-Byrne, T., Shepherd, J., Merecz-Kot, D., Sinokki, M., Naumanen, P., Hakkaart-van Roijen, L., Van Der Feltz-Cornelis, C. (2022). Effectiveness of tailored digital health interventions for mental health at the workplace: A systematic review of randomised controlled trials. *PLOS Digital Health*, 1(10), e0000123.

[67] Howarth, A., Quesada, J., Silva, J., Judycki, S., & Mills, P. R. (2018). The impact of digital health interventions on health-related outcomes in the workplace: A systematic review. *Digital Health*, 4, 1-18.

[68] Patel, K., Moukhtarian, T. R., Russell, S., Daly, G., Walasek, L., Tang, N. K. Y., Toro, C., & Meyer, C. (2022). Digital cognitive behavioural therapy intervention in the workplace: Study protocol for a feasibility randomised waitlist-controlled trial to improve employee mental well-being, engagement and productivity. *BMJ Open*, 12(12)e060545.

[69] Sun, S., Zhang, Z., Tian, M., Mougenot, C., Glozier, N., & Calvo, R. (2022). Preferences for a Mental Health Support Technology Among Chinese Employees: Mixed Methods Approach. *JMIR Human Factors*, 9(4), e40933.

[70] 孙新. (2022). 后疫情时代职业健康工作思考. 中国职业医学（01）, 1-7.

[71] 高琳, 马艳梅, 常潇匀. (2018). 员工援助计划对临床护理人员心理健康影响的研究. 中国继续医学教育（20）, 38-40.

[72] 赵振华, 李敏, 陈璐, 陈雁, 姚媛媛, 冯波. (2021). 员工援助计划用于ICU护士心理健康管理. 护理学杂志（12）, 8-11.

[73] 王成艳, 张君安, 杜忠华, 徐花娟. (2020). 员工援助计划（EAP）对医护人员压力管理的干预效果. 中国健康心理学杂志（10）, 1504-1510.

［74］冯怡，徐东娥，孙理．（2008）．员工援助计划对护士职业压力与压力反应的影响．中华护理杂志（07），628-630.

［75］岑鸿羽，韦思遥，张西超，赵简．（2012）．员工帮助计划（EAP）对员工的影响：组织支持感（POS）的中介作用经济科学（05），119-128.

［76］尉敏琦，王健，刘涛，邬家杰，沈婕，傅华．（2021）．不同工作场所健康促进状态下员工职业紧张状况比较．复旦学报（医学版），48（4），7.

［77］张宏如，徐家明．（2015）．新生代农民工城市融入的支持性模式实证研究——基于员工帮助计划视阈．福建论坛（人文社会科学版）（08），179-183.

［78］阮静，武茹鸽．（2019）．员工援助计划服务对心内科护士职业认同感、职业价值观、职业压力的影响．中国临床护理（05），445-448.

［79］张捷．《中国EAP的本土化实践：标准与解决方案》（2024），中国出版集团：现代出版社：110-117.（张军．中石油海外员工身心健康管理三大阶梯）．

心理健康与精神卫生特邀（及特选）综述报告

职业人群心理健康研究进展[*]

陈雪峰[1]

（1. 中国科学院心理研究所）

我国是世界上劳动人口最多的国家，2022年底我国16—59岁劳动年龄人口为8.76亿，占总人口的62%。就业人口中，30岁以下占比为17.7%，30—39岁占比为27.6%，40—49岁占比为25.1%，50—59岁占比为20.8%，60岁及以上占比为8.8%[1]。随着科技发展和进步，职业类型不断迅速变化，职业特征相关因素导致的生理、心理等问题已成为亟待应对的职业健康新挑战。《中华人民共和国职业分类大典》自1995年启动编制并于1999年正式颁布以来，先后经历2010年、2015年、2022年三次修订，2022版是全面修订，发布的职业分类包括大类8个、中类79个、小类449个、细类（职业）1636个。不同职业特点和工作要求对各年龄段从业人员身心健康的影响，是职业人群心理健康研究的重要内容。

关于职业健康的早期研究主要关注工作环境和工作特征对身体健康的影响。1946年世界卫生组织将健康定义为"不仅没有疾病，而且是身体、心理和社会功能都良好的状态（a state of complete physical, mental, and social well-being and not merely the absence of disease or infirmity）"[2]，拓展了国际社会对健康内涵的全面理解，强调了对心理健康的重视。研究者和实践者们逐渐认识到，对工作环境和工作特征的关注不应当局限于预防伤害和疾病，更应当拓展到维护身心健康和促进福祉方面[3]。

近年来，研究者们开始关注职业心理健康对经济社会发展的宏观影响。Hassard等人（2018）对全球范围内工作压力带来的经济成本研究进行分析，发现在澳大利亚、加拿大、丹麦等15个国家，一年中与工作相关的压力成本达到2.21亿美元至1870亿美元不等，其中包括医疗保健在内的直接成本占比10%—30%，与生产力损失相关的间接成本如缺勤、离职等占总成本的70%—90%[4]。Siu等人在香港开展的研究发现，每年因工作压力带来的总经济成本约为48.1亿—70.9亿港元，其中与工作压力相关的医疗费用为28.89亿—40.83亿港元，由工作不安全感、人际冲突、工作量和组织约束等工作压力因素引起的带病出勤导致的成本为13.73亿—21.46亿港元，由工作-家庭冲突、工作不稳定和工作量等因素引起的旷工，造成5.5亿—8.6亿港元的经济损失[5]。

职业心理健康研究对个体心理健康促进和经济社会和谐稳定发展均有重要意义。本文以在国际国内核心期刊公开发表的学术论文为主要材料，对职业人群心理健康研究论文发表情况、调查研究及影响因素研究进展、对未来研究和实践的建议进行论述，呼吁我国学者重视

---

[*] 基金项目：国家社会科学基金重大项目（19ZDA358）。

对特定职业群体的针对性研究、加强有理论指导的实证研究、探索职业心理健康研究的新方法、推动职业心理健康干预或服务方案的循证研究。

一、职业人群心理健康研究论文发表情况分析

在CNKI上以"职业"和"心理健康"为检索词,"篇关摘"为检索范围,2024年6月1日为检索日期,共检索到已收录的学术期刊论文9856篇,学位论文4327篇,会议文章827篇,主要主题词前10位依次是心理健康、心理健康教育、心理健康状况、职业倦怠、高职院校、影响因素、教师心理健康、学生心理健康、影响因素分析、心理健康问题。所属学科前10位依次是教育理论与教育管理、心理学、职业教育、高等教育、临床医学、医药卫生方针政策与法律法规研究、基础医学、预防医学与卫生学、医学教育与医学边缘学科、体育。将检索结果限定在《中文核心期刊要目总览》收录的期刊上,2023年共发表学术期刊论文80篇,主要主题词前10位依次是心理健康、影响因素、职业倦怠、稿约、心理健康教育、学生心理健康、医务人员、三甲医院、中介作用和职业紧张。

从检索结果看,职业心理健康研究在我国受到多学科关注,针对教师和医务人员这两类职业群体的研究较多,职业倦怠这一研究主题发文较多。

在EBSCOhost全部数据库上以"workplace""mental health"为检索词,以"摘要"为检索范围,共检索到已收录的同行评审学术期刊论文7160篇(检索1);以"workplace""mental health"和"China or Chinese"为检索词,以"摘要"为检索范围,共检索到已收录的同行评审学术期刊论文199篇(检索2);将检索结果限定在2023年,共发表同行评审的学术期刊论文35篇(检索3),检索日期为2024年6月1日,三次检索获得的主要标题前10位及论文数见表1。

从检索结果看,我国学者及以中国职业人群为研究对象的论文发表在国际学术界同领域论文发表中占比很小(2.78%),职业群体以护士群体为主,研究主题以工作场所暴力、职业倦怠为主。

表1 职业人群心理健康领域发文情况对比分析

检索1		检索2		检索3	
主题词	论文数	主题词	论文数	主题词	论文数
心理健康 Mental health	1271	心理健康 Mental health	35	护士 Nurses	5
心理疾患 Mental disorder	633	工作场所暴力 Workplace violence	33	职业倦怠 Burnout	3
工作场所 Workplace	600	护士 Nurses	21	工作场所暴力 Workplace violence	3
新冠疫情 Covid-19	529	新冠疫情 Covid-19	19	同情疲劳 Compassion fatigue	2

续表

检索1		检索2		检索3	
主题词	论文数	主题词	论文数	主题词	论文数
职业压力 Occupational stress	495	职业健康 Occupational health	17	新冠疫情 Covid-19	2
职业健康 Occupational health	476	职业压力 Occupational stress	16	心理疾患 Mental disorder	2
工作环境 Working conditions	347	医院护理人员 Nursing staff, hospital	13	心理健康服务 Mental health services	2
心理健康服务 Mental health services	317	工作场所 Workplace	11	职业压力 Occupational stress	2
护士 Nurses	259	生活质量 Quality of life	10	社会媒体 Social media	2
健康工作者 Health personnel	241	职业倦怠 Burnout	9	自杀意念 Suicidal ideation	2

二、职业人群心理健康状况调查研究

在检索到的2023年发表的论文中，关于较大样本职业人群心理健康状况调查的研究不多。一项对972名基层卫生人员职业倦怠现状及影响因素的研究发现，被调查者中职业倦怠阳性检出率为58.2%，其中情感衰竭、去个性化、个人成就感低落维度的中重度职业倦怠检出率分别为36.7%、19.5%和64.6%，年龄、职称、加班频率、自评工作胜任力、工作与报酬的匹配度是职业倦怠的主要影响因素[6]。一项对我国10457位急诊科医师的横断面调查数据显示，仅有14.4%的被调查者自评健康状况良好，从不运动和每周运动小于2次的被调查者自评健康状况更差；睡眠质量良好、夜班较少、就诊频率较少、从未遭受过工作场所暴力和从未感受到努力-回报失衡的被调查者自评健康状况更好[7]。

拓展检索范围，对2013—2023年公开发表的《中文核心期刊要目总览》收录期刊论文中涉及的职业群体进行分析，职业类型包括社会工作者（样本量251）[8]、研发型企业员工（样本量3014）[9]、科技期刊编辑（样本量112）[10]、城市公交驾驶员（样本量400）[11]、高原军人（3年追踪研究，样本量255）[12]、神经内科医师（样本量5369）[13]、高铁机车驾驶员（样本量150）[14]、公立医院护士（样本量27575）[15]、空中乘务员（样本量186）[16]、农民工（样本量855）[17]、新闻传播工作者（样本量500）[18]等职业群体。这些调查样本量差异大，可能与该职业群体从业人员数量有关。此外，上述调查涉及的指标和测量工具差异大，不适宜进行不同职业人群心理健康状况的比较。

《中国国民心理健康发展报告》（心理健康蓝皮书）自2019年发布第一本以来，已正式发布三本，涉及的职业群体包括科技工作者、公务员、银行职工、医务工作者、教师、心理咨询工作者等，样本量大，且在近期发布的调查中着重使用同一个测量工具，有助于进行不同职业人群心理健康状况的比较分析。

《中国国民心理健康发展报告》（2017—2018）的分报告中涵盖了科技工作者、公务员和银行职工等职业群体。2009年、2014年和2017年对我国科技工作者心理健康状况进行的三次全国调查，有效问卷分别为14165份、7957份和13305份，测量工具包括中国心理健康量表、流调中心抑郁量表（简版）、匹兹堡睡眠质量指数、工作-家庭相互作用问卷、工作特征问卷、心理健康服务需求问卷、求助障碍量表以及心理健康素养问卷（简版）。2016—2017年对包括普通公务员和金融系统公职人员在内的职业人群进行调查，有效问卷9721份，测量工具包括工作压力源问卷、心理灵活性综合评估问卷、抑郁-焦虑-压力量表中文精简版、工作满意度指数和生活满意度量表。2015年抽样调查在京的11家银行职工，获得有效问卷8260份，访谈91人，测量工具包括躯体症状问卷、压力与压力源、压力应对、一般心理健康GHQ-12、SCL-90焦虑分量表、PHQ-9抑郁量表、工作倦怠问卷[19]。

《中国国民心理健康发展报告》（2019—2020）收录的报告中有2020年对2466名医务工作者心理健康状况进行的调查，测量工具包括流调中心抑郁量表（简版）、广泛性焦虑障碍量表（简版）、职业情绪量表、工作倦怠感量表、工作对家庭影响问卷和国民心理健康素养问卷[20]。

《中国国民心理健康发展报告》（2021—2022）收录的职业人群的报告涉及教师群体和心理咨询工作者。2022年对来自全国不同地区的教师进行调查，获得有效样本23106份，测量工具包括流调中心抑郁量表（简版）、广泛性焦虑障碍量表（简版）、工作倦怠的单题测量、职业承诺量表、工作特征量表、国民心理健康素养问卷和满意度单题测量、自我效能感量表、睡眠质量和睡眠时长的测量，以及学校规模和班级规模的测量。2022年对心理咨询工作者开展专项调查，获得有效问卷1311份，测量工具包括流调中心抑郁量表（简版）、广泛性焦虑障碍量表（简版）、工作倦怠的单题测量、疲劳感单题测量、国民心理健康素养问卷、心理咨询工作者伦理问卷以及背景信息问卷[21]。

从检索结果看，我国学者还应关注更多职业群体，在进行心理健康状况调查时重视样本群体的代表性、测量工具的选择和常模制定。目前广泛使用的测量工具主要还是西方国家制定的心理测验。

三、职业人群心理健康的影响因素研究

职业心理健康领域的一些代表性理论为职业人群心理健康的影响因素及干预研究提供了指导。有研究者认为工作环境中的资源包括物质资源、条件资源、个人特质以及能量资源[22]，由此发展出的资源保存理论（conservation of resource theory, COR）认为，员工应对工作要求的过程引起资源损失，若资源无法及时补偿，会导致心理健康问题和消极行为的产生。工作要求-资源理论（job demand-resource theory, JD-R）认为工作要求通过职业倦怠影响员工健康和幸福感的健康损害过程（energy or health impairment process），工作资源通过工作投入影响结果变量的动机过程（motivational process），基于该理论开展的大量实证研究提供了丰富的测量指标和工具[23]。从检索到的文献看，国际期刊论文较之国内期刊论文更重视对研究设计的

理论假设和分析。

医务工作者仍然是职业心理健康影响因素研究关注的重要职业人群。一项对综合性三甲医院医务人员的研究发现，在排除年龄等社会人口学因素影响后，长工时（周工作时间大于40小时）是医务人员发生职业紧张、抑郁症状、疲劳蓄积的危险因素，且周工作时间越长，上述风险发生的可能性越高[24]。

医院场所中的暴力行为也是研究者关注的主题之一。一项对一线医务工作者的在线问卷调查发现，在3684名医务工作者中，曾经有2079人遭遇过工作场所暴力，发生率为56.43%。按照医务工作者遭遇的工作场所暴力类型频率排序，依次为情感虐待、威胁、言语的性骚扰、躯体攻击、躯体的性骚扰。国外有研究总结了医务人员遭遇工作场所暴力的来源可以分为患者、医生、组织及社会4类，并据此提出减少医务人员工作场所暴力的建议[25]。另一项研究探索新媒体背景下医院工作场所中的暴力，主要关注网络暴力的影响。通过对25个案例的内容分析，发现医务人员遭受网络暴力的形式包括侮辱谩骂、造谣诽谤和侵犯隐私，以侮辱谩骂为主；起因多为患方对医疗服务行为的不满情绪。网络暴力对医务人员造成了不同程度损害，包括侵害医务人员名誉权、隐私权等人格权，乃至伤害医务人员身心健康和生命安全，还可能波及正常医疗秩序、加剧社会矛盾、破坏政府公信力[26]。

一项对中国建筑行业408名设计专业人士的问卷调查和对9名设计专业人士的深度访谈研究发现，任务相关的压力源是该职业人群工作压力的主要来源，包括管理工作的工作量、工作要求和工作模糊性，以及时间压力、加班、高工作量、平衡多个项目和高度责任心[27]。另一项研究对长三角地区某工业园区205家企业和7229名员工的雇主-雇员匹配数据进行分析，发现劳动者-管理者伙伴关系（Labour-Management Partnership，LMP）增加了心理安全，进而促进产业关系，对组织的职业和健康安全绩效产生积极影响，减少事故数量[28]。

还有一些研究关注生活和工作方式对职业心理健康的影响。一项研究对来自四个省79家企业的10656名员工进行问卷调查，发现以30分钟为单位的散步代替久坐行为、适度体育活动和剧烈体育活动与抑郁倾向风险显著负相关。当睡眠时间少于8小时时，每增加半小时睡眠时间与抑郁倾向风险降低显著相关，睡眠时间超过8小时后相关性不再显著[29]。一项研究发现夜班劳动对身体健康、心理健康、睡眠时长、睡眠质量和记忆力方面都有负面影响，会降低劳动者的生活满意度，减少和家人吃饭次数、娱乐休闲时长和锻炼频次。我国约三成劳动者在从事不同程度的夜班劳动，涉及1.92亿劳动力人口。目前劳动法并未区分"夜班"和"白班"，许多夜班劳动者在劳动收入、休息权、用工规范等方面处于劣势地位，研究者据此呼吁相关部门重视夜班劳动存在的广泛性和职业伤害性，积极推动立法，实现对夜班劳动的规范和补偿[30]。

从检索结果看，对职业人群心理健康影响因素的研究涉及工作环境、工作特征、生活及工作方式等多个角度，也有一些研究关注社会现实问题如网络暴力的影响。虽然国际上职业心理健康领域已有多个代表性理论，但现有影响因素及干预研究主要是实证研究设计及数据报告，很少有深入的理论分析及尝试建构有实证研究支持的理论。

四、对未来研究和实践的建议

职业心理健康对个体身心和社会发展均有影响。健康中国行动（2019—2030）明确提出，各机关、企事业单位、高校和其他用人单位把心理健康教育融入员工（学生）思想政治工作，鼓励依托本单位党团、工会、人力资源部门、卫生室等设立心理健康辅导室并建立心理健康服务团队，或通过购买服务形式，为员工（学生）提供健康宣传、心理评估、教育培训、咨询辅导等服务，传授情绪管理、压力管理等自我心理调适方法和抑郁、焦虑等常见心理行为问题的识别方法，为员工（学生）主动寻求心理健康服务创造条件。对处于特定时期、特定岗位，或经历特殊突发事件的员工（学生），及时进行心理疏导和援助[①]。

开展职业人群心理健康服务的前提是有科学研究形成的理论、技术、方法或方案的支持。从现有文献分析来看，未来职业心理健康的研究和实践应当重视对特定职业群体的针对性研究、加强有理论指导的实证研究、探索职业心理健康研究的新方法、推动职业心理健康干预或服务方案的循证研究。

一是重视对特定职业群体的针对性研究。对工作特征的科学研究可以追溯到 Taylor 于 1911 年在 *The Principles of Scientific Management* 一书中提出的科学管理理念。科学管理以分工和效率为思路，强调简单化和标准化的工作方法，力求以简化工人的工作内容和加强管理部门对生产过程的控制实现劳动生产率的提升。随着劳动分工的不断细化以及工作丰富化等研究的积累，研究者们不断推动对工作设计、工作特征的研究，工作特征的内涵及测量工具也有了丰富积累。总体而言，研究者们认为应当针对特定的行业或职业开展研究，开发测量工具，以了解普适性特征以外的特殊工作特征。针对性的研究有助于减少主观偏见，准确反映具有行业特异性的工作特征，例如，可以形成特定职业群体某一心理健康指标的常模，为研究和实践提供可靠的数据基础。从目前检索到的文献涉及的职业类型，对应我国职业分类大典中的 1636 个细类职业，之间还有很大的研究空间。

二是加强有理论指导的实证研究。现代科学心理学研究非常重视理论指导。在进行研究设计时，首先应当明确界定研究问题和研究设计的理论基础，再进行系统的文献梳理，结合理论基础进行研究设计，开展实证研究，得出可靠结论。若一篇实证研究论文缺乏明确的理论分析，其他研究者很难判断该研究设计的内在逻辑科学性，也很难判断研究设计中变量和测量工具的选择是否恰当。缺少充分的文献分析，还可能造成专业术语使用的混乱，导致研究者和实践者在沟通和成果使用上面临挑战。目前检索到的文献中，调查研究类往往只是报告测量工具和结果，影响因素及干预研究也以实证研究的数据报告为主，很少进行深入的理论分析及尝试建构有实证研究支持的理论。

三是探索职业心理健康研究的新方法。质性研究和量化研究各有优势。质性研究有助于研究者探索和发现新现象、新规律，并且已有多种计算机程序辅助进行内容分析。在职业心理健康研究尚处于发展初期的当下，研究者应当重视质性研究方法的这一优势。量化研究除了基于严谨研究设计的多方法、多水平的数据分析外，影像技术、可穿戴设备等辅助采集的生理数据和行为数据为职业心理健康研究提供了更多新的数据支持。此外，各类数据库、网络大数据等积累形成的档案数据也为宏观层面的职业心理健康研究提供了丰富数据来源，也由此推动了大数据分析技术的发展。目前检索到的文献中横截面研究居多。横断面研究反映

---

① https://www.jkzgxd.cn/detial/684283.

的是某一时间点或较短时间内变量间关系，研究设计可能会存在共同方法变异、参数检验和显著性检验不准确等问题。

四是推动职业心理健康干预或服务方案的循证研究。循证实践（evidence-based practice）已经成为社会实践领域的一个新范式。自20世纪80年代循证医学（evidence-based medicine）逐渐引起关注并迅速获得认可以来，该理念很快向人文和社会科学实践领域拓展，形成了循证教育、循证管理、循证社会工作、循证政策分析、循证犯罪学等新领域。在临床和公共卫生等领域，循证实践指南的制定已经是一项常规工作。职业心理健康领域的干预或服务方案也应重视循证实践研究。2023年发表的论文中，有一项研究从文献基本特征、指标筛选及评估方式等方面分析了国内外医院的员工帮助计划（Employee Assistance Program，EAP）项目效果评估，发现效果评估指标涵盖个人健康及行为（心理健康状况、压力应对表现、职业价值及职业倦怠程度）、组织行为（工作表现、离职率、工作满意度）、执行质量（EAP服务满意度、EAP使用率）等。评估内容方面，国内以个人健康及行为指标占比较大，国外以组织行为指标和执行质量指标占比较大。评估方式方面，国内以问卷调查方式占比最大，国外以客观资料分析法、访谈法和观察法居多。该研究为未来我国构建EAP实施标准和评价指标提供了一定的研究基础[31]，同时也提示研究者应当加强干预或服务方案的效果评估。在职业心理健康服务领域也需要循证实践指南，研究者和实验者应当合作来规范心理健康服务，提升服务质量和水平，同时也促进该领域开展更多面向现实需求的科学研究。

参考文献

[1] 国家统计局．（2020）．中国人口普查年鉴–2020. https://www.stats.gov.cn/sj/pcsj/rkpc/7rp/zk/indexch.htm, 2024.6.14。

[2] World Health Organization. (1946). *Preamble to the Constitution of the World Health Organization as adopted by the International Health Conference*. Official Records of the World Health Organization, 2, 100.

[3] Cooper, C. L., & Quick, J. C. (2017). *The handbook of stress and health: A guide to research and practice* [C. L. Cooper & J. C. Quick (Eds.)]. Wiley Blackwell. https://doi.org/10.1002/9781118993811.

[4] Hassard, J., Teoh, K. R. H., Visockaite, G., Dewe, P., & Cox, T. (2018). The cost of work-related stress to society: A systematic review. *Journal of occupational health psychology*, 23(1), 1-17. https://doi.org/10.1037/ocp0000069.

[5] Siu, O. L., Cooper, C. L., Roll, L. C., & Lo, C. (2020). Occupational Stress and Its Economic Cost in Hong Kong: The Role of Positive Emotions. *International journal of environmental research and public health*, 17(22). https://doi.org/10.3390/ijerph17228601.

[6] 洪梦园, 杨金侠, 索白莉, 雷桃. (2023). 我国基层卫生人员职业倦怠现状及其影响因素. 医学与社会 (05), 97-101.

[7] Peng, K., Jiang, J., Jiang, N., An, R., Zheng, J., & Yan, S. (2023). Self-rated health and its related influencing factors among emergency department physicians: A national cross-sectional study. *Frontiers in Public Health*, 11. https://doi.org/10.3389/fpubh.2023.1147403.

[8] 罗婷, 国珈畅, 刘迟. (2023). 东北地区机构社会工作者职业倦怠现状及其影响因素研究. 华东理工大学学报（社会科学版）(01), 43-57.

[9] 尉敏琦, 刘涛, 邬家杰, 赵秋雯, 孙艺璇, 戴俊明. (2022). 研发型企业员工职业倦怠现况及其影响因素分析：以上海市闵行区7家企业为例. 环境与职业医学 (12), 1366-1372.

［10］李禧娜．（2022）．科技期刊编辑职业紧张状况及影响因素分析．中国科技期刊研究（10），1453-1458．

［11］张名芳，马艳华，吴初娜，王力．（2021）．公交驾驶员心理状况影响因素分析与疾病判别模型．交通运输系统工程与信息（06），96-104．doi：10.16097/j.cnki.1009-6744.2021.06.011．

［12］王佳，张晶轩，薛奕童，许珂，肖红，徐慧敏，王慧中，冯正直．（2020）．勇敢对高原军人心理健康的影响：基于负性认知加工偏向的调节．第三军医大学学报（16），1586-1591．doi：10.16016/j.1000-5404.202003331．

［13］田露，蒲俊材，刘艺昀，钟小钢，桂思雯，徐韶华，宋学晃，王海洋，周维，谢鹏．（2019）．我国神经内科医师职业倦怠亚型分布状况调查．医学与社会（11），69-73．doi：10.13723/j.yxysh.2019.11.017．

［14］张陆兵，田月，陈绍寿，熊金勇，刘永泉．（2019）．高铁机车驾驶员职业健康和心理健康状况分析．中国职业医学（04），434-437．

［15］吴世超，吴依诺，马晶，郭婧，张春瑜，张娟，刘远立．（2019）．136所三级公立医院护士心理健康自评及影响因素研究．卫生经济研究（08），62-65．doi：10.14055/j.cnki.33-1056/f.2019.08.018．

［16］颜娜，李敬强，王蓓，赵宁，余思苇，曾慧敏．（2017）．空中乘务员职业特性对心理健康的影响研究．航天医学与医学工程（05），341-345．doi：10.16289/j.cnki.1002-0837.2017.05.005．

［17］李强，梁栋，郝志红，徐晟，汪娜．（2017）．我国农民工核心心理健康素质的调查．心理与行为研究（02），250-257．

［18］朱乐，凌淼丰．（2016）．中国新闻传播业者心理健康管窥——以福建省为例．中国广播电视学刊（10），122-124．

［19］傅小兰，张侃，陈雪峰，陈祉妍．（2019）．心理健康蓝皮书：中国国民心理健康发展报告（2017—2018）．社会科学文献出版社．

［20］傅小兰，张侃，陈雪峰，陈祉妍．（2021）．心理健康蓝皮书：中国国民心理健康发展报告（2019—2020）．社会科学文献出版社．

［21］傅小兰，张侃，陈雪峰，陈祉妍．（2023）．心理健康蓝皮书：中国国民心理健康发展报告（2021—2022）．社会科学文献出版社．

［22］Hobfoll, S. E.（1989）. Conservation of resources：A new attempt at conceptualizing stress. *American Psychologist*，44(3)，513-524. https://doi.org/10.1037/0003-066X.44.3.513.

［23］Bakker, A. B., & Demerouti, E.（2017）. Job demands-resources theory：Taking stock and looking forward. *Journal of occupational health psychology*，22(3)，273-285. https://doi.org/10.1037/ocp0000056.

［24］全宁斌，王瑾，王雨浩，荆茹，杨道宇，彭金碧，顾倚岑，韩宇浩，卢锦意，张昭，徐璐瑶，黄淑玲，苏晓舟，李旭东．（2023）．长工时对三甲医院医务人员心理健康的影响．实用医学杂志（24），3267-3274．

［25］赵晓华，张正，陈曾煜，田于胜，陈海燕，周建松．（2023）．工作场所暴力对医务工作者职业倦怠的影响：抑郁的中介作用．中南大学学报（医学版）（06），903-908．

［26］张琳，周瑾，曹泽尹，王慧，林裕欣，高蕾．（2023）．新媒体背景下医院工作场所暴力研究现状及案例分析——基于内容分析法．中国卫生事业管理（09），678-682．

［27］Zhang, S., Sunindijo, R. Y., Loosemore, M.（2023）. The Influence of Personal and Workplace Characteristics on the Job Stressors of Design Professionals in the Chinese Construction Industry. *Journal of Management in Engineering*，39(5)，1-15. https://doi.org/10.1061/JMENEA.MEENG-5303.

［28］Huang, W., Fu, N., Wei, W., Gollan, P. J., & Xu, C. Y.（2023）. Creating a safer workplace：A linkage model for labour-management partnership, psychological safety, collaborative industrial relations climate and organisational occupational and health safety performance. *Journal of Industrial Relations*，65(5)，591-615. https://doi.org/10.1177/00221856231188878.

［29］Liu, Y., Lin, H., Zhang, H., Zhang, X., Yin, S.（2023）. Correlation analysis between physical activity and depressive tendencies among occupational groups：An isotemporal substitution approach. *BMC Public Health*，23(1)，2241.

https://doi.org/10.1186/s12889-023-17134-0.

[30] 徐海东.（2023）.我国夜班劳动的基本现状及其职业伤害.人口与经济（06），138-155.

[31] 刘于，于明峰，张文艳，李苏雅，田露，吴玉洁，杨斯钰.（2023）.医院员工援助计划项目实施效果评估指标的范围综述.中国医院管理（09），31-35.

近三十年我国老年心理健康研究进展

王大华[1]，叶和旭[1]，杨欣悦[1]

（1. 北京师范大学心理学部）

引言

第七次全国人口普查数据显示，我国60周岁以上人口达2.64亿，占总人口的18.7%，65岁及以上人口接近1.91亿人，占总人口比重的13.5%（国家统计局，2021）。老龄化趋势进一步加深，社会面临"未富先老"的严峻挑战。进入老年阶段，个体可能无法适应新的社会角色、生活环境、生活方式的变化，进而会出现焦虑、抑郁、孤独等消极情绪，或者因此产生与常态脱轨的适应性心理障碍，而且空巢、独居、患慢性病、失能导致生活不能自理等因素也会对老年群体产生显著的负向心理刺激，甚至会导致心理疾病。心理健康是老年人生活质量的重要组成部分，已成为近年来社会关注的热点之一。近年来，我国颁布的《"十四五"健康老龄化规划》《关于全面加强老年健康服务工作的通知》《关于建立完善老年健康服务体系的指导意见》和《关于开展老年心理关爱行动的通知》等文件均指出，要重视和支持老年人心理健康工作。

我国老年心理研究始于20世纪90年代，经过30多年的发展，已经取得了一定的成果。这些成果为我们深入了解老年人的心理健康状态以及可能的促进策略提供了宝贵的启示。然而，目前仍存在许多亟待解决的问题，需要我们投入更多的研究力量，以期获得更加深入的认识和有效的解决策略。

本文旨在回顾30年来我国老年心理健康研究领域取得的成果和进展，总结并分析现有文献中关于老年群体心理健康状况的基本结论与发现，探讨该领域研究的发展趋势，展望未来研究的重要议题，旨在为后续研究提供方向性的指导，并推动老年心理健康领域研究的深入发展。

1. 近三十年我国老年心理健康研究成果的发展状况

《老年人心理健康评估规范》（北京市社会心理工作联合会，2023）认为老年心理健康的定义和评估包括三个维度：①认知健康，指主客观认知功能状态良好；②情绪健康，指有较好的生活满意度和积极的情绪体验；③社会健康，指对社会和人际关系有积极的态度和体验。据此，本文参考该规范推荐的老年心理健康维度和指标，分别进行三个方面的文献回顾。

研究的数据来源为中国知网期刊数据库（CNKI），经过筛选并整理出我国有关老年人心理健康的相关研究文献。检索策略为主题和关键词检索，选取时间范围为截至2023年12月，检索时间为2024年4月26日。

纳入标准：①与老年人心理健康研究主题相关的文献，仅限实证研究；②文献类型为期刊论文；③文献来源类别为北大核心、CSSCI、CSCD。排除标准：a）重复发表文献；b）新闻、公示、采访、通信等；c）英文文献。

研究采用 CiteSpace 6.3.R1 软件对文献信息进行挖掘，主要从关键词的词频、聚类和凸显等方面分析该领域的研究主题和演进趋势（陈悦，陈超美，刘则渊等，2015；胡泽文，孙建军，武夷山，2013）。

1.1 老年心理健康实证研究的成果数量发展状况

（1）认知健康领域的成果数量

认知健康维度的检索分为两步，第一步以"老年"或"老年人"为主题词进行检索，第二步以"认知"或"可塑性"为关键词进行检索，共检索到2670篇文献，根据筛选标准，最后纳入409篇文献。

通过图1可以看出，在1992—2023年，我国老年心理健康的认知健康相关实证研究的文献数量总体呈上升趋势。1992—2002年，国内老年认知健康相关实证研究处于萌芽阶段，发文量年均1—4篇，2003年开始，发文量有所提升，至2014年，年均发文量处于11篇左右，2015年发文量陡降为4篇，通过对2015年及其前后全部文献进行分析发现，2013—2015年综述类、元分析、研究进展分析等类型的文献相对较多，如《认知老化的机制研究进展》《人格特质与认知能力的关系及其年龄差异》《口语产生中的认知老化及其神经机制》《空巢老年人的孤独感与认知功能的研究进展》《身体活动对老年人认知和脑功能的影响》《运动干预影响老年人认知功能的研究进展》等，对前面20年相关研究进行综述总结。2016年开始，国内老年认知健康相关实证研究处于波动上升，到2023年出现了最高峰，达到年发文量43篇。

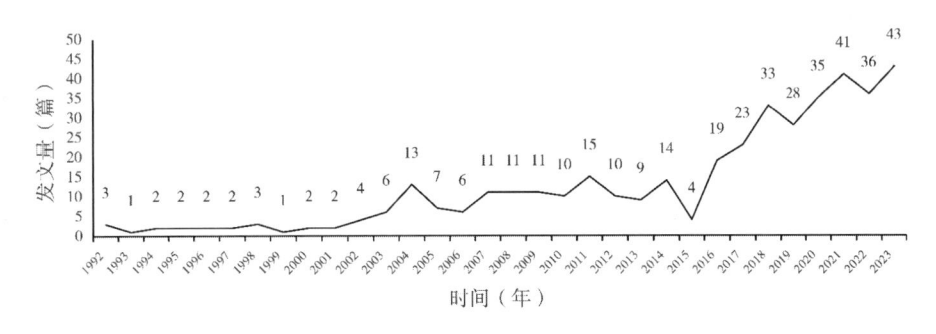

图1 老年认知健康实证研究文献年度发表情况

（2）情绪健康领域的成果数量

情绪健康维度的检索分为两步，第一步以"老年"或"老年人"为主题词进行检索，第二步以"抑郁""焦虑""幸福感""满意度"或"心理健康"为关键词进行检索，共检索到3348篇文献，根据筛选标准，最后纳入1470篇文献。

通过图2可以看出，在1992—2023年，我国老年心理健康的情绪健康相关实证研究的文献数量总体呈上升趋势。1992—2000年，国内老年情绪健康相关实证研究处于萌芽阶段，发文量年均5篇左右，2001年开始，发文量有所提升，至2016年，年均发文量从14篇逐步提升至65篇，其中2013年出现下降趋势，对2013年前后文章进行分析，发现这一阶段出现了较多计量分析和研究评述文章（未纳入本次考察范畴）。2017年开始，国内老年情绪健康相关实证研究突破100篇，进入波动上升状态，到2023年出现了最高峰，达到年发文量144篇。

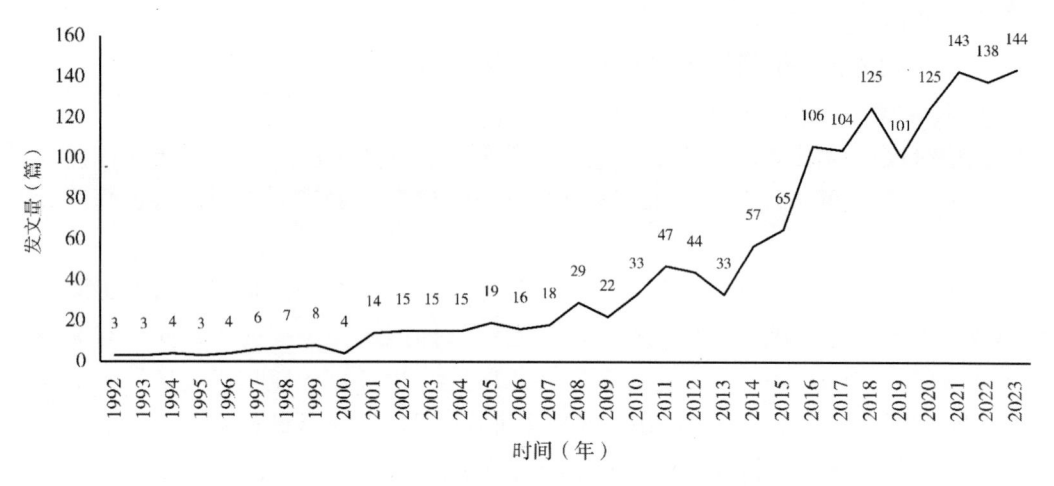

图2 老年情绪健康实证研究文献年度发表情况

（3）社会健康领域的成果数量

社会健康维度的检索分为两步，第一步以"老年"或"老年人"为主题词进行检索，第二步以"孤独""归属感""亲社会""利他"或"心理健康"为关键词进行检索，共检索到884篇文献，根据筛选标准，最后纳入657篇文献（见图3）。

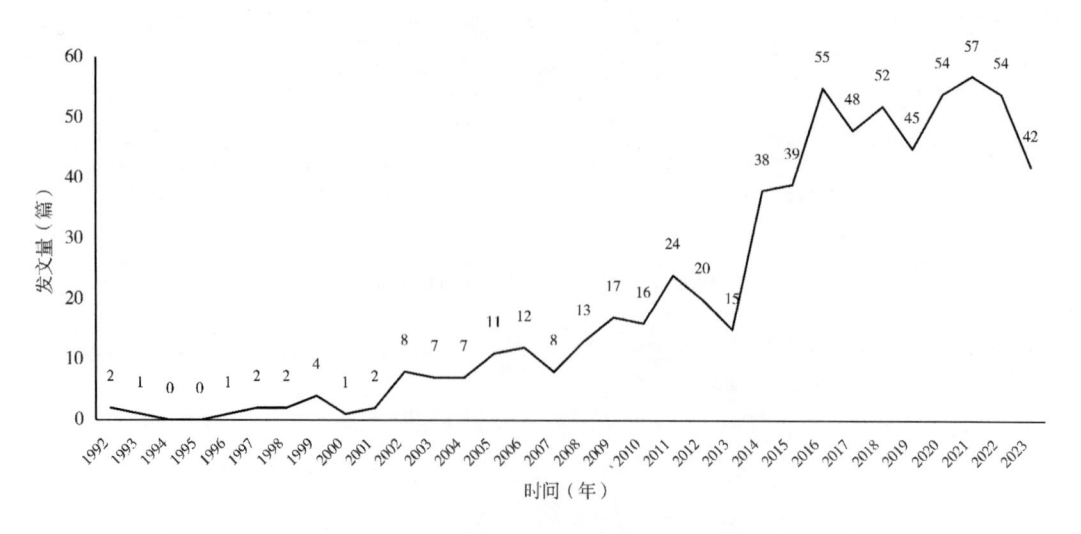

图3 老年社会健康实证研究文献年度发表情况

通过图 3 可以看出，在 1992—2023 年，我国老年心理健康的社会健康相关实证研究的文献数量总体呈上升趋势。1992—2001 年，国内老年社会健康相关实证研究处于萌芽阶段，发文量年均 2 篇左右，2002 年开始，发文量有所提升，至 2012 年，年均发文量提升至最高 24 篇，其中 2013 年出现下降趋势，同情绪健康维度的分析一致，这一阶段出现了较多计量分析和研究评述未纳入本次考察范畴。2017 年开始，国内老年社会健康相关实证研究在 50 篇左右上下波动，2023 年有所下降，年发文量为 42 篇。

1.2 老年心理健康实证研究主题的领域分布特点

（1）认知健康领域的研究主题特点

对关键词共现图谱进行分析发现，我国有关老年认知健康实证研究之间有较强的主题共性。对关键词的频次和中心度进行分析，发现"老年人"和"认知功能"出现的频次较高，在 150 次以上；"认知老化""认知能力"和"老年"的频次不高，但是中心度明显高于其他相近频次的关键词，表明"认知老化"在认知健康实证研究领域中的重要地位。

通过 CiteSpace 软件进行关键词聚类分析，并根据聚类成员大小与轮廓值大小过滤掉较小的聚类，提取出聚类标签。图 4 显示共包括十个聚类。通过对关键词聚类进行归纳整合，结合认知健康关键词频次分析，可知我国老年认知健康实证研究的热点主要体现在以下四个领域：①老年人认知功能情况及影响因素；②睡眠质量促进老年人认知功能的路径；③认知障碍和认知老化情况；④认知功能年龄的差异性。

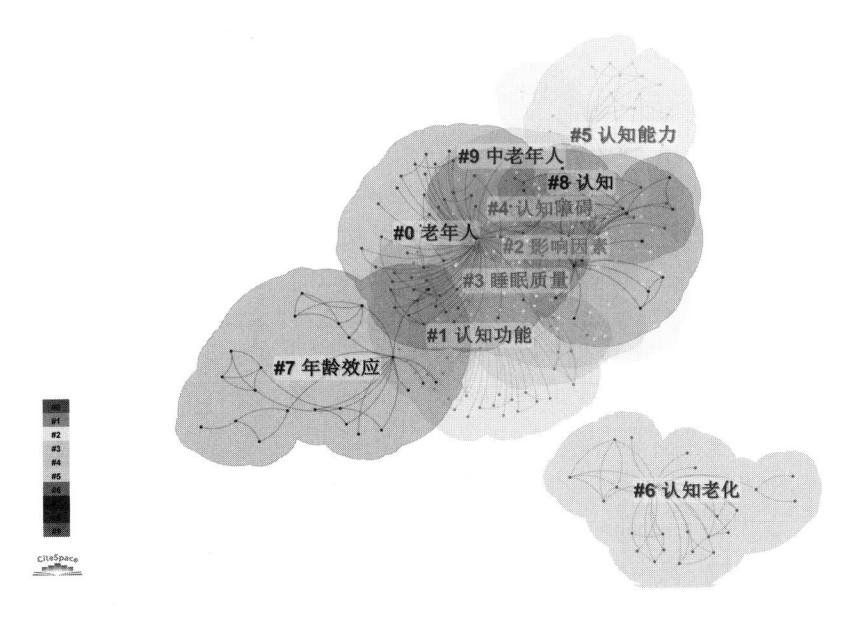

图 4　老年认知健康关键词聚类图谱

（2）情绪健康领域的研究主题特点

关键词共现图谱分析可知，我国有关老年情绪健康实证研究的主题具有较强的共性。"老年人""抑郁"和"心理健康"出现的频次较高，在 200 次以上；"社会支持"和"幸福感"

频次和中心度都处于中等水平，高于其他关键词，表明"社会支持"和"幸福感"在情绪健康实证研究领域中受到一定的关注。

在已有关键词共现图谱的基础上，将关键词进行聚类分析得出关键词聚类图谱（见图5），共十个聚类。通过对关键词聚类进行归纳整合，并结合关键词频次的分析，可知我国老年情绪健康实证研究的热点主要聚焦在四个领域：①老年人幸福感水平及其影响因素；②老年人抑郁情况及其影响因素；③社会支持促进情绪健康的路径；④生活质量对情绪健康的影响。除此之外，高校离退休人员情绪健康的调查以及对幸福感量表的使用也存在一定的应用范畴。

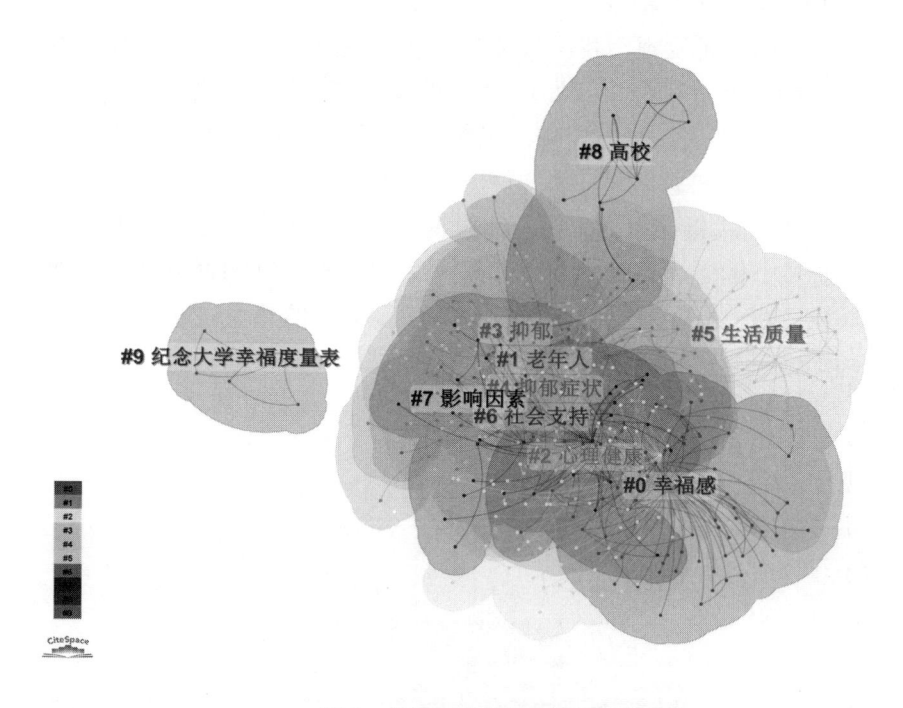

图5　老年情绪健康关键词聚类图谱

（3）社会健康领域的研究主题特点

对关键词共现图谱进行分析可知，我国老年社会健康实证研究关键词联系相对较强，说明我国有关老年社会健康实证研究的主题具有较强的共性。"心理健康""老年人"和"孤独感"出现的频次较高，在100次以上；"社会支持""家庭支持"等也具有一定的切入研究价值。

关键词聚类图谱（见图6）显示共有十三个聚类。通过对关键词聚类进行归纳整合，结合社会健康关键词频次分析，可知我国老年社会健康实证研究的热点主要集中在四个领域：①老年人心理健康情况；②老年人孤独感情况；③社会支持对心理健康的作用；④孤独感和其他心理健康水平的关系。除此之外，健康行为、家庭养老、适应能力、人际信任等也有一定的聚焦趋势。

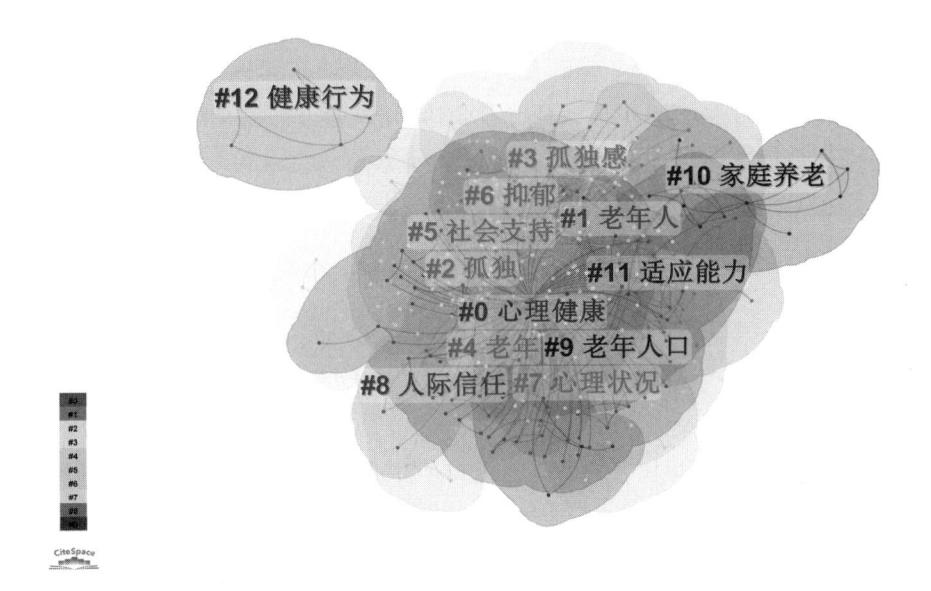

图 6　老年社会健康关键词聚类图谱

1.3 老年心理健康实证研究主题的动态发展特点

（1）认知健康的研究主题动态趋势

利用关键词突现分析，可以了解研究主题随时间铺开的情况，以揭示该领域研究主题的发展变化趋势。对认知健康的关键词突现进行分析发现，"老年""认知"和"认知障碍"是2012年前的主要研究关键词，"危险因素"在2006—2014年得到更广泛分析。利用关键词时间线图谱进行分析，发现随着时间的推移，老年认知健康的实证研究从对老年人认知功能、认知障碍等情况的调查，发展到对影响因素如社会支持、身体锻炼、睡眠情况等细致化分析，再到当前的终身学习、心理弹性、隔代抚养、社会活动等具有积极老龄化色彩的主题。

（2）情绪健康的研究主题动态趋势

通过关键词突现分析发现，2009年前主要关键词为"老年"和"生活质量"，2010—2019年出现"影响因素""社会支持""空巢"和"幸福感"关键词，2019年后至今的突现词包括"社会资本""衰弱""中老年人""社会参与""中介效应"和"睡眠质量"。由此可见，国内老年情绪健康实证研究从最初较为广泛性的调查，逐步转变为对特定老年群体、具体情绪健康维度以及影响因素和机制的探讨。具体来说，对关键词时间线图谱进行分析发现，随着时间进展，老年情绪健康实证研究从对老年人幸福感、抑郁、焦虑等的调查，逐步增加与其他变量之间的相关性分析以及影响因素探讨如代际支持、健康行为、应对方式等。当前关注度较高的主题内容则包括中介作用的分析即对影响机制的考察，不同老年群体的差异性分析如城乡、男女、是否患病；同时，与时代进展相关的变量如数字鸿沟、社会保障等逐渐增加，说明老年情绪健康的研究具有更广泛的关注范围和更多元的关注视角。

（3）社会健康的研究主题动态趋势

通过关键词突现分析得到，"老年"是2003—2008年国内老年社会健康的突现词，

2009—2017 年主要集中在"空巢老人",2018—2021 年"孤独感"的比重增加。由此可见,国内老年社会健康的实证研究从广泛性老年人群的社会健康调查,逐步聚焦到对特定人群如空巢老人的关注,重点突出社会健康中"孤独感"的研究。通过关键词时间线图谱分析发现,随着时间进展,老年社会健康实证研究从对老年人孤独感的调查,逐步增加与其他变量之间的相关性分析如抑郁、幸福感等,以及影响因素如社会支持、人际信任等,同时,也聚焦空巢老人这一孤独感较强的老年群体。

1.4 小结

通过文献计量学分析,我们从老年人认知健康、情绪健康、社会健康三个方面揭示了我国 1992—2023 年老年心理健康实证研究成果的数量和研究主题发展趋势。综合三个方面的计量学分析结果,我们得到以下结果。

(1) 从研究成果数量分布可见,总体上认知健康的研究数量低于情绪健康和社会健康,情绪健康领域的研究成果最丰富。

(2) 从成果在时间线上的分布可见,三个领域的关注度都是在 2010 年后有明显提升。但认知健康的提升拐点出现得相对较晚,年均发文达到 20 篇的时间约在 2017 年;而情绪健康和社会健康在 2012 年前后已经达到这个量级。数量突现上升大都在 2016 年前后,这可能与国家关注心理健康的政策有关。

(3) 从关键词的分析可以发现,老年心理健康三个方面都呈现较强的领域共性。说明我国老年研究还处于较为初期的阶段,还未形成研究主题的分化。

(4) 从关键词聚类分析和时间线图谱分析可见,三个方面的研究趋势比较相似,都是从现象描述或者现状特点,发展到相关变量分析,再到干预或者心理机制分析。

(5) 三个方面研究主题也呈现一些特异性。认知健康领域对认知障碍人群有一定关注,并关注睡眠对认知功能的影响;情绪健康关注的核心指标是抑郁和生活满意度;社会健康关注的核心指标是孤独感,并聚焦社会支持的作用。

综上,我国近 30 年在老年心理健康领域的实证研究分析结果说明,总体上研究数量不高,尤其在认知健康领域更为贫乏(至少中文成果是这样);研究主题未分化的特点十分明显,在亚人群和研究主题上还未形成多元化的发展,研究指标比较单一;主要的成果集中在近 10 年,整体研究状态是正在萌发的阶段。

2. 我国老年人心理健康研究的主要发现和结论

2.1 老年人群心理健康的现状特点

我国正面临严峻的老龄化挑战。根据国家统计局发布的第七次全国人口普查公报,我国 60 岁及以上人口已达 2.67 亿,占全国总人口的 18.70%,65 岁及以上人口超过 1.9 亿,占比 13.50%(丛晓,2022)。伴随着我国人口老龄化程度加快,我国老年人群的心理健康状况越来越受到关注。世界卫生组织的研究发现,约有五分之一的老年人口经历过多种心理健康问题,包括焦虑、抑郁、感知下降、记忆衰退、认知失调乃至老年痴呆(俞国良、黄潇潇,2023)。近年来的流行调查结果显示,我国 85% 的老年人存在心理问题,27% 的老年人患有明显的心理疾病(孙欣然等,2018;缪佳奇等,2023)。老年人预期寿命的延长,往往伴随着健康方面的诸多挑战（Beard et al., 2016; Czaja et al., 2021; Gyasi & Phillips, 2018; 唐家玉、邱服冰, 2023）。

同时，老年人的认知健康问题也值得高度关注。根据 2021 年发布的《认知症老年人照护服务现状与发展报告》，目前我国 60 岁以上的重度认知障碍患者已达 1507 万人，预计到 2050 年将增加至 2898 万人。《中国阿尔茨海默病报告 2021》也显示，我国有超过 1300 万阿尔茨海默病及其他痴呆患者，标化患病率高达 682.5/10 万，标化死亡率为 23.3/10 万（付朝伟, 2022）。研究发现，老年人由于患有阿尔茨海默病等慢性疾病导致的认知功能下降，常会产生多种负面影响，为焦虑、抑郁等消极状态提供了心理环境（尹澜欣等, 2023），严重危害老年人群的心理健康。例如，周滢对 319 名轻度认知障碍老年人的评估显示，抑郁检出率高达 35.7%（周滢, 2022）。张彧等人的研究也发现，认知功能下降可以负向预测老年人的抑郁状况（张彧、张丽, 2021）。因此，有必要针对老年人群的认知健康问题开展更进一步的研究，为改善老年人的健康状况提供更有效的方法。

老年人的情绪健康状况也值得高度关注。根据世界卫生组织 2017 年公布的数据，60 岁及以上的人中，超过 20%的人患有精神或神经系统疾病。其中，焦虑和抑郁是最为常见的心理疾病，分别影响 3.8%和 7%的老年人群。2019 年我国老年人群的报告也显示，65 岁以上老年人中，最常见的精神障碍为抑郁障碍和焦虑障碍，患病率分别达到 3.9%和 4.7%（Huang et al., 2019）。2021 年中国科学院心理所发布《我国老年人的心理健康现状》的调查研究中显示，处于轻度抑郁状态的老年人占 19.05%，存在中高程度抑郁情绪的老年人占 12.17%，总体抑郁发病率高达 1/3（缪佳奇等, 2023）。然而也有研究表明，老年人的积极情绪与幸福感大多维持在较高水平（从晓, 2022）。例如，有调查发现 91.8%的老年人对生活表现出比较满意或非常满意的状态（王晶晶、王梅, 2023）。总之，我国老年人群的情绪健康状况值得关注和重视。针对老年人群中常见的焦虑和抑郁等问题，也有必要开展进一步研究。

关于老年人的社会健康状况也不容乐观，有调查发现近三分之一的老年人（32.8%）孤独感得分高于 25（王晶晶、王梅, 2023）。也有研究发现，患有慢性疾病的老年人常会产生情绪低落、人际交往减少等负面影响，影响老年人群的心理健康（尹澜欣等, 2023）。也有研究发现人际关系满意度下降会导致抑郁症状加重（Whitton, Whisman, 2010）。因此，老年人群的社交健康也亟须得到更进一步的关注。

2.2 老年人群心理健康的影响因素

老年人群的心理健康状况日益得到研究者的广泛关注。世界卫生组织曾归纳出影响老年群体心理健康的六大关键因素，包括社会决定因素、经济决定因素、自然环境因素、个人决定因素、健康与社会服务决定因素，以及行为决定因素。本研究将以上因素分为三类，从个体客观因素、个体主观因素、环境因素这三个维度总体介绍老年人群心理健康的影响因素。

（1）个体客观因素

在个体客观因素方面，生物遗传学特性如年龄、性别等、婚姻关系（王学义、彭敬, 2023; 陈华峰、陈华帅, 2012）、独居（先德强等, 2023; 张河川等, 2010; 杨盼盼等, 2024）、丧偶（Monserud & Markides, 2017）及失独（Wang et al., 2019）、慢性疾病（Meng Li et al., 2020; Tang et al., 2021; Verma et al., 2019; 邹嘉瑜等, 2021; 高晴等, 2020）等均对老

年人的心理健康产生重要影响。例如，研究发现婚姻不满意是抑郁症的风险因素，且具有年龄和性别差异（王学义、彭敬，2023）。也有研究发现，44.90%的60岁以上独居老人存在抑郁症状（先德强等，2023），更容易产生心理健康问题（张河川等，2010；杨盼盼等，2024）。丧偶和失独等经历也与老年人心理健康状况的下降有关（俞国良、黄潇潇，2023）。此外，大量研究表明，慢性病不仅损害老年人的生理健康，也会对其心理健康产生负面影响（Meng Li et al., 2020；Tang et al., 2021；Verma et al., 2019）。患有慢性疾病的老年人，常会出现情绪低落、思维迟缓、人际交往减少等不利后果，从而为焦虑抑郁等消极状态提供心理环境（尹澜欣等，2023）。综上，个体客观因素是影响老年人心理健康的重要维度。

（2）个体主观因素

除了个体客观因素，影响老年人心理健康的个体主观因素也十分重要，如人格特质与行为倾向、生活习惯（Hakulinen et al., 2015；俞国良、黄潇潇，2023）、心理韧性、老化态度、社会参与、退休状况、互联网使用等。如研究发现，较高的神经质、较低的外向性、责任心及自尊水平等特质，是导致老年抑郁焦虑的风险因素（Hakulinen et al., 2015；俞国良、黄潇潇，2023）。相比之下，外向型性格、年轻化的年龄认同、有效的身体活动等，则有助于促进老年人的心理健康。此外，具有较强心理韧性的老年人，更能维持良好的身心健康、实现成功老龄化（Ye, Zhang, 2021；于晓琳等，2016）。对于老化态度方面，持有积极态度的老年人生活满意度较高，这会正向影响其心理健康（尹澜欣等，2023）。相反，心理社会丧失则显著地预测老年人的抑郁水平（唐丹等，2014）。社会参与也被视为促进老年人群心理健康、提高生活质量的重要方式（何文炯等，2022；崔慧英等，2024；王婉晨等，2022）。退休也会影响老年人群的心理健康，相比于自愿退休，非自愿退休对老年群体心理健康的负面影响更大（Mosca, Barrett, 2016；俞国良、黄潇潇，2023）。此外，使用互联网的老年人心理更健康，且使用频率、熟练程度越高，其心理越健康（杜鹏等，2023）。总之，个体主观因素也在老年人群心理健康中扮演着重要角色。

（3）环境因素

除了个体客观和主观因素，环境因素也是影响老年人心理健康的重要维度，主要包括家庭系统、社区系统和社会系统。

在家庭系统层面，家庭中的重要人际关系，如父母子女关系、婚姻关系、隔代关系等，以及家庭功能和家庭成员角色（如照料者）等都会对老年人群的心理健康产生影响（Shen, Yang, 2022；俞国良、黄潇潇，2023；宋健、范文婷，2016；王萍等，2023）。研究发现，子女的情感支持和与配偶间的亲密关系，能有效减少老年人的抑郁、孤独等，提高老年人群的心理健康（宋健、范文婷，2016；强袁嫣等，2023；王学义、彭敬，2023）。而生命早期的家庭环境因素，也会影响老年人的心理健康（侯建明等，2021；和红等，2020；杜本峰等，2022；罗志华等，2023）。如累积劣势理论认为，早期生命历程中的不利条件（如社会经济地位低下、创伤性事件等）会不断积累，最终影响老年后期的心理健康（俞国良、黄潇潇，2023）。

在社区系统层面，包括社区的物理环境（如公共卫生、社区服务设施等）以及社区资源（如邻里关系、社区养老服务等）对老年人心理健康状况有影响。研究发现，老年人的邻里关系融洽，其心理健康状况更好（Santini et al., 2015）。同时，完善的社区服务设施和和谐的社区文化也有利于减少老年人群的心理健康问题（Kutek 等，2011；俞国良、黄潇潇，2023）。相反，社区贫困、恶劣的社区环境以及缺乏社区居家养老服务，都会对老年人的心理健康产生不利影响（卢杉、汪丽君，2021；吕宣如、章晓懿，2022；蒋炜康、孙鹃娟，2022；高丽等，2019）。

在社会系统层面，社会政策、经济、文化风俗等因素对老年人群心理健康的影响更具持久性和深刻性（俞国良、黄潇潇，2023）。如研究发现，不良的社会经济发展状况是老年人心理健康问题的重要诱因，而社会经济支持则能有效改善老年人的心理健康状况（Tang et al.，2021）。也有研究发现，暴露于更多老龄化刻板印象的老年人，其主观健康水平较低（Coudin & Alexopoulos，2010）。此外，心理社会支持被视为健康老龄化和积极老龄化的关键，对老年人心理健康至关重要（唐家玉、邱服冰，2023）。研究还发现，社会参与（何文炯等，2022；张彧、张丽，2021；杜鹏、汪斌，2020）和社会资本（姜山等，2022）等因素，也会影响老年人的心理健康。

总之，个体客观因素、个体主观因素、环境因素等多种维度的因素都会对老年人群的心理健康产生重要影响。未来的研究有必要针对不同层面的影响因素，研究探索针对性的干预措施，改善我国老年人群的心理健康。

2.3 小结

通过前面的文献综述，可以看到我国老年心理现状有如下特点：①在认知健康领域比较关注认知障碍患者的发病率和诊断；②在情绪健康领域比较关注抑郁症状的流行率；③在社会健康领域比较关注孤独感的普遍性。在影响因素方面，和国际经验相似，已经揭示身体（比如慢病）、主观信念（比如老化态度）、关系（比如婚姻满意度）、环境（比如社会支持）等多种因素对心理健康的影响。

但是，值得注意的是，目前我们对心理健康现状和影响因素的了解还不够深入。第一方面，在心理健康的概念定义和理论建构上，缺乏统一的认识；第二方面，在于数据的来源缺乏权威性和系统性；第三方面，测量点工具缺乏标准化和本土化；第四方面，在于研究力量的投入还比较薄弱，成果少，无法形成稳定的研究结论。

3. 未来研究的展望

未来研究需要在理论建构、工具开发、研究的深度等各方面进一步加强。

3.1 建立终身发展与成长视角的心理健康理念

通过前文计量学分析和现状分析，我们可以看到心理健康的研究侧重点都在疾病或者负性结果方面，比如认知障碍、抑郁、焦虑、孤独感等。尽管有一些研究分析了老年人幸福感、生活满意度、心理弹性、效能感、自尊、社会支持等与积极特质，但心理健康的研究主题和投入主体仍然是"负性视角"。西方心理学家已经指出心理健康的双元论模型，即积极和消极两方面指标都需要纳入考虑。但在实证研究中却并未充分体现。我们认为，心理健康的理念需要突破狭隘的"负性视角"，即突破"健康就是没有障碍或者没有疾病"的旧思想。将心理发展的理念融合进来，构建一个指向终身发展与成长的心理健康大理念。在这个终身发展与成长视角下，心理健康与心理发展是双向奔赴的关系，二者相辅相成、相互交融。健康可以促进发展，而发展也能助力健康。

建议未来更多关注的领域至少包括：①老年人的积极心理品质的提升，例如感恩、利他、希望、韧性等；②老年人的学习特点和效能感提升；③老年人的社会参与对价值感和繁衍感的影响；④老年人的自我完善感和整合感的体验；⑤老年人的亲密感和关系质量提升。

3.2 标准化测量工具的开发与修订：兼顾通用与本土特色

我国心理健康研究中常用的工具（尤其是问卷和量表）大多引用国外成熟工具，这虽然有助于研究成果的国际交流，但也存在一些明显的问题。第一，由于缺乏规范化和标准化的修订程序，同一份国外工具在国内有多个中文版本。比如用于测量抑郁的CES-D各种简版，又比如测量心理弹性或者生命意义感的工具都是如此。第二，心理健康的本土化主题由于工具缺乏，容易被忽略。比如东西方在理解家庭和代际关系的概念和内涵方面具有很强的文化差异，但是国内在这个领域的本土化工具开发不足。

建议未来研究投入力量在以下几个方面：①建立老年心理健康测量与评估的专家共识和团体标准；②开发高质量的符合科学流程的本土化工具，例如成年代际关系、夫妻互动、亲子支持、价值与意义感等；③建立全国范围内心理健康测量和评估数据库，发布可靠的老年心理健康数据动态趋势，并将数据库公开供研究者使用，以高质量数据保障高质量成果的产出。

3.3 加强机构合作促进应用研究和成果转化

在本次文献计量学分析中，我们也考察了老年心理健康实证成果的机构发文情况，结果发现，无论认知健康，还是情绪健康和社会健康，都存在机构数量少，且机构间合作贫乏的情况。以研究最多的情绪健康为例，主要发文机构有潍坊医学院公共卫生学院（10篇）和潍坊医学院管理学院（12篇）、中国科学院心理研究所心理健康重点实验室（13篇）及中国科学院大学（6篇）。该领域也只有由三个不同高校科研机构组成的一个较大的合作单元，即中国人民大学人口与发展研究中心（23篇）、北京师范大学发展心理研究所（13篇）和北京大学社会学系（9篇）。从研究的类型上可以看到，主要是基础研究，侧重现状描述和变量间关系。而应用型研究相对较少。未来在应用型研究和成果的应用转化方面需要投入更多关注，建议加强以下几个方面的研究投入：①老年人心理健康的促进和预防研究。通过干预实验探讨促进心理健康的预防策略和途径。②老年人心理失调或者问题的干预研究。开发专业的干预方案对老年人的心理困境进行干预以改善心理健康。③老年人心理健康促进的社会政策研究。针对具体人群心理特点和社会环境发展痛点，提出改善老年人心理健康的政策建议。④建立多学科多专业合作研究团队，利用现代科技力量开发有应用前景的老年心理健康服务设计和产品。

参考文献

[1] 国家统计局.第七次全国人口普查公报（第五号）[EB/OL].[2024-05-02]（2021-05-11）.https://www.gov.cn/guoqing/2021-05/13/content_5606149.htm.

[2] 北京市社会心理工作联合会.老年人心理健康评估规范[EB/OL][2024-05-02]（2021-05-11）.https://www.ttbz.org.cn/upload/file/20230629/638236343493660425707 0907.pdf.

[3] 胡泽文, 孙建军, 武夷山. 国内知识图谱应用研究综述 [J]. 图书情报工作, 2013, 57(3), 131-137+84.

[4] 陈悦, 陈超美, 刘则渊, 等. CiteSpace 知识图谱的方法论功能 [J]. 科学学研究, 2015,33(02):242-253.

[5] Beard, J. R., Officer, A. M., & Cassels, A. K. (2016). The World Report on Ageing and Health. *The Gerontologist*, 56(Suppl 2), S163-S166. https://doi.org/10.1093/geront/gnw037.

[6] Coudin, G., Alexopoulos, T. (2010). "Help me! I'm old!" How negative aging stereotypes create dependency among older adults. *Aging & Mental Health*, 14(5), 516-523. https://doi.org/10.1080/13607861003713182.

[7] Czaja, S. J., Moxley, J. H., Rogers, W. A. (2021). Social Support, Isolation, Loneliness, and Health Among Older Adults in the PRISM Randomized Controlled Trial. *Frontiers in Psychology*, 12, 728658. https://doi.org/10.3389/fpsyg.2021.728658.

[8] Gyasi, R. M., Phillips, D. R. (2018). Gender, self-rated health and functional decline among community-dwelling older adults. *Archives of Gerontology and Geriatrics*, 77, 174-183. https://doi.org/10.1016/j.archger.2018.05.010.

[9] Hakulinen, C., Elovainio, M., Pulkki-Råback, L., Virtanen, M., Kivimäki, M., Jokela, M. (2015). PERSONALITY AND DEPRESSIVE SYMPTOMS: INDIVIDUAL PARTICIPANT META-ANALYSIS OF 10 COHORT STUDIES. *Depression and Anxiety*, 32(7), 461-470. https://doi.org/10.1002/da.22376.

[10] Huang, Y., Wang, Y., Wang, H., Liu, Z., Yu, X., Yan, J., Yu, Y., Kou, C., Xu, X., Lu, J., Wang, Z., He, S., Xu, Y., He, Y., Li, T., Guo, W., Tian, H., Xu, G., Xu, X., Wu, Y. (2019). Prevalence of mental disorders in China: A cross-sectional epidemiological study. *The Lancet Psychiatry*, 6(3), 211-224. https://doi.org/10.1016/S2215-0366(18)30511-X.

[11] Kutek, S. M., Turnbull, D., Fairweather-Schmidt, A. K. (2011). Rural men's subjective well-being and the role of social support and sense of community: Evidence for the potential benefit of enhancing informal networks. *The Australian journal of rural health*, 19(1), 20-26. https://doi.org/10.1111/j.1440-1584.2010.01172.x.

[12] Meng Li, C., Jie Ying, F., Raj, D., Pui Li, W., Kukreja, A., Omar, S. F., Kamarulzaman, A., Rajasuriar, R. (2020). A retrospective analysis of the care cascades for non-communicable disease and mental health among people livin-g with HIV at a tertiary-care centre in Malaysia: Opportunities to identify gap-s and optimize care. *Journal of the International AIDS Society*, 23(11), e25638. https://doi.org/10.1002/jia2.25638.

[13] Monserud, M. A., Markides, K. S. (2017). Changes in depressive symptoms during widowhood among older Mexican Americans: The role of financial strain, social support, and church attendance. *Aging & Mental Health*, 21(6), 586-594. https://doi.org/10.1080/13607863.2015.1132676.

[14] Mosca, I., Barrett, A. (2016). The Impact of Voluntary and Involuntary Retirement on Mental Health: Evidence from Older Irish Adults. *The journal of mental health policy and economics.*, 19(1), 33-44.

[15] Santini, Z. I., Koyanagi, A., Tyrovolas, S., Mason, C., Haro, J. M. (2015). The association between social relationships and depression: A systematic review. *Journal of affective disorders*, 175, 53-65. https://doi.org/10.1016/j.jad.2014.12.049.

[16] Shen, K., Yang, X. (2022). Caring for grandchildren and life satisfaction of grandparents in China. *Aging and Health Research*, 2(3), 100095. https://do-i.org/10.1016/j.ahr.2022.100095.

[17] Tang, S., Xu, Y., Li, Z., Yang, T., Qian, D. (2021). Does Economic Support Have an Impact on the Health Status of Elderly Patients With Chronic Diseases in China? —Based on CHARLS (2018) Data Research. *Frontiers in public health*, 9, 658830. https://doi.org/10.3389/fpubh.2021.658830.

[18] Verma, M., Grover, S., Tripathy, J. P., Singh, T., Nagaraja, S. B., Kathirvel, S., Singh, G., Nehra, R. (2019). Co-existing Non-communicable Diseases and Mental Illnesses Amongst the Elderly in Punjab, India. *European Endocrinology*, 15(2), 106. https://doi.org/10.17925/EE.2019.15.2.106.

[19] Wang, Q., Xu, W., Ren, L., Wang, W., & Wang, Y. (2019). The relationship between hope and post-trau-

matic stress disorder in Chinese shidu parents: The mediating role of perceived stress. *Journal of affective disorders*, 251, 23-30. https://doi.org/10.1016/j.jad.2019.03.049.

[20] Whitton, S. W., & Whisman, M. A. (2010). Relationship satisfaction instability and depression. *Journal of family psychology*, 24(6), 791-794. https://doi.org/10.1037/a0021734.

[21] Ye J., & Zhang X. (2021). Relationship between resilience and well-being in elders: A systematic review and meta-analysis. *Advances in Psychological Science*, 29(2), 202-217.. https://doi.org/10.3724/SP.J.1042.2021.00202.

[22] 尹澜欣,王华容,高建林.(2023).农村老年人认知功能对心理健康状态影响:老化态度的中介作用.中国健康心理学杂志,31(12),1773-1779. https://doi.org/10.13342/j.cnki.cjhp.2023.12.003.

[23] 于晓琳,陈有国,曲孝原,黄希庭.(2016).影响老年人主观幸福感的相关因素.中国心理卫生杂志,30(6),427-434.

[24] 从晓.(2022).社会支持对老年人主观幸福感的影响研究.人口与社会,38(6),32-43. https://doi.org/10.14132/j.2095-7963.2022.06.003.

[25] 付朝伟.(2022).阿尔茨海默病重在预防——《中国阿尔茨海默病报告2021》解读.诊断学理论与实践,21(1),8-11. https://doi.org/10.16150/j.1671-2870.2022.01.003.

[26] 何文炯,张雪,刘来泽.(2022).社会参与模式对老年人心理健康的影响——基于个人—家庭平衡的视角.治理研究,38(5),12-24+124-125. https://link.cnki.net/doi/10.15944/j.cnki.33-1010/d.2022.05.006.

[27] 侯建明,张培东,周文剑.(2021).代际支持对中国老年人口心理健康状况的影响.人口学刊,43(5),88-98. https://doi.org/10.16405/j.cnki.1004-129X.2021.05.008.

[28] 俞国良,黄潇潇.(2023).老年心理健康问题:基于生命历程—生态系统观模型的探索.北京师范大学学报(社会科学版),2,112-121.

[29] 先德强,舒惠,马小英,王淑敏,林磊,贺爽,李依霖,刘娅.(2023).中国独居老人抑郁症状现况及影响因素分析——基于2018年CHARLS数据库.医学理论与实践,36(20),3440-3442+3439. https://doi.org/10.19381/j.issn.1001-7585.2023.20.006.

[30] 卢杉,汪丽君.(2021).城乡社区环境对老年人心理健康的影响研究.人口与发展,27(5),36-45.

[31] 吕宣如,章晓懿.(2022).社区居家养老服务对老年人健康水平的影响.中国人口科学,3,111-125+128.

[32] 周滢.(2022).老年轻度认知障碍患者情绪问题多模态特征融合分类模型的构建与评价研究(博士,学位论文,北京协和医学院)博士.

[33] 和红,谈甜,王和舒琦.(2020).子女支持对城乡老年人身心健康的影响研究——基于中国老年社会追踪调查2014年数据的实证分析.人口与发展,26(4),35-42+13.

[34] 唐丹,燕磊,王大华.(2014).老年人老化态度对心理健康的影响.中国临床心理学杂志,22(1),159-162. http://doi.org/10.16128/j.cnki.1005-3611.2014.01.037.

[35] 唐家玉,邱服冰.(2023).老年人心理社会干预与心理健康的系统综述.中国康复理论与实践,29(10),1164-1170.

[36] 姜山,蒋潮鑫,任强.(2022).数字融入、社会资本与老年心理健康——基于中国老年社会追踪调查的实证研究.治理研究,38(5),25-34+125. https://link.cnki.net/doi/10.15944/j.cnki.33-1010/d.2022.05.012.

[37] 孙欣然,孙金海,陈立富,刘丽娟.(2018).老年人健康需求特点与健康管理对策.中国老年学杂志,38(21),5364-5367.

[38] 宋健,范文婷.(2016).中国城市家庭的代际情感交流——基于独生子女生命历程视角的实证分析.南方人口,31(2),26-35+80.

[39] 崔慧英,郝习君,郭全荣,杨芳.(2024).城市退休老年人人际关系网络、社会参与和心理健康的关系研究.卫生职业教育,42(1),127-131. https://doi.org/10.20037/j.issn.1671-1246.2024.01.38.

[40] 张彧,张丽.(2021).社会参与在认知功能与老年抑郁关系中的调节作用.现代预防医学,48(5),876-879.

[41] 张河川, 张晓芬, 郭思智. (2010). 独居老年人心理健康状况与社会支持关系. 中国公共卫生, 26(4), 466-467.

[42] 强袁嫣, 曹贤才, 王大华. (2023). 依恋内部工作模型与老年人婚姻满意度的关系：基于夫妻成对数据的分析. 心理学报, 55(4), 600-611.

[43] 杜本峰, 曹桂, 盛见. (2022). 生命早期家庭环境因素对老年健康贡献的区域异质性. 人口研究, 46(3), 60-73.

[44] 杜鹏, 汪斌. (2020). 互联网使用如何影响中国老年人生活满意度? 人口研究, 44(4), 3-17.

[45] 杜鹏, 马琦峰, 和瑾, 孙可心. (2023). 互联网使用对老年人心理健康的影响研究——基于教育的调节作用分析. 西北人口, 44(2), 1-13. https://doi.org/10.15884/j.cnki.issn.1007-0672.2023.02.001.

[46] 杨盼盼, 陈佳欣, 付伟, 孟庆天, 王垚, 李洪龙. (2024). 独居老人心理健康服务需求调查. 心理月刊, 19(3), 212-214. https://doi.org/10.19738/j.cnki.psy.2024.03.063.

[47] 王婉晨, 宋佳, 艾旭峰, 范成鑫, 袁玫, 李秋莎, 赵兹旋, 尹文强. (2022). 中国老年人衰弱状况与社会参与及其交互作用对抑郁影响研究. 现代预防医学, 49(22), 4169-4173+4190. https://doi.org/10.20043/j.cnki.MPM.202204243.

[48] 王学义, 彭敬. (2023). 老年夫妻婚姻满意度对抑郁症状的影响. 人口研究, 47(1), 72-86.

[49] 王晶晶, 王梅. (2023). 我国成年人和老年人心理健康现状及其与体育锻炼的关系研究. 第十三届全国体育科学大会论文摘要集——专题报告（体质与健康分会）会议论文集. https://doi.org/10.26914/c.cnkihy.2023.065339.

[50] 王萍, 常超群, 潘霜, 李逸明. (2023). 照料未成年孙子女对农村老年人生理健康及心理福祉影响的追踪研究. 人口研究, 47(5), 32-45.

[51] 缪佳奇, 程力, 黄星路, 石翔. (2023). 老年人心理健康问题现状及焦虑抑郁状态影响因素研究进展. 中国当代医药, 30(8), 59-63.

[52] 罗志华, 贾志科, 吴瑞君. (2023). 市场化转型、教育婚姻匹配模式与老年心理健康变迁——基于CLHLS 1998—2018年调查数据的实证分析. 人口与发展, 29(5), 77-90+117.

[53] 蒋炜康, 孙鹃娟. (2022). 居住方式、居住环境与城乡老年人心理健康——一个老年友好社区建设的分析框架. 城市问题, 1, 65-74. https://doi.org/10.13239/j.bjsshkxy.cswt.220107.

[54] 邹嘉瑜, 郑晓, 杨娟, 蔡圆, 常韵琪, 薛雅卿, 陆姣, 张持晨. (2021). 不同慢性病状况老年人孤独感的相关因素. 中国心理卫生杂志, 35(11), 908-910.

[55] 陈华峰, 陈华帅. (2012). 婚姻状态对老年负性情绪影响的队列研究. 中国心理卫生杂志, 26(2), 104-110.

[56] 高丽, 李树茁, 吴正. (2019). 社区贫困对老年人心理健康的影响及其城乡差异——基于2014中国老年社会追踪调查的分析. 人口与发展, 25(5), 38-49.

[57] 高晴, 谭莉娜, 韦秋玲, 黄文静, 唐峥华. (2020). 城市社区老年慢病患者的抑郁情绪和生活满意度现况调研. 心理月刊, 15(11), 9-11. https://doi.org/10.19738/j.cnki.psy.2020.11.005.

大学生心理健康综述

李焰[1]

（1. 清华大学）

一、党和政府的关怀

1. 党中央和国务院积极推进高校心理健康工作

党和政府高度重视大学生心理健康教育工作，习近平总书记在党的二十大报告中提出要重视心理健康和精神卫生。

教育部党组深入贯彻落实党中央、国务院决策部署，会同卫生健康委等十七部门联合印发了《全面加强和改进新时代学生心理健康工作专项行动计划（2023—2025年）》。该计划提出"五育"并举（德智体美劳）促进心理健康、全方位多形式开展心理健康教育、加强学生心理健康监控、完善心理预警干预、加强心理人才队伍建设、开展心理健康研究以及优化社会心理服务等，合力推动学生心理健康工作。

教育部两次组织召开全国高校学生心理健康教育工作会议，深入贯彻学生心理健康工作重要指示精神。其中，2023年5月15日，教育部办公厅召开全国学生心理健康工作视频会议，多家单位发言交流地方和学校心理健康工作的做法和经验，国家卫生健康有关司局负责同志通报了工作情况，教育部党组成员、副部长王嘉毅强调，要切实增强工作的责任感和紧迫感、深入实施专项行动计划以及逐级压实工作责任。

2. 地方政府行动计划

十七部门联合印发专项行动计划后，各地方政府根据地方具体情况，分别采取行动，积极加以落实。例如，辽宁省教育厅等十八部门印发了《辽宁省全面加强和改进新时代学生心理健康工作专项行动实施方案（2023—2025年）》，将加强学生心理健康工作纳入重要日程。江苏省教育厅等十五部门印发了《全面加强和改进新时代学生心理健康工作专项行动方案（2023—2025年）》，提出全面发展、健康第一、提升能力、系统治理的基本原则，把学生心理健康工作摆在更加突出位置。

3. 社会团体积极跟进

2023年，中国心理卫生协会大学生心理咨询专业委员会分别召开了第二届大学生心理健康教育课程建设论坛、第十四届全国大学生心理健康教育与咨询学术交流会、第十届海峡两岸暨港澳地区高校心理健康教育高峰论坛。用会议形式推荐高校心理健康教育的开展。

例如，2023年5月25日至27日，中国心理卫生协会大学生心理咨询专业委员会在上海交通大学举办"第十四届全国大学生心理健康教育与咨询学术交流会"，会议主题为"守正创新 高校心理健康教育新格局新发展"，线下、线上参加会议人数近千人。大会共有23场主题报告、50 场专题论坛、16 个工作坊，对心理健康教育工作队伍建设、课程建设、校园心理危机干预、医教结合等诸多方面展开了深入研讨，并收录了最新相关研究成果，汇编出版了《守正创新：高校心理健康教育新格局新发展》优秀论文集。

会议紧紧围绕党的二十大会议精神，习近平总书记对高校思想政治工作、心理健康工作的指示批示，组织动员心理学专业工作者们总结心理健康教育工作理论创新、实践经验、开拓探索、意见建议，继续传承优秀传统，积极发扬守正创新，精细推进学生心理健康教育工作。

教育部思想政治工作司魏士强司长通过视频在会议开幕式讲话，强调了中央教育领导小组对心理健康教育工作做出的明确部署并提出工作要求，鼓励与会专家学者积极作为，共同努力，为培养有理想、敢担当、能吃苦、肯奋斗的新时代好青年做出新的贡献。教育部高校心理健康教育专家指导委员会主任委员、北京师范大学资深教授、著名心理学专家林崇德作视频致辞。上海交通大学党委书记、教育部普通高校学生心理健康教育专家指导委员会副主任委员杨振斌致欢迎词，从高校管理者的高度，重点从心理健康课程、心育与"五育"关系、大学生的"卷"与人生答卷几个方面，对高校心理健康教育工作提出要求和期望。

二、2023 年全国高校心理健康教育工作现状调研

由教育部《高校学生心理健康教育典型经验和优秀成果的案例研究》课题组发起，以《普通高等学校心理健康教育示范/达标校建设》（第 10 稿）为依据，《普通高等学校心理健康教育工作情况调研》的领导小组围绕 2023 年就高校心理健康工作的 8 模块（体制机制、师资队伍、课程教学、教育活动、心理咨询、危机干预、工作保障和重点特色）和由此分解出来的 20 个项目建设标准（2022 年制定）进行调研工作，做出了详尽规划。

该调研已在 2024 年 3 月 18 日启动，通过中国心理卫生协会大学生心理咨询专业委员会系统下发，得到了各地高校的大力支持。对已经收到的数据分析结果显示，2023 年全国高校心理健康教育工作存在如下的模式和工作进展。

1. 参与调研高校的总体情况

全国 985 高校共 39 所，30 所参与，占比 76.9%；非 985 高校的 211 高校共 77 所，36 所参与，占比 46.8%；双一流高校（含 985 和 211）共 147 所，105 所参与，比例 71.4%；本科普通高校为 1128 所，348 所参与，占比 30.85%；高职高专为 1545 所，324 所参与，占比 21.0%。

参与高校的地区分布：湖南，79 所；山东，65 所；湖北，65 所；北京，64 所；四川，58 所；辽宁，53 所；上海，50 所；吉林，50 所；广东，49 所；河南，39 所；陕西，30 所；贵州，27 所；黑龙江，23 所；福建，18 所；内蒙古，15 所；山西，14 所；重庆，10 所；河北，10 所；天津，9 所；浙江，9 所；安徽，8 所；江西，7 所；海南，5 所；甘肃，4 所；新疆，4 所；云南，4 所；江苏，3 所；青海，2 所；宁夏，2 所；广西，1 所；西藏，0 所。

2. 初步调研结果

中国高校心理健康教育基本在四位一体的工作格局下进行，高校心理健康教育工作总体向好；但在达到重点指标的工作上，还需要攻坚克难；工作的精细化、制度化、时代化还需

要进一步提升：

（1）高校心理健康教育工作普遍受到高校的重视，95%的高校设有心理健康教育专门机构；高校心理健康教育教师总体师生比达到了1∶4000；但不同高校之间发展不平衡；心理教师存在一定的不稳定性。

（2）心理健康教育活动蓬勃开展；但是在微信视频号、抖音、B站等平台上宣传的高校数量较少，宣传工作与时俱进的程度需要提升。

（3）心理健康课程教学覆盖率良好，必修课课程建设成效显著；在人员、教材方面下功夫，课堂教学效果需要进一步评估。

（4）高校的心理咨询工作整体规范程度高，但在兼职咨询师管理、咨询伦理学习等方面需要加强。

（5）心理健康专职教师的职称评聘呈现多序列模式，65.64%的为思想教师序列，21.11%的心理健康教师的职称评聘为非教师序列；心理教师的职业化发展需要加强，工作专业化的程度需要提高。

（6）危机干预工作总体向好，但部分高校的相关制度建设有待进一步加强；高校与专科医院协同工作的工作机制建设需要进一步加强。

（7）高校的经费、场地依然是未来攻坚克难的重点方向。

三、高校心理健康教育2023年学术研讨及科研进展

近年来高校心理健康教育与咨询工作深入研讨关于大学生心理健康教育新理论与新理念，探索中国大学生心理健康教育体系新模式，努力加快构建高校心理健康教育"新格局"、推动高校心理健康教育"新发展"，从而全面加强和推进新时代高校学生心理健康工作，提升大学生心理健康素养。具体内容列举如下。

在体制机制建设方面，重点围绕面向新时代、面对新形势、针对新要求，分析新特征、抢抓新机遇，从顶层规划心理育人工作。中国农业大学构建四到位四延伸"井"字形防护网；清华大学试点在线上线下融合、人才画像基础上开展学生心理健康分层管理工作模式；山东农业大学提出了"一主双线六延伸"的心理健康教育工作模式，并开展了基于农业大学特色的"园艺疗法""知农爱农"等特色活动，具有很强的系统性、针对性和可操作性。

在咨询理论与方法研究方面，重点围绕各种理论、理念、方法、模式在心理咨询中的应用探索，从而提升咨询的针对性、有效性。咨询理论与方法越来越趋向多元化，但有效整合与适应咨询场景的咨询方法灵活应用，将会是咨询能力与效果提升的关键。中国人民大学在斯坦福朋辈咨询经验的基础上，进行了本土化创新，开创了"朋辈小屋""朋辈课程"，充分发掘朋辈咨询"三全育人"的多维功能。文化取向、正念、表达性艺术团体治疗、叙事疗法、体验式团体辅导等方法都有涉及。

在课程建设研究方面，重点围绕教学质量和效果提升，在教学形式、教学组织、学生学习、学习评价、教师培训等多方面进行探索，构建从策划、实施、评估到改进的全过程管理模式。总体来说，在课程建设方面的研究相对较少，但课程作为心理健康教育和知识普及的主渠道、主阵地，需要加强这方面研究，真正发挥课程的作用。东北大学和电子科技大学提

出了线上、线下混合式，融合式教学模式，从目标设计、生态环境和内容过程融合。

在心理健康状况与素质发展研究方面，重点围绕大学生心理现状、心理需求和现实存在的心理问题，提出针对性的解决策略。研究的内容包括网络成瘾、性心理健康、心境障碍、抑郁焦虑、心理弹性、情绪调节等诸多方面，一些研究结论和做法值得借鉴。例如，清华大学研究发现父母感情良好心境障碍较低，高考录取分数线越高心境障碍越高。华东师范大学研究发现应激感受和睡眠可以作为自杀预防和干预的靶点，引导学生通过调节应激感受、改善睡眠以降低自杀风险。

总体来说，强化数字赋能，构建数字心理服务网络，加强高校心理服务数字化平台建设，形成基于数字化平台的高校学生心理健康教育工作模式，已成为共识和研究的重点。

2023年儿童青少年心理健康综述

郑毅[1]

（1. 首都医科大学附属北京安定医院）

2023年，中国儿童青少年心理健康与精神疾病防治事业取得了长足进展。与往年不同的是，这一年我国在关于儿童青少年心理健康的政策制定、服务体系建设、科研创新以及临床诊疗等方面进行了全方位布局，为守护下一代的心理健康和精神健康开辟了新的发展道路。

在政策制定层面，国家十七部委联合印发了《全面加强和改进新时代学生心理健康工作专项行动计划（2023—2025年）》，提出加强和改进新时代学生心理健康的重要性。心理健康和精神疾病是两个不同的概念和范畴，但它们又有着密不可分的联系。心理健康是一个更加广阔和全面的概念，它不仅包括没有精神疾病的状态，更重要的是对个体全面心理功能的评估，包括主观幸福感、自我认知觉醒、情绪管理、压力应对、人际交往等多个方面。一个人即使没有严重的精神障碍，但如果长期处于消极悲伤、无法建立良好人际关系、无法应对生活压力等状态，也很难称得上拥有良好的心理健康水平。长期的心理健康问题如果不加以重视和干预，很可能会演变为严重的精神疾病。因此，保护和促进心理健康，是预防儿童青少年精神疾病的重要途径和环节。通过加强心理健康教育、提高应对压力的能力、建立良好人际支持系统等方面多管齐下，可以有效减少青少年群体出现严重心理问题和精神障碍的风险。

为贯彻"专项行动计划"，我国正借鉴世界卫生组织倡导建立的三级心理健康预防干预体系，逐步建立起完善的服务体系，实现对精神疾病早发现、早诊断、早治疗，从而减轻疾病所带来的社会经济负担。一级预防是指对尚未发生心理健康问题的普通大众采取的促进策略。在过去的一年中，我国在学校开展了大量心理健康普及教育课程，培养学生正确的情绪管理和压力应对技能；并在社区和家庭做了大量宣讲工作，为儿童青少年营造良好的成长环境，消除可能造成心理困扰的不利因素。二级预防是针对已经出现一些心理健康风险因素的人群，采取的早期筛查和早期干预措施。在此方面，我国依托强大的数字通信技术在构建针对精神心理疾病的早期诊断系统的研究中，收获颇丰，一大批针对儿童青少年抑郁障碍、焦虑障碍、注意缺陷多动障碍等的心理健康筛查、监测、干预及高危预警数字化产品成功落地，一定程度上缓解了我国医疗资源不足且分布不均的现状。三级预防是针对已经患有严重心理障碍的人群，旨在减少病情和功能损害、防止复发、提高生活质量。儿童青少年精神障碍往往处在疾病发展的早期阶段，早期系统干预能够减少复发，预防慢性化，然而就像前面所述我国儿童青少年精神心理医疗资源不足，且大多医疗资源分布在大中城市，对儿童青少年的早期干预还存在诸多不足。在这一阶段，我国多省市开设了儿童青少年精神科病房，70%的二级以上医院开设了儿童精神科门诊，还有很多医院顺应时代发展的需要开设了多动症、抽动症、学习困难、网络成瘾等一大批专病门诊，药物治疗联合非药物治疗模式得到了充分发展，家校社医协同帮助儿童青少年患者重新融入社会，这已得到了社会各界的广泛关注。此外，目前我国正在大力培养临床和咨询心理学人才，在学校、医院和社区广泛配备专业人员，为三级预防体系提供专业服务支撑。科学合理设计这一完善的心理服务体系，实现精神疾病的早发现、早诊断、早治疗，必将有效降低患病率，减轻疾病带来的巨大社会经济负担，维护国民精神健康福祉。

同时，为更好实现服务体系建设，科学研究成果的支持必不可少。在精神疾病研究方面，流行病学大数据揭示出令人惊心的现状：我国6—16岁儿童青少年的总体患病率高达17.5%，多动症、焦虑和抑郁分列前三位高发病种。值得深思的是，经济落后地区的患病率远高于发达地区，贫富差距加剧了这一公共卫生挑战。研究还发现男孩更易患上多动障碍，而焦虑抑郁则更多困扰女童，揭示出性别差异对疾病的影响。病因学研究为阐明谜团贡献新线索，多个与注意力缺陷多动障碍、自闭症谱系障碍和早年抑郁症相关的风险基因被一一锁定。令人惊喜的是，科学家还发现孕期营养不良、产前应激、早产以及缺乏母乳喂养等多种不利围产因素，与儿童后期出现精神行为问题有着密切联系。这些发现不仅深化了对疾病发病机制的理解，更为将来的预防干预工作拓展了新思路。神经影像和分子生物学手段揭示了一些疾病的发病奥秘，孤独症谱系障碍儿童在处理社交信息时大脑镜像神经元系统异常活跃、注意力缺陷多动障碍儿童前额叶执行控制环路功能异常、多动症儿童大脑皮层锥体细胞基因表达谱异常等被发现。这些成果为揭示精神疾病的分子和神经生物学机制带来崭新视角。临床诊断智能化程度不断提升，人工智能、机器学习等尖端技术正在为儿童青少年精神心理问题的诊断实践插上翅膀。基于深度学习的视频辅助诊断系统能够精准识别注意力缺陷多动障碍儿童的典型行为特征；基于生物标志物的血液检测试剂盒可协助发现抑郁症高危人群；针对孤独症谱系障碍，人工智能自动诊断工具应运而生。这些智能诊疗系统大幅提高了临床判断的准确性和效率，必将广泛应用于临床，为守护儿童精神健康贡献重要力量。与此同时，治疗研究也开辟了诸多创新路径，注意力缺陷多动障碍的数字疗法、基于家庭的行为治疗、虚拟现实焦虑暴露疗法等新型个性化、数字化、智能化的干预模式应运而生，有效缓解儿童多动、注意力不集中、恐惧焦虑等核心症状，为提升心理健康水平带来新的希望。

综上，2023年是中国儿童青少年心理健康与精神疾病研究发展极为关键的一年。多方面的进展不仅拓宽了人类对这些疾病的认知边界，更为临床诊疗实践、政策法规制定和干预模式创新提供了理论支撑和实践经验。

政策法规文件汇编

2023年以前发布的精神卫生、心理健康领域政策法规

政策一览表（按发布时间顺序）

序号	发文时间	发文部门	文件名	发文号	链接
1	1958年6月	原卫生部	1958—1962年精神卫生工作5年计划	—	https://book.qq.com/book-read/43604219/5
2	1986年1月	原卫生部	城乡儿童保健工作要求	—	https://www.chinawch.org.cn/zfcg/flfg/200809/t20080917_49957.html
3	1986年10月	原卫生部	精神卫生工作"七五"计划草案	—	https://www.doc88.com/p-3704293193966.html
4	1987年1月	原卫生部	关于精神病医院心理、社会学者及治疗员专业职务有关问题的通知	—	https://china.findlaw.cn/fagui/p_1/77961.html
5	1987年4月	原卫生部、民政部、公安部	关于加强精神卫生工作的意见	—	https://www.055110.com/law/1/20408.html
6	1989年4月	原卫生部	关于加强儿童保健工作的通知	—	https://j1q.cn/FNLGDVG0
7	1990年3月	原卫生部	关于进一步加强儿童保健工作的通知	—	http://www.law-lib.com/lawhtm/1990/51622.htm
8	1994年8月	中共中央	关于进一步加强和改进学校德育工作的若干意见	中发〔1994〕9号	https://www.waizi.org.cn/law/5056.html
9	1995年8月	民政部	关于进一步加强民政系统精神卫生福利工作的通知	民福函〔1995〕188号	https://law.lawtime.cn/d496665501759.html
10	1995年11月	国家教委	关于颁布试行《中国普通高等学校德育大纲》的通知	教政〔1995〕11号	https://china.findlaw.cn/fagui/p_1/87078.html

续表

序号	发文时间	发文部门	文件名	发文号	链接
11	1999年1月	国务院批转	面向21世纪教育振兴行动计划	国发〔1999〕4号	https://news.sina.com.cn/rich-talk/news/china/9902/022523.html
12	1999年6月	中共中央国务院	关于深化教育改革全面推进素质教育的决定	中发〔1999〕9号	https://www.cse.edu.cn/index/detail.html?category=129&id=2281
13	1999年8月	教育部	关于加强中小学心理健康教育的若干意见	教基〔1999〕13号	https://law.lawtime.cn/d445683450777.html
14	2000年12月	中共中央办公厅、国务院办公厅	关于适应新形势进一步加强和改进中小学德育工作的意见	中办发〔2000〕28号	https://www.gov.cn/gongbao/content/2001/content_61240.htm
15	2001年3月	教育部	关于加强普通高等学校大学生心理健康教育工作的意见	教社政〔2001〕1号	http://www.moe.gov.cn/s78/A12/szs_lef/moe_1407/moe_1411/s6874/s3020/201001/t20100117_76896.html
16	2001年4月	原劳动部	心理咨询师国家职业标准（试行）	-	https://max.book118.com/html/2021/1030/7156024034004032.shtm
17	2001年10月	原卫生部、公安部、民政部、中国残疾人联合会等	第三次全国精神卫生工作会议	-	https://xueshu.baidu.com/usercenter/paper/show?paperid=182e4dbb222f73fc1209c44fd4b5c7eb
18	2001年11月	原卫生部	关于加强对精神病院管理的通知	-	http://www.nhc.gov.cn/wjw/gfxwj/201304/7b28c07488614388bb625ec2aace18da.shtml
19	2001年12月	上海市人民代表大会常务委员会	上海市精神卫生条例	第18号	https://news.sina.com.cn/c/2002-01-08/437664.html
20	2002年1月	教育部办公厅	普通高等学校大学生心理健康教育工作实施纲要（试行）	教社政厅〔2002〕3号	http://www.moe.gov.cn/s78/A12/szs_lef/moe_1407/moe_1411/s6874/s3020/201001/t20100117_76892.html
21	2002年	原卫生部	心理治疗师职称考核	-	http://old2022.bulletin.cas.cn/publish_article/2016/11/20161103.htm#b14

续表

序号	发文时间	发文部门	文件名	发文号	链接
22	2002年4月	原卫生部、民政部、公安部、中国残联	中国精神卫生工作规划（2002—2010年）	卫疾控发〔2002〕96号	https://law.lawtime.cn/d613491618585.html
23	2002年5月	国务院	中国儿童发展纲要（2001—2010年）	—	http://www.nhc.gov.cn/wjw/gfxwj/201304/c08b60d54ca44dd68e180926be1ef6a8.shtml
24	2002年8月	教育部	中小学心理健康教育指导纲要	教基〔2002〕14号	http://www.moe.gov.cn/jyb_xxgk/gk_gbgg/moe_0/moe_8/moe_27/tnull_450.html
25	2002年12月	原劳动和社会保障部职业技能鉴定中心	关于开展国家职业资格心理咨询师职业全国统一鉴定试点工作的通知	劳社鉴发〔2002〕24号	https://www.doc88.com/p-692135034543.html
26	2004年7月	教育部	关于印发《中等职业学校学生心理健康教育指导纲要》的通知	教职成〔2004〕8号	http://www.moe.gov.cn/srcsite/A07/moe_950/200407/t20040705_79153.html
27	2004年9月	国务院办公厅转发卫生部、教育、公安部、民政部、司法部、财政部、中国残联	关于进一步加强精神卫生工作的指导意见的通知	国办发〔2004〕71号	https://www.gov.cn/xxgk/pub/govpublic/mrlm/200803/t20080328_32404.html
28	2004年10月	中共中央国务院	关于进一步加强和改进大学生思想政治教育的意见	中发〔2004〕16号文件	http://www.moe.gov.cn/jyb_xwfb/gzdt_gzdt/moe_1485/tnull_3939.html
29	2005年1月	共青团中央办公厅、中央综治委预防青少年违法犯罪工作领导小组办公室	关于建立全国青少年维权和心理咨询服务热线电话的通知	中青办联发〔2005〕1号	https://j1q.cn/3UqA9lbW
30	2005年1月	教育部、原卫生部、共青团中央	关于进一步加强和改进大学生心理健康教育的意见	教社政〔2005〕1号	http://www.moe.gov.cn/srcsite/A12/s7060/201001/t20100113_179047.html

续表

序号	发文时间	发文部门	文件名	发文号	链接
31	2005年9月	原卫生部办公厅	关于开展世界精神卫生日主题宣传活动的通知	卫办新发〔2005〕206号	https://wenku.baidu.com/view/b6e9fcbe8462caaedd3383c4bb4cf7ec4afeb6cb.html?_wkts_=1719362355842
32	2006年6月	原卫生部疾病预防控制局	关于开展精神卫生专科机构建设情况调查的通知	卫疾控精卫便函〔2006〕81号	https://china.findlaw.cn/fagui/p_1/100706.html
33	2006年6月	司法部办公厅	关于转发《司法部劳教局关于加强劳教场所心理咨询工作情况的报告》的通知	司办通〔2006〕第30号	https://wenku.baidu.com/view/c94e6e9311661ed9ad51f01dc281e53a59025154.html?_wkts_=1719362493151
34	2006年9月	原卫生部办公厅	关于开展精神卫生专科机构建设情况调查的通知	卫办疾控发〔2006〕166号	https://china.findlaw.cn/fagui/p_1/100711.html
35	2006年10月	党的第十六届中央委员会第六次全体会议	中共中央关于构建社会主义和谐社会若干重大问题的决定	—	https://zqb.cyol.com/content/2006-10/19/content_1543691.htm
36	2006年11月	司法部劳教局	劳动教养心理矫治工作规定（试行）	〔2006〕司劳教字153号	https://wenku.baidu.com/view/626dc0b8c381e53a580216fc700abb68a982adb3.html?_wkts_=1719362702245
37	2017年2月	国务院办公厅	关于印发《中国防治慢性病中长期规划（2017—2025年）》的通知	国办发〔2017〕12号	https://www.gov.cn/zhengce/content/2017-02/14/content_5167886.htm
38	2007年5月	原卫生部办公厅	关于印发《精神卫生宣传教育核心信息和知识要点》的通知	卫办疾控发〔2007〕84号	http://www.nhc.gov.cn/bgt/pw10707/200707/2f2ab08b62904b349032b1b27f50a489.shtml
39	2007年8月	原卫生部办公厅	关于开展2007年"世界精神卫生日"宣传活动的通知	卫办疾控函〔2007〕545号	http://www.zgkjcx.com/Article/ShowArticle.asp?ArticleID=2914
40	2007年10月	教育部思政司	关于举办大学生心理健康教育与心理咨询工作专题研讨培训班的通知	教思政司函〔2007〕34号	http://www.moe.gov.cn/srcsite/A12/s7060/200710/t20071026_179044.html

续表

序号	发文时间	发文部门	文件名	发文号	链接
41	2008年1月	原卫生部、中共中央宣传部、国家发展和改革委员会、教育部、公安部、民政部、司法部、财政部、人事部、劳动和社会保障部、文化部、国家食品药品监督管理局、全国总工会、共青团中央、全国妇联、中国残疾人联合会、全国老龄工作委员会办公室	全国精神卫生工作体系发展指导纲要（2008—2015年）	卫疾控发〔2008〕5号	https://www.nmpa.gov.cn/xxgk/fgwj/qita/20080115170101928.html
42	2008年5月	原卫生部办公厅	关于印发《紧急心理危机干预指导原则》的通知	—	http://cn.chinagate.cn/health/2008-05/20/content_15364514.htm
43	2008年5月	教育部办公厅	关于印发《教育部中小学心理健康教育专家指导委员会全体会议暨中小学心理健康教育实验工作经验交流会会议纪要》的通知	—	https://j1q.cn/xUo0K4pY
44	2008年6月	原卫生部办公厅	关于转发《灾难后临床常见精神卫生问题处置原则》的通知	卫办医发〔2008〕126号	http://www.nhc.gov.cn/bgt/pw10809/200806/74c7f829905c4efc8c6bedf2225cc673.shtml
45	2008年7月	原卫生部办公厅	关于印发《灾后不同人群心理卫生服务技术指导原则》的通知	—	http://www.nhc.gov.cn/wjw/gfxwj/201304/0f2fee27cc674d8aac95ff234d538453.shtml

续表

序号	发文时间	发文部门	文件名	发文号	链接
46	2008年7月	教育部	关于地震灾区中小学开展心理辅导与心理健康教育的通知	教基〔2008〕17号	http://www.moe.gov.cn/srcsite/A06/s3325/200807/t20080723_81889.html
47	2008年12月	国家发改委和原卫生部	精神卫生专业机构建设指导意见（试行）	—	https://max.book118.com/html/2019/1115/6154155150002123.shtm
48	2008年12月	教育部	关于印发《中小学健康教育指导纲要》的通知	教体艺〔2008〕12号	https://www.gov.cn/gzdt/2008-12/27/content_1189107.htm
49	2009年5月	原卫生部办公厅	关于开展2009年精神卫生宣传活动的通知	卫办疾控发〔2009〕81号	https://j1q.cn/Eo9tZuqj
50	2009年7月	原卫生部、财政部、国家人口和计划生育委员会	关于促进基本公共卫生服务逐步均等化的意见	卫妇社发〔2009〕70号	https://www.gov.cn/ztzl/ygzt/content_1661065.htm
51	2009年10月	原卫生部	关于印发《重性精神疾病管理治疗工作规范》的通知	卫疾控发〔2009〕104号	http://www.nhc.gov.cn/jkj/s5888/200911/a5adc74527324f1c9e5cc7beba9c1392.shtml
52	2009年12月	原卫生部办公厅	关于印发《全国儿童保健工作规范（试行）》的通知	卫妇社发〔2009〕235号	http://www.nhc.gov.cn/fys/s3585/201001/3c7138856fbd4480a71563bd0e893898.shtml
53	2010年2月	全国妇联、教育部、中央文明办、民政部、原卫生部、国家人口计生委、中国关工委	关于印发《全国家庭教育指导大纲》的通知	妇字〔2010〕6号	http://www.moe.gov.cn/jyb_xxgk/moe_1777/moe_1779/201007/t20100714_92936.html
54	2010年2月	原卫生部办公厅	关于进一步规范心理援助热线管理工作的通知	卫办疾控发〔2010〕21号	http://www.nhc.gov.cn/wjw/gfxwj/201304/f5b869f0bd9d4e56ad5930604a0833b6.shtml
55	2010年2月	原卫生部办公厅	关于印发精神卫生工作指标调查评估方案的通知	卫办疾控发〔2010〕24号	https://www.gov.cn/gzdt/2010-03/08/content_1550552.htm
56	2010年7月	原卫生部办公厅	关于印发《儿童孤独症诊疗康复指南》的通知	卫办医政发〔2010〕123号	https://www.gov.cn/zwgk/2010-08/16/content_1680727.htm

续表

序号	发文时间	发文部门	文件名	发文号	链接
57	2010年8月	原卫生部办公厅	关于开展2010年精神卫生宣传活动的通知	卫办疾控函〔2010〕666号	https://j1q.cn/UNioBzvW
58	2010年8月	原卫生部办公厅	关于开展农民工健康关爱工程项目试点工作的通知	卫办疾控函〔2010〕143号	http://www.nhc.gov.cn/wjw/gfxwj/201304/0041ff978bb84a51ac57097c682e9c7e.shtml
59	2010年9月	国家人口和计划生育委员会等	关于实施青少年健康人格工程的通知	人口宣教〔2010〕71号	http://www.moe.gov.cn/jyb_xxgk/moe_1777/moe_1779/201010/t20101020_109802.html
60	2011年2月	教育部办公厅	关于印发《普通高等学校学生心理健康教育工作基本建设标准（试行）》的通知	教思政厅〔2011〕1号	http://www.moe.gov.cn/srcsite/A12/moe_1407/s3020/201102/t20110223_115721.html
61	2011年3月	原卫生部	关于印发《医疗机构临床心理科门诊基本标准（试行）》的通知	卫医政发〔2011〕号	https://ncmhc.org.cn/channel/newsinfo/6265
62	2011年5月	教育部办公厅	关于印发《普通高等学校学生心理健康教育课程教学基本要求》	教思政厅〔2011〕5号	http://www.moe.gov.cn/srcsite/A12/moe_1407/s3020/201105/t20110528_120774.html
63	2011年8月	原卫生部办公厅	关于开展2011年精神卫生宣传活动的通知	卫办疾控函〔2011〕720号	https://www.gov.cn/gzdt/2011-08/17/content_1927198.htm
64	2011年10月	中共中央	关于深化文化体制改革、推动社会主义文化大发展大繁荣若干重大问题的决定	2011年10月18日中国共产党第十七届中央委员会第六次全体会议通过	https://www.gov.cn/jrzg/2011-10/25/content_1978202.htm
65	2012年2月	原卫生部	关于印发贯彻2011—2020年中国妇女儿童发展纲要实施方案的通知	卫妇社发〔2012〕12号	https://www.gov.cn/zwgk/2012-02/24/content_2075640.htm

续表

序号	发文时间	发文部门	文件名	发文号	链接
66	2012年4月	原卫生部	关于印发《重性精神疾病管理治疗工作规范（2012年版）》的通知	卫疾控发〔2012〕20号	http://www.nhc.gov.cn/wjw/gfxwj/201304/6ab6413a7e6741a1a6e2deab8a6c36b3.shtml
67	2012年6月	原卫生部办公厅	关于征求中国精神卫生工作规划（2012—2015年）（征求意见稿）意见的通知	卫办疾控函〔2012〕495号	https://www.gov.cn/gzdt/2012-06/06/content_2154534.htm
68	2012年7月	原卫生部办公厅	关于印发《重性精神疾病管理治疗工作考核评估方案》的通知	卫办疾控发〔2012〕85号	https://www.gov.cn/gzdt/2012-08/06/content_2199291.htm
69	2012年10月	教育部	《3—6岁儿童学习与发展指南》	教基二〔2012〕4号	http://www.moe.gov.cn/srcsite/A06/s3327/201210/t20121009_143254.html
70	2012年10月26日	第十一届全国人民代表大会常务委员会	中华人民共和国精神卫生法	中华人民共和国主席令第62号	https://www.gov.cn/guoqing/2021-10/29/content_5647635.htm
71	2012年11月	住房和城乡建设部直属机关工会等	关于做好中央国家机关职工心理健康咨询服务热线宣传和使用工作的通知	建机工〔2012〕19号	https://www.mohurd.gov.cn/gongkai/zhengce/zhengcefilelib/201211/20121123_212074.html
72	2012年11月	教育部办公厅	关于推荐首批全国中小学心理健康教育示范区的通知	教基一厅函〔2012〕56号	http://www.moe.gov.cn/srcsite/A06/s3325/201211/t20121126_144998.html
73	2012年12月	教育部办公厅	关于公布首批全国中小学心理健康教育示范区名单的通知	教基一厅函〔2012〕62号	https://www.gov.cn/zwgk/2012-12/18/content_2292648.htm
74	2012年12月	教育部	《中小学心理健康教育指导纲要（2012年修订）》的通知	教基一〔2012〕15号	https://www.gov.cn/zwgk/2012-12/18/content_2292504.htm

续表

序号	发文时间	发文部门	文件名	发文号	链接
75	2013年1月	教育部、中华全国妇女联合会、中央社会管理综合治理委员会办公室、共青团中央、中国关心下一代工作委员会	关于加强义务教育阶段农村留守儿童关爱和教育工作的意见	教基一〔2013〕1号	http://www.moe.gov.cn/srcsite/A06/s7053/201301/t20130104_146671.html
76	2013年4月	原国家卫生和计划生育委员会办公厅	关于印发《儿童眼及视力保健等儿童保健相关技术规范》的通知	卫办妇社发〔2013〕26号	http://www.nhc.gov.cn/wjw/gfxwj/201304/bfb996a2b8b3456da76d6ad6edb39d76.shtml
77	2013年5月	原国家卫生计生委	关于做好综合医院精神科门诊设置有关工作的通知	卫办医政发〔2013〕36号	https://wjzk.66wk.net/article-1712.html
78	2013年6月	司法部	关于认真贯彻落实精神卫生法做好精神障碍医学鉴定工作的通知	司发通〔2013〕104号	https://data.lawyee.net/web/list.html?sid=4RB4DFK80C710142
79	2013年8月	原国家卫生计生委办公厅	关于开展2013年精神卫生宣传活动的通知	国卫办疾控函〔2013〕165号	https://www.gov.cn/gzdt/2013-09/05/content_2481915.htm
80	2013年9月	国务院	关于促进健康服务业发展的若干意见	国发〔2013〕40号	https://www.gov.cn/gongbao/content/2013/content_2514932.htm
81	2013年10月	中国残疾人联合会康复部	关于开展孤独症儿童康复教育试点项目工作的通知	康函〔2013〕10号	https://data.lawyee.net/web/list.html?sid=CG5C67YK0C710142
82	2013年10月	民政部	精神卫生社会福利机构基本规范	MZ/T056-2014	https://www.gov.cn/xinwen/2014-09/25/content_2756309.htm
83	2013年12月	民政部	关于加快民政精神卫生福利服务发展的意见	民发〔2013〕213号	https://data.lawyee.net/web/detail/lrd_act-1.html?id=8659a4d3ef5507266dd99661598eea2d
84	2014年3月	教育部办公厅	关于实施中小学心理健康教育特色学校争创计划的通知	教基一厅函〔2014〕14号	http://www.moe.gov.cn/srcsite/A06/s3325/201403/t20140318_166186.html

续表

序号	发文时间	发文部门	文件名	发文号	链接
85	2014年4月	原国家卫生计生委	关于印发《全民健康素养促进行动规划（2014—2020年）》的通知	国卫宣传发〔2014〕15号	https://data.lawyee.net/web/list.html?sid=04RGRNTX0C710142
86	2014年6月	民政部办公厅	关于开展2014年度福利彩票公益金精神卫生福利机构服务人才培训项目的通知	民办函〔2014〕201号	https://smzt.gd.gov.cn/attachements/2019/01/05/8fc55fb669feb38d86a0a5298081e37c.pdf
87	2014年7月	民政部社会福利和慈善事业促进司	关于征集民政精神卫生福利机构管理服务制度的通知	民福慈字〔2014〕15号	https://data.lawyee.net/web/list.html?sid=4162YFAZ1C710142
88	2014年7月	原国家卫生计生委办公厅	关于精神科从业医师执业注册有关事项的通知	国卫办医函〔2014〕605号	http://www.nhc.gov.cn/yzygj/s2907/201407/87ddbb33606145ddaa8af8fbec42cff8.shtml
89	2014年9月	民政部办公厅	关于贯彻实施《精神卫生社会福利机构基本规范》行业标准的通知	民办函〔2014〕350号	https://data.lawyee.net/web/list.html?sid=W6HG84K32C710142
90	2014年9月	原国家卫生计生委办公厅	关于开展2014年世界精神卫生日宣传活动的通知	国卫办疾控函〔2014〕828号	http://www.nhc.gov.cn/jkj/s5888/201409/ba841c08c8ad42d09b697484ae5a76e0.shtml
91	2014年11月	中国残疾人联合会康复部	关于申报2014年度孤独症儿童康复教育试点项目试点机构的通知	残联康复函〔2014〕19号	https://data.lawyee.net/web/list.html?sid=WADW5SP72C710142
92	2015年1月	国务院办公厅	关于印发《国家贫困地区儿童发展规划（2014—2020年）》的通知	国办发〔2014〕67号	https://www.gov.cn/zhengce/content/2015-01/15/content_9398.htm
93	2015年5月	原国家卫生计生委办公厅	关于开展精神卫生法等法律法规落实情况监督检查工作的通知	国卫办监督函〔2015〕454号	https://data.lawyee.net/web/list.html?sid=CGKZG46B2C710142

续表

序号	发文时间	发文部门	文件名	发文号	链接
94	2015年6月	国务院办公厅	关于转发卫生计生委等部门全国精神卫生工作规划（2015—2020年）的通知	国办发〔2015〕44号	https://www.gov.cn/zhengce/content/2015-06/18/content_9860.htm
95	2015年7月	教育部办公厅	关于印发《中小学心理辅导室建设指南》的通知	教基一厅函〔2015〕36号	http://www.moe.gov.cn/srcsite/A06/s3325/201508/t20150811_199328.html
96	2015年8月	教育部办公厅	关于开展农村留守儿童教育关爱情况自查工作的通知	教基一厅函〔2015〕38号	http://www.moe.gov.cn/srcsite/A06/s3321/201508/t20150817_200586.html
97	2015年9月	教育部办公厅	关于公布首批全国中小学心理健康教育特色学校名单并启动第二批特色学校争创工作的通知	教基一厅函〔2015〕44号	http://www.moe.gov.cn/srcsite/A06/s3325/201509/t20150924_210461.html
98	2015年9月	原国家卫生计生委办公厅	关于开展2015年世界精神卫生日宣传活动的通知	国卫办疾控函〔2015〕813号	http://www.chealth.org.cn/mon/healthIssueItems/article/MP183000648.html
99	2015年10月	原国家卫生计生委办公厅	关于开展《精神卫生法》等法律法规落实情况监督检查督查工作的通知	国卫办监督函〔2015〕454号	https://j1q.cn/WEgCOSLV
100	2015年10月	全国残疾人康复工作办公室	关于印发《全国孤独症和智力残疾儿童康复人员培训项目实施方案》的通知	全康办〔2015〕2号	https://j1q.cn/PNWiuFwH
101	2015年12月	原国家卫生计生委办公厅	关于印发《中国公民健康素养——基本知识与技能（2015年版）》的通知	国卫办宣传函〔2015〕1188号	http://www.nhc.gov.cn/xcs/s3581/201601/e02729e6565a47fea0487a212612705b.shtml
102	2016年1月	原中央综治办、公安部、民政部、财政部、原国家卫生计生委、中国残联	关于实施以奖代补政策落实严重精神障碍患者监护责任的意见	中综办〔2016〕1号	http://www.nhc.gov.cn/wjw/jiany/201901/d531b9dc7b024040afb28261835eba35.shtml

续表

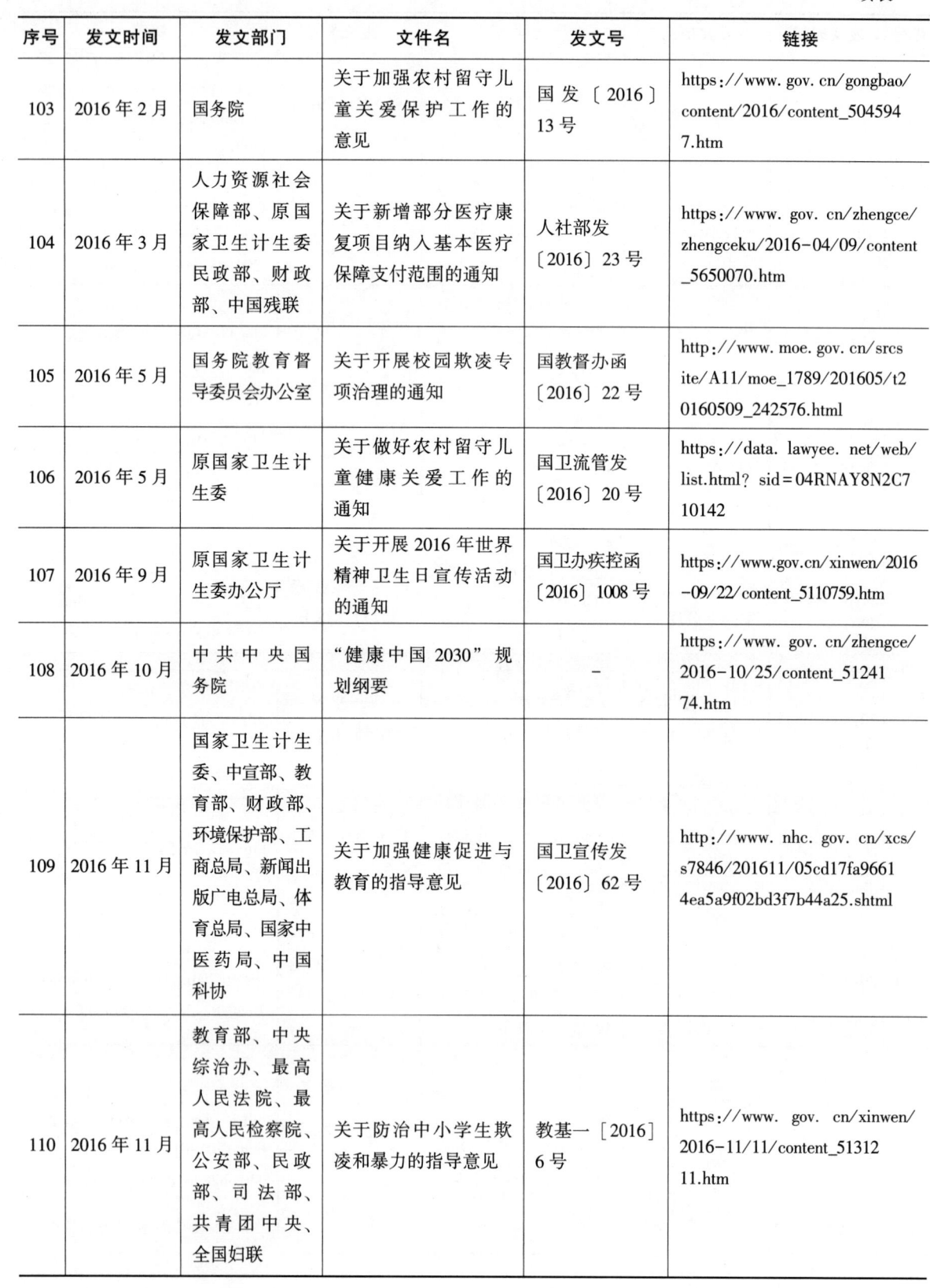

序号	发文时间	发文部门	文件名	发文号	链接
103	2016年2月	国务院	关于加强农村留守儿童关爱保护工作的意见	国发〔2016〕13号	https://www.gov.cn/gongbao/content/2016/content_5045947.htm
104	2016年3月	人力资源社会保障部、原国家卫生计生委、民政部、财政部、中国残联	关于新增部分医疗康复项目纳入基本医疗保障支付范围的通知	人社部发〔2016〕23号	https://www.gov.cn/zhengce/zhengceku/2016-04-09/content_5650070.htm
105	2016年5月	国务院教育督导委员会办公室	关于开展校园欺凌专项治理的通知	国教督办函〔2016〕22号	http://www.moe.gov.cn/srcsite/A11/moe_1789/201605/t20160509_242576.html
106	2016年5月	原国家卫生计生委	关于做好农村留守儿童健康关爱工作的通知	国卫流管发〔2016〕20号	https://data.lawyee.net/web/list.html?sid=04RNAY8N2C710142
107	2016年9月	原国家卫生计生委办公厅	关于开展2016年世界精神卫生日宣传活动的通知	国卫办疾控函〔2016〕1008号	https://www.gov.cn/xinwen/2016-09/22/content_5110759.htm
108	2016年10月	中共中央国务院	"健康中国2030"规划纲要	—	https://www.gov.cn/zhengce/2016-10/25/content_5124174.htm
109	2016年11月	国家卫生计生委、中宣部、教育部、财政部、环境保护部、工商总局、新闻出版广电总局、体育总局、国家中医药局、中国科协	关于加强健康促进与教育的指导意见	国卫宣传发〔2016〕62号	http://www.nhc.gov.cn/xcs/s7846/201611/05cd17fa96614ea5a9f02bd3f7b44a25.shtml
110	2016年11月	教育部、中央综治办、最高人民法院、最高人民检察院、公安部、民政部、司法部、共青团中央、全国妇联	关于防治中小学生欺凌和暴力的指导意见	教基一〔2016〕6号	https://www.gov.cn/xinwen/2016-11/11/content_5131211.htm

续表

序号	发文时间	发文部门	文件名	发文号	链接
111	2016年11月	全国妇联、教育部、中央文明办、民政部、文化部、国家卫生计生委、国家新闻出版广电总局、中国科协、中国关工委	关于印发《关于指导推进家庭教育的五年规划（2016—2020年）》的通知	妇字〔2016〕39号	http://www.moe.gov.cn/jyb_xxgk/moe_1777/moe_1779/201702/t20170220_296761.html
112	2016年12月	原国家卫生计生委、中宣部、中央综治办、国家发展改革委、教育部、科技部、公安部、民政部、司法部、财政部、人力资源社会保障部、文化部、工商总局、新闻出版广电总局、中科院、国家中医药局、全国总工会、共青团中央、全国妇联、中国科协、中国残联、全国老龄办	关于加强心理健康服务的指导意见	国卫疾控发〔2016〕77号	http://www.nhc.gov.cn/cms-search/xxgk/getManuscriptXxgk.htm?id=6a5193c6a8c544e59735389f31c971d5
113	2017年1月	国务院	关于印发《"十三五"卫生与健康规划》的通知	国发〔2016〕77号	https://www.gov.cn/zhengce/content/2017-01/10/content_5158488.htm
114	2017年3月	原国家卫生计生委办公厅	关于做好2017年农村留守儿童健康关爱工作的通知	国卫办流管函〔2017〕195号	http://www.nhc.gov.cn/ldrks/s7848/201703/4cb8aab50a734d6db44217bfa2fb5f03.shtml

续表

序号	发文时间	发文部门	文件名	发文号	链接
115	2017年3月	国务院	关于印发《"十三五"国家老龄事业发展和养老体系建设规划》的通知	国发〔2017〕13号	https://www.gov.cn/zhengce/content/2017-03/06/content_5173930.htm
116	2017年3月	原国家卫生计生委、国家发展改革委、教育部、工业和信息化部、民政部、财政部、人力资源社会保障部、国土资源部、住房城乡建设部、国家体育总局、国家中医药局、中国残联、全国老龄办	关于印发《"十三五"健康老龄化规划》的通知	国卫家庭发〔2017〕12号	http://www.nhc.gov.cn/jtfzs/jslgf/201703/63ce9714ca164840be76b362856a6c5f.shtml
117	2017年3月	原国家卫生计生委办公厅	关于组织开展2017年世界卫生日宣传活动的通知	国卫办宣传函〔2017〕274号	https://data.lawyee.net/web/list.html?sid=CNATNF3T2C710142
118	2017年4月	原国家卫生计生委办公厅、体育总局办公厅、全国总工会办公厅、共青团中央办公厅、全国妇联办公厅	关于印发《全民健康生活方式行动方案（2017—2025年）》的通知	国卫办疾控发〔2017〕16号	http://www.nhc.gov.cn/jkj/s5878/201704/e73c1934c7f84c709e445f01bf832b17.shtml
119	2017年7月	教育部办公厅	关于公布第二批全国中小学心理健康教育特色学校名单并启动第三批特色学校争创工作的通知	教基厅函〔2017〕21号	http://www.moe.gov.cn/srcsite/A06/s3325/201707/t20170717_309461.html

续表

序号	发文时间	发文部门	文件名	发文号	链接
120	2017年7月	原国家卫生计生委办公厅	关于组织开展2017年世界精神卫生日主题演讲比赛的通知	国卫办疾控函〔2017〕732号	https://data.lawyee.net/web/list.html?sid=4X0ZS1CZ2C710142
121	2017年10月	民政部、财政部、卫生计生委、中国残联	关于加快精神障碍患者社区康复服务发展的意见	民发〔2017〕167号	https://www.gov.cn/xinwen/2017-11/13/content_5239315.htm#2
122	2017年10月	教育部办公厅	关于公布教育部中小学心理健康教育专家指导委员会委员名单（2017—2020年）的通知	教基厅函〔2017〕39号	http://www.moe.gov.cn/srcsite/A06/s3325/201711/t20171121_319635.html
123	2017年11月	原国家卫生计生委办公厅	关于印发《"十三五"健康老龄化规划重点任务分工》的通知	国卫办家庭函〔2017〕1082号	http://www.nhc.gov.cn/lljks/zcwj2/201711/a55586eb579648db88ee935907ab4b7f.shtml
124	2017年12月	教育部、中央综治办、最高人民法院、最高人民检察院、公安部、民政部、司法部、人力资源和社会保障部、共青团中央、全国妇联、中国残联	加强中小学生欺凌综合治理方案	教督〔2017〕10号	http://www.moe.gov.cn/srcsite/A11/moe_1789/201712/t20171226_322701.html
125	2017年12月	原国家卫生计生委办公厅	关于印发《留守儿童健康教育核心信息和留守儿童监护人健康教育核心信息》的通知	国卫办流管函〔2017〕1244号	http://www.nhc.gov.cn/ldrks/s7848/201712/d32fc72e568749f09a232128dcb5c431.shtml
126	2018年6月	国家卫生健康委员会	关于印发《严重精神障碍管理治疗工作规范（2018年版）》的通知	国卫疾控发〔2018〕13号	https://www.gov.cn/gongbao/content/2018/content_5338247.htm

续表

序号	发文时间	发文部门	文件名	发文号	链接
127	2018年7月	中共教育部党组	关于印发《高等学校学生心理健康教育指导纲要》的通知	教党〔2018〕41号	http://www.moe.gov.cn/srcsite/A12/moe_1407/s3020/201807/t20180713_342992.html
128	2018年10月	国家卫生健康委办公厅、国务院扶贫办综合司	关于印发《贫困地区健康促进三年攻坚行动方案》的通知	国卫办宣传函〔2018〕907号	https://www.gov.cn/zhengce/zhengceku/2018-12/31/content_5435465.htm
129	2018年11月	国家卫生健康委、中央政法委、中宣部、教育部、公安部、民政部、司法部、财政部、国家信访局、中国残联	关于印发《全国社会心理服务体系建设试点工作方案》的通知	国卫疾控发〔2018〕44号	http://www.nhc.gov.cn/jkj/s5888/201812/f305fa5ec9794621882b8bebf1090ad9.shtml
130	2019年4月	国家卫生健康委办公厅	关于实施老年人心理关爱项目的通知	国卫办老龄函〔2019〕322号	http://www.nhc.gov.cn/lljks/pqt/201904/ea4730e5bba74516a0ae08ccee345ac5.shtml
131	2019年3月	教育部办公厅	关于《开展2019年"师生健康中国健康"主题健康教育活动》的通知	教体艺厅函〔2019〕16号	https://www.gov.cn/zhengce/zhengceku/2019-10/21/content_5442858.htm
132	2019年4月	国家卫生健康委办公厅、国务院扶贫办综合司、教育部办公厅、全国妇联	关于开展2019年健康中国行活动的通知	国卫办宣传函〔2019〕378号	http://www.nhc.gov.cn/xcs/s3581/201905/145287f4fd1e43009f1f15ed156f2dac.shtml
133	2019年6月	国家卫生健康委办公厅、中央政法委办公厅、教育部办公厅、公安部办公厅、民政部办公厅、司法部办公厅、财政部办公厅、国家信访局办公室、中国残联办公厅	关于印发《全国社会心理服务体系建设试点地区名单及2019年重点工作任务》的通知	国卫办疾控函〔2019〕539号	http://www.nhc.gov.cn/jkj/s7914/201906/790096bffa424d9bbfa55229e0eaa0c1.shtml

续表

序号	发文时间	发文部门	文件名	发文号	链接
134	2019年7月	国务院办公厅	关于成立健康中国行动推进委员会的通知	国办函〔2019〕59号	https://www.gov.cn/zhengce/content/2019-07/15/content_5409494.htm
135	2019年7月	健康中国行动推进委员会	健康中国行动（2019—2030年）	—	https://www.gov.cn/xinwen/2019-07/15/content_5409694.htm
136	2019年7月	国务院	关于实施健康中国行动的意见	国发〔2019〕13号	https://www.gov.cn/zhengce/content/2019-07/15/content_5409492.htm
137	2019年7月	国务院办公厅	关于印发《健康中国行动组织实施和考核方案》的通知	国办发〔2019〕32号	https://www.gov.cn/zhengce/content/2019-07/15/content_5409499.htm
138	2019年9月	国家卫生健康委、农业农村部、中国计划生育协会	关于服务乡村振兴促进家庭健康行动的实施意见	国卫人口发〔2019〕53号	http://www.nhc.gov.cn/rkjcyjtfzs/s7788/201909/06b562c34e1c4e17a6b6af515a2df190.shtml
139	2019年9月	健康中国行动推进委员会	关于成立健康中国行动推进委员会专项行动工作组的通知	国办函〔2019〕59号	https://www.gov.cn/zhengce/content/2019-07/15/content_5409494.htm
140	2019年9月	健康中国行动推进委员会办公室	推进实施健康中国行动2019年工作计划的通知	国健推委办发〔2019〕1号	http://www.nhc.gov.cn/guihuaxxs/s3585u/201912/d4e000784b2946588fd28cee95dfbdc8.shtml
141	2019年10月	国家卫生健康委办公厅	《国家精神医学中心设置标准》和《国家精神区域医疗中心设置标准》	国卫办医函〔2019〕805号	http://www.nhc.gov.cn/yzygj/s3594q/201911/32ae44653ef9457eb7694f40e8dcd66c.shtml
142	2019年11月	国家卫生健康委、国家发展改革委、教育部、民政部、财政部、人力资源社会保障部、国家医保局、国家中医药局、国家卫生健康委办公厅	关于建立完善老年健康服务体系的指导意见	国卫老龄发〔2019〕61号	http://www.nhc.gov.cn/cms-search/xxgk/getManuscriptXxgk.htm?id=cf0ad12cb0ec4c96b87704fbbeb5bbde

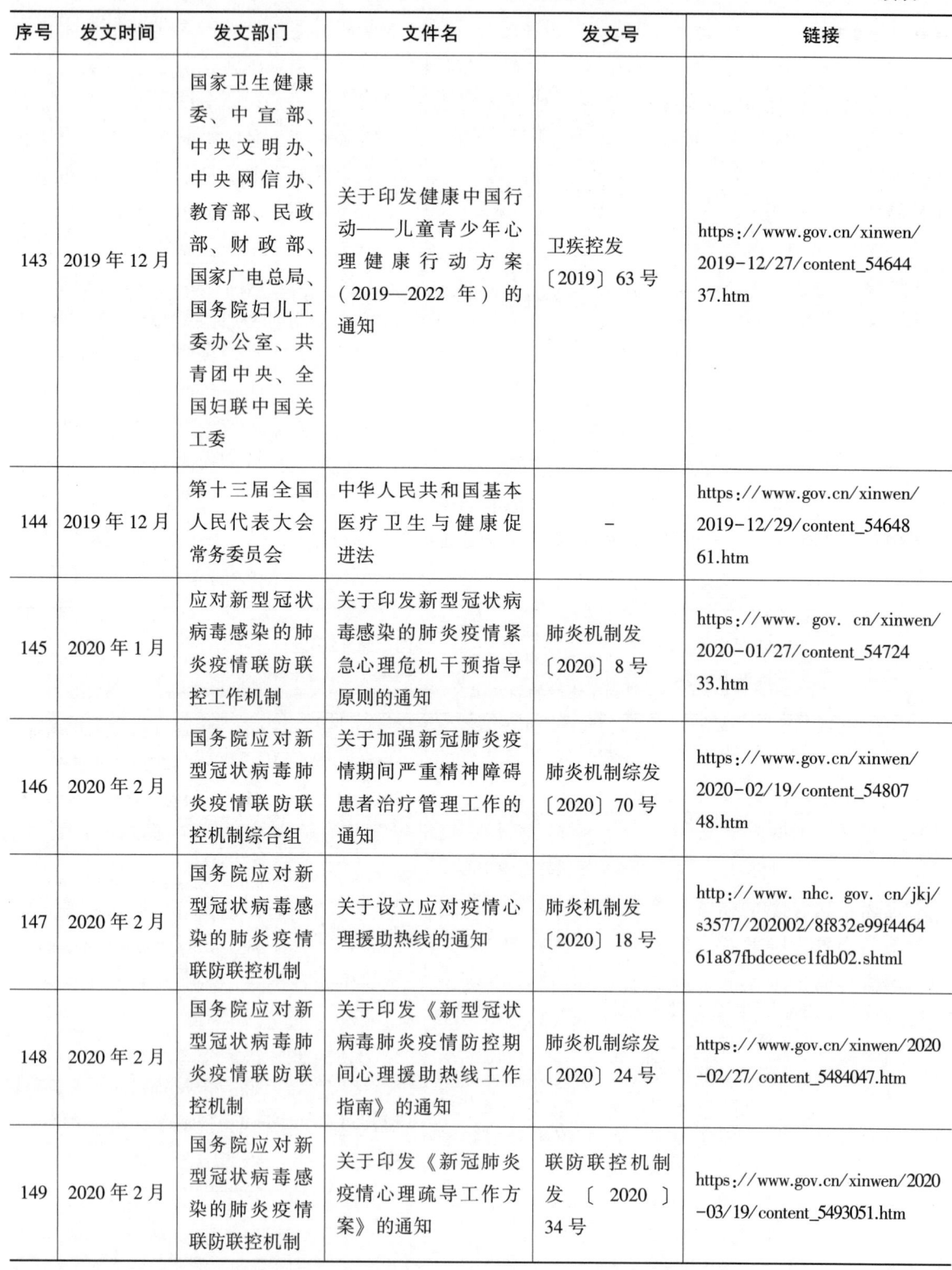

续表

序号	发文时间	发文部门	文件名	发文号	链接
143	2019年12月	国家卫生健康委、中宣部、中央文明办、中央网信办、教育部、民政部、财政部、国家广电总局、国务院妇儿工委办公室、共青团中央、全国妇联中国关工委	关于印发健康中国行动——儿童青少年心理健康行动方案（2019—2022年）的通知	卫疾控发〔2019〕63号	https：//www.gov.cn/xinwen/2019-12-27/content_5464437.htm
144	2019年12月	第十三届全国人民代表大会常务委员会	中华人民共和国基本医疗卫生与健康促进法	-	https：//www.gov.cn/xinwen/2019-12-29/content_5464861.htm
145	2020年1月	应对新型冠状病毒感染的肺炎疫情联防联控工作机制	关于印发新型冠状病毒感染的肺炎疫情紧急心理危机干预指导原则的通知	肺炎机制发〔2020〕8号	https：//www. gov. cn/xinwen/2020-01-27/content_5472433.htm
146	2020年2月	国务院应对新型冠状病毒肺炎疫情联防联控机制综合组	关于加强新冠肺炎疫情期间严重精神障碍患者治疗管理工作的通知	肺炎机制综发〔2020〕70号	https：//www.gov.cn/xinwen/2020-02-19/content_5480748.htm
147	2020年2月	国务院应对新型冠状病毒感染的肺炎疫情联防联控机制	关于设立应对疫情心理援助热线的通知	肺炎机制发〔2020〕18号	http：//www. nhc. gov. cn/jkj/s3577/202002/8f832e99f446461a87fbdceece1fdb02.shtml
148	2020年2月	国务院应对新型冠状病毒肺炎疫情联防联控机制	关于印发《新型冠状病毒肺炎疫情防控期间心理援助热线工作指南》的通知	肺炎机制综发〔2020〕24号	https：//www.gov.cn/xinwen/2020-02-27/content_5484047.htm
149	2020年2月	国务院应对新型冠状病毒感染的肺炎疫情联防联控机制	关于印发《新冠肺炎疫情心理疏导工作方案》的通知	联防联控机制发〔2020〕34号	https：//www.gov.cn/xinwen/2020-03-19/content_5493051.htm

续表

序号	发文时间	发文部门	文件名	发文号	链接
150	2020年3月	国家卫生健康委办公厅、民政部办公厅	关于加强应对新冠肺炎疫情工作中心理援助与社会工作服务的通知	国卫办疾控函〔2020〕194号	https://www.gov.cn/zhengce/zhengceku/2020-03/07/content_5488257.htm
151	2020年3月	民政部办公厅	关于印发《民政精神卫生福利机构疫情防控工作指南（第二版）》的通知	民电〔2020〕39号	https://www.gov.cn/zhengce/zhengceku/2020-03/09/content_5489058.htm
152	2020年4月	国家卫生健康委办公厅、中央政法委办公厅、教育部办公厅、公安部办公厅、民政部办公厅、司法部办公厅、财政部办公厅、国家信访局办公室、中国残联办公厅	全国社会心理服务体系建设试点2020年重点工作任务及增设试点的通知	国卫办疾控函〔2020〕336号	https://www.gov.cn/zhengce/zhengceku/2020-04/28/content_5507156.htm
153	2020年4月	国家卫生健康委办公厅、民政部办公厅、交通运输部办公厅、海关总署办公厅、国家移民管理局综合司、民航局综合司、国铁集团办公厅	关于印发《入境人员心理疏导和社会工作服务方案》的通知	国卫办疾控函〔2020〕319号	https://www.gov.cn/zhengce/zhengceku/2020-04/22/content_5505036.htm
154	2020年4月	国务院应对新型冠状病毒肺炎疫情联防联控机制	新冠肺炎患者、隔离人员及家属心理疏导和社会工作服务方案的通知	联防联控机制发〔2020〕39号	https://www.gov.cn/xinwen/2020-04/08/content_5500131.htm

续表

序号	发文时间	发文部门	文件名	发文号	链接
155	2020年8月	国务院应对新型冠状病毒肺炎疫情联防联控机制综合组	新冠肺炎疫情防控常态化下治愈患者心理疏导工作方案的通知	联防联控机制综发〔2020〕224号	https://www.gov.cn/xinwen/2020-09/11/content_5542586.htm
156	2020年8月	国家卫健委	关于探索开展抑郁症、老年痴呆防治特色服务工作的通知	国卫办疾控函〔2020〕726号	https://www.gov.cn/zhengce/zhengceku/2020-09/11/content_5542555.htm
157	2020年9月	健康中国行动推进委员会办公室	关于印发《推进实施健康中国行动2020年工作计划》的通知	国健推委办发〔2020〕1号	http://www.nhc.gov.cn/cms-search/xxgk/getManuscriptXxgk.htm?id=4757048a304b45e49d8073b33df0647d&wYNOrhhjiR4y=1599103945254
158	2020年9月	国家卫生健康委、国家发展改革委、教育部、财政部、人力资源社会保障部、国家中医药管理局、国家医保局	加强和完善精神专科医疗服务意见的通知	—	http://www.nhc.gov.cn/yzygj/s3594q/202010/807eb9f57e164abebb866103fb2acbfd.shtml
159	2020年9月	国家卫生健康委疾控局	关于开展2020年世界精神卫生日宣传活动的通知	国卫疾控精卫便函〔2020〕104号	http://www.nhc.gov.cn/jkj/s7914/202009/33f2f8d2b2ba4fc292613cdae2f48ec0.shtml
160	2020年12月	民政部、国家卫健委、中国残联	精神障碍社区康复服务工作规范	民发〔2020〕147号	https://www.gov.cn/zhengce/zhengceku/2020-12/29/content_5650065.htm
161	2020年12月	国家卫生健康委办公厅	关于印发《社会心理服务体系建设试点地区基层人员培训方案》的通知	国卫办疾控函〔2020〕987号	http://www.nhc.gov.cn/jkj/tggg1/202012/b73c5f8ee2c84091988e95c637a48982.shtml
162	2021年1月	民政部、财政部、人力资源和社会保障部、国家卫生健康委、中国残联	关于积极推行政府购买精神障碍社区康复服务工作的指导意见	民发〔2020〕148号	http://laws.swchina.org/policy/2021/0119/38121.shtml

续表

序号	发文时间	发文部门	文件名	发文号	链接
163	2021年1月	国家卫生健康委办公厅	关于印发《心理援助热线技术指南（试行）》的通知	国卫办疾控函〔2021〕15号	https://www.gov.cn/zhengce/zhengceku/2021-01/17/content_5580529.htm
164	2021年1月	全国爱国卫生运动委员会、中央精神文明建设指导委员会、健康中国行动推进委员	关于开展倡导文明健康绿色环保生活方式活动的意见	全爱卫发〔2021〕4号	http://www.nhc.gov.cn/guihuaxxs/gongwen1/202101/d723372da7aa4a42b3dce170721b4888.shtml
165	2021年1月	教育部办公厅	关于印发《防范中小学生欺凌专项治理行动工作方案》的通知	教基厅函〔2021〕5号	http://www.moe.gov.cn/srcsite/A06/s3325/202101/t20210126_511115.html
166	2021年3月	国家卫生健康委办公厅、中央政法委办公厅、教育部办公厅公安部办公厅、民政部办公厅、司法部办公厅、财政部办公厅、国家信访局办公室、中国残联办公厅	全国社会心理服务体系建设试点2021年重点工作任务	国卫办疾控函〔2021〕125号	https://www.gov.cn/zhengce/zhengceku/2021-03/22/content_5594964.htm
167	2021年3月	教育部办公厅	关于进一步加强中小学生睡眠管理工作的通知	教基厅函〔2021〕11号	https://www.gov.cn/zhengce/zhengceku/2021-04/02/content_5597443.htm
168	2021年3月	健康中国行动推进委员会	关于印发《健康中国行动2019—2020年试考核实施方案》的通知	国健推委发〔2021〕2号	https://www.gov.cn/xinwen/2021-03/31/content_5597139.htm
169	2021年4月	健康中国行动推进委员会办公室	关于印发《健康中国行动2021年工作要点》的通知	国健推委办发〔2021〕1号	http://www.nhc.gov.cn/guihuaxxs/s7788/202104/2241e2f8f42e4769aa1c5acc5f0e0ce2.shtml

续表

序号	发文时间	发文部门	文件名	发文号	链接
170	2021年4月	国家卫生健康委、人力资源社会保障部、财政部	关于建立保护关心爱护医务人员长效机制的指导意见	国卫人发〔2021〕13号	https://www.gov.cn/zhengce/zhengceku/2021-05/12/content_5605977.htm
171	2021年5月	国务院应对新型冠状病毒肺炎疫情联防联控机制综合组	关于印发《新型冠状病毒肺炎防控方案（第八版）》的通知	联防联控机制综发〔2021〕51号	https://www.gov.cn/xinwen/2021-05/14/content_5606469.htm
172	2021年7月	教育部办公厅	关于加强学生心理健康管理工作的通知	教思政厅函〔2021〕10号	http://www.moe.gov.cn/srcsite/A12/moe_1407/s3020/202107/t20210720_545789.html
173	2021年7月	国家卫生健康委办公厅	关于开展2021年度老年健康促进行动"老年健康达人"典型案例征集活动的通知	—	http://www.nhc.gov.cn/cms-search/xxgk/getManuscriptXxgk.htm?id=d6351b25dfde42a99b1ec9e50243b2e5
174	2021年8月	教育部办公厅	关于调整普通高等学校学生心理健康教育专家指导委员会组成人员的通知	教思政厅函〔2021〕13号	http://www.moe.gov.cn/srcsite/A12/moe_1407/s3020/202108/t20210817_551772.html
175	2021年8月	教育部、国家发展改革委、财政部、国家卫生健康委、市场监管总局	关于全面加强和改进新时代学校卫生与健康教育工作的意见	教体艺〔2021〕7号	https://www.gov.cn/zhengce/zhengceku/2021-09/03/content_5635117.htm
176	2021年9月	工业和信息化部办公厅、国家卫生健康委员会办公厅	关于公布5G+医疗健康应用试点项目的通知	工信厅联通信函〔2021〕220号	https://www.gov.cn/zhengce/zhengceku/2021-09/30/content_5640341.htm
177	2021年9月	国家卫生健康委疾控局	关于开展2021年世界精神卫生日宣教活动的通知	国卫疾控精卫便函〔2021〕112号	http://www.nhc.gov.cn/jkj/dongt/202109/bb41dc603f954f4ca9a918932aba85ef.shtml

续表

序号	发文时间	发文部门	文件名	发文号	链接
178	2021年9月	国家卫生健康委办公厅、农业农村部办公厅、国家乡村振兴局综合司、中国计生协办公室	关于开展2021年度家庭健康主题推进活动的通知	国卫办人口函〔2021〕461号	http://www.nhc.gov.cn/rkjcyjtfzs/pgzdt/202109/38ea9cd45c0f4ded8db65f463b8cfd4d.shtml
179	2021年10月23日	第十三届全国人民代表大会常务委员会	中华人民共和国家庭教育促进法	—	http://www.moe.gov.cn/jyb_sjzl/sjzl_zcfg/zcfg_qtxgfl/202110/t20211025_574749.html
180	2021年10月	国家卫生健康委	关于印发《健康儿童行动提升计划（2021—2025年）》的通知	国卫妇幼发〔2021〕33号	https://www.gov.cn/zhengce/zhengceku/2021-11/05/content_5649019.htm
181	2021年11月	中共中央国务院	关于加强新时代老龄工作的意见	—	https://www.gov.cn/zhengce/2021-11/24/content_5653181.htm
182	2021年11月	教育部	关于印发《生命安全与健康教育进中小学课程教材指南》的通知	教材函〔2021〕3号	https://hudong.moe.gov.cn/srcsite/A26/s8001/202111/t20211115_579815.html
183	2021年12月	国家卫生健康委、全国老龄办、国家中医药局	关于全面加强老年健康服务工作的通知	国卫老龄发〔2021〕45号	https://www.gov.cn/zhengce/zhengceku/2022-01/18/content_5669095.htm
184	2022年2月	国家卫生健康委、教育部、科技部、工业和信息化部、财政部、人力资源和社会保障部、住房和城乡建设部、退役军人事务部、市场监管总局、广电总局、体育总局、国家医保局、银保监会、国家中医药局、中国残疾人联合会	关于印发《"十四五"健康老龄化规划》的通知	国卫老龄发〔2022〕4号	https://www.gov.cn/zhengce/zhengceku/2022-03/01/content_5676342.htm

续表

序号	发文时间	发文部门	文件名	发文号	链接
185	2022年2月	国家卫生健康委	健康中国行动2021—2022年考核实施方案	国健推委发〔2022〕1号	http://www.nhc.gov.cn/guihuaxxs/s7824/202202/ca499de912e9400597febf5c24206f23.shtml
186	2022年3月	健康中国行动推进委员会办公室	关于印发《健康中国行动2022年工作要点》的通知	国健推委办发〔2022〕2号	http://www.nhc.gov.cn/guihuaxxs/s7788/202204/67cb879e0afd44ba916912367de56170.shtml
187	2022年4月	国家卫生健康委	关于印发《贯彻2021—2030年中国妇女儿童发展纲要实施方案》的通知	国卫妇幼函〔2022〕56号	https://www.gov.cn/zhengce/zhengceku/2022-04-09/content_5684258.htm
188	2022年4月	全国妇联、教育部、中央文明办、最高人民检察院、民政部、人力资源和社会保障部、文化和旅游部、国家卫生健康委员会、国家广播电视总局、中国科协、中国关工委	关于指导推进家庭教育的五年规划（2021—2025年）	-	https://www.gov.cn/xinwen/2022-04-13/content_5684961.htm
189	2022年5月	国务院办公厅	关于印发《"十四五"国民健康规划》的通知	国办发〔2022〕11号	https://www.gov.cn/gongbao/content/2022/content_5695039.htm
190	2022年6月	国家卫生健康委办公厅	关于开展老年心理关爱行动的通知	国卫办老龄函〔2022〕204号	http://www.nhc.gov.cn/lljks/pqt/202206/c8cfbfd7dd464bc0afc6f55afe170bbb.shtml
191	2022年8月	国家卫生健康委办公厅	0—6岁儿童孤独症筛查干预服务规范（试行）的通知	国卫办妇幼发〔2022〕12号	https://www.gov.cn/zhengce/zhengceku/2022-09-23/content_5711379.htm
192	2022年9月	民政部办公厅	精神卫生福利机构新冠肺炎疫情防控指南（第五版）的通知	民办函〔2022〕59号	https://www.gov.cn/zhengce/zhengceku/2022-09-25/content_5711809.htm
193	2022年9月	国家卫生健康委办公厅	关于开展2022年世界精神卫生日宣传活动的通知	国卫办医函〔2022〕330号	https://www.gov.cn/zhengce/zhengceku/2022-09-29/content_5713623.htm

续表

序号	发文时间	发文部门	文件名	发文号	链接
194	2022年11月	国家卫生健康委等	"十四五"全民健康信息化规划的通知	国卫规划发〔2022〕30号	http://www.nhc.gov.cn/guihuaxxs/s3585u/202211/49eb570ca79a42f688f9efac42e3c0f1.shtml
195	2022年12月	民政部等	关于开展"精康融合行动"的通知	民发〔2022〕104号	https://www.gov.cn/zhengce/zhengceku/2023-01/04/content_5734958.htm
196	2022年12月	教育部办公厅	新型冠状病毒感染疫情形势下学生突出心理问题防治工作实施方案	教体艺厅函〔2022〕50号	http://xlfd.hsu.edu.cn/82/96/c33a164502/page.htm

2023年发布的精神卫生、心理健康领域相关政策法规

政策文件一览表（按发布时间顺序排列）

中央及国务院相关部委文件

序号	发文时间	发文部门与机构	文件名	发文号	链接
1	2023年1月	共青团中央、全国少工委	关于加强共青团新时代未成年人保护工作的意见	中青联发〔2023〕2号	https://www.gqt.org.cn/xxgk/tngz_gfxwj/gfxwj/202302/t20230209_790975.htm
2	2023年1月	教育部、中央宣传部、中央网信办、中央文明办、公安部、民政、文化和旅游部、国家文物局、国务院妇儿工委办公室、共青团中央、全国妇联、中国关工委、中国科协	关于健全学校家庭社会协同育人机制的意见	教基〔2022〕7号	http://www.moe.gov.cn/srcsite/A06/s3325/202301/t20230119_1039746.html
3	2023年2月	中共中央办公厅、国务院办公厅	关于进一步深化改革促进乡村医疗卫生体系健康发展的意见	—	https://www.gov.cn/zhengce/2023-02/23/content_5742938.htm
4	2023年3月	健康中国行动推进委员会办公室	健康中国行动2023年工作要点	国健推委办发〔2023〕1号	http://www.nhc.gov.cn/cms-search/xxgk/getManuscriptXxgk.htm?id=1a6c05141f9547768ba1f7792c0313d0
5	2023年3月	中共中央办公厅、国务院办公厅	关于进一步完善医疗卫生服务体系的意见	—	https://www.gov.cn/zhengce/2023-03/23/content_5748063.htm
6	2023年3月	人力资源社会保障部办公厅、教育部办公厅	关于《做好2023年中小学幼儿园教师公开招聘工作》的通知	人社厅函〔2023〕34号	https://www.gov.cn/zhengce/zhengceku/2023-04/04/content_5749944.htm

续表

序号	发文时间	发文部门与机构	文件名	发文号	链接
7	2023年4月	教育部、最高人民检察院、中央宣传部、中央网信办、科技部、公安部、民政部、财政部、国家卫生健康委、广电总局、体育总局、中国科学院、国务院妇儿工委办公室、共青团中央、全国妇联、中国关心下一代工作委员会、中国科学技术协会	全面加强和改进新时代学生心理健康工作专项行动计划（2023—2025年）	教体艺〔2023〕1号	http://www.moe.gov.cn/srcsite/A17/moe_943/moe_946/202305/t20230511_1059219.html
8	2023年5月	教育部办公厅	关于《做好2023年高校思想政治工作队伍培训研修中心重点建设工作》的通知	教思政厅函〔2023〕5号	http://www.moe.gov.cn/srcsite/A12/moe_1416/s255/202305/t20230509_1058933.html
9	2023年5月	国家卫生健康委办公厅	关于《开展老年痴呆防治促进行动（2023—2025年）》的通知	国卫办老龄函〔2023〕190号	https://j1q.cn/F0qaNNx6
10	2023年6月	教育部办公厅	首批全国健康学校建设单位名单	教体艺厅函〔2023〕14号	http://www.moe.gov.cn/srcsite/A17/moe_943/moe_946/202306/t20230621_1065227.html
11	2023年6月	中共中央办公厅、国务院办公厅	关于构建优质均衡的基本公共教育服务体系的意见	—	https://www.gov.cn/zhengce/202306/content_6886110.htm

续表

序号	发文时间	发文部门与机构	文件名	发文号	链接
12	2023年7月	教育部职业教育与成人教育司	关于《进一步加强和改进职业院校学生心理健康工作》的通知	教职成司函〔2023〕21号	https://oss.henan.gov.cn/typtfile/20230804/591b03e3dfd44328b905ca379ef8d928.pdf
13	2023年7月	国家心理健康和精神卫生防治中心、中国心理学会、中国心理卫生协会	关于开展心理咨询从业人员调查的通知	—	https://ncmhc.org.cn/channel/newsinfo/7159
14	2023年7月	国家卫生健康委、国家发展改革委、财政部、人力资源和社会保障部、国家医保局、国家药监局	关于印发《深化医药卫生体制改革2023年下半年重点工作任务》的通知	国卫体改发〔2023〕23号	https://www.gov.cn/zhengce/zhengceku/202307/content_6894073.htm
15	2023年9月	国务院	未成年人网络保护条例	国务院令第766号	https://www.gov.cn/zhengce/content/202310/content-6911288.htm
16	2023年9月	国家卫生健康委办公厅、教育部办公厅	关于《开展2023年世界精神卫生日宣传活动》的通知	国卫办医政函〔2023〕349号	http://www.nhc.gov.cn/yzygj/s7659/202309/6a6da13ecab440cd8b30318628fe4e67.shtml
17	2023年10月	民政部、教育部、国家卫生健康委、共青团中央、全国妇联	关于加强困境儿童心理健康关爱服务工作的指导意见	民发〔2023〕61号	https://www.gov.cn/zhengce/zhengceku/202311/content_6913516.htm
18	2023年10月	国家卫生健康委办公厅	康复治疗专业人员培训大纲（2023年版）的通知	国卫办医政函〔2023〕386号	https://www.gov.cn/zhengce/zhengceku/202311/content_6915265.htm
19	2023年11月	国家卫生健康委办公厅、国家中医药局综合司、国家疾控局综合司	关于印发《居家和社区医养结合服务指南（试行）》的通知	国卫办老龄发〔2023〕18号	https://www.gov.cn/zhengce/zhengceku/202311/content_6914596.htm
20	2023年11月	教育部办公厅	关于《成立全国学生心理健康工作咨询委员会》的通知	教体艺厅函〔2023〕31号	http://www.moe.gov.cn/srcsite/A17/moe_943/moe_946/202311/t20231115_1090700.html

续表

序号	发文时间	发文部门与机构	文件名	发文号	链接
21	2023年11月	民政部、中央网信办、最高人民法院、最高人民检察院、教育部、公安部司法部、财政部、人力资源和社会保障部、国家卫生健康委、应急管理部、国务院妇儿工委办公室、共青团中央、全国妇联、中国残联	农村留守儿童和困境儿童关爱服务质量提升三年行动方案	—	https://www.mca.gov.cn/n2623/n2687/n2696/n2746/c1662004999979996863/content.html
22	2023年11月	国家中医药管理局	关于进一步加强中医医院儿科建设的通知	国中医药医政函〔2023〕234号	https://www.gov.cn/zhengce/zhengceku/202311/content_6916864.htm
23	2023年12月	国家卫生健康委	突发事件医疗应急工作管理办法（试行）	国卫医急发〔2023〕37号	https://www.gov.cn/zhengce/zhengceku/202312/content_6919826.htm
24	2023年12月	教育部办公厅	服务健康事业和健康产业人才培养引导性专业指南	教高厅函〔2023〕26号	https://www.gov.cn/zhengce/zhengceku/202401/content_6924809.htm
25	2023年12月	民政部、国家卫生健康委、中国残联	精神障碍社区康复服务资源共享与转介管理办法	民发〔2023〕70号	https://www.gov.cn/zhengce/zhengceku/202312/content_6923518.htm
26	2023年12月	国家卫生健康委员会	国务院关于精神卫生工作情况的报告	—	http://www.npc.gov.cn/npc/c2/c30834/202312/t20231227_433832.html

地方政府文件

序号	发文时间	地方机构	文件名	发文号	链接
1	2023年9月	山东省第十四届人民代表大会常务委员会	滨州市社会心理服务条例	—	https:epaper.binzhouw.com/bzrb/20231009/html/content_20231009007002.htm
2	2023年11月	山东省市场管理监督局	家政服务员心理健康指导工作指南	DB37/D 4668-2023	http://www.shandong.gov.cn/art/2023/11/16/art_97564_617951.html

国内外发表论文荟萃

● 身心因素与心理健康

青少年身心因素与心理健康研究

导言：本部分论文主要研究青少年心理健康和主观幸福感的"身、心"影响因素。身体因素涉及：体育锻炼、月经失调等；心理因素包含：自尊、反刍思维、人际信任、自我概念清晰度、认知情绪调节、成长型思维等。其他论文分别讨论了儿童感觉处理敏感性与亲社会行为的关系、自闭症儿童的眼区注视的特征等。

中职生攻击性与怀旧类型的关系：自尊的中介作用

史明鑫[1]、郭成[1]、缪华灵[1]、田莲[2]、张瑶瑶[1]、刘鑫[1]，（1. 西南大学心理学部、心理健康教育研究中心；2. 重庆市龙门浩职业中学校），《西南大学学报（自然科学版）》，2023年第2期，第28—35页

攻击性是指故意实施的对个体造成伤害的行为，分为身体攻击、言语攻击、愤怒和敌意。中职生作为未成年人中较为特殊的群体，通常来源于社会经济地位较低群体（如流动家庭或农村居民），学业成绩不佳，情绪体验强烈，无法有效运用和控制自己的情绪，愤怒体验强烈，有更多的攻击行为。

怀旧包含了情感、认知和动机成分，贯穿人一生的各个阶段，具有跨年龄、跨文化、跨群体的特点。怀旧分为个人怀旧、家庭怀旧与人际怀旧。个人怀旧具有较强的自我认知特性和个体特征，强调过去有关的经历、感官体验、事件、物件等；家庭怀旧特指个体与家人之间的经历、情感的怀旧；人际怀旧是指个体对集体、物理环境、过去某个时代的怀旧，富有鲜明的社会特征和强烈的群体特质。

该研究探究了不同怀旧类型与中职生攻击性的关系，并以自尊为中介，探究自尊在二者之间的作用，以期为中职生攻击性的预防和干预提供依据。该研究采用怀旧量表、自尊量表和攻击性量表对3581名中职生进行调查，建立结构方程模型。结果表明：（1）人际怀旧与攻击性呈显著正相关。根据一般攻击模型，人际怀旧唤醒了个体对过去人际关系和时代相关的记忆，激发愉悦与向往之感，但也使得个体将过去与现状进行对比。（2）家庭怀旧与攻击性呈显著负相关。中国文化的视角下，基于生育与血亲、共同生活、慈爱教养基础上的家庭，对个体而言是时空性、精神性的存在，怀念与家人相处的过往成为现代人心灵的归宿。（3）个人怀旧与攻击性不存在显著相关。可能的原因是，个人怀旧高度关注自我特征的成分，其作用主要发挥于个体内部，并非向外直接对他人产生影响。（4）自尊与攻击性呈显著负相关；自尊在人际怀旧、家庭怀旧和个人怀旧与攻击性之间起中介作用。

有针对性地、适宜地激发怀旧对个体有重要作用。首先，要充分发挥家庭怀旧的作用，

例如职业教育学校开展相关主题班级活动，既能有效发挥家庭怀旧对中职生心灵的抚慰作用，又能增加班级成员的亲密感和凝聚力。其次，对于家庭来说，家庭成员可以通过一同怀念过去的时光，增加亲密感。再次，可根据年龄特征寻求具有典型年代特征的怀旧内容触发个人怀旧，发挥其积极作用。最后，尽量避免与人际怀旧相关的内容，人际关系的疏离感加之个体对过去朋友甚至是久远年代的怀念会加重攻击性的产生。

（截至2024年2月7日，中国知网数据显示，该文被下载621次，被引6次。）

负性生活事件与初中生内化问题：反刍思维的中介作用与同伴依恋的调节作用

冯全升[1]、周宗奎[2,3]、孙晓军[2,3]、张艳红[1]、连帅磊[1,2]，（1. 长江大学教育与体育学院；2. 青少年网络心理与行为教育部重点实验室；3. 华中师范大学心理学院），《心理发展与教育》，2023年第3期，第419—428页

青春期个体体貌特征及心理状态均经历着剧烈变化，然而青春期个体心智尚不成熟，使得其无法很好地面对身心层面的"暴风骤雨"，从而产生一系列适应问题，并经历多种心理危机，抑郁和焦虑已然成为影响青少年身心健康水平的主要因素。

该研究在素质-压力模型视角下，整合反应风格理论和依恋的内部工作模式理论，构建了两个有调节的中介模型，同时考察负性生活事件，反刍思维，同伴依恋对青少年抑郁、焦虑的预测作用。其中反刍思维是指个体反复的、消极的思维风格，具体表现为个体经历负性生活事件后，将注意力集中在思考负性情绪本身以及这些负性情绪产生的原因、意义和潜在不良后果，而不积极采取行动以改善其境况或解决其问题。

研究从武汉和商丘两所初中三个年级共选取800名初中生，采用问卷法进行调查。结果显示：（1）在控制性别、年龄、年级、独生与否后，负性生活事件对初中生抑郁和焦虑均具有显著正向预测作用；（2）反刍思维能够在负性生活事件与抑郁和焦虑的关系中起中介作用；（3）反刍思维在负性生活事件与初中生抑郁、焦虑关系中的中介作用会受到同伴依恋的调节；（4）同伴依恋能够调节负性生活事件与抑郁之间的关系，但在负性生活事件与焦虑之间的调节作用不显著。

研究结果揭示了负性生活事件对青少年内化问题产生影响的心理机制，研究结果对深化负性生活事件与个体心理健康的关系研究、引导初中生良好健康发展具有一定的理论及现实意义。

首先，该研究所构建的有调节的中介模型对深化、拓展负性生活事件与个体心理及行为适应之间关系的研究具有积极意义。并且，研究结果不仅契合反应风格理论，而且有效地整合了素质-压力模型和依恋的内部工作模式，对构建更加完善的抑郁、焦虑产生及发展模型具有一定的推动作用。

其次，该有调节的中介模型对引导初中生正确面对负性生活事件，弱化负性生活事件对个体心理及行为适应的消极影响具有一定的启示：（1）初中生易受学习压力和人际关系这两

类事件的影响，校方应加大对心理教育的投入，坚持做好心理健康教育相关工作。（2）应在明确初中生同伴依恋水平的基础上，及时关注青少年认知方式变化，尤其面临突发的负性生活事件时，积极引导低同伴依恋的初中生与同伴产生有效沟通，培养对同伴的信任感，提高心理适应能力，促使其产生积极的生命意义。

（截至2024年2月7日，中国知网数据显示，该文被下载3272次，被引14次。）

月经失调对青少年女性心理健康影响的研究进展

张雪莹[1]、徐珉[2]，（1. 广州中医药大学第二临床医学院；2. 广东省中医院妇科），《实用妇产科杂志》，2023年第1期，第47—50页

青春期是精神障碍的易感阶段，而月经失调是青少年女性中普遍存在的问题。该文对青春期月经失调与心理健康问题的关联性以及防治措施进行了研究综述。

诸多研究证实，多囊卵巢综合征（Polycystic Ovary Syndrome，PCOS）会显著增加育龄期女性罹患抑郁症、焦虑症、躁郁症、强迫症及进食障碍的风险。然而，青少年患者的相关结论不明确。相关研究发现，PCOS诱发焦虑及抑郁的可能性较高，其原因与肥胖、暗疮、多毛症状密不可分。

痛经在青少年女性中的发病率高达43%—91%。研究发现，痛经会导致抑郁、攻击行为及自杀行为增加，而其原因可能与通过HPA轴促进炎症因子释放有关；痛经与抑郁症可相互影响，痛经可引发抑郁，而抑郁亦是痛经的危险因素。

经前期综合征（Premenstrual Syndrome，PMS）患者会出现急躁易怒、抑郁、焦虑、过度敏感、猜疑或疲劳乏力、乳房胀痛、头痛等，其症状随月经开始而消失。而经前焦虑症（Pre-Menstrual Dysphoric Disorder，PMDD）是由PMS发展而来的严重状态，在精神障碍诊断与统计手册（第5版）（DSM-5）中已将其归入精神障碍范畴。有研究表明，PMS引发焦虑、抑郁的风险均较高，而心理因素亦可能诱发PMS。

月经初潮一般发生在12—15岁，我国的月经初潮平均年龄从1985年到2010年由13.4岁下降至12.5岁，且呈继续下降趋势。相比于同龄人，月经初潮较早的女性在身体、角色认可、自我意识发生转变时，更容易产生心理问题。以往研究发现，初潮越早，患抑郁症概率越高，且成年初期出现反社会行为概率明显增加。

无排卵性异常子宫出血多出现于月经来潮的2—3年内，其临床表现严重干扰患者的日常生活；20岁以下女性卵巢早衰（Premature Ovarian Failure，POF）的发病率仅为0.01%，但近年来呈不断上升及年轻化的趋势。有研究表明，POF极易导致患者自尊心降低，社交焦虑和羞怯增加，以及抑郁症状出现。青少年异常子宫出血及卵巢早衰与精神障碍的关系暂不明确，但尽早心理干预有助于其全面恢复。

相关防治工作可从以下三个方面进行综合干预：

（1）树立正确观念：目前青少年女性仍存在对月经卫生认知不足的问题，相关机构应加强月经卫生相关教育，并将压力管理纳入教育，帮助女孩在遇到月经失调时积极应对。

(2) 调整生活方式：从运动、饮食及睡眠等多种生活方式的调整可以有效降低月经失调及精神障碍的风险。运动不仅有利于痛经的缓解，还是PCOS以及PMS的治疗手段之一。

(3) 寻求医学治疗：药物不仅可缓解躯体症状，还可改善不良情绪；此外，适当补充维生素D不仅可降低月经失调的发病率，还有助于缓解情绪异常的情况。家庭支持以及中医调理等，也可作为维护月经失调青少年女性心理健康的重要方法。

（截至2024年2月7日，中国知网数据显示，该文被下载531次，被引6次。）

听障青少年人际信任对心理健康的影响：一个链式中介模型

刘琴[1,2]、胡瑞馨[3]、向松柏[1,4]，（1. 乐山师范学院特殊教育学院；2. The Graduate School, Jose Rizal University；3. 四川农业大学园艺学院；4. 武汉大学教育科学研究院），《中国特殊教育》，2023年第9期，第20—27页

听障青少年由于听力受损和语言障碍易曲解视觉信息而导致认知偏差，他们的心理健康会面临很大的困难和挑战。研究显示，听障青少年的心理健康状况整体不佳，心理问题检出率为42%，对污名信息高度敏感，情绪的控制力差，心理问题发生频率高，其心理健康水平显著低于同龄健听青少年。听障青少年的心理问题不仅会影响当下的心理健康，还会波及其成年期的正常生活。

人际信任是指对他人的言辞、承诺及行为表达是否可信赖的一种期望。作为一种社会支持性人际资源，人际信任是构建和谐人际关系的基石。然而，听障青少年的人际安全感得分处于中等偏下水平，人际信任水平整体偏低。自我接纳是指个体客观认知自己好的与不好的，对于自己的不完美之处能欣然接受，无条件地自我接纳。调研发现，听障青少年的自我接纳处于中等偏下水平，不同学段听障青少年的自我接纳有显著差异，中职生自我接纳得分显著低于初中生、高中生。自尊是指个体基于自我积极评价产生和形成的一种自重、自爱和自我尊重。自尊是评价心理健康的重要指标之一，且对心理健康有良好的预测作用，然而研究发现，听障青少年的自尊水平普遍较低。

为探讨人际信任对听障青少年心理健康的影响以及自我接纳与自尊在其中的中介作用，该研究采用人际信任量表、自我接纳问卷、自尊量表和一般健康量表对471名听障青少年进行了调查。研究发现：（1）听障青少年的人际信任、自尊和自我接纳两两之间正相关，心理健康与人际信任、自尊、自我接纳之间正相关。（2）听障青少年人际信任能够显著正向预测心理健康；人际信任经由自我接纳对心理健康的中介效应显著；人际信任经由自尊对心理健康的中介效应显著。（3）人际信任通过自我接纳与自尊对心理健康的链式中介效应显著，在该路径中，自我接纳能够显著正向预测自尊。

该研究明确了人际信任和听障青少年心理健康的关系及内在作用机制，研究结果可用于指导特殊教育教学实践。基于此，我们应为听障青少年营造良好的人际信任环境，提高其自我接纳和自尊水平，促进其积极健康心理的形成和发展。

（截至2024年2月7日，中国知网数据显示，该文被下载376次，被引1次。）

青少年社会适应能力与体育锻炼及心理健康的交叉滞后分析

秦国阳[1]、贾巍[2]、秦勇[3]，（1. 山东师范大学体育学院；2. 济南市教育局体育卫生与艺术教育处；3. 济南市历下区教育和体育局体育教研室），《中国学校卫生》，2023年第11期，第1645—1649页

社会适应能力是指个体与社会环境交互过程中主动进行心理和行为上的适应性改变，以达到与社会环境相和谐与平衡的能力。青少年社会适应能力的培养不仅是现代素质教育的核心要义，也是青少年健康成长的重要目标。体育锻炼作为增强身心健康的重要手段，其促进青少年社会适应水平提升的功能得到了证实和认可。

该研究采用纵向设计并构建交叉滞后模型，通过为期一学年的三阶段追踪调查，同时检验青少年社会适应能力、体育锻炼等差异，旨在为开展相关研究和青少年管理部门的科学决策提供研究参考。

该研究为探究青少年社会适应能力与体育锻炼及心理健康的作用机制，分析其发展变化的路径关系，采用了整群随机抽样方法，于2021年9月（T1）、2022年1月（T2）和2022年6月（T3）对山东省济南市1163名中小学生的社会适应能力［采用社会适应能力诊断量表（Social Adaptability Scale，SAS）进行测量］、体育锻炼［采用体力活动等级量表（Physical Activity Rating Scale-3，PARS-3）从体育活动强度、时间、频率三个维度进行测评］及心理健康水平［采用一般健康问卷（12-item General Health Questionnaire，GHQ-12）从积极健康和消极健康两个维度测量］进行纵向追踪调查数据。

该研究通过构建的交叉滞后模型分析发现：

（1）青少年体育锻炼和心理健康在T1、T2、T3上的性别差异均有统计学意义，且男生体育锻炼和心理健康水平均优于女生；而社会适应能力的性别差异无统计学意义，即具有跨时间、稳定的性别一致的特征。

（2）青少年在社会适应能力、体育锻炼和心理健康上存在稳定、同步的正相关性，论证了体育锻炼行为以及心理健康水平是青少年社会适应的原因变量，即体育锻炼和心理健康可以跨时间显著预测社会适应能力的发展。

（3）心理健康在体育锻炼对社会适应能力的影响路径上存在中介效应。综合适应发展理论认为，青少年社会适应水平的提升是以生活和学习实践为基础，而体育锻炼则为青少年提供了一个与同伴交流的平台，帮助青少年通过体育锻炼增加与社会互动、获得积极与愉悦的情绪体验、建立更为紧密的人际关系和积极的生活态度，从而提升社会适应能力。

该研究探讨了青少年社会适应能力与体育锻炼及心理健康之间的作用机制，发现青少年体育锻炼、心理健康与社会适应能力之间存在纵向因果关系。为促进青少年社会适应能力提升及身心健康发展，应加强青少年体育锻炼、提高青少年心理健康水平，从而有效提升青少年社会适应水平。

（截至2024年2月7日，中国知网数据显示，该文被下载1278次，被引0次。）

初中生认知与情感幸福感发展趋势及影响因素：基于潜变量增长模型分析

向燕辉[1,2,3,4]、马丽平[1,2]，(1. 湖南师范大学道德文化研究中心；2. 湖南师范大学教育科学学院心理系；3. 湖南省心理健康教育研究基地；4. 湖南师范大学认知与人类行为湖南省重点实验室)，《心理发展与教育》，2023年第5期，第645—657页

围绕初中生认知和情感幸福感的发展趋势及影响因素，以483名初中生为调查群体，进行3次追踪测查，得出以下结论：(1) 认知幸福感和积极情感均呈线性增长趋势，消极情感呈线性下降趋势；(2) 性别显著预测认知幸福感和情感幸福感的初始水平，主观社会经济地位显著预测积极情感和认知幸福感的初始水平和增长速率，学业成绩显著预测认知幸福感和情感幸福感的初始水平及情感幸福感的增长速率；(3) 家庭支持对认知幸福感和情感幸福感均存在显著影响，而朋友支持倾向于影响认知幸福感，他人支持倾向于影响积极情感和认知幸福感。该研究促进了对我国初中生主观幸福感发展趋势的理解，并为基于认知和情感的视角提升该群体的幸福感提供重要实证支持。

(截至2024年6月15日，中国知网数据显示，该文被下载1691次，被引0次。)

Self-concept Clarity and Subjective Well-Being: Disentangling Within- and Between-Person Associations
(自我概念清晰度与主观幸福感的关系：在个体内及个体间的分化)

Guangcan Xiang[1,2,3], Zhaojun Teng[2,4], Qingqing Li[5], Hong Chen[2,3]. (2023). (1. Tian Jiabing College of Education, China Three Gorges University; 2. School of Psychology, Southwest University; 3. Key Laboratory of Cognition and Personality, Ministry of Education, Faculty of Psychology, Southwest University; 4. Research Center of Mental Health Education, Faculty of Psychology, Southwest University; 5. School of Psychology, Central China Normal University). *Journal of Happiness Studies*, 24(4), 1439—1461

在心理学和教育学领域，青少年时期的自我概念发展是一个核心议题。自我概念清晰度(Self-concept Clarity, SCC)作为自我概念的一个关键维度，指的是个体对自己身份的清晰、自信、连贯和相对稳定的感觉。自我概念清晰度被认为是个体适应性和社会功能的重要预测指标，与多种积极的心理结果相关，如学业成就、社会适应和心理健康。另外，主观幸福感(Subjective Well-Being, SWB)通常包括情感反应和生活满意度两个维度，是评价个体生活质量的重要指标。

先前研究已表明自我概念清晰度与主观幸福感之间存在正相关，但难以揭示两者之间的

因果关系和动态变化。此外，大多数研究集中在个体主义文化背景下的青少年，对于集体主义文化背景下的青少年自我概念清晰度与主观幸福感的关系研究相对较少。鉴于中国作为一个集体主义文化的社会，其青少年的自我概念发展可能受到其所在的文化价值观和社会期望的影响，因此，探讨中国青少年自我概念清晰度与主观幸福感之间的关系具有重要的理论和实践意义。

该研究样本包括2001名青少年，年龄范围从11岁至24岁，其中65.5%为初中生和高中生，34.5%为大学生。样本通过聚类抽样方法从中国中部、东部、北部和西南部的湖北、江西、河北、重庆和四川的三所初高中和五所大学中选取。

该研究采用三波纵向设计，旨在探索中国青少年自我概念清晰度与主观幸福感之间的动态关系。研究使用了自我概念清晰度量表（SCCS）来测量自我概念清晰度、生活满意度量表（SWLS）来测量主观幸福感中的认知部分、积极与消极影响计划（PANAS）来测量主观幸福感中的情感部分，用以全面评估自我概念清晰度和主观幸福感的不同维度。

研究结果显示，自我概念清晰度与主观幸福感之间存在显著的正相关关系。个体对自我认知的清晰度越高，其主观幸福感也越强。这一发现支持了实验假设，即清晰的自我认知有助于个体更好地应对生活中的挑战，从而提升其主观幸福感。

研究还发现，除了自我概念清晰度外，还有其他多种因素共同影响着个体的主观幸福感。性别和年龄在自我概念清晰度与主观幸福感的关系中起到调节作用，男孩和更为年长的青少年在自我概念清晰度与主观幸福感之间的联系更为显著。此外，研究强调了在集体主义文化背景下（如中国），自我概念清晰度对青少年心理健康的潜在益处。这些因素的相互作用使得主观幸福感成为一个复杂且多维度的概念，需要综合考虑多种影响因素来进行深入研究。

（截至2024年5月23日，该文被引0次。原文为英文，编者译。）

Cognitive emotion regulation for improved mental health: A chain mediation study of Chinese high school students
（认知情绪调节对提高心理健康的作用：中国高中生的链式中介研究）

Meijuan Xue[1], Beile Cong[2], Yiduo Ye[2]. (2023). (1. Psychological Counseling Center, Shanghai Lida University; 2. College of Psychology, Fujian Normal University). *Frontiers in Psychology*, 13, 1041969

该研究旨在探索中国高中生当前的心理健康状况、家庭功能特征、心理资本、认知情绪调节策略以及生活满意度之间的关系。研究对象来自中国917名高中生，通过问卷调查的方式收集数据。样本中包括427名男性和490名女性，平均年龄为14.99岁，标准差为1.81岁。在收集到的问卷中，剔除了不完整或极端反应偏差的问卷，最终得到的有效样本为917份，回应率为91.7%。

研究使用了包括独立样本 t 检验、单因素方差分析、回归分析、结构方程建模和路径分析等多种统计方法对数据进行分析。研究工具包括家庭功能评定量表、青少年生活满意度量表、认知情绪调节问卷和青少年心理资本问卷。

研究结果表明，家庭功能与生活满意度呈显著正相关。即家庭功能越好，高中生的生活满意度越高。这一结果支持了以往的研究，强调了家庭环境对个体心理健康的重要性。认知情绪调节在家庭功能与生活满意度之间起到了中介作用。具体而言，家庭功能通过影响个体的认知情绪调节策略，进而影响生活满意度。其中，积极的认知情绪调节策略在家庭功能与生活满意度之间起到正向中介作用，而消极的认知情绪调节策略则起到负向中介作用。这一发现揭示了认知情绪调节在心理健康中的重要作用。心理资本也在家庭功能与生活满意度之间起到了中介作用。家庭功能通过提升个体的心理资本水平，进而提高生活满意度。心理资本作为个体内在的心理资源，对于应对生活挑战、保持心理健康具有重要意义。另外，家庭功能通过认知情绪调节和心理资本的链式中介作用影响生活满意度，即家庭功能首先影响个体的认知情绪调节策略，进而影响心理资本水平，最终作用于生活满意度。

该研究提供了家庭功能对高中生生活满意度影响机制的新解释，确定了认知情绪调节策略和心理资本的重要中介作用。此外，基于研究结果并结合现实生活，该研究得出结论：学校心理学家必须专注于提高学生归因的准确性。他们应该鼓励学生采取合理的认知情绪调节策略来提高他们的心理资本。此外，学校心理学家可以集学校、家庭社会之合力在影响学生方面发挥关键作用。

（截至 2024 年 5 月 20 日，该文被引 2 次。原文为英文，编者译。）

Children's sensory processing sensitivity and prosocial behaviors: Testing the differential susceptibility theory
（儿童感觉加工敏感性和亲社会行为：差异易感性理论的检验）

Xile Li[1], Zhi Li[2], Jialing Jiang[3], Ni Yan[3]. (2023). (1. Faculty of Education, Southwest University; 2.School of Psychological and Cognitive Sciences, Peking University; 3. Faculty of Psychology, Southwest University). *Journal of Experimental Psychology. General*, 152(5), 1334—1350

亲社会行为在儿童的社会适应中扮演着关键角色，它对于促进儿童在合作社会中的同伴关系和学业成果具有重要意义。该研究通过两个独立研究来检验儿童的感觉加工敏感性（Sensory Processing Sensitivity, SPS）是否以及如何调节家庭教养方式和儿童亲社会行为之间的关系。研究中探讨了 3—6 岁儿童的感觉加工敏感性如何影响其亲社会行为的发展，并考察了家庭教养方式和实验室操作对儿童感觉加工敏感性的影响。

该研究通过两个独立但相互补充的研究，探讨了儿童的感觉加工敏感性与亲社会行为之间的关系，并考察了家庭教养方式和情绪调节策略在其中的潜在作用。研究一的方法是通过横断面设计，收集了来自中国公立学校的儿童样本数据。研究者使用了儿童期虐待问卷简版

（CTQ-SF）来评估儿童的童年创伤经历，采用认知情绪调节问卷-简版（CERQ-Short）来测量儿童的认知情绪调节策略，利用抑郁自评量表（SDS）来评估抑郁情绪，并通过网络成瘾测试量表（IAT）来评估儿童的互联网使用行为。研究结果表明，高感觉加工敏感性的儿童在负面家庭教养的影响下，其亲社会行为表现出更强的易感性。研究二则采用了实验设计，以增强研究的因果推断能力。研究者将儿童随机分配到观看正面或负面反馈视频的组别中，以此来模拟和操作不同的社会反馈情境。通过前后测试儿童的情绪状态和亲社会行为，研究者发现，高感觉加工敏感性的儿童在观察到负面反馈后，其积极情绪和亲社会意图的下降幅度大于低感觉加工敏感性的儿童。这一发现支持了情绪反应可能在高感觉加工敏感性儿童对负面反馈的敏感性中起到了中介作用。

结果表明，具有高感觉加工敏感性的儿童的亲社会行为更易受负面家庭教养环境影响，这一点在审美敏感性（AES）维度更高的儿童中尤为突出。研究二中的实验室实验进一步揭示，这些儿童在面对负面反馈时，其积极情绪和亲社会意图的下降更为显著。研究结果强调了感觉加工敏感性在儿童亲社会行为发展中的重要作用，并指出家庭教养方式和情绪调节策略可能是影响该行为发展的关键因素。

（截至2024年5月6日，该文被引2次。原文为英文，编者译。）

Active Viewing Facilitates Gaze to the Eye Region in Young Children with Autism Spectrum Disorder
（主动观看有助于自闭症谱系障碍儿童的眼区注视）

Yige Wang[1], Shuai Peng[2], Zhi Shao[2], Tingyong Feng[1,3]. (2023). (1. Faculty of Psychology, Southwest University; 2. Rehabilitation Center for Children with Autism Spectrum Disorders, The First Branch of Ninth People's Hospital; 3. Key Laboratory of Cognition and Personality). *Journal of Autism and Developmental Disorders*, 53(3), 1082—1090

已有研究发现，发育正常（Typically Developing, TD）的个体对人脸表现出与生俱来的视觉偏好，尤其是在眼睛区域。在生命的早期阶段，对眼睛的敏感性对于日后社交技能的发展至关重要，婴儿会迅速了解到他人的目光传递着具有社会意义的信息。

以往研究表明，自闭症谱系障碍（Autism Spectrum Disorder, ASD）患者对眼睛的注意力有所下降。然而，有关这种障碍的眼动追踪证据大多来自被动观看任务。为进一步了解ASD患者对眼睛区域的注意力分配的内在机制，该研究采用眼动跟踪技术，比较了患有和不患有自闭症的幼儿在被动观看条件下和主动观看条件下的人脸扫描模式，并使用了变形技术和人脸识别范式。

每个被试都有两组完全相同的脸部刺激，每组都由一系列受试者脸部图像、熟悉脸部图像和未知脸部图像构成的变形组成。在主动观看条件下，被试要判断屏幕上出现的人脸形态是与自己相似、与同学相似还是与不认识的人相似。在被动观看条件下，他们被要求自由观看屏幕上显示的人脸。共有 28 名 ASD 儿童和 29 名 TD 儿童参加了这项研究，其中 4 名 ASD 参与者因无法合作（依从性差、缺失案例过多或测试结果不完整）被排除在分析之外。由于技术问题（数据集中出现极端值），3 名 TD 对照组被排除在外。

实验收集并分析了总注视时间［total fixation duration，TFD，对自动光学检测（automated optical inspection，AOI）/兴趣区的注视时长］、注视点数量（fixation count，FC，在整个注视时间内注视 AOI 的次数）和首次注视时间（first fixation duration，FFD，对 AOI 的首次注视的持续时间）这三个指标，这些指标可以更细致地揭示 ASD 和 TD 儿童的视觉扫描模式。

该研究采用了 2（组别，ASD/TD）×2（观察条件，主动/被动）×3（特征，眼睛/鼻子/嘴巴）×3（面孔特征，自己/同学/陌生人）混合方差分析来研究观察条件对面孔视觉扫描的影响。结果发现，对照组儿童在任何观看条件下都会优先注意眼睛而不是其他面部特征，而自闭症儿童在被动观看时则表现出眼睛注视减少，但在被要求识别人脸时则将更多的注意力分配到眼睛上。

该结果支持了以往研究的发现，即 ASD 儿童对眼睛的注意力减弱并不是一种残障，他们可以将对眼睛的注意力正常化，并在需要注视眼睛完成任务时采取与 TD 儿童类似的脸部扫描策略（如偏向眼睛），这为开发干预措施提供了一个切实可行的途径。

该研究进一步说明自闭症儿童在面部识别过程中眼睛注视的比例与自闭症症状的严重程度呈负相关。该结果表明，人脸识别过程中眼睛区域注意力的变化可能是自闭症严重程度的一个潜在标记。

（截至 2024 年 5 月 1 日，该文被引 4 次。原文为英文，编者译。）

大学生身心因素与心理健康研究

导言：本部分论文主要研究大学生心理健康与幸福感的"身、心"影响因素。身体因素涉及：体育锻炼、睡眠质量等；心理因素包含：学业压力、心理应激和应激感受、重要失败经历、感恩、负性情绪、自我污名、物质主义价值观、社会排斥、独处偏好、未来自我连续感等。其他论文分别讨论了特质焦虑对大学生微信过度使用的影响、失恋经历对爱情相关刺激注意偏向的影响、公正世界信念与学业倦怠的关系，睡眠类型与睡眠质量的关系，正念训练减少职业倦怠的机制，情境威胁泛化与不确定性感知的个体差异，人际调节中认知重评和表达抑制的神经机制，幸福感的遗传结构等。

特质焦虑对大学生微信过度使用的影响：认知重评和生命意义感的链式中介效应

陈梅[1]、黄时华[2]、许娜[1]、李娇娇[1]、吴琦琳[2]，（1. 广州华商学院；2. 广州中医药大学公共卫生与管理学院应用心理学系），《中国健康心理学杂志》，2023 年第 2 期，第 249—254 页

面对特质焦虑时，个体可能会通过使用微信来补偿自我价值感，进行自我保护，导致微

信过度使用。而微信过度使用会影响大学生身心健康、睡眠质量、学习成绩，甚至损害认知功能。认知重评和生命意义感越低的个体越容易出现手机成瘾。高认知重评水平可以调节抑郁、焦虑水平，调动积极情绪，进而调动心理资源，提升生命意义感。

微信过度使用指个体过度关注微信，对微信的使用行为失去控制，以至于时间管理混乱，从而导致个体系列社会功能受损的情况。特质焦虑是一种稳定而持久的习惯性焦虑。认知重评指个体通过改变对事件的认识和理解来达到情绪调节的目的，是一种适应性情绪调节策略。生命意义感指个体对自己存在意义和重要性的感知。

该研究采用问卷调查法，从广东省2所高校共获取708名大学生的有效数据，探索认知重评和生命意义感在特质焦虑与大学生微信过度使用的中介作用。

研究结果：（1）微信过度使用与特质焦虑存在显著正相关，与认知重评、生命意义感存在显著的负相关；（2）特质焦虑不仅能够直接影响微信过度使用，还能够通过认知重评、生命意义感的单独中介以及认知重评——生命意义感的链式中介这3条中介路径间接对微信过度使用产生影响。

高校教育工作者可以筛查出特质焦虑水平高的学生，通过提高认知重评和生命意义感的心理训练和团体心理辅导来减少微信过度使用，提高大学生的心理健康水平，构建和谐稳定的校园环境：（1）高特质焦虑者易把中性信息解读为消极或威胁，因此更容易感觉到压力和焦虑；为调节消极情绪，个体常会采用非适应性的情绪调节策略，导致微信过度使用。（2）高认知重评者可以更好地适应现实生活，以积极的心态迎接困难和挑战，在生活中有足够的幸福感和满足感，避免了微信过度使用。（3）高生命意义感个体对生命意义有清晰的认识和理解，能灵活地应对周围的环境，倾向于采取积极的应对方式，从而降低了微信过度使用。（4）高认知重评个体会体验到更强的生命意义感。

（截至2024年2月18日，中国知网数据显示，该文被下载2494次，被引5次。）

失恋经历对爱情相关刺激注意偏向的影响：趋近还是回避？

张妍[1]、王峥[1]、罗娜[1]、王小莹[1]、李晓南[2]，（1. 华中科技大学教育科学研究院；2. 华中科技大学医院），《心理发展与教育》，2023年第1期，第12—20页

目前国内缺少爱情相关教育，情感教育、性教育缺位，家庭和学校忽略亲密关系引导，恋爱困惑与失恋事件成为大学生的重大压力来源。失恋者会发生不同程度的心理失衡，容易引发校园恶性伤害事件。个体对创伤相关信息的注意偏向往往会强化创伤事件的消极影响，故该研究通过眼动和事件相关电位（ERP）两种方法相互补充，测量失恋者对爱情相关刺激注意的偏向。

该研究中的失恋者指曾经明确爱情关系的双方后来由于某些原因导致关系破裂，并且目前未确立下一段爱情关系的群体，包括主动失恋、被动失恋和和平分手等各种结束关系的形式。眼动为认知测量的行为指标，反映从一个时间段到下一个时间段的认知加工。ERP为认知测量的生理指标，能够探测刺激呈现后神经系统的早期活动。

该研究实验一为失恋大学生对爱情相关刺激注意偏向的眼动实验，共招募46名大学生作为有效被试；实验二为失恋大学生对爱情相关刺激注意偏向的ERP实验，共招募32名大学生作为有效被试，探究失恋经历对爱情相关刺激注意偏向的影响。

研究结果：（1）在总注视时间和注视点个数两个眼动指标上，图片类型和失恋经历的交互作用均达到统计显著水平，有失恋经历被试则更关注消极爱情图片；（2）积极爱情图片比消极爱情图片诱发的N1和P1波峰更大；有失恋经历被试在积极爱情图片上的P1波峰小于无失恋经历被试，N1潜伏期显著快于无失恋经历被试；（3）该研究表明，行为上有失恋经历者对消极爱情图片存在警觉和趋近倾向，而脑机制上对积极爱情图片存在回避和抑制的倾向。

该研究不仅可以为失恋领域的相关研究提供认知神经科学的证据，而且对促进我国大学生心理健康教育和高校心理危机干预具有实践意义：（1）在意识层面上，对有失恋经历的群体而言，消极爱情图片蕴含的信息更加深刻，存在更强的敏感性和更多的注意偏向。（2）在无意识层面上，积极爱情信息激活了无失恋经历者的奖赏系统，但抑制了有失恋经历者的奖赏系统。有、无失恋经历的被试对消极爱情信息的反应没有显著差异。（3）失恋使大脑调节和整合信息的能力有所降低。

（截至2024年2月18日，中国知网数据显示，该文被下载1976次，被引1次。）

学业压力如何影响大学生心理健康问题——学业自我效能感和压力应对方式的联合调节作用

郭建鹏[1]、王仕超[2]、刘公园[2]，（1. 厦门大学高等教育发展研究中心；2. 厦门大学教育研究院），《中国高教研究》，2023年第5期，第25—31页

学业压力源指学业环境中超出学生应对资源的环境需求和挑战，包括课业负担、同伴竞争、师生关系等。自我效能感可以缓冲压力源和压力反应之间的关系，自我效能感越高的个体越不容易产生紧张和情绪衰竭等不良压力反应。压力应对方式是指个体为改善压力事件的负面后果而采取的认知和行为方式，包含人们用来控制、容忍、减少压力源影响的行为和心理上的努力。

该研究基于全国266所本科高校94361名大学生的调查数据，以压力认知评价理论为框架分析学业压力源对压力反应的影响，及其受学业自我效能感与压力应对方式的单独和联合调节作用。

研究结论：学业压力源能够引发负面的压力反应；积极的压力应对方式会减轻学业压力产生的压力反应，消极的压力应对方式会加重学业压力产生的压力反应；较少采用消极压力应对方式时，大学生的学业自我效能感越强，学业压力产生的压力反应越小；频繁采用消极压力应对方式时，较高的学业自我效能感不仅不会减轻甚至会加重学业压力产生的压力反应。

研究结果揭示了压力反应的复杂形成机制，并为减轻大学生学业压力、促进心理健康提供了实践指引：（1）合理控制大学生的学业压力源，高校应该采取措施引导学生更多地参与课外实践实习活动，合理控制课业负担，促进学生、师生的良性互动，营造良好的人际关系；

（2）提升大学生的学业自我效能感，高校应创设良好的学习环境，强化学业支持，采取多元评价方式，加强鼓励和心理建设，帮助学生发现自身优点，建立自信，努力提升大学生的学业自我效能感；（3）引导大学生采取正确方式有效应对压力，高校应积极指导和帮助大学生学会采取任务导向、问题中心、积极有效的方式处理压力源，同时避免情绪发泄、逃避、自责等消极的方式；（4）综合施策，精准发力，采取针对性措施，高校应该双管齐下、综合施策，在提升大学生学业自我效能感的同时，降低他们的消极应对方式，才能有效消除学业压力源的负面影响。

（截至2024年2月18日，中国知网数据显示，该文被下载4383次，被引6次。）

研究生新生心理应激、应激感受与心理健康的关系

姚斌[1]、薛周利[2]、李红燕[1]、闫琼[1]、吴梦瑶[1]，（1. 西安交通大学大学生心理健康教育与咨询中心；2. 西安交通大学研究生工作部），《西安交通大学学报（医学版）》，2023年第2期，第164—170页

我国研究生的心理健康水平总体上比较好，出现抑郁、焦虑、偏执、恐怖等心理症状的比例为10%—30%。

心理应激也叫心理压力，适度的心理应激可促进大学生身心健康和功能活动，但长期强烈的心理应激则会妨碍其学业并导致心理障碍。应激感受是对压力的知觉评估过程，个体经过知觉的评估过程，赋予刺激事件一定的意义，才能评定一个生活事件是否对自身造成心理应激。自我效能与自尊是心理健康作用机制中的两个重要因素。

采用问卷调查法，从西安市某高校共获得705名在校研究生的有效数据，了解研究生心理应激、应激感受与心理健康现状，并探究应激感受的中介效应。

研究所用问卷：（1）中国大学生心理应激量表（CCSPSS），共85题，包含学习、生活、社会交往、家庭和发展5个分量表；（2）应激感受量表（PSS-10），由COHEN等编制、王振等修订，共10题，包含负性感受和正性情绪2个因子，分数越高感受的压力水平越高；（3）中国大学生心理健康量表（CCSMHS），共104题，包含躯体化、焦虑、抑郁、自卑、社交退缩、社交攻击、偏执、强迫、依赖、冲动、性心理障碍、精神病倾向12个维度。

研究结果：（1）研究生心理应激、应激感受及心理健康水平之间显著相关；（2）中介效应检验显示，应激感受在心理应激与心理健康水平中有部分中介效应，心理应激对心理健康水平的直接效应为0.216，对心理健康状况的间接效应为0.126。

研究发现：（1）研究生新生心理健康状况总体良好，个别因子在性别、专业及生源地的比较中存在差异。女生在强迫和冲动方面得分更高，可能与女性研究生自我要求高、追求完美、情绪不稳定等因素有关；在应激感受方面，女性负性情绪及应激感受更高，正性情绪男性更高，表明女性研究生更容易感受到压力；在心理应激的分类比较中，女性、非独生子女来自婚恋家庭方面的困扰更多，文史类研究生的心理应激各因子均高于理工和医学研究生；在应激感受的专业比较中，文史类研究生的负性感受及总体压力感更高，可能与其科研要求

及未来工作的不确定性更高有关。（2）研究生心理应激水平越高，感受到的压力越大，心理健康状况就越差。压力既可以直接影响心理健康，又可以通过应激感受间接影响心理健康。积极面对压力有助于维护心理健康。应激感受对心理健康的作用大于心理应激。可通过评估和影响个体的应激感受，缓解现实压力对心理健康水平的影响。

（截至2024年5月11日，中国知网数据显示，该文被下载1423次，被引2次。）

压倒骆驼的最后一根稻草——重要失败经历对高、低耐挫大学生挫折心理的影响

都旭[1,2]、冯萌萌[2]、白学军[2]，（1. 遵义师范学院教师教育学院；2. 教育部人文社会科学重点研究基地天津师范大学心理与行为研究院，天津师范大学心理学部，学生心理发展与学习天津市高校社会科学实验室），《心理与行为研究》，2023年第3期，第374—380页

挫折心理指个体行为结果低于其预期后产生的心理现象，包括消极情绪、"命中注定失败"的宿命感、较差的行为表现等。"压倒骆驼的最后一根稻草"指大学生经历连续失败时挫折心理变化的关键拐点期。耐挫心理是个体反复战胜失败、取得成功过程中所具有的能力。

该研究采用问卷调查法共收集610名大学生的有效数据，探究重要失败经历对高、低耐挫大学生挫折心理的影响。

研究结果：（1）任务重要程度影响高、低耐挫大学生的挫折心理。（2）经历连续失败时，低耐挫大学生的挫折心理出现阶段性、持续性下降，高耐挫大学生挫折心理的变化趋势呈现多样性。

该研究揭示了任务特征与人格因素对挫折心理的共同影响，教育工作者应在重要考试、比赛后，把握高、低耐挫大学生挫折心理变化的关键拐点，及时干预和疏导。（1）在非常重要任务上失败后，低耐挫大学生有更少的坚持意愿，高耐挫大学生有更多的坚持行为。（2）高耐挫大学生的成功坚信程度在经历连续3次、4次失败时显著下降，坚持意愿在连续3次失败时显著下降。（3）低耐挫大学生的情绪体验和成功坚信程度在经历连续3次、5次失败时显著下降；坚持意愿在经历连续2次、4次失败时显著下降。

（截至2024年2月18日，中国知网数据显示，该文被下载373次，被引1次。）

高社交焦虑者的社交自传体记忆特征：旁观者视角

宫火良[1]、王红波[1]、王瑶[1]，（1. 河南大学心理学院），《心理研究》，2023年第1期，第32—39页

大学生正处于成年早期，一方面要承担学习的压力，另一方面还要为毕业后的就业问题思虑，心理感受较敏感、心理承受力较弱，是社交焦虑的易感人群。研究表明，社交焦虑不仅是青年大学生群体中最常见的心理问题之一，而且社交焦虑的大学生数量与日俱增。

社交焦虑单纯作为心理问题而言，暂无统一定义，但都强调社交情景或场合给个体身心带来的消极影响，如强烈的忧虑、紧张不安或恐惧情绪并伴随一定的回避行为。自传体记忆是个人对所经历的过去生活事件的回忆，在个体心理功能中起着核心作用，兼有自我、社会、指导的多重功能。自传体记忆的内容既包括个体作为当事人亲历的事件，也包括个体作为旁观者看到或知悉的事件。社交事件中的旁观者视角表现为自身作为旁观者，他人作为当事人的各类社交事件。

该研究共招募60名大学生，采用两个实验考察高社交焦虑者作为旁观者的社交自传体记忆特征，实验一采用2×2实验设计考察高社交焦虑者的社交自传体记忆数量特征，实验二采用2×2实验设计考察高社交焦虑者的社交自传体记忆概括化特征。

研究结果：（1）高社交焦虑组的消极社交自传体记忆数量显著高于低社交焦虑组，而积极社交自传体记忆数量则显著低于低社交焦虑组；（2）高社交焦虑组在积极社交线索词提示下的社交自传体记忆具体化得分显著低于低社交焦虑组，在消极社交线索词提示下的社交自传体记忆具体化得分也显著低于低社交焦虑组。

该研究侧重于对高社交焦虑者的间接经验特征的考察，结论如下：（1）与一般人群相比，高社交焦虑者作为旁观者的社交自传体记忆存在消极偏向，表现为回忆更多的消极社交自传体记忆；（2）与一般人群相比，高社交焦虑者作为旁观者的社交自传体记忆概括化程度偏高，具体化程度偏低，不利于个体从经验中学习。

（截至2024年2月18日，中国知网数据显示，该文被下载1331次，被引3次。）

相对剥夺感与大学生社交焦虑的关系：一个有调节的中介模型

陈姣[1]、熊猛[1,2]，（1. 长江大学教育与体育学院；2. 英国爱丁堡大学心理系），《心理与行为研究》，2023年第1期，第65—71页

社交焦虑指在陌生的社交情境中，个体由于害怕自己的表现会导致负面评价，从而恐惧、担忧并主动退缩的现象。相对剥夺感指个体或群体通过与参照对象横向或纵向比较而感知到自身处于不利地位，进而体验到愤怒和不满等负性情绪的一种主观认知和情绪体验。核心自我评价指个体对自身价值和能力的最基本评价，由自尊、一般自我效能、神经质和控制源四个成分组成。

该研究采用方便取样法，对湖北省某高校的674名大学生进行问卷调查，构建一个有调节的中介模型，考察相对剥夺感与大学生社交焦虑的关系，以及核心自我评价在二者关系中的中介作用及自我关注的调节作用。

研究结论：（1）相对剥夺感显著正向预测大学生社交焦虑；（2）核心自我评价在相对剥夺感和大学生社交焦虑之间起中介作用；（3）自我关注调节了核心自我评价中介效应的后半路径。随着自我关注程度的提升，核心自我评价对社交焦虑的负向预测作用显著增强。

对于低核心自我评价的个体，要尽可能降低其自我关注水平；而对于高核心自我评价的个体，可以适当提高其自我关注水平，关注自己积极的一面，减少社交焦虑程度。

(截至 2024 年 2 月 18 日，中国知网数据显示，该文被下载 2667 次，被引 7 次。)

大学生感恩与社会幸福感的关系：手机冷落行为的中介作用和负性生活事件的调节作用

何安明[1]、张钰睿[1]、惠秋平[1]，（1. 信阳师范学院教育科学学院），《心理发展与教育》，2023 年第 4 期，第 505—512 页

大学生的幸福感水平直接映射出我国青年群体的生活质量状况。感恩将会通过促进群体合作与稳定、增加个体社会贡献以及提高对自我、他人与世界的积极评价的方式，提升社会幸福感。手机冷落行为会因现实社会关系回报减少，无法得到有效的情感支持，对社会产生疏离感以及不信任感，进而导致其整体社会幸福感水平降低；而感恩可促进个体的积极发展，可能有助于手机冷落行为的发生。学业、就业、婚恋、人际关系等负性生活事件则是大学生所需考虑的主要环境因素。

社会幸福感指个体对自己与他人、集体、社会之间的关系质量，以及对其生活环境和社会功能的自我评估，主要包括社会整合、社会贡献、社会和谐、社会认同、社会实现五个维度。感恩指个体在认识到施恩者所给予自己的恩惠或帮助基础上产生的一种感激并力图有所回报的情感特质。手机冷落行为指个体在现实生活中与他人交谈时紧盯自己的智能手机，全神贯注于智能手机从而避免与他人进行人际交流的现象。

该研究采用分层整群抽样的方法，从河南省、山西省、江苏省、广东省的 11 所高校收集 1926 名大学生的有效数据，探讨大学生感恩、手机冷落行为、负性生活事件与社会幸福感的关系及作用机制。

研究结果：（1）大学生感恩对社会幸福感有显著的正向预测作用；（2）手机冷落行为在感恩与社会幸福感之间发挥部分中介作用；（3）"感恩→手机冷落行为→社会幸福感"这一中介路径的前半段受到负性生活事件的调节，即当负性生活事件较多时，感恩对手机冷落行为的抑制作用减弱。

该研究验证了个体与环境的联合作用对手机冷落行为的影响：（1）感恩会减少大学生的手机冷落行为，手机冷落行为会降低大学生的社会幸福感，因此应注重培养大学生的感恩特质；（2）在负性生活事件较多、压力较大的情况下，感恩对手机冷落行为的抑制作用相对有限，所以也应该对大学生的生活环境给予足够的关注，适当减少压力，最好是进行整合、系统的干预，从个体（感恩）与环境（负性生活事件）两方面共同入手，以期最大程度地让大学生社会幸福感水平得到提高。

(截至 2024 年 2 月 18 日，中国知网数据显示，该文被下载 2132 次，被引 2 次。)

大学生负性情绪与体育锻炼对自评健康的交互作用研究

董晗钰[1]、周洁[1]、刘柱[1]、张乃健[1]、赵梓瑜[1]、陈世月[1]、李茂婷[1]、李晓霞[2]、谢娟[1]、孙琢

玉[1]，（1. 天津医科大学公共卫生学院流行病与卫生统计学系；2. 天津医科大学教务处），《中国慢性病预防与控制》，2023年第1期，第22—26页

负性情绪是一种情绪低落和陷入不愉快状态的主观体验，会造成身体不适，影响学习、工作和生活，降低人体免疫功能，从而直接或间接引发诸多疾病。体育锻炼能够提高机体免疫能力，调节和改善情绪，预防和控制慢性病，促进身心健康。自评健康以个体客观身体状况为基础，综合主观感受，形成对自我健康状况的评价，是衡量身心健康的重要指标。

本文采用问卷调查法，从某高校共获得978名大学生的有效数据，探究大学生负性情绪与体育锻炼对自评健康状况的交互作用。

研究所用问卷：（1）调整后的新冠疫情影响下大学生心理健康状况调查问卷，共4题，分数越高负性情绪越重；（2）健康调查简表中的健康自评题目，共1题，分数越高自评心理健康水平越高。

研究结果：（1）978名大学生中259人（26.48%）认为自己健康状况差或一般，765人（78.22%）很少进行体育锻炼；（2）与低负性情绪相比，负性情绪水平越高，自评健康状况越差；（3）负性情绪与体育锻炼对自评健康存在相加交互作用，但二者对自评健康无相乘交互作用。与高负性情绪且很少锻炼者相比，中或低负性情绪且很少锻炼者报告自评健康差或一般的风险降低，中或低负性情绪且经常锻炼者报告自评健康差或一般的风险较低。

研究结论：（1）大学生总体自评健康状况良好，负性情绪增高，且普遍缺乏体育锻炼；（2）负性情绪与体育锻炼对自评健康存在相加交互作用，高校应关注大学生心理健康状况，鼓励和督促大学生加强体育锻炼。

研究发现：（1）该研究中某高校大学生超过三分之一的学生负性情绪较高，且普遍缺乏体育锻炼。这可能与对疫情的恐慌、对疾病认知有限有关，再加上居家管控无法外出锻炼，负性情绪得不到缓解，进而影响身心健康。（2）最近感到紧张、最近经常多梦、感觉自己会被感染和食欲不振会降低大学生自评健康水平；负性情绪越高自评健康状况越差；若负性情绪得不到缓解，机体将长期处于应激状态，损害身心健康，甚至导致严重的精神问题。学校可通过构建家校合作平台、提供精准帮助等缓解大学生负性情绪。（3）经常锻炼可能降低负性情绪对健康的负面影响。体育锻炼能够使机体激素水平发生变化，提高机体应激调控能力，削弱情绪波动，促进身心健康发展。学校要发挥主导作用，组织建立专业指导团队，督促学生进行居家体育锻炼，例如健美操、深蹲、仰卧起坐。

（截至2024年5月10日，中国知网数据显示，该文被下载1231次，被引2次。）

体育锻炼对高心理应激大学生情绪注意偏向的影响

陶宝乐[1]、江悦妍[1]、仲冰冰[1,2]、陆天赐[1]、陈瀚文[1]、颜军[1,2]，（1. 扬州大学体育学院；2. 江苏省学生心理健康运动干预研究中心），《体育与科学》，2023年第3期，第80—89+100页

大学生在日常的学习和生活中会面临各种矛盾和冲突，产生心理应激。长期心理应激会影响大学生对信息的认知加工，使个体对无关信息产生注意偏向。

情绪注意是受情绪刺激的驱动而得到的加工优势，产生注意增强或偏向。对情绪信息的注意偏向可保证个体对情绪事件进行快速有效的处理。根据以往研究，体育锻炼能够对积极情绪信息投入更多的注意控制资源进行认知加工，使得个体有更多的心理资源投入情绪注意。

通过网络招募某大学非体育专业本科生47名，随机分为实验组与对照组。实验组进行为期12周，每周3次，每次持续40分钟的体育锻炼干预；对照组不进行干预，研究体育锻炼对高心理应激大学生情绪注意偏向的影响，并了解其中的认知过程特征及其脑神经活动特点。

研究结果：（1）消极情绪条件上的反应时显著小于中性和积极情绪条件；（2）实验组经过干预后在负性情绪条件上的反应时显著小于干预前；（3）体育锻炼干预后实验组情绪脱离的反应时显著小于对照组；（4）积极情绪条件下的N2平均波幅和潜伏期均大于消极与中性条件；（5）体育锻炼干预后，实验组在消极情绪条件下前测的P3平均波幅显著小于后测。

该研究证明体育锻炼是调整高心理应激个体对负性情绪注意的一种有效的干预措施，能缓解负性情绪的不良影响，具体如下：（1）高心理应激大学生会表现出更多的负性情绪注意偏向，对负性情绪注意的警觉与脱离能力较差；（2）体育锻炼能够有效地增强高心理应激大学生的情绪注意功能；（3）通过体育锻炼，高心理应激大学生能动用足够、有效的认知资源对情绪性信息进行注意加工。

（截至2024年2月18日，中国知网数据显示，该文被下载1157次，被引2次。）

大学生公正世界信念与学业倦怠的关系：应对方式与无聊倾向的链式中介作用

喻昊雪[1]、李卉[1]、王福兴[2]，（1. 华中师范大学教育学院；2. 华中师范大学心理学院），《心理发展与教育》，2023年第3期，第391—401页

公正世界信念指人们相信他们处在一个能够得其所应得、所得即应得的公正世界中。学业倦怠指由过高学习压力或对学习缺乏兴趣而出现的情感、行为和认知的衰竭状态，通常表现为自我效能感下降、生理与情绪耗竭、去个性化等。应对方式指当外部或内部要求超出自身资源时，个体在认知或行为上所采用的策略。无聊倾向指无聊情绪反应与行为在相对持久的个人人格特征上表现出的稳定个体差异，具有跨情境的一致性。

以往研究发现个人积极、潜在的力量与品质在缓解学业倦怠上起到支持作用，且高中生的公正世界信念能负向预测其学业倦怠水平。高公正世界信念的大学生面对问题更愿意选用积极应对方式，而积极应对的大学生更不容易产生学业倦怠感。公正世界信念能影响个体对自己与世界的认知与态度，可能引发个体在无聊状态上的不同反应，而无聊倾向在稳定认知因素与学业表现间存在中介作用。

该研究采用方便抽样法，选取湖北省与山东省4所大学的955名在校大学生进行问卷调查，探讨大学生公正世界信念与学业倦怠的关系，以及应对方式和无聊倾向在其中的中介作

用。公正世界信念问卷包括一般公正世界信念与个体公正世界信念两个维度，采用6点计分（得分越高表示公正世界信念越强）。大学生无聊倾向性问卷包括外部刺激与内部刺激两个维度，外部刺激包括约束性、单调性、孤独感与紧张感四因素，内部刺激包括自控力与创造力两因素。应对方式量表包括积极应对与消极应对两个维度。大学生学习倦怠量表包括情绪低落、行为不当、成就感低三个维度。

研究结论：（1）公正世界信念可以有效促进个体积极应对，但在降低消极应对上作用有限；（2）当个体陷入无聊时，这种难以高涨的情绪也易被带入学习中，使个体感到学业倦怠；（3）无论应对方式是积极还是消极，都会引发个体在无聊倾向上的变化，从而或是产生积极的学习认知与情绪，或是出现情绪衰竭和玩世不恭的症状，加剧学业倦怠。

该研究结果有助于理解公正世界信念对学业倦怠的作用机制，并为大学生学业倦怠的缓解提供建议：无论是学生本人，还是学校与家庭，都应该关注对大学生公正世界信念的培养与引导，通过树立合理的公正世界信念，鼓励采用积极应对方式，降低学生消极无聊情绪，进而缓解其学业倦怠水平。

（截至2024年2月18日，中国知网数据显示，该文被下载3607次，被引6次。）

自我污名对残障大学生抑郁的影响

唐蔚东[1]、张季芳[1]、杨梦碟[1]，（1. 河北中医学院团委），《中国学校卫生》，2023年第1期，第90—93+98页

接受高等教育的残疾人群体规模不断扩大。残疾大学生在学习生活、人际交往等方面常面临困扰，其心理健康状况值得重视。

自我污名是个体可以感受到外界消极刻板印象，并将感知到污名内化后对自身产生消极认同的心理现象，具体表现为自我懈怠、归属缺失。自我污名提高了个体心理痛苦程度，极易造成自尊心受挫、焦虑抑郁等负面影响。

采用问卷调查法，收集河北开放大学大一与大二学生的数据，展开为期半年的2次追踪调查，第1次测试时间（T1）为2021年10月，共获得339份有效数据；第2次测试时间（T2）为2022年4月，共获得291份有效数据，探究自我污名与残障大学生抑郁情绪的因果关系及内在作用机制。

研究所用问卷：（1）自我污名问卷，改编自齐玲编制的残障自我污名量表，共23题，包含贬低-歧视、社交回避、疏远和污名4个因子，分数越高自我污名化程度越高；（2）领悟社会支持问卷，由Zimet编制、严标宾等优化，共12题，包含家庭、朋友和其他支持3个因子，分数越高个体对社会支持的感受程度越高；（3）抑郁问卷，由Radloff编制，共20题，分数越高抑郁程度越重。

研究结果：（1）残障大学生T1、T2时期抑郁平均得分为（43.51±8.26，46.82±9.13）分。（2）交叉滞后模型结果显示，T1自我污名能够正向预测大学生T2抑郁。（3）跨群组分析表明，T1领悟社会支持在T1自我污名与T2残障大学生抑郁间发挥纵向中介作用；自我污

名可正向预测大学生抑郁,女生比男生更强;领悟社会支持可负向预测抑郁,女生比男生更强。

研究发现:(1)残障大学生前期经历的自我污名越频繁,越易产生抑郁情绪。被污名化的残障大学生对拖累、负担等具有社会偏见性的评论产生认同感,使其产生负向自我概念与过低的自我评价,对于外界正向信息接收效率下降,造成领悟社会支持能力下降。高校应承担起反污名化的责任,对师生进行心理与思政教育,帮助残障大学生及其家人掌握相应预防手段,避免大学生因外界影响产生自我污名,缓解抑郁情绪。(2)领悟社会支持是一种具有保护属性的因素,能够在个体面临心理压力与挑战时缓解紧张情绪。在自我污名化这一特殊压力环境下,残障大学生的领悟社会支持能力将进一步被降低,致使其抑郁程度加剧。(3)残障大学生中,女生在自我污名影响下更容易忽略社会支持,继而引发更高程度的抑郁;女生更容易接收到来自外界的负向信息,更容易自我污名化,继而产生抑郁情绪。高校可针对不同性别残障大学生的具体情况,实行差异化预防与帮扶措施,提高对残障女大学生心理健康的关注度。

(截至2024年5月11日,中国知网数据显示,该文被下载617次,被引1次。)

物质主义价值观与女大学生抑郁的关系:性资本化与正念的作用

黄明明[1]、郭莉萍[2]、张园园[1]、易洪湖[1],(1. 萍乡学院学前教育学院;2. 西北师范大学教育科学学院),《中国临床心理学杂志》,2023年第1期,第199—202+207页

物质主义价值观是指强调金钱和财富的重要性,并基于此以追求主观幸福感及彰显社会地位的一种价值理念。自我决定理论指出,人类基本心理需要的满足是心理健康的基础,对内在生活目标的追求能够促进基本心理需要的满足,而对物质、财富等外在生活目标的追求则适得其反,容易引发抑郁、焦虑等心理健康问题。同时,国内研究也发现,物质主义价值观是引发个体抑郁等心理健康问题的重要因素之一。性资本化是指个体将自己的性吸引力作为资本,以其作为主要的货币来换取更好的经济以及社会资源的倾向和行为。物质主义核心社会价值体系指出,美丽身材和外表吸引力是女性拥有社会资源和处于较高社会地位的重要体现。女性为获取更多的物质资源,更倾向于将性吸引力作为重要的资本来满足自己的物质需求,而现实中激烈的外表吸引力竞争使得女性不能轻易获得成功,容易引发抑郁、焦虑等。

该研究采用物质主义价值观问卷、性资本化问卷、正念注意觉知量表和抑郁量表,整群抽样方法从湖南省和河南省的3所高校中共收集587名女大学生的有效数据,探究性资本化与正念在物质主义价值观与女大学生抑郁之间的作用。

研究结果:(1)物质主义价值观显著预测女大学生抑郁;(2)性资本化在物质主义价值观和女大学生抑郁之间起中介作用;(3)正念可以显著调节中介模型的前半段和直接路径,中低水平正念组,中介模型的前半段和直接路径显著;高水平正念组,中介模型的前半段和直接路径均不显著。

基于研究结果,该研究得出如下结论:(1)出于补偿基本心理需要或减弱自身所受威胁

的目的，女大学生物质主义价值观常表现为物质攀比、炫耀。当物质无法满足自身需求时，就会出现负面情绪体验，引发抑郁；同时，将自我价值建立在外界评价上，又导致女大学生自我价值的不稳定，甚至产生相对剥夺感，引发抑郁。（2）在现代物质主义社会促进了女大学生性资本化的形成和发展。后者使女大学生体像心理灵活性水平降低，将体貌与外界物质主义现实融合，在现实与体像反复比较过程中引发了抑郁。（3）提升女大学生的正念水平，有助于引导女大学生树立正确的物质观和人生价值观，塑造积极身体意象，进而防范抑郁的发生和发展。正念可以有效缓冲物质主义价值观带来的负面作用；正念水平的提高，将缓解性资本化对物质主义价值观所致抑郁；正念既可以降低女大学生的性资本化和抑郁，也可以预防物质主义价值观对女大学生的性资本化和抑郁。

（截至2024年2月18日，中国知网数据显示，该文被下载1096次，被引1次。）

大学生社会排斥对抑郁的影响：自尊和反刍思维的链式中介效应

张超[1]、王金道[1]、李娇娇[1]，（1.广州华商学院），《中国健康心理学杂志》，2023年第3期，第452—457页

抑郁是一种以情绪低落为特征的消极情感体验，是人体对精神应激的一种本能反应。轻微者是一种暂时的情绪体验，影响人际关系、饮食欲望、睡眠作息等；严重者会发展为临床抑郁症，影响大学生的认知和行为能力，导致无法顺利完成学业；重度抑郁症患者还可能引发自残或者自杀的极端事件。

社会排斥指个体因为自身过错或者缺点被群体拒绝或者驱逐，无法实现归属和认同的需求，以及无法与他人建立社会关系的一种现象和过程。通常表现为排挤、隔绝、孤立、漠视等。自尊是一个人尊敬自己，对自己持认可或赞成态度的情绪体验，它是一种积极的心理素质。反刍思维指个体在经受压力事件或者不良情绪时，会无意识地反复回想发生相关事件或者产生情绪的原因与后果，却不能够积极地找到解决问题的方法的反应特质。反刍思维高的个体，因为在负面情绪延续时间上会更长，所以个体会有更严重的抑郁倾向。

本文采用问卷调查法，从广东某高校共获得476份大学生的有效数据，探究大学生社会排斥如何对抑郁产生影响，以及自尊和反刍思维在其中的作用机制。

研究所用问卷：（1）大学生社会排斥问卷，由吴惠君等人编制，共19题，包括直接排斥和间接排斥2个维度；（2）自尊量表，由季益富等人翻译修订，共10题；（3）反刍思维量表，由杨娟等人翻译修订，共22题，包含抑郁倾向、反省深思和强迫思考3个维度；（4）贝克抑郁量表，由杨文辉等人翻译修订，共21题。

研究结果：（1）社会排斥与自尊呈显著负相关，与反刍思维、抑郁呈显著正相关；自尊与反刍思维、抑郁呈显著负相关；反刍思维与抑郁呈显著正相关；（2）社会排斥可以对抑郁产生直接影响，也可以通过3条中介路径作用于抑郁：自尊的中介作用，反刍思维的中介作用，自尊和反刍思维的链式中介作用。

研究结论：社会排斥可以通过自尊和反刍思维影响个体抑郁水平，高校教育工作者可以

通过增强大学生的自尊和降低反刍思维来降低个体的抑郁水平。

研究发现：（1）遭受的社会排斥程度越高，抑郁倾向的可能性越高。寻求归属感和建立良好社会关系的需求因社会排斥等原因得不到满足时，个体就会产生错误的自我认知，进而引发负面的自我体验，进一步发展为抑郁。（2）遭受的社会排斥程度越高，自我体验水平越低，会出现较低的自尊；低自尊个体在面临人际关系紧张时，倾向采用传统的思考模式和消极的应对方式，产生较多负面情绪。高校教育工作者可以通过提高大学生自尊水平来激发个体的意志和潜能，减少抑郁概率。（3）遭受的社会排斥程度越高，认知方式越消极，产生负面思维反刍，削弱理解他人的心理资源，产生抑郁。高校教育工作者可以引导大学生转变消极观念，培养积极心态，及时自省和调整认知，释放负面情绪，避免抑郁。（4）遭受的社会排斥程度越高，对自我的负面评价越多，自尊水平较低，在面对外界环境的应激源时，个体会采用不良认知和错误的归因方式来处理问题，陷入消极反刍思维中，产生抑郁。

（截至2024年5月9日，中国知网数据显示，该文被下载3114次，被引16次。）

大学生独处偏好与抑郁症状的关系：友谊质量的中介作用

李重庆[1]、胡耿丹[2,3]，（1. 南昌大学公共政策与管理学院；2. 同济大学人文学院心理学系；3. 上海市浦东新区精神卫生中心，同济大学精神疾病临床研究中心），《中国健康心理学杂志》，2023年第5期，第695—700页

个体越偏好独处，越容易采用消极的应对方式，伴有孤寂、社交能力不足、适应能力较差、患心理疾病概率更高等现象。友谊质量会影响个体的心理健康和社会适应。独处偏好者虽然人际交往动机较低，但并不存在社交技能缺陷，具备建立友谊关系和提升友谊质量的基本条件。

独处偏好是个体对独处的偏爱程度，指个体意识上与他人分离、没有社交信息与外界置换的状态。抑郁症状是情绪低落、生活兴趣降低、食欲较少等一系列症状的总称，长期的抑郁症状可能会导致抑郁的发生。抑郁是一种以情感障碍或心境低落为主，伴有相应认知和行为改变的精神疾病，会明显降低学习效率、生活质量，对其适应大学生活和身心健康发展具有消极的影响。友谊质量是朋友交往之间的一种双向关系，通过两者相互提供陪伴沟通的亲密程度以及处理矛盾冲突的水平来呈现。

该研究采用问卷调查法，从两所综合性大学共收集754名大学生的有效数据，研究独处偏好、抑郁症状、友谊质量三者之间的关系，探讨友谊质量是否在大学生独处偏好与抑郁症状之间起中介作用。

研究结果：（1）女大学生独处偏好显著高于男大学生；与农村大学生相比，非农村大学生友谊质量得分较高。（2）独处偏好与抑郁症状呈现显著正相关、与友谊质量呈现显著负相关；友谊质量与抑郁症状呈现显著负相关。（3）友谊质量在独处偏好与抑郁症状的关系中起中介作用，中介效应量为0.429，中介效应占比为36.111%。

独处偏好、友谊质量均会影响大学生心理健康，提升同伴间的友谊质量是防治大学生抑

郁的有效途径，应引导大学生通过建立高质量的友谊来缓解或消除独处偏好对抑郁症状的负面影响：（1）女性独处偏好高于男性。这可能由于女性更为害羞导致。（2）农村大学生的友谊质量低于非农村大学生。这可能由于非农村家庭学生亲子之间的沟通更多，且沟通时更能体会到关怀与尊重，更乐意从父母身上学习积极的人际沟通方式。（3）高独处偏好的个体更容易发生抑郁症状。长期独处可能会诱发反刍思维，且缺乏从人际交往中获得他人评价的机会，更易对自己产生极端的、错误的认知，产生消极情绪。同时，集体主义文化可能会给这些人贴上孤僻等标签，被形容为具有消极倾向。（4）大学生越偏好独处，友谊质量越低。个人独处时间增加会减少深入交流和自我表露的机会，可能会降低互动质量，影响友谊关系的建立和发展。（5）高友谊质量既有助于大学生缓解负性情绪的影响，又可以增加其积极情绪体验。

（截至2024年2月18日，中国知网数据显示，该文被下载1813次，被引3次。）

师生关系对大学生抑郁情绪的影响：链式中介效应

王光强[1]、白卉[1]、曾国权[1]，（1. 北京师范大学教育学部），《中国健康心理学杂志》，2023年第1期，第129—134页

中国大学生抑郁检出率普遍在20%以上且呈现逐年上升趋势。学校是最直接影响学生的微观系统，教师又是其中最密切的重要他人，师生关系将会影响学生的情绪变化。

抑郁是一种没有明确奋斗目标且精神颓废的情绪状态，常会感到压抑、烦躁和持续的心情低落，甚至出现自残、自杀等行为。

该文章采用问卷调查法，从北京等地区获得436份在读大学生的有效数据，探究师生关系对大学生抑郁情绪的作用以及内部心理机制。

研究所用问卷：（1）调整的师生关系问卷（学生知觉版），由王晓华和王耘编制，共7题，包括亲密性和冲突性两个维度；（2）领悟社会支持量表，由Blumenthal等编制、姜乾金修订，共12题；（3）自尊量表，由Rosenberg编制，共10题；（4）抑郁量表，由Andresen编制、熊戈修订，共10题。

研究结果：（1）亲密师生关系与大学生抑郁情绪呈显著负相关，与领悟社会支持和自尊分别呈显著正相关，冲突的师生关系与抑郁情绪呈显著正相关，与领悟社会支持和自尊分别呈显著负相关。（2）中介效应检验表明，亲密师生关系对大学生抑郁情绪的直接效应显著，领悟社会支持和自尊在亲密师生关系与大学生抑郁之间均起单独中介作用和链式中介作用；冲突师生关系对大学生抑郁情绪的直接效应显著，领悟社会支持和自尊在冲突师生关系与大学生抑郁之间均起单独中介作用和链式中介作用。

研究发现：（1）师生关系显著影响大学生的抑郁，关系良好可缓解抑郁，关系不良会加剧抑郁。师生关系还会影响学生的自我效能感、专业认同和其他情感状态。应加强师生交流、调节师生矛盾和冲突，塑造和谐的师生关系，以预防大学生抑郁。（2）大学生会在亲密的师生关系中感受到更多的支持，缓解抑郁；在冲突的师生关系中感受到较少的支持，易引发抑

郁。（3）亲密的师生关系能够提高大学生的自尊水平，减缓抑郁；冲突的师生关系则会降低其自尊水平，加剧抑郁。（4）大学生会在亲密的师生关系中感受到更多的支持，促进其以更为积极的态度参加社会活动，提升自我认同，增强自尊水平，缓解抑郁；大学生会在冲突的师生关系中感受到较少的支持，降低其自尊水平，加重抑郁。

（截至2024年5月10日，中国知网数据显示，该文被下载3303次，被引16次。）

Mindfulness and burnout among Chinese college students: Mediation through sleep quality and perceived stress
（中国大学生的正念和倦怠：睡眠质量和感知压力的调节作用）

Ruochen Gan[1], Jiang Xue[1], Shulin Chen[1].（2023）.（1.Department of Psychology and Behavioral Sciences, Zhejiang University）.*Psychology, Health & Medicine*，28(7)，1755—1766

大学生经常面临各种挑战和障碍，这使得他们很容易产生职业倦怠。尽管许多研究都支持正念与职业倦怠之间存在关联，但对正念在这一关联中发挥的潜在中介作用却知之甚少。

该研究旨在探讨正念与中国大学生职业倦怠之间的关系，并调查睡眠质量和感知压力这两个潜在的中介因素。研究共调查了536名大学生（M=21.93岁，66.2%为女性），他们填写了正念五面性问卷、匹兹堡睡眠质量指数、感知压力量表和大学生学业倦怠量表。研究人员采用路径分析来检验中介效应。

结果表明，正念与职业倦怠呈显著负相关（r=-0.584，p<0.001）。睡眠质量和感知压力是观察到的正念与职业倦怠之间关系的重要中介。这些发现揭示了睡眠质量和感知压力的中介作用，并表明大学生的正念可能会提升其睡眠质量并降低感知压力，这反过来可能有助于预防和减少职业倦怠。

（截至2024年6月15日，该文被引0次。原文为英文，编者译。）

Future self-continuity and depression among college students: The role of presence of meaning and perceived social support
（大学生的未来自我连续感与抑郁的关系：意义感与社会支持感知的作用）

Lulu Xue[1], Yun Yan[1], Hang Fan[1], Liping Zhang[1], Siyun Wang[1], Lipeng Chen[1].（2023）.（1.Department of Psychology, Renmin University of China）.*Journal of Adolescence*，95(7)，1463—1477

根据《中国国家心理健康发展报告（2021—2022）》，中国大学生的抑郁症检出率为21.48%，其中有4.94%的学生面临较高的抑郁风险。

未来自我连续性（Future self-continuity）假说指的是个体对自己未来自我和现在自我之间关系的认知，它包括三个维度：相似性、生动性和积极性。相似性指的是个体未来自我和现在自我之间的相似程度，生动性指的是个体在想象未来自我时脑海中出现的图像的生动程度，积极性指的是个体在想象未来自我时感知到的积极性程度。以往研究表明，未来自我连续性对抑郁有保护作用。

该研究旨在调查大学生未来自我连续性与抑郁之间的纵向关系，并探索意义存在和社会支持感知的作用。意义存在（presence of meaning）指一个人认为自己的生活是有意义、有目的和重要的。社会支持感知（perceived social support）指个体在需要时对从他人那里获得的支持的主观感知和评估。

该研究包含两项子研究：研究1是一项纵向交叉滞后研究，探索了173名被试的未来自我连续性与抑郁之间的关系；研究2是一项横断面研究，探讨了426名被试中意义存在的中介作用和感知社会支持的调节作用。

该研究使用未来自我连续性问卷（Future Self-Continuity Questionnaire，FSCQ）来评估未来自我连续性；使用流行病学研究中心抑郁量表（Center for Epidemiologic Studies Depression Scale，CES-D）来评估抑郁；生活意义问卷（The Meaning in Life Questionnaire，MLQ）包括意义存在（MLQ-P）和意义寻求（MLQ-S）两个子量表，该研究使用了MLQ-P来评估意义存在的水平；社会支持感知是通过使用社会支持感知量表（Perceived Social Support Scale，PSSS）来评估的。分析结果发现：

研究1显示，时段一时的未来自我连续性可以显著预测时段二时的抑郁，但时段一时的抑郁不能预测时段二时的未来自我连续性。在时段一时，未来自我连续性的相似性、生动性和积极性均显著预测了时段二时的抑郁。然而，时段一时的抑郁不能预测时段二时的相似性或生动性，但可以预测时段二时的积极性。

研究2显示，在控制性别后：

1）意义存在总结了未来自我连续性和抑郁之间的关系。

2）感知社会支持调节了未来自我连续性通过意义存在对抑郁间接效应的前半部分路径。感知到高社会支持的大学生具有更高水平的意义存在。

3）社会支持感知调节了未来自我连续性和抑郁之间的直接路径，仅在社会支持感知水平较低时，未来自我连续性对抑郁有显著的负面影响。

（截至2024年5月21日，该文被引1次。原文为英文，编者译。）

Individual differences in contextual threat generalisation and uncertainty: The role of intolerance of uncertainty
（情境威胁泛化与不确定性感知的个体差异：不确定性无法忍受的作用）

Xiao Zhou[1], Yuanyuan Gu[1], Lihui Huang[1], Yi Lei[1]. (2023). (1.Institute of Brain and Psychological Sciences, Sichuan Normal University). *Journal International de Psychologie*, 58(4), 322—331.

威胁泛化是一个适应性过程,对个体生存至关重要。相反,过度泛化是一个病理过程,是焦虑症发展的基础。无法忍受不确定性(Intolerance of Uncertainty, IU)是一个已知的个体特质,它通过改变不确定情况下对威胁的反应来影响威胁泛化。然而,它如何影响情景威胁的泛化仍不清楚。该研究使用了一个新的范式来研究个体之间的情境威胁泛化是否因其 IU 水平(高或低)和情境的可预测性(可预测或不可预测)而变化(实验材料见图1;实验流程见图2)。

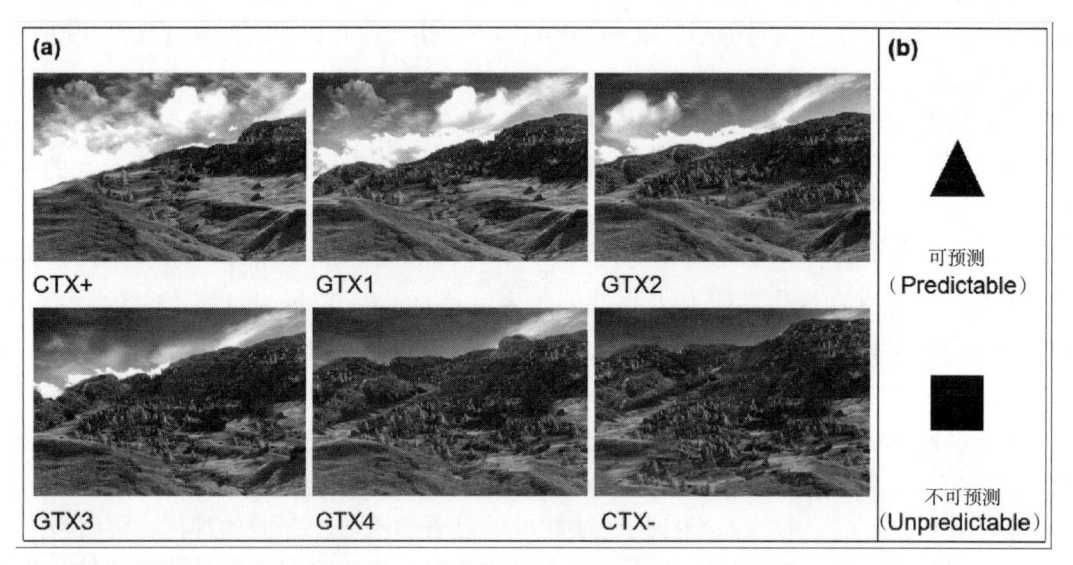

图 1 实验材料

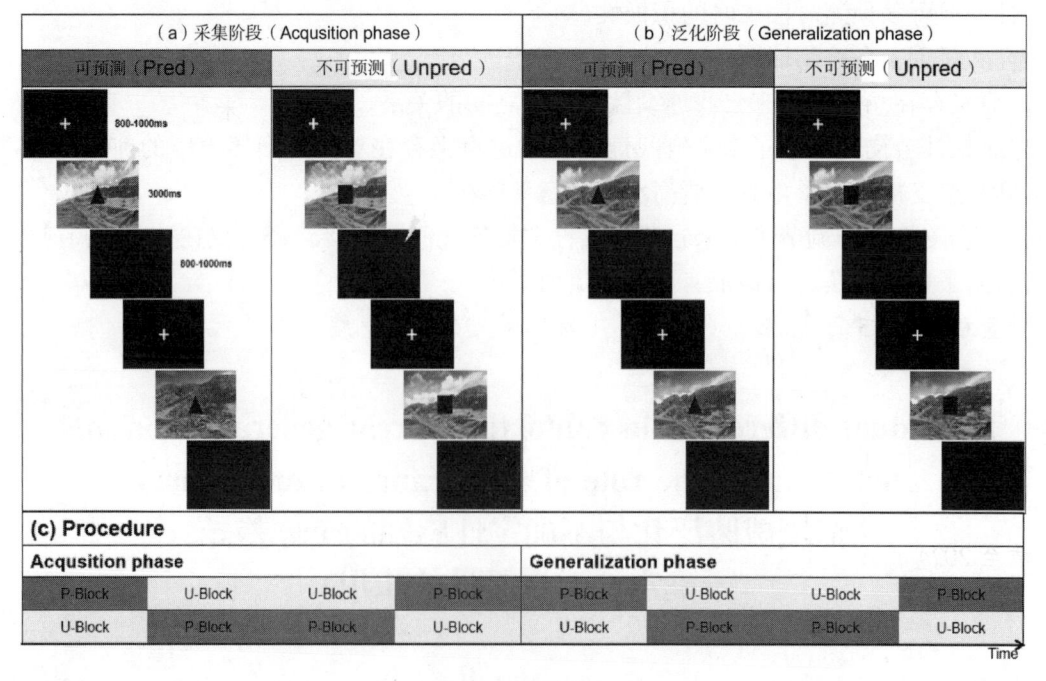

图 2 实验流程

研究分析了 82 名参与者（年龄：18—27 岁）在威胁习得和泛化过程中的电击预期。结果显示，与低 IU 组相比，高 IU 组在不可预测的情况下对威胁相关的线索表现出更多的情境威胁泛化。

这些发现表明，高 IU 个体在不可预测情景中的过度威胁泛化可能使 IU 成为焦虑症易感性的一个标志，也是焦虑症治疗的一个目标。

（截至 2024 年 6 月 15 日，该文被引 0 次。原文为英文，编者译。）

Cognitive reappraisal and expressive suppression evoke distinct neural connections during interpersonal emotion regulation
（人际情绪调节中认知重评和表达抑制引发不同脑神经联结）

Zixin Liu[1], Kelong Lu[2], Ning Hao[1], Yanmei Wang[1,3].（2023）.（1.Shanghai Key Laboratory of Mental Health and Psychological Crisis Intervention, School of Psychology and Cognitive Science, East China Normal University；2.School of Mental Health, Wenzhou Medical University；3.Shanghai Changning Mental Health Center）. *Journal of Neuroscience*, 43, 8456—8471

人际情绪调节是一个调节者有目的地调节被调节者情绪状态的动态过程，该过程涉及三个神经系统：认知控制（即背外侧和腹内侧前额皮层等）、移情/社会认知系统（即背侧前运动皮层、颞顶联合皮层等）和情绪反应系统（即脑岛、杏仁核等）。

该研究目的旨在揭示基于两种人际情绪调节策略（认知重评与表达抑制）的人际情绪调节的神经机制（尤其是脑际神经机制）。34 对女性被试（朋友）被随机地分配到两种策略组，每对被试其中一人被随机指定为被调节者，另一人被指定为调节者，采用两种策略中的一种去调节被调节者的负性情绪。采用近红外超扫描系统同时记录被试对的神经活动。

结果发现，认知重评和表达抑制这两种情绪调节策略均成功下调了被调节者的负性情绪体验。两种策略引发了单脑内和脑间的神经耦合，其涉及认知控制、社会认知和镜像神经元系统，例如，前额皮层（PFC）、颞顶联合皮层、前运动皮层等。但认知重评策略（相对于表达抑制策略）引发了脑内更加广泛的脑内功能联结。在情绪分享阶段，认知重评策略增强了前额皮层与颞顶区域的脑际同步性，而在情绪调节阶段，表达抑制策略提高了前额皮层的脑际同步性。

这些研究结果表明，人际情绪调节的认知重评和表达抑制策略会涉及认知控制、心智化和观察等一系列心理过程，以及相关的脑内和脑际神经耦合模式。

（截至 2024 年 6 月 15 日，该文被引 1 次。原文为英文，编者译。）

Genetic architecture of well-being: Cumulative effect of serotonergic polymorphisms
（幸福感的遗传结构：血清素多态性的累积效应）

Yuhe Fan[1], Yuting Yang[1], Lele Shi[1], Wenping Zhao[1], Feng Kong[2], Pingyuan Gong[1,3,4,5]. (2023). (1.College of Life Science, Northwest University; 2.School of Psychology, Shaanxi Normal University; 3.College of Medicine, Northwest University; 4.Institute of Population and Health, Northwest University; 5.Key Laboratory of Resource Biology and Biotechnology in Western China, Ministry of Education, Northwest University). *Social cognitive and affective neuroscience*, 18(1), nsad039

血清素影响心理健康和幸福感。为了了解血清素通路中基因变异对幸福感的影响，我们在大样本中（N = 787）研究了七种血清素多态性对主观幸福感（即情感平衡和整体生活满意度）和心理幸福感（即在面对生存挑战时的最佳心理功能）的影响。

结果表明，累积基因得分，而非单一基因效应，与个体幸福感的差异有关。具体而言，累积基因得分较高（与低抑郁风险相关）的个体倾向于表现出较高水平的主观幸福感和心理幸福感。这些发现表明血清素系统的遗传谱系在很大程度上影响幸福感的个体差异。

（截至2024年6月15日，该文被引1次。原文为英文，编者译。）

成年人身心因素与心理健康研究

导言：本部分论文研究成年人的心理健康及其"身、心"影响因素。身体因素包括身体活动量、健康行为、健康膳食等。心理因素包括产前压力、社会支持、压力知觉、应对方式、心理弹性、认知与情感共情、真实自我与自尊、情绪调节的灵活性、社交焦虑、职业倦怠等。其他论文分别讨论了主观睡眠质量对攻击性的影响、健康成年人负面评价恐惧与社交焦虑的神经机制等。

护士出勤主义行为与心理健康状态、离职意愿的相关性研究

姜茹鑫[1]、支慧[1]、张纪豪[2]、李永鑫[2]、郭舒婕[1]，(1. 河南省人民医院河南省护理医学重点实验室郑州大学人民医院；2. 河南大学)，《护理研究》，2023年第2期，第327—332页

出勤主义行为指员工已感受到自身心理或生理不健康，不适合参加工作，但由于个人或组织方面的原因仍旧出现工作中的行为，该行为可能会带来生产力的下降和其他方面的负面影响。这种行为可能会使护士感知到更大的心理压力，从而产生一系列心理症状，是导致焦虑和抑郁的高危因素。护士作为一种特殊的职业，具有工作风险高、专业性强、工作强度大、

可替代性低等特点，出勤主义行为的发生尤为普遍，且与其工作满意度呈显著负相关。

该研究采用问卷调查法，从河南省4所三级甲等医院中共获取476名在职护士的有效数据，使用出勤主义行为问卷、一般健康问卷、《离职意愿量表》，探究护士出勤主义行为与其心理健康状态、离职意愿的关系。《离职意愿量表》包含离职意愿Ⅰ（辞去目前工作的可能性）、离职意愿Ⅱ（寻找其他工作的动机）、离职意愿Ⅲ（获得外部工作的可能性）3个维度。

研究结论：（1）护士出勤主义行为较为普遍且与心理健康状态、离职意愿呈正相关；（2）性别、子女情况、职称、收入满意度、每月夜班频次是其影响因素。护士出勤主义行为较为普遍，目前各医院的绩效考核模式仍以单一的出勤率作为衡量标准，护士即使"带病"也要保持较高的出勤率，以此保证薪酬分配。

出勤主义行为越重，护士离职意愿越明显。这主要是由于护士在日常临床工作中需要付出大量情感资源，而出勤主义行为剥夺了个体的恢复机会，不仅减少了恢复资源的获得，还进一步积累了疲劳和压力，导致严重的情感耗竭，对工作产生了强烈的负面情绪。女性出勤主义得分较高。这与女性不仅承担着职业角色，还承担着多种家庭角色有关。有子女的护士出勤主义行为得分更高，这是因为有子女的护士除护士职业角色之外还要承担更多的照看子女的家庭义务。

主管护师职称的护士多为临床骨干，承担了较多的临床责任，工作可替代性低，班次调整灵活性不佳，常有更多出勤主义行为产生。护师与主管护师职称的护士多已孕育子女，承担更多的家庭责任，进一步提高了出勤主义行为产生的可能性。收入满意度较高的护士更珍惜工作机会，为避免缺勤给自己带来负面评价，更容易出现出勤主义行为。夜班次数增多会降低护士的生理及心理健康水平，增加出勤主义行为。

作者建议，医院应：（1）合理配置护理人员结构，制定合理的休假制度；（2）优化护理业务工作流程，减少冗繁及重复的工作，提高工作效率；（3）开展工作场所健康促进项目，改善护士心理状态，提升护士健康状况；（4）以人性化的角度实现护理人员基本权益，提高员工满意度和幸福感。

（截至2024年4月9日，中国知网数据显示，该文被下载1316次，被引5次。）

高危孕产妇围产期的心理健康状况与产前感知压力、社会支持的关系

贺利平[1]、冀璇[1]、郭先菊[2]、张瑛[3]，（1. 长治医学院护理学系；2. 长治医学院附属和平医院临床心理科；3. 长治医学院附属和济医院新生儿科），《中国健康心理学杂志》，2023年第2期，第180—186页

高危妊娠是指存在对母体或胎儿健康产生不良影响的多种高危因素，如合并妊娠期糖尿病、妊高症及胎位异常等因素，增加不良妊娠结局发生风险。高危妊娠因素的存在会加重孕产妇的围产期心理负担，使得其出现焦虑、抑郁等心理健康问题的概率增加，这会对孕产妇自身健康及子代生命后期精神系统产生长远负面影响。

社会支持是人际关系带来的积极情感支持、信息分享、物质援助及价值传递，是影响孕妇妊娠晚期心理健康状况的重要因素。感知压力是个体对某种与自我能力不符的事件或情境经过认知评价后产生的心理感受，主要受应对策略的影响，有研究提出孕妇心理健康状态是其压力感知的重要预测因素。

该研究选取2019年1月—2021年12月在长治医学院附属和济医院收治的195例高危孕产妇作为研究对象，采用自制的一般资料调查问卷、症状自评量表（SCL-90）、感知压力量表（CPSS）、社会支持评定量表（SSRS）调查其一般资料及围产期心理健康状况、感知压力水平和社会支持度，比较高危孕产妇SCL-90评分与全国常模的差异，探究了高危孕产妇这一特殊群体在围产期的心理健康状况与产前感知压力、社会支持的关系。

研究结果表明：（1）高危孕产妇围产期存在不同程度的心理健康问题：SCL-90量表中躯体化、抑郁、焦虑、人际关系敏感、强迫因子得分及总分均显著高于全国常模；（2）高危孕产妇围产期心理健康状况与产前感知压力水平呈正相关，与产前社会支持度呈负相关；（3）产前感知压力、社会支持分别对心理健康状况具有显著的正向和负向的预测作用。

产期压力感知水平及社会支持水平是围产期心理健康水平的重要预测变量，孕产妇感知较高压力会导致其下丘脑-垂体-肾上腺皮质轴功能紊乱，皮质醇异常分泌，进而产生心理问题，进一步影响其心理健康状况；而围产期心理健康水平较低可能会导致产前孕产妇所感知的压力水平增加，二者互为因果。社会支持则通过感知压力水平影响高危孕产妇的围产期心理健康状况，高危孕产妇面临困难、挫折或挑战时，可寻求家属、朋友、医护人员等社会支持系统的帮助以缓解应激事件冲击。

（截至2024年4月24日，中国知网数据显示，该文被下载1294次，被引11次。）

长工时对送餐外卖员早期健康效应的影响

何易楠[1,2]、王劲燊[4]、马炜钰[1,2]、周海林[1,2]、梁嘉斌[1,2]、刘晓曼[3]、李霜[3]、刘移民[1,2]、王致[1,2]，（1. 广州市第十二人民医院职业环境与健康重点实验室；2. 广州市职业病防治院；3. 中国疾病预防控制中心职业卫生与中毒控制所；4. 南方医科大学），《中国职业医学》，2023年第6期，第645—650页

长工时指劳动者在标准工时外产生的超时工作现象，包括加班、工作场所外的附加工作时间等。长时间工作对工人的职业健康有不利影响，如生理健康、心理健康、健康行为、相关健康和非特定健康等；与标准工时工作比较，超长工时工作与职业人群全因死亡风险有关联。

职业紧张可导致生产力下降和沉重的疾病负担等后果。疲劳蓄积是指长期、过量的身体活动，使得身体无法完全恢复而积累疲劳；其程度可反映劳动者的过劳状况。

该研究采用问卷调查法，从广州市内2家送餐平台共获得2145名外卖员的有效数据，探究送餐平台外卖员长工时现况，分析其对职业紧张、抑郁症状、失眠症状、疲劳蓄积和生活满意度等早期健康效应的影响。

研究结果：（1）研究对象周工作时间中位数和第25、75百分位数为63（49，77）小时；其中，周工作时间>40h的长工时者占92.2%（1978/2145），周工作时间≥55h的超长工时者占70.1%（1504/2145）。（2）研究对象职业紧张、抑郁症状、失眠症状、疲劳蓄积、低生活满意度检出率依次为30.1%、27.5%、34.7%、40.8%和75.1%。（3）研究对象周工作时间越长者，职业紧张和疲劳蓄积的检出率均越高（P值均<0.01）。（4）多因素logistic回归分析结果显示，在排除混杂因素的影响后，周工作时间≥55h的超长工时是导致研究对象检出职业紧张和疲劳蓄积的影响因素（P值均<0.05）。

研究发现：（1）外卖员普遍存在长工时甚至超长工时情况。（2）男性外卖员工作的长工时占比更高。这可能与男性往往是家庭经济支柱，更倾向于通过长工时、超长工时工作获取更高的报酬；女性在从事外卖工作外还需要承担一定的家务工作，导致从事外卖工作时长相对较短。（3）个人月收入越高、工龄越长的外卖员其超长工时的占比均越高。外卖员工资的计算方法比较复杂，但与工作时长密切相关，导致其往往更容易出现"过劳高收入"的情况，即以增加工作时间、加大劳动强度、放弃合理休息为代价，以换取更高的收入报酬。（4）超长工时工作的外卖员检出职业紧张的风险高于标准工时工作者。长期处于长工时状态会导致心理压力、休息时间压缩、生活节律紊乱，从而影响其心理状态的恢复，导致职业紧张。（5）超长工时工作的外卖员检出疲劳蓄积的风险高于标准工时工作者。超长时间工作，导致外卖员得不到及时的休息，可能导致一系列的生理和心理变化；而长期、慢性的疲劳积累最终可导致心理健康问题和工作相关肌肉骨骼疾患等不良的职业健康损害，甚至导致职业安全事故。

（截至2024年3月21日，中国知网数据显示，该文被下载5次，被引0次。）

地铁列车司机压力知觉的潜在剖面及影响因素

何静[1]、丁晨辉[1]、刘伟[2]，（1. 昆明理工大学；2. 昆明地铁运营有限公司），《中国健康心理学杂志》，2023年第9期，第1359—1364页

地铁列车司机在工作时需要保持高度的精神警觉性，以监测周围的环境，并在危险的条件下即时处理紧急情况。他们不仅承受与工作相关的压力，还需要克服高强度工作造成的疲劳和倦怠，长期处于密闭昏暗的工作环境中，极易引起不健康的心理状态，从而影响其驾驶行为。

压力知觉指个体通过认知对工作生活中各种刺激事件进行压力评估的过程，通常以个体主观上的失控感和紧张感为表现形式。若个体持续处于高压感受和高压环境下，往往会导致其心理健康状况受损。心理弹性指个体在压力环境下所表现出来的一种能力和特质，是通过自我努力达到良好适应的过程。心理弹性可以帮助员工自发地看到问题的积极面，从而提高抵御心理危机的能力，以免出现抑郁、疲惫和厌世等情绪。该研究采用问卷调查法，共获得722名男性地铁列车司机的有效问卷，探究地铁司机压力知觉的潜在类别及其影响因素。

研究结果：（1）地铁列车司机的压力知觉可分为4种潜在剖面：低压力知觉型（23.0%）、中压力知觉型（48.3%）、中紧张-高失控型（18.8%）和高压力知觉型（9.9%），且各类型

在心理弹性、心理症状及压力知觉的不同维度的得分存在显著性差异。(2) 多元 logistic 回归分析显示，在中压力知觉型中班组长的比例最小，在中紧张-高失控型和高压力知觉型中一级司机的比例最小；相较于低压力知觉型，列车司机的心理弹性每升高一个单位，其属于中压力知觉型的发生比会降低 4%，属于中紧张-高失控型的发生比降低 7%，属于高压力知觉型的发生比降低 9%，列车司机的心理症状每升高一个单位，其属于中压力知觉型的发生比会提高 4%，其属于中紧张-高失控型的发生比会提高 5%，其属于高压力知觉型的发生比会提高 8%。

研究发现：(1) 地铁列车司机整体压力知觉水平良好。大多数司机压力感知处于中低水平，处于中低压力知觉型的列车司机（低压力知觉型和中压力知觉型）是中高压力知觉型司机的 3.48 倍（中紧张-高失控型和高压力知觉型）。中紧张-高失控型的列车司机往往在面对压力事件时感到失控，不能有效地舒缓压力，使得其压力知觉处于中高水平。可采用积极情绪宣泄的方法能够维持和增强个体的心理资源，长久累积能提高个体心理弹性水平；增强其抗压能力，进而有效降低压力事件对其生活掌控感的影响。高压力知觉型的列车司机存在明显的心理症状，并可能丧失一些原有的希望和动力。可通过肌肉放松和冥想训练等方法来减轻个体的心理症状，并引导个体对压力事件产生新的积极认知，激发个体的一些特性，如合作、移情、自我效能感、目标志向等，这些特性会成为个体对抗外在压力的力量来源。(2) 二级司机在工作中更容易感知到压力，产生高紧张感和高失控感。二级司机的驾驶水平相较于班组长和一级司机更低。在面对相同压力源时，驾驶技能越高、经验越丰富的司机更能有效应对工作中的压力，更不易产生高压力知觉。(3) 增强列车司机的心理弹性可降低其压力感知，可将心理弹性理论融入列车司机心理干预措施的构架中。(4) 列车司机的心理症状是其压力感知的重要预测变量。心理症状越强，压力感越强，反过来降低其心理健康水平，形成恶性循环。要定期对列车司机心理症状进行测评，确保其心理健康水平处于良好状态。(5) 不良的生活习惯将导致列车司机更大工作压力和负面的健康结果。可从改变列车司机不良的生活习惯出发，降低其压力知觉，以此提高心理健康水平。

(截至 2024 年 4 月 1 日，中国知网数据显示，该文被下载 572 次，被引 0 次。)

消防救援人员生活事件对心理健康的影响：应对方式的中介作用

林晨辰[1]、胡鸣宇[2]、杨华[2]、庞曼珑[2]、许敬仁[2]、张宁[2]，(1. 南京师范大学心理学院；2. 南京医科大学附属脑科医院)，《中国健康心理学杂志》，2023 年第 3 期，第 392—399 页

消防员常常需要面对各种各样的应激事件，其心理健康受到职业压力、岗位、文化程度和年龄等因素影响。应对方式也对消防员的总体幸福感有显著影响，且在消防员的职业压力和主观幸福感之间存在中介作用。

生活事件指人们在社会生活中经历的各种紧张性刺激事件。生活事件与抑郁等心理健康存在关联。应对方式指个体在面对挫折和压力时所采用的认知和行为方式，又称为应对策略或应对机制。它是心理应激过程中一种重要的中介调节因素，个体的应对方式影响着应激反应的性质与强度，并进而调节着应激与应激结果之间的关系。

该研究采用问卷调查法，从某地区消防训练总队共获得226名消防救援人员的有效数据，了解消防救援人员的心理健康状况，并探讨生活事件、应对方式对其心理健康状况的影响。

该研究使用量表如下：（1）《生活事件量表》（张明园等人编制），包含学习、婚姻、健康、家庭、工作与经济、人际关系、环境问题、法律与政治共8个维度；（2）《应付方式问卷》（肖计划等人编制），包含解决问题、求助、合理化、退避、幻想和自责6个维度。

研究结果：（1）消防救援人员的整体心理健康状况显著优于常模群体；（2）具有不同程度心理压力的消防员之间心理健康状况差异显著；（3）具有有效应对方式和不具有有效应对方式的消防员之间心理健康状况差异显著；（4）生活事件总分与SCL-90总分呈显著正相关，合理化、自责、幻想和退避4种应对方式与SCL-90总分及各因子呈显著正相关，解决问题应对方式与SCL-90总分及各因子呈显著负相关；（5）应对方式中合理化和自责两个因子在生活事件和心理健康之间的中介作用成立。

消防员整体心理健康状况良好，其中45%的人感到压力很大或较大，说明尽管当前消防员们的心理健康总体上呈健康态势，但依然存在风险。消防员心理压力越大心理健康水平越低。消防员经历的生活事件越多，心理健康水平越低，尤其是工作经济方面的生活事件。生活事件可能是通过合理化和自责两种应对方式来影响消防员心理健康的。

消防员使用成熟型应对方式（解决问题和求助）越多，其心理健康水平越高。混合型应对方式（合理化）和不成熟型应对方式越多，心理健康水平越低。自认具有有效应对方式的消防员心理健康水平更好，其中69%的人认为自己具有有效应对方式，说明尽管将近半数的消防员自感压力大，但大多数消防员都能有效地应对，这也是消防员存在心理健康风险却整体心理健康良好的原因。

（截至2024年4月9日，中国知网数据显示，该文被下载1698次，被引5次。）

以社会-情感能力为核心素养的教师心理健康

赵梓叶[1]、蔡旻旻[1]、刘翔平[1]、王书剑[1]，（1. 北京师范大学心理学部），《教育科学研究》，2023年第1期，第80—87页

教师是一种需要高强度情绪劳动的职业，不仅要面对工作压力，还会面对管理学生、与家长沟通、应对学生的危机事件等压力。传统方式以非病理作为衡量教师健康的标准，存在三个局限：评价病理化，存在污名化倾向；健康素质固定化，忽略了发展潜力；心理健康提升的治疗化和咨询化，削弱了教师的主观能动性。

社会-情感能力（也译作教师社会-情绪能力）指个体管理自身和人际间的社会关系和情绪体验，并促进自我和关系蓬勃发展的能力。

该研究梳理了社会-情感能力的理论发展和概念变迁，结合中国实践抽取教师社会-情感能力的独特内涵，从应用的角度对教师社会-情感能力的测量与培养提出建议。

研究结果：针对我国当前教师社会-情感能力相关理论不足的现状，提出了三因素六功能模型，包括教师的自我觉察与反思能力、情绪识别与调节能力以及关系觉知与沟通能力；对

教师的社会-情感能力自评量表和情景判断测验进行了综合，并从反思个人成长史、培养共情能力以及练习情绪调节方法和沟通技巧等层面论述提高教师社会-情感能力的方法。

教师社会-情感能力包括自我、情绪、关系构建三个因素，每个因素又可以从意识觉知和管理技能方面来界定，形成六种功能。第一个因素是自我觉察、反思能力和自我管理、激励技能。教师职业的特点是人际互动，处理与学生及家长的人际关系要求教师自我觉察和自我整合，从而保持稳定的高自尊、强大的内心和明确的价值观；尤其是在压力环境下，需要教师具备心理灵活性来进行自我调节，而这些力量的前提是自我觉知的能力。第二个因素是情绪的识别与调节的能力，包含对自身和他人的情绪的觉察、理解与管理和调节的技能。高情绪调节能力的教师在遭遇情绪问题时可以根据情绪调节目的来选择是自我安抚还是继续教学，能够使用不同的情绪调节策略来辅助任务切换，如伪装、压抑、重评、接纳和表达释放等。第三个因素是关系建构的能力，也叫社会能力。建构关系的能力是教师社会-情感能力外在表现，是教师能否胜任职业的关键评价标准。具备关系建构能力的教师，在与学生或家长沟通时，能够关注其肢体语言、语气等社交线索，并通过这些线索去共情或采择观点从而理解学生、家长行为背后的动机。

（截至2024年6月15日，中国知网数据显示，该文被下载1270次，被引6次。）

社会比较与中小学教师的心理健康：职业压力与心理弹性的作用

董志文[1]、曹毅[1]、侯玉波[1]、戴玉婉[1]，（1. 北京大学心理与认知科学学院暨行为与健康北京市重点实验室），《中国健康心理学杂志》，2023年第6期，第876—881页

社会比较理论认为，个体通常会将他人信息与自己的生活联系起来，并做出积极或消极的自我判断。线上社交媒体扩展了社会比较范围的半径，导致抑郁水平升高、自尊水平降低、自我认知下降和身体不满度增加等危害。当个体在做向上社会比较时，其幸福感可能会下降。中小学教师的社会比较倾向也让其产生职业倦怠。心理弹性指个体在遇到困难逆境时仍能保持积极适应的能力，可以缓解个体因消极事件和不良后果引起的负面影响，对个体的心理起到相应的"保护"作用，从而提高个体的心理健康。

该研究采用问卷调查法，从西南某地区的小学和初中阶段共获得1189份教师的有效数据，使用《社会比较倾向量表》《中小学教师职业压力量表》《症状自评量表（SCL-90）》《心理弹性量表》探究中小学教师社会比较倾向对心理健康的影响，以及职业压力在其中的中介作用和心理弹性的调节作用。

《社会比较倾向量表》包含对观念的比较和能力的比较2个维度；《中小学教师职业压力量表》包含考试压力、学生因素、自我发展需要、人际关系、工作负荷和职业期望6个维度；《心理弹性量表》包含坚韧、自强、乐观3个维度。

研究结果：（1）社会比较倾向与中小学教师不良心理症状正向相关，且职业压力在二者的关系中起中介作用；（2）心理弹性对社会比较倾向与职业压力和不良心理症状之间的关系具有调节作用，即心理弹性可以缓解中小学教师社会比较带来的职业压力和不良心理症状；

（3）心理弹性对职业压力在社会比较倾向和心理健康之间的中介效应有调节作用，即中小学教师心理弹性越高，社会比较倾向通过职业压力对其心理健康的不良影响越小。

中小学教师本就需要应对学生、家长和学校三方的问题和矛盾，而社会比较又进一步增强中小学教师的职业压力，损害其心理健康。心理弹性可以缓解中小学教师社会比较倾向对职业压力和心理健康的负面影响，既可以降低个体在不良环境中遭受的消极影响，又可以使个体在遭受的负性事件中恢复过来。

作者建议：（1）学校可以为教师定期开展心理健康培训或其他形式的活动，降低中小学教师的社会比较倾向，进而降低其职业压力和不良适应症状。（2）通过培训（例如正念）增强中小学教师的心理弹性，能够起到良好的缓冲机制，降低消极事件对他们带来的负面影响，增强他们对消极事件的积极应对，全面保护中小学教师的心理健康水平。（3）学校可以为教师设立相关的设施以及定期为中小学教师进行心理咨询，缓解其职业压力，提升心理健康水平。

（截至2024年4月9日，中国知网数据显示，该文被下载2398次，被引8次。）

PAC心理弹性理论对急性重症胰腺炎患者希望水平、心理韧性及生存质量的影响

吴婧文[1]、巩月英[1]、常红[2]、蔡庆玲[1]、李静[2]、黄萍[1]，（1. 青海省人民医院EICU；2. 青海省人民医院急诊科），《中国健康心理学杂志》，2023年第10期，第1499—1504页

生活节奏加快和饮食结构变化导致急性胰腺炎（SAP）发病率逐年上升，已经成为威胁我国居民健康及生命的重大消化系统疾病之一。SAP患者不仅会因疾病而产生痛苦、焦虑、抑郁、绝望、恐惧等不良心理，还容易因治疗环境的封闭而出现心理应激。患者不良心理状态不仅可直接影响其希望水平、康复自信心及治疗配合度，还可能通过介导内分泌、免疫功能紊乱影响身体健康，不利于患者疾病康复。

希望水平可反映个体对未来事物的积极预期，是人类应对困难和挫折的重要心理特征及人格力量，提高患者希望水平有助于促进疾病转归。心理韧性指个体面临逆境、创伤等应激时展现出的积极应对能力，其对患者健康行为能力具有重要影响。PAC心理弹性理论是具有循证支持的一种理论指导，该理论认为个体具有父母、成人、儿童3种心理状态，不同心理状态在不同场合相互转化，对自我状态起到整合调节，有助于个体展现出积极心理状态。

该文章选取2021年10月至2022年10月收治的130名SAP患者，随机分为对照组和干预组各65名，对照组患者接受常规心理干预，干预组患者采用基于PAC心理弹性理论的心理干预。于干预前、干预4周后，比较两组患者希望水平、心理韧性、健康行为能力；干预后3个月，评价患者生存质量。

该研究使用量表如下：（1）《Herth希望指数量表》包含对现实/未来的积极态度、采取积极行动、与他人保持亲密关系3个维度；（2）《心理弹性量表》包含坚韧、力量、乐观3个维度；（3）《健康行为能力自评量表》包含心理安适、健康责任、营养、运动4个维度；

(4)《胃肠道生活质量指数》包含自觉症状、生理功能状态、心理状态、社交活动状态4个维度。

基于PAC心理弹性理论的心理干预可有效提高SAP患者希望水平、心理弹性、健康行为能力及生存质量：(1) 在环境因素方面，PAC心理弹性理论通过识别SAP患者环境情境中的危险因素和保护因素，执行相应的干预措施，帮助患者消除或适应危险因素，激发自身固有品质和潜在力量，有利于促进个体与环境之间的平衡，从而增强患者对疾病的适应水平，提高心理弹性。(2) 在个体因素方面，PAC心理弹性理论以病友会形式分享SAP经典个案，引导父母自我型患者提高对SAP的自我见解，促进成人型患者加强沟通及情感交流，加深儿童自我型患者对SAP认知及自我管理，最终有利于提高患者疾病认知、希望水平，帮助患者学会自我管理及情绪疏导；通过一对一心理疏导，能让患者的心理干预更具针对性，同时指导患者掌握放松疗法，能帮助其更好应对应激事件，最终有助于帮助患者稳定心境、缓解负面情绪；通过集体教育，能进一步帮助患者建立对SAP发病及治疗的认知，同时了解心理应激及心理调试，并帮助患者从日常饮食、行为、运动、用药等方面进行自我管理，从而增强健康行为能力、促进疾病转归、提高生存质量。

（截至2024年4月24日，中国知网数据显示，该文被下载505次，被引0次。）

认知和情感共情与负性情绪：情绪调节的作用机制

郭晓栋[1,2]、郑泓[1,2]、阮盾[1,2]、胡丁鼎[1,2]、王毅[1,2]、王艳郁[3]、陈楚侨[1,2]，（1. 神经心理学与应用认知神经科学实验室，中国科学院心理健康重点实验室；2. 中国科学院大学心理系；3. 潍坊医学院心理学院），《心理学报》，2023年第6期，第892—904页

共情（Empathy）是个体对他人情绪情感的理解、推断以及自身产生相似情绪反应的过程，包括认知共情和情感共情两个成分。认知共情指对他人所处情绪状态的推断和理解，情感共情是由他人情绪所引起的间接情绪体验。共情可以使个体准确感知他人所处的情绪状态并在此基础上做出恰当情绪反应，与亲社会行为密切相关，且对维系和谐人际关系至关重要。

情绪调节指个体管理自身情绪的过程，对生理和心理健康都至关重要。认知重评和表达抑制是被广泛研究的两种情绪调节策略。认知重评指个体通过重新解释情绪事件的意义来改变该事件诱发的情绪；表达抑制则是通过主动抑制情绪表达进行情绪调节。

为了厘清情绪调节在社会情境中对认知和情感共情的影响，该研究以442名大学生作为研究对象，本文使用认知与情感共情问卷（QCAE）、人际反应指针量表（IRI）、情绪调节问卷（ERQ）、抑郁-焦虑-压力自评量表（DASS-21）调查验证了共情、情绪调节与负性情绪之间的关系，并采用中文版共情准确性任务探讨使用认知重评策略对共情情绪反应的影响。

中文版共情准确性任务，要求被试观看8段视频，每段视频中都有一位讲述者面向镜头讲述自己的情绪事件，其中积极和消极情绪视频各4段。被试在观看的同时需要实时评价讲述者的情绪效价（1=非常消极，9=非常积极）。

研究发现：(1) 情感共情与日常生活中更多的焦虑和压力有关，而认知共情与更少的抑

郁情绪相关。（2）认知重评和表达抑制均在共情与负性情绪之间起保护性调节作用；共情准确性任务中，使用认知重评策略能提高个体对他人消极情绪的共情准确性、降低自身的负性情绪体验；在积极情境下还可以增强个体的积极情绪。

情绪调节策略，尤其是认知重评，在共情与负性情绪之间发挥着重要的保护作用。在社会交往过程中，认知重评可以使个体更准确地察觉到他人的负性情绪，同时又不会使自己感受到过多的负性情绪。从心理机制上来看，认知重评通过重新解释情绪事件或改变与被共情者之间的心理距离等途径自上而下地直接作用于共情的认知过程（认知共情），认知的改变又间接对共情的情绪反应产生影响。

（截至2024年4月9日，中国知网数据显示，该文被下载13465次，被引22次。）

真实自我与青年人心理健康的关系：自尊的中介及性别差异

吕行[1]、芮志豪[1]、安献丽[1]、黄国平[2,3]、郝阳[4,5]，（1. 扬州大学教育科学学院心理学教研室；2. 四川省精神卫生中心绵阳市第三人民医院心身疾病二科；3. 川北医学院精神卫生学院；4. 南京医科大学附属脑科医院医学心理科；5. 四川省乐山市精神卫生中心临床心理科），《中国健康心理学杂志》，2023年第2期，第270—275页

真实自我被定义为个体行为与其价值观、信仰、需求等内在心理活动的一致程度。过往研究发现：真实性高的个体，更能根据自己的意愿真实地生活，也有更高的自主感、生活满意度、幸福感，同时也存在更低水平的焦虑与抑郁。

该研究关注真实自我、自尊和心理健康之间的关系，关注性别在真实自我和心理健康关联中可能起到的作用，也能更好地回应女性主义相关议题，为女性心理健康提供一些帮助。

研究采用整群抽样法，对江苏某大学的1700名大学生和硕士研究生进行问卷施测，回收有效问卷1650份。问卷包含真实自我量表、罗森博格自尊量表、中文版Achenbach自评量表（测评抑郁/焦虑）和生活满意度量表。

结果显示：（1）真实自我、自尊和生活满意度两两间正相关，焦虑抑郁与真实自我、自尊和生活满意度负相关。（2）真实自我水平更高的个体有更高程度的自尊，有更高水平的生活满意度和更低水平的焦虑/抑郁。（3）性别在真实自我和自尊的关系中起显著调节作用，真实自我水平更高的女性相比男性有更高的生活满意度，也存在更低水平的焦虑和抑郁。

该研究结果揭示了一种可能的行动路径：如果想要更好地适应当下变动剧烈的时代，通过面向真实的自己，拥抱真实的自我来提升自尊，进而可能会达到心理健康、生活满意的结果。该研究还发现了性别调节的中介作用，女性的真实自我会对心理健康有着更大的影响，即有更高的生活满意度和更低的焦虑/抑郁情绪。该结论对未来女性应该通过自我真实表达的方式来进行心理保健和调节，提供了有力的理论支持。

（截至2024年4月29日，中国知网数据显示，该文被下载2075次，被引7次。）

管住嘴迈开腿：身体活动当量标签促进健康行为及其认知机制

陈静[1]、章曼露[1]、李雨阳[1]，（1. 北京体育大学心理学院），《心理科学进展》，2023年第7期，第1228—1238页

调查数据显示，从2004年到2014年的10年间，中国成年人全身肥胖率从3.3%增长到14%。尽管肥胖的起源非常复杂，但其根本原因是能量的摄入大于能量的消耗。研究表明，中国最近几十年来快速攀升的超重率和肥胖率，也与中国饮食结构和生活方式发生重大变化相关，即动物源性食物、精制谷物以及高度加工食物的消费不断增加，同时长时间久坐行为带来的身体活动水平下降。

运动和健康饮食对于保持健康的体重至关重要，鼓励健康饮食和鼓励运动是控制体重的两种重要策略。身体活动当量标签（PACE）提供关于食物的两种信息，即能量值以及消耗该能量所需要的身体活动量，它被认为是一种应对日益严重的肥胖问题的有效策略。身体活动量通常由两部分组成，上方呈现一个简易的"火柴人"运动造型，下方根据其相应的运动类型（如慢跑、步行），呈现消耗该食物能量需要进行该运动的时间或距离（如慢跑40分钟）。

本文归纳总结PACE标签在促进健康饮食和运动行为上的实证研究，对其作用机制进行梳理，并进一步整合出PACE标签促进健康行为的理论模型，以期能为其理论发展和实践运用提供参考。

PACE标签可以有效降低消费者在实验室实验和现场实验中的不健康食物选择和能量摄入，促进健康食物的选择，同时提高运动意愿和运动行为，即PACE标签可以促进健康行为。PACE标签起效应的认知机制包括两条路径，第一条路径：PACE标签—心理模拟—情绪—行为路径，即PACE标签通过自发的心理模拟，影响个体对摄入该食物的情绪反应，进而影响被试的食物决策和行为。第二条路径：PACE标签—心理模拟—健康上档—行为路径，即PACE标签通过自发的心理模拟，激活个体的健康目标，从而影响健康相关的行为（包括饮食行为和运动行为）。心理模拟是指人们在面对一个新的情景时，会模拟过去的经验、感受和行为，从而在新情景中做出相应的决策。

未来研究可以进一步探讨两条路径的适用群体和适用条件，PACE标签可能产生的消极影响，以及综合不同饮食干预和调节方法帮助消费者形成可持续的健康饮食习惯和运动习惯。

（截至2024年3月18日，中国知网数据显示，该文被下载781次，被引0次。）

中国居民健康膳食行为意向及其对抑郁症状的影响

林佳赐[1]、尹可丽[1]、黄颖[1]、刘瑶[1]，（1. 云南师范大学教育学部），《应用心理学》，2023年第2期，第128—136页

根据首次全国性精神障碍流行病学报告，中国重度抑郁障碍的终身患病率接近3.4%，且

有超过47%的致残率。抑郁症状是抑郁症的表现形式，抑郁症状筛查能够对抑郁症患者进行识别与预测。

膳食模式是个体在日常生活中摄入各种食物的组合，是摄取膳食营养的主要方式，已有研究证明，膳食模式与心理健康有关。膳食模式与抑郁症状的关系可能为治疗抑郁提供一种辅助性方法。与常规治疗手段相比，膳食治疗所需要的费用低、治疗方式灵活，并且没有因药物带来的副作用。

膳食行为意向是指个体对将做出的膳食行为进行评估与判断。计划行为理论认为行为意向是影响行为的直接因素，在控制条件充分的情况下，行为意向能够决定行为的发生。

该研究通过两项子研究探讨我国居民健康膳食行为意向的组成及其对抑郁症状的影响。研究1通过编制《中国居民健康膳食行为意向》问卷，测量中国居民健康膳食行为意向的结构，并初步考察其与抑郁症状的关系。为加强研究结果的普适性，研究2通过更换被试再次检验问卷的信效度，并改变抑郁症状的测量工具进一步探索中国居民健康膳食行为意向对抑郁症状的影响。

研究发现：（1）《中国居民健康膳食行为意向》问卷，具有良好的信效度，是适合研究中国居民健康膳食行为意向的测评工具。（2）中国居民健康膳食行为意向由调味适当、膳食平衡、食物多样和食量控制组成。（3）中国居民健康膳食行为意向与抑郁症状存在显著负相关。其中，食量控制和食物多样对抑郁症状有一定的预测作用。

食物多样是指食物摄入的多样化，多种类食物的摄入能够促进身心健康、预防心血管疾病，荤素种类共构有益健康。调味适当是指个体对油盐糖摄入的合理程度。油盐糖常用于烹饪调味或者评价食物口感，摄入过多食盐、烹调油和糖会影响健康，引发诸多与肥胖有关的疾病。膳食平衡是指摄入的碳水化合物、蛋白质和脂肪等营养物质的比例。合理的膳食结构对维护健康、预防高血压等慢性疾病有重要意义。食量控制是指根据自己的食量进食，杜绝暴饮暴食。

（截至2024年3月18日，中国知网数据显示，该文被下载643次，被引1次。）

情绪调节灵活性对负性情绪的影响：来自经验取样的证据

王小琴[1,2]、谈雅菲[3]、蒙杰[4]、刘源[1]、位东涛[1]、杨文静[1]、邱江[1]，（1. 西南大学心理学部认知与人格教育部重点实验室；2. 浙江师范大学教育学院；3. 华中师范大学心理学院；4. 广西师范大学教育学部），《心理学报》，2023年第2期，第192—199页

情绪调节是指个体根据调节目标并基于不同的调节策略改变自己或他人情绪的主观体验、生理反应及行为表现，从而适应不断变化的环境的过程。成功的情绪调节对个体身心健康非常重要，同时情绪调节能力也被认为是抑郁、躁狂症、广泛焦虑障碍等不同精神疾病的保护因子。情绪调节灵活性是指个体根据不断变化的情境需求灵活部署情绪调节策略的能力。

为了探讨情绪调节灵活性对个体负性情绪的影响，该研究以211名西南大学生为研究对象，采用经验取样的方法，通过拟合个体在日常生活事件（如未通过考试）和突发公共卫生

事件（COVID-19）中的策略，使用剖面结构和情境负性程度与策略使用程度的共变关系测量个体的情绪调节灵活性水平，并探讨其对个体后续负性情绪（抑郁和焦虑）的影响。

该研究使用贝克抑郁量表（BDI-II）、贝克焦虑量表（BAI）、状态焦虑量表（SSAS）、积极消极情绪量表（PANAS）分别对被试抑郁、焦虑等情绪状态进行评估。需要被试评价的调节策略有：分心、沉浸、认知重评、接受、表达抑制、情绪表达和社会分享。沉浸是一种对负面情绪或负面事件的自我关注，被证明是重度抑郁症患者的一种常见的应对方法。

研究发现：(1) 单一策略使用偏好（如沉浸偏好和表达抑制偏好）的个体在负性生活事件中和疫情期间经历了更高水平的抑郁和焦虑情绪。(2) 基于策略使用（认知重评和分心）与情境负性程度（负性生活事件和COVID-19）的共变关系，可以有效测量大学生群体日常生活中的情绪调节灵活水平。(3) 高情绪调节灵活性水平的大学生群体（随情境负性程度提高使用更多分心策略，而随情境负性程度降低使用更多认知重评策略），经历了更低水平的抑郁和焦虑情绪。

本文研究一方面支持了策略库广度和策略-情境匹配作为情绪调节灵活性研究领域的重要理论基础，提供了有效的测量个体情绪调节灵活性的手段；另一方面，加深了对临床精神疾病患者和重大集体创伤事件（如疫情、地震等）背景下民众的情绪调节障碍的理解。

（截至2024年4月9日，中国知网数据显示，该文被下载6583次，被引14次。）

Functional connectivity between dorsal attention and default mode networks mediates subjective sleep duration and depression in young females
（背侧注意力和默认模式网络之间的功能在年轻女性主观睡眠时间和抑郁之间存在着中介作用）

Ziye Xu[1], Wenrui Zhao[1], Haien Wang[1], Yun Tian[1], Xu Lei[2]. (2023). [1.Sleep and NeuroImaging Center, Faculty of Psychology, Southwest University; 2. Key Laboratory of Cognition and Personality (Southwest University), Ministry of Education]. *Journal of affective disorders*, 325: 386—391

人类天生具有攻击性，这种攻击性有时可能升级为身体伤害。社会通常对公然的攻击行为进行惩罚，因此人们需要控制可能的攻击冲动。睡眠剥夺（Sleep Deprivation, SD）严重影响个体的持续注意力、执行功能和记忆，尤其是行为抑制能力。近期研究显示，SD与反应性攻击行为（Reactive Aggression）之间可能存在关联，但目前研究结果并不一致。动物研究表明，剥夺快速眼动睡眠（REM sleep）后，大鼠表现出更多的攻击行为。但在对果蝇的研究中，发现SD降低了攻击行为。人类研究的结果也不一致，有些研究发现SD后个体更倾向于攻击行为，而其他研究则发现SD降低了攻击行为。

为了更深入地探讨睡眠剥夺与反应性攻击之间的关系，研究选取了30名参与者，在正常睡眠（Normal Sleep, NS）和完全睡眠剥夺（Total Sleep Deprivation, SD）两种条件下，执行泰勒攻击范式（Taylor Aggression Paradigm, TAP）任务，并在 NS 条件下完成了 5 分钟的静息态脑电图（EEG）采集。

该研究发现：（1）睡眠剥夺能够影响个体的情绪调节能力，使其在面对挑衅或挫折时更难以控制愤怒和攻击性冲动。（2）睡眠剥夺可能通过影响大脑的前额叶和杏仁核等关键区域，进而影响个体的决策和行为。这些区域在情绪调节和社会行为中起着重要作用，因此它们的受损可能导致个体更容易表现出攻击性行为。

基于研究发现，首先，作者认为了解睡眠剥夺与反应性攻击之间的关系有助于我们更好地认识睡眠剥夺对个体身心健康的影响，从而引导人们重视睡眠健康，减少因睡眠剥夺而导致的各种问题。其次，该研究结果还可以为临床治疗提供新的思路和方法。例如，对于因睡眠剥夺而表现出攻击性行为的个体，可以通过改善其睡眠质量来减少攻击性行为的发生。此外，研究还指出了性别激素差异、个体对 SD 的易感性等是可能影响 SD 与攻击行为关系的因素。这些发现提示我们，在考虑 SD 对攻击行为的影响时，需要考虑个体差异的影响。

（截至 2024 年 5 月 14 日，该文被引 3 次。原文为英文，编者译。）

Effect of subjective sleep quality on aggression: A two-year longitudinal and fMRI pilot study
（主观睡眠质量对攻击性的影响：一项为期两年的纵向和功能性磁共振成像初步研究）

Haobo Zhan[1,2], Xu Lei[1,2]. (2023). [1.Sleep and NeuroImaging Center, Faculty of Psychology, Southwest University; 2. Key Laboratory of Cognition and Personality (Southwest University), Ministry of Education]. *Biological Psychology*, 176, 108454

睡眠质量差被认为是增加攻击性的潜在因素，因为睡眠质量差损害了对认知、情绪和行为的控制。一般攻击模型（General Aggression Model, GAM）提出了一些可能的解释来说明睡眠质量对攻击行为的影响：

（1）情感路径（The Affective Pathway）。睡眠质量差常常会增加负面情绪的感受，例如愤怒、疲劳和抑郁；无法调节负面情绪的人可能会表现出更多的攻击性行为。

（2）认知路径（The Cognitive Pathway）。睡眠质量差可能增加对他人行为的负面解释，这意味着对外部刺激的敏感性增加以及倾向于敌对归因，从而导致更多的攻击行为。

（3）反应控制路径（The Response-Control Pathway）。许多时候，人们可以抑制他们不适当的攻击冲动，但睡眠不足损害了正常的抑制能力（即抑制冲动的能力），导致更多的攻击行为。

为探索睡眠质量与攻击性行为之间的因果关系及其认知神经机制，该研究对 455 名大学生进行了两次随访测量，包括主观睡眠质量、攻击性行为和静息态功能磁共振成像（rs-fMRI），两次随访测量之间有两年的时间间隔；研究使用问卷的交叉滞后模型和 rs-fMRI 上的低频波动幅度（ALFF）进行数据分析。

在该研究中，主观睡眠质量采用匹兹堡睡眠质量指数测量（Pittsburg Sleep Quality Index，PSQI），覆盖了七个方面：睡眠质量、睡眠潜伏期、睡眠持续时间、习惯性睡眠效率、睡眠干扰、睡眠药物使用以及日间功能；攻击性行为采用中文版 Buss-Perry 攻击性问卷（Buss-Perry Aggression Questionnaire，BPAQ）测量，包含四个子维度：敌意（涉及攻击性的认知要素）、身体攻击（涉及伤害或损害他人）、冲动性（代表攻击性的控制组成部分）和愤怒（代表攻击性的情绪或情感组成部分）。数据分析结果发现：

（1）交叉滞后模型显示，时间点 1 的睡眠质量可以预测时间点 1 的攻击性行为。该结果为睡眠质量和攻击性之间可能的因果关联提供了直接证据，并指出了方向性，这意味着睡眠质量差是原因，而增加的攻击行为是后果。

（2）PSQI 与 BPAQ 中的第一子维度之间显著正相关，但与其他三个子维度不相关。较差的主观睡眠质量似乎只与增加的敌意相关，这与 GAM 模型中的认知路径一致，即睡眠质量差可能会增加对他人行为的负面解释，这意味着对外部刺激的敏感性增加以及倾向于敌对归因，从而导致更多的攻击行为。

（3）ALFF 显示，睡眠质量差会减少前额叶区域的自发活动，但增加边缘系统区域的活动，这是将睡眠质量差与增加的攻击行为联系起来的可能的神经基础，而这可能反映出睡眠质量差会导致情绪认知的缺陷。

（截至 2024 年 5 月 15 日，该文被引 2 次。原文为英文，编者译。）

From fears of evaluation to social anxiety: The longitudinal relationships and neural basis in healthy young adults
（从负面评价恐惧到社交焦虑：对健康早期成年人神经机制的纵向研究）

Yifei Zhang[1], Junwen Chen[2], Wei Gao[1], Wanting Chen[1], Zhibing Xiao[1], Yawei Qi[1], Ofir Turel[3], Qinghua He[1,4]. (2023).(1.Faculty of Psychology, MOE Key Laboratory of Cognition and Personality, Southwest University; 2. Research School of Psychology, College of Health & Medicine, The Australia National University; 3. School of Computing and Information Systems, The University of Melbourne; 4. Southwest University Branch, Collaborative Innovation Center of Assessment toward Basic Education Quality). *International Journal of Clinical and Health Psychology: IJCHP*, 23(2), 100345

社交焦虑症（SAD）是一种常见的心理健康问题，其核心认知表现是持续地被评价恐惧，包括负面（FNE）评价和正面（FPE）评价。社交焦虑症通常始于青少年时期，在年轻成年人中较为普遍。研究社交焦虑症的风险因素有助于更好地理解这一状况。传统上，社交焦虑症的研究主要关注 FNE，但近期研究表明，SAD 中的持久恐惧不仅包括对负面评价的恐惧，还包括对正面评价的恐惧（FPE）。FPE 指的是对他人正面评价的担忧和痛苦。该研究旨在检验FNE、FPE与SAD之间的纵向关系，并探索其神经基础。

该研究使用了三个样本。首先，使用649名大学生的数据，这些学生完成了调查和功能性磁共振成像（fMRI）扫描，以探索FNE、FPE和SAD症状的神经基础。其次，使用450名参与者的数据，这些参与者完成了两次相同的调查，以检验变量之间的纵向关系。最后，使用两个样本中重叠的288名参与者的数据，这些参与者完成了两次调查和fMRI扫描，以建立一个脑行为模型。研究使用了部分相关分析、交叉滞后面板模型分析和结构方程模型分析等统计方法。

研究结果表明：（1）无论是FNE还是FPE，都与SAD存在显著的相关性，SAD也会反过来影响FPE，即社交焦虑的人更容易担心自己因表现太好而受到过度关注。（2）前额叶皮层的某些亚区与FNE、FPE和SAD的得分存在关联。这些区域在社交情境中起着至关重要的作用，它们负责处理社交信息、调节情绪反应以及指导我们的社交行为。当这些区域的神经信号出现异常时，便可能影响到个体的社交功能，导致社交焦虑等问题的出现。

该研究的发现从评价恐惧的角度解释了社交焦虑的行为和神经基础，有助于更好地理解SAD，并为临床实践提供理论支持。研究结果强调了FNE和FPE作为SAD的独立风险因素，并指出FPE不仅是SAD的一个风险因素，也是其后果。这表明FPE在社交焦虑的发展和维持中可能扮演着更为重要的角色。此外，前额叶皮层的异常信号可能是SAD症状的早期神经表现，这为基于神经生物学标志的病理诊断和治疗提供了可能。

（截至2024年5月15日，该文被引3次。原文为英文，编者译。）

Association of burnout with depression in pharmacists: A network analysis
（药剂师职业倦怠与抑郁的关系：网络分析）

Mu He[1], Kuiliang Li[2], Xuejiao Tan[3], Lei Zhang[3], Chang Su[4], Keyong Luo[5], Xi Luo[2], Chang Liu[6], Mengxue Zhao[3], Xiaoqing Zhan[2], Qian Wang[7], Jing Cen[7], Jun Lv[7], Bangbi Weng[7], Zhengzhi Feng[3], Lei Ren[8], Guoyu Yang[2,9], Feifei Wang[2,9]. (2023). (1.Chongqing Medical and Pharmaceutical College; 2. Department of Medical Psychology, Army Medical University; 3. Department of Medical English, College of Basic Medical Sciences, Army Medical University; 4. School of Educational Science, Chongqing Normal University; 5. Department of Psychiatry, The 980th Hospital of PLA Joint Logistic Support Force; 6. BrainPark, Turner Institute for Brain and Mental Health and School of Psychological Sciences, Monash University; 7. Department of Pharmacy, The Southwest Hospital of Army Medical University; 8. Department of Psychology, Fourth Military Medical University; 9. Department of Developmental Psychology for Armyman, Army Medical University). *Frontiers in psychiatry*, 14, 1145606.

药剂师作为医疗体系中的关键角色，其职业倦怠和抑郁症状对个人健康和工作表现产生显著影响。职业倦怠和抑郁虽然症状有所重叠，但它们之间的具体关联程度尚不明确。该研究旨在通过网络分析方法，探讨药剂师职业倦怠与抑郁症状之间的复杂关系，以期为未来的预防和干预措施提供信息。

研究共调查了1322名一线药剂师，涵盖了中国重庆的多家医院。参与者包括前线药房员工或临床药剂师，排除了非正式雇员如实习生和仍在工作的退休药剂师。

该研究采用网络分析方法，构建药剂师职业倦怠与抑郁之间的关联网络。在网络分析中，每个节点（Nodes）代表一个变量，例如一个抑郁症状或一个人格特质。预期影响值（Expected Influence, EI）用于评估网络中各个节点（在该研究中代表症状）的重要性或影响力。在心理学的网络分析中，预期影响值通常与节点的中心性（centrality）相关，是一种衡量节点在整个网络结构中所处位置重要性的指标。中心性高的节点可能在心理症状网络中扮演着核心角色，可能是治疗和干预的关键目标。

研究通过问卷调查收集药剂师的职业倦怠和抑郁症状数据，其中倦怠量表及其子量表用来测量各个职业倦怠的子维度，如情绪耗竭、去人格化和个人成就感降低；抑郁自评量表用来评估抑郁水平，其中包含20个项目，涵盖了情感和身体症状。

本项研究通过网络分析法细致地剖析了药剂师群体中职业倦怠与抑郁症状之间的交织关系。其中，职业倦怠相关的情绪耗竭、去人格化和个人成就感降低，以及抑郁相关的悲伤、沮丧、过度进食、过度睡眠等症状，在网络中呈现了紧密的联系。研究揭示了数个关键节点，它们在网络中扮演着中心角色，并对其他节点具有显著的影响力。特别是，工作导致的冷漠感（MBI-6）、感觉生活无意义（D18）以及无缘无故的疲倦（D10）这三个节点，显示出了最高的预期影响值，这表明它们在药剂师的职业倦怠和抑郁症状中起着核心作用。

此外，研究还识别出了抑郁症状中的两个"桥梁症状"，它们是连接职业倦怠不同维度与抑郁症状的纽带。具体而言，感到沮丧和忧郁（D1）与情绪耗竭相联系，而对未来感到无望（D14）则与个人成就感降低相关联。

研究还对不同子组（如按工作年限分组）的网络结构进行了比较分析，发现虽然在不同子组间网络结构存在差异，但整体网络的连通性并没有显著不同。

这些发现为理解药剂师群体中职业倦怠与抑郁症状之间的复杂联系提供了新的视角，并为制定针对性的预防和干预策略提供了科学依据。

（截至2024年5月17日，该文被引7次。原文为英文，编者译。）

老年人身心因素与心理健康研究

导言：本部分论文主要研究老年人心理健康和主观幸福感的"身、心"影响因素。身体因素涉及：慢性病、口腔健康、睡眠障碍等；心理因素包含：认知功能、老化态度、复原力、自尊、希望、社会参与、社会网络、生活方式（吸烟/饮酒/体育锻炼等）、随迁生活感知等。其他论文分别探讨老年人情绪识别和共情能力的变化与差异等。

老年人的情绪识别能力衰退了吗？——质疑、证据与分析

丁小斌[1]、康铁君[1]、王睿[1]、赵晶[1]，（1. 甘肃省行为与心理健康重点实验室，西北师范大学心理学院），《心理科学》，2023年第6期，第1425—1431页

老年人通常与"老化、衰弱、丧失"等词汇相关联。在以"老年人情绪识别能力"为主题的心理学与认知神经科学的研究结论中，也呈现出了与之相似的"色调"——老年人在年龄增长的同时也伴随情绪识别能力的下降和衰退。

准确识别他人的情绪对社会适应和人际互动至关重要，情绪信息的识别依赖于面孔、眼神接触、躯体姿势及语音等情绪载体。对于老年人而言，情绪识别能力正常与否直接关系其心理健康与福祉。本文梳理了近十年来研究者针对"情绪识别能力老化"的种种质疑，对造成诸多不一致结论的成因进行分析与总结，同时结合相关理论加以阐释。

作者认为此前研究诸多不一致结论的原因：（1）情绪识别任务的不同。相较于要求被试识别静态且单独呈现的面部表情刺激的情绪类型的研究，要求被试识别动态面部表情刺激或当刺激的呈现时间延长之后，情绪识别的年龄差异缩小或者消失。（2）当前反映老年人情绪识别能力的研究，其反映情绪识别能力的指标主要是正确率与反应时。正确率、反应时等指标对老年人的认知加工能力提出了要求，例如流体智力因素、工作记忆水平等；人类的衰老伴随着持续注意和抑制能力的降低，而情绪识别任务的不同设置对被试的连续注意和抑制控制有着不同要求。

为什么老年人在严格控制但内容贫乏的任务中的表现与接近现实生活的任务表现差异如此明显？根据社会认知功能理论的观点，社会个体终其一生都在持续积累社会知觉经验，而社会交往的专门知识（或技能）也会不断增加，任务的生态效度增加时，老年人相较于年轻人对情绪信息的加工可以依赖其不断增长的社会经验，在社会感知过程中可能会使用有别于年轻人的加工方式和策略。

正常的人际交往和社会互动中，人际感知技能不仅仅包含情绪感知能力，还涉及一些非情感感知技能，如与他人的良好沟通、友好关系感知、与他人的共情等。后续研究有必要采用更加全面的任务评估老年人的人际关系以及老年人社会感知的性别差异，以此为老年人的社会认知能力提升训练提供参考。

（截至2024年3月11日，中国知网数据显示，该文被下载226次，被引0次。原文为英文，编者译。）

老年人和青年人的共情差异——积极与消极情绪的分离

庞芳芳[1,2]、陈玮[3]、苏英[1]、官锐园[1]，（1. 北京大学医学人文学院医学心理学系；2. 中国消防救援学院政治工作系；3. 厦门市仙岳医院心理科），《北京大学学报（自然科学版）》，2023年第1期，第161—169页

共情是社会交往和人际关系中的关键因素，涉及认知和情绪两个主要组成部分。认知共情指采用他人的视角来理解他人的想法和感受，例如观点采择、共情准确性、情绪识别和心理理论等；情绪共情指对他人情绪的共享或替代性体验，例如共情关注、情绪感染和情绪唤醒等。

随着年龄的增长，共情能力可能会发生变化，以往的研究对老年人认知共情的下降已有共识，但对情绪共情的看法不一。该研究旨在进一步探索老年人和青年人在积极与消极情绪共情方面的差异。

研究分为两部分：研究1使用人际反应指数量表（IRI），对280名老年人和304名青年人评估共情能力，包括观点采择（PT）、想象（FS）、共情关注（EC）和个人忧伤（PD）4个因子；研究2采用多维共情测试（MET），对71名老年人和74名青年人进行行为任务测试。两种方法结合使用，以全面评估两组人群在共情能力上的差异。

研究发现：（1）老年人在认知共情方面显著低于青年人，这一结果在自评问卷和行为任务中均得到证实。（2）在情绪共情方面，老年人对消极情绪的共情显著下降，而对积极情绪的共情则无显著变化。（3）老年人在情绪共情中表现出对积极情绪的偏向，这可能与社会情绪选择理论相一致，即老年人更倾向于关注积极情绪信息。

研究结果提示，积极情绪共情和消极情绪共情可能是两种独立的心理过程，老年人对这两种情绪的共情能力存在分离性的发展特征。神经影像学研究也表明，老年人在处理积极情绪和消极情绪时的大脑激活模式存在差异，这可能是老年人情绪共情变化的神经基础。

研究结果对于理解老年人的情绪健康和社交行为具有重要意义，提示在设计针对老年人的社交和情感支持干预措施时，应考虑积极情绪的重要作用。未来的研究应扩大样本范围，包括不同教育背景和生活环境的老年人，以及考虑中年人群，以更全面地探索共情能力的发展轨迹。

（截至2024年4月18日，中国知网数据显示，该文被下载698次，被引3次。）

随迁生活感知、城市社会适应与随迁老人心理健康

张栋[1]、徐紫涵[2]，（1. 中国农业大学人文与发展学院；2. 北京师范大学政府管理学院），《城市问题》，2023年第12期，第90—99页

随着中国城镇化的加速，大量老年人随子女迁移至城市，形成了一个特殊的群体——随迁老人。他们主要为了照顾孙辈或养老来到城市，但面临着语言、生活习惯差异和社会交往障碍等问题，导致心理健康面临挑战。本文旨在探讨随迁生活感知对随迁老人心理健康的影响及其发生机制。

研究基于2022年北京市随迁老人的抽样调查数据，采用回归模型分析随迁生活感知（包括随迁时长、随迁人群、随迁方向、随迁家庭地位）对随迁老人心理健康的影响，并考察城市社会适应的中介作用。

研究发现：（1）近四成随迁老人存在不同程度的心理健康问题，其中25.14%的老人心理健康状况较为严峻。（2）随着随迁时间的增加，老人更容易适应城市生活，心理健康水平提高。（3）与配偶一同随迁的老人比独自随迁的老人社会适应性更强，心理健康水平更高。参与家庭决策的随迁老人能更有效地适应城市生活，提升心理健康水平。

研究揭示了随迁生活感知通过城市社会适应影响随迁老人心理健康的作用机制。即随迁生活感知的改善可以增强老人的城市社会适应性，进而提升其心理健康水平。

基于研究结果，作者建议：（1）家庭内部应关注性别差异，合理分配家务，减轻女性随迁老人的负担，鼓励男性老人参与社会活动，提升自我价值感。（2）建立和谐的家庭环境，处理好代际关系，提倡平等、尊重和沟通，让老人感受到家庭的温暖与安全感。（3）社区应提供心理健康服务，建立社会支持网络，通过文化活动促进随迁老人与本地老人的交流，减少文化隔阂。（4）政府应推动包容性城市文化建设，完善公共服务，提供均等化的待遇，建立多元化养老服务体系，满足随迁老人的不同需求。

（截至2024年4月18日，中国知网数据显示，该文被下载825次，被引0次。）

老年冠心病患者积极度现状及其与心理困扰、社会支持的相关性调查分析

徐丽雅[1]、张智[1]、朱欢欢[1]，（1.南京大学医学院附属鼓楼医院），《实用预防医学》，2023年第4期，第496—499页

冠心病是临床上常见心脏病之一，多由因冠状动脉狭窄、供血不足引起心肌机能障碍所致，需长期接受药物治疗。冠心病病程长、易反复发作，还会加重患者焦虑、恐惧等情绪。有学者研究发现缺乏社会支持和心理问题是造成冠心病患者死亡率升高的危险因素。社会支持是指个体体验到被社会（包含家属、朋友、同事等）支持、尊重的程度。

该研究选取2020—2021年南京大学医学院收治的161例老年冠心病患者作为研究对象，运用患者积极度量表（PAM）、西雅图心绞痛量表（SAQ）、社会支持评定量表（SRS）评估老年冠心病患者积极度、心理困扰、社会支持，并分析其相关性。

患者积极度量表（PAM）是一种评估患者自我管理中的知识、技能及自信度方面的工具；心理困扰采用西雅图心绞痛量表（SAQ）评价，包括身体活动受限程度、心绞痛稳定状态和发作情况、治疗满意程度与疾病认知程度5个方面，评分越高说明患者心理困扰越小，生存质量及机体功能状态越好；社会支持评定量表（SSRS），包括客观支持、主观支持和社会支持利用度3个维度，分数越高表示社会支持度越高。

结果显示：（1）调查样本在积极度方面：男性高于女性、已婚者高于未婚者，教育程度与收入水平越高，积极度得分越高。（2）老年冠心病患者样本，在心理困扰、社会支持各维度方面得分均显著低于常模。（3）老年冠心病患者积极度总分社会支持各维度（客观支持、主观支持、对支持的利用度及总分）得分均呈正相关。

基于研究结果，作者认为：社会支持能为患者在精神、物质、社会等多方面提供帮助，

缓解心理困扰，增强自我管理能力，提高老年患者治疗积极性。可以从改善心理困扰、提高社会支持两个方面采取措施提高老年冠心病患者积极度。

（截至 2024 年 3 月 6 日，中国知网数据显示，该文被下载 697 次，被引 5 次。）

老年人社会参与对心理健康的影响——基于 CHARLS 追踪调查的发现

徐金燕[1]、张倩倩[2]，（1. 湖南科技大学法学与公共管理学院；2. 湖南科技大学教育学院），《中国人口科学》，2023 年第 4 期，第 98—113 页

社会参与是在社会环境中展开的、与他人联系的、非孤立的活动，主要包括以实现自我发展为目的的公益和志愿活动、以娱乐为目的的个人文化活动和以扩大社会网络为目的的人际交往活动。已往研究表明，老年人参与社会活动一方面能扩大社交网络，增加社会支持，满足情感需求，减少孤独感，进而降低其抑郁程度，另一方面能够让老年人适应社会环境变化，促进社会融入，降低社会排斥和孤独感，增进身心健康。

该研究基于中国健康与养老追踪调查（CHARLS）2011 年、2013 年、2015 年和 2018 年数据，选取样本中 60 岁及以上的被访者（四次调查分别为：7626 人、6526 人、5736 人、4847 人）为研究对象。通过构建潜增长模型（LGCM）考察社会参与和心理健康水平随时间发展变化的轨迹，以及社会参与对心理健康的影响趋势，利用交叉滞后模型（CLPM）进一步验证社会参与和心理健康的互动关系。

研究发现：（1）老年人社会参与随时间推移呈上升变化趋势，社会参与的初始水平越高，其后续增长的速度越慢。该结果提示老年人社会参与是一个补偿性、适应性和选择性的过程，较高的社会归属感、积极的老龄化态度和较大的社交网络规模对老年人社会参与的增长具有重要作用。（2）随着社会参与的不断增长，老年人抑郁水平上升速度减缓，心理健康状态得到改善。（3）社会参与能够预防和降低老年人抑郁水平，但抑郁情绪的增长和社会参与初始水平无关，只有持续的社会参与才能延缓老年人抑郁情绪的增长。

基于以上研究结论，文章建议：第一，重点关注高龄、女性、无配偶、受教育程度低、日常活动能力受限和经济状况较差老年人的社会参与，并采取有针对性的干预政策；第二，搭建老年人心理健康服务平台，对上述重点老年人展开抑郁情绪筛查，并提供必要的社会支持和心理援助。

（截至 2024 年 2 月 12 日，中国知网数据显示，该文被下载 2617 次，被引 1 次。）

社会参与对老年人健康的影响研究——基于城乡差异视角

梁晓林[1]、张冲[2]，（1. 西华大学法学与社会学院；2. 电子科技大学马克思主义学院），《西华大学学报（哲学社会科学版）》，2023 年第 2 期，第 57—71 页

社会参与是老年人通过所扮演的社会角色与他人进行人际交往和资源交换的过程，老年

人在晚年保持长期正常活动是他们维持长寿和心理健康的关键。中国城乡二元结构深刻影响着城乡社会、政策、经济和文化之间的不平衡，该研究运用城乡比较视角探究社会参与对老年人健康的影响。

该研究使用2018年"中国老年健康长寿影响因素跟踪调查"（CLHLS）数据，以全国23个省、市、自治区5267名65岁及以上老年群体为研究对象。选取自评健康、日常生活能力（ADL）、工具性日常活动能力（IADL）、认知能力和抑郁等多项指标，以逻辑回归模型和倾向得分匹配法综合分析社会参与对老年人健康的影响及其城乡差异。工具性日常活动能力是指：人们独立生活所需的较高级技能，如购物、家务、使用交通工具、娱乐活动、旅游等，大多需借助工具进行。

该研究发现：（1）社会参与能够显著提高老年人的自评健康和身体健康水平。相比于农村老年人，社会参与对城镇老年人自评健康影响更大。（2）社会参与能够降低ADL和IADL受损的风险，相对于IADL，社会参与对ADL的提升作用更大。相比农村老年人，社会参与更能锻炼城镇老年人的身体，从而降低身体失能风险；而在工具性日常生活能力方面，社会参与更能帮助农村老年人预防工具性失能风险的发生。（3）社会参与能够更有效缓解老年人的抑郁、提高老年人的认知功能。社会参与缓解城镇老年人抑郁的作用要高于农村老年人；而提高农村老年人认知能力的作用要高于城镇老年人。

社会参与能够提高老年人身心健康水平，作者建议：一方面要在鼓励老年人积极投入社会参与的基础上，重点关注城乡社会环境差异，努力为农村老年人开展社会参与提供政策和物质支持；另一方面要改善城镇环境，以社区为依托，为城镇老年人构建良好社交环境与"半熟人"社群。

（截至2024年2月12日，中国知网数据显示，该文被下载903次，被引6次。）

社会网络在老年人身体健康与心理健康关系中的作用机制

唐丹[1]、张琨[2]，（1. 中国人民大学人口与发展研究中心、老年学研究所；2. 中国教育科学研究院区域教育研究所），《社会建设》，2023年第4期，第60—71页

世界卫生组织（WHO）提出，健康是一种躯体、心理和社会功能的完好状态。身体健康是指身体整体以及各组织、器官所处的一种完全良好的状态；心理健康是指人的心理处于良好的状态，主要通过抑郁水平、认知功能、生活满意度、主观幸福感等指标来评估；社会网络是指个人的关系网络，涵盖家庭、亲戚与朋友的支持以及与他人的相互支持，是社会功能的重要体现。

该研究使用中国老年社会追踪调查（CLASS）2014年数据，最终样本包含7770名60周岁以上老年人，分别使用生活自理能力量表（ADL）、社会网络量表、流调中心抑郁量表（CES-D）评估老年人身体健康、社会网络、心理健康水平，使用描述性统计、卡方检验、方差分析和线性回归分析等统计方法，分析老年人身体健康（自理能力）对心理健康（抑郁水平）的作用，重点讨论了社会功能（社会网络，包括家庭网络和朋友网络）在其中的作用

机制。

研究发现调查样本的老年人自理能力相对较好，有 66.2% 的老年人自理能力完好，15.6% 的老年人有一项自理能力受损，9.4% 有 2—3 项受损。自理能力得分可负向预测家庭网络和朋友网络，即自理能力受损越严重，家庭网络和朋友网络规模越小，身体健康（自理能力）对老年人朋友网络的影响大于对家庭网络的影响。自理能力弱的老人从家庭网络中获益更多、自理能力强的老人从朋友网络中获益更多。

家庭网络和朋友网络在老年人身体健康对心理健康的影响中发挥着部分中介的作用，即自理能力受限既能直接增加抑郁风险，又能通过家庭网络和朋友网络对老年人抑郁水平发挥作用。同时，家庭网络和朋友网络还在其中发挥调节作用，家庭网络对身体健康水平低的老年人之心理健康具有更强的保护作用，而朋友网络对身体健康水平高的老年人之心理健康具有更强的保护作用。

在现实生活中，当老年人身体健康衰退、自理能力下降时，家庭和社会应对老人施以援助，通过外界给予更多社会支持，帮助其维持稳定的可依赖的社会网络，切断"身体健康衰退—社会网络萎缩—心理健康下降"中的前端路径，避免出现老年人因身体健康水平差而导致社会网络缩小，并进一步引发老年人抑郁的现象，减少身体健康恶化对老年人心理健康的消极影响。

（截至 2024 年 4 月 18 日，中国知网数据显示，该文被下载 796 次，被引 0 次。）

社会网络对老年人心理健康的影响研究
——以老年开放大学学员为例

刘彩梅[1]、张恩慧[2]、董及美[2]，（1. 国家开放大学老年学院；2. 济南大学教育与心理科学学院），《远程教育杂志》，2023 年第 6 期，第 104—110 页

相关研究表明，我国老年人抑郁症患病率（风险）高达 25.6%，且随时间推移有升高的趋势，超过半数的老年人有孤独感体验。社会网络是个体与其他社会成员相互联系所形成的一种较为稳定的关系结构，一般包括家庭网络和朋友网络两个方面。老化态度是指个体对老化过程及年老状态的认知、感受和评价，一般包括身体变化、心理获得与心理社会丧失 3 个层面。

该研究采用整群抽样法对北京、宁波和新乡 3 地多所老年开放大学 400 名学员进行问卷调查，以孤独感和抑郁为心理健康指标，使用描述统计和相关分析等方法，分析老化态度和受教育水平在二者关系中的作用机制。

结果显示：（1）老年人社会网络与其孤独感和抑郁水平均显著负相关，老年人的社会网络能够显著预测其孤独感和抑郁水平。（2）老化态度在老年人社会网络与孤独感和抑郁的关系中均具有中介作用。（3）在社会网络与孤独感的关系中，高受教育水平组的社会网络能显著预测其老化态度，而低受教育水平组的社会网络不能显著预测其老化态度。（4）在社会网络与抑郁的关系中，高、低受教育水平组老年人的社会网络均能显著预测其老化态度。

研究结果揭示了老年人社会网络与孤独感及抑郁的关系机制，结合已有研究作者认为：多元化的社会网络资源和与他人的积极接触和互动等，都有利于降低老年群体的孤独感和抑郁水平。社会网络系统所提供的情感资源越丰富，老年人的老化态度就越积极，积极的老化态度不仅可以提高老年人对自身生理变化的积极体验，还可以让其乐观正向地应对心理社会丧失。受教育水平较高的老年人具有更多的知识储备、更高的社会经济地位和收入水平，其生理需求、安全需求更容易得到满足，还能利用已有的知识储备去接受和应对衰老带来的各种问题和挑战。

（截至2024年3月6日，中国知网数据显示，该文被下载534次，被引0次。）

农村慢性病老年人口腔健康与心理健康关系及睡眠质量的中介作用

周妍欣[1,2]、赵丹[1,2]、王惜媛[1,2]、戚凯丽[1,2]、张诗敏[1,2]、周成超[1,2]，（1. 山东大学齐鲁医学院公共卫生学院卫生管理与政策研究中心；2. 国家卫生健康委员会卫生经济与政策研究重点实验室），《中国公共卫生》，2023年第4期，第462—466页

由于生理增龄的变化，老年人口腔结构及功能老化，引发一系列口腔健康问题，影响其心理健康及生活质量。睡眠障碍与口腔健康有关，口腔健康状况越差的老年人更有可能发生睡眠障碍，而睡眠障碍又影响心理健康。该研究探讨农村慢性病老年人口腔健康、睡眠质量与心理健康的关系，为提高农村慢性病老年人心理健康水平提供理论依据。

该研究多阶段分层整群抽取山东省2064名60岁及以上农村慢性病老年人，使用口腔健康影响程度量表（OHIP-5）、Kessler心理困扰量表（K10）、匹兹堡睡眠质量指数量表（PSQI）对口腔健康、心理健康、睡眠质量等方面进行随访调查，使用描述统计、相关及回归分析等方法进行数据分析。

研究发现：（1）农村慢性病老年人，中度及重度心理困扰检出率为34.35%。（2）睡眠质量得分、口腔健康得分与心理健康得分均呈正相关。口腔健康可以正向预测心理健康和睡眠质量，睡眠质量可以正向预测心理健康。（3）中介效应显示：睡眠质量在口腔健康与心理健康之间起部分中介作用。

对于口腔健康通过睡眠质量的中介作用来间接影响心理健康的研究结果，作者基于过往研究，认为其作用机制为：随着年龄增长，老年人牙齿数量减少，牙齿数量及其分布影响其饮食与营养摄入，而饮食与营养在调节睡眠健康中发挥重要作用。另外，牙齿缺失及牙周病还可能引起阻塞性睡眠呼吸暂停，降低睡眠质量。而失眠、睡眠时间不足等睡眠障碍则会使大脑氧化损伤，更有可能导致抑郁。此外，睡眠障碍会引起机体免疫力下降、神经衰弱，降低老年人的日常生活活动能力，使其在日常的自理活动及高级活动中的自信心不足，从而进一步导致心理健康问题的发生。

作者建议老年人本人及其家庭成员更加重视老年人的口腔健康状况，加强对慢性病老年人口腔问题及睡眠障碍的早期诊断及干预，减少睡眠障碍及口腔健康问题的发生，提高慢性

病老年人的心理健康水平。

（截至 2024 年 2 月 12 日，中国知网数据显示，该文被下载 565 次，被引 2 次。）

生活行为方式对中国城市老年人心理健康的影响研究
——基于 CHARLS2018 的实证研究

司明舒[1,2]、艾迪[3]、黄枭[1,2]、梁栋[1,2]、许建强[4]，（1. 福建医科大学卫生管理学院；2. 福建省康复养老与产业促进协同创新中心；3. 中检集团康泰安全科技有限公司；4. 徐州医科大学管理学院），《中国卫生事业管理》，2023 年第 7 期，第 552—556 页

生活方式是人们在一定的社会经济条件下形成的生活活动的稳定方式。老年人健康生活方式是衡量中国老年人健康状况的重要标尺，也是树立积极老龄观和促进健康老龄化的重要内容。该研究聚焦生活行为方式因素对中国城市老年人心理健康的影响，为干预政策和措施的制定提供依据和参考。

该研究使用中国健康与养老追踪调查（CHARLS）2018 年数据，选取 60 岁及以上城市老年人作为研究对象，最终样本 1962 例。使用流行病学研究中心抑郁量表（CES-D）测量城市老年人的心理健康，根据问题"是否吸烟、饮酒频率、是否体育锻炼、睡眠时间"来衡量生活方式。采用描述统计、差异检验和多重线性回归分析等方法，分析城市老年人心理健康状况及生活方式等因素的影响。

结果显示：（1）被调查的样本抑郁量表平均得分为 6.90（10 分为严重抑郁临界值），表明城市老年人的抑郁程度相对较重。（2）多重线性回归分析结果显示，睡眠时长为 6—10 小时、文化程度为中学及以上的城市老年人心理健康程度较高；自评健康为一般/不好/很不好的、生活满意度低的、家庭未接入互联网的以及非在婚的城市老年人心理健康状况较差。

《健康中国行动（2019—2030 年）》建议：个人每周进行 3 次以上、每次 30 分钟以上中等强度运动，保证每日平均睡眠时间 7—8 小时；每天摄入不低于 1.5 升白开水；50 岁以上的女性和 70 岁以上的男性，建议每日钙摄入量为 1200mg 等。老年人保持健康的方式有：健康的饮食、适量的运动、充足的睡眠和减少不良习惯（戒烟限酒等），同时保持良好的心态、积极参加社交活动和定期体检等。

（截至 2024 年 2 月 12 日，中国知网数据显示，该文被下载 770 次，被引 0 次。）

老年人复原力与主观幸福感关系

王玉洁[1]、许吉祥[1]、陈瑛玮[1]、蒋俊佳[1]、高俊岭[2,3]，（1. 复旦大学公共卫生学院；2. 国家老年疾病临床医学研究中心协同创新合作单位；3. 上海市老年疾病临床医学研究中心核心单位），《中国公共卫生》，2023 年第 2 期，第 201—205 页

主观幸福感指个体根据自己所设定的标准，对自身某个阶段的生活质量做出的整体性评

价，是衡量个人生活质量的重要综合性心理指标。2015年世界卫生组织在《关于老龄化与健康的全球报告》中提出"健康老龄化"的概念，并将其定义为"发展和维持功能发挥的过程，使老年人能够按照自己所思所想过上具有幸福感、满足感和成就感的生活"，其中"功能发挥"是指个体能够按照自身观念和偏好来生活和行动的健康相关因素。复原力又称心理韧性或心理弹性，是在逆境中通过抵抗、恢复或适应来维持或提高一定程度功能发挥的能力。该研究旨在了解老年人复原力与主观幸福感之间的关系，为提高老年人的心理健康水平提供参考依据。

该研究采用分层随机抽样方法在上海市、四川攀枝花市和内蒙古鄂尔多斯市抽取42个社区共16720名超过65岁老年人进行了问卷调查（有效问卷15319份），并应用多因素广义线性回归模型分析老年人复原力及其力量性、乐观性和坚韧性3个维度与主观幸福感的关系。

研究使用中文版幸福指数量表评估主观幸福感，该量表对老年人的生活水平、健康状况、个人成就、人际关系、个人安全感、本小区的融洽程度和将来的生活保障进行自我评价；中文版心理弹性量表，包括力量性、乐观性和坚韧性3个维度。力量性关注个体在经历挫折和过去经历后恢复和变得强大的能力；乐观性反映个人倾向于看待事物积极的一面，相信自己的个人和社会资源；坚韧性表现了个人在面对困难和挑战时的平静、敏捷、毅力和控制感。

研究结果显示：老年人复原力与主观幸福感存在正相关关系，其中力量性和乐观性的人格特征具有更明显的主观幸福感预测能力，即力量性和乐观性越强，老年人的主观幸福感越高。

复原力水平较高的老年人具有更高的生活满意度和生活质量，因此其在面对逆境和挑战时更有可能采取积极措施应对困难，从而加强对困难情境的控制感，实现健康老龄化。为此，在提升老年人主观幸福感的干预项目中增强复原力水平，尤其是增强乐观性和力量性的干预项目，更有可能使老年人获得较高的主观幸福感以及获得更多的干预效益。

（截至2024年4月18日，中国知网数据显示，该文被下载725次，被引4次。）

老年人自尊、希望和抑郁关系的纵向研究

金豆[1]、张宝山[1]，（1. 陕西师范大学心理学院），《心理科学》，2023年第1期，第90—96页

自尊是指个体对自身能力的评估，包含对自己积极或消极的态度。过往研究表明，低自尊是抑郁的重要预测指标；自尊与希望关系密切，希望可以有效抑制抑郁的产生。该研究系统地探讨了老年人自尊、希望和抑郁之间的关系。

该研究以西安市六个社区的老年人为被试，每隔半年进行一次追踪测查，对其进行三次问卷测查。最终获得281名有效被试数据，被试年龄为68.09±7.51岁。使用第一次和第三次测量的自尊和抑郁以及三次测量的希望构建纵向中介模型。

相关分析及纵向中介分析结果表明：（1）自尊和希望与老年人的抑郁显著负相关，老年人自尊和希望显著正相关。（2）自尊正向预测老年人的希望，老年人的希望负向预测抑郁。

（3）希望在自尊对老年人抑郁的影响中起中介作用。高水平的自尊能够提升老年人的积极认知（如希望），进而缓冲抑郁。

关于希望在自尊对老年人抑郁的作用，文章分析道：自尊反映了个体对自身的评价以及基于这种评价应对挑战和实现目标的能力，高自尊者能够不断对实现目标的情境付出努力，并获得对实现目标有益的知识经验，因此希望水平高。由于老年人一般会经历健康衰退、经济困难等负性事件，他们对自身的评价可能较为消极，自尊水平低。这可能会降低老年人的希望，使其更加消极地看待自身及未来，引起更强的抑郁体验。

该研究结果揭示了希望是自尊对老年人抑郁产生效应的重要机制变量，对于减缓老年人抑郁、促进老年心理健康具有一定的实践价值。到了老年期，老年人对自己的价值形成了根深蒂固的认识，其自尊水平难以随情境变化而轻易改变。相较于自尊，希望较容易改变和干预，该研究结果为改善老年人的抑郁提供了新思路，即通过干预希望这一自尊与抑郁间的机制变量来缓解抑郁。

（截至2024年2月12日，中国知网数据显示，该文被下载1813次，被引3次。）

体育锻炼对中国老年人抑郁程度的影响研究

杨凡[1]、吴蓓蕾[1]、王富百慧[2]，（1.中国人民大学人口与发展研究中心；2.国家体育总局体育科学研究院），《中国体育科技》，2023年第1期，第38—43页

抑郁是我国老年人常见的心理健康问题，体育锻炼作为一种人们主动预防疾病、增进健康水平的方式，在促进老年人心理健康、降低老年人抑郁程度方面的积极影响以及如何产生这种影响，是该研究关注的焦点。

该研究使用2016年中国老年社会追踪调查（China Longitudinal Aging Social Survey，CLASS）数据，采用描述统计方法对中国老年人抑郁程度、体育锻炼状况、人口学特征进行描述，建立多元线性回归模型，分析体育锻炼对老年人抑郁程度的影响以及城乡差异，并利用结构方程模型探究体育锻炼对老年人抑郁的影响机制。以全国28个省域11471名60岁及以上老年人为研究对象，其中男性老年人为5832人，女性为5639人，平均年龄为70.59岁。

研究发现：（1）社会人口学特征、身体健康和社会支持因素都对老年人的抑郁得分有显著影响，年龄为60—69岁、居住在城市、大专及以上文化程度、在婚、非独居的男性老年人抑郁程度较轻。（2）体育锻炼对降低老年人的抑郁得分具有显著作用，体育锻炼对城乡老年人抑郁状况的影响存在异质性，体育锻炼减少抑郁的作用在城市老年人中更为显著。（3）体育锻炼在直接降低老年人抑郁得分的同时，也通过提升老年人的身体健康水平和同伴支持程度间接降低了其抑郁发生的可能性。

该研究对体育锻炼和老年人心理健康之间的作用机制进行了探究，验证了身体健康和社会支持在其中的中介效应，证实了体育锻炼除了强身健体以外，对老年人还具有一定程度外溢的社会效益，可以改善老年人的心理健康状况。为了更好地形成体育锻炼在积极老龄化战略实施中的助力作用，需要在老年人群体尤其是农村老年人之中进一步普及体育健康知识，

设计开发适合于不同老年群体的体育锻炼项目，为老年群体提供场地、器材和个性化体育公共服务，引导老年人积极参与体育锻炼，激发老年人的锻炼积极性，从而提高老年人的身心健康水平。

（截至 2024 年 2 月 12 日，中国知网数据显示，该文被下载 2090 次，被引 11 次。）

社会参与对中国老年人抑郁水平的影响研究

和红[1,2]、闫辰聿[2,3]、王鑫[2,3]、邓澈[2,3]，（1. 中国人民大学人口与发展研究中心；2. 中国人民大学健康科学研究所；3. 中国人民大学社会与人口学院），《中国卫生政策研究》，2023 年第 2 期，第 1—8 页

社会参与泛指老年人参与社会活动的意愿和行为。2021 年《中共中央 国务院关于加强新时代老龄工作的意见》指出，促进老年人社会参与、提高老年人健康水平是实现积极老龄化的重要举措。近年来我国老年人抑郁患病率日趋升高，抑郁已然成为影响老年人疾病负担和健康生活的重要因素。

该研究基于中国老年社会追踪调查（CLASS）2018 年数据，以 6939 名 60 岁以上老年人为研究对象，使用独立样本 T 检验方法分析志愿型社会参与和个人型社会参与对老年人抑郁水平的影响；利用 OLS 模型、逐步回归和广义结构方程（GESM）分析老年人社会网络、社会适应和生活满意度的中介作用。

志愿型社会参与是指老年人基于利他动机，无偿参与到不以营利为目的的活动中，该研究中包括：社区治安巡逻、照料其他老人和小孩、环境卫生保护、调解邻里纠纷等。个人型社会参与是指老年人为满足低层次需求，以利己为目的参与的社会活动，包括：老年大学或课程培训、打麻将/下棋/打牌、广场舞等。

研究发现：（1）我国老年人社会参与水平较低，相较于志愿型社会参与，老年人更多地选择个人型社会参与（仅参与两种类型的比例分别为 3.29%、24.4%）。（2）无论是志愿型社会参与、个人型社会参与还是两种类型均参与都会显著抑制老年人抑郁水平。（3）个人型社会参与通过提高老年人社会网络、社会适应和生活满意度抑制其抑郁水平，志愿型社会参与通过提高社会适应水平抑制其抑郁水平。

社会参与会降低老年人抑郁水平，政府及社区一方面要继续鼓励老年人迈出家门，参与到更多的社会活动中以降低老年人抑郁发生风险；另一方面要创造更多的机会鼓励老年人参与到志愿型社会活动中去，激发老年群体的社会责任感，充分调动老年人参与社会活动的积极性。

（截至 2024 年 2 月 12 日，中国知网数据显示，该文被下载 1244 次，被引 3 次。）

农村老年人认知功能对心理健康状态影响：老化态度的中介作用

尹澜欣[1]、王华容[2]、高建林[1,3]，（1. 南通大学医学院；2. 南通大学特种医学研究院；

3. 南通大学附属医学院），《中国健康心理学杂志》，2023年第12期，第1773—1779页

  认知功能涵盖感觉、知觉、记忆、语言等不同领域，共同构成了机体反映客观世界的能力；随着年龄增长，老年人认知功能逐步退化，表现为失语、失用、失认等功能障碍，甚至出现老年痴呆，这将严重影响老年人的生活质量和生活满意度。老化态度反映了个体对衰老过程的评价与期望。

  现有研究已证实了认知功能、老化态度均与心理健康之间存在密切联系。该研究基于心理健康双因素模型，通过积极心理的生活满意度和消极心理的抑郁水平来综合衡量农村老年人的心理健康状态，探讨认知功能对农村老年人心理健康的影响，并分析老化态度在其中的作用。

  该研究以南通某地390名60岁及以上农村老年人为研究对象，采用简易精神状态评价量表、生活满意度量表、老年抑郁量表和老化态度量表分别对认知功能、生活满意度、抑郁情绪和老化态度进行评估，使用描述性统计、相关分析、结构模型等方法进行数据分析。

  研究发现：（1）农村老年人认知功能与生活满意度呈显著正相关，与抑郁情绪呈负相关。（2）老化态度在认知功能与生活满意度、抑郁情绪之间存在部分中介作用，即随着认知功能的提高可以促进积极的老化态度进而提高生活满意度、降低抑郁情绪风险。

  认知功能可以直接影响农村老年人的生活满意度与抑郁状态，也可以通过积极的老化态度提高老年人的生活满意度，缓解抑郁情绪。关于作用机制，文章基于过往研究分析指出：认知功能受损的老年人语言表达、情感状态等都受到不同程度的影响，进而表现为社会参与程度下降、身体活动能力降低、人际交往能力丧失等，从而影响心理健康。持有积极老化态度的老年人在衰老过程中则保持更多的社会交往、规律运动、均衡的饮食、充足的睡眠；用更加理智的方式对待老年时期丧偶、社会地位下降、收入减少等不良事件，在面对健康问题时也能通过补偿的方式，进行心态重建，因而生活满意度较高。

  （截至2024年2月12日，中国知网数据显示，该文被下载626次，被引1次。）

家庭教养

青少年家庭教养研究

导言：本部分论文主要研究家庭教养相关因素如何影响青少年的心理健康。家庭教养主要涉及：家庭结构、亲子关系、家庭亲密度/和谐度、教育与教养方式、家庭功能等因素；相关论文研究了这些因素对青少年身心健康、心理幸福感、焦虑抑郁、社会适应、行为问题等方面的影响。部分论文着重探讨了家庭教养对中职生这一特殊群体心理健康的作用机制。

家庭结构和青少年心理健康与健康相关行为的关系

邹超逸[1]、郭佩融[1]、黄建萍[2]、杨婕[3]、安娜[2]、陆青云[1]，（1. 南通大学公共卫生学院儿少卫生与妇幼保健学教研室；2. 南通市疾病预防控制中心学校卫生科；3. 江苏省疾病预防控制中心儿少卫生所），《中国学校卫生》，2023 年第 45 期，第 715—719 页

青少年期作为儿童向成人过渡的一段重要时期，心理问题及健康相关行为问题也达到巅峰。家庭是最基本的社会单位，也是青少年最重要的社会化场所，与青少年的健康关系密切。该研究以初中、高中学段的青少年为调查对象，采取多阶段分层随机整群抽样法，选取江苏省 13 个地区和城市的 18700 名青少年进行心理健康及健康相关行为问卷调查，比较不同家庭结构间青少年心理健康及健康相关行为的差异，旨在为非双亲家庭结构下青少年的身心健康促进提供客观依据。

研究采用 2018 年江苏省学生常见病及健康危害因素监测手册中学生健康状况及影响因素调查表进行问卷调查；关于家庭结构类型的划分，以调查时居住生活在一起的家庭成员数量为基础，以亲生父母缺位情况为依据，将家庭结构类型划分为双亲家庭、单亲母亲家庭、单亲父亲家庭和父母双方缺位家庭 4 类。

该研究中，青少年双亲家庭占 82.1%，单亲母亲家庭占 8.6%，单亲父亲家庭占 4.0%，父母双方缺位家庭占 5.3%。多因素 logistic 回归分析显示，在控制了年龄、城乡、性别、学段及地区等因素后，以双亲家庭青少年为参照，单亲母亲家庭青少年的抑郁症状、社交焦虑及校园受欺凌发生率显著增加；与双亲家庭青少年相比，非双亲家庭青少年不良健康相关行为的发生显著增加，其中单亲母亲家庭青少年的健康饮食行为发生率显著减少，吸烟行为和饮酒行为显著增加，中等强度体力活动显著减少，每天睡眠时间显著减少。

研究发现，非双亲家庭结构下青少年心理问题及健康相关行为与双亲家庭相比显著增加，其中单亲母亲家庭青少年的心理问题及不良健康相关行为的发生尤为突出，提示非双亲家庭结构可能是一个危险因素，会对青少年的心理健康及健康相关行为产生负面影响。

青少年正值身体发育阶段，情绪调节机制逐渐形成，此时身体、心理会发生剧烈的变化，

是抑郁症状、社交焦虑出现的频繁时期，而且会延续到成年后，造成持续的伤害。家庭对于青少年未来心理健康及健康行为的影响非常深远，因此更好地理解不同家庭结构下青少年的心理问题及健康相关行为可以为减少非双亲家庭青少年心理问题及不良健康相关行为的发生提供干预措施。

（截至2024年2月7日，中国知网数据显示，该文被下载1590次，被引1次。）

家庭结构对青少年抑郁和焦虑症状的影响：情感忽视的中介作用

黄欣欣[1]、李雨婷[1]、陈剑华[1]、除一峰[1]、从恩朝[1,2]、马晶晶[2]，（1. 上海交通大学医学院附属精神卫生中心，国家精神疾病医学中心；2. 上海市同济大学附属第十人民医院精神心理科），《中国当代儿科杂志》，2023年第1期，第80—85页

第六次人口普查数据显示，核心家庭是中国家庭的主要类型，占60.89%。三代直系家庭成员主要由幼童、青年人和中老年人构成，祖辈在家庭中起到抚养幼儿的作用；而城市核心家庭成员主要由中年夫妇和上中小学的子女构成。过往研究发现，家庭结构、父母婚姻状况会对青少年情绪、学业等多方面带来影响。

儿童期创伤包含情感虐待、躯体虐待、性虐待、情感忽视和躯体忽视五大类。研究发现，核心家庭发生童年虐待和忽视的可能性要低于其他类型的家庭。儿童期创伤会影响青少年的心理健康。有童年创伤经历的青少年更容易出现抑郁和焦虑症状。

研究采用整群抽样法于2021年4—5月对上海市7所中学的学生进行线上问卷调查。问卷包括自编一般情况调查表、儿童期创伤问卷、儿童抑郁量表和儿童焦虑性情绪障碍筛查表。采用单因素方差分析、卡方检验、二元logistic回归、中介效应分析等方法探讨不同家庭结构青少年的抑郁和焦虑症状发生情况、儿童期创伤的差异及其中介作用。

本研究中，研究者自编的一般情况调查表用于收集青少年的年龄、性别、年级、独生状况、父母婚姻状况、家庭结构等人口统计学变量。该研究中家庭结构分为4类：和父母一起居住的划为"核心家庭"，和父母、（外）祖父母一起居住的划为"三代直系家庭"，寄居在（外）祖父母家里的划为"隔代家庭"，寄居在其他朋友或亲戚家里的划为"寄宿家庭"。

研究发现：（1）本研究中青少年抑郁症状发生率为13.77%，焦虑症状发生率为25.96%；（2）与核心家庭青少年相比，三代直系家庭的青少年出现抑郁症状的风险较低；（3）寄宿家庭的青少年出现抑郁症状的风险较高；隔代家庭和寄宿家庭的青少年在儿童期创伤问卷中情感忽视维度的得分更高；（4）情感忽视在隔代家庭和寄宿家庭对青少年抑郁症状的影响中起中介作用。

（截至2024年5月24日，中国知网数据显示，该文被下载2165次，被引18次。）

亲子分离与身心健康：家庭结构的长期影响

刘浩[1]，（1. 北京科技大学），《中国青年研究》，2023年第4期，第53—60页

从古至今，家庭始终是增进个体福祉的基本制度安排，家庭结构在给予个体物质和情感支持上扮演着不可替代的角色。当代中国处于快速的社会转型期，随着人口大规模流动与居住方式的变化，作为基本生活单位的家庭也在发生着深刻变革：亲子分离日益成为社会中的普遍现象。第六次人口普查数据显示，中国大约有 6100 万名农村儿童和 800 万名城市儿童存在亲子分离的问题。

在当代中国，劳动力迁移是造成亲子分离的主要原因，因此之前中国关于亲子分离效应的探讨，几乎全部来自对农村留守儿童的研究。人口迁移不仅表现在乡-城间的劳动力流动，同时还表现在城-城之间的大量人口流动，相关研究忽略了同样存在亲子分离的城镇儿童。

基于以上讨论，本文基于"中国家庭追踪调查"2020 年调查数据，以 2761 名 26—35 岁成人（1985—1994 年出生）为研究对象，从生命历程视角出发，聚焦早期亲子分离在城乡居民身心健康上的长期效应，重点考察亲子分离的时间、类型对成年后身心健康的影响，及其在性别、城乡和阶层上的群体异质性。

该文分别通过自评健康问卷和抑郁量表来反映身心健康状况；综合考虑了亲子分离的时间和类型：在时间上，划分为未亲子分离、早期亲子分离（0—3 岁）、晚期亲子分离（4—12 岁）以及两个阶段均存在亲子分离（0—12 岁）四种情况；在类型上，分为无亲子分离、母子分离、父子分离、双亲分离四种类型。

研究发现：（1）在控制了其他因素之后，童年时期经历过亲子分离的人，成年后在身体和心理健康上均处于劣势。（2）双亲分离是造成子代成年后身心健康劣势的主要原因，而单亲分离的长期影响则不显著。（3）亲子分离的长期后果具有时间和群体异质性，其负面效应主要体现在童年后期的亲子分离，同时集中在农村与下层家庭之中。

以上结论为有关亲子分离后果的争论提供了新的启示，从家庭的视角提供了完善公共服务政策的理论基础。

（截至 2024 年 4 月 9 日，中国知网数据显示，该文被下载 1636 次，被引 2 次。）

亲子依恋和祖孙依恋的一致与不一致和儿童主观幸福感的关系

唐莹莹[1]、蔺秀云[1]、殷锦绣[1,2]、何婷[1]、周少嘉[3]、曹志涛[4]，（1. 北京师范大学发展心理研究院；2. 深圳市龙华区外国语学校；3. 深圳市龙华区龙澜学校附属佳华领域幼儿园；4. 河北心育教育科技有限公司），《心理发展与教育》，2023 年第 6 期，第 859—868 页

随着我国双职工家庭的增多，亲隔代协同教养已经成为很多中产家庭应对教养儿童压力的一种策略。该研究探讨了在亲隔代联合抚养家庭中，亲子依恋和祖孙依恋的一致与否对儿童的主观幸福感高低的影响。

主观幸福感是指个体将当前状态与预期中的理想状态比较后的主观感受。包括认知和情感两个维度，前者通常指生活满意度，即个人对自己当前生活的总体满意程度；后者通常包括日常生活中的积极或消极情绪状态。亲隔代协同教养家庭是一种三代共同生活家庭中的抚养方式，儿童与父母和（外）祖母居住在一起，由父母与（外）祖母共同照顾和陪伴，母亲

和（外）祖母都是抚养儿童的主要力量。

本研究采用亲子依恋和祖孙依恋问卷、主观幸福感量表对178个亲隔代协同教养家庭的儿童进行调查，研究通过响应面分析发现：

（1）相比于拥有低质量亲子依恋和祖孙依恋的儿童，对母亲和祖母均形成高质量依恋的儿童主观幸福感更高。

（2）在平均依恋质量相等时，无论亲子和祖孙依恋质量不一致的程度和方向如何，儿童的消极情感均无明显差异，而拥有高亲子依恋、低祖孙依恋或高祖孙依恋、低亲子依恋儿童的积极情感均高于亲子和祖孙依恋质量中等的儿童，拥有高亲子依恋、低祖孙依恋儿童的生活满意度高于拥有高质量祖孙依恋、低质量亲子依恋的儿童。

该研究在亲隔代协同教养家庭的背景下，首次将响应面分析引入多重依恋的研究，探究了儿童与不同抚养者的依恋质量的一致与不一致对主观幸福感各个维度的影响。该研究拓展了多重依恋与儿童主观幸福感关系的相关研究，强调了依恋对儿童积极发展的重要作用，在祖辈参与教养的家庭中，无论是祖母还是母亲均需要与孩子培养亲密的依恋关系，以提升儿童的主观幸福感。

该研究的结果既提示我们祖辈与孙辈的亲密关系对儿童发展的作用，同时也强调了母亲这一角色对儿童的特殊性和不可替代性。在祖辈参与教养的家庭中，纵然祖辈的加入可以缓解父辈的部分压力，但父辈也要把握尺度，注意与儿童依恋关系的培养，不能完全依赖祖辈的养育。

由于本研究的局限性，该研究提出，未来研究可以采用潜在剖面分析等方法同时考虑母子依恋、父子依恋和祖孙依恋的影响。

（截至2024年2月7日，中国知网数据显示，该文被下载1904次，被引1次。）

青少年心理健康的底层劣势：形成路径与改善途径——亲子关系的中介和调节双重效应

程琳[1]、钟涨宝[2]、田北海[1]，（1. 华中农业大学文法学院；2. 华中农业大学农村社会建设与管理研究中心），《人口与发展》，2023年第4期，第20—30+58页

实现健康公平是健康中国行动的重要目标。青少年心理健康公平是健康公平的重要组成部分，探讨如何实现青少年心理健康公平具有重要的现实意义。该研究以家庭关系为视角，同时构建亲子关系的中介模型和调节模型，进一步剖析家庭社会经济地位影响青少年心理健康的作用机制。

该研究数据来源于2018年中国家庭追踪调查（China Family Panel Studies，CFPS），分析单位是10—15岁的青少年，有效样本982份。该研究的因变量是心理健康，由流调中心抑郁量表（CES-D）测量；自变量是家庭社会经济地位（SES），由父母职业、父母受教育程度和家庭收入测量；中介变量或调节变量是亲子关系，由冲突性、亲密性和依赖性三个维度测量。同时，该研究将青少年个人层面的性别、年龄和自评健康，家庭层面的父母心理健康和父母

冲突，学校层面的学习成绩和学业压力以及社会层面的人缘关系纳为控制变量。

研究的主要发现如下：

第一，家庭社会经济地位与青少年心理健康呈显著正相关，家庭社会经济地位越高，青少年心理健康水平越高。青少年心理健康具有显著阶层差异，中高家庭社会阶层的青少年心理健康状况显著好于低家庭社会阶层的青少年，印证了我国存在青少年心理健康不平等现象。

第二，亲子关系在家庭社会经济地位与青少年心理健康之间发挥部分中介效应，表现为家庭社会经济地位通过影响亲子关系进而影响青少年心理健康。该结果表明亲子关系是青少年心理健康不平等的重要传导机制。

第三，亲子关系在家庭社会经济地位与青少年心理健康之间发挥负向调节效应，表现为亲子关系越好，家庭社会经济地位与青少年心理健康的正向关联越弱。亲子关系不良时，低家庭社会经济地位会使青少年心理健康的不良影响变得更加严重。亲子关系很好时，家庭社会经济地位差异所带来的青少年心理健康差异能够极大减少甚至消除。

此外，该研究中控制变量的回归结果也值得关注：自评健康与心理健康呈显著正相关；父母心理健康水平越高，子女心理健康水平也越高，这表明心理健康具有代际传递性；父母冲突频率越低，青少年心理健康状况越好；学习成绩与心理健康呈显著正相关，学业压力与心理健康呈显著负相关；人缘关系与心理健康也呈显著正相关，人缘关系越好，心理健康水平越高。

该研究结论的启示在于：在当前的社会背景下，实现青少年心理健康公平，首先，要通过进一步保证收入分配公平、就业公平以及教育公平来不断将社会阶层差异缩小在合理范围之内。其次，要更加注重通过开展丰富和有效的亲子关系干预活动来提升亲子关系质量。

（截至 2024 年 2 月 7 日，中国知网数据显示，该文被下载 1329 次，被引 1 次。）

家庭亲密度对中职生心理幸福感的影响：心理韧性与生命意义的作用

王莹艳[1]、郭成[1]、王亭月[1]、彭于珏[1]、付波[2]，（1. 西南大学心理学部，心理健康教育研究中心；2. 成都职业技术学校），《西南大学学报（自然科学版）》，2023 年第 2 期，第 12—19 页

中职生正处于自我探索的重要节点，但大多数中职生都经历了中考失利，加之仍存在职业教育"污名化"的错误认知，其所在的家庭也易受消极影响，造成更为突出的心理健康问题。

该研究为探究中职生家庭亲密度对其心理幸福感的影响及心理韧性和生命意义在该关系中的链式中介作用，在西南地区的 5 所中职学校采用问卷对 3965 名中职生的家庭亲密度、心理韧性、生命意义和心理幸福感进行测量。

该研究发现：（1）家庭亲密度能够直接正向影响中职生心理幸福感；（2）生命意义与心理韧性在家庭亲密度与心理幸福感之间起中介作用，且该中介作用包含 3 条路径：生命意义

的单独中介作用、心理韧性的单独中介作用以及生命意义—心理韧性的链式中介作用。

虽然有研究证实了家庭中的客观因子，如教养方式、亲子关系对幸福感有显著预测作用，但目前关于家庭中的主观因子，如家庭亲密度对心理幸福感的促进作用及其内在机制的证据较为有限。本研究扩展了中职生心理幸福感影响因素的研究，并在积极心理学视角下，基于基本需要理论和社会认知理论，探讨了家庭亲密度与心理幸福感的关系及内在作用机制。研究结果充实了心理幸福感领域的研究，并为提升心理幸福感提供了实证依据，对于促进中职生的心理健康教育实践具有指导意义。同时，本研究将家庭影响回归主观感受本身，有助于引起对家庭亲密环境的重视，对于当下贯彻落实家庭教育法具有积极启示。

在实践层面，本研究为心理幸福感的干预提供了一定的启示。首先，针对家庭亲密度对心理幸福感的积极作用，由于家庭亲密度是个体对家庭环境是否温馨的直接感知及家庭功能是否成功执行的主观体现，这提示父母应着眼于为孩子营造安全、友爱的家庭氛围，促进家庭成员之间互助友爱，相惜相知，使得孩子能感知到良好的家庭氛围和亲子关系。其次，心理韧性与生命意义在家庭亲密度和心理幸福感关系中的中介作用提示，建议教育者适时开展对中职生的挫折教育和生命意义教育，引导中职生培养坚韧的意志品质，正确认识、感知并寻求自我的生命意义。尤其值得注意的是，生命存在本身就是有意义的，教育中需要引导、启发学生去发现意义，这有利于心理幸福感提升。

（截至2024年2月7日，中国知网数据显示，该文被下载2041次，被引12次。）

职业中学生社会适应与父母教养方式的关系：心理素质的中介作用

何晓燕[1]、郭成[2]、李佳忆[2]、杨勇[3]、熊天生[4]，（1. 西华师范大学教育学院；2. 西南大学心理学部，心理健康教育研究中心；3. 成都职业技术学校；4. 重庆市丰都县职业教育中心），《西南大学学报（自然科学版）》，2023年第2期，第2—11页

中职生是我国高中教育中一个比较特殊的群体，考察其社会适应状况，揭示其影响机制，对促进中等职业技术教育的发展，培养具有良好社会适应的中职生具有重要意义。

社会适应是指个体在与社会环境交互作用的过程中，通过顺应环境、调控自我或改变环境，最终达到与社会环境保持和谐、平衡的动态关系，是个体在社会生活中的心理、社会协调状态的综合反映。父母教养方式是指父母在养育子女的过程中体现出来的观念、态度、情感及其他一切言行举止的集合体。心理素质是以生理条件为基础的，将外在获得的刺激内化成稳定的、基本的、内隐的，并具有基础、衍生、发展和自组织功能的，与人的适应—发展—创造行为密切联系的心理品质。

该研究采用青少年社会适应评估问卷［4领域8维度：自我适应（自我肯定、自我烦扰）、人际适应（亲社会性、人际疏离）、行为适应（行事效率、违规行为）、环境适应（积极应对、消极退缩）］、父母教养方式问卷（拒绝、情感温暖和过度保护3维度）、中学生心理素质量表（认知特性、个性品质和适应能力3维度），对1211名中职生进行问卷调查，探

讨了中职生社会适应的现状和父母教养方式对其社会适应的影响以及心理素质在其中的中介作用。

结果表明：（1）中职生的社会适应处于一般水平，呈"U"形发展趋势（高三最好，其次高一，高二最差）。（2）中职生在积极适应和消极适应两个功能层面上性别差异不显著；在适应领域方面，男生在自我和环境适应领域显著优于女生，而女生在人际和行为适应领域优于男生。（3）有班干部任职经历的学生其社会适应优于没有班干部任职经历的学生。（4）父母情感温暖教养方式正向预测中职生的积极适应，负向预测消极适应；母亲拒绝、母亲过度保护与心理素质、积极适应呈显著负相关，与消极适应呈显著正相关；父亲拒绝、父亲过度保护与心理素质呈显著负相关，与消极适应呈显著正相关，与积极适应相关不显著。

该研究从实证角度，证实了父母教养方式与中职生心理素质对其社会适应的影响，对提高中职生社会适应具有一定的教育指导意义。一方面，在家庭教育中父母应多采用情感温暖的教养方式，适度使用拒绝，尽量避免使用过度保护的教养方式，以促进子女的社会适应；另一方面，学校可以通过加强心理健康教育，提升中职生心理素质，以弥补家庭教育的不足，从而提高其社会适应；同时，改革班级管理中"精英化"干部制度，实施"班干部轮岗制"，为每个学生创造体验当班干部的机会，使其通过班干部工作获得社交知识和技能，形成积极的自我概念和正确面对问题的态度，从而提高其社会适应。

（截至 2024 年 2 月 7 日，中国知网数据显示，该文被下载 1390 次，被引 8 次。）

父母积极教养方式对中职生社会适应的影响：
学习投入的中介作用和性别的调节作用

谭丽苹[1]、郭成[1]、张婵[1]、吴慧敏[1]、孔令勇[2]、刘泸生[3]，（1. 西南大学心理学部，心理健康教育研究中心；2. 重庆市永川职业教育中心；3. 成都职业技术学校），《西南大学学报（自然科学版）》，2023 年第 2 期，第 20—27 页

中职生是我国普通教育中的特殊群体，是情绪和行为社会适应不良的高发群体。该研究探讨了影响中职生社会适应的因素及其内在作用机制，从而为促进中职生社会适应提供有效建议和对策。

为探讨父母积极教养方式对中职生社会适应的影响及作用机制，研究采用简式父母教养方式问卷、学习投入量表和儿童青少年社会适应问卷对 2683 名中职生进行调查。其中，社会适应是指个体在错综复杂的环境中与周围的人、事、物保持和谐平衡的状态；积极教养方式是指父母与孩子之间存在的一种温暖和支持的积极关系；学习投入是个体对学习保持一种持续、积极而又饱满的认知和情感状态，包括活力、奉献和专注 3 个方面。

研究结果表明：（1）父母积极教养方式直接正向预测青少年的社会适应；（2）学习投入在积极父母教养方式与社会适应之间起部分中介作用；（3）积极父母教养方式对中职生社会适应的影响是有调节的中介效应。

这启示家长和教育者，不仅应重视父母积极教养方式对中职生社会适应的影响，还可以

通过增强中职生的学习投入提高其社会适应水平。

首先，该研究结果发现，父母积极教养方式能够直接影响中职生的社会适应。在父母教养方式上，该研究启示中职生的父母应多采取温暖接纳的方式与孩子进行互动，积极主动地去赞赏孩子的优点和能力。在亲子沟通过程中，采取民主、平等的态度会让子女更容易接受父母的教导，一方面需重视孩子的意见，另一方面应避免对孩子的行为做出坚决的控制。

其次，该研究发现，父母积极教养方式还能够通过学习投入间接影响中职生的社会适应水平。对于中职生而言，学习仍然是其重要的发展任务之一，提高学习投入水平可以激发中职生向上的内在动力，提高社会适应水平。因此，这启示家长和教师需注重给予中职生学习上的鼓励，增强其学习自信心，这有利于中职生形成积极的学业自我评价，从而激发其内在学习动力。同时，教师可以通过增加课堂交互活动，比如提问、讨论、反馈等方式激发中职生的课堂参与度。

最后，该研究发现不同性别的中职生在社会适应的发展和影响上有不同的表现。这启示在中职生的教育和培养过程中，应针对不同性别个体制订个性化的社会适应干预方案。对于男生，要更加注重来自父母的积极教养方式，父母要更加注意他们的教养行为对孩子社会适应行为的影响；对于女生，则需要多关注她们在学习上的表现，及时给予学习投入上的强化与关注，这样才能更加有效地提高中职生的社会适应水平。

（截至2024年2月7日，中国知网数据显示，该文被下载1748次，被引12次。）

父母教养方式与中职生网络欺负的影响：道德推脱与同伴关系的链式中介作用

李慧[1]、黄夏宇[1]、常馨[1]、赵陵波[1]，（1. 福州大学人文社会科学学院心理学系），《中国健康心理学杂志》，2023年第1期，第114—123页

随着信息通信技术的发展及智能手机的普及，校园欺负的发生场所延伸到了网络空间，即网络欺负。网络欺负是指个体或群体通过电子通信技术（如电子邮件、即时通信、社交媒体等）对没法有效保护自己的受害者故意、反复实施的攻击行为。

根据《2020年全国未成年人互联网使用情况研究报告》，2020年我国未成年网民在网上遭到讽刺或谩骂的比例为19.5%；自己或亲友在网上遭到恶意骚扰的比例为7.2%；个人信息未经允许在网上被公开的比例为4.9%。一篇网络欺负的元分析显示，青少年经历网络欺负的发生率一般在10%到40%。卷入其中的个体更易出现焦虑、抑郁、学习成绩下降、旷课、辍学，甚至自杀的情况。

父母教养方式是指父母在教育孩子的过程中体现出来的教育观念、对待子女的态度及在此过程中的一切言行举止。已有研究表明，不同的教养方式和青少年的网络欺负行为之间显著相关，但其潜在的影响机制还亟待探索。该研究对福州市3所职业高校共计1534名中职生进行了调查，以探讨中职生父母教养方式、道德推脱、同伴关系和网络欺负之间的关系。

父母教养方式采用简式父母教养方式量表进行测量，包含父亲与母亲教养方式两部分，

教养方式分为拒绝、情感温暖和过度保护 3 个维度；道德推脱是指产生一些特定的认知倾向，包括重新定义自己的行为使其伤害性显得更小、减少自己在行为后果中的责任和降低对受害者痛苦的认同等，采用中文版道德推脱量表进行测量；同伴关系采用班级环境量表测量，共分为师生关系、同伴关系、秩序和纪律、竞争和学习负担 5 个维度；网络欺负采用中文版网络欺负量表，包含网络欺负和网络受欺负两个分量表，测量被试在最近 6 个月内实施网络欺负或遭遇网络欺负的频率。

分析结果发现：

（1）中职生网络欺负存在性别差异，男生网络欺负参与度更高，与以往普通中学生的研究结果一致。

（2）情感温暖型父母教养方式与网络欺负、道德推脱水平呈负相关；拒绝型、过度保护型父母教养方式与网络欺负、道德推脱水平呈正相关。

（3）道德推脱和同伴关系在父母教养方式和网络欺负间起链式中介作用；并且，道德推脱和同伴关系在积极的父母教养方式和网络欺负之间的完全链式中介作用，说明积极的父母教养方式对网络欺负的影响并不是直接的，而是通过道德推脱和同伴关系的链式中介作用间接影响个体的网络欺负行为。

该研究发现，父母教养方式可以通过道德推脱、同伴关系的单独或链式中介作用间接影响中职生网络欺负，在家庭功能对网络环境的影响方面进行了较好的拓展。

（截至 2024 年 2 月 7 日，中国知网数据显示，该文被下载 2613 次，被引 14 次。）

母亲情绪症状及童年期不良经历与儿童情绪行为问题的关联

余敏[1]、朱敏[1]、何海燕[1]、窦连杰[2]、李若瑜[2]、万宇辉[2]，（1. 安徽省芜湖市妇幼保健计划生育服务中心儿童保健科；2. 安徽医科大学公共卫生学院），《中国学校卫生》，2023 年第 3 期，第 411—414+418 页

为探讨母亲情绪症状在母亲童年期不良经历与儿童情绪行为问题的作用，为情绪行为问题儿童的家庭干预提供科学依据，该研究采用多阶段抽样法抽取芜湖市 3 个区县的 12 所托幼机构 3012 名学龄前儿童进行了问卷调查。

该研究采用早期生活经历量表调查母亲 18 岁以前的生活经历（童年期不良经历，Adverse Childhood Experiences，ACEs），包括情感虐待、躯体虐待、性虐待、情感忽视、躯体忽视、同伴欺凌、社区暴力、家庭功能不全 8 个维度；采用长处与困难问卷（Strength and Difficulty Questionnaire，SDQ）了解儿童情绪行为问题，该问卷包括情绪症状、品行问题、多动、同伴交往问题和亲社会行为 5 个因子；采用抑郁-焦虑-压力自评量表（the Short-form Version of the Depression Anxiety Stress Scales，DASS-21）对母亲抑郁症状、焦虑症状、压力症状进行评价。

该研究发现：学龄前儿童困难与长处问卷中的困难因子得分为（10.08±4.05）分，困难总分异常检出率为 6.6%，亲社会行为异常检出率为 16.5%，说明学龄前儿童情绪行为问题已成为一个不容忽视的问题。儿童情绪症状、儿童品行问题、儿童多动、儿童同伴交往问题异

常检出率分别为7.1%、8.3%、13.1%、13.2%；母亲抑郁症状、母亲焦虑症状、母亲压力症状检出率分别为16.4%、10.0%、1.4%。

母亲童年期不良经历总分与儿童困难总分以及母亲抑郁、焦虑、压力症状得分均呈正相关，儿童困难总分与母亲抑郁、焦虑、压力情绪得分均呈正相关。中介效应分析结果显示，母亲抑郁、焦虑、压力等情绪在母亲童年期不良经历总分与儿童困难总分间的中间效应系数均有统计学意义。

该研究结果说明，母亲童年不良经历与儿童情绪行为问题的关系受到母亲情绪症状的影响。母亲童年期不良经历预示着子代的儿童情绪行为问题发生风险增加，同时母亲的抑郁、焦虑、压力情绪有着重要的中介作用，提示在关注儿童心理行为问题时，还需要注意母亲的情绪健康，对于有问题儿童不仅可以直接对儿童干预，还可以对母亲的情绪心理等方面进行多角度的指导，为儿童身心健康发展营造健康、舒适的家庭环境。

（截至2024年2月7日，中国知网数据显示，该文被下载710次，被引2次。）

教育对健康的影响及其作用机制研究
——基于中国家庭追踪调查的实证分析

李泽[1]、赵梦晗[2]，（1. 中国人民大学财政金融学院；2. 中国人民大学人口与发展研究中心），《中国卫生政策研究》，2023年第1期，第42—51页

目前教育对健康促进作用已成为学界共识，但不同教育水平影响是否相同仍存在争议。现有文献表明，受教育程度对个体健康的影响呈现先增后降的倒"U"形，并发现倒"U"形的临界点为12.1年。

针对教育对个体健康的作用机制，有学者总结出了"效率提升说"和"预算约束放松说"两条路径。前者认为，教育改变了资源配置效率，优化健康投入组合，使得健康投入发挥更大作用，从而提高其边际贡献。在其影响下，拥有更高教育水平的个体倾向于更懂得如何运用医疗资源，并倾向形成更为健康的生活方式。后者认为，更高的教育水平为个体带来更高的收入与参与危险性较低的工作，从而使个体获得更为充足的预算约束，进而拥有更多可支配给健康的资源，提高健康资本投入。

基于上述理论，该研究认为教育给个体带来更健康的行为和更多的预算约束，从而改善健康水平。该研究使用2020年中国家庭追踪调查数据，以22—60岁的个体为样本，并将样本划分为接受初中等教育和高等教育两类，以身体不适、自评健康和心理健康为因变量，以代表健康行为的吸烟、锻炼和代表预算约束的收入水平为中介变量，通过回归和中介效应分析发现：

（1）教育对个体健康存在显著正向影响，并通过作用于健康行为和预算约束改善健康。个体教育水平越高，越有可能减少吸烟并增加运动锻炼；同时，拥有更高教育水平的人更可能收入更高，通过扩大自身预算约束从而增加对于健康的投入，从而改善自身健康水平。

（2）教育对健康的正向作用在接受初中等教育的个体中更为显著。该研究发现在初中等

教育个体中教育的健康促进作用显著,并且以收入作为中介变量的预算约束说在初中等教育个体中依旧成立。更有研究发现,受教育程度较高子女的老年父母更容易戒烟,即教育对健康行为的影响存在溢出作用。

(3) 个体接受高等教育后教育年限的增长对健康的促进作用不再显著。以往研究发现,由于当下学业就业压力加重、业余时间缩短等问题,以大学生为代表的高等教育群体呈现出身体活动减少、睡眠质量低、心理健康问题突出等状态;并且,随着高等教育普及,高等教育对收入提升的正向影响幅度呈下降趋势,收入贡献减小可能也是高等教育群体中教育水平对健康促进作用不再显著的原因。

基于上述结果,该研究提出应继续坚持义务教育等教育普及政策的推行,提高西部等贫困地区的教育普及率;加强健康教育,持续关注全国各地区人口的卫生健康情况;以及关注高学历、高水平人群的健康情况等建议。

(截至2024年2月7日,中国知网数据显示,该文被下载603次,被引1次。)

Association between negative parent-related family interactions and child social anxiety: A cross-cultural systematic review and meta-analysis
（消极的父母互动家庭与儿童社交焦虑的关联:跨文化系统回顾和元分析）

Yi Lei[1], Yuan-Yuan Wang[2], Jia-Ming Wan[3], Chetna Patel[2], Hong Li[4]. (2023). (1.Institute for Brain and Psychological Sciences, Sichuan Normal University; 2.Key Laboratory of Brain, Cognition and Education Sciences, Ministry of Education, School of Psychology, Center for Studies of Psychological Application, and Guangdong Key Laboratory of Mental Health and Cognitive Science, South China Normal University; 3.Institute for Brain and Psychological Sciences, Sichuan Normal University; 4.Institute for Brain and Psychological Sciences, Sichuan Normal University; Key Laboratory of Brain, Cognition and Education Sciences, Ministry of Education, School of Psychology, Center for Studies of Psychological Application, and Guangdong Key Laboratory of Mental Health and Cognitive Science, South China Normal University). *Journal of anxiety disorders*, 99, 102771

童年期是一个对外部环境高度敏感的时期,由于一系列神经解剖学和功能的变化,儿童特别容易受到与家庭环境相关因素的影响,特别是父母在家庭互动中的消极影响。例如,长期经历消极家庭互动的儿童可能难以理解情绪反应和解释社会线索,因而导致产生社交焦虑。社交焦虑是被广泛关注的心理健康问题,其特征是在暴露于各种社交场合时会产生明显且持续的恐惧。因此,为了更全面地了解儿童社交焦虑的原因和家庭相关影响,该研究采用了元分析方法,揭示了消极家庭互动的三个维度(不安全依恋、与父母相关的家庭冲突和消极的养育方式)与儿童社交焦虑之间的关联。此外,还对该关联的重要调节因素进行了探究,包括社会因素（文化和出版年份）、参与者特征（儿童年龄和父母角色特征）和研究特征（信息来源、依恋/养育的类型和测量方法）。

通过系统检索中英文数据库（包括 PubMed, PsycINFO, Web of Science, CNKI, WanFang, and VIP），研究从最初的 5771 篇文献中筛选出涵盖全球 14 个国家的 85 项研究进行元分析。

结果表明，在所有的三个维度中，消极家庭互动都与青少年社交焦虑存在显著正相关。值得一提的是，在所有维度中，这种关联在东亚文化下都比欧美文化下更强，进一步说明了家庭与儿童社交焦虑的联系在不同文化背景下存在差异，因此在未来以家庭为主导的儿童社交焦虑干预中需考虑文化的影响。此外，年龄、信息来源及研究年份也是该关联的重要调节因素。

综上，该研究首次对消极家庭互动与儿童社交焦虑之间的关联进行了元分析，揭示了消极家庭互动与儿童社交焦虑的发展或维持有关。由于以家庭功能为重点的干预措施可能对存在心理问题障碍的儿童格外有效，因此该文提出了加强家庭支持和修复家庭关系的建议，且对未来基于家庭的儿童社交焦虑预防和干预进行了展望。

（截至 2024 年 6 月 15 日，该文被引 1 次。原文为英文，编者译。）

How does interpersonal gratitude relate to adolescent life satisfaction? The roles of parent-child relationship and attachment insecurity（人际感恩如何影响到青少年的生活满意度？亲子关系和依恋不安全感的作用）

Song Li[1], Junjun Liu[2], Xu Chen[1]. (2023). (1. Faculty of Psychology, Southwest University; 2. Departmentof Psychology, Institute of Education, China West Normal University). *Journal of Happiness Studies*, 24, 2699—2722

在青少年时期，个人和环境的剧变给青少年带来了许多发展挑战，比如学业压力、同伴问题和职业选择等。研究表明，生活满意度在青少年的适应性发展中扮演着关键角色，与人际关系质量、身体健康和学业表现正相关，而与内化问题、外化问题和身体健康问题负相关。然而，也有研究发现青少年的生活满意度从早期就开始下降。在影响生活满意度的因素中，感恩是一个关键的促进因素。大量研究显示，感恩水平较高的青少年生活满意度也较高。但是，对于感恩如何影响生活满意度，以及其背后的机制尚未有充分探索。

该研究基于 Alkozei 等人提出的社会心理模型（人际感恩和生活满意度之间，通过亲子关系存在显著关联）和依恋安全增强模型（对亲密的人表达感恩，可以增强回避型依恋和焦虑型依恋人群的人际连接感，从而促进幸福感），采用三波纵向设计，测试了亲子关系在人际感恩（例如对父母的感恩）和生活满意度之间的中介作用，以及依恋不安全感在其中的调节作用。共有 1131 名中国青少年（平均年龄 12.92 岁，51.5% 为女生）参与了这项研究。研究在三个时间点进行，每个时间点相隔六个月。

研究结果显示，在控制了基线生活满意度、亲子关系、年龄和性别后，人际感恩与亲子关系在依恋不安全感高的青少年中呈现出纵向关联，而这种关系又预测了生活满意度的提高。而在依恋不安全感较高的青少年中，人际感恩的影响更强。这些发现对于旨在促进不同依恋不安全程度青少年幸福感的干预措施具有重要意义。

本研究为青少年提供了一种可能的促进个人和关系幸福感的方法：不仅可以通过减少风险因素来改善，还可以通过增强保护因素（如培养感恩）来改善。在中国文化中，家庭和谐是十分重要的，因此，对于青少年来说（尤其是那些焦虑型依恋和回避型依恋的青少年），培养他们对父母的感恩情绪，有助于改善他们与父母的关系，进而提高他们的生活满意度。

（截至2024年5月6日，该文被引1次。原文为英文，编者译。）

The longitudinal Relationship between Parent-Child Attachment and Adolescents' Gratitude: The Mediating Role of Perceived Parental Communal Strength
（亲子依恋与青少年感恩的纵向关系：感知到的父母共同力量的中介作用）

Song Li[1], Junjun Liu[2], Yangu Pan[3], Xu Chen[1]. (2023). (1. Faculty of Psychology, Southwest University; 2. Department of Psychology, Institute of Education, China West Normal University; 3. ResearchInstitute of Social Development, SouthwesternUniversity of Finance and Economics). *Journal of Youth and Adolescence*, 52(12), 2661—2671

感恩在促进青少年的社会情感发展中扮演着至关重要的角色。研究表明，感恩不仅增强了亲社会行为、积极的应对方式和学校适应，而且还减少了内化和外化问题，降低了物质主义，并能解决学校欺凌问题。感恩通过持续的社会学习逐渐发展和成熟，家庭环境在这一复杂过程中起着至关重要的作用。研究发现，亲子依恋关系不安全的青少年往往会表现出较低的感恩水平。

亲子依恋是在早期互动中形成的情感纽带，基于个体探索世界时对父母的可用性和反应性的信任。不安全依恋指的是高依恋焦虑或回避水平的个体，而安全依恋指的是这两种倾向水平均低的个体。依恋焦虑反映了个体对可能遭受父母拒绝和遗弃的担忧，父母不一致的回应会导致青少年依恋焦虑水平升高；依恋回避反映了个体对情感亲近和依赖父母的不适，当父母持续拒绝提供帮助时，青少年会发展出高度的依恋回避。

感知到的父母共同力量是指青少年认为父母愿意做出牺牲来提供照顾和满足他们需求的积极看法。研究表明，从施助者那里感知到更高共同力量的个人，往往会更有感激之情；而不安全亲子依恋关系的青少年认为来自父母的共同力量较弱。

该研究采用纵向研究设计，以中国青少年为样本，探讨了亲子依恋的不同取向与感恩之间的相互关系，以及感知到的父母共同力量在其中的潜在中介效应。共有1348名青少年和他们的一对父母参与了该项目，调查分三次进行（T1、T2、T3），每次间隔六个月。该研究采用感恩问卷（GQ-6）、亲密关系体验量表-简短修订儿童版（ECR-SRC）、共同力量量表（CSS）来测量相应变量。分析结果表明：

（1）依恋焦虑和回避对感恩的交叉滞后效应显著：依恋焦虑和回避在六个月后对青少年的感恩有负面影响。

（2）感知到的父母共同力量在依恋焦虑和回避对感恩的纵向效应中起到了中介作用：T2时感知到的父母共同力量在T1时的依恋焦虑和回避对T3时的感恩起到了中介作用。具有不安全亲子依恋的青少年对父母有负面看法，这可能导致他们缺乏感恩。

（3）尽管感知到的父母共同力量对半年后的依恋焦虑和回避有负面预测作用，但未观察到感恩对依恋焦虑和回避与感知到的父母共同力量的交叉滞后效应，T2时感知到的父母共同力量在T1时的感恩对T3时的依恋焦虑和回避效应上的中介作用不显著。增强感恩之情并不一定能改善亲子依恋的质量，这可能是因为一般的感恩互动在解决青少年对父母的负面信念方面存在潜在的局限性。

（截至2024年5月5日，该文被引0次。原文为英文，编者译。）

大学生家庭教养研究

导言：本部分论文主要研究"家庭教养"因素对大学生心理健康的影响。涉及父母心理控制与大学生学习投入、父母教养方式、特质愤怒的代际传递、早期创伤经历、亲子依恋质量与心理弹性等专题。部分论文还探讨了挫败感、应对效能、现实和网络利他行为、完美主义等变量的中介作用。

父母心理控制与大学生学习投入及负性情绪的关系：挫败感和应对效能的链式中介作用

邓旭阳[1]、刘晓刚[2,3]、刘取芝[4]、王域[1]、杨雪花[5]，（1. 东南大学心理健康教育中心；2. 东南大学人文学院；3. 淮安市教育局；4. 河海大学心理健康教育与研究中心；5. 南京航空航天大学心理健康教育中心），《中国临床心理学杂志》，2023年第1期，第142—147+126页

以往研究表明，父母心理控制可以显著负向预测高中生的学习投入，也会增加子女抑郁风险。大学生体验到的挫败感与其学习行为和情绪问题也存在密切关系。应对效能则与学习投入显著正相关，与抑郁、焦虑、躯体主诉和退缩等心理问题显著负相关。

父母心理控制指父母对子女的依恋、情绪情感和思维过程等心理活动和情感发展的侵犯性控制，破坏子女自主性的发展，忽视其情感和心理需要。挫败感指个体对自身社会地位、身份的丧失或斗争失败导致的无力感知。应对效能指个体处于应激状态下对自己应对能力的信心和评价。

该研究采取分层随机抽样的方法，选取江苏省某三所大学大一至大三的2034名大学生进行问卷调查，建立结构方程模型，并对结构方程模型中挫败感和应对效能的中介效应进行检

验。探讨父母心理控制对大学生学习投入及负性情绪的影响，以及挫败感和应对效能在其中的链式中介作用。

研究结果：（1）父母心理控制、挫败感、应对效能、学习投入、抑郁以及焦虑两两之间均显著相关；（2）父母心理控制对大学生的学习投入及负性情绪的直接效应显著，也会分别由挫败感和应对效能的中介及二者的链式中介产生间接效应。

该研究验证了大学生父母心理控制对学习投入、负性情绪的影响以及挫败感和应对效能链式中介作用，为提升大学生学习投入水平和减轻负性情绪体验的教育辅导提供了新思路和具体依据：（1）如果父母过多采取心理控制策略管教子女，忽视子女的情感需要，会导致其不能很好地适应大学中生活、学习、人际和情感等多方面的转变，更容易产生抑郁、焦虑等负性情绪，难以在学习过程中集中精力；（2）父母心理控制水平越高，大学生的挫败感体验越强烈，同时也不利于大学生应对效能的培养，而较高的挫败感和较低的应对效能，均会影响到大学生对学习的投入，负性情绪也更明显；（3）父母较高的心理控制，不利于其与孩子之间的关系从单方面的权威向相互协商的积极转变，会导致大学生自主能力降低，引发能力无效的挫败感体验，而这种消极的挫败感知，会引导相一致的消极行为倾向，降低大学生的应对效能，最终表现为学习上热情和投入的衰退和心理上负性情绪的累积。

（截至2024年2月18日，中国知网数据显示，该文被下载4544次，被引7次。）

父母教养方式与大学生心理健康：现实和网络利他行为的中介效应及比较分析

冯琳琳[1]、张乐琳[1]、孙晓瑜[1]、李丽荣[1]，（1. 山东理工大学马克思主义学院），《中国健康心理学杂志》，2023年第9期，第1375—1381页

父母教养方式等家庭因素直接影响个体的心理健康状态。网络利他行为的匿名性会促进接受积极教养方式的个体更容易做出网络利他行为。

父母教养方式指在养育孩子的过程中，双亲所持有的相对稳定且成熟的教养观念和行为。利他行为基于个体自愿、无私的内在冲动而产生，其目的是使他人获益，在行为过程中不计自我得失。网络利他行为的核心要件如影响因素、产生动机、收益期望均与传统的现实利他行为相差无几，但其所根植的时空环境条件使其的实现难度、传播范围与实际效果较之传统的现实利他行为大相径庭。

该研究采用问卷调查法，从山东省济南市和淄博市两所高校共获取821名大学生的有效数据，探讨现实和网络利他行为在父母教养方式与大学生心理健康关系间的中介效应及效应比较。

研究结果：（1）父母拒绝和过度保护显著负向预测心理健康，父母情感温暖显著正向预测心理健康；（2）现实利他行为仅在父母情感温暖与心理健康之间起部分中介作用；网络利他行为在父母情感温暖与心理健康之间起部分中介作用，在父母拒绝和过度保护与心理健康之间起完全中介作用；（3）网络利他行为的中介效应显著强于现实利他行为，现实和网络利他行为的中介效应模型不存在显著的性别差异。

父母教养方式的启示：（1）父母应通过积极的教养方式给予子女充满温暖、安全感的生活环境。由于大学生开始独自生活，父母更应加强对其心理和行为的关注程度。比如，对他们正向的行为习惯，多采用子女易于理解、感知的方式提出表扬，避免因羞于夸赞而产生误解，影响积极行为的发生；（2）父母应以正确、客观的态度认识互联网，提高自身甄别信息的能力，才能给子女更切实可行的教育意见和建议；（3）父母应与学校联结起来，形成育人共同体，在家校合作模式下共同开展育人行动，关爱大学生身心健康。

（截至 2024 年 2 月 18 日，中国知网数据显示，该文被下载 3168 次，被引 3 次。）

特质愤怒的代际传递及其对子女焦虑和抑郁的影响

范志光[1]、陶敏[1]、李健睿[2]，（1. 吉林外国语大学教育学院；2. 长春中医药大学针灸推拿学院），《中国临床心理学杂志》，2023 年第 2 期，第 407—412 页

以往研究表明，特质愤怒对大学生焦虑和抑郁具有消极影响。家庭因素对特质愤怒的形成有重要影响。父母的特质愤怒也会通过依恋关系、教养方式、亲子关系等影响子女的特质愤怒，即特质愤怒可能存在代际传递效应。

特质愤怒指一个人在诱发刺激作用下所表现出来的愤怒反应的一般倾向，是状态愤怒在频率、强度和持续时间上相对稳定的个体差异。状态愤怒指由主观感受和生理活动所构成的一种短暂的情绪状态。低特质愤怒意味着个体较少感知或体验到愤怒情绪，在面对挫折或者困境时，更能积极主动地采取适应性和建设性的方式寻求问题解决。

该研究采用问卷调查法从吉林省某高校共收集 553 份有效数据，探讨特质愤怒的代际传递及其对子女焦虑和抑郁的影响。

研究结果：（1）父母和子女特质愤怒各维度得分及总分与子女焦虑和抑郁显著正相关；（2）子女特质愤怒在父亲特质愤怒对子女焦虑和抑郁的影响中发挥着部分中介作用；（3）子女特质愤怒在母亲特质愤怒对子女焦虑和抑郁的影响中发挥着完全中介作用；（4）中介作用模型不存在显著的性别差异。

该研究结果初步揭示了家庭因素对子女特质愤怒及焦虑和抑郁的影响机制：（1）特质愤怒存在代际传递性。这可能源于孩子对父母的观察学习、遗传因素或父母在亲子互动中合理化自身愤怒的消极影响；（2）父母的特质愤怒会增强子女的特质愤怒，增加子女罹患心理疾病的风险。大学生本就处于情绪体验敏感而强烈的青年期，高特质愤怒将有损人际关系、导致社会适应不良等心理社会问题，从而提升焦虑、抑郁等消极体验的风险。而家庭成员间积极的沟通、良好的适应性以及较高的亲密度，则有助于个体的身心健康发展；（3）男大学生在面对不公平对待、指责以及批评时，更容易做出愤怒反应，且罹患心理疾病的危险度要高于女生；（4）父亲或母亲的特质愤怒通过子女特质愤怒对其焦虑和抑郁的影响相似；（5）父母对不同性别子女焦虑和抑郁的影响具有一定的相似性。

（截至 2024 年 2 月 18 日，中国知网数据显示，该文被下载 741 次，被引 1 次。）

武汉市大学生抑郁症状与早期创伤、亲子依恋及心理弹性的关系

陈乐程[1]、龚玉莎[1]、阎玉娇[1]、吴贤华[2]、朱冬梅[3]、韦霁珊[1]、蒋晓娟[1]、韩娟[1]，(1. 华中科技大学同济医学院公共卫生学院儿少卫生与妇幼保健学系；2. 湖北第二师范学院教育科学学院；3. 江汉大学教育学院)，《华中科技大学学报（医学版）》，2023年第1期，第54—59页

早期创伤可预测抑郁症的发病、复发和更差的治疗效果。早期创伤水平越高，其抑郁症状水平随时间增长越快。亲子依恋会影响抑郁症，且父母与子女的依恋关系对子女抑郁的影响不同。心理弹性是个体遭遇压力或逆境时积极适应并从中恢复的动态过程。心理弹性对抑郁的发生有保护作用，早期创伤会影响心理弹性的发展。

该研究采用问卷调查法，从武汉市3所大学共收集1137名大学生的有效数据，探讨大学生早期创伤与抑郁症状的关系及亲子依恋和心理弹性在其中的作用。

研究结果：（1）本调查中大学生抑郁症状的检出率为21.0%；CES-D总分与CTQ总分、亲子疏远维度得分呈正相关，与亲子信任和沟通维度得分以及CD-RISC总分呈负相关；（2）亲子依恋和心理弹性在早期创伤和抑郁症状间起完全链式中介作用，其中母子依恋和心理弹性的链式中介作用大于父子依恋和心理弹性的链式中介作用。

培养良好的亲子依恋关系（尤其母子依恋）和提升心理弹性水平，有助于预防和干预有早期创伤大学生的抑郁：（1）父母经常吵架的大学生抑郁症状检出率比父母从不或偶尔吵架的大学生高。这可能由于不良的父母关系会造成不良的家庭氛围，子女容易对家庭产生慢性不安全感，久之容易引发抑郁等负面情绪。（2）早期创伤会增加大学生抑郁症状发生概率。早期逆境会导致消极认知图示的形成，形成消极沉思式反应方式，最终导致个体对生活压力事件的处理能力下降，引发抑郁。（3）亲子疏远会增加大学生抑郁症状发生概率。与父母沟通的增加也能帮助子女找到解决困境的方法，进而提升抵抗压力的能力，减少抑郁发生可能性。（4）低心理弹性会增加大学生抑郁症状发生概率。高心理弹性水平的个体拥有更积极的认知思考方式，在遇到困境时对自我接受程度高，并能及时利用内部和外部保护因素去积极应对困境，表现出良好的适应性能力，抑郁易感性较低。（5）早期创伤可先通过亲子依恋再通过心理弹性间接影响抑郁症状。经历过早期创伤的个体可能意识到他们的困境不能受助于父母，甚至来源于父母。这种不安全的依恋关系使其在遭遇困境时，更少寻求他人获取支持和安慰，也更少学习到他人解决困境的方法，进而难以适应压力事件，容易陷入无助和无能为力感，最终引发抑郁。（6）在早期创伤影响抑郁症的过程中，母子依恋起到的作用大于父子依恋。这可能与母亲是主要养育者有关。

（截至2024年2月18日，中国知网数据显示，该文被下载781次，被引3次。）

Parenting styles and obsessive-compulsive symptoms in college students: The mediating role of perfectionism
（教养方式和大学生强迫症状：完美主义的中介作用）

Po Hu[1], Pengwei Liang[2], Xiaoyan Liu[2], Yuting Ouyang[2], Jianping Wang[2]. (2023). [1. School of Educational Sciences, Xuzhou University of Technology; 2. Beijing Key Laboratory of Applied Experimental Psychology, Faculty of Psychology, National Demonstration Center for Experimental Psychology Education (Beijing Normal University), Beijing Normal University]. *Frontiers in psychology*, 14:1126689

该研究旨在调查大学生在教养方式与强迫症状之间关系中，完美主义的中介作用。共661名大学生参与了该研究。研究使用了强迫症状修订版量表（OCI-R）、中国版的父母教养方式量表（EMBU）和中文版的Frost多维完美主义量表（CFMPS）进行测量。数据分析采用SPSS和Mplus 7.0软件，运用结构方程模型测试了教养方式通过完美主义对强迫症状的间接效应，并使用偏差校正的百分位Bootstrap方法确定中介效应。

完美主义区分为积极完美主义和消极完美主义。在前者中，完美主义行为是为了追求积极的目标，而在后者中，完美主义的行为是为了避免负面后果或责任。

该研究发现，负面完美主义在负面父母教养方式与大学生强迫症状之间起到了中介作用。具体而言，父母采用负面教养方式（如过度控制、严厉批评等）可能导致子女形成负面完美主义倾向，进而增加他们出现强迫症状的风险。然而，正面完美主义在这一过程中的中介效应并不显著，这表明，对完美完成事情的渴望在某种程度上并不一定是不适应的。

在提出的两个中介模型中，母亲养育行为的模型具有更大的效应，这与该研究参与者的文化背景一致。在中国文化中，男人养家糊口，女人在家照顾孩子是常态，所以母亲更多地参与孩子的教育。此外，在当代中国文化中，出现了"虎妈猫爸"一词，这表明母亲在家庭教育中扮演着更加严格和苛刻的角色。

该研究为理解强迫症状的发生机制提供了进一步的证据，并为强迫症（OCD）的干预提供了新的思路。研究表明，针对大学生的心理健康干预不仅要考虑个体因素，还应考虑其父母的教养方式。通过改善父母的教养方式，可能有助于减少大学生的强迫症状。此外，针对负面完美主义的心理干预也可能是减少强迫症状和主观痛苦的有效途径。

（截至2024年5月17日，该文被引0次。原文为英文，编者译。）

老年人家庭教养研究

导言：本部分论文主要研究"家庭"因素对老年人心理健康的影响，涉及变量如：居住模式（独居、与子女同住、仅夫妻同住等）、社区/私人家庭/养老院养老、婚姻满意度、家属协同教育等。其他论文分别探讨老年人依恋内部工作模型与婚姻满意度的关系等。

城市空巢老人社会支持与焦虑的关系：心理韧性的中介作用

巩阳[1]、徐梦璐[1]、章雨婷[1]、温红娟[2]、温扩[3]，（1. 长春中医药大学马克思主义学院；2. 长春中医药大学健康管理学院；3. 长春中医药大学中医学院），《中国老年学杂志》，2023年第20期，第5109—5112页

随着社会的发展和人口迁移，我国老年人"空巢化现象"日益严重。预计到2050年，我国将有2亿空巢老人。空巢老人由于身体功能下降和缺乏子女的关心，普遍存在抑郁、焦虑等负面情绪，其焦虑情绪患病率显著高于一般老年人。社会支持被认为是缓解情绪问题的重要保护因素，而心理韧性则是个体克服逆境和压力事件、保持积极适应的心理动态过程。

本研究采用多阶段整群随机抽样方法，选取了1200名长春市社区空巢老人进行问卷调查，分别使用广泛性焦虑自评量表（GAD-7）、社会支持量表（SSQ）和心理韧性量表（CD-RISC）对焦虑、社会支持、心理韧性进行评估，使用x^2检验、Spearman相关分析等统计方法对社区空巢老人的社会支持、心理韧性和焦虑的关系进行研究。

研究发现：（1）本次调查样本，社区空巢老人焦虑发生率为64.25%。（2）社会支持对焦虑有负向影响，表明社会支持不仅能直接影响焦虑，而且能通过心理韧性对焦虑产生间接影响，中介效应占总效应的32.00%。因此，社区空巢老人的社会支持越好、心理韧性越强，其焦虑情绪发生风险越低。

空巢老人在生活中，社会支持水平和心理韧性水平越高，焦虑水平越低。当面对身体问题带来的压力时，获得更多社会支持的空巢老年人，可以为处于应激状态下的老年人提供保护作用，可能会改变他们寻求帮助的消极态度和行为，进而缓解焦虑情绪，心理韧性高的个体能表现出坚韧、自强和乐观的心理状态来面对挫折、适应环境，从而帮助个体缓解焦虑等负面情绪带来的影响。

该研究提示，应注重提升空巢老人的社会支持水平，鼓励空巢老人积极运用内在的心理韧性资源，去应对障碍和挫折，从而降低空巢老人在身体出现问题或其他重大突发事件中的焦虑情绪。

（截至2024年4月18日，中国知网数据显示，该文被下载1710次，被引2次。）

居住模式对老年健康的影响研究
——基于社会支持的传导路径检验

张红利[1]、狐慧琴[1]，（1. 西安科技大学管理学院），《价格理论与实践》，2023年第4期，第194—198+211页

随着人口老龄化进程的发展，家庭结构也随之发生变化，家庭规模日益缩小，也带来了

居住模式的改变。过往研究均赞同社会支持对老年人身心健康的积极影响，但亲子同住的居住模式是否更有利于老人的心理健康，不同学者有不同的看法。本文聚焦老年人健康状况，探究不同的居住模式构成的社会支持网络是如何影响老年人健康。

本文基于中国老年健康影响因素跟踪调查（CLHLS）2020年数据，以9804名65岁及以上老年人作为研究对象，采用GMM估计、回归分析等方法，分析居住模式对老年自评健康、心理健康、社会健康的影响以及社会支持在该影响中的作用。本研究中的居住模式分为：亲子同住、独居、仅与配偶居住、与他人居住、养老院居住。

研究结果表明：（1）与子女分住相比，亲子同住对老年心理健康和社会健康都存在显著负面影响。（2）与子女分住的居住模式中仅与配偶同住对老年健康状况最好。（3）中介效应检验表明：社会支持在居住模式对老年人健康的影响中具有传导作用。

对于居住模式影响老年人健康的作用机制，作者认为：一方面，老年人与子女同住，会因为彼此生活习惯、消费观念、生活圈子等的不同产生矛盾，对老年人生理及心理健康产生不利影响；另一方面，与子女同住的老年人因为要照顾子女、孙辈生活起居，没有时间参与社会活动，不利于老年人的社会健康。因此，不与子女同住可能会让老年人更自由、更轻松，有足够的时间和空间去做自己的事，安排自己的生活。配偶是老年人情感、物质等最主要的来源。因此，与配偶同住最有利于老年人健康，独居、养老院居住的老年人因得不到足够的精神支持和情感慰藉，而可能不利于老年人健康。

基于研究结论，文章建议：第一，应打破传统家庭养老的观念，尊重老年人居住模式的选择；第二，应对高龄老人、受教育程度低的老人、有经济困难的老人和无子女的老人给予更多的关爱；第三，社区应积极发挥社会支持作用，鼓励老年人积极参与活动，减轻其孤独感。

（截至2024年2月12日，中国知网数据显示，该文被下载797次，被引2次）。

依恋内部工作模型与老年人婚姻满意度的关系：基于夫妻成对数据的分析

强袁嫣[1]、曹贤才[2,3,4]、王大华[1]，（1. 北京师范大学发展心理研究院；2. 教育部人文社会科学重点研究基地天津师范大学心理与行为研究院；3. 天津师范大学心理学部；4. 学生心理发展与学习天津市高校社会科学实验室），《心理学报》，2023年第4期，第600—611页

进入老年期之后，由于社会关系网络逐渐缩小，婚姻关系对老年人的身心健康变得尤为重要。婚姻满意度是衡量婚姻幸福感与稳定性的常见概念，也是衡量生活满意度与家庭功能的最重要指标之一。依恋被认为是亲密关系的核心成分，依恋内部工作模型，包含自我与他人两种模型，代表了个体对于自我是否值得被爱以及他人是否值得信赖的基本观点与看法。

由于内部工作模型是个体心理内部的认知表征而无法直接观测，研究者一般通过测量外部依恋风格的方式间接测量内部工作模型，有研究者认为依恋风格与内部工作模型具有如下的对应关系：冷漠型依恋（具有积极自我和消极他人的内部工作模型）、安全型依恋（具有积

极自我和积极他人的内部工作模型）、贯注型依恋（具有消极自我和积极他人的内部工作模型）和恐惧型依恋（具有消极自我和消极他人的内部工作模型）。

本研究以北京市112对60岁以上老年夫妻为研究对象，使用问卷对内部工作模型、夫妻依恋取向、婚姻满意度等进行测量，采用中介模型、交叉互倚模型以及方差分析分别从被试个体、夫妻主客体效应以及夫妻匹配模式三个分析视角考察了依恋的两种内部工作模型与婚姻满意度的关联性。

测评工具方面，采用《ENRICH婚姻质量问卷》测量婚姻满意度；使用《关系问卷》（RQ），评估被试的依恋风格；《老年人夫妻依恋问卷》包括依恋安全、依恋焦虑、依恋回避3个分量表，同时使用《老年抑郁量表15题版》（GDS-15）评估抑郁情绪。

研究发现：（1）老年人的自我模型与婚姻满意度之间的关联更为密切，而他人模型则与之关联较为薄弱。（2）老年人的内部工作模型对影响婚姻满意度的路径主要经由自我模型影响夫妻依恋焦虑与夫妻依恋回避实现。即积极的自我表征可以降低依恋焦虑和依恋回避从而正向预测婚姻满意度。（3）自我模型与丈夫的婚姻满意度更为紧密，他人模型与妻子的婚姻满意度关联更为紧密。

老年人依恋的内部工作模型与婚姻满意度的关联受到夫妻角色差异的影响：对于丈夫而言，自我模型与婚姻满意度的关联更为紧密，这可能与中国传统文化中的男性主导地位有关；而对于妻子而言，他人模型与婚姻满意度的关系更为紧密，这可能与女性在社会互动中更倾向于关系导向有关，也可能是传统文化中的"夫为妻纲"对老年女性的影响使然。

（截至2024年4月18日，中国知网数据显示，该文被下载2257次，被引4次。）

老年夫妻婚姻满意度对抑郁症状的影响

王学义[1]、彭敬[1,2]，（1. 西南财经大学社会发展研究院；2. 四川省社会科学院），《人口研究》，2023年第1期，第72—86页

2018年中国健康与养老追踪调查数据显示，60岁及以上老年人口中34.79%的人存在高抑郁风险。抑郁症状的产生与患者个人、家庭和社会环境密切相关，对个人来说，婚姻不满意是导致抑郁的重要因素。在中国传统婚姻文化和家庭语境下，老年夫妻关系、社会性别角色再与子女关系相黏合，使老年夫妻婚姻满意度对抑郁的影响可能更具有复杂性和特殊性。

该研究使用2018年中国健康与养老追踪调查数据（CHARLS），最终样本包括2315对老年夫妻（共计4630个被访者），使用流调中心抑郁量表（CES-D10）评估抑郁症状，使用李克特五级评分测量婚姻满意度和亲子关系满意度；用被访者在调查时点前一个月内参加社交活动的种类数来衡量社会交往活动；基于主体-伴侣相互依赖模型（APIM），探讨中国老年夫妻的婚姻满意度对抑郁症状影响的主体效应和伴侣效应，以及相关变量对主体效应的调节作用。

研究发现：（1）老年夫妻的婚姻满意度对自身和配偶的抑郁症状具有显著负向影响，婚姻满意度越低，自身和配偶患抑郁的风险越高。（2）亲子关系满意度可以有效缓解夫妻自身

因婚姻不满意导致的抑郁风险。（3）积极参加社会交往活动，能够显著降低老年夫妇自身抑郁加重的风险，社会交往活动在婚姻满意度和抑郁症状之间的调节效应存在性别差异。

高质量婚姻是降低老年夫妇抑郁风险的保护机制，婚姻对抑郁的保护可能体现在"预防"和"改善"两个维度：较高的婚姻满意度，可以预防抑郁风险出现；另外，通过消除老年夫妻婚姻中既存矛盾冲突，缓和夫妻之间紧张关系，可以为改善抑郁症状创造良好条件。

亲子关系是调和老年夫妇抑郁问题的重要途径，亲子关系满意度不仅直接降低抑郁水平，还可以调节婚姻满意度与抑郁症状之间的负向关系，降低老年人的高抑郁风险。可见，当老年人出现高抑郁风险时，除了直接改善夫妻婚姻关系外，还通过正向强化亲子关系，直接和间接降低他们的抑郁风险。

可能由于丈夫总体上不倾向于在妻子面前表达对婚姻关系的负面情绪，妻子的抑郁受到丈夫婚姻不满意的直接影响相对减弱；子女可以更清楚地知晓老年父母的感情状态，并干预、调和他们之间存在的情感问题，与社会关系相比，亲子关系能够更有效地调节父母的情感问题。

（截至2024年4月18日，中国知网数据显示，该文被下载2108次，被引5次。）

独居老年人失眠状况及相关因素

李世明[1]、冯为[1]、杨雀屏[1]、计樱莹[1]，（1. 江苏省无锡市精神卫生中心），《中国心理卫生杂志》，2023年第1期，第60—65页

失眠是一种常见的睡眠障碍，其特征是难以启动和维持睡眠，通常与其他精神疾病或躯体疾病有关。独居老人是由于离异、丧偶、未婚等原因而未和子女等一起、独自一人居住的老人。独居老年人缺乏社会关怀和支持，更易出现心理健康及失眠问题，长期失眠将加重独居老年人的躯体或心理疾病风险。

该研究采用随机整群抽样的方法，从无锡市选取2306名独居老人作为研究对象，采用自编基本信息调查表、简明老年抑郁量表（GDS-15）、失眠严重程度指数量表（ISI）、匹兹堡睡眠质量指数量表（PSQI）对人口学信息、失眠状况进行评估，使用描述统计、回归分析等方法探究失眠状况及相关影响因素。

研究结果显示：（1）独居老年人失眠状况较为严重。以ISI和PSQI至少一个量表7分定义为存在失眠状况，独居失眠症状检出率18.78%。（2）高龄（>70岁）、农村、吸烟、饮酒、有抑郁症状是发生失眠的危险因素；受教育程度大专及以上、参加体育锻炼、较高月收入（>3000元）是发生失眠的保护因素。

农村地区的独居老年人发生失眠的概率是城市地区的2.89倍，相对城市，农村地区的文化背景和沟通交流比较局限，一些卫生保健知识相对匮乏，也不能及时获得治疗，因躯体疾病或脑器质性改变出现心理问题和睡眠问题。在该研究中吸烟和饮酒的独居老年人发生失眠症状的概率分别是不吸烟和不喝酒独居老年人的2.64倍和3.06倍，因喝酒和吸烟会导致神经系统兴奋，导致睡眠延迟、易出现失眠。受教育程度高是出现失眠症状的保护因素，可能是

受教育程度高，能正确认识和处理出现的健康问题，而处理健康问题的水平影响着睡眠健康。

基于研究，文章认为应该更加关注社会中独居老年人的睡眠情况，特别是重点关注高龄、居住在农村、有抑郁症状以及不良的生活习惯（吸烟及喝酒）的独居老年人。建议老年人学习睡眠健康科普知识，改善不良生活习惯，提高体育锻炼的频次，减少失眠症状的发生。

（截至2024年3月11日，中国知网数据显示，该文被下载943次，被引9次。）

家属协同健康教育对老年肺癌患者癌因性疲乏、心理弹性及自我效能感的影响

胡玲[1]、张贤峰[2]、宋子正[1]，（1. 河北大学附属医院肿瘤内科；2. 河北省第六人民医院护理部；3. 河北大学附属医院放疗科），《中国老年学杂志》，2023年第12期，第3047—3050页

癌症引起的疲劳在恶性肿瘤患者的治疗过程中和发病后期尤为明显，严重影响患者的治疗和护理依从性，心理弹性和自我效能感水平是肺癌患者出现癌因性疲乏的重要指标。

自我效能感是指个体对自己是否有能力完成某一行为所进行的推测与判断；心理弹性（也称韧性），是指面对严重威胁时，个体的适应与发展仍然保持良好的现象。家属协同健康教育是指在治疗及日常护理的基础上提供给患者及家属更多治疗相关的医疗知识，辅助患者良好预后并提高生活质量。

本研究采用实验方法，前瞻性纳入2020年10月至2022年1月河北大学附属医院肿瘤科肺癌患者150例，对照组与干预组各75例。对照组采用常规健康教育，干预组在此基础上采取家属协同健康教育。通过问卷记录并分析两组在干预治疗前后因肿瘤出现的癌因性疲乏、心理弹性及自我效能感水平的变化。

常规教育包括心理辅导、口腔和腹部积痰处理、镇痛药物的使用、饮食指导，并定期给患者普及疾病的相关知识，并加强患者在呼吸功能等方面锻炼恢复。家属协同健康教育具体内容包括：向患者和家属讲解肺癌治疗和护理需要注意的关键知识、指导家属在治疗过程中如何给予患者生命护理和缓解患者负面情绪、患者家属支持、患者疼痛干预等。

研究结果显示：（1）干预前，两组在癌因性疲乏（认知、情感、行为、躯体等方面）、负性情绪（焦虑、抑郁）评分均无显著差异；干预后，两组上述指标均较干预前显著降低，且干预组显著低于对照组；（2）干预前，两组在乐观、自强、坚韧、自我效能感、社会支持方面，得分差异不具有统计学意义；干预后，两组上述指标均较干预前显著升高，且干预组效果更为显著。

与常规健康教育相比，家属协同健康教育具有提高患者对疾病的认知，降低患者在疾病治疗和恢复顾虑的优势，从而促使患者以主动的心态参与治疗，进而促进患者治疗依从性。

（截至2024年2月12日，中国知网数据显示，该文被下载1027次，被引0次。）

Do daily interaction patterns differ between empty nesters and non-empty nesters? The role of different interaction partners in a Chinese sample
（空巢老人与非空巢老人的日常互动模式是否存在差异？
——以中国样本为例）

Xiying Li[1,2], Zepei Ma[1], Xingyu Zhang[1], Xiaohui Ma[3,4], Zhongling Pi[1]. (2023). (1. MOE Key laboratory of Modern Teaching Technology, Shaanxi Normal University; 2. Key Research Base of Humanities and Social Sciences of the Ministry of Education, Academy of Psychology and Behavior, Tianjin Normal University; 3. Institute of Psychology, Chinese Academy of Sciences; 4. Yellow River Conservancy Technical Institute). *PsyCh Journal*, 12(4), 572-583

空巢老人是指在最后一个子女离开后独自生活或与配偶共同生活的老年人，空巢期是大多数父母都会经历的阶段。

根据功能特异性理论，人们需要多种关系来满足个人的各种社会需求，这对幸福感至关重要；并且，日常互动与情感之间的联系可能因社会伙伴的不同而不同。研究发现，从情感上的紧密联系（如子女、朋友）到弱联系（如邻居、熟人），都与老年人的福祉密切相关。

该研究旨在检验空巢老人与非空巢老人在日常互动及其与各种社会伙伴的互动情感方面的差异。研究在西安招募了208名被试，年龄在53岁至84岁，平均年龄为64.81岁。研究要求被试使用罗切斯特互动记录（Rochester Interaction Record）记录日常互动（包含七个维度：亲密度、愉悦感、满足感、自我表露、他人表露、影响力和主动性），并在每次互动后使用正负情感量表（Positive Affect-Negative Affect Scale）评估他们的情感（包含正面情感/PA，如兴奋、自豪等；负面情感/NA，如烦恼、紧张等）。分析结果发现：

（1）在与成年子女的日常互动中，空巢老人正面情感的增加与高度的亲密和"他人影响更多"正相关；非空巢老人的日常互动中"我影响更多"与高度正面情感相关。

（2）在与朋友的日常互动中，非空巢老人的负面情感与满意度和愉悦感呈负相关；而对空巢老人而言，这些关联并不显著，空巢老人的正面情感与他人表露呈正相关。

（3）在与邻居的日常互动中，他人表露度高和自我主动发起的日常互动与非空巢老人负面情感的减少相关；高度亲密和愉悦感与其负面情感的增加相关，这可能是由于邻居之间的互助也可能导致负面情绪的传染。这些相关性对空巢老人来说并不显著。

（4）空巢老人与同事的日常互动与更高的正面情感和更低的负面情感相关，负面情感的减少与他人主动性有关，而正面情感的增加与高度的他人表露有关；空巢老人与亲属的日常互动与更高的正面情感相关，正面情感的增加与满意度和愉悦感相关；当非空巢老人的日常互动对象是陌生人时，负面情感的减少与互动的高度亲密度有关。

（5）对于空巢老人，负面情感与每天的互动次数呈负相关，但对于非空巢老人则没有这种关联。

总体而言，空巢老人的日常互动更多地与正面情感的增加相关，而非空巢老人的日常互动则更多地与负面情感的减少相关。关于日常互动模式的发现对老年人有一些启示：1）空巢老人可以通过改善与成年子女、亲属和同事的日常互动来提高正面情感；2）非空巢老人可以通过改善与朋友、邻居和陌生人的日常互动来缓解他们的负面情感。

（截至2024年5月6日，该文被引0次。原文为英文，编者译。）

The later-life depression in nursing homes compared with private household
（养老院与私人家庭居住的老年人晚年抑郁情况比较）

Xiying Li[1], Ronghong Zhang[1], Zhongling Pi[1]. (2023).［1. Key Laboratory of Modern Teaching Technology（Ministry of Education），Shaanxi Normal University］. *International Psychogeriatrics*，35（2），55-57

随着年龄的增长，老年人在身体和认知功能上可能会逐渐下降，这使得他们更加重视情感体验。然而，老年人也更容易经历抑郁，这种负面情绪会显著降低他们的生活质量。老年人的抑郁症状与其他年龄段相比有其独特性，特别是在养老院居住的老年人与在私人家庭居住的老年人之间，抑郁症状的发生率和相关因素可能存在差异。

该研究是一篇评论性文章，主要关注了养老院居民与私人家庭老年人晚期抑郁症状的独特性及其差异。研究通过评论一篇名为《养老院居民的抑郁及其与家庭参与意义和家庭成员抑郁的相关性》的研究文章，尝试回答相关问题。此外，研究者还对Wu等人（2022）的未来研究领域提出了建议，以推进老年人在养老院中的适应和幸福感领域的研究。

研究发现，老年人抑郁症状的发生率与年龄增长之间的关系并不一致，一些研究显示随着年龄的增长抑郁症状的发生率下降，而其他研究则显示相反的趋势。尽管如此，抑郁症状是老年人常见的一种致残性精神障碍，它损害了老年人的幸福感和日常生活功能，甚至增加了他们的自杀念头和死亡率。与年轻阶段相比，老年人抑郁症状的独特因素包括年龄增长、女性、家庭收入较低、认知障碍（特别是听力损失）、功能障碍、医疗条件增多、社会资本、抑郁病史以及较低的社会支持等。

养老院居民与私人家庭老年人由于生活环境的不同，也会面临不一样的压力源，因此与抑郁症状相关的因素也可能不同。养老院居民除了上述因素外，还可能会面临社会支持的严重缺乏、负面生活事件、护理不足等问题，从而导致更严重的抑郁症状。Wu等人（2022）的研究使用Geriatric Depression Scale-Short Form 11（GDS-SF11）面对面访谈了台湾北部八家养老院居民的抑郁症状后发现，养老院居民的抑郁症状与他们感知到的护理人员访问动机有关，尤其是当他们认为护理人员是出于减轻自身内疚感，而非发自内心的关心去探访他们时，养老院居民的抑郁症状可能会加剧。文章认为，当文化强调孝顺时，老年人希望孩子会照顾他们。此外，居民的调整与照顾者的调整有关（Whitlatch 等人，2001）。因此，当感知到孩子来访以减轻内疚感的动机时，年迈的父母可能会加剧抑郁，这种动机类似于孝顺责任，无法满足孝顺期望。

研究者建议关注可以帮助养老院居民适应新环境和减少负面情绪的方法，例如家庭成员的支持，如何为他们提供持续的情感联系等。尤其是在文化上强调孝道的背景下，这些发现对于改善老年人的心理健康和生活质量具有重要意义。

（截至 2024 年 5 月 7 日，该文被引 0 次。原文为英文，编者译。）

● 新生活方式

青少年新生活方式研究

导言：本部分论文主要研究了新生活方式对于青少年心理健康的影响。沉浸体验、视屏时间、社交媒体、网络成瘾、人机交互和数字素养、Tik Tok 使用等具有网络时代特征的新生活方式，是本部分论文关注的重点。此外，本部分论文还关注了青少年饮食（如暴饮暴食、情绪性进食）这一生活方式的相关影响机制，如生活环境、自我控制等因素。

沉浸体验与青少年心理健康关联的研究进展

江静[1]、李辉婕[1]、许晟[1]、瞿硕[1]，（1. 江西农业大学职业师范学院），《中国学校卫生》，2023年第1期，第152—156页

心流是一个人完全沉浸在某种活动中，无视其他事物存在的状态。这种体验本身带来莫大的喜悦，使人愿意付出巨大的代价。最初"沉浸体验"是"心流体验"的另一种常见中文译法，但在学界其概念逐渐发生了变化，更加强调由虚拟现实技术给观众带来的身体与五感沉浸。该研究总结多位学者的观点提出：沉浸体验依赖于第三者创造条件，而心流体验不需要依靠第三者对活动进行调整，主要是体验者个人通过提高技巧或是选择合适任务达到心流。

国外学者将沉浸体验的要素归纳为挑战技巧平衡、行为与意识的融合、注意集中、控制感、明确的目标、确切而及时的反馈、自我意识消失、时间知觉扭曲以及过程自带目的性9个方面；国内学者编制的青少年学习沉浸体验问卷，包含了挑战技巧平衡、确切目标与及时反馈、行为与意识的融合、高度专注、忘我感、控制感和享受体验7个维度。

研究发现，沉浸体验引发的条件、过程和结果均较为统一。条件包括明确的目标、确切而及时的反馈和挑战技巧平衡3个要素；过程包括行为意识的融合、注意集中和控制感3个要素；结果包括自我意识丧失、时间知觉扭曲和过程自带目的性3个要素。

以青少年群体为特定研究对象的实证研究主要围绕学习情境和娱乐情境两类。

在学习情境下，沉浸体验能增强学生自信、学习体验、学校积极情绪、积极取向、自尊和自我效能等，同时有利于缓解学习压力与学习拖延。线上学习环境引发的沉浸体验同样能够促进心理健康。值得注意的是，游戏化教学可以给青少年带来频繁的沉浸体验，然而为引发沉浸体验所设计无关的、非必要的游戏元素会占据使用者的心理资源，降低学习表现。

在娱乐情境下，沉浸体验对成瘾有直接影响，也会通过影响自我控制、认知偏差间接影响网络游戏成瘾；在游戏状态下，个体脑内神经元会释放多巴胺，从而导致上瘾。有研究者将沉浸体验的构成分为认知沉浸（挑战技能平衡、清晰的目标、确切反馈）和情绪沉浸（行为意识融合、自我意识丧失、专注、控制和时间知觉扭曲）两大维度，发现前者与游戏积极

效果呈正相关，而情绪沉浸增加了游戏成瘾的风险。除网络游戏外，有研究显示，沉浸感对青少年网络小说成瘾有直接的正向影响；有学者进一步指出，神经质人格更容易经历网络小说阅读沉浸体验，也更容易小说成瘾。

该研究指出，今后应加强沉浸体验对青少年心理健康影响的研究，完善测量维度，结合神经生理学的客观数据，开展更多的纵向追踪研究，并探索干预成瘾的有效举措。

（截至2024年2月7日，中国知网数据显示，该文被下载1434次，被引0次。）

儿童青少年视屏时间及其对心理健康影响研究进展

曹慧[1]、连昕瑶[1]、陈媛媛[2]、苏敏涛[1]、徐庆松[1]、林书剑[2,3]、刘菊芬[2,3]，（1. 北京大学公共卫生学院预防医学专业；2. 北京大学公共卫生学院流行病与卫生统计学系；3. 北京大学生育健康研究所，国家卫生健康委员会生育健康重点实验室），《中国学校卫生》，2023年第3期，第462—465+470页

儿童青少年视屏时间指3—18岁人群使用手机、电脑等电子设备的时间。视屏行为的改变可能对儿童青少年的心理健康产生影响，该研究通过查阅文献，探究儿童青少年视屏时间变化与心理健康的关系，为相关研究提供参考。

1. 目前电子产品使用的普遍化和低龄化已成为全球趋势，多数儿童青少年每天视屏时间超过指南推荐（<2h）。在视屏时间的分配上，美国青少年主要活跃于电子游戏及社交媒体网站。国内调查显示，学龄前儿童更偏好于看电视，其次为使用平板电脑。

2. 由于新冠疫情，国内外儿童青少年视屏时间明显增加。

3. 视屏时间过长会对儿童青少年的心理健康产生影响。

（1）抑郁、焦虑情绪异常。儿童青少年视屏暴露可能会增加其出现抑郁、焦虑问题的风险。值得一提的是，体育活动似乎可以削弱儿童青少年视屏时间过长与心理障碍发生之间的相关性。

（2）社交障碍。视屏时间过长会对儿童青少年的社交造成影响，甚至导致社交障碍。

（3）注意力缺陷多动障碍（Attention Deficit and Hyperactivity Disorder，ADHD）。注意力缺陷多动障碍是一组儿童期常见的精神神经障碍性疾病，表现为难以集中注意力、不合时宜地多动、情绪过激。研究显示，儿童青少年过长的视屏时间与ADHD症状水平呈正相关。

（4）危险行为。危险行为指会对儿童青少年的健康状况甚至成年后的健康及生活质量造成直接或间接损害的行为，如吸烟、暴力伤害、网络成瘾等。许多危险行为与频繁使用电视、计算机或视频游戏相关。与儿童青少年危险行为发生关联的主要视屏因素是赛车、漂移等网络游戏，且问题游戏的严重程度和游戏持续时间与暴力危险行为存在关联。

目前儿童青少年视屏时间与心理障碍间的因果关系并不清楚，可能具有双向性。

视屏时间影响儿童青少年心理健康的可能机制。

（1）视屏时间过长对儿童青少年生活习惯的影响主要体现在睡眠、久坐、饮食三方面。在睡眠方面，视屏时间过长可能使神经高度兴奋而导致入睡困难、睡眠时间被压缩、睡眠质

量降低，导致儿童青少年睡眠不足，进而影响身心健康。久坐行为指在清醒状态下，包括视屏行为在内的所有在座位、斜靠或平躺姿势下进行的能量消耗在 1.0—1.5METs 的行为，与不健康的饮食习惯形成、骨骼异常发育有关。儿童青少年视屏时间过长往往伴随运动时间缩短以及久坐行为加剧，导致超重和肥胖，影响其自尊以及社会交往，对心理健康造成不良影响。

（2）在神经活动方面，视屏时间过长会影响儿童青少年的大脑发育，影响情绪调节、奖赏系统、抑制控制相关脑区的功能和结构，使儿童青少年更难控制自己的行为、情绪，导致 ADHD、抑郁症、焦虑症等症状的产生。

目前关于视屏内容对儿童青少年心理健康影响的研究不足，未来需要进一步探讨儿童青少年视屏行为特征、影响因素，以及有效的干预措施，为提高青少年健康水平提供依据。

（截至 2024 年 2 月 7 日，中国知网数据显示，该文被下载 962 次，被引 3 次。）

社交媒体使用对青少年心理健康影响的研究进展

陈益涵[1]、谢斌[1]，（1. 上海交通大学医学院附属精神卫生中心），《中国学校卫生》，2023 年第 12 期，第 1916—1920 页

社交媒体通常指允许用户创建、分享和交流信息（含文本、图像、音频、视频等）的在线平台，社交媒体使用（Social Media Use，SMU）则是基于社交媒体开展的行为活动。青少年的社交媒体使用和心理健康问题长期受到关注，但对于两者关系方向和效应大小的结论结果不一致。

在社交媒体使用和心理健康关系的相关研究中，抑郁是最受关注的心理健康指标，如过往的 6 项 Meta 分析探究了社交媒体使用强度和抑郁的关系，一致发现两者呈微弱的正相关。近年来积极心理学科研范式兴起，相关研究累积的证据表明，青少年适当使用社交媒体与幸福感的增加呈正相关，提示青少年借助社交媒体使用能够获得更多的社会支持和社会资本。

面对两者关系方向和效应量大小的不确定性，该研究从调节和中介因素、保护和危险因素两大主题展开了讨论：

性别和年龄是最常被纳入研究的调节因素，但 5 项针对抑郁的 Meta 分析均发现年龄、性别的调节效应并不显著；社交媒体使用类型、文化背景、先前的心理问题、家庭社会、经济地位、社会支持都是重要的调节因素，在主动性使用、集体主义文化背景、先前较少心理问题、较高家庭社会经济地位、更具社会支持的前提条件下，社交媒体使用与积极心理的正向关联度更高。

在社交媒体问题性和成瘾性使用与心理健康的关系中，错失恐惧是最常见的中介因素；而在进食障碍相关领域，身体意象是连接社交媒体使用和心理健康的核心中介因素。此外，大量研究认为，社会比较是社交媒体使用损害心理健康的关键中介因素。尽管社会支持在一些研究中被认为是调节因子，但有时也作为社交媒体使用促进心理健康的中介因素被纳入分析。

高自尊的青少年对自身具有较高的评价，肯定自我价值和能力，可以抵御社交媒体带来

的负面效应，社会支持和父母的有效管理则能够让青少年关注和体验当下，免于网络有害信息的暴露。

使用社交媒体破坏青少年心理健康的因素更复杂多样，现实生活中的孤独会使青少年过度依赖于线上社交体验，预先遭受过抑郁、焦虑、网络欺凌等心理困扰的青少年在使用社交媒体时会遭受更严重的心理健康损害，网络中接触自杀自伤内容会合理化和强化青少年的相关意念及行为，甚至威胁生命安全。

在总结过往研究局限的基础上，该研究提出未来的研究路径应确定系统模型和框架、拓展研究内容和方法并转向更微观的个体视角。

（截至2024年2月7日，中国知网数据显示，该文被下载1993次，被引0次。）

The association of childhood maltreatment with Internet addiction: the serial mediating effects of cognitive emotion regulation strategies and depression
（儿童虐待与网络成瘾的关联：认知情绪调节策略和抑郁的系列中介效应）

Yuanyuan Guo[1], Jingjing Gu[1], James Gaskin[2], Xueqin Yin[1], Yuhan Zhang[1], Jinliang Wang[1]. (2023). (1. Center for Mental Health Education, School of Psychology, Southwest University; 2. Marriott School of Business, Brigham Young University). *Child Abuse & Neglect*, 140, 106134

童年期虐待，包括身体、情感或性虐待，是影响青少年心理健康的一个重要因素。该研究深入探讨了童年期虐待与青少年网络成瘾之间的关系，以及认知情绪调节策略（CERSs）和抑郁情绪在其中的中介作用，旨在揭示童年期虐待如何通过影响认知情绪调节策略和抑郁情绪，进而影响青少年的网络成瘾行为。

该研究涉及4091名中国青少年样本，平均年龄为13.64岁。研究者采用了横断面设计，通过儿童期虐待问卷（CTQ-SF）评估童年期虐待经历，认知情绪调节量表-简版（CERQ-Short）测量认知情绪调节策略，抑郁自评量表（SDS）评估抑郁情绪，以及网络成瘾测试量表（IAT）测量网络成瘾程度。研究运用潜在结构方程模型（latent SEM）进行数据分析，以测试假设。

研究结果显示，童年期虐待与青少年网络成瘾之间存在显著的直接正向关联。此外，不良的认知情绪调节策略和抑郁情绪在童年期虐待与青少年网络成瘾之间起到了显著的串联中介作用。具体而言，童年期虐待经历与更多使用不良的情绪调节策略相关，这又与更高的抑郁情绪相关，最终导致网络成瘾的风险增加。良好的认知情绪调节策略虽然也与网络成瘾相关，但其中介效应相对较弱。另外，本研究还探讨了性别在童年期虐待与网络成瘾关系中的作用。结果显示，性别并不影响童年期虐待与网络成瘾之间的关系，表明网络成瘾是一个普遍存在于青少年群体中的行为问题。

这项研究强调了在预防和干预青少年网络成瘾工作中，需要关注童年期虐待的经历，并通过改善认知情绪调节策略和抑郁症状来减少网络成瘾的风险。此外，研究结果也为未来的干预措施提供了可能的靶点，尤其是在改善认知情绪调节策略和治疗抑郁情绪方面。

（截至2024年5月6日，该文被引8次。原文为英文，编者译。）

Human-computer interaction and digital literacy promote educational learning in pre-school children: Mediating role of psychological resilience for kids' mental well-being and school readiness

（人机交互和数字素养促进学龄前儿童的教育学习：心理韧性对儿童心理健康和学校准备的中介作用）

Qingling Meng[1,2], Zhonglian Yan[1], Jaffar Abbas[3], Achyut Shankar[4], Murali Subramanian[5]. (2023).[1. Faculty of Education, Northeast Normal University, Changchun, China; 2. Faculty of Education, Hulunbuir College, Hailar, China; 3. School of Media and Communication (SMC), Shanghai Jiao Tong University (SJTU), Shanghai, China; 4. Department of Computer Science and Engineering ASET, Amity University, Noida, India; 5. School of Computer Science and Engineering, Vellore Institute of Technology]. *International Journal of Human-Computer Interaction*, 1-15

近十年来，幼儿接触到了互联网上的大量在线信息，一些家长专门使用不同的技术设备来娱乐孩子。然而，有研究发现，这种数字信息的激增有时会损害儿童的福祉，80%的青少年无法判断他们获得的信息是否可信。同时有研究表明，在上学之前接触过数字设备的儿童在常见兴趣和艺术作品方面的表现超出了预期。

随着数字工具进入课程任务，教师和家长有责任跟踪儿童感兴趣的活动和画面。在这种引导下接触在线内容，有助于儿童批判性地分析对他们有益或有害的内容。这种平衡可以在儿童年幼时培养他们的适应能力，有助于他们在以后的生活中与人互动。

社会学习理论（social learning theory）强调通过观察、模仿观察到的行为、示范，观察到的态度和他人的情绪反应来学习的重要性。儿童可以通过观察特定行为和后果学到很多东西。

该研究以社会学习理论为基础，探讨人机交互和技术使用在学生学校准备（School Readiness）和心理健康（Mental well-being）中的作用，以及心理韧性（psychological resilience）在其中的中介作用。该研究将人机交互与技术使用结合起来，称之为数字素养（digital literacy）。数字素养是指在数字机器的帮助下，以数字方式识别、定位和评估信息，并进行书写、处理和使用所需的一系列技能。

该研究通过结构化问卷进行数据收集，目标人群是学龄前儿童（5岁以下）的父母，使用方便抽样法，最终得到343份有效数据。数据分析结果表明：

（1）数字素养对学龄前儿童的心理健康有显著的积极影响。先前有研究支持数字技术能够帮助幼儿发展社交、一般性和学科相关技能；而如果让儿童在无人看管和指导的情况下使用数字技术，他们也可能会接触到错误信息或不适宜其年龄和心理福祉的信息。

（2）学龄前儿童的数字素养与他们的心理韧性直接且正相关。提升儿童的数字素养，让孩子们了解将数字技术用于学习目的，培养儿童使用数字技术的能力和行为至关重要，有助于他们利用网络互动，建立心理韧性。

（3）在学龄前儿童中，数字素养提高了他们的学校准备情况；心理韧性在数字素养和学校准备情况之间的关系中起到了中介作用，而心理韧性未能在数字素养和心理健康之间的关系中起到中介作用。

研究结果支持教育工作者和学龄前儿童的父母允许儿童使用数字设备来构建和增强他们对数字信息的理解；学龄前儿童还应在数字技术的实用和基础知识方面接受隐性和显性的培训，以便在教育中使用。

（截至2024年5月24日，该文被引51次。原文为英文，编者译。）

TikTok use and psychosocial factors among adolescents: Comparisons of non-users, moderate users, and addictive users
（TikTok使用与青少年的心理社会因素：非用户、适度用户和成瘾用户之间的比较）

Miao Chao[1], Jing Lei[2], Ru He[2], Yunpeng Jiang[3], Haibo Yang[1]. (2023). (1.Key Research Base of Humanities and Social Sciences of the Ministry of Education, Academy of Psychology and Behavior, Tianjin Normal University; 2. Faculty of Psychology, Tianjin Normal University; 3. Center of Collaborative Innovation for Assessment and Promotion of Mental Health). *Psychiatry Research*, 325, 115247

随着短视频平台如TikTok的日益流行，其对青少年心理健康和社会心理因素的潜在影响引起了广泛关注。青少年群体由于其心理发展的特殊性，更容易受到社交媒体使用（SMU）的不利影响。因此，本研究旨在探讨短视频使用（SVU）与青少年的心理社会因素之间的关联。

本研究采用横断面调查方法，在中国3个省份的3所学校中招募了共1346名12—18岁的青少年参与调查。研究测量了家庭因素（如社会经济地位、父母教育水平、父母关系和育儿风格）、学校因素（如学术压力、学业表现和欺凌受害情况）以及心理健康状况（如睡眠质量、社交焦虑、注意力问题、抑郁、焦虑、压力、孤独感和生活满意度）。短视频使用和成瘾通过智能手机成瘾量表（SAS-SV）的简化版进行评估。

研究发现，有14.8%的青少年不使用任何短视频平台，而85.2%青少年使用短视频平台。在用户中，有51%的青少年被视为适度使用者，40.2%的青少年被视为成瘾使用者。成瘾使用者相较于非用户和适度使用者，展现出更差的心理健康状况，包括更高水平的抑郁、焦虑、压力、孤独感、社交焦虑、注意力问题，以及更低的生活满意度和睡眠质量。此外，成瘾使用者还面临更高的学术压力、学业表现较差、更多的欺凌受害情况，以及更糟糕的家庭环境和父母关系。适度用户与非用户相比，在心理健康和学业表现方面没有显著差异，但他们的家庭环境相较于非用户更不利。

针对短视频成瘾问题，本研究建议采取多方面的干预措施。一方面，社交媒体公司应加强对青少年用户的监管，通过技术手段限制使用时间、过滤不良内容等。另一方面，学校和家庭应加强对青少年的教育引导，帮助他们树立正确的价值观和使用观，合理使用短视频应用。同时，对于已经出现成瘾问题的青少年，应及时寻求专业心理援助，以减轻其心理问题并提高生活质量。

（截至2024年5月30日，该文被引10次。原文为英文，编者译。）

Testing links between unfavorable living conditions, fast life-history strategy adoption, and overeating: A four-wave longitudinal study
（不利生活条件、快速生命史策略采用与暴食之间的联系：一项四波纵向研究）

Yijun Luo[1,2], Todd Jackson[3], Lei Chang[3], Hong Chen[1,2]. (2023). [1. Department of Psychology, Southwest University; 2. Key Laboratory of Cognition and Personality (Ministry of Education), Southwest University; 3. Department of Psychology, University of Macau]. *European Child & Adolescent Psychiatry*, 32(7), 1219—1228

暴食是指能量摄入不成比例地高于能量消耗。长期暴饮与超重和肥胖有关，这些问题会增加代谢性疾病和过早死亡的风险。多项研究发现，生活在恶劣、不稳定的环境中会导致暴食，增加肥胖风险。

根据生命史（Life-History, LH）理论，生物体在将有限的能量和资源分配给身心发展的长期项目（如学习）和眼前的回报（如为享乐或饥饿而进食）时，需要做出必要的权衡。优先发展身心健康的努力被视为慢速生命史策略，反映了人们愿意延迟眼前的满足以换取长远的利益。而不顾未来后果，偏好立即获得回报或满足，则反映出人们偏好快速生命史策略。人们采取的慢速或快速生命史策略有助于他们更好地适应自己的生活条件。

恶劣、不可预测的生活条件（Harsh, Unpredictable Living Conditions, HULC）有多种表现形式，包括惩罚性或不一致的照料、频繁的居住地变更、较低的社会经济地位（Socioeconomic Status, SES）、满足必要需求的资源不足以及包括危险或不稳定人员在内的社会网络。这些经历使儿童认为照顾者不可靠，世界是危险或不可预测的。与此相应，儿童可能会发展出快速生命史策略——尽管可能会带来负面的未来后果，但仍能最大限度满足当前需求的认知和行为倾向。

理论和相关研究发现，更多地暴露于恶劣且不可预测的生活条件与追求更快的生命史策略有关。然而，迄今为止，还没有人在青少年中对恶劣、不可预测的生活条件和使用快速生命史策略与暴饮暴食之间的联系进行过长期评估。此外，性别对这些关联的可能调节效应也从未被检验过。为此，该研究进行了一项四波纵向调研，被试是2547名中国青少年（1202名女孩，1345名男孩），他们完成了评估恶劣、不可预测的生活条件经历、快速生命史策略偏好和暴食的基线问卷，并在随后的7个月、13个月和20个月后重新进行了测量。分析发现：

（1）在所有的评估中，女孩报告的恶劣、不可预测的生活条件和暴食行为都显著多于男孩；女孩在四次评估中的三次报告了比男孩更高的快速生活史策略得分。

（2）恶劣、不可预测的生活条件预测了每个性别中快速生命史策略使用的增加。

（3）对于女孩，那些在研究开始时经历了恶劣和不可预测的生活条件的女孩倾向于在20个月后暴食行为增加，这一增加与研究开始时的暴食水平无关。快速生活史策略的使用增加完全中介了最初恶劣和不可预测的生活条件与后来暴食增加之间的关联。

（4）对于男孩，生活条件的恶劣和不可预测性与男孩采用快速生活史策略的倾向增加有关，但这种策略的使用并没有在男孩的暴食行为增加中起到中介作用。

（截至2024年5月12日，该文被引4次。原文为英文，编者译。）

Associations of harsh, unpredictable environment, amygdala connectivity and overeating for children
（严酷、不可预测的环境、杏仁核连接与儿童暴饮暴食之间的关联）

Yijun Luo[1,2], Ximei Chen[1,2], Weiyu Zeng[1,2], Mingyue Xiao[1,2], Yong Liu[1,2], Xiao Gao[1,2], Hong Chen[1,2]. (2023). [1. Key Laboratory of Cognition and Personality (Ministry of Education), Southwest University; 2. School of Psychology, Southwest University]. *Progress in Neuro-Psychopharmacology & Biological Psychiatry*, 120, 110644

暴饮暴食是指能量摄入不成比例地高于能量消耗。恶劣和不可预测的环境是一种可以显著影响神经功能的早期生活压力，其特点是环境无法满足儿童的迫切需求；照顾者言行不一、言而无信；儿童周围的人危险且不稳定。因此，儿童可能会认为照顾者不可靠，世界不可控。在恶劣和不可预测的环境中，个体倾向于从事能立即获得回报的活动，因为可能无法获得延迟收益。

大量证据表明，恶劣和不可预测的童年环境与暴饮暴食有关，然而这种关联的神经机制尚不明晰。该研究旨在从进化的角度研究杏仁核与环境的恶劣性和不可预测性（Environmental Harshness and Unpredictability，EHU）之间的联系，并探讨它们与儿童暴饮暴食之间的关系。

基底外侧杏仁核（BLA）和中央内侧杏仁核（CMA）构成了杏仁核的两个主要群体。以往的研究发现，BLA和CMA与功能失调的情绪和冲动行为有关。该研究使用磁共振成像仪对85名8岁至12岁的儿童进行了扫描，以评估CMA和BLA的静息状态功能连接性（RSFC），并获得了儿童对 EHU 的自我报告和父母对儿童暴饮暴食的报告（包括对食物的反应性和享受程度）。该研究中，儿童在没有饥饿感的情况下完成了高热量和低热量食物的分量选择任务。相关分析结果发现：

（1）EHU 与父母对暴饮暴食的报告（包括对食物的反应和享受）以及儿童对高热量食物分量的选择呈正相关。

（2）静态 RSFC 分析显示，EHU 与双侧 BLA-左侧额叶下回（IFG）连接性呈负相关。BLA 专门负责处理感官信息，包括调节恐惧反应，而 IFG 显著参与执行功能，包括反应抑制和认知控制。

（3）动态 RSFC 分析则发现，EHU 与右侧 CMA-左侧下顶叶（IPL）的连接性以及右侧 CMA-右侧楔前叶（PCu）的连接性呈负相关。CMA 负责产生、协调和控制情绪反应，如恐惧表达和执行恐惧反应。有研究称，IPL 参与了抑郁情绪调节回路的失调，以及在创伤后应激障碍（PTSD）中的选择性注意和过度警觉性。而楔前叶通常与自我中心的心理想象和情景/自传体记忆相关。这种模式表明，高 EHU 水平的个体表现出减少的抑制能力。这可能是由减少情绪和行为的调节与抑制的神经发展策略造成的结果，而这会使个体寻求立即可用的资源并能够在不可预测的环境中生存下来。

（4）中介分析表明，左侧 BLA 与左下额回（IFG）之间的连接性在 EHU 与食物反应性之间的关系中起中介作用。研究指出，左侧 BLA 与左侧 IFG 的连接性可能表明在检测死亡威胁和情绪反应方面的功能增强。在 EHU 水平较高的儿童中，左侧 BLA 与左侧 IFG 的连接性降低，可能反映了一种适应性模式，即对新威胁的高敏感性和对不利环境的更广泛的情绪反应，但却促成了暴饮暴食的非适应性结果。

（截至 2024 年 5 月 1 日，该文被引 4 次。原文为英文，编者译。）

Mediation of self-concept clarity and self-control between negative emotional states and emotional eating in Chinese adolescents
（自我概念清晰度和自我控制在中国青少年负面情绪状态和情绪性进食之间的中介作用）

Guangcan Xiang[1], Qingqing Li[2], Yao Xiao[3], Yong Liu[4], Xiaoli Du[4], Yanyan He[1], Hong Chen[4]. (2023).(1. Tian Jiabing College of Education, China Three Gorges University; 2. School of Psychology, Central China Normal University; 3. College of Teacher Education, Southwest University; 4. School of Psychology, Southwest University). *Appetite*, *183*, 106457

该研究以中国青少年为对象，共纳入 1347 名高中生样本，其中 62.44% 为女性。研究运用结构方程模型，探讨了负面情绪状态与情绪性饮食之间的相互关系，以及自我概念清晰度和自我控制如何在此关系中起到中介作用。自我概念被认为是自我控制的核心作用，拥有清晰、自信和一致的自我意识可以培养有效的自制力；对自我概念的不确定性和困惑感会削弱个人评估与目标距离的能力。

研究发现：（1）青少年感知到的更高水平的负面情绪状态与更高水平的情绪性饮食行为有关；（2）压力和抑郁症状可能通过自我控制在情绪性饮食中起到了链式中介作用；（3）自我概念清晰度和自我控制的串联中介效应能够解释负面情绪状态与情绪性饮食之间的关联。

研究结果强调了青少年心理健康干预措施应当综合考虑负面情绪状态与情绪性饮食行为之间的复杂关系。识别和强化自我概念清晰度及自我控制的能力，可能对预防和减少青少年情绪性饮食行为具有重要意义。此外，研究结果也提示了未来干预措施需要针对特定的心理和行为症状，如焦虑、压力、抑郁以及与自我控制相关的因素，进行早期识别和干预。该研究提示了心理健康教育应包括自我概念和自我控制能力的培养，通过提升青少年的自我控制和自我概念清晰度，可以帮助他们更有效地管理负面情绪，减少情绪性饮食行为，从而促进整体的身心健康。

（截至2024年5月6日，该文被引2次。原文为英文，编者译。）

大学生新生活方式研究

导言：本部分论文主要研究"新生活方式"对大学生心理健康的影响。涉及专题：网络依赖行为、短视频社交媒体使用、网络人际交往、网络欺凌、游戏成瘾（GD）、电子游戏中的暴力合理化等。部分论文还探讨了生命意义感、网络素养、手机冷落行为、负性生活事件、敌意情绪、道德脱离等因素的中介或调节作用。

大学生网络依赖行为的综合影响机制

李松岩[1,2]、梁胜[1]，（1. 中国人民公安大学公安管理学院；2. 中国人民公安大学学生工作研究中心），《中国健康心理学杂志》，2023年第3期，第405—413页

网络依赖行为是由大学生长期和沉浸使用互联网，在其认知、学习和社会性发展过程中所产生的一种不良表现，主要表现为：（1）痴迷网络，难以解脱；（2）明显的社会和心理等功能损失，如社交依赖和群体性孤独现象。

大学生生活事件测量主要是由负性生活事件因子构成，负性生活事件是个体在学习、家庭、健康、人际和社会支持系统中遇到的各种内外刺激的总和。生活满意度是指个体对生活的满意程度，强调心理上生活水平对人们生活的意义。自我效能感指个体对自己能否成功进行某一活动的主观判断。

该研究采用问卷调查法，共收集中国人民公安大学1078名大学生的有效数据，探究和获取大学生网络依赖行为的生成和影响机制。

研究结果：大学生的社会支持程度、日常生活事件、个体孤独感、生活满意度和自我效能感对于网络依赖行为具有预测性，社会支持、孤独感、大学生生活事件对于网络依赖行为

具有显著正向预测作用，自我效能感和生活满意度对于网络依赖行为具有显著负向预测作用。

大学生网络依赖行为的综合影响机制：（1）社会支持程度高的大学生更容易获得来自家庭、亲戚、朋友和同事等的社会支持，更容易感受到团体关怀和自己在团体中的重要性，因此孤独感更低，生活满意度和自我效能感越高，网络依赖程度也会更低。（2）经历人际关系、受惩罚因素、学习压力和健康适应等负性事件的大学生更易产生焦虑、抑郁等负性情绪以及孤独感，增加网络依赖行为的风险。（3）生活满意度较低的大学生往往在生活中采用消极的应对方式。这样更容易体验到消极情绪，引发抑郁和心理功能失调，导致网络依赖行为。（4）网络依赖行为会加剧大学生的孤独感，孤独感又反过来加剧网络依赖行为。（5）自我效能感较低的大学生往往因自身控制力较低而出现网络沉迷和其他网络依赖行为。

（截至2024年2月18日，中国知网数据显示，该文被下载1585次，被引4次。）

大学生短视频社交媒体使用与心理健康相关行为的关系

张强[1]、王翱航[1]、张珏[1]，（1. 上海工程技术大学管理学院），《中国学校卫生》，2023年第4期，第586—589+593页

短视频将音乐、视频、娱乐等功能整合，给生活带来乐趣，使人可以利用碎片化的时间获取信息资源。刷短视频等已经成为大学生展示个性风采的生活方式。然而上网时间的增加对生活有负面影响，甚至会引起焦虑、抑郁及失眠症状等心理健康问题。不同调查结果显示，中国大学生手机依赖比率在30%至40%。

短视频社交媒体依赖指个体通过接触社交媒体这一中介来获取愉悦、满足等状态，但耗费大量的时间和精力在社交媒体上也会出现焦躁等负面情绪，同时伴随着强烈的渴望感、持续的依赖感等强迫状态。

该研究采用问卷调查法，从上海市松江大学城5所高校共获取1369名大学生的有效数据，探索大学生短视频社交媒体使用行为对健康状况的影响。

研究结果：（1）大学生短视频社交媒体依赖者占31.99%，大学生短视频依赖者与非依赖者在心理健康和生理健康水平上的差异有统计学意义；（2）短视频社交媒体依赖者在心理健康如"焦虑"等负向因子上的得分高于非依赖组，在吸烟、饮酒、吃甜食等生理健康因子上的得分高于非依赖组。

沉迷短视频社交媒体不利于大学生身心健康：（1）影响人际交往。长期沉迷短视频会减少大学生在现实世界中的人际交往，对人际关系更为敏感，甚至形成社交障碍。（2）导致负性情绪和不良习惯。短视频社交平台的精准推送使得学生习惯于短视频的满足感，降低其应对学业生活等现实烦恼的能力，产生焦虑抑郁等情绪，甚至引发精神性疾病；同时还会使大学生难以控制上网时间，导致长时间的久坐。（3）导致不良嗜好。长期上网会使大脑中多巴胺水平升高，受到电子产品的刺激后，造成情绪和行为上的冲动，加上一些低俗趣味的短视频会引起大学生的猎奇心理，导致出现吸烟、饮酒等不良嗜好。（4）导致不良习惯。如一些美食博主在短视频中分享美食，吸引大学生消费油炸食品、甜食等，对大学生的健康饮食及

生活运动习惯产生负面引导。

应增强大学生的短视频媒介批判能力，健全大学生短视频社交媒体依赖的应对策略：（1）加强对大学生的心理疏导，增强其对短视频媒介批判能力。（2）加强短视频社交媒体平台的把关能力，营造良好的短视频文化环境。（3）促进高校、政府机构、短视频行业协会等社会力量形成合力，塑造良好的短视频校园文化环境。

（截至2024年2月18日，中国知网数据显示，该文被下载3168次，被引4次。）

网络人际交往影响大学生心理韧性研究
——生命意义感的中介作用和网络素养的调节机制

郑莉娟[1]、郑刚[1]、宋晓波[2]，（1. 华中师范大学教育学院；2. 武汉音乐学院舞蹈系），《中国青年社会科学》，2023年第3期，第61—73页

心理韧性是个体应对逆境、威胁或其他压力事件时所产生的良好适应力。生命意义感是个体对生命的感知，对生活的目的、方向和态度的看法，属于一种高层次的心理感受。网络素养是个体在网络环境中为实现自我发展、参与社会活动和促进社会发展，利用网络信息与资源的能力，包括对网络理解运用能力、网络信息辨别批判能力、正确处理网络不良信息能力等。Z世代指出生于1995年至2009年的群体，是在智能手机"永远在线"技术环境中长大的一代。

该研究通过问卷调查法，从H省5所高校共收集有效问卷951份，探讨网络人际交往影响大学生心理韧性的内部机制。

研究结论：（1）网络人际交往对大学生心理韧性具有"双刃剑"作用。网络自我知觉、网络自我表露及网络人际关系对心理韧性有显著的积极影响，而网络交往依赖对心理韧性有显著的消极影响。（2）生命意义感在网络人际交往与大学生心理韧性之间起中介作用。该机制的发生基于两条路径，一是良好的网络人际关系、网络自我表露和自我知觉通过生命意义的感知，部分转化为个体心理韧性。二是通过增强大学生的生命意义感能够削弱网络依赖对心理韧性的消极影响。（3）网络素养在"网络人际交往—生命意义感—心理韧性"作用机制起正向调节作用。大学生网络素养越高，网络人际交往越能够通过增强个体的生命意义感来影响其心理韧性。

对策建议：（1）警惕大学生网络错误认知与偏差使用，树立其积极健康的互联网意识。相关主体要重视对大学生网络人际交往的有效引导与监管。（2）加强大学生网络素养教育与服务，提高其网络素养水平。高校要将网络素养能力的培养纳入学校人才培养的总目标体系中，并反映在人才评价和考核指标体系中。（3）重视大学生生命价值观教育与感恩教育，增强其生命意义感与幸福感。高校要引导大学生树立积极乐观的生命态度，寻找合理可行的生活目标，创造自我价值。

（截至2024年2月18日，中国知网数据显示，该文被下载1178次，被引1次。）

大学生感恩与社会幸福感的关系：手机冷落行为的中介作用和负性生活事件的调节作用

何安明[1]、张钰睿[1]、惠秋平[1]，（1. 信阳师范学院教育科学学院），《心理发展与教育》，2023年第4期，第505—512页

  大学生的幸福感水平直接映射出我国青年群体的生活质量状况。感恩将会通过促进群体合作与稳定，增加个体社会贡献，提高对自我、他人与世界的积极评价的方式，提升社会幸福感。手机冷落行为会因现实社会关系回报减少，无法得到有效的情感支持，对社会产生疏离感以及不信任感，进而导致其整体社会幸福感水平降低；而感恩可促进个体的积极发展，可能有助于手机冷落行为的发生。学业、就业、婚恋、人际关系等负性生活事件则是大学生所需考虑的主要环境因素。

  社会幸福感指个体对自己与他人、集体、社会之间的关系质量，以及对其生活环境和社会功能的自我评估，主要包括社会整合、社会贡献、社会和谐、社会认同、社会实现五个维度。感恩指个体在认识到施恩者所给予自己的恩惠或帮助基础上产生的一种感激并力图有所回报的情感特质。手机冷落行为指个体在现实生活中与他人交谈时紧盯自己的智能手机，全神贯注于智能手机从而避免与他人进行人际交流的现象。

  该研究采用分层整群抽样的方法，从河南省、山西省、江苏省、广东省的11所高校收集1926名大学生的有效数据，探讨大学生感恩、手机冷落行为、负性生活事件与社会幸福感的关系及作用机制。

  研究结果：（1）大学生感恩对社会幸福感有显著的正向预测作用；（2）手机冷落行为在感恩与社会幸福感之间发挥部分中介作用；（3）"感恩→手机冷落行为→社会幸福感"这一中介路径的前半段受到负性生活事件的调节，即当负性生活事件较多时，感恩对手机冷落行为的抑制作用减弱。

  该研究验证了个体与环境的联合作用对手机冷落行为的影响：（1）感恩会减少大学生的手机冷落行为，手机冷落行为会降低大学生的社会幸福感，因此应注重培养大学生的感恩特质；（2）在负性生活事件较多、压力较大的情况下，感恩对手机冷落行为的抑制作用相对有限，所以也应该对大学生的生活环境给予足够的关注，适当减少压力，最好是进行整合、系统的干预，从个体（感恩）与环境（负性生活事件）两方面共同入手，以期最大限度地让大学生社会幸福感水平得到提高。

  （截至2024年2月18日，中国知网数据显示，该文被下载2132次，被引2次。）

What increases the risk of gamers being addicted? An integrated network model of personality—emotion—motivation of gaming disorder

[游戏成瘾（GD）的风险因素研究：人格、情绪与动机的网络分析模型]

Yuhong Zhou[1,2], Xin Lv[1,2], Ling Wang[1,2,3], Jiayu Li[1,2], Xuemei Gao[1,2]. (2023). (1. Faculty of Psychology, Southwest University; 2. Key Laboratory of Cognition and Personality, Ministry of Education, Southwest University; 3. Chongqing Youth Vocational & Technical College). *Computers in Human Behavior*, *Volume 141*, 107647

随着网络游戏的普及，游戏成瘾（GD）已成为全球公共卫生的一大挑战。本研究旨在深入探索游戏成瘾风险因素，特别是人格、消极情绪与动机等心理变量间的复杂相互作用对游戏成瘾进展的影响，通过探究这些心理变量间的相互关系及其与游戏成瘾的直接或间接联系，进而全面理解游戏成瘾的远端和近端风险因素，为游戏成瘾的预防与干预提供科学依据。

本研究通过网络招募的方式，共收集到530名中国成年人的自我报告数据，这些参与者年龄介于18岁至32岁之间，男性与女性参与者比例相当。所有参与者均完成了包含游戏时间、人格特征、消极情绪状态、游戏动机等多维度信息的在线调查问卷。

本研究采用横断面设计，通过一系列标准化的心理测量工具收集数据，包括评估游戏成瘾症状的IGD-20量表、测量游戏动机的C-GMUS量表、评价情绪调节困难的DERS量表等。本研究使用SPSS 25进行描述性统计分析，利用R软件进行相关矩阵估计和网络分析。网络分析采用偏相关网络模型，通过扩展贝叶斯信息准则（EBIC）网格进行估计，以识别变量在网络模型中的位置和相互关系。

研究结果显示，沉浸式动机与游戏成瘾的关系最为密切，游戏时间的增加通常可以由奖励寻求动机来驱动，包括对满意度或沉浸感的追求。因此，游戏时间本质上是动机的体现形式，而不是一种心理因素，是动机而不是游戏时间维持了游戏的混乱。其次是情绪调节困难（DERS）和攻击性，具有高水平身体攻击性的个体可以通过游戏来逃避负面情绪，这类似于沉浸式动机，这可能是身体攻击与GD有密切相关的原因。负面情绪，如抑郁、焦虑和压力，通过情绪调节困难与游戏成瘾间接相关。人格特征，如神经质、自尊和愤怒倾向，则通过负面情绪和情绪调节困难与游戏成瘾间接联系。这些发现提示动机是游戏成瘾的近端因素，人格特征是远端因素，而消极情绪在其中起到中介作用。

在我们的研究中，动机与GD的关系最密切，提示现实生活中的需求满足应该是干预的主要目标。此外，情绪调节的缺陷与GD显著相关，而过度的游戏行为可能是一种特定的不适应的情绪调节策略。因此，GD患者可能会受益于旨在改变这种适应不良认知策略的干预措施，包括使用过度游戏作为一种情绪调节形式。具体来说，认知行为疗法（CBT）可以是GD的有效干预，通过它可以改变适应不良的认知，发展更多的适应性技能来识别和应对心理困扰。

（截至2024年5月15日，该文被引8次。原文为英文，编者译。）

Long-term effect of cybervictimization on displaced aggressive behavior across two years: Mutually predicting mediators of hostile emotion and moral disengagement
[网络欺凌对转移攻击行为的长期（两年）影响：敌意情绪和道德脱离的相互预测与中介作用]

Chaoqun Wang[1], Xiong Li[1], Lingxiang Xia[1]. (2023). (1.Faculty of Psychology, Southwest University). *Computers in Human Behavior*, 141, 107611

随着互联网和信息技术的普及，网络欺凌（cyber bullying）在大学生中变得普遍。网络受害指的是在网络社交环境中，处于劣势的个体反复遭受骚扰、恐吓、羞辱或损害。现有研究多关注网络受害的短期效应，而对其长期效应及背后的机制了解不足。本研究旨在了解网络受害的长期效应及其潜在机制，对发展网络心理学理论并制定有效的干预措施具有重要意义。

研究采用了三波纵向研究设计，时间跨度为两年。研究对象为1157名中国大学生，他们在三个时间点完成了问卷调查，分别是入学时（Wave 1）、一年后（Wave 2）和两年后（Wave 3）。使用的工具包括《大学生网络欺凌清单》（评估网络受害与否程度）、《积极和消极情感时间表扩展版》（评估敌对情绪）、《公民道德脱离问卷》（评估道德脱离）和《替代性攻击问卷》（评估替代性攻击行为）。研究运用了纵向多重中介模型和交叉滞后面板模型分析。

本研究发现：（1）受到网络欺凌的个体在长期内可能持续体验到敌对情绪，并形成道德脱离的认知，即认为某些不道德的行为是可以接受的。（2）持续的敌对情绪和道德脱离状态可能导致个体更倾向于通过替代性攻击行为来应对挫折和不满。（3）敌对情绪可能促使个体形成道德脱离的认知，而道德脱离的认知又可能进一步加剧敌对情绪。这种相互作用的机制加剧了网络欺凌对个体长期心理健康和行为的不良影响。

基于本研究的结果，作者认为网络欺凌不仅对受害者的即时情绪有影响，而且可能对其长期行为模式产生影响。在制定针对性的干预措施的时候，可以通过教育干预来降低受害者的敌对情绪，或者通过道德教育来提高个体的道德认知，可能有助于减少替代性攻击行为的发生。同时，也应加强网络素养教育，提高大学生在面对网络欺凌时的应对能力和自我保护意识。

（截至2024年5月13日，该文被引3次。原文为英文，编者译。）

The effect of justified video game violence on aggressive behavior and moderated immersion: An experimental approach
（电子游戏中的暴力合理化对攻击性行为和调节沉浸感的影响）

Shuai Chen[1], Bo Ma[2], Yanling Liu[1]. (2023). (1. Research Center of Mental Health Education, Faculty of Psychology, Southwest University; 2. The First Affiliated Hospital of Chongqing Medical University). *Aggressive Behavior*, 49, 68-75.

近年来，电子游戏的普及率急剧上升，特别是包含暴力元素的游戏。这引发了公众和学术界对于暴力电子游戏是否增加玩家攻击性行为的广泛讨论。尽管存在争议，多数研究和科学评论认为暴力电子游戏是增加攻击性的风险因素。本研究旨在探讨电子游戏中的暴力行为，特别是当这种暴力被合理化时，对玩家攻击性行为的影响，并考察游戏沉浸感是否影响了两者之间的关系。

研究的样本包括西南大学心理学院的学生，共计123名参与者，其中72名为女性，51名为男性，平均年龄为19.50岁。所有参与者均通过随机分配参与到四种不同的电子游戏条件中。

研究采用了双因素实验设计，包括暴力的合理性（合理 vs 不合理）和沉浸感（高 vs 低）。使用第一人称射击游戏 Operation Flashpoint 来操控游戏暴力的合理性，通过改变游戏内角色和图形质量来操控沉浸感。此外，研究使用了国家负罪感量表、游戏沉浸感量表和 Buss-Perry 攻击性问卷来评估内疚感、沉浸感和特质攻击性。

研究发现，在合理暴力条件下的参与者比不合理暴力条件下的参与者表现出更大的攻击性行为。此外，高沉浸感条件下的参与者比低沉浸感条件下的参与者表现出更大的攻击性行为。然而，游戏沉浸感并没有调节合理暴力对攻击性行为的影响，这可能与参与者对自己的暴力认同较少有关。

研究结果支持了暴力的合理化在电子游戏中对玩家攻击性行为的增加作用。这与"暴力电子游戏中的道德脱离"模型一致，该模型认为玩家可能会将游戏中的暴力行为视为合理，从而减少内疚感并增加攻击性行为。本研究强调了电子游戏中暴力行为的合理性对玩家攻击性行为的潜在影响，并指出高沉浸感可能增加攻击性行为。

（截至2024年5月14日，该文被引3次。原文为英文，编者译。）

成年人新生活方式研究

导言：本部分论文研究新生活方式（如互联网使用，人工智能）对个体（包括农村留守妇女、企业员工和青年群体）心理健康的影响。其他论文分别探讨了营养过剩下的超重/肥胖与情绪障碍的脑结构和功能改变、健康体重与超重人群在食物特异性抑制控制上的神经差异、食物特定训练对超重个体的影响、年轻女性社会支持与过度进食的关系等。

促进还是抑制：数字技术对农村留守妇女心理健康的影响

王嫒名[1]、田红宇[2]、覃朝晖[2]，（1. 西南大学经济管理学院；2. 三峡大学经济与管理学院），《南方人口》，2023年第1期，第10—21页

《2021年农民工监测调查报告》显示，中国农民工总量达29251万人，其中，外出农民工中男性占69.8%，且有配偶人数占比为67.7%。可见，"丈夫外出务工谋生，妻子驻扎在家"仍然是当前渐进城市化中农村家庭两性社会分工的主要模式。

作为市场机制和国家政策筛选后的弱势群体，农村留守妇女比一般妇女承受着更大的身体和精神压力。研究显示，农村留守妇女中69.8%的人经常感到烦躁、50.6%的人经常感到焦虑、39.0%的人经常感到压抑。数字技术即数字媒体，考虑到互联网平台与媒介的代表性作用，本文用互联网使用情况表收集留守妇女数字技术采纳情况。

该文基于中国家庭追踪调查（CFPS）连续三期面板数据共2049个数据，运用条件混合回归模型（CMP）考察数字技术是否采纳和如何采纳数字技术两个层次对农村留守妇女心理健康的影响。其中如何采纳数字技术是从学习、社交、娱乐和消费四个维度评估；农村留守妇女心理健康状况采用自评健康、生活孤独感和生活满意度三种方式衡量。

研究结果表明：数字技术有助于改善留守妇女的心理健康。具体表现为：（1）与未采纳数字技术的留守妇女相比，采纳数字技术的留守妇女自评健康和生活满意度分别高62.36%和21.88%，而生活孤独感低73.00%。（2）以数字技术为媒介的在线学习、社交、娱乐和消费是改善农村留守妇女心理健康问题的重要途径，其中社交和娱乐的作用较大。（3）数字技术的健康红利因个体和家庭差异表现出明显不同，因照料家庭而留守的妇女群体享受到的数字健康红利显著大于因务农而留守的妇女群体，学历较高和家庭收入较高的留守妇女群体享受到了更多的健康红利，可见数字技术的健康红利尚未被全体留守妇女公平共享。

该文的政策启示为：第一，加快推进"数字乡村"战略，提高数字技术在留守妇女群体中的普及率。第二，搭建农村居民提升智能设备应用能力的平台，提升留守妇女的数字素养。第三，重点加强学历较低和家庭收入较低人群的数字技能培训，提升其数字技术和设备使用能力、数字公共服务参与水平等培训、资源和服务，助力全体留守妇女公平共享数字红利。

（截至2024年4月24日，中国知网数据显示，该文被下载1012次，被引2次。）

秒回？信息通讯技术时代的职场通讯压力

孙卉[1]、徐洁[1]，（1. 暨南大学管理学院），《心理科学进展》，2023年第3期，第467—479页

职场通讯压力是指员工想要快速回复基于信息通讯技术（Information and Communication

Technology，ICT）的工作消息而体验到的紧迫性。工作要求-资源模型（JD-R）认为，所有类型的工作特征都可以归为工作要求和工作资源，工作要求需要个体持续的身体和/或心理上的努力，工作资源则有助于员工实现工作目标、降低与工作相关的生理和心理成本。

工作中的ICT使用既是工作资源也是工作要求。当员工将ICT使用与工作任务的灵活性和自主性联系时，他们可能会将其视为工作资源；相反，当与更大的工作量和更长的工作时间以及更难实现的工作脱离联系时，他们可能会将其视为一种工作要求。研究发现，当员工工作超负荷、不能控制自己对ICT的使用，以及组织存在一种希望员工能随时保持联系并快速响应的社会规范时，会导致较高的职场通讯压力。

此外，个人要求/资源也是职场通讯压力的预测因素。在个人要求方面，研究发现神经质水平较高、具有工作狂特质的员工更容易体验到通讯压力；员工的错失恐惧（对错过与工作机会相关信息的担忧）及公我意识（关注自己在职场中留给他人的印象）也与职场通讯压力显著正相关。高自控力和边界管理策略则是缓解职场通讯压力的个人资源。

根据JD-R，职场通讯压力存在于健康损害路径中，会对员工产生消极影响。努力-恢复模型（Effort-Recovery Model）的观点是与之相契合的，它认为员工为了应对工作要求而付出的努力会消耗个人资源，从而导致压力反应，而恢复活动则有助于缓解压力反应。

高职场通讯压力下的员工为了应对工作要求而努力后的直接结果就是增加了基于ICT的响应行为，体现在响应延迟时间更短和回复更频繁两个方面。为了更快速地回应ICT消息，高职场通讯压力下的员工难以在工作间隙或非工作时间内获得与工作心理脱离的机会，即不考虑工作和工作相关事件，导致恢复活动受阻。相关研究主要集中在恢复性睡眠上，职场通讯压力的破坏性体现在三个方面：更差的睡眠质量、更少的睡眠时间、不规律睡眠。

职场通讯压力会引发员工工作倦怠以及更强烈的压力感受，并降低员工的工作投入等不良职业健康后果；在员工家庭生活领域上，增加工作-家庭冲突或降低工作-生活平衡，并导致较低的幸福感；在工作表现方面，会导致员工与健康相关的缺勤、出勤主义（指员工在身心状况不佳而无法专心工作时还依旧要照常上班的情况）和网络闲逛行为。

未来研究可进一步完善职场通讯压力的概念界定、深入研究职场通讯压力的预测因素和作用效果，并探究职场通讯压力的应对策略。

（截至2024年3月14日，中国知网数据显示，该文被下载1239次，被引2次。）

人工智能应用对制造企业员工心理健康的影响——工作环境的中介作用

马继迁[1]、李肖肖[2]、张宏如[3]，（1. 常州大学瞿秋白政府管理学院；2. 常州大学商学院；3. 盐城师范学院），《现代管理科学》，2023年第3期，第86—94页

根据资源依存理论，工作场所的改变会使工作环境发生变化，继而导致个体出现资源的损益，个体在维持或者获得有价值资源的动机下，产生消极或者积极的情绪体验。人工智能在制造业的广泛应用，不仅推动企业快速转型升级，给企业员工带来巨大冲击，而且能够同

时产生替代效应和创造效应，进而给企业员工心理健康带来一定冲击。

悲观派学者从劳资关系角度分析人工智能与制造业融合对员工心理健康的影响，他们认为制造业智能化将通过替代工作岗位和去技能化，减少员工的就业机会与工资议价能力，这将对员工的心理健康产生负面影响。研究表明，人工智能不仅能够取代劳动力市场的工作，还可以变革劳动者的工作方式，导致大量技术驱动岗位工人失业。

乐观派学者认为人工智能对制造企业的赋能效应能够创造就业机会、提高工作效率及增加员工收入，从而使员工产生积极情绪。人工智能被应用于危险和肮脏的工作环境中，有助于改善员工的职业安全与身体健康。一定程度上，人工智能所产生的替代效应与创造效应能够相互抵消。在人工智能创造大量"快乐工作岗位"的推动下，劳动者的就业质量和心理健康状况将得到提高。

该研究基于中国劳动力动态调查（2018CLDS）数据，考察了人工智能应用对制造业员工心理健康的影响以及工作环境在此影响过程中的中介作用。同时，区分不同工作场所（车间、办公室、其他）和年龄（以1990年作为代际界限，划分"90前"与"90后"员工），探讨了人工智能对制造业员工心理健康影响的异质性。研究发现：

（1）人工智能应用对制造业员工的心理健康起到了积极影响。同时，人工智能通过改善员工的工作环境，间接地改善了他们的心理健康状况。

（2）人工智能对制造业员工心理健康的影响，因工作场所和年龄而有所差异。具体来说，人工智能显著改善了在车间工作的员工的心理健康，但没有显著改善在办公室或其他场所工作的员工的心理健康；当人工智能被用于制造业时，"90后"员工的心理健康状况显著提升，但对"90前"员工的心理健康并没有明显影响。

需要注意的是，该研究在问卷发放时，没有追问失业者其雇主是否使用智能技术这一问题，该问题在问卷中表述为"您的雇主是否使用高度自动化的流程、机器人或人工智能（例如无人驾驶汽车、机器翻译、工业机器人等）等技术"。因此，无法获知因人工智能应用而失业的员工的心理健康状况，只能观察人工智能对目前在岗员工心理健康的影响。

（截至2024年3月17日，中国知网数据显示，该文被下载1123次，被引0次。）

互联网使用与青年群体的身心健康：人际交往与网络依赖的中介效应分析

郭小弦[1]、张岍[1]，（1. 西安交通大学人文社会科学学院），《当代青年研究》，2023年第1期，第87—97页

2022年的《中国互联网络发展状况统计报告》显示，截至2021年12月，中国网络普及率达73.0%，网民规模已达10.32亿，其中20—49岁的群体占网民总体的55.6%，10—39岁的群体占比也超过了50%。青年网民是互联网使用和网络发声的主力军。

该文选取2017年"中国综合社会调查"（CGSS 2017）中18—45周岁的青年群体样本共1600个，以互联网使用频率为自变量，以青年群体的身心健康（含身体健康和心理健康两个

指标）为因变量，以人际交往变化和网络依赖程度为中介变量进行研究分析。

该研究结果如下：（1）研究结果总体支持了互联网使用的积极影响论，即互联网使用能够提升青年群体的身体健康与心理健康水平，对其身心健康产生积极正向的影响。（2）互联网使用对青年群体身心健康的影响存在中介渠道：一方面，互联网的使用拉近了人与人之间的距离，使人际交往更亲密，从而对青年群体的身心健康产生积极的影响，支持了补偿效应假说；另一方面，频繁的互联网使用也会导致网络依赖程度增强，可能会产生网络成瘾、迷失现实等不良后果，从而对青年群体的心理健康产生消极影响，支持了替代效应假说。（3）互联网使用的健康后果和作用机制存在年龄差异：产生网络依赖对中老年群体的身体健康存在明显的负向影响；而青年群体由于处于身体机能较好的阶段，互联网对他们的影响更多体现在人际交往的变化对其心理健康的影响，其对青年群体的影响总体上是积极的。

（截至2024年4月25日，中国知网数据显示，该文被下载2953次，被引7次。）

无手机恐惧：我们为什么不能与手机分离

衡书鹏[1]、赵换方[1]、周宗奎[2]，（1. 河南师范大学教育学部；2. 华中师范大学心理学院青少年网络心理与行为教育部重点实验室），《心理发展与教育》，2023年第1期，第140—152页

无手机恐惧是一种由手机不在身边或无法使用手机所诱发的情境性焦虑。近年来，大量研究证实了无手机恐惧的普遍存在。目前，无手机恐惧已得到心理学、新闻传播学等众多学科研究者的关注，并已取得了一些有价值的研究成果，但有关该现象的研究尚处于起步阶段。

该研究基于对该领域相关研究成果的梳理，拟从概念界定、维度与测量方式、理论框架、影响因素和后效五个方面对无手机恐惧的现有研究进行分析，以此为后续相关研究提供启示和建议。

在概念上，基于已有研究，该研究认为无手机恐惧是一种与手机或手机使用相关的特定情境性恐惧症，它是一种个体由于与手机分离，或无法使用手机及其提供的服务而产生的强烈的、非理性的不适或焦虑感体验。在维度与测量方式上，目前无手机恐惧的结构与测量主要是Yildirim和Correia（2015）提出的四维结构模型，以及在此基础上开发的测量工具。

在理论框架上，研究从错失恐惧、手机依恋、自我扩展三个理论视角阐释了为何与手机分离就会使个体产生焦虑的原因。该研究从个体因素和手机使用行为两个方面分析了手机恐惧的影响因素：个体因素方面，人口统计学因素、人格体质、依恋类型、孤独感均会影响个体的无手机恐惧；手机使用行为方面，手机使用强度和手机使用活动类型均会影响个体的无手机恐惧。后效上，无手机恐惧对个体的影响主要体现在6个方面，分别是认知与学业表现、心理健康、压力感、问题性手机使用行为、生活方式和睡眠。

文章提出了研究的不足与展望：建议厘清无手机恐惧的结构和完善测量工具，拓展无手机恐惧的研究方法与手段，丰富无手机恐惧的影响因素及影响机制，进一步探讨无手机恐惧的影响效应及作用机制，并加强干预研究。

（截至2024年4月10日，中国知网数据显示，该文被下载3494次，被引6次。）

Social support and overeating in young women: The role of altering functional network connectivity patterns and negative emotions
（年轻女性的社会支持和过度进食：改变功能性网络连接模式和负性情绪的作用）

Mingyue Xiao[1], Yijun Luo[1], Cody Ding[3], Ximei Chen[1], Yong Liu[1], Yutian Tang[4], Hong Chen[1,2]. (2023). (1. Key Laboratory of Cognition and Personality, Ministry of Education, Southwest University; 2. Research Center of Psychology and Social Development, Southwest University; 3. Department of Educational Psychology, Research, and Evaluation, University of Missouri; 4. Faculty of Arts, University of British Columbia). *Appetite*, 191, 107069

有研究指出，社会支持对于情绪健康和由情绪引发的过度进食（俗称"暴饮暴食"）具有保护作用。尽管已经证明社会支持可以通过影响大脑神经过程来调节情绪和奖赏感知，但是如何改变与负面情绪和过度进食相关的大脑网络协同模式，尚不明确。该研究采用年轻女性（17—22岁，N=360）样本和男性（N=136）的样本，通过静息态功能磁共振成像（rsfMRI）技术，考察社会支持如何影响五个内在网络[执行控制网络（ECN）、默认模式网络、显著性网络（SN）、基底神经节网络和前楔骨网络（PN）]的同步性，以及这些网络如何影响负面情绪和过度进食。此外，研究还通过多维度感知社会支持量表（MSPSS）、负面情绪量表和过度进食量表来评估参与者的社会支持水平、情绪状态和进食行为。

研究发现，（1）社会支持在维护情感健康方面发挥着重要的保护作用，有助于减少因情绪波动而诱发的过度进食行为。（2）社会支持水平的提高被发现与脑网络内的同步性增强密切相关，这种同步性增强主要集中在执行控制网络为中心的连接上。这一发现表明，社会支持可能通过优化大脑网络间的协同模式，进而调节个体的情绪状态和进食行为。然而，这一效应在男性样本中并未显著体现，提示社会支持的影响可能存在性别差异。此外，该研究还揭示了社会支持及其神经标志物在年轻女性的情绪健康和饮食行为中可能发挥的关键作用。

该研究为社会支持可能通过神经机制影响行为提供了有效证据，这对于开发针对年轻女性的饮食障碍预防和干预措施具有重要意义。例如，通过增强社会支持网络，可能有助于减少年轻女性的情绪性进食行为，从而改善她们的饮食健康和整体福祉。此外，研究结果也揭示了性别在社会支持对饮食行为影响中的差异性，表明未来的干预措施可能需要根据性别差异进行定制。

（截至2024年5月13日，该文被引0次。原文为英文，编者译。）

Altered effective connectivity between reward and inhibitory control networks in people with binge eating episodes: A spectral dynamic causal modeling study
（暴饮暴食患者的奖赏和抑制控制网络之间发生的有效连接改变：光谱动态因果建模研究）

Ximei Chen[1], Wei Li[1], Yong Liu[1], Mingyue Xiao[1], Hong Chen[1,2]. (2023). (1.Key Laboratory of Cognition and Personality, Ministry of Education, Southwest University; 2.Research Center of Psychology and Social Development, Southwest University). *Appetite*, *188*, 106763

暴食是一种常见的饮食失调行为：在失去控制的感觉下摄入过量的食物。以前的研究已经发现大脑连接性的改变与暴食行为有关，但这些研究大多关注的是大脑区域间的同步性（功能连接），而不是它们之间的具体互动方式（有效连接）。我们的大脑里有一个网络叫作奖励网络，当我们吃到好吃的东西时，这个网络就会活跃起来，告诉我们"这个很好吃，再多吃点！"而另一个网络叫作抑制控制网络，它就像是我们大脑里的"刹车片"，会告诉我们"够了，别再吃了"。该研究想要通过更先进的方法来探索暴饮暴食者的大脑奖励和抑制控制网络之间是如何相互作用的。

该研究收集了36名有暴食行为的成年人和36名健康对照组的静息态功能磁共振成像（fMRI）数据。该研究使用了一种叫作频谱动态因果建模（spDCM）的方法来估计执行控制网络（ECN）和奖励网络（RN）之间的有效连接性，并比较两组之间的差异。

该研究发现：(1) 与健康对照组相比，暴食组的执行控制网络内部的正向连接显著增强，而从执行控制网络到奖励网络的负向连接以及从奖励网络到执行控制网络的负向连接显著减弱。(2) 暴食组中奖励网络到执行控制网络的连接性与暴食频率呈正相关，即使在控制了年龄、性别和体重指数（BMI）之后。也就是说，有暴食行为的人在大脑抑制控制和奖励反应之间保持平衡的能力下降：他们的奖励网络可能过于活跃，而抑制控制网络可能没有那么有效。这两个网络之间的相互作用，在休息状态下（没有吃东西的时候）就已经能够显现出来。

该研究的发现对于开发针对性的心理和临床干预措施具有重要意义，通过识别与特定障碍或行为相关的大脑区域和交互模式，后续研究人员可以对暴饮暴食者开发更有效的诊断和治疗策略。

（截至2024年5月11日，该文被引1次。原文为英文，编者译。）

Brain structural and functional alterations in individuals with combined overweight/obesity and mood disorders: A systematic review of neuroimaging studies
（超重/肥胖和情绪障碍个体的脑结构和功能改变：神经影像学研究的系统回顾）

Xinhe Zhang[1,2], Lin Han[3], Chenxuan Lu[1], Roger S. McIntyre[4,5], Kayla M. Teopiz[5], Yiyi Wang[1], Hong Chen[1,2], Bing Cao[1,2]. (2023). (1.Key Laboratory of Cognition and Personality, Facuty of Psychology, Minisry of Education, Southwest University; 2. National Demonstration Center for Experimental Psychology Education, Southwest University; 3. The First Affliated Hospital of Xi'an Medical University; 4. Department of Psychiatry and Pharmacology, University of Toronto; 5.Brain and Cognition Discovery Foundation). *Journal of Affective Disorders*, 334, 166—179

抑郁症和肥胖症都是全球范围内高度流行的疾病，它们不仅本身对健康构成威胁，还与其他慢性疾病如Ⅱ型糖尿病、心血管疾病和高血压有关。越来越多的研究表明，抑郁症和肥胖症之间存在双向关联，两者都与大脑结构和功能的异常有关。

该研究从1990年到2022年11月的文献数据库中系统搜索了相关的神经影像学研究，包括MEDLINE/PubMed、Web of Science和PsycINFO。研究纳入了探讨抑郁症和肥胖/BMI变化个体大脑功能和结构差异的研究。共有24项研究符合纳入标准，包括17项研究报道大脑结构变化，4项研究报道大脑功能异常，以及3项同时报道大脑结构和功能变化。

该研究发现：（1）抑郁症和肥胖症共同影响大脑功能，并在大脑结构上产生广泛且特定影响。具体来说，抑郁症和肥胖症共病患者观察到整体大脑、颅内和灰质体积（例如前额叶、颞叶回、丘脑和海马体）减少，以及白质完整性受损。（2）静息态功能磁共振成像（fMRI）的额外证据揭示了与认知控制、情绪调节和奖赏功能相关的特定大脑区域。由于fMRI中任务的多样性，不同的神经激活模式被分别揭示出来。也就是说，抑郁症和肥胖症共病患者在处理情绪、记忆和认知任务时，大脑的活动模式可能会与常人不同。

该研究发现抑郁症和肥胖症之间的双向关系在大脑结构和功能上表现出不同的特点。结果对于理解抑郁症和肥胖症的共病机制具有重要意义，有助于开发针对性的预防和治疗策略：既然肥胖和抑郁症在大脑层面有共同的异常变化，那么通过干预这些异常变化，我们能够同时改善这两个问题。比如，通过锻炼、调整饮食等方式来减轻体重，同时结合心理治疗来改善情绪状态。

（截至2024年5月11日，该文被引1次。原文为英文，编者译。）

Connectome-based prediction of eating disorder-associated symptomatology
（基于连接组的进食障碍相关症状预测）

Ximei Chen[1], Debo Dong[1], Feng Zhou[1], Xiao Gao[1], Yong Liu[1], Junjie Wang[1], Jingmin Qin[1], Yun Tian[1], Mingyue Xiao[1], Xiaofei Xu[2], Wei Li[1], Jiang Qiu[1,3], Tingyong Feng[1,4], Qinghua He[1,3], Xu Lei[1,5], Hong Chen[1,4]. (2023). (1.Key Laboratory of Cognition and Personality, Ministry of Education, Faculty of Psychology, Southwest University; 2. School of Computing Technologies, RMIT University, Melbourne; 3. Southwest University Branch, Collaborative Innovation Center of Assessment Toward Basic Education Quality at Beijing Normal University; 4. Research Center of Psychology and Social Development, Faculty of Psychology, Southwest University; 5. Sleep and NeuroImaging Center, Faculty of Psychology, Southwest University). *Psychological Medicine*, 53(12), 5786—5799

　　进食障碍（Eating Disorders, EDs），包括神经性厌食症（Anorexia Nervosa, AN）、神经性贪食症（Bulimia Nervosa, BN）和暴饮暴食症（Binge Eating Disorder, BED），会严重损害身体健康并破坏社会心理功能。

　　进食障碍的特征是过度关注体型和体重，以及进食障碍症状（Eating Disorder Symptoms, EDSs，包括饮食限制、暴饮暴食和清食）。这些进食障碍症状的不同组合出现在不同类型的进食障碍中，并且横跨从严重低体重到肥胖的体重谱。亚临床进食障碍症状的患病率在儿童和青少年中非常高（22.2%—31.6%），并可以预测日后全综合征进食障碍的发展。

　　进食障碍患者大脑连接性方面发生了神经生物改变，涉及执行功能、奖赏处理、自我参照思维以及身体/内感受感知的神经功能在进食障碍的起源和持续中起着关键作用。研究发现，体重正常的暴食者右侧额中回（MFG）和右侧脑岛之间的静息态功能连接（rsFC）有所降低。

　　基于连接组的预测建模（Connectome-Based Predictive Modeling, CPM）是最近开发的一种全脑机器学习方法，用于从全脑功能连接（Functional Connectivity, FC）数据（即connectome，连接组）中生成大脑-行为模型。与传统的相关/回归方法不同，带有交叉验证的CPM旨在防止过度拟合，从而提高已识别的大脑-行为关系在新样本中得到推广的可能性。尽管对非临床人群中进食障碍症状的神经影像模式的认识不断增加，但使用全脑机器学习来识别ED症状学基于连接组（connectome-based）神经标记的研究仍较为缺乏。

　　该研究应用了带有10倍交叉验证（10F-CV）的CPM，并使用全脑静息态功能连接（rsFC）来预测660名被试（探索样本）中与进食障碍相关的症状学个体差异（即身体形象关注、暴食和补偿行为）；并在一个独立的821名被试（外部验证样本）中进行了外部验证分析，以评估这些神经模型的预测能力。

　　该研究在与认知控制（前顶叶和内侧额叶）、奖赏敏感性（次皮层）和视觉感知（视觉有关的网络内部和网络之间，发现了可预测身体形象关注的连接：正向的身体形象关注网络主要由顶叶前部网络和额叶内侧网络的网络内连接，以及顶叶前部网络、额叶内侧网络、视觉网络和小脑网络的网络间连接构成。负向和综合的身体形象关注网络主要包括次皮层网络与运动/感觉、视觉和额叶网络之间的连接。在探索样本中识别出的身体形象关注的正向网络连接组能够推广到外部验证样本中，以预测身体形象问题，表明这一效应的可复制性。

该研究的发现加深了我们对基于连接体的不良认知模式神经标志物的理解，并可能对早期识别普通人群中遭受严重进食障碍相关症状困扰的个体具有意义。

（截至 2024 年 5 月 12 日，该文被引 5 次。原文为英文，编者译。）

Pilot study of food-specific go/no-go training for overweight individuals: Brain imaging data suggest inhibition shapes food evaluation
（针对超重个体的食物特定 go/no-go 训练的初步研究：大脑成像数据显示抑制作用塑造食物评价）

Yingkai Yang[1], Filip Morys[2], Qian Wu[3], Jiwen Li[1], Hong Chen[4]. (2023). [1.Faculty of Psychology, Southwest University; 2. Montreal Neurological Institute, McGill University; 3. The Lab of Mental Health and Social Adaptation, Faculty of Psychology, Research Center of Mental Health Education, Southwest University; 4. Key Laboratory of Cognition and Personality (Ministry of Education), Southwest University]. *Social cognitive and affective neuroscience*, 18(1), nsab137

在食物特定 go/no-go 训练中，人们需要对计算机屏幕上显示的食物项（例如高热量和低热量食物）快速做出反应（例如，按下按钮），并在显示 no-go 信号（例如图片周围的粗框）时抑制这种反应。几项元分析证实，食物特定 go/no-go 训练对体重正常样本的短期食欲行为有一定效果。

该研究将超重个体的样本（51 人）分为训练组（食物特定 go/no-go 训练，高热量食物图像与 no-go 配对，而低热量食物与 go 配对）和对照组（非食物特定 go/no-go 训练，80 张花卉图像与 no-go 配对，80 张家居物品图像与 go 配对），在 fMRI 扫描仪中执行食物图片观察任务，并在五周长的训练前后对任务中使用的照片进行评分，探讨了食物特定 go/no-go 训练是否能够产生对食物图像的行为和神经反应以及体重变化。成像数据分析的样本量为 42 人。数据分析结果显示：

（1）在行为层面上，与对照组相比，训练组显示出高热量食物评价的显著降低。

（2）在神经层面上，在训练组中观察到显著减少的抑制控制和奖赏相关脑区的神经激活。具体而言，训练组在左侧额中回（MFG）和右侧额下回（IFG）及中脑岛区域的 BOLD（blood oxygen level dependent）活动减少。

IFG 和 MFG 的激活与抑制控制相关。与直觉相反，这些抑制控制区域在训练后对高热量

213

与低热量食物图片的激活减少，而不是增加。这可能与高热量图片的评价降低和/或自动高热量食物线索-停止关联的发展有关。根据自动抑制假设，反复抑制对特定刺激（例如高热量食物线索）的反应在 go/no-go 训练期间可能创建自动的刺激-停止关联，这可能减少了在训练之外遇到这些 no-go 刺激时对自上而下的执行抑制控制的需求。

中脑岛在（食物）奖赏处理和基于感觉的食物渴望中起着重要作用。该研究的发现表明，中脑岛的反应性降低可能促成了高热量食物评价的降低，从而为食物特定 go/no-go 训练中的效应提供了一个潜在的神经机制。

（3）该研究没有发现食物特定 go/no-go 训练对体重变化有显著影响的证据。

以上结果表明，针对超重个体的特定食物 go/no-go 训练可以减少高热量食物评价，但也减少了抑制控制和奖赏相关脑区的神经激活。该研究设计的一个潜在限制是，训练组在 go/no-go 任务中对食物刺激的重复暴露，而不是抑制训练本身，可能影响了训练后 fMRI 任务中食物图片的大脑反应的组间差异。

（截至 2024 年 5 月 11 日，该文被引 18 次。原文为英文，编者译。）

Neural differences of food-specific inhibitory control in people with healthy vs higher BMI
（健康体重人群与超重人群在食物特异性抑制控制上体现的神经差异）

Xing Liu[1], Ofir Turel[2], Zhibing Xiao[1], Chenyu Lv[1], Qinghua He[1]. (2023). (1. Faculty of Psychology, MOE Key Laboratory of Cognition and Personality, Southwest University; 2. Computing Information Systems, The University of Melbourne). *Appetite*, *Volume 188*, 106759

随着全球超重和肥胖问题的日益严峻，探究肥胖与个体抑制控制能力之间的关系变得尤为重要。近年来，多项研究表明，抑制控制的缺陷与体重增加和肥胖之间存在紧密联系。该研究旨在探讨健康体重与超重人群在食物特异性抑制控制方面的神经机制差异，进而为肥胖的预防和治疗提供科学依据。

该研究共招募了 109 名参与者，其中 49 名为超重人群（BMI>25 kg/m^2），60 名为健康体重人群（BMI<25 kg/m^2）。参与者年龄均在 20 岁左右，男女比例均衡。所有参与者在实验前均签署了知情同意书，并经过严格的筛选程序，以确保无精神疾病、神经疾病或药物依赖史。

该研究采用了食物停止信号任务（Food Stop-Signal Task）评估参与者的抑制控制能力。任务中，参与者需要对食物和中性图片刺激作出反应，并在听到停止信号时抑制反应。通过计算停止信号反应时间（SSRT）来衡量抑制控制效率。另外，该研究还使用功能磁共振成像（fMRI）技术记录参与者执行食物特异性停止信号任务时的脑活动。分析健康体重人群与超重人群在不同条件下的脑激活模式差异。

研究发现，超重人群在食物特异性停止信号任务中表现出较差的抑制控制能力，其停止信号反应时间显著长于健康体重人群。这一结果表明，超重人群在面对食物刺激时更难抑制即时的反应冲动。fMRI 结果显示，在 Go 条件和 Stop 条件下，超重人群在额上回、楔前叶、中央前回和缘上回的激活程度均低于健康体重人群。进一步的区域感兴趣（ROI）分析表明，在 Stop-food 条件下，超重人群右侧额下回的激活程度与其抑制控制能力呈显著负相关。这些发现提示，前额叶区域和顶叶皮层可能参与了对食物刺激的抑制控制过程，且这些区域的功能异常可能与超重和肥胖有关。

该研究通过行为学和神经影像学方法揭示了健康体重与超重人群在食物特异性抑制控制方面的差异。这些发现不仅有助于我们深入理解肥胖的神经机制，还为肥胖的预防和治疗提供了新的思路。未来的研究可以进一步探讨如何通过干预手段改善超重人群的抑制控制能力，从而有效降低肥胖风险。

（截至 2024 年 6 月 30 日，该文被引 3 次。原文为英文，编者译。）

老年人新生活方式研究

导言：本部分论文主要研究"新生活方式"对老年人心理健康、孤独感的影响。新生活方式涉及：网络社交媒体、互联网等，其中部分论文还探讨了教育、社会支持等因素的中介或调节作用。

网络社交媒体使用与老年人孤独感关系的元分析

孟鸿兴[1,2]、梅志玲[1,2]、王晓庄[1,2,3]、徐晟[1,2,3]，（1. 教育部人文社会科学重点研究基地天津师范大学心理与行为研究院；2. 天津师范大学心理学部；3. 学生心理发展与学习天津市高校社会科学实验室），《心理与行为研究》，2023 年第 2 期，第 280—288 页

根据国家统计局 2020 年数据，我国 60 岁及以上老年人口占全国总人口的 18.70%。众多老年人由于面临身体衰老、独居、失去家人朋友、退休等处境，社会交往活动趋于减少，极易产生孤独感。孤独感是指当一个人的社会关系网络在质量或数量上明显不足时发生的不愉快经历，常伴有空虚、无聊、苦闷等消极心理体验。

随着互联网技术的飞速发展，使用网络社交媒体的老年人数量也在快速增长。调查显示，我国 60 岁及以上老年网民规模已达 1.19 亿，社交媒体逐渐成为老年人与网络社会接轨的重要工具，通过社交媒体与家人朋友进行交流，可扩大社会交往，表达自我意愿，能够满足老年人获取信息的愿望和提高自信心。社交媒体使用是基于社交媒体开展的各种活动的总称。

已有研究从不同理论视角考察网络社交媒体使用和老年人孤独感的内在联系，但结果不尽一致。本研究从中国知网数据库、维普期刊全文数据库、万方数据库、Web of Science、EBSCO、Wiley 等中英文文献数据库检索后获得的 39 项研究（49 个效应值，总样本 78421 人），使用随机效应模型、采用元分析方法对网络媒体使用和孤独感的关系进行元分析。

结果发现：（1）网络社交媒体使用与老年人孤独感、情绪孤独感和社交孤独感存在显著

负相关。（2）网络社交媒体使用与老年人孤独感的关系受到网络社交媒体测量指标和孤独感测量工具的调节作用，但不受性别和文化背景的影响。

归属需求理论认为，人们习惯于寻求稳定和积极的人际关系，从而产生归属感。老年人使用社交媒体的主要动机是与家人、朋友保持联系，进而满足其依恋和归属等需求。网络社交媒体是人们彼此之间用来分享意见、见解、经验和观点的工具和平台，为人们相互联系和维持社会关系提供了一种相对较新的交流方式，能帮助个体进行线上社交，满足归属需求，还能帮助个体进行休闲娱乐，缓和现实生活中的孤独感。

孤独感的测量工具对社交媒体使用和老年人孤独感的调节作用显著。ULS-3的主要测量方式是电话调查，该量表包含三个项目，能够很好地衡量整体孤独感。以老年群体为对象的研究中，与项目数量更多的测量工具（如ULS-20）相比，采用简单易懂的工具进行测量能够提高数据的易得性。

该研究为老年人网络社交媒体使用与孤独感的关系提供了较为精确的估计，也澄清了二者相关性大小和方向不一致的分歧，对于引导老年人合理使用网络社交媒体进而缓解孤独感具有重要意义。

（截至2024年4月18日，中国知网数据显示，该文被下载1677次，被引2次。）

老年人微信使用与获得感的关系：领悟社会支持和生命意义感的链式中介作用

蒋俊杰[1]、陈珺怡[1]、喻婧[1]，（1. 西南大学心理学部），《心理与行为研究》，2023年第3期，第367—373页

获得感是个体对获取自身需求满足的内容、实现途径与所需条件的认知评价，以及在此过程中的心理体验。领悟社会支持是老年人对社会支持的主观感受，是老年人在社会中被支持、受尊重和被理解的情感体验和满意程度。生命意义感指个体对自身及其存在的原因、本质和自身认为比较重要事物的感知和觉察，包括意义体验（意义存在）和意义寻求两个方面。

微信是中国最大的社交网络平台，微信社交媒体的使用可以方便老年人出行、电子付款等需要，可以使老年人对安全感和归属感的需求得到满足。探讨老年人微信使用与获得感的关系具有重要现实意义。

研究招募了916名55岁及以上的老年人，采用微信使用强度量表、领悟社会支持量表、生命意义感量表和获得感量表进行施测，使用共同方法偏差检验、描述性统计分析和相关分析讨论老年人微信使用强度与获得感的关系及作用机制。

使用《社交网站使用强度问卷》评估微信使用强度；《领悟社会支持量表》分为重要他人、家庭和朋友3个维度；《生命意义感量表》包括意义寻求和意义体验2个维度；《获得感量表》包含获得体验、获得环境、获得内容、获得途径，以及获得分享5个维度。

研究发现：（1）微信使用强度正向预测老年人的获得感；（2）领悟社会支持和生命意义感在微信使用强度和获得感之间起到单独的中介作用以及链式中介作用。微信使用强度能通

过领悟社会支持的单独中介作用于获得感，老年人从微信使用中可以感知到来自家人、朋友、亲戚的社会支持，使其从线上也可以感受到社会支持力量，保持与朋友的联系，适应了社会的变迁，获得使用微信带来的满足感。

根据马斯洛的需求层次理论，个体在生理需要和安全需要得到满足的基础上，会追求"社交""尊重"与"自我实现"的需要。老年人在退休后，在日常开支和空闲时间得到保证的情况下，微信等新媒介的使用能满足老年人退休后的精神需求。代际支持、社交活动也有助于老年人跨越"数字鸿沟"，增强网络社交新媒体的使用，从而有更高的幸福感和生活满意度。

（截至2024年4月18日，中国知网数据显示，该文被下载1363次，被引0次。）

互联网使用对老年人心理健康的影响研究——基于教育的调节作用分析

杜鹏[1]、马琦峰[1]、和谨[1]、孙可心[1]，（1. 中国人民大学老年学研究所），《西北人口》，2023年第2期，第1—13页

在老龄化与互联网交织并行的时代背景下，国内外学者开始关注互联网使用对老年人健康的影响及其机制，互联网使用过程中的具体行为特征对其心理健康有哪些影响、教育（受教育程度）在互联网使用对老年人心理健康中具体发挥了怎样的作用，是文章的研究重点。

该研究从老年人主体视角出发，借鉴多学科相关经典理论，使用2020年中国老年社会追踪调查数据（CLASS），综合运用线性回归模型、倾向值得分匹配等方法，实证分析互联网使用及其行为特征对老年人心理健康的影响，探究教育在其中所发挥的作用。

中国老年社会追踪调查（CLASS）是一个全国性、连续性的社会调查项目，调查采用分层多阶段的概率抽样方法，范围覆盖全国除港澳台以及海南、新疆和西藏之外的28个省（自治区、直辖市）。该文选用2020年的截面数据，有效样本9869个（其中使用互联网样本2728个）。

结果表明：（1）使用互联网的老年人心理更健康，且使用频率越高，熟练程度越高；使用功能越多，其心理越健康。（2）教育在其中发挥着重要的调节作用，具体来说，老年人的受教育程度越高，互联网使用对其心理健康的正向促进功能越强。（3）教育主要通过影响老年人的兴趣爱好和使用能力发挥其调节作用。具体来说，教育在互联网使用熟练程度、信息获取功能中发挥着正向调节作用，在社交活动、休闲娱乐功能中发挥着负向调节作用，在使用频率、功能数量中则并未发挥明显的调节作用。

该文提出建议：首先，营造良好的老年数字网络接入环境，提升老年人的互联网使用率；其次，关注不同受教育程度老年群体间的差异，精准把握老年人差异化使用需求。最后，推动老年教育形式内容多元，不断提升老年人使用互联网能力。

（截至2024年2月12日，中国知网数据显示，该文被下载3187次，被引14次。）

心理（精神）障碍

青少年心理（精神）障碍研究

导言：本部分论文主要收录了青少年抑郁、自杀自伤、注意缺陷多动障碍、孤独症/自闭症、焦虑、早发性精神分裂症、认知迟缓特质等心理（精神）障碍相关研究。论文主要涵盖了心理（精神）障碍的研究进展与综述、发病机制（如负性生活事件、家庭因素、社会支持）、患者的社会功能以及脑神经机制等内容。

青少年抑郁症状影响因素研究进展

吴慧攀[1]、干敏雷[2]、尹小俭[3]、马渊源[1]、侯宇欣[4]、张祥[1]、李勇[5]、王进贤[1]、邓婷[1]、张颖坤[6]、刘媛[7]，(1. 太原工业学院儿童青少年健康促进研究中心；2. 华东政法大学体育部；3. 上海应用技术大学经济与管理学院；4. 山西大学体育学院；5. 太原工业学院体育系；6. 山西医科大学公共卫生学院；7. 华东师范大学体育与健康学院)，《中国学校卫生》，2023年第5期，第786—790页

抑郁症状与个体多种社会心理和发育因素有关，同时极易受到遗传和环境等因素及其交互效应的影响，有效识别可改变的风险因素对当下疫情时代青少年抑郁症状的预防和干预至关重要。

该研究通过文献综述的方法，结合青少年身心发展特点，分析环境、社会心理以及行为方式和体质健康等因素对青少年抑郁症状的影响，梳理抑郁症状发生发展和演化机制，探索有关预防与干预手段。

环境方面，作者从自然/建成环境、学校环境、家庭环境3个方面梳理环境因素对青少年抑郁症状的影响。自然/建成环境层面：已有关于居住环境与心理健康之间的研究表明，基础设施水平、交通便利、城市化、缺乏绿地、噪声和空气污染等与抑郁症相关。学校环境层面，过往研究支持竞争环境、同伴欺凌、学业压力、父母会导致青少年出现抑郁情绪；体育锻炼、良好人际关系可以起到保护作用。家庭环境层面，家庭收入、父母受教育程度等家庭经济地位对青少年抑郁有显著影响。

社会心理方面，研究表明：青少年心理社会因素的各个方面，例如童年创伤、情感问题等都与青少年抑郁相关；压力性生活事件，如家庭变故、留级、学业成绩低等对青少年抑郁有预测作用。

健康行为和体质健康方面，现有研究支持良好的健康行为、睡眠、营养状况、体能状况等可对青少年抑郁症状产生积极影响；同时，青少年抑郁症状可以一定程度预测健康危险行为如物质滥用、犯罪、自伤、自杀行为等；睡眠质量差、不规律饮食（尤其早餐）、久坐行为

是青少年抑郁症状发生的重要危险因素。

青少年抑郁症的影响因素纷繁复杂,各因素之间又相互影响、不断变化。作者认为未来研究应该:(1)结合中国现实情况,积极探索青少年抑郁症状早期预测因素及不同时期的保护因素,以制定有效的干预措施和预防策略;(2)探索乡镇等欠发达地区或者受社会冲击影响较大的青少年人群存在的抑郁症危险因素;(3)评估以学校为中心的心理干预措施和预防策略的治疗效果。

(截至2024年2月7日,中国知网数据显示,该文被下载2678次,被引1次。)

青少年抑郁症患者的社会功能研究进展

尹胜健[1]、陈旭[1]、郑毅[1],(1. 首都医科大学附属北京安定医院),《临床精神医学杂志》,2023年第1期,第74—77页

抑郁症是青少年时期最常见的情感障碍之一。2014年世界卫生组织发布的《全球青少年健康问题》显示,在10—19岁的青少年中,抑郁症是致病和致残的主要原因。有学者通过对包含144060名中国中学生的51项研究进行系统回顾和荟萃分析,发现我国中学生抑郁症状的发生率约为24.3%,且50%—70%的患者在治疗缓解后的5年内会再次复发,抑郁症的多次反复发作通常预示着慢性或复发性疾病,导致广泛的社会功能障碍和健康不良。目前国内外抑郁症治疗指南均已将"改善功能损害"和"提高生活质量"提到了和"获得临床治愈"并重的地位。

目前有研究显示抑郁症对青少年社会功能的影响主要包括人际关系、生活质量以及学习能力3个方面,本文从这3个方面探讨抑郁症对青少年社会功能的影响,并对青少年抑郁症患者社会功能评估及其治疗现状进行了综述。

抑郁症患者相比正常青少年有更多被同伴拒绝和侵害的经历,家庭功能在多个维度上存在差异,且师生关系对青少年抑郁症有一定的影响。有心理健康问题的青少年生活质量比健康青少年要差,抑郁症状可解释大部分与生活质量有关的变化。青少年抑郁与学习成绩、学业自我概念、意志控制呈负相关,患有抑郁症的青少年中辍学概率更高。

在社会功能评估方面,目前使用的工具较为单一,多为量表形式。目前较为权威的有世界卫生组织发布的生活质量问卷(QOL-100)及残疾评估量表(WHODAS 2.0),但这两种量表针对性较弱,需要进一步改编成适合青少年群体的版本。而一些针对性较强的改编或自制量表如《大学生学校适应量表》可能需要更多对于信效度和内部一致性的检验。

在治疗方面,药物治疗和心理治疗是主流方案,但对于患者社会功能的改善也较为有限。随着数字医疗技术的发展,基于各种数字平台的标准化心理干预方式可能成为未来的研究热点。

在未来的研究中应考虑结合社会情境开发适用于我国国情的青少年抑郁症社会功能评估及干预测量工具,从而为改善青少年抑郁症患者的治疗结局提供依据;同时,需要进一步探究抑郁症影响青少年社会功能的具体机制,以及如何通过多学科合作提高治疗效果。

(截至2024年5月22日,中国知网数据显示,该文被下载1002次,被引用3次。)

青少年非自杀性自伤行为与负性生活事件的关系

唐杰[1]、徐高阳[1]、郑毅[1]，(1. 首都医科大学附属北京安定医院)，《中国心理卫生杂志》，2023年第1期，第35—40页

非自杀性自伤（NSSI）是指个体在没有自杀意图的情况下，反复、故意、直接地伤害自己的躯体，包括切割皮肤、撞击头部、刮擦、敲打、咬伤、针刺、烧烫等。NSSI严重危害青少年的身心健康，是自杀死亡的危险因素之一。

负性生活事件是指人们在社会生活中经历的各种紧张性刺激事件，包括学业压力、人际关系问题以及早期创伤性经历（受虐待、忽视、欺凌等）。大多数青少年会将NSSI作为一种压力调节的方法，期望通过它缓解不良生活事件带来的负面情绪。

之前研究表明，负性生活事件与述情障碍存在显著相关，述情障碍是一种由于个体情绪认识、加工和调节过程受损而引起的情感认知障碍，包括个体的情绪辨别困难、情绪表达困难和外向思维3个维度。而由于述情障碍个体难以准确识别、描述和表达情绪和情感，所以其在情绪调节方面存在异常，情绪调节是个体管理或改变自己或他人情绪的过程。

该研究探讨负性生活事件对青少年NSSI的影响及其作用机制，以及述情障碍的中介作用和情绪调节的调节作用。本研究选取217名青少年，采用渥太华自伤量表（OSI）评估NSSI行为特征与严重程度，青少年生活事件量表（ASLEC）评估负性生活事件的发生及其对青少年的影响程度，多伦多述情障碍量表（TAS-20）评估个体述情障碍的严重程度，情绪调节困难量表（DERS）评估个体情绪调节困难程度。

渥太华自伤量表（OSI）从NSSI行为的频率、方式、部分、功能、抵制方式以及寻求治疗情况等多个方面进行评估；青少年生活事件量表（ASLEC），包括人际关系、学习压力、受惩罚、丧失、健康适应5个因子；多伦多述情障碍量表（TAS-20）有情感辨别、情感描述不能、外向性思维3个维度，得分越高说明述情障碍越严重；情绪调节困难量表（DERS），包括情绪反应接受、策略使用、冲动控制、情绪觉知、目标行为、情绪理解6个因子，得分越高说明情绪调节越困难。

研究发现：（1）青少年NSSI严重程度、ASLEC（负性生活事件）得分、TAS（述情障碍）得分以及DERS（情绪调节）得分两两之间呈现正相关。（2）TAS（述情障碍）得分在青少年NSSI和ASLEC（生活事件）得分之间起部分中介作用。（3）DERS（情绪调节）得分在青少年NSSI和TAS（述情障碍）得分的关系中起调节作用。

青少年负性生活事件既可以直接作用于也可以通过述情障碍间接作用于非自杀性自伤，情绪调节调节了青少年NSSI与述情障碍的关系。人际关系紧张、学习压力大等负性生活事件与NSSI行为的严重程度显著正相关，NSSI作为适应性不良行为，其严重程度可以通过负性生活事件带来的影响程度被正向预测。经历高频次、高强度的负性生活事件，会使青少年情绪识别、表达的功能受损，述情障碍还可能会进一步影响个体在经历负性生活事件时的情绪体验，从而提升NSSI的发生可能和严重程度。良好的情绪调节能力将有助于转化在负性生活事

件中获得的消极情绪体验，激活积极情绪，降低 NSSI 的严重程度。

(截至 2024 年 5 月 22 日，中国知网数据显示，该文被下载 2414 次，被引 16 次。)

抑郁障碍青少年自杀行为预测因素研究进展

刘创[1]、李媚珍[1]、李秀红[2]，(1. 广东省深圳市光明区妇幼保健院；2. 中山大学公共卫生学院妇幼卫生系)，《中国学校卫生》，2023 年第 2 期，第 316—320 页

青少年自杀行为的发生率逐年上升，已成为一个严重的公共卫生问题，抑郁障碍是自杀行为发生的高危因素，深入研究抑郁障碍青少年自杀行为的影响因素，对于建立有效的预防和干预措施具有重要意义。

该研究从个人心理因素、家庭因素以及学校和社会因素三个方面，对抑郁障碍青少年自杀行为的相关研究进行了系统的梳理和总结。

个人心理因素包括心理弹性、人格特质、认知功能、负性生活事件等方面。（1）心理弹性是影响青少年自杀行为的重要保护因素，心理弹性被视为个体面对逆境时的内在防御机制，能够改善消极情绪；具有较高心理弹性的青少年更能克服困难，激发内在潜能，并整合资源以达成正向目标，从而减少自杀意念。（2）而冲动型人格特质与自杀行为正向相关；冲动性较高的个体在面对压力时可能缺乏有效的情绪和行为控制，这增加了他们的自杀风险。（3）认知功能损害可能是独立于抑郁症状的自杀行为的特征性标志，认知偏差，如过度概括化自传体记忆，可能在维持负性情绪状态和增加自杀可能性方面发挥作用。（4）负性生活事件，尤其是儿童期虐待，会增加抑郁障碍青少年的自杀风险，负性生活事件，如家庭问题、学习压力等，可能导致心理痛苦和自杀倾向。这些事件可能通过增加个体的心理负担和降低对社会支持的感知而增加自杀风险。儿童期虐待：包括情感、躯体和性虐待，以及忽视等形式，可能导致心理缺陷和应对压力的能力不足，从而在青少年期产生自杀意念。

家庭因素中，家庭支持和家庭功能的不足与自杀行为有关，而校园欺凌是青少年自杀意念的独立危险因素。（1）家庭提供的工具性、情感性、信息性和评价性支持对青少年的心理健康至关重要。家庭支持的不足可能与自杀意念和行为有关。（2）家庭功能的良好运作，如沟通、情感介入、行为控制等，对预防青少年自杀行为有积极作用。家庭功能不良可能导致青少年感到孤独和缺乏支持，增加自杀风险。（3）校园欺凌与自杀意念有直接关联。欺凌受害者可能会产生挫败、自责等消极情绪，导致自杀行为。此外，社会心理因素如社交媒体接触方式和文化价值观也对青少年自杀意念有影响。

基于研究结果，作者认为未来抑郁障碍青少年自杀行为的研究应该：结合社会心理和生物学两方面，使用多个危险因素的组合评估自杀风险；规范自杀相关的临床定义，便于不同研究间的对比；通过长期随访进行纵向研究，探讨抑郁障碍青少年自杀和社会心理因素的关系；深入研究积极心理学，探索对青少年产生积极影响的保护性因素。

此外，作者建议在临床实践中加强对抑郁障碍青少年的心理评估，特别是关注心理弹性、冲动性、认知功能和生活事件等方面的影响。家庭和学校应提供更多的支持和干预，以降低

青少年的自杀风险。社会层面上，需要加强对青少年心理健康的宣传和教育，提高公众对自杀预防的意识。

（截至2024年5月18日，中国知网数据显示，该文被下载2224次，被引6次。）

青少年非自杀性自伤发病机制及治疗研究进展

宦宗素[1]、何旭斌[1]、杜娜[2]、吴冬梅[3,4]、岳玉川[5]，(1. 遵义医科大学护理学院；2. 成都市第四人民医院心身医学中心；3. 成都市第四人民医院护理部；4. 护理学四川省重点实验室；5. 成都市第四人民医院院办)，《中国学校卫生》，2023年第4期，第636—640页

非自杀性自伤（Non-Sucidal Self-Injury，NSSI）是指无自杀意图的情况下故意对身体表面造成伤害，常见方式有切割、咬伤、烧伤等。NSSI增加心理疾病风险的同时也增加了自杀的风险。

由于该行为的高发性，《精神障碍诊断与统计手册》第5版已将NSSI作为独立临床障碍纳入诊断草案中。目前研究显示，NSSI风险高发于青少年人群，且发生率逐年上升，我国青少年NSSI的发生率为27.4%。

目前对青少年NSSI的研究尚处于起步阶段，发病机制尚不完全明确，治疗方面的相关研究较少。因此，研究从遗传学、神经生物学、神经影像学及社会心理学多视角对青少年NSSI的发病机制及治疗研究进行阐述，旨在为改善青少年NSSI提供理论依据。

研究从多个角度探讨了青少年NSSI的发病机制。在遗传学方面，发现5-羟色胺转运体基因连锁多态区（5-HTTLPR）与高环境暴露相结合，可能增加青少年患NSSI的风险。神经生物学研究表明，内源性阿片肽失调、奖赏系统异常及疼痛知觉改变等可能与NSSI行为的发生有关。神经影像学研究揭示了NSSI患者的脑结构和功能异常，如岛叶和前扣带回皮质体积减少，以及非典型的杏仁核-额叶连接。社会心理学研究指出，环境因素如家庭教育方式、童年虐待、同伴欺凌等与NSSI行为存在关联。

治疗方面，目前心理治疗是干预青少年NSSI的主要手段，尤其是认知行为疗法（CBT）和辨证行为疗法（DBT）。然而，这些治疗手段存在一定的局限性，如需要大量时间和经济成本，且在疾病急性期存在局限性。物理治疗，如电休克、电针、迷走神经治疗和重复经颅磁刺激等，对NSSI行为的疗效尚缺乏客观证据支持，需要进一步研究。

研究结果提示，要有效预防和干预青少年NSSI，需要综合考虑遗传、神经生物学、神经影像学和社会心理学等多个因素。未来的研究应从"基因-环境-脑-行为"框架下对青少年NSSI发病机制进行深入研究，以期发现更有效的预防和干预策略。

针对目前治疗NSSI的局限性，建议开发多学科综合治疗方法，结合药物治疗、心理治疗和物理治疗，为青少年NSSI患者提供个性化的治疗方案。同时，加强对青少年心理健康的教育和宣传，提高他们对NSSI行为的认识和自我调节能力，以及提升家庭、学校和社会对青少年心理健康问题的关注和支持。

（截至2024年5月18日，中国知网数据显示，该文被下载1688次，被引4次。）

儿童注意缺陷多动障碍常见精神科共患病及治疗

黄环环[1]、何凡[1]，（1. 首都医科大学附属北京安定医院，国家精神心理疾病临床医学研究中心，精神疾病诊断与治疗北京市重点实验室），《中国实用儿科杂志》，2023年第8期，第588—592页

注意缺陷多动障碍（ADHD）是儿童期常见的一种神经发育障碍，主要表现为与年龄不相称的注意力不集中，不分场合的过度活动和情绪冲动，显著影响患儿的生活、学业、社交和家庭等功能。全球ADHD患病率在2%—7%，平均为5%。我国最新的流行病学调查研究结果显示，我国6—16岁在校儿童、青少年ADHD患病率高达6.4%。

约5%的患儿伴有一种甚至多种共患病。共患病的存在常导致患儿的社会功能严重损害，并影响患儿的预后。共患病也常常掩盖原有的障碍，使临床表现更加复杂，影响治疗的选择和临床疗效。本研究对ADHD常见共患病及其治疗做简要介绍。

对立违抗障碍：ADHD与对立违抗障碍（ODD）的共患率高达40%—60%，接近一半的ODD患儿存在ADHD的症状。年龄较小的ADHD儿童伴有ODD较多，随着年龄的增长，ODD可能发展到品行障碍（CD）。共患ODD的ADHD儿童的治疗，应在治疗ADHD的同时，予以心理治疗，包括认知行为治疗、行为矫正治疗、家庭治疗、父母培训、社会技能训练等综合治疗。

品行障碍：ADHD和品行障碍（CD）有较高的共患率，ADHD患儿中有21%—45%会出现CD样表现。男性ADHD和CD共患率（4.74%）高于女性（1.83%）。ADHD患儿本身存在更多的情绪、社交、亲子关系困难，而家庭环境的不良因素则会加剧ADHD患儿的严重程度，最终导致患儿发展为CD。

焦虑障碍：有调查显示ADHD共患焦虑障碍为23.05%，共患广泛性焦虑障碍为12.8%，共患社交恐惧症为3.84%，共患分离性焦虑障碍3.8%。ADHD共患焦虑障碍后，情绪上更趋于不稳定、爱哭闹、常发脾气，或者容易退缩回避。如共患焦虑障碍，在治疗ADHD的同时，应从消除社会心理因素、认知行为治疗、放松训练、家庭指导等方面予以相应治疗。

抑郁障碍：ADHD共患抑郁障碍的风险是正常儿童的5.5—14.0倍，共病率可达12%—50%。儿童抑郁障碍的表现不典型，表现为易怒而非情绪低落，容易合并焦虑情绪，并表现出更多的躯体不适，且可合并幻听等精神症状，需重视患儿的自杀观念或自杀行为，密切注意其安全，严防自伤自杀等意外。

双相障碍：有研究显示ADHD患儿中17%—22%符合双相障碍，当患儿双相障碍缓解后，应考虑在巩固和维持治疗的同时，进行ADHD治疗，并辅以适当的心理治疗（包括支持性心理治疗、认知行为治疗、人际关系治疗、家庭指导与治疗等）。

抽动障碍：在ADHD患儿中，抽动障碍的发生率为13%—20%，而在抽动障碍患儿中，ADHD的发生率为35%—90%，共患抽动障碍的ADHD患儿可能注意缺陷更加明显，外化行为及社会适应能力缺陷也更明显。患儿表现出更多的情绪问题，由于多动和抽动共同出现，

患儿的行为问题也更明显，甚至攻击行为也更明显。

孤独症谱系障碍：研究分析显示 ADHD 与自闭症（ASD）的共患病率为 21%，共患 ASD 的治疗方面，ASD 的常规治疗以教育训练为主，药物治疗主要针对患儿伴随的精神症状或自伤冲动行为进行对症治疗，提高患儿的生活质量。

学习障碍：学习障碍指特定的学习能力障碍，常见的包括阅读障碍、计算障碍、拼写障碍。ADHD 共患学习障碍的患病率为 25%—48%。对于 ADHD 共患学习障碍的患儿，药物治疗以治疗 ADHD 为主，同时辅以学习技能的辅导和干预。

物质使用障碍：物质使用障碍（SUD）是 ADHD 患儿进入成年阶段后最常被关注的问题之一，也是 ADHD 发展到后期非常重要且影响严重的共病状态。可能被滥用的物质包括烟草、酒精和精神活性物质。在一个对 29 项研究进行的 meta 分析中，23.1% 的 SUD 患者也患有 ADHD。部分 ADHD 患者人格特质中的爱探险、追求新鲜刺激、行为冲动不计后果的特征，与易患 SUD 的人格特质相仿。ADHD 患儿容易发生自我评价偏低的现象，这也是 SUD 的风险因素。

共患病问题的存在增加了 ADHD 患儿的临床诊疗难度，ADHD 共患病也会导致其更明显的社会功能损害。对共患病的研究可以帮助我们更深入地了解 ADHD 的疾病机制，更有效地了解这些患者的临床困难，更有针对性地诊疗他们的疾病。

（截至 2024 年 5 月 22 日，中国知网数据显示，该文被下载 514 次，被引 0 次。）

孤独症脑科学研究进展 2022 综述

杨莉[1]、刘靖[1]、邹小兵[2]、陆林[1]，[1. 北京大学第六医院，精神卫生研究所，国家精神心理疾病临床医学研究中心（北京大学第六医院），国家卫生健康委员会精神卫生学重点实验室；2. 中山大学附属第三医院儿童发育行为中心]，《中国心理卫生杂志》，2023 年第 4 期，第 293—298 页

孤独症（Autism Spectrum Disorder，ASD）以社交交流和社会交往缺陷以及重复刻板行为为核心特征，是常见的神经发育障碍之一。孤独症致残率高，给患者家庭和社会都带来极大的负担。在美国，抚养一位 ASD 患者的终身费用为 140 万美元，我国 ASD 儿童家庭用于就诊及康复治疗费用的中位数为 6 万元/年。中国脑计划已将孤独症列为重点研究领域之一，旨在深入探索孤独症的病因机制、诊断、治疗和干预策略，以期提高确诊率和治疗效果。

该文围绕孤独症的流行病学、病因学、病理机制、临床表现、早期识别与诊断、共病机制、干预照护等方面，综合分析了当前全球孤独症脑科学研究的最新进展。研究方法包括文献回顾、流行病学调查、遗传学研究、神经影像学分析、动物模型建立、神经网络功能研究等。

流行病学方面：全球 ASD 患病率约为 1.0%—1.5%，呈上升趋势，患病率变异与多种因素有关。

病因学方面：孤独症遗传存在种族差异。生命早期的环境暴露影响胎儿乃至儿童期的大

脑与神经发育。常见的环境有害因素包括化学（烟草、农药、重金属、空气污染物等），物理（气温、气压、噪声、光污染等），生物（病毒、菌群等微生物）和社会心理因素（心理健康、社会支持、教育等）。当前ASD环境暴露研究存在局限性，未来需要研究环境危险因素混合暴露模型。

病理机制方面，研究发现与孤独症相关的感觉异常、社交障碍等行为与特定的神经回路和突触机制有关，使用各种动物模型，已经确定了与重复行为、社交互动缺陷、感觉异常、注意力缺陷和睡眠中断相关的不同突触和回路机制。

临床表现方面，孤独症临床表现多样，强调神经多样性的概念，呼吁社会接纳和利用孤独症人士的优势。早期识别与诊断方面，目前临床诊断主要参考国外的诊断标准和诊断工具。尽管ADI-R和ADOS是目前公认的孤独症诊断核心工具，国内真正掌握并具备资质的操作者却寥寥无几。需要发展我国自主知识产权的筛查诊断技术和方法，开发基于客观指标的ASD筛查与诊断手段。

共病机制方面，ASD和其他早发性神经发育障碍（NDDs）如注意缺陷多动障碍（ADHD）、智力障碍（ID）、运动障碍和语言障碍等经常共患，例ASD患者中30%—80%同时患有ADHD，许多增加ASD、ADHD和ID风险的罕见遗传变异是共享的，并集中在相对较少的最终共同途径上。它们中许多会影响突触可塑性、谷氨酸和GABA神经传递，即兴奋性和抑制性（E/I）平衡，从而影响大脑功能、认知发育和增加躯体共病风险。

2022年《柳叶刀》杂志发表了未来孤独症照护和临床研究的国际共识的文章，共识指出：当前迫切需要解决的问题是直接阐明改善全世界7800万孤独症人士及其家庭生活质量和幸福感的方法，强调孤独症患者需要可负担的、个性化的、基于证据的、分阶段的评估和干预。

该研究的意义在于为孤独症的早期诊断、干预和治疗提供科学依据，强调社会接纳和多学科合作的重要性，为改善孤独症人士及其家庭的生活质量提供方向。

（截至2024年5月19日，中国知网数据显示，该文被下载2467次，被引5次。）

自闭症和智力障碍儿童行为问题与父母焦虑的关系：育儿压力的中介作用与领悟社会支持的调节作用

李星凯[1,2]、武峻生[1]、姚筱彤[1]、刘映珊[1]、任杰[1]、陈穗清[1]，（1. 广州大学教育学院；2. 广州市越秀区环市路小学），《心理发展与教育》，2023年第1期，第77—84页

儿童行为问题是儿童功能障碍的表现形式。自闭症和智力障碍儿童的行为问题是一个备受关注的社会问题，这些行为问题不仅影响儿童自身的发展，也给其父母带来巨大的心理压力。育儿压力是父母在育儿经历中的一种心理反应，是当父母没有足够的资源去满足育儿需求时表现出来的压力反应。

父母作为儿童成长过程中的重要支持者，他们的心理健康直接影响着儿童的教育和成长环境。因此，探讨这些特殊儿童的行为问题与父母焦虑之间的关系，以及育儿压力和领悟社

会支持的作用机制，对于改善父母的心理健康状况具有重要意义。

该研究采用问卷法对1023名自闭症和智力障碍儿童的父母进行调查，使用Conners父母用症状问卷、育儿压力指数简表、多维领悟社会支持量表、状态焦虑量表等对儿童行为问题、父母育儿压力、领悟社会支持和父母焦虑水平等方面进行评估。

研究结果表明：（1）自闭症和智力障碍儿童的行为问题正向预测了父母焦虑，即儿童的行为问题越多，父母的焦虑水平越高。（2）育儿压力在儿童行为问题和父母焦虑之间起到了显著的中介作用，即儿童的行为问题首先增加了育儿压力，进而导致父母焦虑的增加。（3）领悟社会支持在儿童行为问题与育儿压力的关系中起到了调节作用，特别是在智力障碍儿童的父母群体中，领悟社会支持的水平能够显著降低由儿童行为问题引起的育儿压力。

该研究的结论为自闭症和智力障碍儿童的父母提供了有针对性的建议和措施。首先，需要关注并减轻父母的育儿压力，这可以通过提供专业的育儿指导、增强家庭支持系统以及开展亲子关系培训等方式实现。其次，提高父母领悟到的社会支持水平，可以通过建立社会支持网络、提供心理咨询服务和开展互助团体活动等方式来实现。此外，研究还提示了社会和学校在帮助特殊家庭方面的责任，需要制定更有针对性的支持措施，帮助这些家庭降低育儿压力，提升父母的心理健康水平。

（截至2024年5月18日，中国知网数据显示，该文被下载3292次，被引9次。）

Gender differences in the incidence and related factors of low social support among adolescents with subthreshold depression
（青少年亚临床抑郁症患者中低社会支持发生率及其相关因素的性别差异）

Yi Shi[1], Fangfang Shangguan[1], Jing Xiao[1]. (2023). (1. Beijing Key Laboratory of Learning and Cognition and Department of Psychology, Capital Normal University). *International Journal of Mental Health Promotion*, 25(12), 1257—1263

亚临床抑郁症被定义为临床上显著的抑郁症状，但不符合重性抑郁症的诊断标准。已知亚临床抑郁症是抑郁症的一个风险因素。患有亚临床抑郁症的人群发展为重度抑郁症（Major Depressive Disorder, MDD）的发生率高于没有亚临床抑郁症的人群。

关于亚临床抑郁症，女性青少年表现出更高的抑郁情绪和睡眠问题发生率，而男性青少年则表现出更大的快感缺失、注意力问题以及精神运动迟缓/激越问题。

以往研究表明，社会支持与抑郁症相关，但在亚临床抑郁症青少年中，相关因素尚未阐明。考虑到社会支持在抑郁症中的性别差异和重要作用，该研究旨在探索亚临床抑郁症青少年中低社会支持发生率的性别差异及其相关因素。

研究表明，自我感知、认知因素和文化过程与低社会支持下的抑郁症有关。该研究主要分析了三组潜在因素：负面认知风格、自我感知以及个人主义和集体主义倾向。

研究共招募了371名中国亚临床抑郁症青少年（根据流行病学研究中心抑郁量表得分≥36）。所有被试均在青少年社会支持量表（The Social Support Scale for Adolescents，SSSA，包含父母的支持、朋友的支持以及同学的支持3个纬度）、应对方式量表（CSQ，评估对12个负面事件的归因，包括内部性、稳定性和普遍性）、儿童自我感知量表（Self-Perception Profile for Children，SPPC，包含5个维度：自尊/学业能力、社会接受、运动能力、外貌和行为表现以及整体自我价值），个人主义-集体主义量表（Individualism-Collectivism Scale，ICS，反映了4个维度：水平个人主义、垂直个人主义、水平集体主义以及垂直集体主义）上进行了评分。数据分析结果表明：

（1）与男性青少年相比，更多的女性青少年拥有高社会支持。

（2）认知风格的稳定性维度、认知风格问卷的普遍性维度以及儿童自我感知量表的社会接受维度与亚临床抑郁症男性青少年的社会支持水平显著相关。

（3）儿童自我感知量表的总分、儿童自我感知量表的社会接受、总体个人主义和总体集体主义与亚临床抑郁症女性青少年的社会支持水平显著相关。

在男性和女性青少年中均发现社会支持水平与儿童自我感知量表显著相关。多变量回归分析表明，社会支持水平与男性患者的认知风格相关，而女性青少年的社会支持水平则显著与个人主义-集体主义相关。这表明可能存在青少年社会支持水平的影响因素之间的性别差异。

（截至2024年5月9日，该文被引0次。原文为英文，编者译。）

Lateralized subgenual ACC metabolic connectivity patterns in refractory melancholic depression: Does it matter?
［难治性抑郁症的侧化膝下前部扣带回皮层（subgenual ACC）代谢连接模式研究］

Guorong Wu[1,2,3], Chris Baeken[3,4,5]. (2023). [1. Key Laboratory of Cognition and Personality, Faculty of Psychology, Southwest University; 2. School of Psychology, Jiangxi Normal University; 3. Faculty of Medicine and Health Sciences, Department of Head and Skin, Ghent Experimental Psychiatry (GHEP) Lab, Ghent University; 4. Belgium Department of Psychiatry, University Hospital (UZBrussel); 5. Department of Electrical Engineering, Eindhoven University of Technology]. *Cerebral Cortex*, 33(7), 3490—3497.

难治性重度抑郁症（rMDD）作为一种治疗挑战性的精神疾病，长期困扰着广大患者和临床工作者。尽管抗抑郁药物在抑郁症治疗中占据重要地位，但治疗耐药性的现象依然屡见不鲜。该研究以难治性抑郁症为研究对象，旨在探讨膝下前扣带回皮层（sgACC）代谢连接模式在难治性重度抑郁症中的作用，以期深入理解抑郁症的神经机制。

研究共招募了43名难治性重度抑郁症患者和32名健康的右撇子人群进行对照。研究中，所有患者均为右撇子，诊断为难治性重度抑郁症，排除了有精神病、双极性病史、药物滥用/依赖、神经系统障碍和自杀企图的个体。患者的抑郁严重程度采用贝克抑郁量表（BDI-II）进行评估，而健康对照组则通过迷你国际神经精神病学访谈（MINI）筛选，排除了有任何精神疾病和贝克抑郁量表评分高于13的个体。

该研究对患者及健康对照组进行大脑成像，并通过基于探照灯的区域间协方差连通性方法分析膝下前扣带回皮层的代谢连接模式。研究发现，与健康对照组相比，难治性重度抑郁症患者表现出膝下前扣带回皮层与多个脑区的代谢连接增强，特别是在额顶边缘脑区。此外，左右膝下前扣带回皮层的代谢连接模式存在明显差异，左侧膝下前扣带回皮层与腹内侧前额叶皮质区域的代谢连接更为紧密，而右侧膝下前扣带回皮层则与海马后部和小脑区域显示出更强的代谢联系。

尽管难治性重度抑郁症患者的抑郁症严重症状与膝下前扣带回皮层的代谢连接模式之间未表现出显著相关性，但进一步分析显示，与健康对照组相比，抑郁个体在相同的膝下前扣带回皮层连接区域显示出明显较高的代谢连接强度。

研究结果证实了膝下前扣带回皮层在临床抑郁时的代谢是一个关键因素，并且存在明显的侧化膝下前扣带回皮层代谢连接模式。左侧膝下前扣带回皮层与情绪调节相关的脑区有更强的代谢联系，而右侧膝下前扣带回皮层与记忆和社会加工相关的脑区有更强的联系。这些发现表明，在难治性抑郁状态下，情绪调节可能受到更高阶认知功能障碍的影响。

（截至2024年6月15日，该文被引5次。原文为英文，编者译。）

More than the aggregation of its components: Unveiling the associations between anxiety, depression, and suicidal behavior in adolescents from a network perspective
（整体大于部分之和：从网络分析角度揭示青少年焦虑、抑郁和自杀行为之间的联系）

Xi Shen[1], Jinliang Wang[1]. (2023). (1.Center for Mental Health Education, Faculty of Psychology, Southwest University). *Journal of Affective Disorders*, 326, 66—72

青少年时期是个体发展的关键阶段，同时也是心理健康问题高发的时期。焦虑、抑郁和自杀行为在青少年中普遍存在，而这些心理健康问题往往是相互关联的。全球约有14%的青少年受到这些心理疾病的折磨，这些疾病在很大程度上仍未被识别和治疗。因此，这些问题值得关注。如果得不到适当的识别和处理，后果将延续到成年期。

传统的研究方法通常将这些心理健康问题视为独立变量，近年来，网络分析方法提供了一种新的视角，让这些问题之间复杂的相互作用和关联路径得以清晰呈现。

该研究在重庆的八所中学中选取了9300名平均年龄为13.51岁的青少年作为研究对象。运用网络分析的方法，构建和分析了焦虑、抑郁和自杀行为之间的关系网络，来识别这些症状之间的直接和间接联系。结果显示：(1) 睡眠问题和心悸是焦虑与抑郁网络的强"桥接"症状。(2) 焦虑和抑郁症状与自杀行为之间存在显著的关联。(3) 某些症状（心悸、无价值感、过去一年的自杀念头频率、疲劳）在网络中显示出较高的中心性，它们是导致自杀行为的关键中介变量。

基于研究结果，作者认为针对青少年的心理健康干预措施应当考虑到焦虑、抑郁和自杀行为之间的复杂关系，而不是孤立地处理每一个问题。此外，识别网络中的中心节点可能有助于开发更有效的预防和干预策略，如针对特定症状，即睡眠问题、心悸、无价值感、自杀念头、疲劳的早期干预。

（截至 2024 年 4 月 23 日，该文被引 2 次。原文为英文，编者译。）

Comprehensive analysis of circRNA expression profile and circRNA-miRNA-mRNA network susceptibility to very early-onset schizophrenia
（环状核糖核酸表达谱及环状核糖核酸-小分子核糖核酸-信使核糖核酸网络对极早发性精神分裂症易感性的综合分析）

黄环环[1]、罗杰[1]、咸艳杰[1]、吴元贞[1]、齐军慧[1]、闫秀萍[1]、徐高阳[1]、何凡[1]、郑毅[1]，(1. 首都医科大学附属北京安定医院)，*Schizophrenia* (2023), 9, 70

目前精神分裂症的病因尚未明确，许多研究从基因的转录组探索该病可能的病因及发病机制，该研究针对早发型精神分裂症（VEOS）患儿以及年龄和性别匹配的健康对照儿童，从外周血液样本中提取总 RNA，利用 RNA 测序技术全面分析了环状 RNA（circRNA）、微小 RNA（miRNA）和信使 RNA（mRNA）的表达谱情况。

首先，研究者利用生物信息学工具鉴定并标注了样本中存在的 circRNA 分子。结果共检测到 1934 种 circRNA，这是首次在精神分裂症研究中报道如此大量的 circRNA 分子。circRNA 基因归类显示，大部分源自编码蛋白的基因外显子序列，而非长非编码 RNA 序列。

其次，通过比较 VEOS 患儿组和健康对照组的表达水平差异，发现患儿组 circRNA 的总体表达量明显低于对照组，有 1889 种 circRNA 仅在对照组表达。差异表达分析（log2 折叠变化>1.5, $p<0.05$）进一步筛选出 235 种差异 circRNA（1 种上调，234 种下调）、11 种差异 miRNA（7 种上调，4 种下调）和 2308 种差异 mRNA（1906 种上调，402 种下调）。

研究人员在差异表达的分子中，构建了一个包含 10 种下调 circRNA、6 种上调 miRNA 和 47 种下调 mRNA 的 circRNA-miRNA-mRNA 竞争性内源 RNA（ceRNA）调控网络。通过基因本体（GO）和 KEGG 通路分析发现，该网络中的靶基因富集于与膜、信号转导、细胞骨架和物质转运相关的生物学过程。

最后，研究者发现在 ceRNA 网络中，患儿组 circRNA 与 mRNA 表达相关性模式与健康对照组存在显著差异，提示 VEOS 可能导致 circRNA 在转录后调控 mRNA 的功能失常。

综上所述，这是首次在 VEOS 患儿外周血液中发现大量差异表达的 circRNA 分子和 circRNA 介导的 ceRNA 调控网络。该发现不仅为探索 VEOS 发病机制提供新线索，而且这些差异分子有望作为 VEOS 的潜在生物标志物，为临床早期诊断和治疗提供新的靶点。

（截至 2024 年 6 月 30 日，该文被引 0 次。原文为英文，编者译。）

The prevalence of SCT in China, its comorbidity with ADHD and its association with life events and parental? rearing behaviors
（中国认知迟缓特质的患病率与注意缺陷多动障碍的共病性及其与生活事件和父母教养行为的关系）

李凤华[1]、罗杰[2]、戚艳杰[2]、黄环环[2]、吴元贞[2]、徐高阳[2]、刘正奎[1]、何凡[2]、郑毅[2]，(1. 中国科学院心理研究所；2. 首都医科大学附属北京安定医院)，*Scientific Reports*（2023）13：16946

认知迟缓特质（Sluggish Cognitive Tempo，SCT）是近年来研究者发现的一种与 ADHD 十分类似的症状表现，典型的 SCT 症状包括行为上的迟缓、精神恍惚、注意力易分散、缺乏主动性、思考经常发晕等。这些症状会给患者的学习、生活、工作和社交带来明显的负面影响。虽然 SCT 的症状与注意缺陷多动障碍（ADHD）中的注意力缺陷症状有些许重叠，但研究发现两者在神经生理和认知功能上存在明显区别，越来越多的研究证实它作为一种独立障碍存在的必要性。

该研究针对中国儿童和青少年人群开展 SCT 的大规模流行病学调查。第一阶段覆盖 71929 名 6—16 岁儿童、青少年，结果显示 SCT 与中国的流行率为 9.78%，其中男生略高于女生。这一结果与之前在其他国家的研究结论相符，说明 SCT 是一个普遍存在的问题。

在第二阶段，研究人员进一步分析了 SCT 与 ADHD 的共病情况，以及生活事件（LE）和父母教养行为（PRB）等环境因素与两种症状的关联。结果发现，36.34% 的 ADHD 患儿同时表现出 SCT 症状，且 SCT 与三种 ADHD 亚型中的共病率相似。这再次说明，尽管 SCT 与 ADHD 存在一定关联，但两者并非完全重合，SCT 确实具有独立的症状特征。

有趣的是，研究者发现 LE 和 PRB 因素对 ADHD 和 SCT 的影响存在显著差异：学习压力和母亲过度干预更容易导致 SCT 症状，而父亲拒绝、惩罚等消极教养方式则与 ADHD 更为相关。这一发现支持了两种障碍在发病机制上的区别，SCT 患者更容易受到环境应激和母亲教养行为的影响。

总的来说，这项研究阐明了 SCT 普遍存在于中国儿童、青少年当中，并证明其是一种独立障碍。研究人员建议，除了持续深入开展 SCT 的病因和发病机制研究，开发精准诊断和干预措施也刻不容缓，这样可以帮助这一群体获得及时有效的治疗。同时，减轻学习压力、培养母亲积极温情的教养方式等干预或许也是预防和缓解 SCT 的有效途径。未来可以进一步探讨 SCT 的神经生理学和遗传学基础，开发更精准的诊断和干预方法，同时加强对 SCT 患儿及家长的心理教育和支持。

（截至 2024 年 6 月 30 日，该文被引 1 次。原文为英文，编者译。）

大学生心理（精神）障碍研究

导言：本部分论文为大学生"心理-精神障碍"相关研究，涉及：非自杀性自伤、自杀、复杂性创伤后应激症状等。部分论文分别探讨了自我批评、童年创伤经历、人际信任、反刍的影响或作用。另有部分论文着重探讨了机器学习算法、惩罚性条件诱导的疼痛回避融合与伴随性负电位变化对自杀尝试和自杀意念的预测作用。

自我批评对大学生非自杀性自伤的影响：有调节的中介效应

王静[1]、康飘[1]、贾骏[1,2]、江琴[1]，（1. 福建医科大学健康学院；2. 上海市民办中芯学校），《中国健康心理学杂志》，2023 年第 8 期，第 1248—1255 页

非自杀性自伤指个体在没有自杀意念的情况下，以不被社会认可且不会导致死亡的行为来直接、故意地伤害自己。非自杀性自伤严重影响大学生的身心健康，并且一年内反复出现自伤行为的大学生在未来有很大可能性会尝试自杀。

自我批评指个体对自身行为表现产生消极看法与严厉批评的能力，其特征包括为自己设定了过于严格的标准、自罪感、无价值感以及自尊心丧失。低自我批评的个体往往忽视自身缺点与不足，不利于自身的发展与进步；高自我批评的个体常常贬低自己，有较高的抑郁倾向，严重者会诱发自伤行为以及自杀意念。

自我同情恐惧指个体对自己存在负面认知，他们认为自己不值得同情，同时抵制对自己产生同情；自我同情可以通过增强个体的情绪调节能力，缓冲个体的自伤行为和自杀意念。自我同情恐惧与自我批评高度相关。消极的童年期经历是导致个体自我同情恐惧的最主要原因。

生命意义感指个体对自身生命存在价值和意义的认识程度，以及他们认为自己在生活中有目的、使命或追求的程度。低生命意义感或无生命意义感的个体在应对同样的生活事件时，往往更容易调动消极的心理资源和使用负性的处理方式，甚至是自杀。

该研究采用问卷调查法，共获得 509 份高校本科生的有效数据，探讨大学生自我批评与非自杀性自伤行为之间的关系，并检验自我同情恐惧的中介效应以及生命意义感对中介效应的调节作用。

研究结果：（1）自我批评可以显著正向预测大学生的非自杀性自伤；（2）自我同情恐惧在自我批评与非自杀性自伤间存在完全中介作用；（3）该中介作用会受到生命意义感的调节，具体表现为，相较于高生命意义感的大学生，自我同情恐惧对低生命意义感大学生自伤行为的影响更加显著。

该研究有助于揭示影响大学生自伤行为的重要风险因素：（1）高自我批评者内心更加敏

感，高自我同情者在其中倾向于用健康的方式去发泄负面情绪，减少非自杀性自伤行为；而高自我同情恐惧者在其中倾向于关注自身的不足，导致非自杀性自伤行为。（2）高自我批评者他人社会支持较少，高自我同情水平有助于减少个体的心理痛苦，减少非自杀性自伤行为；而自我同情恐惧者更容易陷入消极情绪之中，导致非自杀自伤行为。（3）不安全型依恋个体会通过积极的情绪体验记忆激活起童年期被虐待或被忽视的经历，出现对同情的恐惧；有童年心理创伤的大学生在挫折面前更容易进行自我批评。（4）高生命意义感的大学生知道如何更好地生活，会以积极的态度享受生活，缓冲自我同情的恐惧，减少非自杀自伤行为。

基于研究结果，该研究提出以下建议：（1）父母应该为孩子树立良好的榜样形象，营造和睦的家庭氛围，给予孩子充分的关心、鼓励与称赞。（2）教师应培养学生的自我同情能力，让他们关注自己的优点，帮助学生树立正确的价值观念，引导学生更加乐观地面对生活。（3）学校应以积极心理学的观念，通过形式多样的课外活动，激发大学生的生命意义感。

（截至2024年2月18日，中国知网数据显示，该文被下载1433次，被引2次。）

使用机器学习算法预测大学生自杀尝试风险

杨丽[1,2,3]、张强[1,2,3,4]、白苏妤[1,2,3]、周玥[1,2,3]、安莉[1,2,3]，（1. 天津大学教育学院；2. 天津市自杀心理与行为研究实验室；3. 天津大学应用心理研究所；4. 中山大学深圳附属学校），《中国临床心理学杂志》，2023年第3期，第525—634页

自杀是一个重大的全球性公共卫生和心理健康问题，是2019年全球15—29岁人群中排名第四的死亡原因。自杀行为是由个体自我发起的（不一定是由自我实施的）、具有死亡意图的自我伤害行为，无论这种行为是否构成伤害。

自杀行为是一个连续的谱系行为，包括自杀意念、前自杀尝试、自杀尝试和自杀死亡。自杀尝试是指个体表明或暗示有死亡意图，并实施了结束自己生命的自我伤害行为，但未造成死亡。每个成年人自杀死亡的同时有超过20人进行一次或多次的自杀尝试。自杀尝试是自杀死亡最强的预测因素之一。

机器学习（Machine Learning，ML）可以根据影响因素的数量和类型考虑众多因素的复杂组合，反复确定预测自杀尝试的最佳因素集，有效弥补传统统计方法的局限性。

近十年来，研究者提出意念-行为框架，该框架认为自杀意念的形成和从自杀意念到自杀尝试的转变过程是不同的现象，具有不同的预测因子和解释因子，主要包括自杀人际理论、自杀的三阶段理论和自杀行为的整合动机-意志模型（IMV）。

该研究基于IMV模型和既往研究结果，以高校8992位大学生为研究对象，充分考虑到生物、心理和社会因素对自杀尝试的贡献，选取33个自杀尝试的预测因素作为模型特征，使用机器学习算法，构建一个支持向量机模型，并评估该模型对大学生自杀尝试风险的预测性能，探究这些预测因素的重要性。33个预测因素包括自杀行为暴露史，自杀态度，抑郁症，焦虑障碍，负性生活事件，内外向，神经质，精神质，挫败感，困境感，累赘感知，反刍，归属受挫，自然联结，自我联结，自我导向完美主义，社会决定完美主义，目标调整，羞耻感，内

疚，心理痛苦，激越，自我厌恶，绝望感，领悟社会支持，死亡无畏，压力，心理弹性，指向自我的攻击性，冲动性，消极应对，生活满意度，希望感。

研究显示：（1）构建的支持向量机模型准确率为85.77%，敏感性为73.91%，特异性为86.96%，ROC曲线下面积（AUC）为0.80。（2）自杀行为暴露史、抑郁症、自杀态度、负性生活事件和焦虑障碍、社会决定完美主义、羞耻感和挫败感等是排名较前的危险因素。

使用SVM模型预测大学生自杀尝试风险是有效的，可以将它作为一种方便高效的自杀尝试风险筛查和评估工具，提高自杀预防效率。但SVM模型不能代替专业医生的评估与诊断，应将其视为识别有自杀尝试风险个体的补充手段。

（截至2024年4月2日，中国知网数据显示，该文被下载1086次，被引1次。）

大学生童年创伤经历与复杂性创伤后应激症状之间的关系：人际信任和反刍的作用

依拉木江·阿布都艾尼[1]、徐子纯[1]、黄佳丽[1]、周胄[1]，（1. 浙江大学心理与行为科学系），《中国临床心理学杂志》，2023年第1期，第235—240+120页

童年创伤使个体长期处于应激状态，诱发紧张、恐惧、悲伤等心理反应，甚至导致行为问题和异常的生理反应。一旦这些反应得不到及时的干预，就可能演化为心理或精神障碍。

童年创伤指个体在儿童青少年期经历的单一或多重的虐待和忽视，例如情感与躯体虐待、情感与躯体忽视、性虐待、霸凌等。复杂性创伤后应激障碍（CPTSS）指一种在经历长期、反复且难以摆脱的人为创伤事件后（如童年创伤）所形成的一种心理障碍。反刍思维指对事件的反复思考。

通过线上问卷的形式展开研究，共回收669名在校大学生的有效数据，了解大学生复杂性创伤后应激症状的现状，探究童年创伤经历、人际信任与反刍对CPTSS的影响机制。

研究结果：（1）大学生的CPTSS整体水平较低，其中男生水平低于女生，独生子女水平低于非独生子女；（2）童年创伤经历可以直接正向预测CPTSS，也可以分别通过人际信任和反刍正向预测CPTSS，还可以通过人际信任经反刍的多重中介作用来正向预测CPTSS。

该研究对大学生的CPTSS现状展开调查，考察童年创伤经历、人际信任和反刍对CPTSS的预测作用：童年创伤经历会造成人际之间的不信任感，表现出消极的认知模式，认为自己不值得被爱、不受欢迎，认为别人不值得相信等。这会加剧个体的消极认知，使得个体在成年后依然出现反刍思维，否认自己的价值，丧失控制感，有损个体的情绪调节能力，增加CPTSS出现的可能性。学校心理健康教育既要帮助经历童年创伤的大学生建立积极的认知模式，又要为其提供更为有效的社会支持，从而阻断应激障碍的产生与恶化过程，促进个体健康成长。

（截至2024年2月18日，中国知网数据显示，该文被下载1526次，被引3次。）

Fusion of pain avoidance and the contingent negative variation induced by punitive condition predict suicide ideation in a college population
（惩罚性条件诱导的疼痛回避融合与伴随性负电位变化对大学生自杀意念的预测作用）

Wei Song[1], Huanhuan Li[1], Fang Sun[1], Shijie Wei[1], Xiaotong Wen[1], Lisheng Ouyang[1]. (2023). (1. Department of Psychology, Renmin University of China). *Behavioural Brain Research*, 438, 114210

自杀意念作为自杀行为的重要预测因素，其背后的心理机制及神经基础一直是研究者关注的焦点。该研究基于三维心理疼痛模型，探讨了疼痛回避及其在惩罚条件下诱发的伴随性负电位变化（CNV）作为自杀意念预测因子的有效性，旨在为自杀意念的识别和干预提供新的视角和方法。

研究共招募了109名本科生，经严格筛选后，最终纳入分析的样本包括50名抑郁症患者（其中27名为高自杀意念组，23名为低自杀意念组）和32名健康对照组。所有参与者均完成了临床评估量表，并根据贝克抑郁量表（BDI-II）和贝克自杀意念量表（BSI）的得分进行分组。

该研究采用自我参照情感激励延迟（SAID）任务，通过操纵奖励和惩罚条件，探究疼痛回避及相关脑电成分（ERP）在自杀意念中的作用。在任务中，参与者根据自我参照的情感反馈做出反应，同时记录其脑电活动。通过分析不同条件下相关脑电成分（如LPP、P2、P3、CNV、FRN等）的振幅及时频特征（如beta、theta、delta波段功率），结合机器学习算法，筛选预测自杀意念的最优特征集。

研究结果表明，融合疼痛回避和伴随性负电位变化在内的多模态特征集在自杀意念分类中的准确率显著高于单一相关脑电成分特征模型。具体而言，疼痛回避在自杀意念分类模型中的重要性最高，伴随性负电位变化在惩罚条件下诱发的幅度也是预测自杀意念的关键特征之一。此外，自我参照条件下的相关脑电成分与自杀意念之间存在显著的相关性，表明自我参照加工在自杀意念形成中具有重要作用。

进一步分析显示，疼痛回避不仅与自杀意念高度相关，而且在预测自杀意念时超越了抑郁症本身。这一发现为自杀意念的识别提供了新的生物标志物，并强调了在自杀预防中关注心理疼痛及其回避倾向的重要性。此外，伴随性负电位变化作为惩罚条件下诱发的相关脑电成分，其幅度的降低可能反映了抑郁症患者对负面刺激的过度敏感和不良反应，进一步支持了惩罚敏感性在自杀意念形成中的作用。

该研究通过融合疼痛回避与惩罚条件诱发的伴随性负电位变化等多模态特征，显著提高了自杀意念分类的准确率，为自杀意念的识别和干预提供了新的视角和方法。

（截至2024年5月22日，该论文被引1次。原文为英文，编者译。）

成年人心理（精神）障碍研究

导言：本部分论文探究了成年人的心理（精神）障碍。论文研究的心理障碍（群体）包括：抑郁症、精神分裂、双相障碍、失眠、自杀风险人群。研究内容涵盖：抑郁症的影响因素、人格类型及其脑功能连接基础；自杀未遂者的神经机制；精神分裂症患者服药依从性与危险行为的关联；原发性失眠的大脑功能损害；双相障碍患者的心理理论等。

积极心理学视角下孕妇抑郁症状的影响因素研究

张薇[1]、李玲[2]、古丽加那提·吾买尔[1]、夏比旦·吐逊江[1]、姜婷[1]，（1. 新疆医科大学公共卫生学院；2. 新疆医科大学第一附属医院），《现代预防医学》，2023年第1期，第97—102页

2020年9月，国家卫生健康委员会颁布了《探索抑郁症防治特色服务工作方案》，将产前抑郁症的筛查纳入了孕产期的常规检查和产后访视流程中，并将孕期抑郁的相关知识作为孕妇学校必备的健康教育内容，以提高孕产妇及家属的认识。积极心理学理念认为个体患病与健康的能力是并存的，因此我们不仅要重视心理疾病的治疗，更要重视积极心理的研究，致力于促进和发展积极心理品质。本研究基于积极心理学视角，探究影响孕妇抑郁状况的因素，分析积极心理品质对孕妇抑郁症状的影响。

研究选取2020年10月至2021年2月期间在新疆乌鲁木齐市某三甲医院产检的孕妇作为研究对象，采用一般资料调查表、抑郁量表（PHQ-9）、妊娠压力量表（PPS）、自我效能感量表（GSES）、领悟社会支持量表（PSSS）进行问卷调查，回收有效问卷671份，通过logistic回归分析影响孕妇抑郁状况的因素。

研究结果表明，（1）孕妇的抑郁症状与妊娠压力呈正相关，与自我效能、领悟社会支持呈负相关；（2）孕产妇为职业女性、无自然流产史、夫妻关系满意度高、了解孕期知识、妊娠压力低、社会支持等级高及良好的自我效能感可降低抑郁发生的风险，是促进孕妇积极心理的因素。

研究建议通过缓解孕妇妊娠压力、建立和谐的家庭关系、普及孕期知识、提高孕妇社会支持、增强自我效能，尽早进行心理干预，培养孕妇的积极心理品质，从而改善孕妇产前心理健康，降低孕期抑郁发生率。

（截至2024年4月25日，中国知网数据显示，该文被下载653次，被引5次。）

抑郁症的人格类型及其脑功能连接基础

李彧[1,2,3]、位东涛[1,2]、邱江[1,2]，（1. 西南大学认知与人格教育重点实验室；2. 西南大学心理学部；3. 西南大学教育学部），《心理学报》，2023年第5期，第740—751页

人格（Personality）在心理学中是指一个人独特的、持久的心理和行为模式，这些模式体现了个体在感知、思考、情感、欲望和行为方面的特性，以及他们在面对内外环境时的典型反应方式。

过往神经影像学研究表明，杏仁核是感知和识别情绪的中枢；海马与情景记忆的检索有关；脑岛与注意监测、情绪感知、奖赏系统和决策等功能有关。它们是感知、传递和整合情绪的关键区域，与边缘网络、控制网络协同调节一系列复杂的情绪和生理反应，抑郁症患者在这些脑功能上表现出异常的激活或连接模式。此外，这些脑功能活动还与人格特质有关。例如，抑郁症患者在负性情绪认知重评任务中，情绪易感性（神经质维度）越高，背外侧前额叶和杏仁核之间连接越弱。然而，抑郁症患者人格类型的神经机制尚不明确。

本研究选取重庆医科大学附属医院精神科159位抑郁症患者（实验组）及周边大学及社区156名无抑郁及其他精神疾病发作史（健康对照组）作为研究对象，采用成人艾森克人格问卷评估人格特征，选取神经质和外向性（与抑郁症最相关，可重复性最高的人格特质）作为输入特征，采用功能随机森林进行聚类分析。然后根据分类结果，验证人格类型在与抑郁症相关的关键皮层下区域和皮层上网络（杏仁核/海马/脑岛-边缘网络/默认网络/控制网络）的静息态功能连接是否存在差异。

聚类分析结果显示：抑郁症以高神经质和低外向性趋势的个体为主，但同样有低神经质和高外向性趋势的个体。控制组样本则以低神经质和高外向性个体为主。静息态功能连接的结果显示：在纳入聚类分析所划分的亚型进行统计后，多种人格类型在左侧杏仁核/脑岛-边缘网络（以眶额皮质区域为主）的功能连接强度上呈现显著差异。

本研究基于个人视角识别的抑郁症人格类型更符合现实情况与个体认知模式，具有潜在的临床应用价值，并且其功能连接的差异对理解抑郁症异质性提供了神经层面的参考。

（截至2024年3月18日，中国知网数据显示，该文被下载1448次，被引2次。）

抑郁症自杀未遂者的痛苦逃避与背外侧前额叶-脑岛有效连接特征

郝子雨[1]、李欢欢[1]、林亦轩[1]，(1. 中国人民大学心理学系)，《心理学报》，2023年第12期，第1966—1978页

根据世卫组织2021年数据，全球每年大约有70万人死于自杀，占所有死亡人数的4%。抑郁症是自杀的重要风险因素。在全球范围内，抑郁症患者终生自杀死亡率为19.7%。中国抑郁症患者自杀意念和自杀未遂的终生发生率分别为53.1%和23.7%。之前研究认为自杀行为的发生与否并不简单地取决于精神疾病的存在或症状的严重程度，在精神疾病症状（抑郁）和自杀之间可能存在更重要的预测因素。有研究者认为心理痛苦是自杀发生的必要条件，而抑郁只是解释自杀的二级因素。

心理痛苦是个体感受到恐惧、绝望、耻辱、悲伤、内疚和孤独等的内省体验，是一种复杂的负性情绪状态。学界既有研究提出心理痛苦三因素模型，将心理痛苦视为一个动态加工过程，包括对诱发痛苦情境（如丧亲、社会拒绝）的认知评价（痛苦唤醒）、痛苦引发的心身

反应（痛苦体验）和逃避痛苦的动机趋向（痛苦逃避）。痛苦逃避是在高水平痛苦体验的基础上，个体产生的以自杀作为逃避痛苦唯一手段的动机趋向，是该模型的核心成分。

以往研究发现痛苦逃避对自杀未遂的区分和预测效能显著优于抑郁。然而，对于脑内的"痛苦网络"如何界定，以及"痛苦网络"的异常加工模式是否涉及自杀的脑机制仍未明确。

研究基于心理痛苦三因素模型，构建了"痛苦网络"的概念，并采用 Granger 因果分析（GCA）方法，考察抑郁症自杀未遂者脑内"痛苦网络"的序列激活模式及其与痛苦逃避、自杀未遂的关系。研究对象包括抑郁症患者和健康对照组，共计 104 名被试接受了静息态功能磁共振成像（fMRI）扫描，并使用三维心理痛苦量表、Beck 抑郁量表第一版（BDI-I）、Beck 自杀意念量表对心理痛苦、抑郁及自杀意念状况进行评估。

研究发现：（1）抑郁症自杀未遂者在痛苦逃避方面得分显著高于无自杀未遂史的抑郁症患者和健康对照组。（2）在神经影像学方面，自杀未遂者显示出从右侧背外侧前额叶（dlPFC）到右侧脑岛的有效连接减弱，这一连接与痛苦逃避得分、最严重时的自杀意念以及自杀未遂次数呈显著负相关。（3）右侧外侧眶额皮层（OFC）到左侧海马以及右侧海马到右侧丘脑的有效连接在自杀未遂者中增强，并与痛苦唤醒和痛苦体验显著正相关。

研究结果提示，在抑郁症患者的治疗和自杀风险评估中，应特别关注痛苦逃避的动机水平。自上而下的认知控制减弱可能是自杀行为的神经基础之一，因此，开发针对这一神经机制的干预措施可能有助于降低自杀风险。此外，研究还建议未来在更广泛的精神疾病群体中进一步探索痛苦网络的构建，并结合多模态神经影像技术，以更全面地理解自杀行为的脑机制。

（截至 2024 年 5 月 18 日，中国知网数据显示，该文被下载 1263 次，被引 0 次。）

早年应激与重性抑郁障碍机制研究进展（综述）

郭文韬[1]、张丽丽[2]、粟克清[2]、李冰[2]、张云淑[2]，（1. 河北大学附属医院，河北大学临床医学院；2. 河北省精神卫生中心，河北省重大精神与行为障碍疾病研究重点实验室，河北大学第六临床医学院），《中国健康心理学杂志》，2023 年第 6 期，第 811—815 页

重性抑郁障碍（Major Depression Disorder，MDD）是一种复杂的疾病，病因目前尚不明确，有学者认为其与多基因效应和复杂的心理社会环境因素有关。社会心理压力源，尤其是早期创伤事件在 MDD 的病因学中起重要作用。

研究显示，早年应激（Early Life Stress，ELS）占 MDD 风险归因的 54%，且童年创伤增加自伤、自杀等行为的风险。最近一项 Meta 分析发现，有 ELS 经历者患 MDD 的患病风险比没有 ELS 经历者高 3 倍。Meta 分析是一种综合各种文献结论，进而汇总综合评价的方法。本文将综述 ELS 与 MDD 发病机制研究方面的新进展。

ELS 是大脑结构改变和 MDD 的危险因素。ELS 可以诱导与压力相关的大脑结构（海马体、杏仁核、额叶皮层）发生生物学变化，从而可能在成年期变得适应不良，使人们更容易患上精神疾病。

下丘脑-垂体-肾上腺（HPA）轴是人体为应对环境改变的适应性机制，它使人体能够调节压力而保持生理稳定性。在应激情况下，人体会在 HPA 轴上启动一系列反应：下丘脑释放促肾上腺皮质激素释放激素，触发垂体释放促肾上腺皮质激素，最终刺激肾上腺释放皮质醇进入血液。此时人体会形成反馈，皮质醇与相应受体结合后会抑制兴奋性的增加，使人体从应激诱导的激活中恢复。HPA 轴的慢性激活会引起损伤和病理反应。因此，皮质醇通常被用作心理压力和相关精神或身体疾病的生物标志物。

早年应激可能通过 HPA 轴功能异常、炎性细胞因子异常等机制引起 MDD。早期应激或创伤可能通过特定的表观遗传作用，如不同基因 DNA 甲基化改变（如 BDNF 基因），而引起与重型抑郁障碍有关的神经生化改变。这些假说都有待进一步地验证。在以后的研究中结合环境因素、脑影像学、分子生物学、遗传学等综合因素，进一步阐明经历童年期创伤 MDD 可能的发病机制，促进疾病的早期诊断，为此类患者的治疗提供新的思路。

（截至 2024 年 4 月 2 日，中国知网数据显示，该文被下载 304 次，被引 0 次。）

快感缺失对于 MDD 自杀意念与自杀行为的影响机制研究

钟闰清[1]、方舒琳[1]、何嘉悦[1]、刘沁钰[1]、季欣蕾[1]、李欢欢[2]、王湘[1,3]，（1. 中南大学湘雅二医院医学心理中心；2. 中国人民大学心理学系；3. 国家精神心理疾病临床医学研究中心），《中国临床心理学杂志》，2023 年第 2 期，第 315—321 页

精神障碍是造成自杀的高风险因素，而在各类精神障碍当中，又以重性抑郁障碍（MDD）的自杀问题最为突出。快感缺失作为 MDD 诊断的两大核心症状之一，以往研究认为其与自杀意念和自杀行为均存在关联。对 MDD 患者开展的 10 年追踪研究及机器学习预测模型研究，也发现抑郁症状如无望感等可以纵向预测自杀意念，但却不能有效预测自杀行为，自杀行为可能存在其特异的生理心理机制。

Wetherall 等 2018 年基于意念-行为转变框架提出理论设想，认为自杀意念和行为意图的形成与动机密切相关，而体验快感的动机衰退可能会使个体感受到更强烈的挫败感和累赘感，陷入低自我评价状态，加快其从自杀意念向行为的转变。

该研究通过访谈法使用 Beck 自杀意念量表、Beck 抑郁量表、时间性愉快体验量表，对湖南某综合医院 277 例重性抑郁障碍患者的自杀意念、抑郁程度、自杀能力等进行评估，以有/无自杀意念及自杀行为史将 MDD 患者进行分组，采用分层回归分析、logistic 回归分析、中介模型构建等方法对数据进行分析，考察在 MDD 患者的自杀意念形成阶段以及自杀"意念-行为转换"阶段，快感缺失各维度的作用及其机制。

研究的症状评估由两位精神科专业医师依据第 4 版精神疾病诊断与统计手册（DSM-IV）轴 I 诊断的定式临床检查（SCID-I/P）进行临床访谈，以诊断重性抑郁障碍并排除其他轴 I 精神障碍；Beck 自杀意念量表（BSI）用来评估个体最近一周（BSI-C）及最严重时的自杀意念（BSI-W）。Beck 抑郁量表（BDI）用来评估个体最近一周的抑郁水平。时间性愉快体验量表（TEPS）用来评估个体快感缺失的程度，包括期待性快感缺失伴动机成分、期待性快感缺

失-不伴动机成分、消费性快感缺失-伴动机成分、消费性快感缺失-不伴动机成分 4 个维度。采用 BSI 的条目 14（您相信自己有能力且有勇气去自杀吗？）评估个体主观评价的自杀能力，该条目从习得性自杀能力与死亡无畏两个方面综合考察了个体主观认知的自杀能力。

研究发现：（1）伴动机成分的消费性快感缺失可预测当前的自杀意念，而伴动机成分的期待性快感缺失可预测最严重时的自杀意念，并分别在抑郁程度到当前自杀意念和抑郁到最严重自杀意念间起部分中介作用。（2）快感缺失各维度均无法预测自杀行为，但自杀能力在自杀意念向行为转换中起部分中介作用。

该研究的结果对于理解和预防 MDD 患者的自杀行为具有重要意义。首先，它强调了在临床实践中评估和治疗快感缺失的重要性，尤其是那些具有动机成分的快感缺失，它们与自杀意念的形成密切相关。其次，研究指出自杀能力是自杀意念转化为自杀行为的关键因素，这提示临床医生在评估自杀风险时，应特别关注患者的自杀能力和自杀准备程度。

（截至 2024 年 5 月 18 日，中国知网数据显示，该文被下载 786 次，被引 1 次。）

从寻死到觅活：阻断自杀意念向自杀尝试演变的保护因子

许世梅[1]、孟迎芳[2]，（1. 福建师范大学心理学院，福州大学学生处心理中心；2. 福建师范大学心理学院），《心理科学》，2023 年第 4 期，第 991—998 页

自杀是心理健康危机最极端的结果。根据世界卫生组织 2021 年调查数据，全世界每年超过 70 万人死于自杀。自杀也是重要的公共卫生事件，给社会带来沉重负担。研究者认为，自杀危机依然严峻的原因之一是目前对自杀内部进程的演变认识不足导致的自杀干预受限。

目前研究较多关注的是自杀进程如何从自杀意念发展到自杀尝试，即导致自杀意念催化的风险因子。例如，自杀人际理论和自杀三阶段理论都认为，自杀能力是促使自杀意念演变成自杀尝试的风险因子。动机-意志整合模型认为除自杀能力外，风险因子还包括暴露于他人自杀、自杀心理意象、自杀计划、既往自杀行为、冲动、获得致命手段等。

然而研究也发现，多数自杀意念者其实从未尝试过自杀。本研究拟聚焦于探讨阻断自杀意念向自杀尝试演变的保护因子，采用扎根理论，对无自杀尝试史但近一年有自杀意念的个体进行访谈，探索其没有尝试自杀的原因。

通过问卷调查的方法，使用自杀行为问卷修订版（SBQ-R）和患者健康问卷（PHQ-9），对近一年有自杀意念但无自杀尝试且自愿参加访谈的 19 人进行结构访谈。包括情绪评估、个人信息收集和主体访谈三部分。

研究发现阻断自杀意念向自杀尝试演变的保护因子是：联结、理智、自杀否定。联结主要是指个体与世界的紧密联系，包括个体与家庭、社会的横向联结，个体与当下、未来的纵向联结。理智主要是个体对自杀意念的理性应对方式，包括认知、情绪和行为上能够进行理性应对，并拥有积极人格特质。自杀否定主要是指个体对自杀后果、自杀行为、自杀实施条件的负面评价。

家庭联结带来爱和责任，社会联结增强依恋，未来联结产生希望和意义，当下联结增加

力量，因此，本研究推测，联结主要通过爱、责任、依恋、希望、意义、力量对抗痛苦和绝望，起到减弱自杀意念、防止自杀意念升级的作用。本研究表明，联结中的家庭联结，是所有次级因子中阻断作用最强的。

理智具体包括理性认知、调节情绪、主动行为、积极人格。理性认知主要是认知上持有积极信念。调节情绪包括放松、分心和忍耐。主动行为包括主动求助和调整目标。积极人格以勇敢乐观为特点。理性认知通过认知重评，改变个体对事物的理解，消除负面情绪反应，从而防止自杀。分心作为情绪调节的重要手段，其作用在自杀安全计划干预中也得到证实，它能分散个体对危机的注意力，提高自杀冲动可控感，从而缓冲自杀冲动。

自杀否定主要通过高死亡恐惧、低躯体疼痛耐受、致命手段不可得三个方面限制自杀能力的形成，使自杀意念者不具备自杀能力，无法实施自杀行为。因此，自杀否定的主要作用是预防自杀尝试。

（截至2024年3月18日，中国知网数据显示，该文被下载383次，被引0次。）

中国人群自杀风险的性别比：相关的理论、风险因素、应对策略及社会期望下的压力应对

王钟涵[1]、王晓田[1]，[1. 香港中文大学（深圳）人文社科学院]，《心理科学进展》，2023年第11期，第2155—2170页

根据世界卫生组织（WHO）2019年的数据，每年大约有80万人死于自杀。在全球范围内，这相当于每10万人口中约有10.5人死于自杀。自杀是指任何隐含或明确的结束生命的意图、想法或行动。

自杀率，即自杀造成死亡的人群数量占总人群数量的比例，自杀风险的性别比，即为男性自杀率和女性自杀率的比例=男/女。根据西方国家的数据分析，男性自杀行为的终生风险大约是女性的2—4倍，而女性自杀未遂的可能性则是男性的3—9倍。中国曾经是世界上极少数的女性自杀率高于男性自杀率的国家之一。

该研究通过梳理自杀行为的心理学理论和风险因素，以及这一性别比现象背后存在的心理机制和相关的风险因素，进一步探讨中国人群在生活史、应对心理压力策略上的性别差异和对男女在压力应对上不同社会期望的差异，期望以有助于识别具有性别特异性的有效的和不良的压力应对策略，并对中国人群自杀风险的预防和干预有所贡献。

自杀风险因素大致可以分为三个类别：生物学因素（如遗传基因、下丘脑-垂体-肾上腺轴的功能异常等）、精神障碍（如酒精和药物滥用、心境障碍等）和社会心理因素（如负面的生活事件、低生活质量、长期人际关系冲突等）。

作者梳理了几种可能与自杀率性别差异相关的自杀理论。精神病学（素质-压力模型）理论主要关注病理因素，认为自杀行为源于精神和身体疾病，是由遗传易感性（素质）与压力事件共同决定的。自杀扭力理论认为，自杀意念可以由生活事件触发，这些事件可能产生冲突、挫折、心理困扰、无望甚至绝望，它们可以被称为心理压力源。自杀的人际关系理论认

为，最危险的自杀意念是由同时存在的两种人际关系问题引起的：受挫的归属感和感知到的累赘感。而只有在具备了自杀意念和自杀能力的情况下，才会出现接近致命或致命的自杀行为。性别的不同包含了生理上的和社会角色上的不同，涉及不同的社会规范和对两性的社会期望。

（截至 2024 年 3 月 18 日，中国知网数据显示，该文下载 1335 次，被引 0 次。）

原发性失眠大脑默认网络功能损害的特点及其机制

杨静怡[1]、田军章[1]，（1. 暨南大学医学部广东省第二人民医院影像科），《中山大学学报（医学科学版）》，2023 年第 3 期，第 528—533 页

失眠障碍是最常见的睡眠障碍之一，是指入睡困难、睡眠维持困难或早醒，症状每周至少出现三次，并且持续至少 3 个月，同时可伴有注意力和记忆力下降、疲劳、焦虑、情绪紊乱等日间功能损害。

与继发性失眠不同，原发性失眠属于一种原因不明的失眠类型，是指在没有任何环境或精神因素的影响下，难以启动或维持睡眠并伴有严重的日间功能损害，给患者的工作生活造成困扰，还会增加罹患高血压、卒中和抑郁症等一系列并发症的风险。神经影像学及神经电生理学研究提示，原发性失眠患者可能存在默认网络功能损害，并与患者的日间功能障碍和睡眠-觉醒紊乱密切相关。

该文对原发性失眠的默认网络功能损害特点进行总结，并介绍在神经结构影像学、功能影像学和神经电生理学方面的相关研究及默认网络功能损害引发原发性失眠日间功能损伤和睡眠-觉醒紊乱的作用和机制。

在过去的研究中，研究者们偶然发现了一组在静息或被动基线条件下出现连续高水平激活，但在主动、目标导向任务中激活受到抑制的大脑区域，并将这组大脑区域称为默认网络。默认网络主要包括内侧前额叶、后扣带回/楔前叶、顶下小叶等脑区。默认网络的功能与其脑区的自发神经活动有关，分为内在自发的心理活动和外部环境探索性监视功能，主要包括情景记忆、共情、心理理论和决策等自我相关的信息处理活动。

原发性失眠患者最常见的日间症状不仅包括疲劳和情绪障碍，还体现在认知功能的改变，包括记忆力和注意力下降、决策困难、思维障碍。目前的研究认为原发性失眠患者日间功能损害的出现与默认网络相关区域的异常活动有关，失眠患者的自我参照负荷（沉思和担忧）、情景记忆处理障碍可能提示其默认网络功能损害。此外，许多国内外专家学者从神经影像学（结构影像学和功能影像学）以及神经电生理学的角度对原发性失眠的机制进行研究发现，原发性失眠患者夜间睡眠过程中的持续唤醒与默认网络功能损害导致的相关区域过度激活有关。

默认网络功能损害可通过默认网络相关区域的体积缩小、默认网络相关区域局部活动、代谢及功能连接异常等途径，导致患者认知功能障碍。虽然原发性失眠默认网络相关神经影像学研究较为丰富，但对于失眠患者睡眠质量及睡眠结构的测量仍主要依靠主观问卷。而且，目前尚缺乏默认网络客观的电生理活动证据，默认网络相关区域脑电活动参与失眠临床特征

形成的机制尚不明确。今后的研究需要进一步关注客观睡眠参数与默认网络功能活动之间的关系，以阐明失眠患者默认网络功能损害的机制。

（截至2024年3月18日，中国知网数据显示，该文被下载720次，被引5次。）

精神分裂症患者服药依从性与不同类型危险行为的关联研究

魏泸懿[1]、杨先梅[2]、范箬馨[2]、王丹[2]、刘军[2]、何昌九[3]、李杨[1]、左传隆[1]、周涵闻[1]、刘祥[4]、刘元元[1]，（1. 四川大学华西公共卫生学院；2. 四川省精神卫生中心；3. 四川省成都市第四人民医院；4. 四川大学华西公共卫生学院），《四川大学学报（医学版）》，2023年第6期，第1201—1207页

药物依从性是指患者按处方服用药物的程度，包括频率、摄入时间和剂量。服药不依从现象广泛存在于各类慢性疾病中，在精神分裂症患者（以下简称"精分患者"）群体中尤为突出。既往文献报道精分患者的服药不依从发生率在30%—60%，同时有研究显示，服药依从性不佳可能导致患者针对他人和/或自我的暴力行为的风险增加，给患者个人、家庭和社会带来巨大的危害。

精分患者药物依从性不好其主要原因可能是精神类药物带来的副作用，如锥体外系反应诱发的痛苦，可能会通过损害患者了解益处的能力、破坏治疗的联合作用以及加剧与药物相关的耻辱感（例如震颤）来干扰患者对药物疗效的感知；或者在伴随认知损伤的患者中，由于没有足够的洞察力伴随记忆力减退，导致患者忘记吃药从而无法正确判断药物的疗效，结果导致依从性降低。

该研究使用自中国西部某地区严重精神障碍患者综合管理信息平台数据，在2006—2018年间对292667名精分患者进行了随访调查，并基于Outcome-Wide分析策略，采用多变量Cox比例风险回归模型估计并比较服药依从性对精分患者不同类型的危险行为的影响。危险行为分为对他人危险行为（包括轻度滋事、肇事、肇祸）和对自我危险行为（包括自伤、自杀未遂、自杀）。

研究发现：（1）在这项长达13年的前瞻性队列中，共纳入207569例精分患者，其中服药依从性良好的患者有65175例（31.4%），服药依从性不佳的患者142394例（68.6%）；各类危险行为在随访期间的发生率分别为：轻度滋事12.25%，肇事3.82%，肇祸0.94%，自杀0.28%，自伤1.42%，自杀未遂0.82%。（2）服药依从性较差的精分患者对他人暴力和自伤的发生风险均高于服药依从性较好的患者。

（截至2024年4月2日，中国知网数据显示，该文被下载174次，被引0次。）

精神障碍患者家属的病耻感及相关因素

孙海娅[1]、魏慧慧[1]、谷慧敏[2]、金兴震[1]、牛四方[3]、孙浩[1]、慕福芹[3]、许瑞勤[3]、黄悦勤[5]、王文军[6]、刘燕[4]，（1. 济宁医学院护理学院；2. 济宁市爱国卫生与健康促进中心；3. 滨州医

学院公共卫生与管理学院；4. 济宁医学院精神卫生医学院；5. 北京大学第六医院，北京大学精神卫生研究所；6. 潍坊护理职业学院），《临床精神病学》，2023年第12期，第1038—1044页

精神障碍疾病患者病程长，病情易反复波动，常需要长期门诊或住院治疗，其所造成的家庭负担较其他慢性疾病更重。精神障碍"病耻感"泛指患者及其相关人员因精神障碍所致的羞辱感和社会公众对他们的歧视和排斥态度。精神障碍不仅给患者带来身心痛苦及病耻感，同时也给患者家属带来经济、心理和精神上的负担，从而使患者家属产生连带病耻感。

部分家属自我感觉社会地位降低，主观认为会被疏远，甚至为避免与他人谈论患者病情，主动减少社交，进行自我封闭，最终导致被社会孤立。此外，精神障碍患者家属的病耻感将直接影响到对患者的照料、治疗、康复等各个环节，是影响精神障碍患者重返社会的重要因素。

该研究选取山东5地1365名精神障碍住院患者家属，使用贬低-歧视感知量表、自编人口学特征问卷调查家属病耻感现状及相关因素。

该研究发现，精神专科医院住院治疗的精神障碍患者家属的病耻感检出率高达61.54%，精神分裂症和心境障碍患者家属、教师和公务员、经济状况优越者、照顾患者时间在1年之内的家属是造成病耻感发生的危险因素。

教师或者公务员群体由于受自身工作性质的影响，往往要想方设法地通过角色协调，使自己所扮演的角色与社会对此角色的期望保持一致。这种想方设法地使自己的行为更为符合大众的思想使其更为在意他人的看法，对他人的看法更为敏感，容易产生病耻感。经济状况越好的人往往拥有更好的身份、社会地位、更会担心自己的名誉受损。

精神障碍患者患病时间在半年到一年之间是家属病耻感的危险因素，而患病半年之内和两年以上反而成为保护因素。在患病初期由于疾病所致病耻感尚未显现，患病半年后病耻感成为家属的很大困扰，而在患病两年后家属调整心态接受了患病现实，则病耻感下降。因此，需关注处于不同病耻的精神障碍患者家属的心理疏导和及时心理干预。

（截至2024年4月2日，中国知网数据显示，该文被下载562次，被引0次。）

双相障碍躁狂发作和抑郁障碍患者心理理论研究

亢何慧娴[1]、莫菲萍[1]、刘梦慧[2]、施剑飞[3]，（1. 浙江中医药大学第四临床医学院；2. 杭州市富阳区第三人民医院；3. 浙江大学医学院附属精神卫生中心），《中国神经精神疾病杂志》，2023年第2期，第92—96页

心理理论（Theory of Mind，ToM）是根据社会线索对他人目标、信念、意图等进行推断的能力，ToM损害主要表现为"ToM过度"和"ToM不足"两种形式。ToM损害在多种疾病中普遍存在，且与精神病性症状的发生密切相关，例如"ToM过度"会使患者过度归因，进而表现为妄想等阳性症状。

该研究选取浙江省医院的双相障碍躁狂发作患者和中重度抑郁障碍住院患者，采用中文版社会认知视频测查工具（MASC-C）探查两组患者在心理理论加工中表现出的损害特点，并进一步比较其错误类型与临床症状的相关性，以更好地理解情感障碍的社会认知损害特点，并为相应的社会认知干预提供理论参考。

躁狂发作组符合《国际疾病与相关健康问题统计分类第 10 版》（ICD-10）双相障碍 I 型诊断，且最近一次为躁狂发作；抑郁发作组，符合 ICD-10 抑郁障碍诊断标准，且 24 项汉密尔顿抑郁量表（HAMD-24）≥20 分；对照组来自社区招募的无任何既往精神障碍健康居民。MASC-C 视频时长约 15 min，共有 43 个片段，描述了 4 个人物相约晚餐、一起玩桌面游戏等情节，并在整个进程中因场景、情节的变换表现出不同的情绪和心理状态，如生气、喜爱、感恩、嫉妒、害怕、尴尬或者厌恶等。被试者在安静环境中观看视频，并在看完一个视频片段后回答相应的问题。

研究发现：躁狂发作及抑郁障碍患者均存在不同程度的心理理论损害，躁狂发作心理理论损害重于抑郁障碍，且主要表现为过度加工，抑郁障碍则主要表现为加工不足，情感症状的严重程度与心理理论损害有关，心理理论损害可能是情感性精神障碍的核心特征。

对于情感障碍患者，我们更应关注后续的社会功能恢复，在临床中对患者采取针对性的治疗措施，着重纠正其错误的 ToM 损害。比如，针对以 ToM 过度表现为主的躁狂发作患者，在康复训练中应重点纠正其认知偏差，而以 ToM 不足为表现的抑郁障碍患者，应更侧重社会认知与互动训练以提升其认知技能。

（截至 2024 年 3 月 18 日，中国知网数据显示，该文被下载 241 次，被引用 2 次。）

老年人心理（精神）障碍研究

导言：本部分论文为老年人"心理-精神障碍"相关研究，包含：抑郁症、睡眠障碍、认知障碍等，部分论文分别探讨了慢性病、社会资本、社区环境对抑郁的影响。

中国中老年人抑郁和慢性病的关联

祝春素[1,2]、连至炜[3]、崔一民[1,2]，（1. 北京大学第一医院药学部；2. 北京大学药学院药事管理与临床药学系；3. 福建医科大学附属肿瘤医院），《北京大学学报（医学版）》，2023 年第 4 期，第 606—611 页

我国成人抑郁症的患病率约为 6.9%，它不仅降低患者的生活质量和社会功能，往往还和多种常见疾病共存。过往研究表明，抑郁症和慢性病之间存在双向关系。一方面，年龄的增长以及包括内分泌、炎症等生理变化让人们更容易患上抑郁症；另一方面，也有研究发现，抑郁等心理因素会增加脑卒中发病风险，并且会增加脑卒中的复发风险。

中国作为一个正在经历着社会转型的国家，人口老龄化形势严峻，以心脑血管疾病、糖尿病为代表的慢性病占我国人口死亡原因的 80% 以上。鉴于我国抑郁症和慢性病的严峻形势，

很有必要研究抑郁症和其他慢性病之间的联系,有助于制定更好的干预措施。

本研究利用我国健康与养老追踪调查（CHARLS）2011年基线数据,纳入10420名45岁及以上的中老年人,收集研究对象的人口学资料、生活习惯和慢性病患病情况。抑郁症状采用流调中心抑郁量表（CESD-10）测量,采用多因素logistic回归模型分析抑郁症状和慢性病的关联。

研究发现:（1）调查样本平均年龄为59.2岁,37.4%的中老年人有抑郁症状;（2）抑郁症状与糖尿病、高血压、心脏病、脑卒中有较强的正相关性,而从未发现血脂异常与抑郁症之间存在显著相关;（3）随着共患慢性病数量的增加,抑郁症状的患病率也随之升高,超过50%的有抑郁症状者至少患有一种慢性病,将近20%的有抑郁症状者至少患有两种慢性病。

研究通过分析慢性病与抑郁症状的关联性,提示在慢性病防控过程中应考虑抑郁等心理因素的影响。但是由于横断面研究存在局限性,该研究仅为抑郁症状和慢性病的关联性研究,无法确定二者是否存在因果关系,未来需要在前瞻性研究中进一步探究二者是否有因果关系。

（截至2024年4月18日,中国知网数据显示,该文被下载1302次,被引14次。）

老年人结构型社会资本与抑郁的随机截距交叉滞后分析

俞懿[1]、黎光明[1],（1. 华南师范大学心理学院）,《心理科学》,2023年第6期,第1399—1407页

2021年5月中国人口普查的统计资料表明,目前中国60岁及以上人口为2.64亿。人口老龄化将是社会发展的主要趋势,随着年龄的增长,生理及心理疾病频频出现,尤其是抑郁症状。社会资本理论为提高老年人心理健康质量、缓解抑郁情绪提供了新方向。

社会资本作为一种资源以社会关系网络的形式存在,用来表现社会联系或组织的特征,社会资本分为结构型社会资本和认知型社会资本。结构型社会资本以非正式联系（非正式社交）或参与正式活动（社会参与）的强度和密度来衡量。认知型社会资本是嵌入在社会资本拥有者中的无形的规范、价值观、态度和信仰。结构型社会资本作为社会资本的主要要素,在增进人际交流、推动公众行动、促进经济社会增长等方面作用突出,但在心理健康方面具有一些争议。

该研究使用中国健康与养老追踪调查（CHARLS）2013年、2015年和2018年的数据,以4263位60岁及以上老年人为研究对象,通过调查中近1个月9项活动的参与情况评估结构型社会资本状况,使用纵向研究的方法探究老年人结构型社会资本与抑郁之间的关系。

结果表明:（1）结构型社会资本对抑郁的预测作用不显著,而抑郁对结构型社会资本的预测作用是显著的:老年人抑郁程度能显著负向预测结构型社会资本。（2）结构型社会资本和抑郁在婚姻状况上呈现显著的差异。差异主要体现在正常婚姻状态与丧偶,丧偶的结构型社会资本略高于正常婚姻状况的结构型社会资本,但丧偶的抑郁水平显著高于正常婚姻状况的抑郁水平。

该研究的结果表明,老年人抑郁对结构型社会资本的作用更加突出。抑郁的产生会影响到老年人的日常人际、社会活动、身心健康等方面,抑郁程度严重的老年人,由于长期被不

良情绪包围，而不愿意参与非正式或正式的社交及活动，结构型社会资本逐步撤出他们的日常生活。

丧偶的老年人由于在生活中缺少配偶的陪伴，参与更多的社会活动是结交同龄人的最好方法，因此丧偶的老年人结构型社会资本略高于正常婚姻状态的老年人。相对于结构型社会资本低的丧偶老年人，社会资本高的老年人一方面更多地参与社会活动和各种组织，良好的非正式社交和关系有利于丰富他们的社会网络，在必要的时候可以得到他人的帮助和安慰、缓解心理压力和降低抑郁风险。这提示需重视丧偶老年人的结构型社会资本，增加他们与外界接触的机会，以避免其抑郁情绪的加剧。

（截至2024年3月12日，中国知网数据显示，该文被下载697次，被引0次。）

社区环境与中国中老年人抑郁症状的关联研究

向远[1]、赵涵[1]、裴丽君[1]，（1. 北京大学人口研究所），《人口与发展》，2023年第1期，第149—160页

社区是人与人之间互动、价值观和文化形成、消费习惯和日常生活得以建立的重要平台，社区环境可以通过各种途径对心理健康及抑郁症状产生影响，过往研究多关注经济状况、人口结构等因素，该研究聚焦社区文体娱乐环境和社区老年支持环境与抑郁风险的关系，以及在不同年龄段中存在的差异。

该研究使用中国健康与养老追踪调查（CHARLS）2011年全国基线社区问卷数据、2018年全国追访家户调查数据。CHARLS 2011年全国基线调查覆盖了不包括西藏在内的中国大陆所有县级单位，样本包括150个县级单位（散布在全国28个省区）、450个村级单位。通过分层多因素logistic回归分析社区环境与45岁及以上中老年人抑郁风险之间的关系。

研究发现：（1）65岁及以上老年人抑郁风险低于中年人，男性、初中及以上学历、有伴侣、城镇户口、有工资/退休金、健康生活方式（社交活动、充足睡眠、无吸烟史等）可能是中老年人抑郁症状发生的保护因素。（2）在不同年龄组中社区环境与中老年人抑郁症状的关联有所不同。较好的社区文体娱乐环境，能够降低45—64岁中年人抑郁风险，但不能降低65岁及以上老年人的抑郁发生风险；完善的社区老人支持环境能降低65岁及以上老年人的抑郁发生风险。（3）社区环境对健康的影响是非线性的，仅当社区环境的暴露水平达到一定程度才会出现。

对于社区文娱环境不能降低65岁及以上老年人抑郁风险的原因，作者认为：研究所关注的文娱设施主要包括篮球馆、乒乓球馆、游泳馆、舞蹈室等，65岁及以上老年人由于身体功能受到限制，对这些文娱设施的利用率不高；完善的社区老年支持环境通过为老年人提供生活帮助，减少社区居民的生活压力源，促进社会交往，而能够有效降低抑郁风险。同时说明现有的文体娱乐环境适老性不够，要寻找与老年人身体机能更匹配的文娱方式，建设适宜老年人进行休闲锻炼、开展文化娱乐活动的社区环境。

（截至2024年2月12日，中国知网数据显示，该文被下载1197次，被引7次。）

睡眠障碍与认知障碍和痴呆关系的研究进展

杨欢[1]、殷召雪[1]，（1. 中国疾病预防控制中心慢病和老龄健康管理处），《中国健康教育》，2023年第2期，第157—160页

认知是大脑接收处理信息、能动地认识世界的过程，包括感觉、知觉、记忆、思维、想象等多个领域。认知障碍是各种原因导致上述区域中的一项或多项功能受损，不同程度影响其社会功能和生活质量，严重时可发展为痴呆。

在过去20年，我国痴呆患者的人数从368万人上升至919万人。影响认知功能的因素有多种，如年龄、性别、文化程度、代谢综合征、睡眠等，其中睡眠是非常重要的可改变的因素。

睡眠障碍是指睡眠数量和质量异常，以及睡眠中出现的异常行为，也可能是睡眠和觉醒节律出现紊乱的表现。睡眠障碍的主要类型包括失眠（insomnia）、睡眠相关呼吸障碍（SDB）、中枢性过度嗜睡（CDH）、昼夜节律紊乱等。该文按照不同的睡眠障碍类型，综述老年人睡眠障碍与认知障碍和痴呆的关系，以及目前发现的潜在机制，以期为未来认知障碍和痴呆的早期防治提供参考依据。

失眠是老年人最常见的睡眠障碍类型。我国老年人睡眠障碍的发生率为46%，其中失眠的发生率高达37.75%。已有较多研究发现失眠会导致认知障碍的风险增加。SDB是一组在睡眠期间以反复呼吸异常为特征的疾病，阻塞性睡眠呼吸暂停（OSA）是最常见的SDB，其特征是睡眠时上呼吸道阻塞导致间歇性缺氧。CDH是一组以主诉日间过度嗜睡为特征的疾病，研究表明CDH可能通过损害神经递质系统导致认知功能下降。昼夜节律是指生物体的各种生理机能为适应外界环境的昼夜变化而建立的规律周期，在其调控下，人类的睡眠-觉醒及其他生理、心理和行为等变化均呈现出以24小时为周期的昼夜节律特征，当该节律紊乱时，睡眠等各种生理过程都会发生改变。已有研究显示，昼夜节律紊乱是神经退行性疾病发展的一个重要危险因素。

尽管目前研究对睡眠影响认知功能的具体机制尚不清楚，但已经发现睡眠障碍可通过β-淀粉样蛋白、Tau蛋白、神经炎症、肠道菌群等多种途径影响认知障碍和痴呆的发生与进展。

总之，越来越多的证据表明，睡眠与认知功能相关，失眠、SDB等睡眠障碍和睡眠相关因子可能增加认知障碍和痴呆的发生风险。由于认知障碍和痴呆起病隐匿且逐渐进展，早期干预效果优于晚期，已有研究通过健康教育途径，建立健康生活方式（如合理饮食、规律运动）和渐进性放松训练等认知行为治疗来改善睡眠，从而改善认知功能。

（截至2024年3月18日，中国知网数据显示，该文被下载613次，被引2次。）

● 负性生活事件（父母远离、家庭暴力、校园欺凌、传染疾病）的影响

青少年负性生活事件的影响研究

导言：本部分论文主要关注负性社会事件与青少年心理健康的关系，主要包括留守儿童、欺凌与攻击行为、新冠疫情等问题。在探讨这些负性生活事件时，相关研究主要关注了依恋模式、生活满意度、安全感、心理弹性、心理素质、自尊、游戏与手机使用等因素。

留守儿童心理弹性在不安全依恋与心理健康问题间的纵向中介作用：一项追踪研究

石绪亮[1]、李晓萌[1]、蒋丙翀[1]、范方[2]，（1. 河北大学教育学院；2. 华南师范大学心理学院），《中国临床心理学杂志》，2023 年第 6 期，第 1375—1379 页

由于缺少父母教育引导和情感关爱，留守儿童长期暴露在身体、心理和行为等基本需求得不到充分满足的应激环境中。与非留守儿童相比，留守儿童更容易出现诸如价值偏离、心理行为发展异常等问题。

对于留守儿童而言，由于与父母聚少离多，造成他们在情感需求和心理需求方面长期得不到满足，亲子关系淡薄，使得他们更容易发展出不安全的依恋模式。实证研究也表明，留守儿童的不安全依恋能够显著正向预测抑郁症状和品行问题等的发生风险。

心理弹性是指个体身处逆境时能成功应对和适应协调的能力，它对儿童的社会适应和心理发展具有重要影响。元分析表明，相比非留守儿童，留守儿童的心理弹性水平更低。既往研究也发现，留守儿童的依恋安全性水平与心理弹性的三个维度（坚韧、乐观、自强）均存在显著的正相关。但关于早期形成的不安全依恋是否会阻碍留守儿童后期心理弹性的发展，进而导致更多的内外化问题，目前较少有研究从纵向的视角去关注这一问题。

该研究采用前瞻性的追踪设计，系统考察了留守儿童不安全依恋、心理弹性和内外化问题之间的关系。该研究采用青少年依恋量表、心理弹性量表（包含三个因子：个人能力、意义感和自我悦纳）和长处与困难问卷（该量表中的情绪问题和同伴关系主要反映个体的内化问题，品行问题和多动/注意问题主要反映个体的外化问题）对湖南省 652 名留守初中生进行为期三年的 3 次追踪调查，发现：

（1）不安全依恋、心理弹性、内化和外化问题之间均显著相关。

（2）在内化问题方面，男生和女生之间的性别差异不显著；但在外化问题方面，男生和女生之间的性别差异显著，男性得分显著高于女性。

（3）外化问题方面，不安全依恋既可以直接预测留守儿童的外化问题，也可以通过心理

弹性的中介作用间接影响外化问题。

（4）内化问题方面，不安全依恋主要通过影响留守儿童的心理弹性，进而影响其内化问题。

该研究结果表明，不安全依恋通过心理弹性的中介作用间接影响留守儿童的内外化问题。鉴于心理弹性的重要作用，中小学可以增设一些以心理弹性为主题的相关课程，以帮助留守儿童减少情绪行为问题。

（截至2024年2月7日，中国知网数据显示，该文被下载1603次，被引0次。）

农村留守初中生孤独感与心理弹性的交叉滞后分析

万娇娇[1]、赵柏佳[1]、于一凡[1]、王田震[1]、赵俊峰[1,2]，（1. 河南大学教育学部；2. 河南大学心理与行为研究所），《中国临床心理学杂志》，2023年第4期，第966—970页

孤独感是个体的社会关系网络在质或量上出现缺陷时所产生的一种不愉快体验。高孤独感容易诱发不良心理健康状态，也是青少年网络成瘾、自我伤害等问题的重要预测因素。研究发现，留守初中生由于与父母分离且处于身心发展的关键时期，因而成为高孤独感群体之一。

诸多研究证实，心理弹性有助于个体在心理困境（如孤独感）中恢复并保持适应性行为。该研究采用交叉滞后模型考察农村留守初中生孤独感与心理弹性的相互预测关系，采用整群分层抽样的方法，分别在初一（T1）、初二（T2）和初三（T3）进行三次纵向追踪调查，得到有效数据共253份。

该研究采用青少年孤独感问卷（包括纯孤独感、社交能力知觉、同伴地位评价、社交需要未满足感4个维度）和青少年心理弹性量表（包括个人力与支持力两个因素）进行调研，以留守类型（父母双方均外出的双留守儿童和父母仅有一方外出的单留守儿童）为被试间变量，时间点为被试内变量，以孤独感、心理弹性为因变量进行重复测量方差分析，发现：

（1）心理弹性和孤独感之间存在显著的负相关并且呈现相反的变化趋势，孤独感先升后降，心理弹性则先降后升。这一结果提示我们从发展变化的角度看待孤独感与心理弹性的关系：在调查的前半阶段（初一到初二），留守初中生面临着父母外出务工、学业压力逐渐增大以及快速变化的内外部环境等诸多因素的消极影响；而在调查的后半阶段（初二至初三），留守初中生逐渐适应新的学习和生活环境，消极感受逐渐降低，并能重新从生活环境中获取支持与心理资源。

（2）孤独感对心理弹性具有延时负向预测作用，即孤独感程度越高的个体一年之后的心理弹性越低。这可能是因为孤独感破坏了心理弹性整合调动多方面资源、使身心恢复平衡的过程：一方面孤独感会破坏留守初中生的心境恢复，高孤独感留守初中生更容易沉溺于负面心境中，采取更多的不适应策略；另一方面，孤独感会破坏留守初中生的资源获取，高孤独感留守初中生常伴随更多的消极情绪及不良人际适应问题，不利于建构持久的个体资源。

（3）该研究结果并未发现心理弹性对孤独感有显著的延时预测作用；孤独感与心理弹性

之间的关系在留守类型上不存在差异，这说明孤独感对心理弹性的预测作用具有跨留守类型的稳定性。

该研究结果表明，农村留守初中生孤独感与心理弹性之间具有单向且稳定的影响关系，揭示了减轻孤独感对留守初中生心理健康发展的重要意义。

（截至2024年2月7日，中国知网数据显示，该文被下载1069次，被引0次。）

自尊与留守儿童攻击性的关系：生活满意度和心理素质的中介作用

韩宗桥[1]、郭成[1]、王蝶[1]、余宾[1]、何丽[2]，（1. 西南大学心理学部，心理健康教育研究中心；2. 重庆市璧山区璧泉初级中学校），《西南大学学报（自然科学版）》，2023年第12期，第28—35页

父母双方或一方跨乡镇街道外出流动半年及以上，留在原籍不能与父母双方共同生活的0—17岁儿童即留守儿童。据国家统计局等机构的数据，我国到2020年共有留守儿童6693万人，占全国儿童总数的22%。研究发现，留守儿童由于长期处于亲子分离的不利环境中，表现出更高的攻击性。

该研究聚焦于考察留守儿童群体自尊与其攻击性的关系及其内部机制，以西南地区的在校留守儿童为研究对象，以自尊为个人因素，同时关注儿童与环境的相互作用（生活满意度），以及个体内部积极心理品质（心理素质），尝试揭示留守儿童攻击性产生的作用机制。

该研究采用随机抽样法以学校为单位对西南地区的3938名留守儿童进行了在线问卷调查。自尊量表采用罗森伯格（M. Rosenberg，1965）编制并经国内学者修订的中文版评定青少年的自我价值认可和自我接纳程度；生活满意度问卷采用Kenneth T. Wang等修订的中文版问卷测量；中小学生心理素质的测量分别采用潘彦谷等修订的小学生心理素质问卷和胡天强等修订的中学生心理素质问卷，包含认知、个性和适应性3个维度；攻击性采用罗贵明修订的攻击性量表评估青少年的攻击性水平，包含身体攻击、言语攻击、愤怒和敌意4个维度。

结果发现：（1）留守儿童的自尊、生活满意度、心理素质均显著低于非留守儿童，攻击性显著高于非留守儿童，留守儿童在敌意维度上表现出与非留守儿童最大的差异，并且在言语攻击维度上最强。（2）留守儿童自尊与生活满意度、心理素质总分及各维度均呈显著正相关，生活满意度与心理素质呈显著正相关，攻击性与自尊、生活满意度和心理素质均呈显著负相关。（3）自尊对留守儿童的攻击性存在显著的负向效应，即低自尊能够正向预测留守儿童攻击性。该结论支持了一般攻击性模型的观点，即作为人格特质成分的低自尊易使个体形成消极知识结构，增加攻击行为发生的可能。（4）在留守儿童群体中，生活满意度、心理素质均在自尊对攻击性的影响中起单独中介作用，且生活满意度和心理素质在自尊对攻击性的影响中存在链式中介效应。

心理素质与心理健康关系模型表明，心理素质与心理健康水平相互作用、动态发展。未来促进留守儿童的高质量教育时，需充分关注留守儿童的生活满意度，合理应用心理素质和生活满意度的双向促进作用，并充分重视留守儿童自尊、心理素质等心理品质的培养，从而

降低留守儿童的攻击性，促进其形成良好的社会适应能力。

（截至2024年2月7日，中国知网数据显示，该文被下载801次，被引0次。）

社会网络视角下的农村留守儿童心理健康
——基于四川省的经验证据

王天宇[1]、周晔馨[2,3]，（1. 中国人民大学劳动人事学院；2. 北京师范大学珠海校区创新发展研究中心；3. 北京师范大学经济与资源管理研究院），《中国农村观察》，2023年第5期，第164—184页

该研究构建了作业小组、八卦传播、游戏玩伴和情感倾诉对象4种具体的人际网络以及广义的好友网络，在此基础上探讨留守儿童与非留守儿童的社会网络结构差异及其在留守儿童心理健康劣势（利用流调中心抑郁量表CES-D测量）形成中所起的作用。

该研究重点探讨了以下机制：（1）情绪传递机制：网络节点之间会发生信息、情感、行为和健康状态的传递，这一机制被总结为"社会濡染理论"。对情绪濡染比较有影响力的解释机制是模仿-回馈，即人们倾向于模仿周围人的表情、语音和动作，并由此产生与周围人相似的情绪体验。（2）群聚保护机制：群聚理论认为特质相近的人之间有更多的连接。按照社会认同理论，留守儿童在集聚之后会强化自己作为少数人的身份认同，避免感知到歧视。（3）网络中心性：网络中心性是社会资本的重要度量，占据网络中心位置意味着信息、资源和声望优势。青少年社会网络中节点的中心性和自杀、抑郁倾向之间的关系已经得到了相关研究的证实。

该研究发现：（1）当源节点为留守儿童时，他和留守儿童一起学习、谈论八卦、玩游戏以及成为好朋友的概率均比非留守儿童高；但情感网络的功能较为特殊，留守儿童并未基于对方也是留守儿童这一身份特征而增加与之谈心的可能。（2）非留守儿童交友时并未排斥留守儿童；源节点为非留守儿童时，他和留守儿童一起学习的概率也比和非留守儿童一起学习的概率高；在其他网络中，两者没有显著差异。（3）心理健康状态的传递能够在情感倾诉网络和好友网络中发生。（4）留守儿童的心理健康状态比非留守儿童要差，社会网络总体上有助于缩小两类儿童之间的心理健康状态差距；不同功能的网络作用力度具有异质性，这是由各个网络上群聚保护机制、情绪传递机制和网络中心性三者各自带来的社会资本效应作用力度差异导致的。

该研究数据显示，玩耍和情感网络特征对于缓解留守-非留守儿童心理健康差距有着更大的贡献；无论在哪一种网络中，节点中心性对CES-D分数的解释作用都很大，同伴心理健康的传递效应在玩耍网络、情感网络和好友网络中较高，而留守同伴比例的解释作用相对较低；比较四种功能性网络，玩耍网络对心理健康的影响最大。

基于此，该研究提出可以通过合理安排留守儿童的座位、宿舍和作息时间，对留守儿童的班级社会网络进行适度干预，改善留守儿童心理健康状况。

（截至2024年2月7日，中国知网数据显示，该文下载1608次，被引0次。）

小学生校园欺凌及其与问题行为和生活满意度的关系

吴正慧[1]、赵占锋[2]、谭咏梅[3]、冉红琼[4],(1. 北部湾大学心理健康教育中心；2. 贵州工程应用技术学院师范学院；3. 桂林理工大学商学院；4. 西南政法大学党委学生工作部),《中国心理卫生杂志》,2023年第3期,第213—218页

校园欺凌是一个跨文化普遍存在的社会和公共卫生问题，它是发生在学生之间蓄意或恶意通过肢体、语言及网络等手段，实施欺负、侮辱造成伤害的行为。儿童青少年是欺凌行为的高发群体。

该研究选取重庆市7所小学1317名中高年级学生（4—6年级），采用以下工具来评估校园欺凌中的角色：Olweus儿童欺负/受欺负问卷（OBVQ）、长处和困难问卷（学生版）（SDQ，研究将问题行为分为内化问题行为和外化问题行为，内化问题行为包括情绪症状和同伴交往问题，外化问题行为包括品行问题和多动）和生活满意度量表（SWLS）评估问题行为和生活满意度。

研究结果发现，有48.97%的学生卷入校园欺凌，其中欺凌者占1.82%，受欺凌者占35.16%，欺凌-受欺凌者（既欺凌他人又受人欺凌）占12.00%；欺凌-受欺凌者和欺凌者的问题行为得分最高，受欺凌者次之，未卷入者最低；男生在欺凌者、受欺凌者和欺凌-受欺凌者中的占比均高于女生；相较于高年级学生而言，低年级学生在受欺凌者和欺凌-受欺凌者中的占比更高；父母非在婚的学生在欺凌-受欺凌者中的占比更高；卷入校园欺凌学生的生活满意度相比于未卷入者更低。最优尺度回归分析显示，校园欺凌与内化问题行为和外化问题行为正向关联，与生活满意度负向关联。

该研究探讨了校园欺凌不同角色与心理健康积极指标（生活满意度）和消极指标（内化问题行为、外化问题行为）之间的关联，为小学校园欺凌的预防和治理提供更加具体和实际的理论依据：

首先，在学校层面，应加强对校园欺凌卷入者（不应仅聚焦于受欺凌者）的筛查，定位重点群体。

其次，在个体层面，对于欺凌者可进行社会问题解决、情感理解和自我控制等方面的训练，以减少其攻击性和欺凌行为；对于受欺凌者可进行社会技能训练、提供社会支持等，提高其社交能力和求助能力等以降低受欺凌的风险，并开展创伤相关的辅导或治疗，避免其将受欺凌经历内化或外化，帮助其恰当表达情感，恢复自信，疗愈创伤。欺凌-受欺凌者是一个高风险群体，兼有欺凌者和受欺凌者的缺点，应高度重视，可采取鼓励其适应性认知反应（认知重构）的干预措施，如保持乐观的态度和寻求新的意义等以促进行为改变。

最后，在社会层面，应建构高水平的干预方案，将干预延伸到学校、家庭、社区甚至国家政策中，改善小学生所处的社会生态环境，最大程度减少乃至杜绝校园欺凌的发生并尽可能降低其危害。

（截至2024年2月7日，中国知网数据显示，该文被下载1894次，被引9次。）

Childhood maltreatment and adolescents' peer victimization: The effect of security, school connectedness and gender
（儿童虐待与青少年的同伴欺凌：安全感、学校联系和性别的影响）

Xiaoxiao Chen[1], Jingjin Shao[1], Xin Pu[2], Zhi Wang[1]. (2023). (1. Research Center of Mental Health Education & Faculty of Psychology, Southwest University; 2. Zhongxian Middle school). *Children and Youth Services Review*, 148

  青少年时期是个体发展的关键阶段，同伴欺凌作为一种普遍存在的虐待形式，对青少年的心理健康和社会发展造成了严重影响。在中国，同伴欺凌的发生率较高，从2%到66%不等。童年虐待与青少年时期的同伴欺凌之间存在正相关，童年虐待可能会破坏良好的亲子依恋，导致形成不安全的依恋，从而增加同伴欺凌的风险。该研究旨在探索童年虐待与青少年同伴欺凌之间的内在机制。

  该研究选取了来自贵州和重庆的2758名中学生，平均年龄为15.09岁。研究通过问卷调查的方式收集了童年虐待、安全感、学校归属感和同伴欺凌的数据。通过构建调节中介模型，分析了童年虐待对青少年同伴欺凌的预测作用，以及安全感和学校归属感在其中的中介和调节作用。

  该研究发现：（1）那些在童年时期遭受过虐待的孩子，在长大后更容易成为同龄欺凌的目标群体。（2）性别对安全感和同伴欺凌有调节作用：与女孩相比，具有不安全感的男孩更有可能成为同伴欺凌的受害者。（3）学校归属感在童年虐待与同伴欺凌的关系中起到了重要的调节作用，高学校归属感缓冲了童年虐待对安全感和同伴欺凌的负面影响，并增强了安全感对同伴欺凌的保护效果。

  该研究对于理解和预防青少年同伴欺凌提供了重要的视角。通过揭示童年虐待与同伴欺凌之间的内在联系，研究强调了提升青少年安全感和学校归属感在预防同伴欺凌中的重要性。对于教育工作者、政策制定者以及家长而言，这一发现意味着为青少年创造一个安全、支持性的学习和成长环境是至关重要的。此外，研究结果也提示了性别在青少年发展和同伴关系中的差异性，需要针对性地为男孩和女孩提供不同的支持和干预措施。

  （截至2024年4月25日，该文被引2次。原文为英文，编者译。）

Violent video game exposure and bullying perpetration among Chinese adolescents: The moderating role of belief in a just world
（暴力视频游戏暴露和中国青少年欺凌行为：公正世界观的调节作用）

Xingwu Lei[1], Qian Nie[1], Chun Chen[2], Zhaojun Teng[1]. (2023). [1. Research Center of Mental Health Education, Faculty of Psychology, Southwest University; 2. School of Humanities and Social Science, Chinese University of Hong Kong (Shenzhen)]. *Aggressive Behavior*, 49(6), 701—709

　　暴力电子游戏对青少年的影响一直是社会关注的焦点。虽然这类游戏可能会满足青少年的某些心理需求，如发展和改善友谊，促进社交发展，但大多数研究集中在暴力电子游戏对青少年的负面影响上。例如，暴力电子游戏暴露（VVGE）可能增强攻击行为，如霸凌行为。霸凌是一种故意伤害他人心理、身体或情感的重复性攻击行为，对青少年的影响深远。然而，并非所有玩暴力电子游戏的青少年都会表现出霸凌行为。该研究旨在探讨中国人信念中的公正世界观（BJW）如何调节暴力电子游戏暴露与霸凌行为之间的关系。

　　研究采用了横断面研究设计，基于一般攻击模型（GAM），考察了个体因素（即公正世界观信念）与情境因素（即暴力电子游戏暴露）对霸凌行为的交互影响。研究样本包括中国西南地区5所中学的4250名青少年学生（54.4%为男性，平均年龄15.14岁）。研究者使用了代表性的样本来检验公正世界观在暴力电子游戏暴露与霸凌行为之间的调节作用。

　　研究发现：（1）暴力电子游戏暴露与霸凌行为之间存在显著的正相关关系。（2）即使在控制了协变量之后，一般和个人的公正世界观与情境变量（即暴力电子游戏暴露）交互作用，预测了中国青少年的霸凌行为。具体来说，与公正世界观较低的青少年相比，较高公正世界观的青少年在暴力电子游戏暴露对霸凌行为的正面影响上表现得更为弱化。这些发现支持了一般攻击模型理论，并强调了公正世界观在暴力电子游戏暴露对霸凌行为影响中的缓冲作用。

　　该研究的发现对于理解青少年霸凌行为的心理背景具有重要意义：通过减少青少年接触暴力电子游戏，可能有助于预防霸凌行为的发生。此外，培养青少年的公正世界观信念，可能作为一种保护因素，减少暴力电子游戏对青少年霸凌行为的影响。因此，学校和家庭应该加强对青少年公正世界观的教育，以促进其积极发展。这项研究的结果对于制定有效的干预措施，减少青少年的霸凌行为，以及为游戏产业提供指导，都具有重要的现实指导意义。

（截至2024年5月7日，该论文被引2次。原文为英文，编者译。）

COVID-19疫情期间居家隔离对上海市学龄前儿童心理健康状况的影响

马晨欢[1]、姜莲[1]、储莉婷[1]、潘丽珠[1]、朱佩滢[1]、王瑜[1]，（1. 上海市儿童医院，上海交通

大学医学院附属儿童医院儿童保健科），《中国儿童保健杂志》，2023年第3期，第327—331页

该研究为分析2022年上海市新型冠状病毒（COVID-19）疫情居家隔离期间学龄前儿童情绪和行为问题的特点及变化，于2022年4月24—28日采用整群随机抽样的方法，对上海市静安区和杨浦区17家幼儿园共2124名学龄前儿童进行调查，为开展学龄前儿童的健康心理教育及实施心理行为干预提供了依据。

该研究采用长处与困难问卷-父母版（Strengths and Difficulties Questionnaire，SDQ）评估儿童的情绪和行为问题。国内学者对该问卷进行了中文版修订，建立了上海常模且信效度良好。SDQ包含情绪症状、品行问题、多动、同伴交往问题和亲社会行为5个因子，前4个因子得分越高说明问题越严重，亲社会行为得分越高说明社会能力越强。困难总分为前4个因子得分之和。

分析结果发现：（1）上海市COVID-19疫情居家隔离期间3—6岁学龄前儿童情绪和行为问题检出率为3.34%—24.81%。其中，品行问题和同伴交往异常率明显上升（12.81%、24.81%）；（2）疫情居家隔离期间学龄前儿童情绪和行为问题异常率较前上升，尤其是品行问题和同伴交往，其中男童和低年龄儿童的异常率更高。

对于研究结果，作者结合过往研究分析认为：疫情期间家长情绪是居家儿童心理健康的重要因素，但由于工作和生活受到不同程度影响，家长会有过度焦虑、烦躁等心理反应，而学龄前儿童容易受到父母不良情绪的影响。随着居家隔离和家长不良情绪的积累，学龄前儿童发生行为问题的风险也随之增加。与此同时，疫情期间居家隔离及限制外出打乱了家长对儿童日常作息的调节，处理与疫情相关的卫生、经济和社会紧急情况使得家长不得不减少用于教育的时间和精力，使得学龄前儿童更容易发生行为问题。

男童同伴交往和亲社会行为异常率高于女童，可能是由于与性别相关基因和内分泌激素水平先天差异的影响；3岁组亲社会行为异常检出率高于其余三组，考虑到3岁是学龄前儿童从家庭进入幼儿园的年龄，亲社会能力尚未得到充分发展。提示在今后开展相关健康心理教育及实施心理行为干预时应当加以区别和侧重。

（截至2024年2月7日，中国知网数据显示，该文被下载827次，被引4次。）

The relationship between loneliness and problematic smartphone use among adolescents during the COVID-19 pandemic: The mediating role of negative emotions and maladaptive coping
（新冠疫情期间孤独感与青少年问题性智能手机使用的关系：负面情绪和不良应对的中介作用）

Xiaoli Du[1], Guangcan Xiang[2], Mingyue Xiao[1], Xinyuan Liu[1], Jiayi Sun[3], Cody Ding[4], Hong Chen[1]. (2023). (1. Key Laboratory of Cognition and Personality, Ministry of Education, Faculty of Psychology, Southwest University; 2. Tian Jiabing College of Education, China Three Gorges University; 3. School of Psychology, Nanjing Normal University; 4. Department of Educational Psychology, Research and Evaluation, University of Missouri, St. Louis). *Journal of Adolescence*, 95, 1449—1462

  在新冠疫情大流行期间，青少年的孤独感和智能手机使用问题引起了社会的广泛关注。由于疫情导致的居家隔离和学校关闭，青少年的户外活动和面对面社交活动减少，这加剧了他们的孤独感。同时，智能手机作为一种便捷的互联网接入设备，可能会成为青少年缓解孤独感和寻求社交联系的工具，但过度依赖可能导致问题性使用。因此，研究青少年孤独感与问题性智能手机使用之间的关系及其潜在机制，对于制定有效的干预措施具有重要意义。

  研究采用横断面研究设计，共招募了672名中国青少年（10—16岁），在2022年4月完成了包括孤独感、负面情绪、适应不良应对方式和问题性智能手机使用在内的一系列问卷调查。研究使用了多种心理量表（中国青少年版孤独量表、积极和消极情绪量表、应对方式问卷和手机成瘾指数量表）来评估这些变量，并运用了序列中介分析方法来探究孤独感与问题性智能手机使用之间的关系，以及负面情绪和适应不良应对方式在其中的中介作用。

  研究结果显示，孤独感与问题性智能手机使用之间存在正相关关系。具体来说，孤独感较高的青少年更有可能通过智能手机寻求社交联系和缓解孤独感，从而导致过度使用智能手机。此外，负面情绪和适应不良应对方式在孤独感和问题性智能手机使用之间起到了独立的中介作用。孤独感可能导致青少年经历更多的负面情绪，而这些负面情绪又可能导致他们采取适应不良的应对策略，如逃避现实和沉迷于智能手机，最终形成问题性的智能手机使用模式。

  该研究对于理解青少年在公共卫生危机期间的心理状态和行为模式提供了重要见解。研究结果强调了为孤独的青少年提供社会支持的重要性，以减少他们对智能手机的过度依赖。家长和教育者应当关注青少年的情感状态，并引导他们发展和使用适应性的应对策略来管理压力。此外，研究还提示了在干预措施中针对负面情绪和适应不良应对方式可能有助于减少青少年的问题性智能手机使用模式。

（截至2024年5月6日，该论文被引1次。原文为英文，编者译。）

大学生负性生活事件的影响研究

  导言：本部分论文主要研究负性生活事件对大学生心理健康的影响，涉及心理危机脆弱性、网络成瘾和学业满意度、敬畏体验等。还有论文探讨了新冠疫情期间医学生心理问题的患病率和危险因素。

农村大学生心理危机脆弱性及其相关因素分析

  胡凡[1]、汤春苹[2]、张珂[3]，（1. 南阳医学高等专科学校护理系；2. 南阳师范学院外国语学院；3. 南阳理工学院马克思主义学院思品教研室），《中国学校卫生》，2023年第7期，第

1021—1025 页

农村大学生因生活环境、生活状态等转变，更容易出现心理上的不适应；加之原生家庭经济条件有限，在面临大学生活中诸多诱惑和选择时，容易出现困惑、压抑、自卑等情绪；此外，在人际关系、学业和就业压力等处理时，农村大学生也容易表现出各种问题，继而影响心理健康。

心理危机是一种应激反应，指个体面临突发状况或重大问题时，惯常的处理方式及支持系统应对失效，继而引发的心理失衡状态。脆弱性包含易感性、应对力及恢复力等要素，心理危机脆弱性越高，个体越容易出现心理失衡且不易恢复。父母教养方式对子女人格、认知、能力等带来深远影响。积极的教养方式利于子女形成良好的自我概念，有助于其有效应对学习生活中的各种压力；消极的教养方式，如溺爱、忽视，对子女心理健康、人际关系等有消极影响。社会自我效能感（PSSE）对人际关系的建立及保持十分重要。社会自我效能感越高，个体与外界交流更积极主动，社交范围越广，面对挫折时也更有能力调动更多社会资源、寻找社会支持，对维持个体人际关系、促进心理健康有积极意义。

研究采用问卷调查法，从南阳市5所高校共获得5310名大一至大三学生的有效数据，探究农村大学生心理危机脆弱性现状及其相关因素。

研究所用问卷：（1）危机脆弱性测验问卷，由Glenys等编制，共15题，分数越高心理危机脆弱性越高；（2）父母教养方式量表，由龚艺华编制，共21题，包含专制型、信任鼓励型、情感温暖型、溺爱型、忽视型5个因素，分数越高越倾向于该类型；（3）社会自我效能感量表，由孟慧等修订，共18题，分数越高社会自我效能水平越高。

研究结果：（1）农村大学生心理危机脆弱性得分（10.76±3.46）、父母教养方式中溺爱维度得分（2.68±0.55）、信任鼓励维度得分（2.52±0.62）、社会自我效能感得分（3.29±0.61）；（2）Pearson相关分析显示，农村大学生心理危机脆弱性与溺爱、忽视呈正相关，与信任鼓励、情感温暖、社会自我效能感之间呈负相关；（3）多重线性回归分析显示，农村大学生单亲或其他家庭结构、贫困生、留守经历、溺爱得分高、忽视得分高，则心理危机脆弱性高；信任鼓励得分高、情感温暖得分高、社会自我效能感得分高，则心理危机脆弱性低。

农村大学生心理危机脆弱性较高，原因可能为：（1）进入高校后学习生活环境转变较大，受生活经历和经验限制，在独立生活和人际交往中可能受到的困难和挫折更多，更容易出现对现状及未来的困惑，导致较大心理落差和心理压力，形成心理危机；（2）物质条件相对较差，易受到挫折，产生自卑、焦虑等负面心理，甚至出现孤僻、不合群，引发心理危机；（3）学业压力较大，在高中时期成绩往往较好，但进入大学后优势不明显，容易产生挫败感；而且农村大学生自主学习意识、自我管理能力往往欠缺，不适应高校培养模式，加之勤工俭学等原因可能会减少学习投入，进而导致不良心理状态；（4）因传统思想观念限制、性教育缺乏等原因，农村大学生难以较好应对情感问题，易出现较大的情绪波动；就业时缺乏优势方面，均可能导致出现较大心理压力。

单亲或其他家庭结构、贫困生、有留守经历者与农村大学生心理危机脆弱性关系密切：（1）单亲或其他家庭结构的大学生在成长过程中欠缺与父母间情感沟通，缺乏更好的家庭支持，心理健康水平可能较低。（2）贫困生对家庭经济困难较为敏感，在人际交往中容易出现挫败、自卑，出于掩饰、逃避心理，可能使其与学校师生刻意保持距离，导致心理不健全；另外，对摆脱贫困的焦躁无奈、对周围事物的内心嫉妒等也会加重贫困生内心不平衡，引发心理危机。（3）有留守经历的农村大学生因儿童期缺乏父母陪伴、教育及引导，人格塑造可能相对不健全，留守期经历还可能导致其日后面对各种问题时缺乏倾诉渠道或有效沟通方式，承受着较大的心理压力，继而影响心理健康水平。

（截至 2024 年 5 月 11 日，中国知网数据显示，该文被下载 470 次，被引 1 次。）

Effects of internet addiction and academic satisfaction on mental health among college students after the lifting of COVID-19 restrictions in China
（调整 COVID-19 防控措施后网络成瘾和学业满意度对大学生心理健康的影响）

Aiping Deng[1,2], Cong Wang[1,3], Jia Cai[1], Zhongyue Deng[1,3], Yunfei Mu[1,3], Hongjun Song[2], Yajing Meng[1], Xiandong Meng[1], Xuehua Huang[1], Lan Zhang[1], Yi Huang[1], Wei Zhang[1], Jin Chen[4], Maosheng Ran[1,3]. (2023). (1. Mental Health Center, West China Hospital, Sichuan University; 2. West China School of Nursing, Sichuan University; 3. Psychiatric Laboratory, West China Hospital, Sichuan University; 4. Department of Clinical Epidemiology and Evidence-Based Medicine, West China Hospital). *Frontiers in Psychiatry*, 14, 1243619

在中国，青少年和年轻成年人中互联网成瘾（Internet Addiction, IA）的流行率在 0.9% 到 37.9%。在 COVID-19 大流行期间，有证据显示 32.4% 的中国学生表现出了网络成瘾的倾向。然而，在调整防控措施后，很少有研究关注学生的网瘾问题。

该研究进行了一项大规模的横断面在线调查，旨在探讨大学生网络成瘾的特点以及网瘾、学业满意度与心理健康问题之间的关联。调研时间为 2022 年 12 月 14 日至 2023 年 2 月 28 日，调研地点为中国四川省。

该研究采用患者健康问卷（Patient Health Questionnaire, PHQ-9）评估抑郁症状的水平；广泛性焦虑障碍-7（Generalized Anxiety Disorder-7, GAD-7）评估焦虑症状；失眠严重指数（Insomnia Severity Index, ISI）评估失眠情况；互联网成瘾测试（Internet Addiction Test, IAT）评估互联网成瘾情况；社会支持评定量表（Social Support Rating Scale, SSRS）衡量社会支持情况。共有 22605 名大学生完成了这项调查，分析结果发现：

（1）66% 的被试属于有网瘾组。与无网瘾组的被试相比，有网瘾组的被试在汉族、吸烟、饮酒、精神障碍家族史、精神障碍病史、COVID-19 感染以及隔离经历方面的比例显著更高。与无网瘾组相比，有网瘾组在学业表现上进步的比例显著较低，退步的比例显著更高，并且对学院的不满意程度较高。

（2）有网瘾的大学生比没有网瘾的人更有可能经历抑郁症状、焦虑症状、失眠以及自杀意念。网络成瘾的认知行为模式和问题性网络使用理论说明，遭受心理困扰（如抑郁）的人可能更容易在现实生活中受到挫折，他们会选择求助于网络，以获得安全感和舒适感。在COVID-19大流行后，预防网瘾和减少心理困扰对于维持大学生正常的社会活动和功能非常重要。

（3）网瘾水平较高的被试会经历更严重的心理健康问题（如抑郁、焦虑、失眠和自杀意念），并且获得的社会支持较少。有证据表明，网络成瘾会促使多巴胺快速释放，从而可能导致即时满足感和重复反应的可能性，包括强迫行为和耐受性增加。有fMRI研究发现，网瘾患者的奖赏处理功能失调，冲动控制能力减弱。因此，更严重的网瘾可能意味着器质性病变的发展，所以网络成瘾需要早期干预和提前预防。

（4）网络成瘾和学业满意度对心理健康的交互作用显著：网瘾水平较高且学业满意度较低的被试更有可能经历抑郁症状、焦虑症状和失眠。互联网成瘾和学业满意度可能会形成一个恶性循环：网瘾可能会导致认知功能下降和学业拖延，这反过来又会导致学业表现不佳，进而导致逃避现实。因此，要打破这种恶性循环，需要预防网瘾和改善学生的学业。

（截至2024年5月22日，该文被引2次。原文为英文，编者译。）

Awe experience triggered by fighting against COVID-19 promotes prosociality through increased feeling of connectedness and empathy（抗击新冠病毒引发的敬畏体验通过增加联系感和同理心来促进亲社会性）

Li Luo[1,2,3], Rong Zou[4], Dong Yang[1,2], Jiajin Yuan[1,2]. (2023). [1. The Affect Cognition and Regulation Laboratory (ACRLab), Institute of Brain and Psychological Sciences, Sichuan Normal University; 2. Faculty of Psychology, Southwest University; 3. The Department of Education Science, Neijiang Normal University; 4. Hubei Key Laboratory of Sport Training and Monitoring, Department of Psychology, College of Health Science, Wuhan Sports University]. *The Journal of Positive Psychology*, 18(6), 866—882.

新冠疫情给人类的生存和发展带来了严重的挑战，导致全球6亿多人感染该病毒，并造成6000多万人死亡。亲社会行为（如合作、捐赠等）在抗击疫情中发挥着重要作用；相反，以自我为中心的行为（如囤积产品、获得暴利、减少帮助行为、违反公共卫生指南等）则会加剧疫情的传播。敬畏是当个体面对广阔的、浩大的、崇高的且超越其当前理解范围的事物时所产生的惊异的情绪体验。作为一种自我超越的集体情绪，它能使个体融入社会协作，参与集体行动。大量研究表明，敬畏是促进亲社会行为的重要因子。那么，敬畏能提升与抗击疫情相关的亲社会行为吗？如果能，其产生路径又是什么呢？该研究通过四项研究对这一问题进行了深入探讨，并汇聚性地揭示了敬畏对抗疫相关亲社会行为的促进作用，并进一步揭示了联结感和共情在两者间的中介作用。

研究一通过1281人的横断调查完成了特质敬畏量表和抗击疫情相关的系列问题，结果发现特质敬畏能正向预测个体是否在疫情中参与了志愿活动、是否捐赠了抗疫物资以及个体捐赠金钱的数量。

研究二采用纵向研究，考察了个体在疫情期间的敬畏体验能否通过联结感和共情提升抗击疫情相关的亲社会行为（N=332）。结果发现，敬畏体验能显著预测亲社会行为，而联结感、共情体验在上述关系中起显著的序列中介作用。

研究三采用实验研究的方法（N=153）。结果发现，相比于愉悦和中性情绪，敬畏提升了个体对内、外群体的亲社会行为，这一促进作用是因为敬畏情感体验增强了个体所体验到的与他人、社会乃至全人类的普遍联结感，而联结感的增强又进一步促进了个体对他人与社会的共情体验，从而触发了更多的亲社会行为；值得一提的是，小我的中介作用不显著。

研究四采用与研究三相同的方法，考察了敬畏对疫情期间献血意愿的影响和作用机制（N=156）。结果发现敬畏提升了个体在疫情下无偿献血的意愿，再次验证了联结感和共情在两者之间的序列中介作用，且这一效应在控制小我的贡献以后依然稳健存在。

该研究说明，疫情背景下的敬畏体验能广泛促进亲社会行为，这一结果不受受助者群体身份的影响，且导致这一结果的部分原因在于敬畏相继提升了联结感和对他人的共情，从而促进了亲社会行为的产生。因此，培养个体的敬畏是促进危机中亲社会行为的积极因子。

（截至2024年6月15日，该文被引13次。原文为英文，编者译。）

The prevalence and risk factors of mental problems in medical students during COVID-19 pandemic: A systematic review and meta-analysis
（新冠病毒大流行期间医学生心理问题的患病率和危险因素：系统回顾和荟萃分析）

Pu Peng[1], Yuzhu Hao[1], Yueheng Liu[1], Shubao Chen[1], Yunfei Wang[1,3], Qian Yang[1], Xin Wang[1], Manyun Li[1], Yingying Wang[1], Li He[1], Qianjin Wang[1], Yuejiao Ma[1], Haoyu He[2], Yanan Zhou[1,3], Oiuxia Wu[1], Tieqiao Liu[1]. (2023). [1.Department of Psychiatry, and National Clinical Research Center for Mental Disorders, The Second Xiangya Hospital of Central South University; 2. Department of Psychology, College of Education, Hunan First Normal University; 3. Department of Psychiatry, Hunan Brain Hospital (Hunan Second People's Hospital)]. *Journal of Affective Disorders*, 321, 167—181

新冠病毒大流行不仅对社会和经济造成了前所未有的冲击，也给全球医学生带来了前所未有的压力。医学生作为医疗体系的重要后备力量，他们在大流行期间需要面对更高的工作强度、更严格的学习要求和更复杂的情感压力。这些因素可能导致他们出现一系列的心理问题,如抑郁、焦虑、睡眠障碍等。因此,了解新冠病毒大流行期间医学生的心理问题患病率和风险因素,对于保障他们的心理健康、提高他们的学业和职业表现具有重要意义。

研究采用了系统回顾和荟萃分析的方法,通过全面检索相关数据库(包括 PubMed、Embase、Web of Science、psyARTICLES、PsycINFO、CNKI 和万方),筛选出符合要求的文献。研究者通过随机效应模型计算合并流行率,采用了叙述性综述以确定风险因素。这种方法能够较为全面地了解当前医学生在新冠病毒大流行期间心理问题的研究现状,并得出更为可靠的结论。

该研究的元分析包括了 201 项研究,共覆盖 198000 名医学生。结果显示,抑郁(41%)、焦虑(38%)、压力(34%)、睡眠障碍(52%)、心理困扰(58%)、PTSD(34%)、自杀念头(15%)和倦怠(38%)的患病率较高。主要风险因素包括女性、初级或临床前阶段的学生、对感染的恐惧、学术压力、精神或身体疾病史、经济困难、对教育损害的恐惧、在线学习困难、孤独、体力活动少、低社会支持水平,以及过度使用智能手机或互联网。

该研究的结果表明,新冠病毒大流行期间医学生的心理问题不容忽视。学校和医疗机构应该加强对医学生心理健康的关注,为他们提供必要的心理支持和帮助。在制定干预措施上,基于识别出的风险因素,学校和医疗机构可以制定有针对性的干预措施,如加强心理健康教育、提供心理咨询和辅导、改善学习环境和条件、增加社交活动等,以预防和减少心理问题的发生。同时,政府和教育部门也应该关注医学生的心理健康问题,制定相应的政策,如增加心理健康课程的学时、提供心理健康奖学金等,以鼓励医学生关注自己的心理健康。最后,在媒体和社交平台等途径中,提高公众对医学生心理健康问题的认识也是至关重要的。这样可以减少社会对医学生的误解和压力,为他们创造一个更加宽松和支持的环境。

(截至 2024 年 5 月 24 日,该文被引 83 次。原文为英文,编者译。)

成年人负性生活事件的影响研究

导言:本部分论文研究成年人群体中负性社会事件对心理健康的影响,如亲密伴侣暴力合理化态度、亲密伴侣暴力的评判与归因、疫情对幸福感的影响、新冠疫情中的哀伤信念与心理症状、新冠疫情期间失眠的风险,以及正念与执行功能失调在抑郁和新冠相关应激之间的作用等。其他论文探讨了社会经济地位与农村居民心理健康的关系、乡镇公务员的压力感知,以及精神健康管理等。

心理健康问题是"富贵病"吗?社会经济地位与农村居民心理健康问题:一个链式中介模型

孟可强[1]、刘文雅[2]、吴博文[3]、李旺[4]、李凤兰[5],(1. 上海交通大学马克思主义学院;2. 河南城建学院;3. 郑州航空工业管理学院;4. 河南科技大学;5. 华中农业大学),《心理学探新》,2023 年第 5 期,第 433—440 页低社会经济地位与心理健康问题之间存在一个难以打破的恶性循环圈，两者关系研究涉及心理学、公共卫生、贫困干预等研究领域。国外研究结果多佐证社会经济地位是"因"、心理健康是"果"。社会经济地位和特定心理健康问题存在关联，但与整体心理健康问题的关系有待研究。控制感是影响个体心理健康的重要变量，其被剥夺会导致抑郁、焦虑等诸多严重的心理健康后果。希望感可以有效缓解压力和创伤等带来的伤害，是个体心理健康问题的强有力保护因素和预测指标。

社会经济地位指个人所拥有的物质与非物质资源及其在社会等级系统中的大概位置，是个体心理健康不平等的"上游"原因和决定因素。控制感是个体对自身能在多大程度上影响外界环境和生活的信念，是个体的一项基本心理资源。希望是个体一种积极的内在动机，由未来目标指引下的路径思维和动力思维构成。

该研究采用问卷调查法，从湖北省某县的农村成年居民中共获取568份有效数据，使用总体控制感量表、成人希望状态量表、一般健康问卷分别对控制感、希望感、心理健康状况进行评估，探究社会经济地位与农村居民心理健康问题的关系以及控制感和希望感的中介作用。

研究结果：（1）较低社会经济地位的农村居民心理健康问题阳性检出率为48.89%，为较高社会经济地位农村居民的1.8倍；（2）在控制了性别、年龄等人口学变量后，社会经济地位可直接负向预测农村居民的心理健康问题；（3）社会经济地位亦通过控制感和希望感的单独中介作用及两者的链式中介作用，间接负向预测农村居民心理健康问题。

心理健康问题并非"富贵病"。较低社会经济地位的农村居民中有将近一半检出心理健康问题阳性，这可能与我国农村基层心理健康服务资源极为匮乏、可及性差等有关。该发现提示脱贫攻坚后的5年过渡期内要高度重视农村脱贫人口的心理健康问题，通过多种手段及时筛查、有效干预，预防由心理健康问题导致的返贫。长期亦要加强乡村层面的社会心理服务体系建设，实施与心理健康干预相伴的农村物质帮扶。

不确定性是低社会经济地位造成心理健康问题的首要机制。帮扶政策的频繁变动难以培养控制感，无法塑造生活信念，危害心理健康。故未来的农村帮扶要着力关注生存及发展中的风险与不确定性，注重保险、社会保障、技能培训等"增权赋能"的措施，施行"参与式""互动式"帮扶，采取自我肯定、"转换—坚持"等心理干预策略，提升农村低社会经济地位者的控制感，减缓其心理健康问题。

社会经济地位有助于预测农村居民希望感。低社会经济地位所致低希望感不仅会使其陷入"行为贫困陷阱"，还会使其更易陷入"心理健康陷阱"。故应及时通过社会心理服务、榜样示范、宣传教育等社会心理干预手段来对农村脱贫人口"扶志"，大力激发其内生发展动力，提升其志向、抱负与干劲，从而增强其希望感，改善心理健康。

社会经济地位作用于农村居民心理健康问题是一个多环节的复杂过程，存在"社会经济地位→信念（控制感）→内在动机（希望感）→心理健康问题"的连锁反应。低控制感是导致低社会经济地位者低希望感的关键心理诱因，并非人穷志短等品质缺陷。故应对农村脱贫人口的信念、动机、心理健康等进行全方位、多方面的干预，打破"低社会经济地位—心理健康问题"的恶性循环。

（截至2024年4月26日，中国知网数据显示，该文被下载262次，被引0次。）

乡村振兴背景下压力感知对乡镇公务员心理健康的影响：有调节的中介模型

李润欣[1]、薄建柱[1]、赵梦园[2]，（1. 华北理工大学公共卫生学院；2. 华北理工大学党委宣传部），《中国健康心理学杂志》，2023年第10期，第1441—1447页

繁重的工作和群众的误解让乡镇公务员面临着巨大的压力和挑战，由此导致的心理健康问题严重影响着乡镇干部队伍的战斗力与凝聚力。

压力感知会导致抑郁、焦虑等心理健康问题，是预测心理问题的一个强有力的风险因素。职业倦怠指个体在工作压力过大的状况下产生的身心疲劳与耗竭的状态，是不能顺利应对压力时个体产生的一种极端反应，表现为对工作热情丧失，工作态度消极，对工作的意义和评价降低等。压力感知越明显，出现职业倦怠的可能性越大。职业倦怠将会导致烦躁易怒、自卑、焦虑等消极情绪，严重威胁员工的心理健康。社会支持指获得他人（朋友、家人及其他重要他人）物质和精神上的支持，是个体所拥有的一项重要资源。拥有稳定而良好的社会支持能够为个体提供归属感、安全感等积极的情绪体验，避免由于压力的增加导致职业倦怠程度的加深。

该研究采用问卷调查法，从河北省某市乡镇共获得1161名公务员的有效数据，探究乡镇公务员的压力感知对心理健康状况的影响，以及职业倦怠中介作用与社会支持的调节作用。

研究发现：(1) 乡镇公务员的心理健康状况不容乐观。女性的心理健康状况优于男性；20—30周岁低年龄组的心理健康状况优于高年龄组；研究生及以上的乡镇公务员心理健康状况较好。(2) 乡镇公务员感受到的压力越高，出现心理问题的可能性越大。随着乡村振兴战略的实施、服务型政府的构建，对乡镇公务员的综合素质提出了更高的要求，这使乡镇公务员的压力空前增大，导致乡镇公务员免疫功能下降，产生抑郁、焦虑等心理问题。(3) 压力感知可以通过职业倦怠水平影响心理健康状况。若乡镇公务员在充满压力的情境下持续工作，会降低其成就感，丧失工作积极性，产生职业倦怠，而职业倦怠则加重了心理问题。若产生职业倦怠的乡镇公务员个体缺乏排解渠道，长此以往将造成更差的心理状态。(4) 乡镇公务员领悟社会支持能够调节压力感知对职业倦怠的影响。领悟社会支持作为一种与社会环境联系密切的心理资源，可以有效地防止负性情绪进一步恶化，在缓冲压力和维护心理健康方面发挥重要作用。善于从家人、朋友、同事中获得社会支持的乡镇公务员在面对压力时，将会有更强的信念面对困难，压力的排解和释放也会更加有效果，因此能够缓解压力，甚至发展出较积极的心态来面对压力，从而有效减缓职业倦怠的发展。

（截至2024年4月7日，中国知网数据显示，该文被下载1295次，被引0次。）

童年社会经济地位与农村成年居民心理健康：希望感和主观幸福感的作用

孟可强[1]、李凤兰[2]、王丽[2]、陈敏[1]，（1. 上海交通大学马克思主义学院；2. 华中农业大学马克思主义学院；3. 华中农业大学经济管理学院），《心理科学》，2023年第5期，第1148—1155页

中国精神卫生调查数据显示，农村地区成人任意一种精神障碍（除痴呆）12个月患病率为13.4%，远高于城市的5.5%。《中国国民心理健康发展报告（2019—2020）》指出，农村成年人口的抑郁检出率为16.5%，高于城镇成年人口的14%。可见，我国农村成人心理健康水平较低。该研究旨在探究早年外部经济因素（童年社会经济地位）如何通过内在积极心理因素（希望、幸福）影响农村成年居民的心理健康，为乡村振兴背景下开展农村心理健康促进等工作提供有益参考。

该研究对湖北省某乡村振兴重点帮扶县8个乡镇下辖的19个行政村的农村成年居民进行问卷调查，回收有效问卷568份。问卷采用童年社会经济地位量表、一般健康问卷（12题版）、成人希望状态量表和主观幸福感阶梯量表进行评估，通过链式中介模型验证童年社会经济地位与农村成年人心理健康水平的关系，并探究希望感和主观幸福感在其中的作用。

研究发现：（1）童年社会经济地位与农村成年居民希望感、主观幸福感、心理健康水平两两显著正相关；（2）童年社会经济地位通过希望感和主观幸福感的单独中介作用以及两者的链式中介作用正向预测农村成年居民心理健康水平。

以往大量研究揭示出童年社会经济地位对个体心理产生的多方面影响，主要包括动机、认知、情绪情感、心理健康等。该研究这一链式中介模型证明了上述心理因素存在一定关联性和次序性，提出了一条"童年社会经济地位→内在动机（希望感）→主观认知和情绪体验（主观幸福感）→心理健康"的作用路径。童年社会经济地位作用于农村成年居民心理健康是多环节的过程，低童年社会经济地位造成的"冲淡希望"与"减损幸福"效应的叠加与递进，会降低心理健康的保护性因素与积极取向，导致成年心理健康整体水平也较差。

（截至2024年4月26日，中国知网数据显示，该文被下载1531次，被引0次。）

性别方向性、施暴动机和暴力类型对亲密伴侣暴力合理化态度的影响

铁蕾[1]、郑涌[1]，（1. 西南大学心理学部），《中国临床心理学杂志》，2023年第4期，第769—773页

亲密伴侣暴力是指现存或过往的亲密关系（如恋爱、同居或婚姻）中发生的任何对伴侣造成伤害的暴力行为，包括躯体攻击、精神伤害、性侵害和胁迫控制等形式。

对伴侣暴力的态度与实际的暴力行为之间存在联系，认为"殴打妻子"是一种正当行为的女性更容易遭受来自伴侣的躯体攻击和性暴力。有研究发现，施暴者和受害者的性别影响参与者对家庭暴力情景的判断，相比于涉及男性受害者的家庭暴力情景，参与者认为涉及女性受害者的家庭暴力更严重。亲密伴侣暴力动机存在两种不同的类型：前者通常由男性实施，目的是通过暴力控制伴侣（控制型）；后者则是在特定情景下偶然发生的暴力行为，通常是伴侣间冲突升级的产物（冲突型）。

该研究以1178名中国异性恋成年人为样本，探讨性别方向性、施暴动机和暴力类型三个因素对亲密伴侣暴力合理化态度的影响及其间的交互作用。研究采用3（性别方向性：男性施暴，女性施暴，双向施暴）×2（施暴动机：冲突，控制）×2（暴力类型：躯体，精神）三因素被试间设计，每组91—102人。因变量为被试对亲密伴侣暴力的合理化态度。

研究结果显示：（1）性别、动机和类型对暴力合理化态度的主效应显著。（2）在单向暴力（包括男性或女性施暴）和精神暴力情景中，被试对冲突动机下的暴力合理化态度高于控制动机。（3）性别、动机和类型的三阶交互效应显著。

研究证明了性别方向性、施暴动机和暴力类型共同对亲密伴侣暴力合理化态度产生影响，男性施暴、控制动机和躯体暴力被认为更不合理。该结果提示我们，在理解个体对亲密伴侣暴力的合理化态度时，要充分考虑性别方向性、施暴动机和暴力类型的共同影响。这些结果对于减少亲密伴侣暴力的发生以及为受害者提供更有效的支持和保护具有一定的理论和实践意义。

（截至2024年4月28日，中国知网数据显示，该文被下载455次，被引1次。）

疫情聚焦对幸福感的影响：关系自我的保护作用

卫朝选[1]、王磊[1]、许粟棂[1]、毕重增[1]，（1. 西南大学心理学与社会发展研究中心，心理学部），《心理科学》，2023年第6期，第1462—1469页

疫情改变了人们已有的生活方式，个体会感受到孤独、心理受限以及不确定感，对心理健康造成广泛的负面影响。个体注意力集中于疫情会降低个体安全感、舒适愉悦感和主观生活质量。疫情防控要求居家隔离、保持社交距离，使得人际关系质量与幸福感的联系更加紧密，关系自我建构的作用得到加强。

疫情聚焦指个体将注意力集中于疫情信息时产生与疫情关联的认知、情感和行为。自我建构是疫情与幸福感研究中的重要因素，包含个体、关系和集体三种取向，不同自我建构的适应性意义不同。个体取向以独特的内在属性来建构自我，其幸福感来源于自尊与自我价值的实现。关系取向通过人际关系的角度定义自我，从重要他人的关系中获得幸福感。集体取向从社会成员身份中衍生出自我定义，其幸福感与集体成员相互依托。

该研究采用问卷调查法，探究疫情防控常态化后疫情聚焦对幸福感的影响及自我建构的调节作用。

该研究使用量表如下：（1）《幸福感量表》（Oishi 等编制）包含快乐感、意义感和丰富

感3个维度；(2)《自我取向量表》(Kashima 和 Hardie 编制) 共10个题目；(3)《认知闭合需求量表》(Roets 和 van Hiel 编制) 包含5个维度；(4)《情感需求量表》(Appel 等编制) 共10个题目。

研究结果：(1) 疫情聚焦降低幸福感，特质性关系自我调节疫情聚焦与快乐感的关系，缓冲了疫情的消极作用；状态性关系自我对幸福感及其子维度的提升作用不受聚焦疫情的影响。(2) 在疫情防控常态化下，减少对疫情信息的关注，可避免其对幸福感的威胁，而利用关系自我在文化、情境中的契合性，可有效保护个体的幸福感，助力积极社会心态的建构。

疫情对幸福感的影响体现在多个层面：在认知层面，疫情聚焦带来消极回忆性体验，从固有认知的改变到意义感的缺失，都令人体验到挫败，陷入自我质疑。在情感层面，疫情信息唤起负性情绪，破坏情感平衡，引发焦虑、孤独等负面情绪，损害幸福感。在行为层面，保持社交距离、控制出行等措施虽确保防控成果，但却打破原有生活秩序，丰富多彩的生活转为单调规律，限制了个体获取幸福感的多样途径。在现实层面，经济、就业困境及其卷土重来的可能性都会对幸福感有广泛持续的负面作用。长远来看，幸福感会在灾难发生后一段时间里普遍降低，但长远来看灾难亲历者会在认知、需要、情绪等方面进行重构，获得积极体验，更加珍惜灾后平静且稳定的生活，以不同视角将痛苦经历进行升华，从而认清自我、发现意义及价值、实现自我成长。

关系自我在疫情中对幸福感的保护作用：(1) 关系自我建构可作为特质保护快乐感，维护幸福感。快乐感是幸福感的核心维度且易受到疫情的直接冲击。高关系自我特质的个体以关系为主导取向，在人际相处中更为和谐，由此体验到更高的快乐感。疫情期间个体的能力、关系、自主需求均受挫，而关系自我特质能弥补关系需求的缺乏，部分缓冲个体快乐感的降低。(2) 关系自我建构能以操作手段得到激活，提升幸福感。关系自我激活所带来的积极效益作为适应性的心理资源，能使个体有效应对疫情带来的压力，不仅能支持、维护快乐感，更能进一步起提升、促进效用。激活条件下的高关系自我可及性使个体将亲密、支持、和谐等积极效益进一步扩展至常态生活以及意义感、丰富感维度，再次凸显了关系自我对幸福感的意义。

（截至2024年4月24日，中国知网数据显示，该文被下载424次，被引0次。）

新冠疫情期间哀伤信念与丧亲后心理症状的关系：
回避的中介作用

申新兰[1]、钱文丽[1]、徐鑫[1,2]、邹欣妍[1,3]、唐任之慧[1]、焦克媛[1,4]、王建平[1,5]，(1. 北京师范大学心理学部；2. 苏州大学教育学院心理系；3. 中国科学技术大学心理健康教育与咨询中心；4. 香港大学社会工作及社会行政学系；5. 首都医科大学)，《中国临床心理学杂志》，2023年第5期，第1070—1074页

2020年初新冠疫情暴发，给社会带来了前所未有的公共健康与卫生危机。丧亲者常见的心理症状包括抑郁、延长哀伤障碍（PGD）及创伤后应激障碍（PTSD）；研究发现，因疫情

或疫情相关原因经历丧亲的个体，其 PGD 的流行率是非疫情期间的 4 倍。因新冠疫情直接经历丧亲的个体，其 PTSD 的流行率高达 94.6%。

哀伤的认知行为概念化模型指出，丧亲者对于丧失事件适应不良的认知，如死亡本不该发生、自己对于死亡事件的反应是不恰当的等，均有可能影响丧亲者的心理健康，是心理病理症状的风险因素之一。

此外，哀伤的认知行为概念化模型指出，回避有可能在哀伤认知和丧亲后心理症状之间具有关键影响作用。常见的回避包括抑郁回避（Depressive Avoidance，DA）和焦虑回避（Anxious Avoidance，AA）。抑郁回避是指由于丧亲事件导致的愉悦感丧失或无意义感等，个体对日常社交、娱乐及工作等活动进行的回避。例如，丧亲者认为没有逝者的陪伴，自己无法再感受到与人交往的意义，因而拒绝外出。焦虑回避是指由于丧亲的体验太过痛苦，丧亲者回避与丧失事件有关的提示物。例如，丧亲者认为自己在面对逝者的旧衣物时所产生的痛苦体验是过度的，于是拒绝对旧衣物进行整理等。

该研究通过网络招募 315 名在疫情期间经历丧亲的、处在急性哀伤期的成年人，采用典型信念问卷、丧亲者抑郁与焦虑回避问卷、患者健康问卷、复杂哀伤问卷和创伤后应激障碍筛查量表进行问卷测查，考察新冠疫情期间丧亲者哀伤信念与心理症状的关系，以及回避的中介作用。

研究结果显示：（1）哀伤信念与丧亲者的抑郁、哀伤症状和创伤后应激症状水平显著正相关。（2）抑郁回避在哀伤信念与抑郁、哀伤症状和创伤后应激症状水平间具有显著中介作用。（3）焦虑回避只在哀伤信念与哀伤症状、创伤后应激症状水平间具有显著中介作用。

该研究探讨了疫情背景下典型哀伤信念与丧亲后心理症状的关系及回避的中介作用，具有一定的理论价值和实践意义。在理论层面，研究在一定程度上验证了哀伤的认知行为概念化模型，有助于理解哀伤认知如何影响丧亲后的抑郁、哀伤症状和创伤后应激症状。在实践层面，提示我们可以通过调整丧亲者对于丧失事件的非适应性认知，促进哀伤的适应。此外，还可以通过暴露或行为激活等方法针对丧亲者的回避进行干预，减少其对丧失线索的警觉与回避，鼓励丧亲者参加有益于恢复的社交活动等，减轻丧亲后的心理症状。

（截至 2024 年 5 月 25 日，中国知网数据显示，该文被下载 350 次，被引 0 次。）

重大突发公共卫生事件背景下的精神健康管理研究

李冲[1]、张小宁[2]，（1. 徐州医科大学研究生院；2. 徐州医科大学管理学院），《中国卫生事业管理》，2023 年第 6 期，第 401—403+445 页

新冠病毒导致亲属朋友由于恐慌与感染患者有意识保持距离，减弱与其正常的社会关系和情感纽带，精神健康支持和快速应急响应的不足增加个体的脆弱性，尤其是具有精神和身体疾病、康复和精神状况较差的弱势群体，疾病的痛楚加之社交疏离，以及伴之而来的生活方式等应激反应的改变，消解民众的"情感安全"，导致健康和心理、社会因素的交互作用，使之有孤独、焦虑、抑郁等精神健康问题，严重者甚至有自残、自杀倾向的社会风险。公众

通过媒体迅速获得COVID-19的相关可信任信息，适宜的媒体传播促进精神健康，但媒体对新冠病毒肺炎传染风险和感染症状过于具体的报道可能加剧公众焦虑，错误信息的迅速传播可能放大公众的风险认知。

该研究基于现有研究证据，提出以下促进精神健康的研究建议。（1）根据现有精神健康数据库，判断确诊或疑似存在精神健康问题个体的类型和发展趋势，明确重大突发公共卫生事件影响精神健康的机制。（2）迅速利用现有数据信息平台，应用适宜的研究方法，从事基于儿童、一线卫生专业人员、重症存活者等弱势群体的重大突发公共卫生事件精神健康研究。（3）从国家和国际合作的视角，审视重大突发公共卫生事件对社会、精神心理和神经科学的影响；快速收集并及时公布重大突发公共卫生事件对包括特殊弱势群体等精神健康的高质量数据，并保证研究人员的快速访问和使用，有助于快速应对重大突发公共卫生事件导致的精神健康问题。（4）将严格的、同行评议的、伦理审查的研究项目转化为有效的精神健康干预策略，减少当前非合作的、低驱动的研究，为长期的精神健康研究提供证据基础。（5）避免再受媒体消费的影响，优化可信任的健康信息，有助于将全球的精神健康风险降到最低。（6）开展多学科精神健康科学的研究，整合多学科和多部门发现、评价和完善重大突发公共卫生事件对精神心理、社会和神经科学影响的干预策略，制定重大突发公共卫生事件有效、弹性的干预策略，有助于促进基于证据的快速应急响应指南的编制，促进全民精神健康，以应对未来的重大突发公共卫生事件。

（截至2024年3月19日，中国知网数据显示，该文被下载210次，被引2次。）

Judgments and attributions of intimate partner violence in China: The role of directionality, gender stereotypicality, and ambivalent sexism
（中国亲密伴侣暴力的评判与归因：方向性、性别刻板印象和矛盾性别歧视的作用）

Lei Tie[1], Yong Zheng[1,2]. (2023). [1. Key Laboratory of Cognition and Personality (Ministry of Education), Southwest University; 2. Faculty of Psychology, Southwest University]. *Journal of Interpersonal Violence*, 38(19—20), 10485—10513

亲密伴侣暴力（IPV）是全球范围内严重的公共健康问题。人们对亲密伴侣暴力的感知和态度与实际的暴力行为及其受害者的受害情况紧密相关。在亲密伴侣暴力中的典型性别范式，即女性是受害者，男性是施暴者，这也影响了对亲密伴侣暴力的客观判断。此外，一些社会文化规范或性别的不公正观念也与这一范式交织在一起，影响了对亲密伴侣暴力的感知。本研究旨在探索中国背景下亲密伴侣暴力的判断和归因，同时广泛考虑方向性、性别刻板印象和矛盾性别歧视的影响。

研究通过中国专业的在线调查平台收集数据，共招募了887名参与者，其中包括450名男性和437名女性。参与者平均年龄为30.79岁,大多数来自城市地区(91.7%),并且有93.3%的参与者是在职状态。超过一半的参与者(52.4%)拥有大学及以上学历。

研究采用了3×2×2的被试间设计,包括三个因素:异性恋关系中亲密伴侣施暴的方向(男性对女性亲密伴侣暴力、女性对男性亲密伴侣暴力、双向亲密伴侣暴力)、男性伴侣的性别刻板印象(传统男性和非传统男性)、女性伴侣的性别刻板印象(传统女性和非传统女性)。参与者随机分配阅读12种描述亲密伴侣暴力事件的情境之一,并对该情境中的亲密伴侣暴力进行判断和归因。研究使用了多种量表来测量参与者对亲密伴侣暴力的感知、合理化、责任归因以及矛盾性别歧视的态度。

研究发现,暴力方向性对亲密伴侣暴力的感知和正当化有显著影响。男性对女性的暴力被认为是最严重的亲密伴侣暴力形式,而女性对男性的暴力则更可能被正当化。在双向暴力场景中,男性通常被认为负有更多责任。性别刻板印象显著影响人们对亲密伴侣暴力的认知。在涉及传统男性伴侣的场景中,亲密伴侣暴力的感知水平更高。此外,善意性别主义在双向亲密伴侣暴力场景中调节了性别刻板印象与女性伴侣责任归属之间的关系,高善意性别主义的参与者倾向于将更少责任归咎于传统女性。敌意性别主义与亲密伴侣暴力的感知呈负相关,与正当化呈正相关;而善意性别主义与亲密伴侣暴力的感知和正当化之间未发现显著相关性。这些结果表明,矛盾性别主义对亲密伴侣暴力认知的影响是复杂的,敌意性别主义倾向于支持男性暴力,而善意性别主义则可能在某种程度上保护女性。

该研究结果揭示了方向性、性别刻板印象和矛盾的性别歧视对IPV判断和归因的影响,这对IPV的预防和干预具有重要意义。一方面,传统的性别角色使妇女处于弱势地位,使她们在IPV中遭受更严重的伤害;另一方面,这种刻板印象塑造了男性对女性IPV的性别范式,使女性-男性或双向IPV得不到正确的识别。未来应该做出更多努力来减少IPV,克服性别角色陈规定型观念和性别歧视。

(截至2024年6月30日,该文被引1次。原文为英文,编者译。)

Risk of insomnia during COVID-19: Effects of depression and brain functional connectivity
(新冠疫情期间失眠的风险:抑郁症和脑功能连接的影响)

Yun Tian[1,2], Michael V. Vitiello[3], Haien Wang[1,2], Yulin Wang[2,4], Debo Dong[2,4], Hongzhou Xu[2], Ping Yu[1,2], Jiang Qiu[2,5], Qinghua He[2,5], Hong Chen[2,6], Tingyong Feng[2,5], Xu Lei[1,2]. (2023). [1. Sleep and NeuroImaging Center, Faculty of Psychology, Southwest University; 2. Key Laboratory of Cognition and Personality, Ministry of Education; 3. Department of Psychiatry and Behavioral Sciences, University of Washington School of Medicine; 4. Institute of Neuroscience and Medicine (INM-7: Brain and Behaviour), Research Centre Jülich; 5. Southwest University Branch, Collaborative Innovation Center of Assessment Toward Basic Education Quality at Beijing Normal University; 6. Research Center of Psychology and Social Development, Southwest University]. *Cerebral Cortex*, 33,

7015—7025

研究表明，新冠疫情暴发后，失眠的发病率有所上升，这一现象不仅源于原有失眠症状的恶化，也源于疫情前睡眠正常的人群在疫情后出现失眠。该研究利用中国西南大学进行的"行为大脑研究项目"（BBP）的纵向数据，涵盖了COVID-19暴发前后的时间段，旨在调查疫情前后睡眠正常者的失眠风险变化，识别导致疫情后失眠的关键心理因素和神经标志物，并探索正常睡眠者对疫情的失眠发展反应的多样性。该研究使用306名参与者在COVID-19前后的失眠严重指数（ISI）数据，并结合了疫情前的心理测量和静息态功能磁共振成像（fMRI）数据，来探索与失眠发展相关的心理学和神经学标志物。此外，研究还采用了聚类分析，以识别疫情后失眠症状的不同发展轨迹。

研究发现：（1）COVID-19暴发后，睡眠正常者报告的失眠症状显著增加。抑郁症状是失眠恶化的显著贡献因素。（2）功能磁共振成像的后续分析发现，大脑前中央回与中部下颞回的功能连接性在失眠中起到了中介作用。（3）聚类分析确定了疫情后失眠症状遵循了三种不同的发展轨迹（减轻、轻微恶化和发展成为轻度失眠），而疫情前的抑郁症状和功能连接预测了这些轨迹。

该研究的发现对于理解和应对公共卫生紧急情况（如COVID-19变种引起的健康危机）中的失眠问题具有重要意义。通过及时识别和治疗处于风险中的个体，可能有助于避免未来健康危机中失眠的发展。研究结果强调了在公共卫生危机前对抑郁症状和大脑功能连接的评估的重要性，这可能有助于早期识别和治疗那些面临失眠风险的个体。此外，研究还指出了性别、BMI、焦虑、应激反应、生物节律是潜在的风险因素，但抑郁症状和特定的大脑功能连接是预测失眠发展的关键因素。这些发现为未来的研究和公共卫生干预提供了宝贵的信息，有助于减轻疫情对人们睡眠健康的负面影响。

（截至2024年5月15日，该文被引3次。原文为英文，编者译。）

The role of mindfulness and dysexecutive functioning in the association between depression and COVID-19-related stress: Cross-sectional and longitudinal analyses
（正念和执行功能失调在抑郁和新冠疫情相关应激之间关联中的作用：横断面和纵向分析）

Chengjin Hong[1,2], Cody Ding[3], Shuge Yuan[1,2], Yue Zhu[1,2], Mengyan Chen[1,2], Dong Yang[1,2]. (2023). [1. Faculty of Psychology, Southwest University; 2. Key Lab of Cognition and Personality (Ministry of Education), Southwest University; 3. Education Science & Professional Programs, University of Missouri-St. Louis]. *European Journal of Psychotraumatology*, 14(2)

新冠疫情给全球带来了前所未有的压力和挑战，特别是在心理健康领域。疫情期间人们经历了隔离、经济不确定性和健康焦虑，这些都可能导致抑郁情绪的增加。同时正念和执行功能失调在调节心理压力方面的作用逐渐受到关注。该研究旨在探讨正念和执行功能失调在抑郁情绪与新冠相关应激之间关联中的角色。

研究者开展了两项研究：研究 1 使用序列中介模型，在基于 1665 名大学生的样本中检验了正念和执行功能失调在新冠相关应激与抑郁之间的中介作用。研究 2 使用随机效应、交叉滞后模型来检验 370 名成年人的正念、执行功能失调和抑郁之间的方向性。

研究 1 发现：（1）新冠相关应激与抑郁之间存在显著正相关，表明经历疫情相关压力较大的个体更可能出现抑郁症状。（2）正念可以负向调节这种关联，即正念水平较高的个体在面对新冠相关压力时，其抑郁情绪水平相对较低。（3）执行功能失调在抑郁与新冠相关应激之间起到了中介作用，表明执行功能失调可能加剧了疫情压力对抑郁情绪的影响。

研究 2 发现：正念与抑郁之间通过执行功能失调存在双向关系。正念干预组在抑制不利刺激反应时，背外侧前额叶皮层（DLPFC）和背侧前扣带皮层（dACC）的活动水平较高，这些大脑区域与执行控制密切相关。长期抑郁影响突触可塑性，损害前额叶功能，导致执行功能失调，进而破坏认知自我调节系统并降低正念状态。

基于研究结果，作者认为：执行功能失调是在新冠疫情相关应激下加剧抑郁的中间心理机制。正念可以预测执行功能失调，从而改善抑郁。由于新冠疫情相关应激下的抑郁会削弱正念状态，因此需要长期正念练习才能在疫情期间保持心理健康。

该研究结果对于设计有效的心理干预措施具有重要意义，在应对公共卫生事件时，通过培养正念和改善执行功能，可以帮助人们更好地应对事件引起的压力，减少抑郁情绪的发生，从而提高大众整体的心理福祉。

（截至 2024 年 4 月 25 日，该文被引 1 次。原文为英文，编者译。）

老年人负性生活事件的影响研究

导言：本部分论文主要研究负性生活事件（疫情防控等）对老年人心理健康、孤独感的影响，探讨社交支持等因素的影响及作用。

疫情防控背景下老年人社会支持与心理健康的关系：孤独感的中介作用

彭谨[1,4]、何雪儿[2]、王婷仙[1,4]、林艳伟[3,4]，（1. 广东医科大学公共卫生学院流行病与卫生统计学系；2. 广东医科大学人文与管理学院应用心理学系；3. 广东医科大学公共卫生学院社会医学与卫生事业管理系；4. 广东医科大学公共卫生与健康研究院），《中国卫生事业管理》，2023 年第 5 期，第 376—379 页

2020 年初，新冠疫情在我国多个地区陆续出现，在防疫常态化的背景下，老年人的人际交往活动受限，应激、抑郁、失眠、焦虑症状检出率较往常也成倍增长。晚年生活中丧亲、

丧偶、身体功能下降等众多的负性生活事件的发生，严重干扰了老年人社会支持网络的连续性。

社会支持是指个人从他人、组织和社会等所获得的资源支持。较多的研究认为，心理存在障碍的老年人可借助社会支持系统来摆脱困境和痛苦，从而改善其心理健康。孤独感为个人在社会经济特征背景下的一种经历，是一种消极情绪体验，对个体的身心健康有较大的影响。

该研究在2021年9—12月在东莞3个社区，采用整群抽样的方式选取621名60周岁及以上老年人为研究对象，使用老年人社会支持评价量表、简明健康调查问卷心理健康测量维度及ULS孤独感量表分别用来测量老年人社会支持、心理健康及孤独感。使用描述统计、t检验、方差分析、Pearson相关分析等方法，探讨老年人社会支持、心理健康和孤独感的关系及内在作用路径。

中文版老年支持评价量表（SS-A）包括家庭支持、朋友支持和其他支持3个维度；简明健康调查问卷（SF-36）包含生理机能、生理职能、躯体疼痛、总体健康、精力、社会功能、情感职能、心理健康8个维度。

统计分析结果发现：（1）社会支持与心理健康呈显著正相关（$r=0.288$）。（2）社会支持、心理健康与孤独感均呈显著负相关（相关系数分别为-0.317、-0.419）。（3）社会支持不仅能直接正向预测老年人心理健康，还能通过孤独感的中介作用对老年人心理健康产生影响。孤独感在社会支持与心理健康的关系中起部分中介作用。

社会支持水平的下降会加剧老年人的负面情绪，从而产生孤独感，而孤独感体验较强的老年人不利于积极参与各类社交活动，其心理健康也随之下降。社会支持则能够帮助老年人培养积极情感，从而改善老年人心理健康状况。

（截至2024年4月18日，中国知网数据显示，该文被下载696次，被引1次。）

心理测量与健康干预

测量工具编制与使用

导言：本部分汇集了生涯希望量表、大学生体重污名量表、零工工作者工作压力量表等测评工具的编制与修订论文，以及对接纳承诺疗法综合评估问卷、老年心理健康（简版）等量表信效度检验的论文。

生涯希望量表的编制与信效度检验

陈宛玉[1]、叶一舵[2]，（1. 广西师范大学教育学部；2. 福建师范大学心理学院），《心理研究》，2023年第4期，第344—353页

在疫情与就业市场压力的双重影响下，大学生和社会大众面临前所未有的就业挑战，这种压力可能导致个体出现生涯迷茫和动力不足等问题。生涯希望是个体对生涯发展所持的希望，是指向未来生涯发展的积极心理品质。因此，关注个体的生涯希望，对于缓解就业焦虑、重建积极就业预期和主动应对就业挑战具有重要意义。

过往有关工作希望、就业希望、职业希望等的评估工具，测量到的成分更多是一般希望而非生涯希望，测量结构有待进一步完善，且评估信效度的样本较小且集中在特定群体，此外，已有生涯希望的工具主要是在西方背景下编写的，因而过去的工具可能不适用于国内人群。因此需要重新开发生涯希望量表，以便为后续研究提供测量工具。

研究者在文献分析和半开放式访谈的基础上，编制了生涯希望初测量表，通过包含企业人力资源高管、心理学博士、职业规划和就业指导老师等12位专家评判，形成了初测问卷。随后，对738名高中生、大学生和在职人士进行施测，随机分半后对两批数据分别进行项目分析、探索性因子分析和验证性因子分析。同时，评估了量表的内部一致性信度、分半信度和效标关联效度（使用成人希望特质量表、未来工作自我量表、生涯适应力量表作为效标工具）。此外，选取135名大学生间隔一个月后施测，评估其重测信度。

研究结果：（1）研究通过项目分析、探索性因子分析得到了25题的生涯希望量表，涵盖积极期待、目标设定、动因促进、路径达成和反省调整五个维度。（2）信度检验发现，生涯希望总量表和各维度的内部一致性信度、分半信度和重测信度均良好。（3）效标检验提示量表具有良好的内容效度、结构效度和效标关联效度。

积极期待是个体对未来生涯发展持有积极的预期并伴随积极情绪。积极期待涉及对未来发展的积极预期和态度，可以为个体生涯发展营造积极的心理氛围。目标设定主要是描述个体对生涯目标的明确程度及对此做出的规划。动因促进主要描述个体能保持活力，坚持不懈努力完成生涯目标。动因促进与克服困难息息相关，是生涯发展的动力要素，也反映刻画了个

体的生涯韧性。路径达成主要描述个体主动积累实践经验和资讯，向他人学习或寻求支持达成生涯目标的过程。反省调整主要描述个体能不断反思总结经验，调整心态、方法、目标或行动以应对变化。

生涯希望量表结构清晰，具有良好的信度和效度，可以作为衡量生涯希望的有效工具。

（截至2024年5月23日，中国知网数据显示，该文被下载1152次，被引0次。）

大学生体重污名量表的编制

陈浩[1]、吴玉芳[2]、叶一舵[3]，（1. 福建江夏学院公共事务学院；2. 宁德师范学院经济管理学院；3. 福建师范大学心理学院），《中国心理卫生杂志》，2023年第2期，第179—184页

体重污名是个体对肥胖体型持有负性认知评价，如个体触及肥胖体型时，就会关联到负面属性（如懒惰、意志力低下等）。这些负面评价以不同的方式表现出来，如口头评论、身体欺凌和攻击、言语攻击。相较于其他污名群体，如心理疾病患者、残疾人，体重污名更易被社会接纳，尤其年轻人普遍存在对肥胖体型的负性情绪体验。

对肥胖体型态度的准确测量，有利于体重去污名干预实务的开展。之前研究者基于不同概念驱动与研究视角编制了不同版本的量表，但存在以下不足：国外编制的量表的跨样本一致性仍需验证；现有量表对反肥胖态度测验不全面，缺乏对行为倾向成分的测评。为了评估大学生对肥胖体型的消极态度，本研究借鉴国外的反肥胖态度问卷（AFA）和反肥胖态度量表（AFAS），编制中国大学生体重污名量表（Weight Stigma Scale for Mainland Chinese College Students，C-WSS）。

该研究通过文献调查分析、开放式问卷调查、专家评议的方式，编制了34个条目的C-WSS原始量表。选取599名大学生用于探索性因子分析；选取600名大学生用于验证性因子分析、效标效度检验和内部一致性信度分析，其中42名大学生在间隔2周后进行重测；使用身体意象量表（BIS）、进食障碍量表（EDI-1）的求瘦倾向分量表作为效标工具。

C-WSS正式版本为18个条目，包含情绪体验、认知评价、行为举动3个维度，模型拟合指数良好。情绪体验，反映个体对肥胖体型的主观情绪感受（如"我真的不太喜欢肥胖同学"）；认知评价，反映个体对肥胖体型的知觉（如"肥胖同学比非肥胖同学更情绪化"）；行为举动，反映因他人肥胖体型而表现出的行为倾向（如"我不愿意与肥胖同学交往"）。

C-WSS具有较高的效标关联效度：C-WSS总分与BIS、EDI-1的求瘦倾向分量表得分呈正相关，即身体意象趋于积极、求瘦倾向越强烈的个体越对肥胖体型给予消极评价。该量表具有较好的内部一致性信度和重测信度：C-WSS各维度的Cronbach α 系数为0.81—0.90；重测信度（ICC）为0.71—0.86。

该研究编制的大学生体重污名量表具有良好效度和信度，可用于测量大学生对肥胖体型的消极态度与歧视行为倾向，评估大学生体重污名水平。

（截至2024年5月23日，中国知网数据显示，该文被下载914次，被引2次。）

中文版接纳承诺疗法综合评估问卷在大学生群体中的修订及信效度检验

方双虎[1]、黄明杰[1]，(1. 安徽师范大学教育科学学院)，《中国临床心理学杂志》，2023年第1期，第121—126页

接纳承诺疗法在中国受到越来越多的关注，但由于缺乏汉化的测量工具，阻碍了中国文化背景下 ACT（接纳与承诺疗法）干预效果和机制的探讨。

接纳承诺疗法是认知行为治疗的第三浪潮，其核心是提升个体的心理灵活性。心理灵活性指一个人可以充分地接触当下，不带有任何防御地面对和体验此刻自己的内部经验，允许它们按照原本的样子存在，并在价值方向的指引下，进行选择、坚持或改变行为的能力。

该研究以中国大学生为被试，采用翻译-回译方法汉化 Comp ACT 问卷。通过网络问卷方式，收集来自北京、上海、无锡、阜阳、合肥、芜湖、广州等地 1077 名本科生的有效数据。检验中文版 Comp ACT 的信度和效度，为探索接纳承诺疗法的疗效机制和衡量大学生的心理灵活性提供合适的测量工具。

研究结果：探索性因素分析提取开放、觉察和行动 3 个因子，共 18 条目；验证性因素分析表明，3 个因子结构拟合良好，且中文版 Comp ACT 具备跨性别测量严格等值、跨年级的测量强等值性。中文版 Comp ACT 及其各维度与生活满意度显著正相关，与负性情绪（抑郁、焦虑、压力）显著负相关，与经验回避、认知融合显著负相关，与正念显著正相关。中文版 Comp ACT 及开放、觉察和行动 3 个维度的 Cronbach α 系数分别为 0.87、0.81、0.87 和 0.90，三周后的重测信度分别为 0.64、0.63、0.72 和 0.76。

中文版 Comp ACT 的内部一致性信度和重测信度均达到心理测量学的标准，说明该量表在中国大学生群体中具有良好的可靠性，可以用于评估中国大学生群体的心理灵活性水平，为接纳承诺疗法的干预效果提供新的测量工具。

（截至 2024 年 2 月 18 日，中国知网数据显示，该文被下载 853 次，被引 2 次。）

零工工作者工作压力：形成机理与量表开发

高雪原[1]、张志朋[1]、钱智超[1]、谢宝国[2,3]、闻效仪[1]，(1. 中国劳动关系学院劳动关系与人力资源学院；2. 武汉理工大学管理学院；3. 武汉理工大学数字治理与管理决策创新研究院)，《南开管理评论》，2023 年第 3 期，第 244—258 页

零工工作者不再是传统意义上某个组织的正式员工，传统企业与员工之间的二元雇佣关系被打破，取而代之的是"零工平台—零工工作者—顾客"三方动态互动关系，即零工工作者会根据自身的能力条件与需求，通过零工平台与不同类型、不同地点的工作任务相匹配，并在完成任务后获取报酬。

工作压力被定义为压力源（即作用于个体的刺激因素）以及个体对这些压力源所产生的反应的组合。

该研究分为两个部分：（1）研究1在明晰零工工作者工作特征与工作压力内涵的基础上，厘清零工工作者所面临的工作要求与工作资源变化情况，构建零工工作者工作压力形成机理模型。（2）研究2在研究1的基础上，开发并检验包含规范压力、时间压力、疏离压力、身心压力4个维度的零工工作者工作压力结构化测量工具。

研究结果：（1）零工工作者的工作压力包括规范压力、时间压力、疏离压力和身心压力四种类型。规范压力指零工工作者在劳动过程中，由于感受到来自平台算法的自动任务分配、实时规范指导与追踪评估而形成的工作压力；时间压力即零工工作者在劳动过程中因受到算法实时追踪与规制而产生的时间压力感；疏离压力即零工工作者因缺乏组织、领导与同事等周边支持资源而导致与他人关系疏离，进而产生的无助感；身心压力即零工工作者在压力源刺激下以及压力介质的作用下而产生的身体和心理方面的损耗。（2）零工工作者的工作压力是工作情境、工作要求和工作资源（包括个体资源）的函数。（3）该研究最终构建出包含13个题项的零工工作压力量表。零工工作者工作压力会使其产生较多的身心耗竭体验，同时促使其表现出更多的工作退缩行为。

理论贡献：（1）结合数字经济发展的底层逻辑，厘清零工工作者所面临的差异化工作特征。（2）从工作要求与工作资源的角度提出数字经济背景下零工工作者的工作压力结构及其形成机理模型。（3）开发出零工工作者工作压力的结构化测量工具，并尝试性检验了零工工作压力的影响效应。

实践启示：（1）零工工作者所面临的工作资源匮乏强化了其工作压力的形成，这就倒逼其积极调用与编排个体资源，构建包括认知、情绪、技能等多方面的"资源包"以缓冲高工作要求带来的压力。（2）由于平台经济体的管理活动已从传统的维持二元雇佣关系转变成为管理三元交互关系，平台应充分认识到零工工作者对自身发展的重要意义，通过践行"效率"与"人文"兼容的平台管理实践，增强零工工作者的平台黏性。

（截至2024年3月21日，中国知网数据显示，该文被下载5012次，被引11次。）

心理特权量表在职务犯罪人中的信效度检验

赵辉[1]、张亚冉[1]、孙楚然[1]、曾伟[2]、冯运英[2]、张振[3]、杨波[1]、张卓[1]、肖玉琴[1]，（1. 中国政法大学社会学院；2. 湖南省永州监狱；3. 北京市监狱管理局清河分局潮白监狱），《中国临床心理学杂志》，2023年第6期，第1478—1481+1486页

心理特权是一种感到有权利获得优待、被豁免社会责任的稳定而普遍的主观信念或知觉。它是一种被夸大的权利感，即个体对自己所应获得的预期或评价远超其有权获得的范畴，经常和消极结果相联系。权利感指有关人们觉得自己有权获得什么和可以对他人有哪些期待的一系列的态度。显性自恋个体通常过分自信，爱出风头，认为自己高人一等，并且渴望得到他人的尊重和羡慕，对于负面评价倾向于外归因，属于强势型的自恋群体。隐性自恋个体通

常比较敏感和焦虑，较少体验到满足感，容易卷入创伤事件带来的情绪困扰，很难应对负面评价，属于脆弱型的自恋群体。

该研究采用问卷调查法，从北京市、湖北省、湖南省、宁夏回族自治区和内蒙古自治区等地多个监狱共获得380名职务犯罪人员的有效数据，检验心理特权量表（PES）中文版在我国职务犯罪人样本中的信效度。

研究结果：验证性因素分析的结果表明，PES的单因素模型拟合较好。内部一致性信度为0.77。心理特权水平与显性自恋总分及其权欲、优越感、特权感维度得分显著正相关。乡科级及以下组的PES得分显著高于厅局级和县处级，职务犯罪人的心理特权水平显著高于公务员对照组。

心理特权量表中文版在职务犯罪人员样本中具有良好的信效度，可以作为评估我国职务犯罪人心理特权水平的工具。

研究发现：（1）心理特权水平与显性自恋总分及其权欲、优越感和特权感维度得分显著正相关，而与隐性自恋总分及其各维度没有显著相关。无论是显性还是隐性自恋，都是出于对自身重要性的夸大，认为自己优于他人，而且相信自己应该被特殊对待。职务犯罪人员的权威倾向以及领导他人的欲望越强烈，心理特权水平越高。越倾向于认为自己各方面都优于他人，认为他人都关注和喜欢自己，其心理特权水平就越高。（2）乡科级及以下组的PES得分显著高于厅局级和县处级组，即职级越低，反而心理特权水平越高。职级较低的公职人员表现出较高的心理特权水平，可能源于他们对于公务员的社会经济地位存在超出正常水平的预期，但实际情况往往达不到其预期，难以达到社会大众所界定的成功目标而产生紧张情绪，出现履职失范行为。（3）职务犯罪人员的心理特权水平显著高于公务员对照组，说明作为曾经的公职人员，在职务犯罪人员的观念中，他们更倾向于认为自己应该受到优待，存在被夸大的权力感。这表明心理特权可尝试作为贪腐行为在人格层面的风险因素之一纳入纪检监察或干部选拔工作中。

（截至2024年4月7日，中国知网数据显示，该文被下载513次，被引0次。）

职场错失焦虑的结构测量、多维效应与形成机制

石冠峰[1,2]、吴玉莹[1]、庞惠伟[1]、刘朝辉[1]、谢智慧[1]，（1. 石河子大学经济与管理学院；2. 石河子大学公司治理与管理创新研究中心），《心理科学进展》，2023年第8期，第1374—1388页

该研究旨在基于中国文化情境（差序格局、人情与面子、潜规则）探索职场错失焦虑。具体包括：

（1）采用建构型扎根理论的研究方法，阐明职场错失焦虑的本土构念，并在此基础上开发测量量表。该研究将职场错失焦虑界定为员工因担心、害怕错失对自己工作有用的信息、社会关系和职业发展机会以及工作福利而产生的一种广泛性焦虑；主要涵盖工作信息错失焦虑、职场关系错失焦虑、职业发展错失焦虑和工作福利错失焦虑四个维度。

（2）采用日记研究法，探究职场错失焦虑对个体工作领域、家庭领域与健康方面的作用结果，以及领导—成员交换和同事交换在其中发挥的边界作用。基于工作要求—资源模型，个体能够分配给不同领域的资源是有限的。员工在经历错失焦虑时，往往伴随着个体有限资源的潜在或实际损耗，进而对个体工作领域（工作投入）、家庭领域（工作家庭冲突）和健康结果（身体不适）造成影响。

领导成员交换和同事交换分别指的是员工与领导之间或与同事之间的关系。根据工作要求—资源模型，资源的获取路径可以抵御资源损耗，使得资源趋于收支平衡或有盈余。在高质量的领导成员交换和同事交换关系中，员工能够获得更多资源，弥补错失焦虑引起的资源损耗。

（3）基于社会比较理论与不确定管理理论，探讨职场错失焦虑的形成机制，以及个体和组织层面的干预机制。不同个体之间的比较是一种普遍存在的社会心理现象，对个体评估自己的能力具有重要影响。上行社会比较指的是与比自己优秀的人进行比较。职业生涯不安全感指的是个人在职业生涯中维持所需就业能力的无力感。当个体与其他人进行比较处于劣势时，往往会认为是自身能力不足所致，进而增加个体的职业生涯不安全感。

个体的思维模式划分为成长型思维（相信人的能力是可塑的，可以通过学习和发展得到提升）与固定型思维（认为能力属性是固定且无法改变的）。上行社会比较可以成为具有成长型思维个体建立合理自我完善的基础，从而减少职业生涯不安全感的触发；但会加剧固定型思维个体的职业生涯不安全感。

不确定管理理论认为当个体感到不确定时，他们会更加渴望并特别强烈关注公平，而公平判断又会进一步影响他们在社会环境中的思考、感受与行为。组织公平指的是个体对组织对待他们公平性的感知，具体划分为分配公平（对组织分配结果公平性的感知）与程序公平（强调分配之前分配程序的公平）两个维度。程序公平与分配公平可以有效调节社会比较情境下职业生涯不安全感引起的职场错失焦虑。

（截至2024年3月17日，中国知网数据显示，该文被下载1447次，被引1次。）

老年心理健康量表（简版）的信效度初步检验

付江宁[1,2]、翟博宇[1,2]、赵晓凤[1,2,3]、郑志伟[1,2]、李娟[1,2]，（1. 中国科学院心理研究所心理健康重点实验室老年心理研究中心；2. 中国科学院大学心理学系；3. 连云港市教育考试院），《中国临床心理学杂志》，2023年第3期，第640—644页

心理健康是个体内部心理和谐一致，与外部适应良好的稳定的心理状态。具体包含五个方面：认知功能正常、情绪积极稳定、自我评价恰当、人际交往和谐和适应能力良好。成年晚期是生命发展中重要的一环，与其他年龄段相比，老年人的心理健康出现问题的风险更大。

之前广泛使用的老年心理健康测量工具是李娟2009年编制的《老年心理健康量表（城市版）》，包含认知效能、情绪体验、自我认识、人际交往和适应能力五个维度共65个条目。量表在全国城市老年人中进行分层取样，被证明具有良好的信效度，但由于量表题量大、作

答时间长，容易造成老年人疲劳而影响作答准确度，不适合用作社区环境和大型筛查。

该研究旨在在原量表的基础上，开发简版的老年心理健康量表并考察信效度，同时去除仅供城市老年人作答的条目（如退休相关），纳入部分居住于乡镇及农村的被试，初步考察量表在更广泛区域范围的适用性。

根据原量表的理论构想，经专家研讨从各维度抽取内容效度良好的19道题目，形成老年心理健康量表（简版）。采取方便取样的方法招募北京市朝阳区、门头沟区和福州市福鼎区的60岁以上共856名老年人进行施测，并对北京市朝阳区招募37名被试于2月后进行重测。选取流调中心抑郁量表-10条目版、简版孤独感量表、生活满意度量表、自编社会支持量表和自评健康状况作为效标效度工具。

研究结果：（1）结构效度方面：验证性因子分析支持量表的五维度结构；效标关联效度方面：老年心理健康量表（简版）的总分与流调中心抑郁量表-10条目版、简版孤独感量表得分均呈显著负相关，与生活满意度量表、自编社会支持量表及自评健康状况得分呈显著正相关。（2）信度方面：各分量表及总量表均具有较好的内部一致性信度和重测信度。

老年心理健康量表（简版）具有良好的信效度，语言通俗易懂，可为城市、乡镇及农村的老年群体理解和接受，适合用来快速筛查老年人的心理健康状态，可作为测量老年人心理健康的有效工具。

（截至2024年2月12日，中国知网数据显示，该文被下载1017次，被引1次。）

Multilayer network analysis of dynamic network reconfiguration in adults with posttraumatic stress disorder
（多层网络分析在创伤后应激障碍成人动态网络重构中的应用）

Xueling Suo[1], Chao Zuo[1,2], Huan Lan[1,3], Wenbin Li[4], Lingjiang Li[5], Graham J. Kemp[6], Song Wang[1,2], Qiyong Gong[7]. (2023). (1. Huaxi MR Research Center, Department of Radiology, West China Hospital of Sichuan University; 2. Research Unit of Psychoradiology, Chinese Academy of Medical Sciences; 3. Functional and Molecular Imaging Key Laboratory of Sichuan Province, West China Hospital of Sichuan University; 4. Department of Magnetic Resonance Imaging, The First Affiliated Hospital of Zhengzhou University; 5. Mental Health Institute, the Second Xiangya Hospital of Central South University; 6. Liverpool Magnetic Resonance Imaging Centre and Institute of Life Course and Medical Sciences, University of Liverpool; 7. Department of Radiology, West China Xiamen Hospital of Sichuan University). *Biological Psychiatry: Cognitive Neuroscience and Neuroimaging*, 8(4), 452—461

创伤后应激障碍（Posttraumatic Stress Disorder，PTSD）的特征包括过度唤醒、再体验、回避以及消极情绪和认知，并对社会成本和公共卫生产生重大影响。现在，PTSD被理解为一种大脑网络功能障碍综合征，表现为异常的功能连接性，特别是在默认模式网络（DMN）中。

然而，PTSD大脑动态网络的拓扑特征尚不清楚。

该研究从71名无并发症、未经治疗的PTSD患者（PTSD组）和70名人口统计学匹配、暴露于创伤的非PTSD对照对象（TENP组）中收集了静息态功能磁共振成像数据，通过使用多层脑网络模型，提供了与PTSD相关的大脑模块动态变化的证据。

多层网络理论是一种强大的方法，用于表示和量化从多个角度研究的多维数据。多层网络可以被看作是"网络的网络"，包括频率变化的网络、时间变化的网络、不同任务的网络以及不同模态的网络。该研究应用了一个时间变化的多层网络，使用网络切换率（Network Switching Rates）来描述个体静息态功能网络的动态变化，较高的值表明节点在不同功能模块之间转换的频率更高，因此时间稳定性较低。所有的统计分析都在全局、子网络和节点层面进行。

研究发现，与TENP组相比，PTSD组在全局、子网络和节点层面的大脑功能网络模块的切换率显著降低。主要的变化发生在默认模式网络（DMN）、额顶网络和边缘网络以及额叶和颞叶区域，这些变化与个体症状的严重程度相关，但没有发现性别的显著影响。

从全局水平来看，PTSD组的大脑网络切换率平均低于TENP组。这种降低的时间变异性可能与患者适应不断变化的内部和外部环境的能力受损有关。

在网络层面，患有PTSD的个体在DMN（默认模式网络，与自我参照心智活动、情绪处理和情景记忆检索密切相关）、额顶网络（涉及决策制定、规划和注意力控制）以及边缘网络（涉及情绪调节和社会认知）中的模块切换率降低。这三个网络及其功能的共同特征似乎是情绪和认知处理受损。

在节点层面，PTSD患者的左下额叶、左眶回、左颞下叶和右扣带回的平均切换率低于TENP组的个体。下额叶、眶回和扣带回与情绪调节和高级认知功能有关。颞下叶负责形状感知以及对物体、面孔和模式的识别记忆。前额叶和颞叶区域的网络切换率变化是PTSD研究中一致的发现，并且与情绪、视觉和认知处理能力受损一致，这可能与过度唤醒和持续的视觉闪回体验有关。

（截至2024年5月21日，该文被引6次。原文为英文，编者译。）

干预手段与效果研究

导言：本部分论文探究心理健康的测量与健康干预的手段和效果，涉及学生、运动员、老年人等多个群体。干预手段包括有心理健康教育、团体干预、有氧运动与正念、家庭治疗、人工智能辅助认知康复训练等多元化方法。干预效果体现在团体咨询减少网络成瘾、生理反馈技术调节情绪、生活回顾疗法提升老年人生活质量、自我肯定训练缓解老年人负面情绪、运动与电子游戏提升记忆辨别能力等几个方面。

大学生自杀意念与网络心理咨询态度的关系：
污名和网络自我表露的链式中介效应

胡佳晨[1]、苟楚柚[1]、刘蕾[1]、葛鑫[1]、郭甜[1]、李放[1]，（1. 四川师范大学心理学院），《中国临床心理学杂志》，2023年第1期，第230—234页

中国大学生的自杀意念检出率高达16.95%。相对于线下咨询，互联网的匿名性能降低自杀风险个体在寻求支持过程中感知到的不适感。

自杀意念指个体进行自杀相关行为的想法，包括但不限于具体的死亡计划和明确的自杀意图。寻求专业心理帮助的污名指社会群体对求助个体持有的贬低性和侮辱性的标签。自我表露指向他人表露自己的想法。

该研究采取方便抽样，从国内四个省市（四川、甘肃、河南、上海）的大学生中回收956份有效数据，通过链式中介模型检验大学生自杀意念与网络心理咨询态度的关系，并探究污名和网络自我表露在其中的中介作用。

研究结果：（1）大学生自杀意念与网络心理咨询态度的不适感维度呈显著负相关；（2）污名在自杀意念与网络心理咨询态度的不适感维度之间起中介作用，污名和网络自我表露在自杀意念与网络心理咨询态度的不适感及评价维度之间均起链式中介作用。

该研究发现：（1）高自杀意念大学生对网络心理咨询的态度较为积极，他们较高的污名和网络自我表露使其有寻求网络心理咨询的倾向；（2）在特定条件下，有自杀意念的大学生才会在认知层面上接受网络心理咨询。当自杀意念者因存在污名而实施网络自我表露时，意味其对网络人际互动这种形式带来的利好有较全面的认知。但若自杀意念者不存在网络自我表露经历，其对网络人际交互这种缺乏面对面交流的形式便缺乏认知上的理解。他们会担心网络心理咨询咨访双方的沟通效率，怀疑咨询的有效性。

（截至2024年2月18日，中国知网数据显示，该文被下载1853次，被引2次。）

心理健康课程教学对大学新生学校适应性、
心理弹性及心理健康的影响

赵慧先[1]、李佩佩[1]、刘丽琼[2]，（1. 海南医学院；2. 海南师范大学），《中国健康心理学杂志》，2023年第8期，第1243—1248页

大学阶段是身心、知识、性格等从依赖走向独立的关键期。以往研究显示，大一新生适应性较低，且躯体化、强迫症状、人际关系等9个因子分均低于全国大学生常模，且症状自评量表阳性检出率呈逐年缓慢上升趋势。心理健康课程教学可提高大一新生心理健康水平。

学校适应性指大学生在学校环境中完成学习任务、和谐地与他人交往、独立处理生活中遇到的问题及愉快度过大学生活的状况。心理弹性是心理健康的一种缓冲机制，低心理弹性

往往心理健康水平较差。主观幸福感指个体主观上对自身现有生活恰好是自己理想生活的感受和肯定，即事先设定标准对自身生活质量进行整体评估的过程，主要是用于反映个体对自身生活的喜爱程度。生命质量指个体或群体对自身健康的客观状态和主观满意度所做出的评价，包括生理、心理、行为等多个维度。

该研究采用问卷调查法，从某高校共获取60名大一新生的有效数据，探究心理健康课程教学对大学新生的影响。

研究结果：干预后，观察组大学生学校适应量表各维度评分明显高于对照组，心理弹性量表（CD-RISC）各维度评分明显高于对照组，焦虑自评量表（SAS）评分和抑郁自评量表（SDS）评分均明显低于对照组，正性因子和幸福感量表（MUNSH）总评分明显高于对照组，负性因子明显低于对照组，大学生生命质量评价简明量表（QOLCS-23）各维度评分明显高于对照组。

心理健康课程对大学新生心理健康有积极作用，主要体现在：（1）增强大学新生的学校适应性。大学生可以通过心理健康课程了解更多心理健康知识、掌握心理健康方法，有助于其树立心理健康意识，增强学校适应能力。（2）改善大学新生的心理弹性水平。大学生可以通过心理健康课程掌握调节和管理情绪的能力，改善心理弹性水平，有助于其应对大学生活中的困难、失败等。（3）促进大学新生心理健康。大学生可以通过心理健康课程了解社会情感，如何解决学习、生活中的困难，如何处理同学间及师生关系，使其可以更适应环境变化。（4）提高大学新生主观幸福感和生命质量。心理健康课程可促进大学生形成健康的生活方式和行为习惯，提高生活自理和自立能力，适应大学的生活和环境，提升其主观幸福感和生命质量。

（截至2024年2月18日，中国知网数据显示，该文被下载1841次，被引5次。）

特质正念与专业运动员心理健康：链式中介作用及性别差异

黄亚娟[1,2,3]、董蕊[4]、杨震[5]、康凯月[1,2,3]、许欣[1,2,3]，（1. 天津大学应用心理研究所；2. 天津大学教育学院；3. 天津市自杀心理与行为研究实验室；4. 浙江财经大学工商管理学院；5. 天津体育职业学院），《心理与行为研究》，2023年第2期，第273—279+288页

提高特质正念水平可减轻运动员倦怠、压力、抑郁和竞争焦虑，提升运动员注意力和自信，帮助运动员保持长期心理健康。心理需要的满足可以提高心理韧性，使其在面对挑战性运动环境时表现出更多建设性反应和更少破坏性反应，接纳自己的失误与困境，产生更多自我同情。自我同情的增加会缓冲竞赛失败带来的痛苦，从而减少负面情绪。

特质正念是个体注意倾向差异，表现为对当下经验的非判断性能力。自我同情作为一种亲社会动机，指个人在经历失败时同情和理解自己，并仁慈地拥抱自己经历的所有方面。

该研究采用问卷调查法，从国家队和18个省队共获得460份有效数据，探究特质正念与专业运动员心理健康的关系。

研究所用量表：（1）正念五因素量表，由Baer等编制，共39题，包含观察、描述、觉知

地行动、不判断和不反应5个维度，分数越高特质正念水平越高；（2）基本心理需要满足量表，由彭晶编制，共12题，包含能力感、自主感、归属感3个维度，分数越高基本心理需要满足程度越高；（3）简版自我同情量表，由Raes等编制，共12题，包含积极自我同情（自我善良、共同人性、正念）和消极自我同情（自我批评、孤立、过度认同）2个领域6个维度，分数越高自我同情水平越高；（4）生活满意度问卷，共5题，分数越高生活满意度越高；（5）积极情绪量表，选自积极消极情绪量表的积极情绪分量表，分数越高积极情绪越明显；（6）抑郁-焦虑-压力量表，由Lovibond编制，共21题，包含抑郁、焦虑和压力3个维度，分数越高负性情绪体验越高。

研究结果：（1）特质正念与专业运动员主观幸福感呈正相关，与专业运动员抑郁-焦虑-压力呈负相关。（2）基本心理需要满足和自我同情在特质正念与专业运动员主观幸福感、抑郁-焦虑-压力间均起独立中介作用及链式中介作用。（3）该模型存在显著的性别差异，以主观幸福感为结果变量时，男性组中介效应大于女性组；以抑郁-焦虑-压力为结果变量时，女性组大于男性组。

（截至2024年5月8日，中国知网数据显示，该文被下载1012次，被引2次。）

学校环境对民办高校护生人文关怀能力的影响：同伴间关爱行为和积极心理品质的中介作用

许娟[1]、金晓娜[1]、郑婷婷[1]，（1. 西安外事学院医学院），《中国临床心理学杂志》，2023年第2期，第476—480页

人文关怀是护理工作的重要组成部分，也是护理能力的重要体现。在健康中国背景下，人文关怀在护理界中的呼声越来越高，而我国护理专业大学生的人文关怀能力处于国际中等甚至低水平，其原因主要为心理资源匮乏、人格特质固化等。积极心理品质作为促进学生成长发展的心理资源，将是人文关怀能力的发展基础；学校的关爱环境和同伴间关爱则有助于发展和维持护生人文关怀能力。民办高校护理专业作为高等护理教育的重要补充，其毕业生多就业于基层医疗单位，重视民办高校护理专业大学生的人文关怀教育将极大推进我国基层医疗的服务质量。

人文关怀指对人生存状态的关注，对符合人性的生活条件的肯定，对人的尊严、自由、权利的维护，对人类的理解与自由的追求，是人文精神的具体体现。积极心理品质指个体在先天潜能和环境教育交互作用的基础上形成的思想、行为、情感等一系列积极的品质，如自信、乐观、坚强等特质。

该研究采用问卷调查法，从陕西省西安市4所开设护理专业的民办高等院校中共获得1051份有效数据，探讨学校环境对民办高校护理专业大学生的人文关怀能力的影响以及同伴间关爱行为和积极心理品质的中介作用。

研究结果：（1）人文关怀能力与学校环境、同伴间关爱行为、积极心理品质之间存在显著正相关；（2）学校环境对民办高校护理专业大学生的人文关怀能力的直接效应显著，同时

分别通过同伴间关爱行为和积极心理品质的中介及二者的链式中介产生间接效应。

学校环境既可以直接影响，又可以通过影响同伴间关爱行为和积极心理品质的方式间接影响民办高校护理专业大学生的人文关怀能力：（1）学校关怀氛围越浓厚，护生的人文关怀能力越强。学校应让护生置身于有浓厚人文关怀氛围的环境中不断地陶冶和熏陶，从而提高其关怀意识，坚定关怀态度，促进护生人文关怀能力的养成与发展。（2）同伴关系越亲密，护生的人文关怀能力越强。学校应当营造校园关怀氛围。（3）积极心理品质有助于提升护生的人文关怀能力。学校可以通过塑造学生的积极心理品质来提高人文关怀能力。（4）学校要重视学校人文环境建设，注重促进护生同伴间的积极关爱行为，培育护生的积极心理品质。

（截至2024年2月18日，中国知网数据显示，该文被下载967次，被引1次。）

心理咨询师信息呈现对大学生在线心理求助意愿的影响

陈欣[1]、黄春花[2]，（1. 河南大学心理学院；2. 河南开封科技传媒学院），《中国心理卫生杂志》，2023年第5期，第367—372页

心理咨询师可靠性会影响求助者参与心理咨询的意愿，并影响求助者认知框架或行为的改变。个体会根据他人外表构建对他人的理论、想法和假设，并据此与他们互动。心理咨询师的照片是求助者可以获得的关于他人的第一个信息，面孔可信度作为一种直觉的反应，是心理咨询师可信赖的指标。

心理求助意愿指人们对特定心理咨询师寻求心理帮助的主观可能性。心理咨询师信息呈现，包括专业性、面孔、性别、吸引力、收费等。心理咨询师信息呈现有助于增加寻求心理服务的动机。心理咨询师可靠性指求助者对执业心理咨询师帮助能力的信念，包括专业性、可信度和吸引力。

该研究从河南某高校招募200名大学生，通过3（专业性：高、中、低）×3（面孔可信度：高、中、低）×2（面孔性别：男、女）三因素被试内实验设计，采用Eprime编程模拟在线心理咨询预约场景，比较大学生在线心理求助意愿的差异，探讨心理咨询师的专业性、面孔可信度和性别等信息呈现对大学生线上心理求助意愿的影响。

研究结果：大学生对高专业性心理咨询师、高面孔可信度心理咨询师的心理求助意愿得分均高于对中、低专业性和中、低面孔可信度心理咨询师；对女性心理咨询师的心理求助意愿得分高于对男性心理咨询师；对专业性较高、面孔可信度较高的女性心理咨询师心理求助意愿得分高于对其他条件下的心理咨询师心理求助意愿得分。

大学生心理求助意愿影响因素有：（1）心理咨询师专业性越高，大学生心理求助意愿更强；（2）心理咨询师面孔可信度越高，大学生心理求助意愿更强；（3）咨询师性别会影响大学生的心理求助意愿，且女生比男生更容易受到心理咨询师性别的影响，但各研究对咨询师性别的偏好存在不一致；（4）高专业性是大学生对心理咨询师的首要需求，即使面孔可信度较低，具备高专业性也能增加求助意愿。

（截至2024年2月18日，中国知网数据显示，该文被下载860次，被引3次。）

希望团体干预改善大学生抑郁症状：自我效能感的中介作用

张平[1]、张兰鸽[1]、许婷婷[2]，(1. 北京邮电大学心理素质教育中心；2. 潍坊医学院公共卫生学院)，《中国健康心理学杂志》，2023年第2期，第238—243页

我国大学生的抑郁检出率为24.71%。抑郁不仅会导致大学生出现情绪低落、兴趣减退、认知功能受损、睡眠障碍等，还会对其人际交往、学业和生活等方面产生不良影响。

希望团体干预即以团体心理辅导方式开展的希望干预，可以显著提升大学新生学习适应、降低大学生考试焦虑，提升生活满意度和自我价值感。希望干预即以希望理论为基础的积极心理干预，能够有效地帮助参与者缓解抑郁症状。希望干预不仅有助于预防心理疾病，而且可以促进心理疾病患者的康复，是心理健康的重要保护性因素。

该研究采用问卷法和团体干预法，通过干预组32人与对照组17人的对比，探究希望团体干预降低大学生抑郁症状的有效性及自我效能感的中介作用。

研究所用问卷：（1）流调中心抑郁量表（CES-D）中文版，共20题，包含消极情感和积极情感两个维度，分数越高抑郁越重；（2）抑郁自评量表（SDS），共20题，分数越高抑郁越重；（3）成人特质希望量表中文版，由Sun修订，分数越高特质希望感越高；（4）一般自我效能感量表，由张建新和Schwarzer修订，共10题，分数越高自我效能感越强。

研究结果：（1）干预组在抑郁、自我效能感得分上的变化量均显著高于对照组；（2）与前测相比，干预组在干预后的抑郁水平显著降低，特质希望和一般自我效能感显著提升；（3）一般自我效能感变化率在组别与抑郁症状变化率之间起中介作用。

研究发现：（1）基于积极心理学理论的希望团体干预有助于参与者清晰目标，重拾信心，突破困境，进而缓解抑郁；（2）希望干预可以通过提升参与者的自我效能感来改善抑郁症状；（3）特质希望未能在希望干预与抑郁症状的减轻之间起中介作用，即希望干预通过影响一般自我效能感而非特质希望来影响抑郁症状。而特质希望可以调动个体的心理资源，帮助其调整到积极的心理状态，让个体更有机会和资源来提升一般自我效能感，进而改善抑郁症状。

（截至2024年5月10日，中国知网数据显示，该文被下载1610次，被引13次。）

人工智能透过言语语言识别精神障碍

丁红卫[1]，(1. 上海交通大学外国语学院)，《上海师范大学学报（哲学社会科学版）》，2023年第4期，第24—34页

人工智能（AI）是"利用数字计算机或者数字计算机控制的机器模拟、延伸和扩展人的智能，感知环境、获取知识并使用知识获得最佳结果的理论、方法、技术及应用系统"。精神障碍是大脑机能发生紊乱导致认知、情感、行为等精神活动障碍的总称。目前，精神障碍的诊断缺乏客观、可定量的生物标记物，主要依据国际疾病分类标准、精神障碍诊断与统计手

册，由有经验的医生问诊进行判断。

精神障碍患者大脑机能发生紊乱，便会在言语交流中表现出思维紊乱及语言异常，语言一直是人们洞察心理健康的窗口。而且相对脑影像等数据，语言数据具有采集便捷等优点，作为诊断精神障碍的新型数字生物标记物也具备非常好的发展潜力。

该研究通过系统综述的方法，以精神分裂和抑郁为例指出：人工智能分析语言数据为心理健康问题提供了新的识别方案。

以典型的精神分裂症为例，根据美国精神障碍诊断与统计手册DSM-5，诊断标准中的5个特征中的前3项阳性症状（即幻觉、妄想、思维或言语紊乱）均可从患者语言中反映出来，后2项症状（即有明显紊乱或紧张症行为的阳性症状，以及如情感受限等阴性症状）则可能从言语行为的语音韵律中显露出来。

抑郁症患者由于在心理、生理方面的障碍，与正常人群相比，在语音方面具有超音段韵律异常、发声态异常、共振峰异常、语谱异常等共同特征。目前使用声学特征区分抑郁症患者和非抑郁症患者的语音自动分析结果与专家评估一致性可达75%—80%。

人工智能可以分析语音文字及多模态语言参数，包括语音、语义、词汇、句法等，以及情绪韵律、面部表情、肢体动作等副语言数据，通过数据挖掘技术结合语言学与精神科知识，对这些数据进行分析与建模，实现对精神障碍的精准预测与评估。

利用人工智能与机器学习却能够从语音中捕捉到细微的声学参数，从语音转写的文字中计算出语义连贯性，从而能够更全面地利用语言行为中表现出来的社会认知，更加精确地识别精神障碍。

研究揭示了AI在精神健康领域的应用前景，特别是在移动设备普及的背景下，利用语言数据监测心理健康的潜力巨大。然而，要将语音语言数据作为诊断精神障碍的生物标记物，还需克服算法评估与临床验证的挑战。此外，AI的发展应遵循以人为本的理念，确保科技以人为本，同时需要考虑隐私法与伦理，保护患者信息安全。

（截至2024年6月15日，中国知网数据显示，该文被下载496次，被引2次。）

心理健康教育多元家庭治疗对抑郁障碍患者的疗效及家庭功能的影响

全传升[1]、潘继英[2]、吴亚娟[1]、柳艳松[3]，（1. 张家港市第四人民医院心理科；2. 张家港市第四人民医院精神科；3. 苏州市广济医院心理科），《国际精神病学杂志》，2023年第6期，第1338—1442页

心理健康教育多元家庭治疗模式（The Psychoeducational Multiple Family Group，PMFG）是一种有效的家庭心理教育干预模式，通过持续扩大患者的社交网络及彼此学习经验，每个家庭均可获得支持，帮助患者解决问题、改善预后。该研究旨在通过实验法验证心理健康教育多元家庭治疗模式对改善抑郁障碍患者症状及家庭功能的影响。

研究将从张家港市第四人民医院门诊中选取60名抑郁障碍患者随机分为研究组和对照

组，两组研究对象均采用抗抑郁药物治疗，研究组使用 PMFG 模式治疗，对照组使用门诊随访及社区支持性治疗；采用汉密尔顿抑郁量表（HAMD）、汉密尔顿焦虑量表（HAMA）、家庭功能评定量表（FAD）分别对患者抑郁焦虑、抑郁和家庭功能水平进行评估，并对两组患者治疗前后进行评分比较。

研究结果显示：（1）研究前两组 HAMD、HAMA、FAD 评分差异均无统计学意义，干预后研究组 HAMD、HAMA 和 FAD 的评分均显著低于对照组。（2）抑郁障碍患者在药物治疗基础上联合 PMFG 模式的团体治疗对抑郁症状有明显的改善作用，并可有效改善抑郁障碍患者的家庭功能，患者服药依从性更好。

研究显示 PMFG 治疗有利于提高患者的家庭功能，让患者的家庭关系变得融洽；而家庭功能的改善，可以促进家人对患者的理解和支持，并使患者和家属了解自己系统中所拥有的资源，在遇到危机时及时获得帮助，让患者和家属了解复发的特点及学会如何预防复发，增加服药依从性。

（截至 2024 年 4 月 28 日，中国知网数据显示，该文被下载 206 次，被引 0 次。）

政策因素对精神分裂症患者就医行为的影响研究

刘锐[1,2,3]、邓晶[1,2,3]、陈艾玲[1,2,3]、程配华[1,2,3]、罗兴能[4]、胡永娇[1,2,3]、张睦南[1,2,3]，（1. 重庆医科大学公共卫生学院；2. 医学与社会发展研究中心；3. 重庆市新型建设智库"公共卫生安全研究中心"；4. 重庆市沙坪坝区中梁镇卫生院），《中国全科医学》，2023 年第 19 期，第 2385—2393 页

精神分裂症作为一种严重的精神障碍，对患者及其家庭造成了重大影响。当前中国精神分裂症时点患病率达 0.42%，为全球最高，精神分裂症患者对基础医疗的需求较高，但不合理就医行为可能导致医疗资源浪费和医疗费用不合理增长。为了改善这一状况，中国政府出台了一系列政策，旨在提高就医保障、合理引导患者就医。然而，现有研究鲜少涉及精神卫生政策与精神分裂症患者就医行为之间的关联，这促使本研究分析政策因素对患者就医行为的影响。

研究基于 2019 年 11 月重庆市某区 2018 年三级精神病防治网络体系数据，结合医疗保险信息平台，获得有效精神分裂症样本 2314 例。研究采用多因素 logistic 回归分析方法，以患者是否发生就医行为及选择的医疗机构为被解释变量，将基本医疗保险参保情况、精神卫生政策覆盖情况以及患者的人口学特征作为解释和控制变量。

研究结果显示：（1）82.76% 的精神分裂症患者在当年发生了就医行为。在这些患者中，选择到二级医疗机构就诊的比例最高，这可能与二级医疗机构在医疗服务质量和费用方面达到较好的平衡有关。（2）基本医疗保险类型、门诊特殊病种报销办理情况、社区康复服务参与情况、"686" 项目办理情况以及 "免费二代药" 项目办理情况是影响患者是否就医的重要因素。（3）基本医疗保险类型、门诊特殊病种报销办理情况、社区康复服务参与情况、精神残疾证办理情况也是影响患者选择医疗机构的因素。

政策因素对于引导精神分裂症患者就医发挥了积极作用，但存在参与度低、覆盖路径不够全面等问题。作者建议应尽快优化精神卫生政策，完善帮扶救助体系，加大宣传力度以提高政策参与度，积极引导家庭康复活动，进一步推动精神卫生服务社区化，持续健全精神卫生保障体系。

（截至 2024 年 5 月 18 日，中国知网数据显示，该文被下载 473 次，被引 2 次。）

基于胜任力模型的哀伤咨询培训体系构建及其效果

邹欣妍[1]、申新兰[1]、徐鑫[1]、唐任之慧[1]、焦克媛[2]、钱文丽[1]、王建平[1]，（1. 北京师范大学心理学部；2. 香港大学社会工作与社会行政系），《中国临床心理学杂志》，2023 年第 2 期，第 486—490 页

哀伤是失去重要他人时人们自然产生的情感反应，表现为强烈地渴望和怀念逝者，并伴随愤怒、痛苦等情绪反应，反刍、自责等认知反应，社交退缩、哭泣等行为反应，失眠、身体疲劳等身体反应。尽管大多数人在一段时间后可以适应丧亲，但仍有一部分人渴望、情绪痛苦等表现强度过高以及持续时间很长，进而发展为延长哀伤障碍。如果缺少专业的哀伤辅导和治疗，延长哀伤障碍高风险人群可能难以适应丧亲后的生活，甚至会出现日常生活和社会功能受损。

哀伤咨询格外需要咨询师的培训经验，而缺乏针对哀伤的专业培训可能会导致干预对丧亲群体产生一定的实际的或潜在的不良影响。

Charkow 在 2001 年提出的哀伤咨询的胜任力模型，包含五个维度，分别为个人胜任力、概念化知识与技能、评估技能、治疗技能和专业技能。个人胜任力指咨询师与哀伤相关的自我关照及自我意识，以及对死亡的态度和信念。概念化知识与技能关注咨询师区分来访者正常和病理性哀伤、将咨询理论应用于哀伤咨询等方面的能力。评估技能指咨询师自杀风险评估、丧失议题确定、合适治疗方案选择等方面的能力。治疗技能包含咨询师进行不同形式的哀伤咨询，提供与哀伤相关的心理教育等方面。专业技能考察咨询师阅读和应用哀伤文献及开展与哀伤相关活动等方面的能力。

综合以往研究，该研究以哀伤咨询胜任力模型为基础，设计初步的哀伤咨询培训方案，通过网络形式面向社会招募心理咨询师，达到入组标准的咨询师接受 8 次包含提升个人胜任力、概念化知识与技能、评估技能、治疗技能和专业技能的哀伤培训，并使用自评的胜任力问卷在培训开始前后进行测量，以探讨培训对哀伤咨询胜任力的效果，共 120 人有效完成了两次问卷。

研究使用死亡咨询能力调查表（DCS）测量咨询师自我感知的与哀伤相关的心理咨询胜任力；使用哀伤咨询经验与培训量表（GCETS）用于评估咨询师在哀伤咨询领域的实践经验和以往的培训背景，主要包含咨询师临床训练、督导、个案经验和哀伤咨询的正规培训等方面。使用 3 个题目测量参与培训的咨询师在培训前后自评的对哀伤咨询知识的理解、哀伤咨询技巧的掌握和整体咨询胜任力情况。

结果显示：（1）咨询师以往的哀伤培训经验能够显著预测哀伤咨询胜任力；（2）培训后，咨询师整体和各维度的哀伤咨询胜任力较培训前均有显著提升。

该研究基于胜任力模型，尝试性地开发了国内系统化和结构化的哀伤咨询培训。该培训方案经初步验证，可以显著提升咨询师的哀伤咨询胜任力。课程难度设置合理，适合不同学历背景、不同咨询流派咨询师的学习，初步弥补了我国缺少系统的哀伤干预培训和缺少专业的哀伤咨询师的不足，也为未来的培训和干预研究提供了一定的实践经验和方向指导。

（截至2024年5月26日，中国知网数据显示，该文被下载643次，被引2次。）

职业康复与青年精神障碍者再社会化

曹迪[1]、吴莹[2]，（1. 武汉大学社会学院；2. 中央民族大学民族与社会学院），《青年研究》，2023年第1期，第23—34页

从精神治疗康复机构到真正回归社会，青年精神障碍者面临诸多问题。职业康复是通过对精神障碍者开展职业训练和技能辅导，提升其就业能力，进而帮助他们恢复社会功能，实现社区参与和社会融入目标的康复方法。精神障碍者的再社会化主要指精神障碍者为重返社会主动学习知识技能、重塑行为方式、转变社会角色的过程。

该研究选择C市的职业康复会所（下文简称"C会所"）作为田野调查地，在告知研究意图并征得康复机构的同意后，笔者在第一阶段采用参与式观察法，以"会员"身份体验职业康复的实践情境，考察职业康复项目的设置内容，并进一步了解职业康复训练的实施过程。

在田野调查的第二阶段，文章通过开展主题小组活动和运用非结构式访谈法，获取受访者的基本信息和收集相关资料，重点关注职业康复如何形塑受访者的社会境遇及自我认知基于参与式观察和访谈，探讨职业康复与青年精神障碍者再社会化的过程及其影响因素。

C会所是于2007年成立的一家公益性社区精神康复机构，针对具有康复意愿的精神障碍者开展职业技能服务。C会所采用"工作日"的运作模式，设立外展资源部、教育资源部、就业资源部和生活资源部，目标是为精神障碍者营造自由、平等的就业体验空间。C会所中的康复内容分为职业知识技能辅导和社会交往技能训练两个类别。职业会所通过开展超市收银与理货、膳食制作、电脑打字、图书管理等多项技能培训项目，为满足就业条件的精神障碍者提供辅助性和过渡性的工作岗位。

研究发现，职业康复通过学习技能知识、重构职业期待、重塑行为方式和转换自我认同，促进了青年精神障碍者的"再社会化"。但管控性制度逻辑、区隔性污名文化、家庭支持匮乏制约着青年精神障碍者的社会融入。

在职业康复过程中，管控性制度逻辑表现出维稳与安全的管控特征；区隔性污名文化体现为青年精神障碍者的自我污名化与社会性排斥；家庭支持匮乏导致家庭的经济与情感支持不足。这些因素共同影响青年精神障碍者的再社会化过程。

（截至2024年3月18日，中国知网数据显示，该文被下载753次，被引1次。）

助推戒烟的行为干预策略

张宁[1]、王安然[1]，(1. 浙江大学医学院公共卫生学院和附属第二医院)，《心理科学进展》，2023年第4期，第684—696页

据2018年中国成人烟草调查结果，中国15岁及以上人群吸烟率为26.6%，每年有超过100万人因为与吸烟有关的疾病死亡。烟草危害是人类所面临的重大公共健康挑战之一，传统的控烟策略主要依赖健康宣教、烟草税和控烟条例等手段，但是较少考虑到吸烟行为的"非理性因素"及其心理机制，因此仍不能有效帮助吸烟者成功戒烟。

吸烟行为受到个体特征、心理和行为及情境等多层面因素的影响，基于行为科学的戒烟策略关注的是如何通过改变吸烟行为中的非理性因素来帮助吸烟者戒烟。行为科学认为，人们的行为不仅取决于他们对特定行为的态度，还在很大程度上受到情境因素的影响。如果能够通过增加或移除情境中的线索或刺激，改变人们决策时的选择架构，就可以潜移默化地帮助人们实现预期的行为改变。

行为科学的发展为助推吸烟者成功戒烟提供了新视角。以实施主体和干预的影响机制为划分标准，可将助推戒烟的行为干预策略分为由政府和公共健康服务部门执行的情境型干预策略和认知型干预策略，以及吸烟者可自主执行的情境型和认知型干预策略。与政府或其他公共健康服务部门执行的侧重让人们意识到吸烟危害性的认知干预策略不同，针对吸烟者个体的认知型干预策略强调引导人们重新审视自己的戒烟计划，让戒烟计划看起来更有吸引力和可执行性。这一类策略不需要改变实体或社会情境，而是旨在改变吸烟者对吸烟行为的心理表征，包括制订具体的可执行的戒烟计划、提升未来导向的时间观、培养渐变型的内隐吸烟行为信念等。

虽然基于行为科学的助推干预策略已经取得了一定的进展，未来研究仍有必要进一步在真实世界中验证和评估戒烟助推干预策略的效果。未来也有必要进一步将行为改变技术融入数字化的戒烟服务或应用小程序中以提升其效果。未来也需要考察如何应用戒烟助推干预策略防止电子烟产品的负面影响并减少这类策略的误用和滥用。

（截至2024年3月18日，中国知网数据显示，该文被下载1335次，被引2次。）

自助式夫妻沟通训练方案对产前抑郁症状及婚姻质量的影响

王进[1,2]、日火英支[2]、刘佳佳[1]、宋宁[3]、刘高华[1]、刘丽华[1]、齐建林[1]，(1. 空军军医大学空军特色医学中心航空心理研究室；2. 中国人民解放军总医院医学创新研究部医学管理研究所；3. 中国人民解放军93995部队理论训练系)，《中国心理卫生杂志》，2023年第12期，第1045—1051页

产前抑郁（Prenatal Depression，PD）是妊娠期妇女最常见的精神疾病。相较于产后抑郁，

产前抑郁不仅会对围产期妇女及新生儿心身健康发展起到消极作用，而且也是分娩过程中不良事件发生的重要危险因素之一，对围产期生理疾病及心理社会功能损害造成巨大负担。

2020 年 9 月，国家卫健委发布了《探索抑郁症防治特色服务工作方案》，将 PD 纳入常规孕检和产后访视流程中。我国相继出台了临床指南和专家共识，如《中国抑郁障碍防治指南》《产后抑郁障碍防治指南的专家共识》等，肯定了心理治疗作为一线疗法的积极作用。

我国产前抑郁孕妇亟须适宜、便捷的心理治疗手段，而婚姻质量可能是十分重要的干预靶点。该研究基于临床经验并借鉴夫妻沟通训练方案，开发了基于网络的自助式夫妻沟通训练方案（SACCP），旨在通过提高夫妻双方沟通及矛盾解决能力，改善孕妇产前抑郁症状及婚姻质量，为我国孕妇心理保健工作提供新的思路和具体方法。

招募接受产前检查且爱丁堡产后抑郁量表评分≥10 分的孕妇 90 名，随机分为常规护理组和自助式夫妻沟通训练方案（SACCP）组，最终完成研究 76 名（SACCP 组 39 名、常规护理组 37 名），SACCP 组在常规护理基础上完成每周 1 次，为期 10 周的 SACCP。以爱丁堡产后抑郁量表和 Olson 婚姻质量问卷作为结局指标，采用协方差分析及独立样本 T 检验评价干预效果，分别采用全分析集与符合方案分析集进行统计分析。研究结果表明，自助式夫妻沟通训练方案能缓解产前抑郁孕妇的抑郁症状，改善婚姻质量。

该研究结果证实了自助式家庭沟通训练方案对我国孕妇产前抑郁症状及婚姻质量的积极作用，说明可以通过沟通及冲突解决技巧训练矫正夫妻交流方式，提升孕妇社会支持水平，进而减少抑郁症状。研究着眼于早发现、早干预，以产前抑郁症状为治疗目标，更加证实了非药物治疗方法在围产期抑郁早期治疗中的积极作用，充实了干预技术手段。

（截至 2024 年 4 月 29 日，中国知网数据显示，该文被下载 404 次，被引 0 次。）

有氧运动结合正念防复吸联合方案对药物依赖者复吸倾向的干预研究

宋良元[1]、黄志剑[1]、周骏捷[1]、饶玄[2]、陈勇[2]、李红军[2]、杜小明[2]，（1. 湖北大学体育学院；2. 武汉市司法局柏泉强制隔离戒毒所），《体育科学》，2023 年第 3 期，第 69—77 页

吸毒也称药物依赖，指因反复使用成瘾性药物（如可卡因、海洛因、甲基苯丙胺等）导致的慢性复发性脑疾病，其主要特征是成瘾者失去对药物的控制，无法调节自身的渴求从而产生强迫性觅药行为。根据中国禁毒网 2022 年数据，全国有吸毒人员 148.6 万名，参照国际上通用的吸毒人员显性与隐性比例，实际吸毒人数可能近 800 万。长期服用成瘾性药物不仅会破坏大脑结构损坏个体的身心健康，还会引起一系列的社会问题。

药物依赖的治疗是一个复杂而漫长的过程，完整的药物依赖治疗包括脱毒、康复和回归社会 3 个连续的过程，药物依赖者离开戒毒机构 6 个月内的复吸率达 80% 以上，探索有效的干预措施以降低复吸率具有重要的现实意义。以往的研究表明，药物依赖者普遍存在情绪障碍，尤其是负性情绪，以及难以控制的经验回避水平，这些都是复吸倾向的重要影响因素。

该研究采用随机对照试验设计，从武汉市某强制戒毒所 800 名药物依赖者中随机抽取 48 名，随机分配到正念组、运动组、联合方案组和对照组。正念组接受正念防复吸疗法，运动

组进行有氧运动，联合方案组同时接受正念疗法和有氧运动，对照组则进行常规戒毒活动。干预为期8周，并在干预前、中、后以及干预结束后4周使用强制戒毒者复吸倾向性心理调查表、正性负性情绪量表（PANAS）、接纳与行动问卷（AAQ-Ⅱ）对参与者的复吸倾向、负性情绪和经验回避水平进行评估。

正念组被试在治疗师的指导下，参照由北京市教育矫治（戒毒管理）局（2016）翻译的《基于正念的成瘾行为复发预防：临床医生指南》内容，接受90 min/次/周的正念防复吸课程。运动组被试在专业运动训练教练的指导下，完成每周3次的功率自行车锻炼。该研究运动周期设置为8周；强度设定参照戒毒人员运动处方专家共识，即中等强度（60%—70%HR-max）。

研究发现：（1）正念防复吸疗法和联合方案均能有效降低药物依赖者的复吸倾向，并且这种效果可以持续到干预结束后4周。特别是联合方案组，在干预4周时就显示出显著的改善作用，并且在随访阶段时的效果仍显著优于对照组。（2）正念组和联合方案组在干预开始时的负性情绪水平最高，但随着干预的进行，负性情绪显著降低。（3）在经验回避水平上，三种干预方案均有显著改善作用，但正念组和联合方案组的改善效果可以持续到干预结束后4周。

正念防复吸疗法通过提高个体的正念水平，帮助他们以非评判性的态度接纳当下的负性情绪和感受，从而减少对成瘾性药物的渴求。而有氧运动则通过改善神经系统功能，提高个体的身体健康水平，同时也有助于减少负性情绪。两者的结合，不仅能够改善药物依赖者的心理健康状态，还能够提高他们的生活质量，这为药物依赖的综合干预提供了新的视角和方法。

（截至2024年5月18日，中国知网数据显示，该文被下载1263次，被引0次。）

成人失眠认知行为疗法关键技术与流程改进建议

张鹏[1]、陈涛[2]、许莉[1]，（1. 联勤保障部队第九八八医院神经内科；2. 联勤保障部队第九八八医院精神心理科全军精神疾病防治研究所），《中国现代神经疾病杂志》，2023年第8期，第663—667页

尽管失眠认知行为疗法（CBT-I）经一系列随机对照临床试验证实疗效并逐步成为推荐的失眠干预方案，但临床实践中仍面临困境。一方面，CBT-I治疗周期长，随着时间推移，患者依从性较差；另一方面，尽管临床医师知晓CBT-I具备较高的循证医学证据等级，但因治疗脱失率较高，通常不愿作为首选治疗方案，而且该疗法对医师资质的要求较高，使其难以在初级医疗结构或综合医院实施。该文分析CBT-I关键技术及面临困境，并提出对应的流程改进建议，以推进CBT-I的临床应用，使更多失眠患者获益。

CBT-I包括刺激控制疗法、睡眠限制疗法、认知疗法、放松疗法、睡眠卫生教育以及生物反馈、正念训练等。美国睡眠医学会在2021年的临床指南中指出，CBT-I应包括一种或多种睡眠调节相关的知识教育策略，并结合刺激控制疗法和睡眠限制疗法，同时涵盖放松疗法和

睡眠卫生教育。

认知疗法有助于患者了解睡眠的生理作用，修正错误认知，增强患者对行为治疗的依从性，进而发挥长期作用，放松疗法通过结构化呼吸和渐进性放松等方法减轻躯体紧张度，或通过冥想或意向训练降低觉醒度以促进睡眠的始发和维持。睡眠卫生教育是一套睡眠相关健康知识建议，包括生活方式、睡眠环境、睡眠生理等。

睡眠限制疗法，是通过适当地减少卧床时间，累积睡眠驱力，可以在短期内改善失眠，增加睡眠连续性，尤其适用于睡眠时机与睡眠能力不匹配导致的睡眠连续性破坏。刺激控制疗法，基于经典条件反射，通过控制刺激源，建立"床=睡眠"的条件反射，帮助人们躺在床上时能够立刻联想到睡眠，累积睡眠驱力，从而缩短睡眠潜伏期，改善睡眠质量、增加总睡眠时间，提高睡眠效率，尤其适用于高度觉醒的失眠患者。刺激控制疗法、睡眠限制疗法和认知疗法的核心作用无法被单纯放松疗法、睡眠卫生教育替代，是CBT-I的核心模块。

传统CBT-I需6—8个阶段方可完成，简明认知行为疗法（BBT-I）缩短为2—4个阶段且疗效与传统CBT-I相当。BBT-I各阶段内容包括：（1）以睡眠调节相关知识教育作为行为治疗的铺垫。（2）采用以刺激控制疗法和睡眠限制疗法为主的行为治疗。（3）可辅助简明认知疗法和放松疗法。BBT-I可以提高患者依从性，节省医疗资源，在CBT-I资源不充分或难以完全实施的情况下作为首选替代方案。

（截至2024年3月18日，中国知网数据显示，该文被下载383次，被引0次。）

老年人积极心理与疾病恢复的关系研究

武剑倩[1]、曾卫红[2]、赵偏偏[2]、钞秋玲[1]，（1. 西安交通大学公共政策与管理学院；2. 西安交通大学金禾经济研究中心），《西安交通大学学报（社会科学版）》，2023年第1期，第150—162页

预计到2035年，中国60岁及以上老年人口将超过4亿人，中国近24%的老年人患有2种及以上慢性病。积极心理学认为，个人应该通过培养积极情绪、增强性格优势和创造有意义的体验来应对疾病，本研究基于生物—心理—社会医学模式，探讨积极心理健康与老年人疾病恢复的关系。

积极心理健康是情绪幸福感、心理幸福感和社会幸福感的系统整合。情绪幸福感主要表现为：以积极情绪为主导，拥有个人体验的快乐、满足和对生活的兴趣；心理幸福感体现在：与他人保持良好关系，掌握自我发展和自我实现的能力，拥有生活意义和目的，自我接纳等积极的心理功能；社会幸福感表现为：有社会信任感和归属感，相信社会的发展，对社会做出贡献，受到他人认同等积极的社会功能。

该研究采用随机抽样的方法，选取1300名60岁以上无重大认知障碍老年人（最后有效问卷1198份），采用一对一访谈和问卷的调查方式，通过描述性统计、相关分析评估积极心理健康、疾病恢复状况，对不同疾病恢复组和积极心理健康水平进行差异检验。

研究发现：（1）积极心理健康是老年人疾病恢复的保护因素。相比积极心理健康水平高

的老年人，积极心理健康水平低的老年人疾病恢复的可能性降低50.3%，积极心理健康水平为中度的老年人疾病恢复的可能性降低29.8%。（2）老年人积极心理健康水平越高，疾病恢复状况越好，治疗花费、治疗时间、治疗经历和共病数量越少。

为提升老年人积极心理健康水平，应从以下三点出发：第一，要提升老年人的积极心理和身体健康素养，推广普及积极心理相关知识，帮助老年人有意识利用自身积极心理因素。第二，针对老年患病群体，将积极心理干预方案与老年人的康复治疗方案相结合，提升老年人的服药依从性、治疗积极性。第三，将积极心理健康的评估和干预纳入老年人身心保健系统，鼓励监测和增强老年人的积极心理健康水平，作为老年人预防疾病、疾病治疗和康复的组合手段。

（截至2024年2月12日，中国知网数据显示，该文被下载818次，被引4次。）

轻度认知功能障碍患者自我管理研究进展

王韵娴[1]、林榕[2]、李红[2]，（1. 福建医科大学护理学院；2. 福建医科大学省立临床医学院），《军事护理》，2023年第1期，第74—76+111页

轻度认知功能障碍（MCI）是介于正常衰老和老年痴呆之间的过渡状态，表现为超出正常生理衰退的认知功能损害。据统计，全球近13.1%至42.0%的老年人患有MCI，而中国的总患病率为14.71%，且平均3年发展为痴呆的转化率高达50%。鉴于MCI的高转化率和双向转换性，采取有效的干预措施在该阶段显得尤为重要。自我管理作为一种性价比高且有效的干预措施，对延缓MCI病情发展具有重要意义。

该文通过综述分析的方法，系统回顾了MCI患者自我管理的相关文献，以期为我国MCI患者自我管理研究提供参考。通过分析不同研究的结果，总结了MCI自我管理的关键要素和有效策略。

研究发现，MCI患者的自我管理能力普遍较低，且随着认知功能的衰退而下降。疾病感知不足、社会联结缺失、健康素养低和文化程度不高是影响MCI患者自我管理能力的主要因素。疾病感知方面，过往研究表明，患者通常会更加重视那些病因、治疗方式以及预后明确的疾病，而MCI这类疾病及其治疗措施并未广泛地进入大众视野，影响了患者的自我管理行为。

有效的自我管理干预措施包括饮食指导、运动指导、认知干预、健康教育和认知监测等。此外，研究还探讨了不同的自我管理干预模式，如小组会议模式、健康手册自我管理模式和基于互联网的自我管理模式。

饮食方面，研究发现炎症饮食、地中海饮食（MEDI）、高血压防治饮食模式（DASH）以及由MEDI与DASH相结合的推迟神经元退化饮食（MIND）均可通过特定饮食内容和结构以降低神经炎症、减少氧化应激、调节肠道菌群、保护神经血管功能、增加成人海马神经生成来实现MCI患者的认知保护。运动方面，研究表明有氧运动可通过改善心血管功能，增加脑血流量与脑组织氧合，提高神经递质的可用性和神经效率，从而改善认知功能。认知干预方

面，研究者通过计算机化认知训练、虚拟现实（VR）干预以及创造性表达等方法对MCI患者的视空间、记忆、注意力、抽象、表达等认知领域进行直接干预后，患者的认知功能有所改善，并具有一定的维系作用。

此外，提高公众对MCI的认识，加强健康教育，改善社会联结，提升健康素养，以及增加文化程度等都对提高MCI患者的自我管理能力具有积极作用。通过这些综合性的干预措施，可以有效地帮助MCI患者提高自我管理能力，从而延缓病情的进展，提高生活质量。

（截至2024年5月19日，中国知网数据显示，该文被下载1059次，被引4次。）

健全养老服务体系：社区养老支持与老龄健康

陈飞[1,2]、陈琳[2]，（1. 东北财经大学经济与社会发展研究院；2. 东北财经大学经济学院），《财经研究》，2023年第2期，第49—63页

社区作为社会治理的基本单元，逐渐成为老年人享受社会化养老服务的重要依托，社区养老支持在"就地老化"和"整合照料"两种理念下，通过提供养老服务和建设养老设施两方面对老年人健康产生影响，为改善老龄健康提供了重要载体。前人研究聚焦社区在老年人养老生活中的重要作用，该研究关注社区养老支持对老龄健康影响的内在作用机制。

该研究使用中国家庭追踪调查（CFPS2010、CFPS2014）和中国健康与养老追踪调查（CHARLS2018）数据，以620个社区的11913名60岁及以上老年人为研究对象，通过差异检验、回归分析实证检验了社区养老支持对老年人身心健康的影响及其作用机制。

研究发现：（1）社区养老支持对老年人的身体健康和心理健康均具有显著的改善作用。（2）机制分析表明，社区养老支持通过促进老年人参与体育锻炼、提高生活独立性的方式改善了身体健康，通过保护老年人认知功能、促进社会交往的方式改善了心理健康。（3）异质性分析发现，社区养老支持对未与子女同住的老年群体的健康改善作用更强，其发挥了对传统家庭养老的部分替代作用。但贫困社区的老年人从中获得的健康福利较少，社区养老支持可能存在"马太效应"。

探究社区养老支持对老年人健康的影响效应及其内在机制，对于健全我国养老服务体系，实施积极应对人口老龄化国家战略具有重要意义。该研究为健全我国养老服务体系提供了一些有益参考：第一，应加快城乡社区养老服务的规划建设，通过增设老年活动场所、宣传科普疾病预防和健康保健知识、组织社区活动等方式，促进老年人更好地参加体育锻炼、提高生活独立性、健全认知功能和参与社会交往；第二，面对家庭养老功能趋于弱化的现实，对于独居、高龄和患病老年群体，以老年人的实际需求为导向，制订个性化的养老支持方案；第三，扩大社区养老支持的实际覆盖范围，以政府为主导推动社区养老服务均等化，增加对贫困社区岗位人员和硬件资源的投入。

（截至2024年2月12日，中国知网数据显示，该文被下载3214次，被引15次。）

社区居家养老服务对失能老年人心理健康的影响

温少政[1]、宗占红[1]，(1. 南京邮电大学社会与人口学院)，《中国健康心理学杂志》，2023年第11期，第1617—1623页

根据第四次中国城乡老年人生活状况调查结果，全国处于失能、半失能状态的老年人口高达4063万人，占老年人口总数的18.3%。失能老年人由于日常活动能力受损，容易产生情绪沮丧、低落问题，导致老年人抑郁情绪的产生以及生活满意度的降低。

2016年起，我国开始确立国家级医养结合试点，推动医疗卫生服务与养老服务的积极融合，探索将医养结合服务不断延伸到社区与家庭中去。社区居家养老服务可能对失能老年人的心理健康产生显著影响。

该研究基于中国健康与养老追踪调查（CHARLS）2015年与2018年数据，选取3702位60岁及以上失能老年人作为研究样本，通过问卷调查方式对老年人抑郁状况、生活满意度、社区居家养老服务使用情况进行评估。基于倾向得分匹配的双重差分法检验社区居家养老服务对失能老年人心理健康的影响。

研究结果显示：（1）社区居家养老服务能够改善失能老年人心理健康水平。使用社区居家养老服务的失能老年人，其精神抑郁概率下降4.7%，生活满意的概率提升5.9%。（2）社区居家养老服务对失能老年人心理健康的影响具有异质性。社区居家养老服务对失能老年人心理健康的影响在城镇和女性样本中更为显著。（3）社区居家养老服务中的健康服务类项目对失能老年人心理健康的改善效应较为明显。每增加一个单位的健康服务类社区居家养老服务，其抑郁症状发生概率可以降低4.6%，生活满意概率可以提升6.0%。

定期体检、上门巡诊、家庭病床、健康管理等服务可以帮助失能老年人检查和排除健康隐患，减缓老年人自身失能水平的恶化和慢性疾病的发展，进而改善心理健康水平。研究社区居家养老服务对失能老年人心理健康的影响，有利于推动社会化养老服务与老年健康积极融合，对于预防抑郁发生风险、促进心理健康具有重要的意义。

（截至2024年2月12日，中国知网数据显示，该文被下载1888次，被引0次。）

轻度认知障碍患者运动干预的最佳证据总结

刘畅[1]、常婧[1]、焦雨晨[1]、许丽娟[2]、嵇艳[1]，(1. 南京医科大学护理学院；2. 丽江学院医学院)，《护理学报》，2023年第5期，第53—58页

轻度认知障碍（Mild Cognitive Impairment，MCI）是介于正常老化和痴呆之间一种认知功能损害的临床状态。据估计，我国MCI的患病率约15.5%，患者数超过了3877万。

运动被认为是MCI人群重要的保护因素以及干预方式。很多国家的指南与共识强调了运动干预的必要性，很多临床研究也证实了运动对MCI患者认知、躯体以及情绪等多方面的改

善作用，但如何对MCI患者进行规范的运动干预，证据却十分有限。

该研究拟基于循证的方法，系统检索并总结归纳相关的高质量研究证据，形成MCI患者运动干预的最佳证据总结，结果共纳入20篇文献，其中专家共识/立场声明3篇、指南2篇、系统评价14篇和证据总结1篇。最终总结了27条最佳证据并归纳为7个大类。

研究发现，运动锻炼已经被证实对MCI患者是安全可行的，可以有效改善MCI患者的认知功能（整体认知、记忆功能、执行功能、语言、视觉空间能力），同时对身体功能和生活质量也有一定的改善作用。

运动方式方面：目前研究中的运动方式主要包括有氧运动、抗阻运动、身心运动以及多组分运动四大类。由于MCI患者相较于痴呆患者仍保有一定的认知功能，在面对复杂的多组分运动时，可以达到计划与执行的一致性，因此更建议采用多组分运动来改善患者的整体认知与执行功能。而在改善记忆功能方面，抗阻运动是唯一有效的类型。运动应设置热身期、锻炼期和冷却期，以给予身体充分的缓冲，减少跌倒等不良事件的发生。

运动时长和强度方面：（1）运动周期>6个月效果最好，建议至少应大于3个月。（2）每周运动总时长160—300min，建议至少应达到150min。（3）有氧运动（如步行、慢跑、骑自行车、游泳、舞蹈等）最佳运动时间是每次控制在25—60min。抗阻运动（如举重、哑铃、弹力带等）最佳运动时间是每次至少60min。（4）建议每周运动至少2次，推荐有间隔的高频率运动（>4次/周）。（5）建议MCI患者进行中等强度的运动，MCI患者运动至少达到最大摄氧量或最大心率的60%，或感觉稍费力。

运动环境方面：由于MCI患者的认知障碍程度轻、日常生活功能尚未受疾病影响，我国的MCI患者大多仍生活在家庭与社区，可以根据患者意愿选择在家中或就近的社区活动中心等地点进行运动干预。

（截至2024年3月18日，中国知网数据显示，该文被下载1119次，被引2次。）

计算机辅助认知康复训练改善轻、中度认知障碍的临床研究

李瑶[1]、安东侠[2]、谢小华[1]、余启军[3]、苏文月[3]、吕佩源[1]、董艳红[1]，（1. 河北省人民医院神经内科，河北省脑网络与认知障碍疾病重点实验室；2. 北京丰台右安门医院神经介入科；3. 秦皇岛市惠斯安普医学系统股份有限公司），《中国神经免疫学和神经病学杂志》，2023年第2期，第96—103页

目前尚无可以有效阻止轻度认知障碍（MCI）向痴呆进展的治疗药物，基于神经可塑性和认知缺陷代偿能力，以认知刺激、认知康复和认知训练为主要的非药理干预越来越受到重视。其中，认知训练对于改善MCI的广泛认知能力具有一定效果，可以减缓MCI向阿尔茨海默病（AD）的进展。

传统的认知训练是通过人工协助反复练习技能神经功能重建，而新兴的计算机辅助认知康复训练多是基于游戏形式，可以高效地对MCI患者进行多认知领域干预，其效果不亚于传统的人工认知训练，目前其已广泛应用于临床认知康复治疗中。

脑电信号是脑细胞动作电位在时间和空间上重叠振荡的复杂信号，可综合反映脑功能状态。越来越多的证据显示非线性动力学方法可作为评估脑功能状态客观的指标，并可能成为探索神经系统康复过程中神经元可塑性机制的有效工具。其中，脑电近似熵（ApEn）和Lempel-Ziv复杂度（LZC）作为检测MCI和早期AD的非侵入性生物标记物具有巨大前景。

ApEn是一种衡量时间序列产生新模式概率以量化动力系统不规则性的指标，时间序列产生新模式概率越大，ApEn值就会越大，而高度有序的规则信号熵值较小且ApEn不易受到噪声干扰，相对准确。脑电信号活动的复杂性可以反映意识水平。LZC可反映脑电信号复杂性程度及脑皮层神经元兴奋性的指标，如睡眠越深，脑电LZC越低，总之，ApEn和LZC作为定量评估脑功能的可靠指标，可反映大脑接收和处理信息的能力。

该研究以河北省人民医院97例被确诊为轻、中度认知障碍患者为研究对象，进行为期10天的以"意念力游戏"为主题的计算机辅助认知康复训练，并在训练前后采集患者静息状态下对两组患者进行MMSE、蒙特利尔认知评估（MoCA）量表、阿尔茨海默病评价量表（ADAS-cog）评估。

研究发现："意念力游戏"认知康复训练可以提高中老年轻、中度认知障碍患者的脑功能状态，改善其总体认知功能。脑电信号ApEn、LZC作为脑功能评价的客观指标，观察到Fp1、Fp2、F7、F8导联（即双侧额极、前颞区）可能是对该康复训练较为敏感的区域。

（截至2024年3月18日，中国知网数据显示，该文被下载389次，被引2次。）

奥马哈系统理论干预对老年急性缺血性脑卒中患者心理状况及主观幸福感的影响

苏婕[1]、杨宝成[2]、迟鑫姝[3]，（1. 陕西科技大学镐京学院；2. 中铁一局咸阳中心医院放射科；3. 中国医科大学附属盛京医院产科），《中国健康心理学杂志》，2023年第8期，第1181—1186页

据统计，2018年我国40岁以上脑卒中患者约有1200万人，每年死亡196万人。急性缺血性脑卒中属临床危重症，对患者危害极大，随着治疗技术的发展，幸存者的比例逐渐增高，但是大部分患者均遗留有不同程度的伤残或后遗症，严重影响患者的日常生活和心理健康。

奥马哈是一种综合性、标准化的分类系统，由问题分类系统、处置干预系统和结局评价系统构成，通过将患者面临的各种问题进行系统性分类整理，然后针对性制定干预措施。本研究旨在探究该模式干预对老年急性缺血性脑卒中患者心理状态和主观幸福感的影响。

该研究以某院收治的92例急性缺血脑卒中老年患者为研究对象，其中对照组与观察组（实验组）各46例；对照组采用常规模式干预，常规给予急性缺血性脑卒中疾病相关知识宣教、指导康复期自护方法和技巧及饮食、运动、心理调节等。实验组则采用奥马哈系统理论干预模式干预，神经科医师评估患者对疾病、并发症防治等的认知，康复治疗师评估患者对康复期饮食、运动等认知情况，心理咨询师了解患者对心理健康的认知情况，并将这些问题逐一记录后按生理、心理社会、环境和健康行为4个领域进行归类整理，各医师根据患者情

况制订个性化干预和康复计划并提供针对性指导；两组患者均为期干预 4 周。对干预后两组患者心理状况（焦虑、抑郁）、心理弹性、应对方式、奥马哈系统结局评价效果、生活质量、主观幸福感进行量表评估。

研究发现：实验组与对照组干预前各项测量指标均无统计学差异。干预后实验组在焦虑、抑郁、消极应对维度的评分均明显低于对照组，在心理弹性、积极应对维度、生活质量、正性情感与正性体验的评分均显著高于对照组；实验组患者奥马哈系统结局评价中认知、行为及现况评分显著高于对照组。

该研究证实了急性缺血性脑卒中老年患者实施奥马哈系统理论干预能有效缓解患者的不良情绪，增强其心理弹性水平，转变患者的应对方式，并有助于提高患者的生活质量和主观幸福感，为急性缺血性脑卒中老年患者的干预提供新思路。

（截至 2024 年 2 月 12 日，中国知网数据显示，该文被下载 658 次，被引 1 次。）

认知性心理护理干预在老年抑郁症护理中的效果分析

张薇[1]，（1. 辽宁省朝阳市康宁医院），《中国医药指南》，2023 年第 12 期，第 142—144 页

抑郁症是老年人常见的一种精神科疾病，具有病程长、易反复等特点，主要的临床表现为情绪低落消极、思绪缓慢、社交障碍以及睡眠障碍等。应激事件（负性生活事件）会直接导致老年人心理及情绪发生剧烈变化，进而引发抑郁情绪，良好的社会支持有助于缓解各种应激事件对患者造成的不利影响。

老年抑郁症患者普遍存在认知（思维方式）缺陷，单纯抗抑郁药物治疗效果并不理想，因此需要采取有效的护理干预措施改善不良认知模式。该研究探究认知性心理护理干预在老年抑郁症护理中的效果。

该研究使用实验方法，以辽宁省朝阳市某医院 2019—2020 年接受治疗的 80 例老年抑郁症患者为研究对象，随机将患者分为两组，每组 40 例。对照组采用常规护理，观察组采用认知性心理护理干预。使用 t 检验对比两组患者护理前后社会支持（SSRS）和抑郁（HAMD）量表评分变化情况以及护理后睡眠质量量表（PSQI）评分情况。

常规护理，主要包括病情观察、用药护理、口头健康教育以及一些对症护理等。认知性心理护理干预，在常规护理基础上，护理人员采用健康宣教、心理护理以及运动指导/音乐护理等其他干预方式。健康宣教通过健康手册、面对面交流、视频等方式向患者讲述抑郁症相关健康知识，帮助患者对自身疾病建立起正确的观念；心理护理是指对患者负性情绪提供针对性疏导；其他干预包括给予患者运动指导、音乐护理，让患者放松紧张情绪，并通过指导使患者能够逐渐认识到自我价值、家庭价值和社会价值。

研究结果显示：采用认知性心理护理干预的观察组患者取得了更好的护理效果。（1）观察组患者社会支持和抑郁量表评分改善幅度显著高于对照组。（2）对照组患者睡眠量表评分明显高于观察组（得分越高，睡眠问题或困扰程度越重）。

通过健康宣教，加强与老年抑郁症患者的交流与沟通，采取多种形式提高患者对疾病及治疗、护理相关知识的认知程度，帮助患者树立正确的观念，使患者能够看到自身价值，对于老年抑郁症患者重归社会具有重要意义。

（截至 2024 年 3 月 6 日，中国知网数据显示，该文被下载 458 次，被引 4 次。）

回忆疗愈：过往旅游经历对老年人不幸福感的治愈作用研究

吕兴洋[1]、刘涛[1]、谢小凤[2]、黄雷[2]、张凤英[2]，（1. 西南财经大学工商管理学院；2. 四川大学华西医院），《旅游学刊》，2023 年第 6 期，第 74—89 页

非药物心理干预治疗是改善个体心理问题的常用手段，回忆疗法鼓励个体关注过往经历中的积极经历与事件，通过自我回顾与整合的方式寻求生活的意义，以个体记忆保护心理健康。旅游经历是区别于普通生活事件的特殊经历，包含了新颖非凡的感官体验、畅爽享受的心流体验、愉悦深刻的情感体验。该研究通过实验的方法探究回忆过往旅游经历对老年人心理疗愈的有效性和主观幸福感的作用。

该研究在成都市 4 家养老机构，通过健康档案和问卷筛选出心理状态偏差、幸福感水平偏低但认知功能正常的 82 位老年人参与实验，聊天组（对照组）和回忆组（实验组）各 41 例。聊天组，聊天讨论老年人近期生活状态、日常活动和发生的事件等日常话题。回忆组，通过聊天引导老年人回忆并讲述一段印象深刻的旅游经历。回忆内容均为积极正向主题，不涉及老年人悲伤、敏感的经历与日常事件。实验干预前后通过问卷对老年人的积极情绪、当下幸福感、存在意义感及回溯幸福感进行测量评估并做统计学分析。

研究结果显示：（1）干预前，聊天组与回忆组的积极情绪、当下幸福感、存在意义及回溯幸福感均无显著差异。（2）聊天组，与干预前相比，干预后老年人的当下幸福感、回溯幸福感无显著变化；回忆组干预后，与回忆组干预前及聊天组干预后相比，老年人的当下幸福感、回溯幸福感均显著更高。（3）中介效应显示，回忆通过积极情绪影响当下幸福感，通过存在意义感影响回溯幸福感。（4）相对于传统回忆（回忆生活经历），回忆过往旅游经历的老年人的存在意义感与回溯幸福感显著更高。（5）相比于回忆其他人生阶段的旅游经历（中年与晚年），回忆早年旅游经历的老年人存在意义感与回溯幸福感水平更高。

回忆过往旅游经历对幸福感的作用机制包括情绪与意义两条路径。一方面，回忆过往旅游经历能改善老年人对当下时点的评价，通过增强积极情绪提升当下幸福感。另一方面，回忆过往旅游经历能提升老年人对过往人生时段的评价，通过增强存在意义感提升回溯幸福感。老年人应利用好过往旅游经历，积极乐观地面对当下与未来。

（截至 2024 年 2 月 12 日，中国知网数据显示，该文被下载 1623 次，被引 1 次。）

Five-week of solution-focused group counseling successfully reduces internet addiction among college students: A pilot study
（焦点解决团体咨询成功减少大学生中的网络成瘾：一项为期五周的初步研究）

Yu Pu[1], Yuting Liu[1,2], Yamei Qi[1], Ziyou Yan[1], Xinhe Zhang[1], Qinghua He[1,3]. (2023). (1.Faculty of Psychology, MOE Key Laboratory of Cognition and Personality, Southwest University; 2. Xiangcheng Dajiang Middle School; 3. Southwest University Branch, Collaborative Innovation Center of Assessment Toward Basic Education Quality). *Journal of behavioral addictions*, 12, 964—971

  网络成瘾（Internet Addiction，IA）被定义为无法控制个人的互联网使用能力，这可能导致严重的心理和社会后果。

  焦点解决短期疗法（Solution-Focused Brief Therapy，SFBT）是一种以及时为咨询对象创造积极变化为目标的咨询方法。这种方法基于两个核心概念：一是发展出对理想未来的构想，二是利用现有的技能和资源使这一构想成为现实。之前的研究对患有网络成瘾的大学生进行了基于 SFBT 的焦点解决团体咨询（Solution-Focused Group Counseling，SFGC），并报告了积极的结果。

  该研究检验了为期五周的焦点解决团体咨询干预对网络成瘾的短期和长期效果。研究招募了 32 名被试，随机分配到实验组和对照组，26 名参与者完成了整个干预过程。在干预前、干预后以及干预后一个月和六个月的两次后续测试中，该研究使用了修订版的中国网络成瘾量表（Revised Chinese Internet Addiction Scale，CIAS-R，该量表涵盖 4 个子维度：强迫症状和戒断症状、耐受性症状、人际和健康相关问题以及时间管理问题）、修订版中文 Zimbardo 时间观念量表中的未来时间观念子量表和静息状态脑电图（EEG）进行了测量。

  在干预过程中，该研究使用了基于 SFBT 的各种技术，包括：帮助参与者设定以解决方案为目标的目标（例如，要求他们尽可能具体地描述他们希望在互联网使用上的变化），使用量表问题进行自我评估（例如，允许小组成员评估他们当前的互联网使用情况并找出提高表现的方法），增强积极资源和探索例外情况（例如，要求参与者回忆他们感觉更接近理想状态的时刻），布置家庭作业（例如，每周任务以加强干预效果），积极寻求和完善新的解决方案（例如，让小组成员共同进行头脑风暴和完善解决方案），以及营造一个支持性的团队氛围（例如，认真倾听成员的变化并提供及时反馈）。此外，还使用了奇迹想象技巧，这涉及引导成员想象一个所有互联网使用问题都已解决的世界，包括日常生活和人际反应的详细描述，以进一步明确目标并发现构建解决方案的资源。在每次咨询结束时，每个人为解决网络成瘾问题所做的努力都得到了认可和赞扬。

  数据结果显示，实验组的 CIAS-R 得分在干预后显著降低，这些效果在一个月和六个月的后续测试中都能持续。此外，干预还导致未来时间观念的增加。

EEG 结果进一步表明，干预后 α 波、β 波和 γ 波的绝对功率降低。以往的研究发现静息态 α 波与网络成瘾正相关；静息态 γ 波活动的变化与冲动性和反应抑制有关；β 波活动与心理紧张和情绪激动有关。

该研究的结果主要表明，焦点解决团体咨询可能是网络成瘾的有效干预措施。

（截至 2024 年 5 月 15 日，该文被引 0 次。原文为英文，编者译。）

Antipsychotic-based machine learning models may help prediction of tardive dyskinesia in patients with schizophrenia
（基于抗精神病药物的机器学习模型可能有助于预测精神分裂症患者的迟发性运动障碍）

Kadir Uludag[1], Dongmei Wang[1], Yasmin Mohamoud[2], Hanjing Emily Wu[2], Xiangyang Zhang[1,2]. (2023).（1. CAS Key Laboratory of Mental Health, Institute of Psychology, Chinese Academy of Sciences; 2. Department of Psychiatry and Behavioral Sciences, The University of Texas Health Science Center at Houston）. *Schizophrenia Research*, 252, 33—35

随着抗精神病药物在精神分裂症治疗中的广泛应用，其可能带来的副作用也逐渐受到广泛关注。其中，迟发性运动障碍（Tardive Dyskinesia）是一种常见且严重的抗精神病药物副作用，其表现为不自主、节律性或持续性的运动异常，严重影响患者的生活质量。尽管第二代抗精神病药物相较于第一代药物在迟发性运动障碍发生率上有所降低，但依然是精神分裂症治疗中的主要挑战之一。因此，准确预测并预防迟发性运动障碍的发生对于改善精神分裂症患者的治疗效果和生活质量具有重要意义。

该研究共招募了 76 名精神分裂症患者，分别来自北京回龙观医院和河北荣军医院。所有患者均符合精神分裂症的诊断标准，并接受了抗精神病药物治疗。其中，部分患者出现了迟发性运动障碍症状，而部分患者未出现。该研究得到了北京回龙观医院和河北荣军医院伦理审查委员会的批准，并获得了患者的知情同意。

该研究采用横断面设计，首先通过异常不自主运动量表（Abnormal Involuntary Movement Scale, AIMS）评估患者的迟发性运动障碍症状严重程度。同时，使用阳性与阴性症状量表（Positive and Negative Syndrome Scale, PANSS）测量患者的心理症状。此外，该研究还收集了患者的血液样本，用于检测血液中的甘油三酯、胆固醇、高密度脂蛋白胆固醇、低密度脂蛋白胆固醇、载脂蛋白 A1、载脂蛋白 B 等生化指标，以及血清中的白细胞介素（IL）-2、IL-6、IL-8、肿瘤坏死因子（TNF）-α 和催乳素等免疫相关指标。

在数据预处理阶段，该研究对收集到的数据进行清洗和标准化处理，以确保数据质量。随后，运用随机森林（Random Forest, RF）、支持向量机（Support Vector Machine, SVM）、朴素贝叶斯（Naive Bayes, NB）、神经网络（Neural Networks, NN）和逻辑回归（Logistic Regression, LR)等机器学习算法,构建多个预测模型。通过对不同模型进行比较分析,选择性能最优的模型作为最终的迟发性运动障碍预测模型。

经过模型训练和验证,该研究发现随机森林模型在预测迟发性运动障碍风险方面表现出最佳性能。在第二代抗精神病药物和第一代抗精神病药物组中,随机森林模型的准确率均为88%,敏感度分别为85%和80%。此外,研究还识别出了一些与迟发性运动障碍风险密切相关的预测因子。在第二代抗精神病药物组中,泌乳素、直接胆红素、IL-2、ApoA1和TNF-α是五个最重要的预测因子;而在第一代抗精神病药物组中,血红蛋白、TNF-α、总蛋白、病程和LDL胆固醇则是最重要的预测因子。

这些结果表明,基于抗精神病药物的机器学习模型在预测精神分裂症患者迟发性运动障碍风险方面具有较高的准确性和有效性。通过识别与迟发性运动障碍风险密切相关的预测因子,研究为个性化抗精神病药物治疗方案的制定提供了有力支持。未来研究将进一步扩大样本量,验证该研究的发现,并探索更多可能的预测因子和预测模型,以期进一步提高迟发性运动障碍预测模型的性能和应用价值。

(截至2024年5月22日,该文被引2次。原文为英文,编者译。)

Resilience to depression: Implication for psychological vaccination (抑郁耐受性:对心理疫苗接种的启示)

Qin Dai[1], Graeme D. SmFromith[2]. (2023). (1.Department of Medical Psychology, Army Medical University; 2. School of Health Sciences, Caritas Institute of Higher Education). *Frontiers in psychiatry*, 14, 1071859.

广为接受的素质—压力模型模式(diathesis-stress model)强调在压力(脆弱性)下更有可能发展成抑郁症的素质,即"一个人为什么会患上抑郁症"。尽管从易感性角度取得了突出的成就,但抑郁症的发生率(3%—22.5%)和复发率(5年后为60%,10年后为67%,15年后为85%)仍然居高不下,这表明关注易感性角度本身不足以预防和治疗抑郁症。

尽管经历了相似的生活经历或逆境,但只有一些人会患上抑郁症,而另一些人则保持心理健康,表现出一种耐受性。该研究提出了"对抑郁症的耐受性"概念,关注"为什么某人可以免于抑郁症"。作者提出,抑郁耐受性可以被描述为:在长期的日常生活困难或生活压力事件下,具有弱抑郁倾向的个体会表现出一定程度的应激反应,无论是否存在功能障碍。但是,他们没有典型的抑郁症状,不能根据《精神疾病诊断与统计手册V》(DSM-V)诊断为任何一种抑郁症。

文章从五个方面系统地回顾了相关证据:(1)积极的认知风格:缺乏对负面信息的注意力偏差、积极的归因风格、较少的反刍思考、更高的认知灵活性、清晰的生活目标和充满希望的心态等与抑郁耐受性相关;(2)积极的情绪:较少的负面情绪(如焦虑)、较强的积极情绪和较高的情绪稳定性有助于提高耐受性;(3)适应性行为:应对策略和个性(如乐观、外向、幽默),包括与自我相关的个性特征(如自尊、自控)起到重要作用;(4)密切的社会互动：社会支持（尤其是感知到的爱）和高亲社会倾向（较低的社会规定型完美主义、感恩、利他主义和宽恕）能促进对抑郁症的耐受性；（5）神经基础：多巴胺回路等。

受这些证据的启发，作者提出通过"心理疫苗"提高抑郁耐受性是可能且可行的，其中包括：（1）现实世界自然压力疫苗接种（压力是温和的、可控的和适应性的，并且在父母或长辈的帮助下进行）；（2）新开发的"临床疫苗接种"，如对于抑郁症患者采用积极活动干预（Positive Activity Intervention，PAI），缓解期抑郁症患者采用预防性认知疗法（Preventive Cognitive Therapy，PCT）；（3）此外，该研究进一步讨论了神经回路接种的可能性，如在临床中通过经颅直流电刺激（transcranial Direct Current Stimulation，tDCS）或重复经颅磁刺激（repeated Transcranial Magnetic Stimulation，rTMS），但这还需要更多证据支持。

这篇综述呼吁人们关注对抗抑郁的耐受性素质，为预防和治疗抑郁症提供了一种新的思路"心理疫苗"。

（截至2024年6月15日，该文被引9次。原文为英文，编者译。）

Physiological feedback technology for real-time emotion regulation: A systematic review
（实时情绪调节的生理反馈技术：系统性评述）

Yifan Sun[1], Tian Lu[1], Xuanyi Wang[2], Wanlin Chen[2], Shulin Chen[2], Hang Chen[1], Jing Zheng[1]. (2023). (1.College of Biomedical Engineering and Instrument Science, Zhejiang University; 2.Department of Psychological and Behavioral Science, Zhejiang University). *Frontiers in psychology*, *14*, 1182667

情绪调节（Emotion Regulation，ER）是个体日常生活中不可或缺的一部分，它涉及对情绪的有益影响，包括正面和负面情绪的上调和下调。有效的情绪调节对于心理健康和整体功能至关重要。生理反馈技术作为一种新兴的情绪调节方法，因其能够实时捕捉人体生理反应并提供反馈而受到关注。然而，关于生理反馈对情绪调节具体效果的研究结果并不一致，因此，本系统评审旨在进一步验证生理反馈在情绪调节中的有效性，明确其具体效果，并总结影响其有效性的因素。

该研究遵循PRISMA指南（Preferred Reporting Items for Systematic Reviews and Meta-Analyses，是一套用于报告系统评审和元分析的推荐标准），涵盖了使用生理反馈进行情绪调节的所有研究。通过在Web of Science、PubMed、PsychINFO、中国国家知识基础设施和万方数据等数据库进行文献检索，最终确定了27篇相关文献（25项研究），涉及1364名参与者。

研究人员从每项研究中提取了以下五类信息：参与者基本信息、情绪干预过程、生理反馈特征、实验组和实验条件、测量方法和结果。由两名审稿人独立使用观察性队列和横断面研究的质量评估工具进行评估。研究者选择了观察性队列研究和横断面研究的质量评估工具（Quality Assessment Tool for Observational Cohort and Cross-sectional Studies，适用于评估横断面研究的质量）来对文献质量进行评估。

研究人员对各个文献的研究结果进行定性分析，即描述性分析，总结每项研究的主要发现，包括生理反馈对情绪调节的影响、使用的不同生理反馈方式（如心率、皮肤电反应等）以及反馈的具体效果。若文献数据支持定量分析，研究人员则使用统计工具定量评估生理反馈技术的效果。研究人员对各个文献的实验结果进行讨论与解释，考虑不同变量如何影响情绪调节，讨论生理反馈在不同情绪状态下的潜在作用机制，并总结了生理反馈技术在情绪调节中的有效性，同时也强调了考虑关键因素以实现最佳情绪调节效果的重要性。结果显示，影响生理反馈有效性的关键因素有：反馈的内容、对反馈的解释、反馈的真实性、实时调节能力、情绪诱发材料、被试者特征、实验设计、测量评估工具和工具的便携性。当这些因素被综合考虑时，生理反馈技术将实现最佳的情绪调节效果。

该研究系统性评估进一步证实了生理反馈作为情绪调节方法的有效性，并提供了在应用中应考虑的关键因素。

（截至2024年6月15日，该文被引0次。原文为英文，编者译。）

Effectiveness on quality of life and life satisfaction for older adults: A systematic review and meta-analysis of life review and reminiscence therapy across settings
（生活回顾和回忆疗法对老年人生活质量和生活满意度的有效性：系统评价和荟萃分析）

Qing Zhong[1], Cheng Chen[1], Shulin Chen[1]. (2023). (1. Department of Psychology and Behavioral Sciences, Zhejiang University). *Behavioral sciences (Basel, Switzerland)*, 13(10), 830

随着老龄化趋势的加剧，迫切需要有效的干预措施来增强老年人的积极心理功能。该研究旨在评估生活回顾和回忆疗法在提高老年人生活质量和生活满意度方面的有效性，并发现干预过程中的最佳疗程次数。其中，生活回顾是一种心理治疗方法，通常由专业的心理治疗师引导，它帮助个体回顾自己的生活经历，以形成对自我和生活经历的连贯理解；而回忆疗法作为一种更为非正式的干预，它可以由各种专业人员或志愿者引导，甚至可以在团体环境中进行。

研究人员在八个数据库中搜索了相关的中英文随机对照实验并对其中的实验内容进行提取，记录的内容包括研究设计、样本特征、干预细节、干预频率和持续时间、结果测量工具和结果数据。研究中使用了Cochrane风险偏倚工具（RoB2）评估入选文献的质量，评估项目包括研究中的随机化过程、干预偏差、缺失数据、结果测量和结果选择的偏倚风险。最终纳入32篇研究文献，涉及2353名参与者。样本年龄从55岁起，包括患有不同类型认知障碍、心理症状如抑郁和焦虑、中风患者、体弱者以及患有慢性疾病的老年人。

在筛选后，研究人员采用STATA 17随机效应模型进行荟萃分析，分析中使用调整后的均值差异（Hedges'g）作为效应量指标（一种保守的效应量估计，适用于小样本研究）来统计标准化均差值（SMD），并计算95%置信区间（统计学中用来表示参数估计的准确性的一个区间范围，表示相信该参数真实值落在这个区间内的概率），使用I^2统计量评估异质性水平（I^2是衡量异质性的常用统计量，其值范围从0%到100%。I^2值越高，表示研究间的差异越大）。

经统计，15项随机对照试验使用了包括阿尔茨海默病生活质量问卷（Qol-AD）、控制/自主/自我实现和快乐生活质量问卷（CASP-19）等9项问卷，评估生活回顾和回忆疗法对生活质量的影响。统计结果表明，与对照组相比，生活回顾和回忆疗法在提高生活质量方面存在显著差异（SMD 1.07；95% CI 0.48 to 1.66；I^2=95.50%；p<0.001）。另有22项随机对照试验使用生活满意度指数A（LSI-A）、生活满意度量表（SWLS）等4项问卷评估了生活回顾和回忆疗法对生活满意度的影响。统计结果表明，与对照组相比，生活回顾和回忆疗法在提高生活满意度方面存在显著差异（SMD 1.12；95% CI 0.63 to 1.60；I^2=91.90%；p<0.001）。

在分析最佳疗程次数时，研究人员从纳入的随机对照试验中收集了有关干预疗程次数的数据，包括每个研究中干预的总次数和每次干预的持续时间，并将研究按照干预疗程次数分为不同的亚组，如少于6次、6次至8次、多于8次等。通过对不同亚组的统计分析，研究者发现6次至8次干预疗程在提高生活满意度方面更为有效。

研究揭示了生活回顾和回忆疗法对老年人的生活质量和生活满意度有显著的正面影响，而6次至8次干预疗程能更有效地提高生活满意度，这些发现为医疗和护理领域提供了应用前景。

（截至2024年6月15日，该文被引1次。原文为英文，编者译。）

Self-affirmation training can relieve negative emotions by improving self-integrity among older adults
（自我肯定训练可以通过提高老年人的自我完整性来缓解负面情绪）

Qingxiu Dang[1], Jiayi Wu[2], Ruibei Bai[3], Baoshan Zhang[1]．(2023)．(1. School of Psychology, Shaanxi Normal University；2.Department of Psychology, Rutgers University；3. Health Center of the Children, Xi'an Fourth Hospital)．*Current Psychology*，42，8816—8823

老年人面临着相当多的健康和社会风险因素，这些因素都将导致老年人的负面情绪。此前的研究表明，抑郁、焦虑和孤独感是老年人中普遍存在的负面情绪，而这些负面情绪也影响了老年人的个体心理健康程度。该研究旨在寻求更好的方式来降低负面情绪的发生率和流行率，提高老年人群的生活质量。

该研究采用随机对照实验设计，选取了具有一定负面情绪表现的老年人为研究对象。参与者从西安的六个社区招募。纳入标准包括年龄在60岁以上、在研究开始后的下个月居住于本地社区、具有完成干预任务所需的听力和认知能力以及愿意参与研究。他们被随机分为实验组和对照组，其中实验组接受为期三周的自我肯定训练。自我肯定训练主要包括认识自我价值、建立积极自我形象、处理负面自我评价等环节。实验通过这一系列训练，帮助老年人提升自我认同感，增强自我价值感，以及提高处理负面情绪的能力。在实验前后，对所有参与者进行心理评估，包括自我完整性问卷、焦虑抑郁量表、自评焦虑量表、孤独量表。通过对比实验组和对照组在训练前后的数据变化，评估自我肯定训练的效果。

经过为期三周的自我肯定训练，实验组老年人在自我完整性方面得到显著提高。同时，他们的负面情绪也得到了明显缓解。具体表现在焦虑、抑郁等负面情绪的评分显著降低，且改善幅度大于对照组。这一结果表明，自我肯定训练对于缓解老年人的负面情绪具有积极作用。

该研究基于自我肯定理论，为负面情绪处于正常可控范围内的老年人探索了一套简单有效的节省时间的干预程序。研究发现自我肯定干预提高了老年人的自我完整性，并减少了包括抑郁、焦虑和孤独感在内的负面情绪。自我完整性在老年人的心理机制中扮演着重要角色，是影响老年人心理健康的重要机制。

（截至2024年5月8日，该文被引2次。原文为英文，编者译。）

A combined intervention of aerobic exercise and video game in older adults: The efficacy and neural basis on improving mnemonic discrimination
（有氧运动与电子游戏对老年人的联合干预：
提高记忆辨别能力的效力和神经基础）

Xiaoyu Cui[1,2], Wenjun Gui[1,2], Jingwen Miao[1,2], Xiaomei Liu[1,2], Xinyi Zhu[1,2], Zhiwei Zheng[1,2], Wenyu Wan[1,2], Qi Shao[1,2], Jutta Kray[3], Yang Jiang[4,5], Juan Li[1,2]. (2023). (1. Center on Aging Psychology, CAS Key Laboratory of Mental Health, Institute of Psychology, Chinese Academy of Sciences; 2. Department of Psychology, University of Chinese Academy of Sciences; 3. Department of Psychology, Saarland University; 4. Department of Behavioral Sciences, College of Medicine, University of Kentucky; 5. Sanders-Brown Center on Aging, College of Medicine, University of Kentucky). *The Journals of Gerontology*. 78(8), 1436—1444

模式分离是区分相似记忆表征并将其区分存储的过程，通常反映为记忆辨别能力。记忆辨别能力极易受到衰老的影响，可能会使老年人更难进行涉及这一过程的日常活动。例如，模式分离能力较差的老年人可能较难正确区分涉及服用具有非常相似的时间、空间和情境特征的不同药物的记忆。模式分离高度依赖于海马体，而海马体极易受到衰老过程的影响，海马体的结构变化和相关网络功能的变化可能是导致年龄差异在记忆辨别能力上的神经机制。

尽管逆转衰退很困难，但大脑的可塑性已被证明在整个生命周期中都存在。先前的研究报告指出，有氧运动和丰富认知刺激（例如，视频游戏）可以改善老年人的记忆辨别能力。

动物研究表明，有氧运动和增强认知能力的联合干预可以通过协同途径增强大脑功能的可塑性。然而，对于老年人来说，尚未有足够证据支持联合干预措施比单一干预措施更有效的一致性结论。

该研究旨在探究联合干预措施对老年人记忆辨别能力的效果以及与之相关的海马体神经机制。研究采用了四组设计，包括一个同时进行的联合干预组、一个单独的有氧运动组、一个单独的3D视频游戏组，以及一个对照组。该研究进行了为期16周的干预实验，共有98名居住在社区的老年人被分配到四个组之一，需要注意的是，该研究采用的是非随机化设计。

参与者被要求每周两次来到研究中心进行一对一的监督训练，每次训练持续大约60分钟。行为结果层面，该研究通过记忆相似性任务（Mnemonic Similarity Task，MST）来衡量参与者的记忆辨别能力，海马体积和默认模式网络（DMN）的功能连接性则作为神经指标进行了测量。

研究结果表明，接受结合干预的参与者表现出记忆辨别能力改善的最大效应量；并且联合干预表现出良好的可行性，这体现在联合干预组的参与者与单一干预组的参与者有着相似的体验和表现。

磁共振成像结果表明，有氧运动引发了海马体结构的可塑性，增加了左侧海马体的体积；3D视频游戏训练则引发了与海马体相关的大脑网络功能可塑性，改善了随着年龄增长而受到干扰的前默认模式网络（aDMN）和后默认模式网络（pDMN）之间的功能连接。

海马体结构和功能可塑性的协同作用解释了有氧运动和视频游戏结合训练组更优越的干预效益。

（截至2024年5月20日，该文被引3次。原文为英文，编者译。）

心理健康调查与综合分析

总体状态与趋势分析

心理健康趋势分析

"心理健康蓝皮书"
——中国国民心理健康发展报告（2021—2022）

傅小兰[1]、张侃[1]、陈雪峰[1]、陈祉妍[1]，（1. 中国科学院心理研究所）（2023，社会科学文献出版社，北京）

2019年2月22日，中国科学院心理研究所、社会科学文献出版社共同发布了我国第一部"心理健康蓝皮书"——《中国国民心理健康发展报告（2017—2018）》。这是我国重视国民心理健康发展的又一重要突破，为国家和社会提供了一重要的国民状态指标。此后，该报告每两年发布一期，并由中国科学院心理研究所、社会科学文献出版社共同举办发布会，此报告是本系列的第三部报告。报告积极响应了党和国家在《"十四五"国民健康规划》中对心理健康的重视和要求，并产生了较大的社会影响。报告被社会科学文献出版社皮书数据库收录，并被多家主流媒体和网站报道，如央视网、新华网、人民网、知乎等，受到了广泛的关注。

2021—2022年，在新冠疫情的影响下，心理健康风险上升为全球十大风险之一。在此背景下，人们对心理健康的关注大幅度提高，我国社会对心理健康的投入持续增加。为了解当前国民心理健康状况并提供参考建议，本报告基于全国包含青少年和成年近20万人次的调查，综合分析呈现了当前我国多个人群的心理健康基本特征。

全书分为总报告、分报告和专题报告三个部分。总报告基于2022年国民心理健康状况调查的核心成人样本，对国民心理健康状况与心理健康服务状况进行了分析探讨。分报告基于2022年国民心理健康专项调查数据，分别对青少年、大学生、中小学教师、心理咨询师这四类群体的心理健康状况及相关影响因素进行了分析。专题报告围绕特定群体或特定心理健康主题展开，共包含8篇报告。这些报告为深度了解不同群体的心理健康状况提供了丰富的资料，并提出了相应对策建议。

一、总报告：2022年国民心理健康调查报告：现状、影响因素与服务状况

陈祉妍[1]、郭菲[1]、方圆[1]，（1. 中国科学院心理研究所）

总报告调查样本覆盖全国31个省、自治区、直辖市，共计6859名全国成年人。报告采用问卷调查的方法，使用了中国心理健康量表（简版）、流调中心抑郁量表（简版）、广泛性焦

虑障碍量表、心理健康服务问卷等，对焦虑风险、抑郁风险、工作倦怠、疲劳、社会支持、健康生活方式、国民心理健康服务等方面进行了测量与评估。报告同时还使用自编背景信息问卷，采集了调查对象的性别、年龄、学历、收入、职业等个人信息。

总报告的统计研究结果显示：

（1）抑郁风险检出率为10.6%、焦虑风险检出率为15.8%。其中抑郁风险检出率略低于2020年的调查数据。影响抑郁和焦虑水平的首要因素是调查对象的年龄与月收入：18—24岁年龄组的抑郁风险检出率最高，为24.1%，显著高于其他各个年龄组（见图1）。另外，月收入在1万元以下的收入越低，其抑郁风险检出率也越高（见图2）。

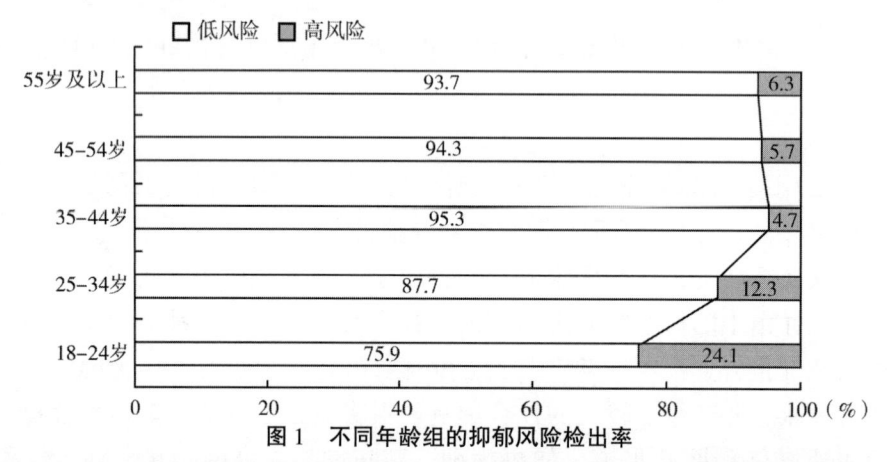

图1 不同年龄组的抑郁风险检出率

年龄	低风险	高风险
55岁及以上	93.7	6.3
45–54岁	94.3	5.7
35–44岁	95.3	4.7
25–34岁	87.7	12.3
18–24岁	75.9	24.1

资料来源：中国科学院心理研究所国民心理健康数据库2022年心理健康蓝皮书数据集。

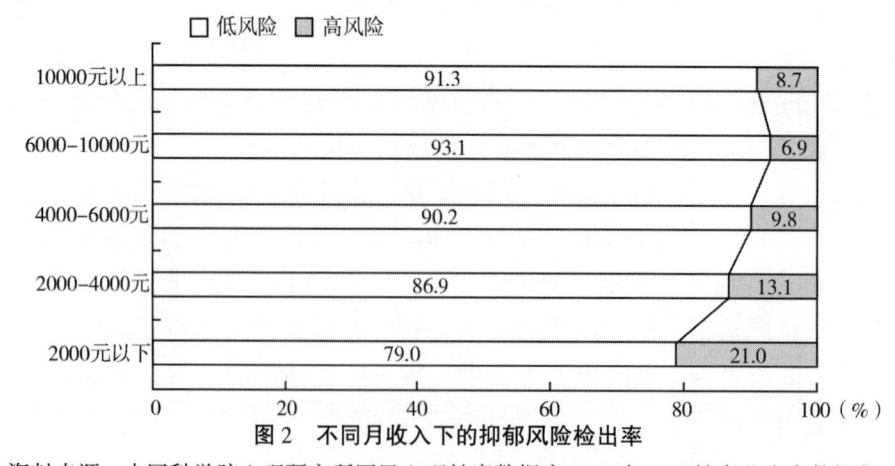

图2 不同月收入下的抑郁风险检出率

月收入	低风险	高风险
10000元以上	91.3	8.7
6000–10000元	93.1	6.9
4000–6000元	90.2	9.8
2000–4000元	86.9	13.1
2000元以下	79.0	21.0

资料来源：中国科学院心理研究所国民心理健康数据库2022年心理健康蓝皮书数据集。

（2）大体来说，经济—社会地位较高、社交网络支持较多的职业从业者心理健康水平更高。以抑郁为例，抑郁风险检出率最高的是无业/失业人员（31.0%），最低检出群体是管理人员（3.2%）（见图3）。

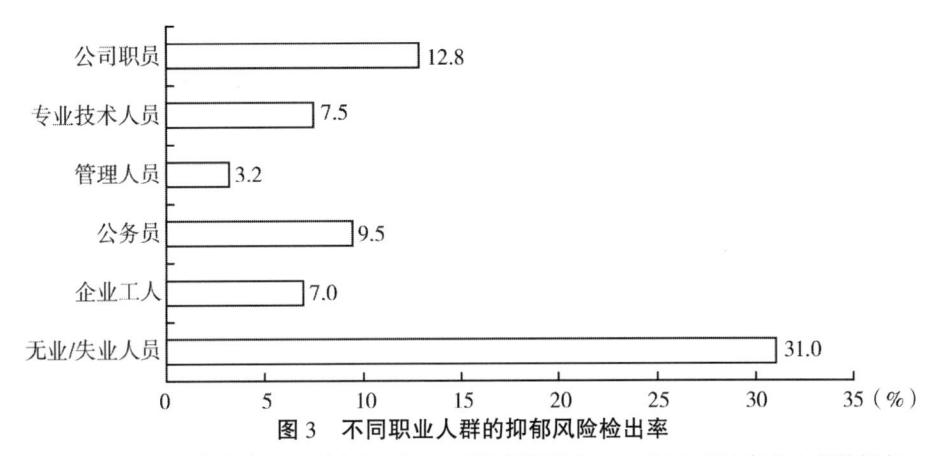

图3 不同职业人群的抑郁风险检出率

- 公司职员: 12.8
- 专业技术人员: 7.5
- 管理人员: 3.2
- 公务员: 9.5
- 企业工人: 7.0
- 无业/失业人员: 31.0

资料来源：中国科学院心理研究所国民心理健康数据库2022年心理健康蓝皮书数据集。

（3）调查对象自评心理健康状况显示，认为"很好"的占35.9%，"中等"的占48.1%，"较差"的占13.9%，"不清楚"的占2.1%。与一年前结果相比，感觉良好的人员比例有增加，同时，人们也变得更为敏感，更容易觉察到自己心理健康和周围人心理健康状况的变化。

（4）对国民心理健康状况产生显著影响的因素包括：当前工作状态与工作倦怠、家庭与社会支持、运动与睡眠、疲劳感等。比如，当主观疲劳感升高时，抑郁风险的检出率快速上升（见图4）；抑郁风险随着朋友支持的增多而减少；睡眠不足和睡眠紊乱会增加抑郁等情绪障碍的风险；规律运动有助于预防和缓解焦虑和抑郁。

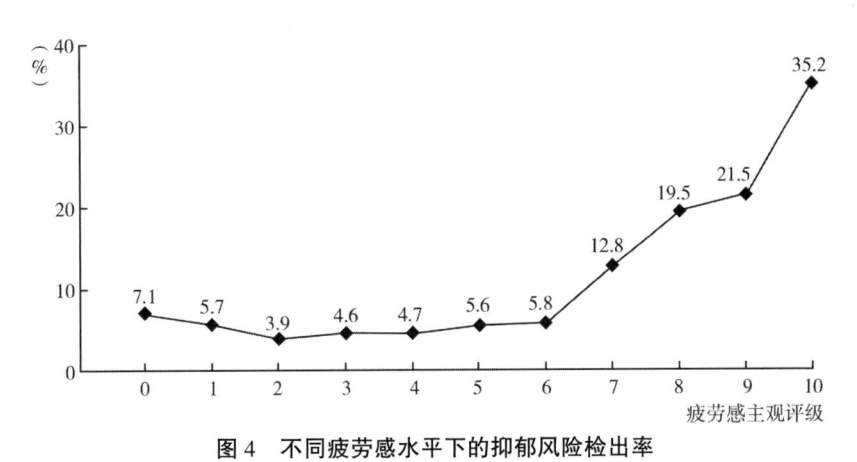

图4 不同疲劳感水平下的抑郁风险检出率

疲劳感主观评级与抑郁风险检出率(%)：
- 0: 7.1
- 1: 5.7
- 2: 3.9
- 3: 4.6
- 4: 4.7
- 5: 5.6
- 6: 5.8
- 7: 12.8
- 8: 19.5
- 9: 21.5
- 10: 35.2

资料来源：中国科学院心理研究所国民心理健康数据库2022年心理健康蓝皮书数据集。

（5）对国民心理健康服务状况的评价。调查对象对心理咨询和心理课程这两类心理健康服务的评价，表示总体满意的人数居多。有近七成（68.7%）的调查对象认为，心理体检适合"半年一次"或"一年一次"；对于可接受的心理体检的收费水平，本次调查选择最多的是50—100元这个区间（26.2%）。

（6）基于本次调查以及过往的研究结果，蓝皮书作者提出如下建议。继续提高心理健康服务的可及性和规范性；推动心理体检的普及化；特别关注低收入群体与失业/无业群体的心理健康；关注与支持青年群体；关注在岗就业人员的工作倦怠问题，加强职业指导，提供心理支持；加强对国民健康生活方式的倡导与支持。

二、分报告

1. 2022年青少年心理健康状况调查报告

郭菲[1]、王薪舒[1]、陈祉妍[1]，（1. 中国科学院心理研究所）

本次调查采用网络平台进行在线收集数据，2022年3月至6月共收集青少年问卷33249份，调查对象分布于29个省（自治区、直辖市），使用流调中心抑郁量表（简版）、UCLA孤独量表、智能手机依赖量表（简版）、生命意义感量表、青春期发育时相题目和空虚无聊自编问卷以了解青少年的心理健康状况和影响因素。研究有如下发现。

（1）青少年的心理健康状况。

在抑郁风险方面，14.8%的青少年可能有一定程度的抑郁表现（有"轻度抑郁风险"和"重度抑郁风险"）。相比2020年的调查，青少年的抑郁风险比例总体有所下降。其中，女生比男生有更高的抑郁风险，多子女家庭中排行靠后的青少年的抑郁风险更高，住校学生和留守青少年的抑郁风险更高，随着年纪增长，抑郁风险有升高的趋势。

在孤独行为方面，参加调查的青少年中，总体上四成左右的青少年有时会经常缺少伙伴、感到被冷落或与人隔开。其中，女生的孤独水平显著高于男生，出生排行不同的青少年的孤独状况也呈现差异。住校学生的孤独水平总体高于非住校学生。随着年纪增长，孤独水平呈现整体先下降后升高的趋势。

在手机成瘾方面，参加调查的青少年中，平均手机成瘾得分为25.63±11.40分。一部分青少年可能已经对手机产生了一定的心理依赖，如对于"我不能忍受没有手机"一题的回答中，有33.4%的青少年不同程度地对此表示同意。本次调查中，超过四成的青少年不同程度地表示同意使用手机的时间比自己预想的更长。出生排行、是否住校及年级等因素均与对手机成瘾水平有显著性影响，性别影响不显著。

（2）青少年心理健康的影响因素。

1）个人因素：生命意义、睡眠、运动和青春期发育均对青少年的心理健康有显著影响。

生命意义是人们对自己存在和生命本质的感觉，是理解和追求生活目标的强烈程度，包括目前的生命意义感和积极探索、寻找生命意义的努力程度。本次调查表明，生命意义的目前生命意义感和寻找生命意义感两个方面均与青少年的抑郁、孤独和手机成瘾存在显著的负相关；空虚无聊与青少年的抑郁、孤独和手机成瘾存在显著的正相关。

睡眠时长（在9小时以内）与青少年的抑郁、孤独呈负相关，当失眠时间超过9小时，这种相关性不再显著。

运动分析表明，参加本次调查的青少年中约一半（52.3%）每周运动至少4次。方差分析显示，每周运动次数越多，青少年抑郁、孤独和手机成瘾的得分均越低。

无论是男生还是女生，生理和心理相对早熟都是一个导致抑郁的较高风险因素；对于孤独行为和手机成瘾而言，女生的相对早熟更是一个风险因素。

2）家庭因素：家庭社会经济地位、家庭结构、养育风格、父母关系均对青少年的心理健康有显著影响。

父母的受教育程度是青少年心理健康的影响因素，并在青少年的抑郁得分、抑郁检出率和孤独得分、手机成瘾得分上呈显著差异。家庭社会经济地位较低、父母受教育程度低（特别是小学及以下）和家庭经济状况不佳的青少年可能在心理健康上面临更高的问题风险。

单亲/离异家庭中的青少年相比核心家庭和主干家庭中的青少年总体上有更高的心理健康风险，不过其影响的效应值比较小。

同属于严厉的养育风格（"严父严母"）的父母组，较之同属于慈爱、关爱的养育风格（"慈父慈母"）父母组，其子女在抑郁、孤独和手机成瘾分数上有更高的水平。

在控制了父母婚姻状况后，父母关系的和睦程度对青少年的心理健康状况产生显著影响。

（3）社会环境因素。

在控制了家庭的社会经济地位（父、母的受教育程度和家庭经济状况）后，西部地区青少年的抑郁、孤独、手机成瘾得分均略高于东部和中部地区的青少年；轻度抑郁风险和重度抑郁风险的比例以及风险检出率由高到低分别是西部地区、东部地区和中部地区；不过总体上三个地区是接近的。

在控制了家庭的社会经济地位（父、母的受教育程度和家庭经济状况）后，农村户口的青少年与城镇户口的青少年的心理健康仍存在显著差异。总体上，农村户口的青少年的抑郁、孤独、手机成瘾得分均略高于城镇户口的青少年。

根据调查结果，分报告作者建议：进一步完善青少年心理健康筛查和检测机制；着力加强西部地区及农村地区青少年的心理健康工作；加强对高风险群体心理健康的精准预防和干预工作；进一步保障青少年获得足够的睡眠和运动。

2. 2022年大学生心理健康状况调查报告

方圆[1]、王路石[1]、陈祉妍[1]，（1. 中国科学院心理研究所）

本次调查共有来自北京、陕西、河南等全国31个省、自治区和直辖市的大学生参与，回收有效问卷75542份。研究工具使用流调中心抑郁量表（简版）、广泛性焦虑障碍量表、生活满意度量表来分析大学生的总体心理健康状况和生活满意度，使用生活事件量表和无聊量表，并以自我报告的方式测量个体的睡眠时长和睡眠质量，以此来分析睡眠、压力、无聊等因素对大学生心理健康的影响。另外，本次调查还了解了大学生学业与恋爱的现状及存在的问题。研究有如下发现。

（1）大学生的基本心理健康状况。

有16.54%的学生存在轻度抑郁风险，有4.94%的学生存在重度抑郁风险。抑郁得分和风险检出率在不同性别、户口类型、学段、学校类型等群体中存在差异。有38.26%的学生存在轻度焦虑风险，有4.65%的学生存在中度焦虑风险，有2.37%的学生存在重度焦虑风险。焦虑得分和风险检出率在不同性别、户口类型、学段、学校类型等群体中存在差异。

本调查采用单题测量个体过去一年的生活满意度情况，结果显示，选择"基本满意"的人数所占比例最高，其次是选择"满意"的人数。

（2）个体的睡眠状况和压力与大学生的心理健康密切相关；无聊感（"由于知觉到生活无意义而产生的负性情绪体验"）越高，大学生在抑郁、焦虑测量中的得分就越高。

（3）大学生的未来规划、学业效能感也与心理健康水平存在相关性：有读研打算的学生的焦虑得分略高于没有读研打算的学生；较高的学业效能感得分与更低水平的抑郁、焦虑相关。

（4）单身想脱单的大学生在抑郁得分上最高，单身不想脱单的大学生次之，恋爱中的大学生的抑郁得分最低。单身想脱单的大学生的焦虑得分最高，恋爱中的大学生次之，单身不想脱单大学生的焦虑得分最低。

基于以上研究结果，分报告作者建议：加强心理健康智能筛查体系建设，提高危机应对能力；大力倡导健康生活方式，培养"健身健心"的科学理念；加强生涯规划教育，完善就业升学指导体系；加强恋爱心理健康教育，培养正确婚恋观。

3. 2022年中小学教师心理健康状况调查报告

侯金芹[1]、陈祉妍[2]，（1. 中国教育科学研究院；2. 中国科学院心理研究所）

本报告的样本由多家合作单位组织邀请来自全国不同地区的23106名教师构成，使用流调中心抑郁量表（简版）、广泛性焦虑障碍量表、工作倦怠的单题测量、职业承诺量表、工作特征量表、国民心理健康素养问卷和中文版教师自我效能感量表简版，而睡眠质量和睡眠时长采用自我报告的方式测量，学校规模和班级规模采用单题测量。研究有如下发现。

（1）抑郁方面。教师的抑郁风险略低于全国普通人群。41—50岁教师的抑郁水平最高，31—40岁教师次之，但总体来看，年龄差异的效应量较小。专业背景为师范生的教师的抑郁水平显著高于非师范生教师，数学教师的抑郁水平显著低于其他科目教师。

（2）焦虑方面。超半数教师存在轻度以上焦虑。31—50岁教师群体的焦虑水平较高，31—40岁和41—50岁教师的焦虑水平显著高于其他两组，30岁及以下教师和51岁及以上教师的焦虑水平差异不显著，但年龄差异的效应量较小。师范生出身和担任班主任的教师的焦虑水平较高，数学教师的焦虑水平显著低于语文和英语教师。

（3）倦怠水平。本次调研中，两成多教师体验到倦怠感。男教师的严重倦怠发生率高出女教师1.0个百分点。城镇户口教师的工作倦怠发生率高于农村户口教师，从事中等教育的教师的倦怠发生率高于从事初等教育的教师，班主任教师的倦怠发生率高于非班主任教师，师范生教师的倦怠发生率高于非师范生教师，在任教科目方面，教师工作倦怠的发生率差异不大。

（4）工作时长。周一到周五的工作日中0.7%教师的工作时长为8小时及以上，工作日平均工作时长为9.12±1.93小时。77.5%的教师需要在周末加班，周末的平均工作时长为3.38±3.30小时。男教师的工作时长显著高于女教师，农村户口教师工作日的工作时长高出城镇户口教师0.2小时,但周末的工作时长低于城镇教师0.1小时。班主任教师在工作日的工作时长高出非班主任教师0.92小时,周末的工作时长高出非班主任教师0.44小时。初等教育教师的平日工作时长和周末工作时长显著低于中等教育教师。语文、数学和英语教师平日的工作时长略高于其他科目教师,但周末的工作时长低于其他科目教师。

(5)教师心理健康的影响因素。学校规模越大,教师的抑郁和焦虑水平越低,班级规模仅对教师的焦虑水平影响显著,表现为班级规模越大,教师越焦虑。工作承诺、技能发展和决策自主对教师的抑郁水平和焦虑水平的影响较为稳定,是教师心理健康的保护性因素。同事支持能显著降低教师的抑郁水平和焦虑水平,但领导支持的作用不显著。从效能感的维度来说,教学效能感是教师心理健康的保护性因素,教学效能感越高,教师的抑郁水平和焦虑水平越低。心理健康素养和睡眠质量也是心理健康的保护性因素,表现为心理健康素养水平越高,睡眠质量越好,遭受情绪困扰的可能性越小。工作时长对抑郁和焦虑水平的影响不显著。

基于以上研究结果,分报告作者建议:创新教师工作体系,为教师减负增效;倡导多元教师评价机制,赋予教师工作更多的积极特征;激发教师的内在动机,将外在环境改变带来的压力转换为动力;师范生教育政策要统筹兼顾各方追求,强化"身份认同"在师范生教育中的比重。

4. 2022年心理咨询工作者职业状况与心理健康状况调查报告

王雅芯[1]、蔡济民[1]、陈祉妍[1],(1. 中国科学院心理研究所)

该报告通过定向发布问卷链接开展调查,共有来自全国32个省、自治区、直辖市及特别行政区的心理咨询工作者参与答卷,收到问卷1418份。采用流调中心抑郁量表、广泛性焦虑障碍量表、工作倦怠单题测量、疲劳感单题测量、国民心理健康素养问卷和国民心理健康素养问卷评估,同时使用自编背景信息问卷收集性别、年龄、学历、收入、职业等个人信息。研究有如下发现。

(1)心理咨询工作者职业状况。

心理咨询工作者的伦理问卷得分在累计受训时长上有显著的差异,受训时间越长,伦理问卷得分越高。从学历来看,中国心理学会注册系统心理师拥有更高比例的硕士及以上学历,硕士与博士学位的人员占比高达59.3%。精神分析流派心理咨询工作者中有最多的心理学专业背景人员,占比高达58.7%。调查心理咨询工作者过去一年学习投入的天数和成本,结果显示,平均为97.1天,平均投入金额为12005元。

心理咨询工作者每周接待咨询人次的中位数为4—5人次。经验越丰富的心理咨询工作者每周接待人次越多。心理咨询工作者单次平均收费为268元,中位数为299元。不同资质、经验和地域的心理咨询工作者的心理咨询月收入差异显著。此外,结合收入、来访者数量、过去一年学习天数、学习投入金额来看,新手心理咨询工作者往往面临着成本投入高但经验积累慢的问题。

(2)心理咨询工作者心理健康状况。

有89.9%的心理咨询工作者无抑郁风险;有7.5%的心理咨询工作者得分为10—1分(轻

度抑郁风险）；有2.6%的心理咨询工作者得分大于等于17分（重度抑郁风险）。不同性别及不同学历的心理咨询工作者在抑郁得分上并无显著差异。整体来看，随工作年限增加，心理咨询工作者的抑郁得分有所降低。收入过万元的心理咨询工作者的抑郁得分显著低于其他收入水平的心理咨询工作者。绝大部分心理咨询工作者不存在突出的焦虑问题。不同年龄段、不同工作年限的心理咨询工作者在焦虑得分上有显著差异。

调查发现，超两成心理咨询工作者有不同程度的工作倦怠体验。收费低、收入低、工作年限较短的心理咨询工作者的工作倦怠风险更高。近三成心理咨询工作者存在严重的疲劳感。

（3）心理咨询工作者的素养。

心理健康素养是一个能综合反映个体或群体心理健康状况的相关理念、认知、行为、技能水平的健康指标。调查结果提示，心理咨询工作者在考察抑郁和社交焦虑诊断的两道案例题中，社交焦虑诊断题的正确率为95.4%，抑郁诊断题的正确率为72.3%。这说明绝大部分心理咨询工作者对于典型的抑郁、社交焦虑症状有一定识别能力，但仍有约1/3的心理咨询工作者无法准确识别抑郁症状。

基于以上研究结果，分报告作者建议：提高心理咨询工作者的心理健康素养，重点关注新手心理咨询工作者的心理健康；加强心理咨询工作者心理咨询伦理培训，提升心理咨询工作者专业胜任力；加强行业准入规范管理。

三、专题报告

1. 2019—2022年心理学与心理健康热点研究主题——基于SciVal的文献计量分析

刘明子[1]、万敬[2]、卫垌圻[1]，（1. 中国科学院心理研究所；2. 爱思唯尔科研）

本报告依托Scopus数据库和SciVal统计工具，对2019—2022年全球心理学及心理健康领域文献进行计量分析，数据主要来自Scopus数据库。Scopus数据库共收录了2.5万多种期刊，设有27个一级学科和334个二级学科。研究有如下发现。

（1）在心理学研究的整体创新实力方面，无论是学术成果的增长率还是学者人数的增长率，中国心理学领域在近几年的发展速度依旧较快，增速都在120%以上，明显高于其他国家/地区。我国进一步增加论文产出和提升学术影响力的空间都很大。

（2）至少在心理健康领域，中国不仅仅在论文数量、研究、人员数量上保持了较快的上升势头，而且论文质量也并不逊于国际一流水平。我国在心理健康领域呈现全指标的普遍向好趋势。

（3）研究首先分别通过主题研究规模和显示度指标从1283个心理学主题中各遴选出20个全球热点主题，其中有15个研究方向，例如正念冥想、网络与游戏成瘾、欺凌及犯罪、孤独与社交隔离、社交媒体等在研究规模和显示度上均排在前20名。

（4）2019—2022年的心理研究热点主题方面，在正念冥想、网络与游戏成瘾、欺凌这三个全球热点主题上，中国同样有大量的研究产出，这三个主题的研究规模均可列入中国论文产出数量前5名。这是我国与全球主流趋势的相同之处。与全球热点不尽相同的是，我国在员工心理资本与工作投入、员工创新行为与创造性表现这两个管理心理学的主题研究上产出较多。

（5）2019—2022年的心理健康研究热点主题方面，在重要的前两项研究主题上，国内外并没有区别。中国研究产出最多的两个主题也是"新冠与心理健康"和"脑功能连接组学"。从研究规模上看，脑功能连接组学与心理健康这个主题在全球排名第二，在中国排名第一。

基于以上研究的发现，作者得出的结论并建议如下：无论是在心理学领域还是在心理健康领域，我国的整体研究规模均可以达到世界第3名，仅次于美国和英国，而且我国在这两个领域中的研究产出和研究人数的增长势头依旧强劲，有冲击世界第二的势头，但是在心理学与心理健康领域要挑战美国的绝对领军地位，还有更多的路要走，或许还必须拿出进一步全面改革的勇气才可以实现。中国有选择地跟随科研潮流，把握住中国自己特色的心理学与心理健康研究，体现出研究差异化，或有助于引领某个本土研究的发展并服务好当前我国心理学和心理健康的独特需要。

2. 2021—2022年心理健康素养调查报告

明志君[1]、陈祉妍[1]、郭菲[1]、侯金芹[2]、刘少然[1]、王雅芯[1]，（1. 中国科学院心理研究所；2. 中国教育科学研究院）

2021—2022年课题组采用国民心理健康素养问卷和背景信息问卷分别对青少年、老年人、中小学教师和心理咨询师群体开展了调查，有效样本包括南京市青少年样本10206人，北京市老年居民3532人，全国范围的中小学教师21876人、心理咨询师761人。

心理健康素养是一个能综合反映个体或群体心理健康状况的相关理念、认知、行为、技能水平的健康指标。调查结果显示，青少年、老年人、中小学教师和心理咨询师群体的心理健康素养达标率分别为6.4%、7.6%、15.8%和50.7%，抑郁障碍识别率分别为12.3%、24.7%、29.7%和72.3%，社交焦虑障碍识别率分别为73.8%、55.4%、84.9%和95.4%。具体分析发现，心理健康素养存在显著的人口学变量差异。其中，青少年、中小学教师和心理咨询师群体中男性的心理健康素养水平低于女性；小学生的心理健康素养水平低于中学生；中小学教师的心理健康素养水平随年龄增长而呈现下降趋势；30岁及以下心理咨询师的心理健康素养水平低于更高年龄段的人员；农村老年人的心理健康素养水平低于城市老年人；学历低、经济收入低的老年人的心理健康素养水平更低；学历低的教师和心理咨询师的心理健康素养水平也更低。

基于研究结果，作者建议：促进青少年不同发展阶段心理健康素养的发展；引导社会经济地位偏低老年人获得心理健康素养资源；加快中小学教师的心理健康素养提升进程；增强心理咨询师心理健康素养的薄弱项。

3. 2021年北京市居民心理健康科普需求调查报告

黄庆之[1]、陈云[1]、明志君[2]、刘少然[2]、王雅芯[2]、陈祉妍[2]、马瑀涵[1]、奚蕊[1]、许莹[1]，（1. 北京市精神卫生保健所/首都医科大学附属北京安定医院；2. 中国科学院心理研究所）

该报告采用多阶段随机抽样方法对北京市 18 岁及以上常住居民开展了心理健康科普需求调查，使用自编居民心理健康科普需求问卷、国民心理健康素养基线调查问卷和背景信息问卷，共回收问卷 9963 份。调查结果显示如下。

（1）居民在心理健康科普的内容、形式、获取途径和心理帮助方式四个方面均报告了较高需求。其中，居民对"自我调节""教育孩子"的知识需求最高，对"问答式"和"趣味式"的科普形式最喜欢，最希望通过"短视频 App""常规视频 App"和"电视"的途径来获取心理健康知识和信息，最希望得到"一对一的面谈"式的心理帮助。

（2）心理健康科普需求存在显著的年龄、学历与城乡差异，青年人、高学历人群、城镇居民表现出更多的心理健康科普需求，更愿意接受多种科普形式和心理帮助方式，更期待通过新媒体的形式来获得心理健康知识。此外，有更多心理健康科普需求的居民表现出更高的心理健康知识水平。

基于研究结果，本报告作者建议：用适应居民需求的内容来提供相适宜的心理健康科普服务；创作多种形式的居民喜闻乐见的心理健康科普作品；在知识传播途径上注重传统媒体和新媒体平台的优势互补；提供多层次服务方式更好地满足不同居民的服务需求。

4. 2022 年我国不同人群人生意义感与心理健康状况调查报告

陈祉妍[1]、郭菲[1]、方圆[1]、蔡济民[1]，（1. 中国科学院心理研究所）

本报告在 2022 年对青少年、高校学生、成年职业人群三类群体总计 172559 人进行了调查，调查采用人生意义问卷、空虚感量表、流调中心抑郁量表（简版）等工具评估，展现当前我国不同年龄人群的人生意义感现状，分析人生意义感与心理健康等因素的关系。调查有如下发现。

（1）青少年群体的迷茫感随着年龄增长而有所增强；在 18—32 岁，越来越多的人找到人生意义，此后人生意义感保持在较高水平。

（2）人生意义问卷的两个分量表与流调中心抑郁量表、空虚感量表的得分均呈负相关，拥有意义的水平在青少年阶段呈随年龄而下降的趋势，而在大学阶段呈随年龄而轻微上升的趋势。空虚感在青少年阶段随着年龄增加而增强，在大学阶段随着年龄/年级的增加而较快减弱，在成人阶段随着年龄的增长而减弱。

（3）对于"我的生活有明确的目标"这一代表拥有人生意义的表述，63.0% 的青少年、63.0% 的高校学生、66.3% 的成年职业人群表示赞同。无论对青少年还是对成年职业人群来说，家庭社会经济地位越高，人生意义感就越强；对于高校学生来说，对学校和专业越喜欢，人生意义感越强；对已婚人群来说，有子女者的人生意义感更强，同时人生意义感越强，后续生育意愿越强。

基于研究结果，作者建议：学校开展相关课程与活动，鼓励大中小学生探索人生意义；加强职业定向教育、辅导与服务；加强宣传与营造文化氛围，推动各类媒体信息、文化作品对于人们的人生观、世界观潜移默化的影响；在家庭教育中重视人生意义方面的教育。

5. 2020—2021年乡村中小学生心理健康状况调查报告

方圆[1]、王雅芯[1]、张文晋[1]、张胜楠[1]、陈祉妍[1]，(1. 中国科学院心理研究所)

该报告对全国乡村中小学生进行了心理健康状况调查，其中乡村小学生2498人，乡村中学生876人。采用的问卷包括：儿童抑郁量表、流调中心抑郁量表（简版）、广泛性焦虑障碍量表、坚毅力量表（简版）、自尊量表、问题行为量表和父亲教养投入问卷进行评估。研究有如下发现。

（1）乡村中小学生总体心理健康状况较好，但心理健康高风险的个体应当受到关注。乡村小学生抑郁风险的检出率为25.2%，焦虑风险的检出率为25.7%；乡村中学生抑郁风险的检出率为20.0%（其中16.2%为轻度抑郁风险），焦虑风险的检出率为43.6%（其中34.5%为轻度焦虑风险）。

（2）该报告分析了教育环境、个人品质等方面对乡村中小学生心理健康的影响。父亲教育投入得分与乡村小学生抑郁得分、焦虑得分呈显著负相关。对乡村小学生和中学生自尊与心理健康的关系进行分析发现，较高的自尊得分与更低水平的抑郁、焦虑有关。乡村中学生的坚毅力得分与抑郁、焦虑呈显著的负相关。

基于研究结果，作者建议：加速建设针对乡村中小学生的心理健康服务体系，重视乡村中小学生心理健康状况的评估与筛查；加强针对乡村中小学生的心理健康科普与服务；重视乡村留守学生的心理健康建设，向其倾斜心理健康服务与公益服务资源；鼓励父母增加对乡村中小学生的教育投入；重视乡村中小学生积极心理品质的培育。

6. "双减"政策实施后中小学生心理健康影响因素的变化分析

李浩钰[1,2]、陈祉妍[1]，(1. 中国科学院心理研究所；2. 中国科学院大学)

该研究在"双减"政策实施后开展全国调查，采用了流调中心抑郁量表（简版）和自编中小学生学习生活现状调查问卷，共收回11440份中小学生有效问卷。研究有如下发现。

（1）"双减"政策实施后中小学生学业和生活变化。小学生作业量减少较为明显，初中生作业量有所减少。超过半数的初中生和小学生体育运动时间增加，大多数小学生发展兴趣爱好的时间增加。

（2）中小学生学业和生活变化对心理健康的影响。认为作业量更少了的学生的心理健康水平更高，抑郁风险检出率最低；认为作业量更多了的学生的抑郁风险检出率最高；认为体育运动时间更多了的学生的心理健康水平更高；认为发展兴趣爱好时间更多了的学生的心理健康水平更高。年级、家庭经济状况、学生所在地区等因素影响着中小学生的学业和生活变化。

基于研究结果，本报告作者建议：继续贯彻落实"双减"政策，平衡分配学生时间，促进学生全面发展；重视高中生课业压力，关注高年级青少年的身心健康；学校、家庭、社会多方联动，为学生心理健康保驾护航。

7. 以"心理韧性"课程提升中小学生抗挫折能力——一项干预研究

王泳[1]、殷晓莉[2]、肖震宇[2]、郭楠[3]、乔春江[3]、陈先豹[4]、荆承红[5]、闫新全[5]，（1. 北京市朝阳区教师发展学院；2. 国际关系学院；3. 中国科学院心理研究所；4. 北京市朝阳区教育委员会德育科；5. 北京市朝阳区教师发展学院）

项目组于2020年9月至2021年6月在北京市朝阳区小学五年级学生和初中二年级学生中开展了"心理韧性"课程教学工作。在第一学期开学初的9月份和第二学期末的6月份分别进行前测和后测，测评对象包括学生本人、家长和班主任。该报告从实际样本中采取随机抽样的方式，选取了前后测数据可匹配的学生3982人。采用青少年心理韧性量表、流调中心抑郁量表和CLS儿童孤独量表进行考察分析。

在前后两次测查之间，进行了如下教学干预。

（1）"心理韧性"课程师资培训。在课程全面实施之前，项目组精心培训了全区承担积极心理品质课程教学的教师，帮助一线教师掌握课程大纲和教学关键环节。并在培训结束后，统一安排考核，对成绩合格者颁发培训合格证书，做到授课教师持证上课。项目组于2019年和2020年暑假前后，组织各学校的"心理韧性"课程教师参与师资培训，参与培训的教师达到1800人次。培训反馈数据表明，骨干教师对深度培训满意度非常高（"满意"的比例达到了100%，其中"非常满意"的比例达到96%）。

（2）"心理韧性"课程实施过程：2020年9月至2021年1月秋季学期，项目组在全区中小学完成了第一个学期的课堂教学工作。2021年3月至6月春季学期，全区中小学完成了第二个学期的课堂教学工作。项目组总结实验性教学和首次全区推广的经验，在2020—2021学年录制了网络微课40节，开展了40次"心理韧性"课的网络集体教研，其中小学和初中各20次。

结果分析发现，在一学年的"心理韧性"课程实验教学结束后，实验组学生的各项心理韧性指标相比于对照组2均提升幅度更大，开课的学生的心理韧性提升显著高于不开课的学生，开课多的学生的心理韧性提升显著高于开课少的学生。由于受疫情影响，在许多指标上学生测评分值出现了下降（如目标专注、情绪控制、人际关系等），但相比于未开"心理韧性"课的学生，开课的学生在这些指标上下降得更少，或不降反升。研究发现其结论如下。

（1）"心理韧性"课程能够有效提升学生的心理韧性品质，且"心理韧性"课程对于学生的抑郁状况有改善作用，符合积极心理学中关于积极品质可以促进个体心理健康、降低抑郁的理论与相关实证研究。

（2）完整上完"心理韧性"课程的学生，在积极心理品质、心理健康、社会交往方面都比未完整上课的学生提升的幅度更大；同时也发现，即使没能完整上课的学生，在各项指标上也有一定程度的提升。

（3）2018—2021年的心理韧性品质追踪数据均表明，小学五年级的"心理韧性"课程效果具有一定的保持作用，其改善效果可以从小学阶段持续到初中阶段。

基于研究结果，本报告作者建议：在中小学阶段适时开展"心理韧性"等积极心理品质课程；加强积极心理品质课程师资培养和督导；学校要加强对心理健康教育课程实施的保障，并建立健全相关的管理、考核与激励机制；加强对优秀学生成长个案的宣传示范。

8. 2021年中国大学生负性情绪和睡眠健康状况调查报告

魏高峡[1]、张驰[1]、张贝[1]、盖力锟[1]、彭莉[2]、赵子建[3]、石文韬[4]、张汪洋[3]、蒋玉梅[5]，[1. 中国科学院心理研究所；2. 西南大学体育学院；3. 郑州大学体育学院（校本部）；4. 西南大学；5. 华中科技大学体育学院]

该研究采用大样本横断面设计，研究对象包括平均年龄处于20岁、来自中西部地区的17231名大学生；研究采用情绪自评量表和匹兹堡睡眠质量指数量表，重点考察我国大学生情绪健康和睡眠健康现状，比较不同人口群体的健康状况差异。调查发现如下。

（1）新生在入学适应期普遍存在压力、抑郁两种负性情绪，并且严重程度都相对较高，重度及以上抑郁风险的检出率为30.3%，重度及以上压力风险的检出率为28.7%。

（2）在不同性别、BMI指数、户口、专业及是否独生子女上，负性情绪呈现显著差异。自然科学专业学生的情绪健康水平显著低于人文科学专业学生，男生低于女生，乡镇户口的大学生低于城市户口的大学生，非独生子女的大学生低于独生子女的大学生。父母受教育程度越高，大学生的压力和抑郁水平越低；肥胖的大学生压力和抑郁水平也更高。

（3）在睡眠质量方面，大学生状况相对较好，只有0.4%的大学生睡眠质量很差。但自然科学、女性、乡镇户口、母亲受教育程度低、非独生子女的大学生的睡眠质量相对更差。

基于研究结果，作者建议：家长和学校要密切关注大学生群体的心理健康状况，主动识别和支持高风险群体；拥有情绪调控技能有助于缓解大学生的负性情绪，维护心理健康，高校心理健康教育工作应积极从治疗性向预防性转变；学校和社会应该广泛开展有特色的体育类实践活动，在鼓励学生坚持身体锻炼的同时，注重提高学生参与的乐趣感；在运动种类、强度和频度上科学地制定适合大学生年龄、基础健康状况和人格特征的运动处方；个体的心理健康问题具有一定的内隐性，不易察觉，今后研究可以更多地对大学生群体尤其是新生异常心理行为的风险性因素和保护性因素进行深入监测、分析和评估，这有助于了解个体心理健康问题发生发展的心理机制，从而更早发现问题，为未来制定针对大学生身心健康发展的政策和采取干预措施提供指导意见。

从心理学杂志相关文献看我国心理咨询与治疗方法的现状

尹可丽、黄希庭、付艳芬，(1. 西南大学心理学院)，《心理科学》，2009年第4期，第783—787页

1. 引言

当前，生活与工作的压力给人们的心理带来了许多负面影响。要保障人的心理健康，需要加强心理健康教育和心理疏导，需要提高心理咨询与治疗的质量。2008年1月，卫生部印

发的《全国精神卫生工作体系发展指导纲要（2008—2015年）》中指出："精神卫生工作关系到广大人民群众身心健康和社会稳定，对保障社会经济发展、构建社会主义和谐社会具有重要意义"[1]。作为专业性的精神卫生工作，心理咨询与治疗正被越来越多的人了解和认识。然而，我国目前心理治疗专业化程度不高。根据研究，中国的心理治疗总体处于第二阶段，即学科大发展时期。一般性心理支持占的比例远大于国外，国内心理治疗的专业化水平有待提高[2]。了解我国心理咨询与治疗从业者目前所采用的方法，分析其存在的问题，是提高心理咨询与治疗服务质量的需要。

以往的研究曾对我国心理咨询与治疗的方法进行过调查和分析。龚耀先等人1996年的研究发现，我国临床心理学工作者常用的心理治疗方法有行为、认知、支持、精神分析和森田疗法等9种[3]。赵山明等人的研究表明，行为疗法是我国心理疗法及其主要治疗技术中应用最多的方法。认知疗法1994年以后快速增长，目前已是国内应用较多的心理疗法之一[2]。吴娜娜等人发现，我国临床研究采用的干预方法有森田疗法、游戏疗法、音乐疗法、心理剧、家庭疗法、催眠、生物反馈等[4]。黄希庭等人指出，目前我国心理健康的服务方法主要有：认知领悟疗法、意象对话技术、系统脱敏法、冲击疗法（满灌疗法）、厌恶疗法、格式塔疗法、森田疗法、生物反馈法、认知行为疗法、家庭疗法、心理剧疗法、生物医学治疗等，基本上是引进和模仿外国的技术[5]。近年来也有较多的文献从理论上论述了我国具有本土色彩的心理健康服务的理论与方法[6-8]，但真正在实践中应用并在业内达到一定知晓度的不多。上述研究虽涉及心理咨询与治疗方法，却不是专门对我国心理咨询与治疗方法进行的深入研究。

心理咨询与治疗的方法和实践是多种多样的。各类学术期刊上发表的心理咨询与治疗实践方面的研究报告，是探索从业者常用的方法及其特征的一个视角，该研究拟从这一角度考察我国心理咨询与治疗的方法现状及存在的问题。心理咨询与心理治疗是两个有明显区别也有联系的概念，有些人强调二者的差异，而另一些人坚持认为心理咨询师与治疗师从事的工作基本一致，运用着相同的诊断方法和技术[9]。该研究从我国心理咨询与治疗的实际情况出发，未对心理咨询与心理治疗进行严格区别。在研究中，心理咨询与治疗的方法是指从业者（包括研究者）在咨询与治疗实践过程中所采用方式、方法、诊断评估技术、随访情况、研究设计方法等。

2. 研究方法
2.1 文献取样

选自三个层次的心理学学术刊物：（1）中文核心期刊要目总览（2004版）确定的5种心理学核心刊物，即《心理学报》《心理科学》《心理科学进展》《心理发展与教育》《心理学探新》；（2）ASPT来源刊：《中国临床心理学杂志》《中国心理卫生杂志》《中国健康心理学杂志》《心理与行为研究》；（3）CJFD来源刊：《社会心理科学》；共计10种。在CNKI中国期刊全文数据库上，对前述10种期刊2000年1月至2009年1月出版的每篇文献的摘要进行逐一阅读。根据摘要，以报告某心理咨询与治疗的实践过程、方法、结果等为接受标准选择文献，并下载全文。对所下载的研究报告进行逐篇阅读，若存在以下几种情况则不纳入分析：①对身体疾病（心身疾病）所做的心理干预与治疗；②对心理障碍的机制研究；③理论性探讨；④纯心理健康课程教育；⑤对心理障碍、疾病的单纯药物治疗；⑥报告为心理治疗实践，但文献中未对心理治疗的具体方法、程序等进行说明的文献。按照上述接受标准和排除标准进行筛选，共有218篇报告作为分析心理咨询与治疗方法的样本（《心理科学进展》没有此类文献）。

2.2 分析单元

分析内容分三类，共14个单元。(1) 第一作者单位类型及所属地区、文献来源刊物、发表时间。(2) 研究样本类别、症状、研究结果的有效性。(3) 心理咨询与治疗的方法：①心理咨询与治疗的方式，分为个人型、团体型及团体与个人混合型。②方法类别及其来源、性质。方法类别的分类标准主要参照了Gerald Corey的团体咨询的技术比较[10]；并参照了其他相关书籍和文献对各类方法的描述和介绍。方法类别的来源分3种：国外的方法，即研究者所采用的理论及方法来自国外，未提出将之本土化的新理论与方法；本土化的方法，即所采用的理论及方法来自国外，但在此基础上将之本土化后产生的新理论与方法；本土的方法，即所采用的理论或方法来自本土，为中国人自创。方法类别的性质是指采用的方法是折中的，还是单一的。折中的方法，即采用的方法是对两种及两种以上理论和方法的结合使用，也包括高度整合的方法，如理性情绪行为疗法；单一的方法，即对一种理论、方法的使用。③诊断评估的技术，根据主观性评价、疗效评定、量表与各类诊断标准的使用情况分为7项。④随访情况，分为有、无（凡未报告随访情况的均计入此类）2项。⑤研究设计方法，分为个案研究（含实验型个案研究）、单组时间系列设计、不等组前后测设计、实验组控制组前后测设计4项。

2.3 统计方法

对每篇文献所报告的14个单元逐一加以统计，不论1篇文献中出现某个单元多少次，只计1次。如果某报告的实验组是分别采用不同心理咨询与治疗方法的几个组，则需要将这几个组的方法单元分别登记。统计分析用SPSS 12.0完成。

3. 结果与分析

3.1 第一作者单位类型及所属地区、文献来源刊物、发表时间

研究将作者的单位类型分为医院、学校和其他三类。医院包括精神病院、综合医院、其他各类医院，因医学院研究者专业背景与其他学校研究者不同，特将医学院研究者划归医院；学校包括各类高校、中小学校、特殊学校等；其他包括监狱干警、部队的研究者等所属的社会其他机构。

从表1可以看出，撰写有关心理咨询与治疗实践文章的作者主要来自医院和学校，也有少部分来自社会其他机构。作者所属的地区中，占第一位的是华东地区（26.60%），第二是华北地区（25.23%），第三是华中地区（18.35%）。西北地区的作者最少（2.29%）。说明撰写心理咨询与治疗实践方面文章的作者主要集中在华东、华北、华中地区。

表1　第一作者单位类型及所属地区的情况

第一作者单位	频次	百分比	第一作者所属地区	频次	百分比	第一作者所属地区	频次	百分比
医院	97	44.49	东北	19	8.72	华中	40	18.35
学校	93	42.67	华东	58	26.60	华北	55	25.23
其他	28	12.84	华南	13	5.96	西北	5	2.29
						西南	28	12.84

表2列出了文献的来源刊物、发表时间的情况。

表2　文献的来源刊物、发表时间的情况

学术刊物名称	2000	2001	2002	2003	2004	2005	2006	2007	2008	合计	百分比
《中国心理卫生杂志》	13	3	17	9	11	8	5	8	5	79	36.24
《中国健康心理学杂志》	0	0	0	0	8	5	9	22	15	59	27.06
《社会心理科学》	0	0	0	0	0	1	1	25	5	32	14.68
《中国临床心理学杂志》	5	4	6	2	0	4	5	2	2	30	13.76
《心理科学》	2	1	0	1	0	0	2	0	2	8	3.67
《心理发展与教育》	0	0	1	2	0	0	1	1	0	5	2.29
《心理学报》	0	0	0	0	0	1	0	0	1	2	0.90
《心理与行为研究》	0	0	0	0	0	0	1	0	1	2	0.90
《心理学探新》	1	0	0	0	0	0	0	0	0	1	0.45
合计	21	8	24	14	19	19	24	58	31	218	100

表2数据表明：《中国心理卫生杂志》《中国健康心理学杂志》《中国临床心理学杂志》以及《社会心理科学》发表的文章数量为200篇，占218篇文章的91.74%，说明我国心理咨询与治疗实践的文献大多数发表在这4种刊物上。2006—2008年三年中发表的文章数量为113篇，占218篇文献的51.83%，说明近3年来我国心理咨询与治疗实践方面的文章迅速增多，与2000—2005年6年中发表的文章篇数大致相当。

3.2 研究样本的类别、症状及研究结果的有效性

表3列出了文献报告的研究样本的类别及症状。样本类别中的特殊人群专指在监狱或看守所接受改造的劳教人员。精神障碍的分类主要参照了《精神障碍诊断和统计手册》第4版修订版[11]，另外，轻度心理问题主要指网络成瘾、考试焦虑等有明显消极倾向的心理问题，一般性问题指人际关系、学习、爱情、婚姻中存在的一般性心理问题。研究结果的有效性分为5项，其中，差异显著或不显著是指被试内或被试间差异检验的结果，差异显著证明所进行的咨询和治疗有效；描述有效指根据被试的报告和研究者的观察，对咨询与治疗效果的有效性进行的描述性评价；有效率，是研究者根据临床疗效评定等级，按症状减分率计算得出的结果（既报告有效率，又报告差异显著的，本研究只按差异显著登记）。

表3 研究样本的类别、症状及结果的有效性

样本类别	频次	百分比
一般人群	111	49.55
患者	84	37.50
特殊人群	29	12.95
症状	频次	百分比
各类精神障碍	93	41.52
轻度问题	53	23.66
一般性问题	78	34.82
结果的有效性	频次	百分比
无报告	2	0.89
差异不显著	4	1.78
描述有效	70	31.25
报告有效率	18	8.04
差异显著	130	58.04

表3数据表明，研究样本的类别中，一般人群被研究的频次最高，占49.55%，其次是患者，占37.5%，一般人群的频次百分比高于患者的频次百分比12个百分点。文献中报告的对各类精神障碍进行心理干预与治疗的频次最高，占症状总频次的41.52%，高于轻度问题16.8个百分点，高于一般性问题6.7个百分点。将样本类别与症状结合起来分析就会发现，除了被界定为患者的样本所患症状为各类精神障碍外，还有其他类型人群的症状也被诊断为某类精神障碍。研究结果差异显著的比例最高，是结果有效性总频次的58%，其次是描述结果有效的，占31.3%。

3.3 文献报告的心理咨询与治疗的方法

3.3.1 心理咨询与治疗的方式

个人方式的频次为123，占方式总频次的54.9%；团体方式的频次为84，占37.5%；团体与个人结合的方式频次为17，占7.6%。采用个人的方式进行咨询与治疗的频次百分比最高，高于团体17.4个百分点，高于混合方式47.3个百分点。总体来看，我国心理咨询与治疗较多地采用个人的方式。

3.3.2 方法类别及其来源、性质

表4列出了218篇文献报告的心理咨询与治疗的方法类别、来源及性质的情况。

表4数据表明，在方法的来源上，国外的方法频次为207，占方法来源总次数的92.41%，本土化方法11次，占4.91%，本土方法6次，占2.68%。国外方法被报告的频次百分比高于本土化方法87.5个百分点，高于本土方法89.7个百分点，说明文献报告的心理咨询与治疗的方法绝大多数来源于国外。在方法性质上，折中方法的频次为140，是性质总频次的62.5%，单一疗法被报告的频次是84，占37.5%，折中疗法的频次比单一疗法的频次高23个百分点，说明文献报告的方法大多数是折中的。文献报告了25种折中方法，20种单一方法。在折中方法中，报告最多的是对认知+行为这两种疗法的结合使用，其频次为47，占折中疗法总频次的

33.6%；理性情绪疗法被报告的次数为31次，占22.1%。从实质上看，理性情绪疗法是对认知与行为疗法高度整合。另外，认知疗法与行为疗法还被报告与下面8种疗法分别结合起来使用，它们是：药物疗法、艺术疗法、人本主义、精神分析、心理剧、体育、焦点疗法、系统疗法。在单一疗法中，被报告次数超过10次的是行为疗法（22次，占单一疗法总频次的25%）和认知疗法（13次，占15.4%）。因此可以说，我国从业者"偏好"认知和行为疗法，不仅将之结合起来使用，还把二者与其他疗法结合起来使用。本土化方法被报告的是：认知领悟疗法、道家认知疗法、意向对话技术、矫正体验疗法4种。本土方法被报告的是毛笔书法、体育及其他活动2种。但这些方法被报告的频次都没有超过5次。

表4　心理咨询与治疗的方法类别、来源及性质

	折中	频次	折中	频次	单一	频次	单一	频次
国外	认知+行为	47	箱庭+认知	1	行为疗法	22	叙事疗法	1
	理性情绪疗法	31	认知+人本+焦点	1	认知疗法	13	焦点解决疗法	1
	认知+行为+药物	8	系统+认知	1	森田疗法	7		
	认知+行为+艺术	5	系统+认知+行为	1	以人为中心	5		
	人本+认知+行为	5	现实疗法+行为	1	精神分析	4		
	精神分析+认知+行为	4	森田+行为	1	系统治疗	4		
	森田+认知+药物	3	认知+药物	3	催眠疗法	3		
	认知+行为+心理剧	3	行为+药物	3	箱庭（沙盘）	3		
	认知+行为+体育	3	艺术+药物	1	内观疗法	2		
	艺术+认知	3	心理剧+药物	1	游戏疗法	2		
	焦点+认知+行为	2	森田+药物	7	暗示疗法	2		
	箱庭+行为	2			艺术治疗	1		
		2			认知领悟疗法	5	意向对话技术	1
本土化	认知领悟+药物				道家认知疗法	2	矫正体验疗法	1
本土	毛笔书法+药物	1			毛笔书法	3	体育及其他活动	2

注：表中"+"代表方法之间的结合。

3.3.3 心理咨询与治疗的诊断评估技术、研究设计、疗程及随访情况

表5是对诊断评估技术及研究设计的统计分析结果。

表5　心理咨询与治疗诊断评估技术、研究设计

诊断评估技术	频次	百分比	研究设计	频次	百分比
① 主观性描述与评价	21	9.38			
② 使用量表	82	36.61	①个案研究	81	36.16
③ 使用量表与主观性评价结合	47	20.98	②单组时间系列设计	41	18.30
④ 有诊断标准	14	6.25	③不等组前后测设计	51	22.77
⑤ 有诊断标准，进行临床疗效评定	5	2.23	④实验组控制组前后测设计	51	22.77
⑥ 有诊断标准，使用量表	46	20.53			
⑦ 有诊断标准，进行临床疗效评定，使用量表	9	4.02			

表5数据表明，在诊断与评估技术方面，使用各种量表的频次最高，占诊断评估技术总频次的36.61%；将量表与对患者症状的主观性评价结合起来的频次为第二，占20.98%；使用各种诊断标准（如CCMD-3、DSM-IV等），并结合量表的频次占比为20.53%，为第三。这一结果说明，各类量表在心理咨询与治疗的诊断与评估中被较多地采用。在研究设计中，个案研究最多，占36.16%；不等组前后测设计、实验组控制组前后测设计的频次相等，各占研究设计总频次的22.77%。单组时间系列设计最少，占18.30%。

在对治疗结果的随访方面，无随访频次为151次，是随访总频次的67.4%，有随访频次是73次，占32.6%。无随访高于有随访34.8个百分点，说明多数研究无随访。

3.4 不同心理咨询与治疗机构的从业者使用方法的对比结果

统计结果表明，来自医院、学校和其他机构的从业者所使用的方法在来源上没有显著差异（$\chi^2 = 3.721$，$P = 0.445$）。在有无随访方面，三者也无显著性差异（$\chi^2 = 1.727$，$P = 0.422$）。但三者在所采用的咨询与治疗的方式、方法性质、诊断评估技术，以及研究设计方面存在显著性差异。表6列出了三者存在差异的情况。

表6 不同心理咨询与治疗机构的从业者使用方法的对比（%）

	方式			性质		诊断评估技术							研究设计			
	个人	团体	混合	折中	单一	①	②	③	④	⑤	⑥	⑦	①	②	③	④
医院	62.4	25.7	11.9	56.4	43.6	6.9	24.8	7.9	6.9	4.0	40.6	8.9	22.8	19.8	18.8	38.6
学校	35.8	58.9	5	93.2	36.8	13.7	57.9	15.8	7.4	1.1	4.2	0	33.7	22.1	31.6	12.6
其他	92.9	7.1	0	82.1	17.9	3.6	7.1	85.7	0	0	3.6	0	92.9	0	7.1	0
χ^2		42.204		6.212				142.744						64.794		
P		0.000		0.045				0.000						0.000		

如表6所示，医院从业者多采用个人咨询与治疗的方式，占他们所用方式频次的62.4%；学校从业者多采用团体咨询的方式，占其所用方式频次的58.9%；其他从业者绝大多数采用个人方式，占其所用方式频次的92.9%。医师在诊断评估时，较多地将精神疾病相关诊断标准与各种量表结合使用（40.6%）；教师较多地使用量表（57.9%）；而其他研究者多数将量表与主观描述结合使用（85.7%）。在研究设计方面，最为突出的特点是绝大多数其他机构的从业者（从文献来看，主要是获得国家二级心理咨询师的监狱干警）采用个案研究设计（92.9%）。

4. 讨论

4.1 选取文献的代表性

通过接受标准与排除标准，选取了218篇文献进行研究。这些文献的第一作者分别来自我国七大地区，其所属单位包括医院、学校，还有监狱和部队；来源刊物是我国不同层次的心理学学术期刊；研究样本及症状覆盖了不同类型的人群和症状；大多数研究结果被报告为有效，已有研究者发现，我国心理治疗均具有大约中等程度的疗效[12]。因此可以说，选取文献基本上反映了我国心理咨询与治疗方法的实践状况及主流研究水平。但是，研究几乎没有发现社会上私人开办的各类心理咨询机构的作者撰写的文章，因此本研究的结果不能够反映这部分从业者所采用方法的情况，这是一个缺憾。由于文献取样范围是专业心理学学术刊物，因此取样的限制性可能是造成这一现象的原因。另外，由于没有职称评定或履职考核的条件限制，我国的私人心理咨询机构从业者可能缺乏在学术刊物上发表成果的外部动力。这一现象也可能和他们缺乏充足的时间、知识和技能进行学术研究，更有甚者，可能与他们缺乏对自己所从事工作进行探究的内部动机有关。

4.2 我国心理咨询与治疗方法的特点及存在问题

我国心理咨询与治疗的方法在方式上，总体以个人方式为主；研究得到的45类方法中，绝大多数是国外的方法，本土化及本土方法极少；折中方法比单一方法被更多地采用，在折中方法中，以认知-行为疗法，以及认知-行为疗法与其他疗法结合而成的方法占大多数；各类量表是大多数咨询与治疗诊断评估的主要工具；研究设计有4种类型，其中以个案研究最多；随访情况以无随访为主。

上述使用折中疗法多于单一疗法的特点，是符合当前国际心理疗法的整合趋势的[13]。三种机构的从业者在咨询与治疗的方法上存在一些显著差异，这些差异可能是由这些从业者面对的对象、其自身的专业背景及实践环境不同造成的。然而，研究也反映出当前我国心理咨询与治疗的方法及研究是较为落后的。其落后性主要表现为：在实践中，对国外的方法应用虽多，但实质上还较为单一，与认知-行为相关的疗法占统治地位；本土化方法和本土方法数量少，也未产生具有较大影响力的、运用较广的、具有系统的理论指导的本土方法。国外的研究文献资料已充分证明了认知-行为疗法在广泛情形中的有效性。因为它们简单易懂、实用以及强调行动，所以引起了许多心理咨询师和来访者的兴趣[9]。如果我国今后大量的心理咨询与治疗实践研究仍停留在反复验证认知-行为疗法的有效性上，势必会影响整个行业水平的提高。着力发展适合我国国情的、科学有效的心理健康服务的理论和方法[5][14]已成为人们的共识。在实践中，任何一个咨询师都会根据实际情况对国外的方法进行调整和改动，其中也会生发出一些新的、适合我国群众的做法，这实际上就是国外方法、技术的一种本土化。尽管是低层次的本土化，但如果没有对这些低层"本土化"方法的反思、总结和提升，没有对影响当代中国人心理健康的深层社会文化的研究，真正具有影响力和实效性的本土方法是不可能出现的。目前我国心理咨询和治疗实践及研究是远远不足的，提高心理咨询与治疗的质量任重而道远。

参考文献

[1] 中华人民共和国卫生部. 关于印发《全国精神卫生工作体系发展指导纲要（2008—2015年）》的通知.

[2] 赵山明，吴汉荣，能昌华. 国内外心理疗法文献增长规律及其分析. 中国心理卫生杂志，2003，17（11）：794—795。

[3] 龚耀先，李庆珠. 我国临床心理学工作现状调查与展望. 中国临床心理学杂志，1996，4（1）：1—10。

[4] 吴娜娜，严由伟. 中国七种心理卫生相关杂志心理干预研究模式及其问题. 中国心理卫生杂志，2008，22（1）：314—315。

[5] 黄希庭，郑涌，毕重增，陈幼贞. 关于中国心理健康服务体系建设的若干问题. 心理科学，2007，30

(1)：2—5。

[6] 马前锋，翁洁静，李琼. 中国传统的音乐治疗研究. 心理科学，2006，29（6）：1470—1473。

[7] 杨鑫辉. 中国传统心理治疗的科学性. 中国临床心理学杂志，1997，5（2）：122—124。

[8] 钟斌. 论中国古代心理治疗方法. 心理科学，2004，27（1）：175—176。

[9] 约翰·麦克里奥德（著），潘洁译. 心理咨询导论. 上海社会科学院出版社，2006：8—132。

[10] 杰拉尔德·柯瑞（著），刘铎等译. 团体咨询的理论与实践. 上海社会科学院出版社，2006：361—422。

[11] 劳伦·B. 阿洛伊等（著）. 汤震宇等译. 变态心理学. 上海社会科学院出版社，2005：872—880。

[12] 施加平，邵亦冰等. 国内心理治疗效果的文献计量学分析. 中国健康心理学杂志，2008，16（2）：233—235。

[13] 汪新建. 西方心理疗法的整合趋势及其前瞻. 心理科学，2003，26（5）：856—859。

[14] 徐华春，黄希庭. 国外心理健康服务及其启示. 心理科学，2007，(30) 4：1006—1009。

（注：使用原文参考文献格式）

我国心理健康教育30年研究现状、热点与演进

王申振[1]、姚本先[1]、成铭[1]、彭程[1]，（1. 安徽师范大学心理学系），《中国卫生事业管理》，2019年第9期，第682—685页

1. 引言

1999年8月，教育部颁布的《关于加强中小学心理健康教育的若干意见》中明确表示：心理健康是根据学生心理、生理发展特点，运用有关心理教育方法和手段，培养学生良好的心理素质，促进学生身心全面和谐发展和素质全面提高的教育活动，是素质教育的重要组成部分。2012年教育部印发的《中小学心理健康教育指导纲要（2012年修订）》中指出：心理健康教育是提高中小学生心理素质、促进其身心健康和谐发展的教育，是进一步加强和改进中小学德育工作、全面推进素质教育的重要组成部分。2018年7月16日，教育部印发的《高等学校学生心理健康教育指导纲要》中指出：心理健康教育是提高大学生心理素质、促进其身心健康和谐发展的教育，是高校人才培养体系的重要组成部分，也是高校思想政治工作的重要内容。

自1990年始，截至2018年，中国知网（CNKI）收录了38059篇文献，借助文献计量学的研究方法，对我国心理健康教育文献进行相关分析，使用可视化软件和书目分析系统，整理、归纳我国心理健康教育研究的现状、热点和演进，勘定核心作者群和领域核心期刊，以期能够为之后关于心理健康的研究提供量化的参考依据。

2. 方法

2.1 数据来源

本研究文献数据收集自CNKI数据库。以"心理健康教育"作为数据库检索的主题词，发表时间不限，文献类型限定为已出版的2017年度CSSCI数据库和北大中文核心收录的期刊论文，共检索到4172篇文章，本研究检索时间为2018年6月27日，文章分布年份为1990—

2018年，在剔除会议报道、通知等信息后，共得到4030条文献信息。

2.2 研究工具

本研究使用CiteSpace 5.1.R6 SE和VOS view1.6.4来进行可视化分析。

2.3 研究程序

将检索到的4030条文献信息分别以Refworks和Endnote的格式导出，之后将Endnote格式的文件导入VOS view之中。

将Refworks格式的文献信息导入CiteSpace软件之中。在软件设置界面，Time Slicing设置为1992—2018，Years Per Slice值为1，Note Types界面选取Keyword，Links设置界面Strength为Cosine，Scope为Within Slices。

3. 结果

3.1 心理健康教育的年代分布

通过对关键词突变检测和time line view的综合考量，笔者将我国心理健康教育30年的研究划分成四个阶段。

第一阶段：20世纪90年代初—1997年为起步时期。此阶段，我国心理健康教育开始从思想政治教育和德育中分离[1]。研究者们开始注意到实践中所遇到的一些问题已非德育所能解决，因此心理健康教育因实践和理论的需要而被研究者们重视。

第二阶段：1998—2005年为发展初期。此阶段，心理健康教育研究领域被不断拓宽，研究内容不断涌现[2-5]。研究内容涉及对不同群体、不同心理问题和解决心理问题方法的研究。

第三阶段：2006—2012年发展中期。此阶段，心理健康教育领域不断深化、聚焦。研究群体不断细分，研究方法日趋成熟，研究内容更加纵深，加强了对心理原因的探析，特别是对积极心理品质理论和方法以及网络心理健康教育的研究[8-10]。

第四阶段：2012—2018年发展成熟期。此阶段，是心理健康教育研究最具生命力的时期。已经形成了系统性、科学性的学科体系，研究方法已经成熟，随着实践的积累和现实的需求，一些更具实践意义和专业价值的研究方向和内容逐渐居于主流，在心理健康教育初期所建立起的理性思辨、原理、概念的研究逐渐被取代[11-13]。

3.2 作者分布与核心作者的测定

核心作者是指发表论文较多、影响较大的作者集合，是学科发展的领头羊，Lotka's Law和Pirce's Law可用来测定和分析核心作者。

该研究中最低发文量为1篇，共有3916人，占作者总人数的85.97%，远高于Lotka's Law要求的60%；发文量在2—25篇的作者数与占发文量1篇的比例均显著高于Lotka's Law中要求的比例。核心作者最低发表论文数为3.75篇，即发表在4篇以上的作者为该领域的核心作者，共有69人。核心作者共发表论文392篇，占总发文量的9.73%，远低于Pirce's Law规定核心作者要求撰写该领域全部论文的50%。

根据Lotka's Law和Pirce's Law的测定结果来看，我国心理健康教育研究领域尚未形成严格意义上的核心作者群。

在使用VOSviewer中的Co-authorship分析时发现，我国心理健康教育作者合作群中影响力排名前五的为姚本先、俞国良、孟万金、崔景贵、张大均。如图 1 所示。

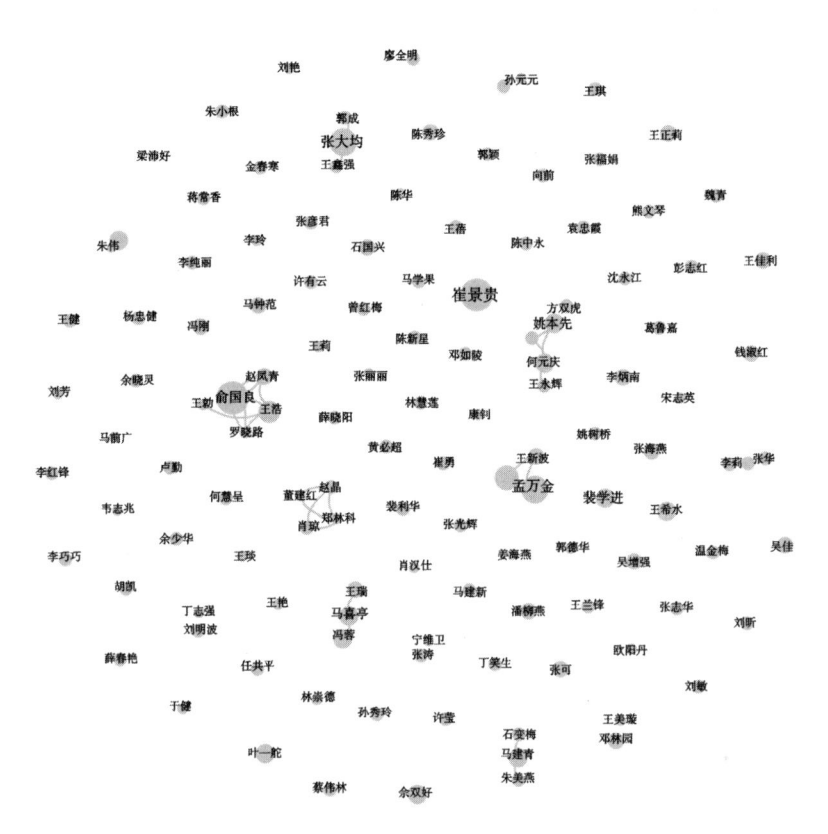

图 1 我国心理健康教育作者合作网络

3.3 期刊分布与领域核心期刊的测定

Brad 指出由于学科间相互渗透,科学文献的分散分布是极为普遍的现象,一个学科的论文分散在其他学科的期刊杂志上是屡见不鲜的。本研究中,筛选出的 4030 篇心理健康教育的文献共发表在 384 种期刊杂志上。载文量在 100 篇以上的期刊共有 7 种,占 1.82%;载文量在 50 篇以上的期刊共有 17 种,占 4.43%;载文量在 3 篇以上的期刊共有 174 种,占 45.31%。这表明我国心理健康的研究成果发表较为分散,涉及的期刊种类较多,而这一结果也印证了 Brad's Law 定律。

领域核心期刊的测定可以帮助研究者在较短的时间内集中阅读少量期刊后最快速地获得该领域的最新研究成果。本研究中,选取的期刊均为 2017 年度 CSSCI 和北大中文核心期刊收录的期刊,因此对于核心期刊的测定就可以看作我国在心理健康教育研究领域最具权威性和影响力的 CSSCI 期刊和核心期刊。

依据 Brad's Law 计算出心理健康教育研究文献的离散状况表,见表 1。

表1　我国心理健康教育发文期刊分布

区别	期刊种数	占期刊总数比（%）	载文量（篇）	占论文总数比（%）	载文密度（篇/种）
核心区	7	1.82	1454	36.40	207.71
相关区	32	8.34	1270	31.80	39.69
离散区	345	89.84	1270	31.80	3.68
合计	384	100.00	3994	100.00	10.40

分析表明，3个区域的论文数量大体相当，核心区的论文来自数量不多但效率最高的7种期刊，详见表2，相关区包括数量较多、效率一般的32种期刊，而离散区包括数量最多而效率很低的345种期刊。三者的期刊数量之比为1∶4∶50，因此本研究中Brad系数为4。

表2　心理健康教育核心区期刊及发表文章数量

期刊名	发表文章数（篇）
《教育与职业》	348
《中国成人教育》	284
《教育探索》	215
《学校党建与思想教育》	196
《教学与管理》	164
《中国学校卫生》	134
《中国特殊教育》	113

3.4 研究热点——关键词共现网络分析

研究热点是在某一时间段内有内在联系的、数量相对较多的一组论文所探讨的科学问题或专题，关键词共现网络分析可以展现一段时间内相关文献集中反映出的研究热点词汇。在CiteSpace的界面中，使用FindCluster对关键词进行聚类分析。聚类后模块值Q=0.408，平均轮廓值S=0.278，共有447个节点，2064条连线，密度为0.0207，通常Q>0.3即代表划分出的社团结构是显著的，因此本结果较为可信。

对关键词聚类结果进行归类分析能够更好地帮助我们对该学科的发展状况进行判断。10个关键词聚类结果所代表的心理健康教育发展的10个方向均已经发展到成熟阶段，这也意味着我国的心理健康教育发展已经形成宽领域、多层次、系统化的发展格局[14-19]。

3.5 研究的演变

采用CiteSpace软件中的突变检测（bursts terms）功能检索关键词的突变点，突变检测强调新趋势和新特征的出现，可以明显看到一定时期内的研究热点和研究前沿。本研究在对关键词突变检测的基础上，对未来几年心理健康教育科学前沿研究进行判断和探讨。图2中，Strength表示突变强度，粗体黑条表示突变持续时间。

Top 19 Keywords with the Strongest Citation Bursts

Keywords	Year	Strength	Begin	End	1992–2018
心理教育	1992	10.2268	1992	2002	
心理咨询	1992	25.2368	1993	2003	
心理卫生	1992	17.7119	1993	2004	
心理咨询	1992	7.457	1993	2002	
中小学生	1992	8.2371	1994	1999	
学校	1992	15.6508	1994	2001	
心理辅导	1992	9.1596	1996	2003	
素质教育	1992	8.7743	1998	2004	
教育者	1992	7.2138	1999	2005	
心理学	1992	9.262	2000	2006	
体育教学	1992	7.5005	2007	2011	
高职院校	1992	11.0278	2009	2016	
积极心理品质	1992	10.2171	2010	2018	
积极心理健康教育	1992	18.5922	2010	2011	
积极心理学	1992	20.5794	2011	2016	
心理健康教育教师	1992	6.8517	2011	2013	
高校	1992	6.9991	2015	2018	
大学生心理健康教育	1992	8.3301	2015	2016	
茶文化	1992	15.6461	2016	2018	

图 2　我国心理健康教育研究关键词突变分析

4. 讨论

4.1 核心作者群和领域核心期刊分析

我国心理健康教育研究领域作者众多但较为分散，且大多数研究者为瞬时性研究。从事心理健康教育研究的核心作者发文量不到总发文量的10%，且尚未形成影响较大的核心作者集合，缺少学科发展的领头羊。但从合作者网络分析来看，已初步形成了以姚本先、俞国良、孟万金、崔景贵等为带头人的作者合作群。总的来说，目前亟须扩大已有的作者合作群，并且加强学者之间的合作、交流，使之做大做强；推动建立新的作者合作群，为学术研究注入新鲜的血液，积极构建学术交流体系，为新作者合作群的形成提供良好的组织保障。

由于心理健康教育研究兼具教育学和心理学的双重身份，因此其研究结果发布的期刊类别较为分散，领域核心期刊的测定有助于研究者在浩如烟海的文献中以最快的速度把握新的研究成果，本研究中测定的7种领域的核心期刊分别属于教育学、心理学或两者兼具，具有代表性，且能够为研究者提供高质量、高标准的文章，是该领域的权威杂志。

4.2 研究热点——关键词聚类分析

通过对关键词的聚类分析表明，我国心理健康教育研究重点突出，但研究群体单一。从可视化分析结果来看，心理健康教育研究领域的重点大致可以划分成心理健康教育主体的模式探索和机制建设、不同群体的心理健康教育、心理咨询和心理健康教育模式的拓展。从已形成的10个聚类结果来看，研究热点较突出，但是每个聚类仅有少数几个研究热点中介中心性较高，其余均极低，即心理健康教育研究的10个方向尚未形成高度聚合的研究热点领域。此外，研究群体多集中于大学生、高职生和少数特殊群体，缺乏对基础教育领域的研究。

4.3 前沿与演进分析

1992—2018年我国心理健康教育的相关研究共有19个突变点，其中心理教育、心理素质、心理卫生和心理咨询是国内心理健康教育前期研究的主要内容，1994年开始转向了中小学群体和学校。从1996年开始，心理辅导、素质教育、教育者、心理学的研究相继展开。在2010年前后，积极心理品质、积极心理健康教育和积极心理学的研究瞬间兴起，这也是得益于国际上对积极心理学的研究热度，其中有关积极心理品质的研究从2010年开始一直持续到今天[20]。从2011年开始，有关心理健康教育教师的研究开始兴起，在2015年，高校和大学生心理健康教育的研究开始兴起，2016年，茶文化对心理健康的影响开始成为研究热点，并持续到今天。

我国心理健康教育经过4个阶段近30年的发展之后，发文量、研究热度虽在不断下滑，但在经过发展的"瓶颈期"之后，正焕发出新的生命力。目前已经形成了具有专业特色的心理健康教育体系，其理念的探讨、方法的探究、经验的引进和成果的应用都已经相当成熟。自2012年以来，发文量不断下滑，究其原因在于该领域研究热点不足，后劲不足，使得具有较强研究能力的作者和机构不再持续关注该领域，转投其他研究领域。但近年来，与传统文化相结合或汲取国外最新成果的研究内容，如茶文化、积极心理品质等，正焕发出新的生命力，特别是对茶文化与心理健康的关系研究强度达到15.65，这在整个演进历程中都实属少见。

总的来说，我国心理健康教育的研究热点聚焦于积极心理品质、高校心理健康教育和将茶文化应用于心理健康教育领域，而这也代表了当今及未来几年心理健康教育的研究方向。

5. 展望

根据以上研究，笔者有以下几点建议。一是应大力加强、提倡学者与机构开展对基础教育领域特别是中小学的心理健康教育研究。基础教育作为教育事业的排头兵，其心理健康教育的重要性和必要性不容忽视，加大对基础教育领域的相关研究不仅能够丰富心理健康教育的研究内容，完善学科体系，更重要的是能够促进构建具有中国特色的学校心理健康教育，形成覆盖从基础教育到高等教育的心理健康教育体系。二是心理健康教育应结合中国传统文化与借鉴外国优秀研究成果。中华文化在新时代正重新焕发出其强大的生命力，应深入挖掘中华文化的新时代内涵并赋予其时代意义，使之成为具有中国特色的心理健康教育，其中茶文化与心理健康教育的结合正是典型案例。三是学者和机构应开展协作研究，不仅是在领域内的协作，更重要的是要加强开展跨学科和跨领域的研究。新时代背景下，不断催生出新的事物，心理健康教育不能仅仅局限于心理学或教育学领域，需要借助新的研究工具或方法，诸如计算机科学、社会学、脑科学等新兴学科。

参考文献

[1] 叶一舵. 我国中小学开展心理健康教育的回顾与展望[J]. 中国教育学刊，1997（2），34—37.

[2] 樊富珉，王建中. 北京大学生心理素质及心理健康研究[J]. 清华大学教育研究，2001，22（4），26—32.

[3] 林崇德. 积极而科学地开展心理健康教育[J]. 北京师范大学学报（社会科学版），2003（1），31—37.

[4] 姚本先，刘世清. 欧美学校心理健康教育的现状、趋势及启示[J]. 课程·教材·教法，2004，24（12），86—90.

[5] 王玲，郑雪. 高师生心理健康教育实验研究[J]. 心理科学，2000，23（3），297—300.

[6] 陈磊, 何云凤, 夏星星. 高校贫困生积极心理品质发展现状及教育对策研究 [J]. 中国特殊教育, 2011, 19 (10), 87—91.

[7] 孟万金. 论积极心理健康教育 [J]. 教育研究, 2008 (5), 41—45.

[8] 姚本先, 陆璐. 我国大学生心理健康教育研究的现状与展望 [J]. 心理科学, 2007, 30 (2), 485—488.

[9] 沈德立, 梁宝勇. 中国大学生心理健康教育创新体系的构建 [J]. 心理科学, 2006, 29 (6), 1282—1286.

[10] 王佳利. 大学生网络心理健康教育积极模式研究 [J]. 学校党建与思想教育, 2016 (24), 58—60.

[11] 吴颖惠, 王瑞. 区域积极心理健康教育的实践与思考 [J]. 中国特殊教育, 2017 (5), 67—69.

[12] 熊娟梅. 网络环境下大学生心理健康教育探析——评《大学生网络心理健康素质提升研究》[J]. 中国教育学刊, 2017 (3), 147.

[13] 邱开金. 高职学生心理健康问题研究 [J]. 心理科学, 2007, 30 (2), 444—446.

[14] 姚本先. 我国学校心理健康教育：现状、问题、展望 [J]. 课程·教材·教法, 2003 (2), 41—44.

[15] 钱铭怡. 借鉴国外经验有效开展心理健康教育 [J]. 中国高等教育, 2002 (8), 18—20.

[16] 俞国良, 王永丽. 中小学心理健康教育：现状、问题与发展趋势 [J]. 教育研究, 2002 (7), 70—73.

[17] 佘双好, 宋增伟, 梅萍. 建构具有中国特色的本土化心理疏导模式 [J]. 学校党建与思想教育, 2017 (1), 21—25.

[18] 周敏. 积极心理学视野下贫困大学生心理健康教育探索 [J]. 学校党建与思想教育, 2016 (24), 61—62.

[19] 孟万金. 积极心理健康教育：奠基幸福有成人生 [J]. 中国特殊教育, 2010 (11), 3—8.

[20] 王新波. 积极心理健康教育的回顾与展望——孟万金教授"积极心理健康教育"进程述评 [J]. 中国特殊教育, 2009 (10), 92—96.

（注：使用原文参考文献格式，收入年鉴有删减。）

孤独感与亲社会行为的关系：元分析的证据

陈光辉[1]、邓会成[1]、于君剑[1]、丁雯[1]、朱露[1]，（1. 山东师范大学心理学院），《中国健康心理学杂志》，2023 年第 8 期，第 1135—1141 页

孤独感是个体在实际情况不能满足其对社会网络的需要时所产生的一种苦恼性心理体验。社交媒体的普及持续改变着传统的人际交往模式，在挤占线下交流时间的同时，导致个体的孤独感水平不断上升。孤独感与亲社会行为的关系尚存争议，既可能更多地帮助他人或奉献社会，也可能会实施得更少。文化因素、性别、年龄、历史时代等因素可能是导致争议的原因。

该文章对 23 项实证研究结果进行元分析，探究孤独感与亲社会行为关系争议的原因。

研究结果：（1）孤独感与亲社会行为呈显著负相关；（2）两者关系受文化背景的调节，但不受性别年龄阶段和研究年份的调节，与个体主义文化相比，集体主义文化中的个人的孤独感和亲社会行为之间的负向关系更强。

研究发现：（1）孤独者倾向于表现出更少的亲社会行为或合作行为。（2）如果个体持有负性社交认知信念，会对社会互动持有消极态度、预期被他人拒绝、负面解读他人的行为等，由此就会进一步减少人际交往，包括亲社会行为。如果个体持有良性社交认知信念，当个体感知到孤独或被孤立的信号时，反而会进一步通过主动交往来解决孤独状态。（3）东方文化

背景中孤独的个体比西方文化背景中的个体会更少地实施亲社会行为。集体主义文化对个体的社会嵌入程度有更高的要求与预期，这也意味着个人无法达到符合文化要求的可能性更高，当他们觉察到自己的社会关系不太令人满意时会更孤独，减少亲社会行为。（4）孤独感与亲社会行为的负性关系会随着年龄的增长而逐渐扩大。（5）孤独感与亲社会行为之间的关系具有跨性别与跨研究年份的稳定性。

（截至 2024 年 4 月 24 日，中国知网数据显示，该文被下载 2590 次，被引 3 次。）

我国心理咨询与心理治疗发展现状、问题与对策

陈祉妍[1]、刘正奎[1]、祝卓宏[1]、史占彪[1]，（1. 中国科学院心理研究所），《中国科学院院刊》，2016 年第 11 期，第 1198—1207 页

随着国民心理健康需求的增长，心理咨询与心理治疗作为"大健康"概念中的重要组成部分，对于维护和改善国民心理健康水平、减轻疾病负担、促进家庭和谐以及构建良好社会氛围具有重要作用。该文通过文献综述的方法，分析了中国心理咨询与心理治疗领域的发展现状、存在的问题以及未来的发展方向和策略。

中国心理咨询与治疗服务需求紧迫，形势严峻。据世界卫生组织报告，全球每四人中就有一人在某个时期遭受心理问题困扰。中国的精神疾病负担已超过心血管疾病，成为首要健康问题。不同地区间心理健康需求差异显著，发达地区居民对心理咨询的购买力推动了行业的快速发展，而贫困地区则因缺乏意识和经济能力，心理健康问题更为严重。

我国的心理咨询与治疗始于 20 世纪 80 年代，主要在医疗系统、教育系统、社会机构这 3 种模式中发展。随着我国国民心理健康需求的大幅增长，我国心理咨询与治疗的工作队伍规模快速扩大，初步呈现职业化趋势，一些专业标准与服务模式逐步形成。

然而我国心理咨询师队伍存在"一少三多"现象，即专业人员少，非专业人员多，缺乏规范的多。专业水平的不均衡导致服务质量无法保障，求助者利益可能受损。此外，专业伦理和标准流程的忽视、专业能力发展重视不足、疗法疗效的科学研究匮乏以及评估反馈机制的不完善，都是行业发展的瓶颈。

为了应对我国未来继续发展的国民心理健康服务需求，文章提出了未来心理咨询与治疗发展的建议：（1）针对重点人群示范推广规范的工作方式；（2）在研究与实践中加强疗效评估；（3）完善并推行规范的专业教育培训；（4）借助互联网技术，促进优质资源支援落后地区。在规范发展心理咨询与心理治疗的基础上，提高国民心理健康水平。

心理健康服务的规范化和专业化是中国社会发展的必然要求。需要加强基础性研究、提高公众的心理健康意识、规范发展心理咨询与治疗服务、将我国心理健康服务的各环节有机结合，提升国民的心理健康水平。

（截至 2024 年 8 月 23 日，中国知网数据显示，该文被下载 7763 次，被引 92 次。）

精神卫生状况分析

Prevalence of mental disorders in China: Across-sectional epidemiological study
（中国精神障碍患病率：横断面流行病学研究）

Huang Y., Wang Y., Wang H., Liu Z., Yu X., Yan J., Yu Y., Kou C., Xu X., Lu J., Wang Z., He S., Xu Y., He Y., Li T., Guo W., Tian H., Xu G., Xu X., Ma Y., Wang L., Wang L., Yan Y., Wang B., Xiao S., Zhou L., Li L., Tan L., Zhang T., Ma C., Li Q., Ding H., Geng H., Jia F., Shi J., Wang S., Zhang N., Du X., Du X., Wu Y.. *Lancet Psychiatry*, 6(3):211—224

在过去的30年中，中国经历了前所未有的经济发展和社会变化，中国的政策制定者和医疗保健专业人员已开始将心理健康视为一项重要的监测对象。以往的地区性调查显示了中国局部地区精神障碍的流行情况，但由于测量方法和障碍定义的不一致，这些结果的普遍适用性受到了限制。

中国心理健康调查（China Mental Health Survey，CMHS）于2012年启动，它采用统一的方法进行全国代表性样本调查。该调查依靠统一的诊断术语、全面结构化的诊断访谈和先进的住户调查技术，解决了以往研究存在的局限性。中国心理健康调查（CMHS）的三个主要目的是：调查精神障碍的患病率；获取精神障碍患者使用服务的数据；分析中国精神障碍和精神卫生服务的社会和心理风险因素或相关因素。本文报告了中国心理健康调查（CMHS）所收集的精神障碍患病率结果。

该研究对精神障碍（情绪障碍、焦虑障碍、酒精和物质使用障碍、精神分裂症和其他精神病性障碍、进食障碍、冲动控制障碍和痴呆）的患病率进行了横断面流行病学调查。调查对象包括2018年在抽样地址居住半年及以上的18岁及以上中国籍社区居民。CMHS调查的抽样范围不包括香港特区、澳门特区和台湾地区；亦不包括工作场所、建筑工地、武装部门、学校、医院或老人院等封闭社区；听力损失或调查时怀孕的居民也不被纳入调查对象之中。调查样本共涉及40964个家庭住址（其中有2371户由于空置或地址无效而被删除），这些家庭随机分布在31个省市（区）的157个县或区、628个城镇或街道、1256个村庄或社区。

调查分为两个阶段：第一阶段是由训练有素的非专业访谈员对精神病和痴呆症进行筛查，并对非精神病性障碍进行诊断。访谈员的预培训在第一阶段之前完成，培训课程包括讲座、练习和测验。经过3天至5天的培训后，受训者必须通过培训人员的笔试和模拟面试考试，才能成为访谈员。访谈内容包括国际综合诊断访谈（Composite International Diagnostic Interview 3.0, CIDI）、DSM-IV轴I疾病结构化临床访谈（Structured Clinical Interview for DSM-IV Axis I Disorders, SCID）、社区痴呆症筛查工具（Community Screening Instrument for Dementia, CSID）和老年精神状态检查（Geriatric Mental State Examination, GMS）。第二阶段是由合格的精神科医生进行诊断。

从2013年7月22日到2014年9月21日,由824名合格访谈员在第一阶段对符合条件的32552人进行了访谈;从2013年9月27日到2015年3月5日,83名经过培训且合格的精神病学家进行了第二阶段的实施。数据质量控制程序包括计算机逻辑检查、顺序记录检查和质量控制员电话呼叫检查,以及精神科医生重新访谈检查。

该研究对每种精神障碍和每种亚类精神障碍的终生患病率进行了估算。首先对精神分裂症和其他精神障碍的30天患病率进行了估算;然后对其他亚类精神障碍的12个月患病率进行了估算。在估算全部精神障碍的12个月患病率时,未将痴呆症包括在内。研究数据经过加权处理,根据抽样权重(相关抽样概率的倒数)、非响应权重(非响应率比例的倒数)和事后分层权重(基于性别、年龄以及城市化水平)来估算精神障碍的加权患病率。数据结果显示如下。

除痴呆症外,全部障碍的加权终生患病率为16.6%(95%置信区间为13.0—20.2),在排除未特别指明的任何障碍和痴呆症后,该加权终生患病率为14.6%(11.0—18.1)。焦虑症是终生发病率最高的一类疾病(7.6%),其次是情绪障碍(7.4%)、物质使用障碍(4.7%)、冲动控制障碍(1.5%)、精神分裂症和其他精神病性障碍(0.7%),以及进食障碍(0.1%)。排除痴呆症的全部障碍的加权12个月患病率为9.3%(95%置信区间为5.4—13.3),在排除未特别指明的任何障碍和痴呆症后,该患病率为8.0%(4.1—11.9)。

每种亚类情绪障碍的加权终生患病率范围从不到0.1%到3.4%,而亚类情绪障碍的加权12个月患病率从不到0.1%到2.1%。重度抑郁障碍是最常见的情绪障碍(终生患病率为3.4%,12个月患病率为2.1%),其次是未特别指明的抑郁障碍(分别为3.2%和1.4%),以及物质引起的情绪障碍(两种患病率值都小于0.1%)。

焦虑障碍的加权终生患病率范围从不到0.1%到2.6%,而加权12个月患病率从不到0.1%到2.0%。特定恐惧症是最常见的焦虑障碍(终生患病率为2.6%,12个月患病率为2.0%),其次是强迫症(分别为2.4%和1.6%)。其他焦虑障碍的患病率都不到1%,其中物质引起的焦虑障碍患病率最低(两者都小于0.1%)。

物质使用障碍的加权终生患病率范围从0.2%到3.1%,而12个月患病率从不到0.1%到1.1%。酒精滥用是最常见的物质使用障碍(终生患病率为3.1%,12个月患病率为1.1%),而药物滥用则是最不常见的(分别为0.2%和不到0.1%)。任何酒精使用障碍的患病率(分别为4.4%和1.8%)高于任何药物使用障碍的患病率(分别为0.4%和0.1%)

任何进食障碍的加权终生和12个月患病率都不到0.1%。厌食症的终生患病率高于贪食症;而12个月患病率则相反。

精神分裂症和其他精神病性障碍的加权终生患病率为0.7%,30天患病率为0.6%。这一类障碍中的主要子类别是精神分裂症,其加权终生患病率为0.6%,30天患病率为0.6%。

在5326名65岁及以上受访者中,有1203人(占22.6%)完成了痴呆症的访谈,其中157人(占2.9%)被诊断出患有痴呆症,加权患病率为5.6%(95%置信区间为3.5—7.6)。在7338名55岁至64岁的受访者中,有1255人(占17.1%)完成了痴呆症的访谈,其中91人(占1.2%)被诊断出患有痴呆症,加权患病率为2.7%(95%置信区间为1.7—3.6)。

12个月的精神障碍患病率,情绪障碍、物质使用障碍和冲动控制障碍在性别上表现出差异；物质使用障碍、冲动控制障碍以及精神分裂症和其他精神病性障碍在年龄上表现出差异；精神分裂症和其他精神病性障碍在地区上表现出差异。

2013 年中国大多数精神障碍的患病率高于 1982 年（12 个研究地区，点患病率为 1.1%，终生患病率为 1.3%）、1993 年（7 个地区，点患病率为 1.1%，终生患病率为 1.4%）和 2002 年（北京和上海的城市都市区，12 个月患病率为 7.0%，终生患病率为 13.2%），但低于 2009 年（中国的四个省市，1 个月患病率为 17.5%）。然而，由于诊断标准、工具、调查方法、调查疾病和抽样人群的不同，这些早期发现与此次研究结果不具有可比性。特别是，过去 30 年的精神障碍调查都是地区性的，因此在中国不具有全国代表性（见表 1-5）。

表 1 参加样本人数（n=32552）

	Frequency, n (%) 频度
Gender 性别	
Male 男	14 784 (45·4%)
Female 女	17 768 (54·6%)
Age (years) 年龄	
18–34	5625 (17·3%)
35–44	6378 (19·6%)
45–54	7801 (24·0%)
55–64	7338 (22·6%)
65 and over	5326 (16·4%)
Region 地区	
Urban	15 309 (47·0%)
Rural	17 243 (53·0%)

Table 1: Participant demographics (n=32 552)

表 2 中国精神障碍未加权和加权终生及 12 个月患病率

	Lifetime prevalence			12-month prevalence		
	Frequency, n	Unweighted % (95% CI)	Weighted % (95% CI)	Frequency, n	Unweighted % (95% CI)	Weighted % (95% CI)
Mood disorders*						
Any mood disorder	2096	7·4% (7·1–7·8)	7·4% (6·3–8·4)	1136	4·0% (3·8–4·3)	4·1% (3·4–4·7)
Depressive disorders	1947	6·9% (6·6–7·2)	6·8% (5·8–7·8)	1007	3·6% (3·4–3·8)	3·6% (3·0–4·2)
Major depressive disorder	1093	3·9% (3·7–4·1)	3·4% (2·9–3·9)	655	2·3% (2·2–2·5)	2·1% (1·8–2·5)
Dysthymic disorder	414	1·5% (1·3–1·6)	1·4% (1·1–1·7)	312	1·1% (1·0–1·2)	1·0% (0·8–1·3)
Depressive disorder not otherwise specified	805	2·9% (2·7–3·1)	3·2% (2·6–3·9)	322	1·1% (1·0–1·3)	1·4% (1·1–1·7)
Bipolar disorders	150	0·5% (0·4–0·6)	0·6% (0·4–0·7)	121	0·4% (0·4–0·5)	0·5% (0·3–0·6)
Bipolar I disorder	106	0·4% (0·3–0·4)	0·4% (0·3–0·5)	91	0·3% (0·3–0·4)	0·3% (0·2–0·5)
Bipolar II disorder	12	<0·1% (0·02–0·1)	<0·1% (0·0–0·1)	10	<0·1% (0·0–0·1)	0·1% (0·01–0·04)
Bipolar disorder not otherwise specified	32	0·1% (0·1–0·2)	0·1% (0·1–0·2)	20	0·1% (0·0–0·1)	0·1% (0·0–0·1)
Substance-induced mood disorder	2	<0·1% (0·001–0·02)	<0·1% (0·0–0·02)	2	<0·1% (0·001–0·02)	<0·1% (0·001–0·02)
Mood disorder due to a general medical condition	20	0·1% (0·04–0·10)	0·1% (0·0–0·10)	17	0·1% (0·0–0·1)	0·1% (0·0–0·1)
Anxiety disorders*						
Any anxiety disorder†	1675	6·1% (5·7–6·5)	7·6% (6·3–8·8)	1164	4·1% (3·8–4·4)	5·0% (4·2–5·8)
Panic attack	149	0·5% (0·4–0·6)	0·5% (0·3–0·6)	97	0·3% (0·3–0·4)	0·2% (0·2–0·4)
Agoraphobia without history of panic disorder	111	0·4% (0·3–0·5)	0·4% (0·3–0·50)	75	0·3% (0·2–0·3)	0·2% (0·2–0·3)
Specific phobia	793	2·8% (2·6–3·0)	2·6% (2·2–3·1)	609	2·2% (2·0–2·3)	2·0% (1·7–2·4)
Social phobia	186	0·7% (0·6–0·8)	0·6% (0·5–0·8)	120	0·4% (0·4–0·5)	0·4% (0·3–0·5)
Obsessive compulsive disorder	622	2·2% (2·0–2·4)	2·4% (2·0–2·9)	410	1·5% (1·3–1·6)	1·6% (1·3–2·0)
Post-traumatic stress disorder†	77	0·4% (0·3–0·5)	0·3% (0·2–0·5)	35	0·2% (0·1–0·2)	0·2% (0·1–0·3)
Generalised anxiety disorder	85	0·3% (0·2–0·4)	0·3% (0·2–0·4)	51	0·2% (0·1–0·2)	0·1% (0·1–0·3)
Substance-induced anxiety disorder	1	<0·1% (0·001–0·01)	<0·1% (0·001–0·01)	0	<0·1%	<0·1%
Anxiety disorder due to a general medical condition	31	0·1% (0·1–0·2)	0·1% (0·0–0·1)	29	0·1% (0·1–0·1)	0·1% (0·0–0·1)
Anxiety disorder not otherwise specified†	203	0·8% (0·7–1·0)	1·0% (0·7–1·2)	65	0·3% (0·2–0·3)	0·4% (0·2–0·5)
Substance-use disorders*						
Any substance use disorder	1104	3·9% (3·7–4·2)	4·7% (4·1–5·3)	387	1·4% (1·2–1·5)	1·9% (1·6–2·3)
Alcohol use disorders	999	3·6% (3·3–3·8)	4·4% (3·8–5·0)	345	1·2% (1·1–1·4)	1·8% (1·5–2·2)
Alcohol dependence	303	1·1% (1·0–1·2)	1·3% (1·0–1·5)	141	0·5% (0·4–0·6)	0·7% (0·5–0·9)
Alcohol abuse	696	2·5% (2·3–2·7)	3·1% (2·6–3·6)	204	0·7% (0·6–0·8)	1·1% (0·9–1·4)
Drug use disorders	117	0·4% (0·3–0·5)	0·4% (0·2–0·5)	44	0·2% (0·1–0·2)	0·1% (0·1–0·2)
Drug dependence	72	0·3% (0·2–0·3)	0·2% (0·1–0·3)	40	0·1% (0·1–0·2)	0·1% (0·1–0·2)
Drug abuse	56	0·2% (0·1–0·3)	0·2% (0·1–0·3)	4	<0·1% (0·001–0·03)	<0·1% (0·001–0·02)
Impulse-control disorders*						
Any impulse-control disorder	391	1·4% (1·3–1·5)	1·5% (1·3–1·9)	290	1·0% (0·9–1·1)	1·2% (0·9–1·5)
Eating disorders*						
Any eating disorder	13	<0·1% (0·02–0·1)	0·1% (0·0–0·1)	5	<0·1% (0·002–0·03)	<0·1% (0·001–0·06)
Anorexia	8	<0·1% (0·01–0·1)	<0·1% (0·001–0·07)	1	<0·1% (0·001–0·01)	<0·1% (0·001–0·004)
Bulimia	5	<0·1% (0·002–0·03)	<0·1% (0·0–0·06)	4	<0·1% (0·001–0·03)	<0·1% (0·001–0·06)

(Table 2 continues on next page)

341

	Lifetime prevalence			12-month prevalence		
	Frequency, n	Unweighted % (95% CI)	Weighted % (95% CI)	Frequency, n	Unweighted % (95% CI)	Weighted % (95% CI)
(Continued from previous page)						
Schizophrenia and other psychotic disorders‡§						
Schizophrenia or any other psychotic disorder	40	0.9% (0.4–1.5)	0.7% (0.3–1.2)	27	0.7% (0.2–1.3)	0.6% (0.2–1.1)
Schizophrenia	24	0.5% (0.1–1.0)	0.6% (0.1–1.0)	21	0.5% (0.1–0.9)	0.6% (0.1–1.0)
Other psychotic disorders	16	0.4% (0.0–0.8)	0.2% (0.0–0.3)	6	0.2% (0.0–0.5)	0.1% (0.0–0.1)
Schizophreniform disorder	1	<0.1% (0.001–0.01)	<0.1% (0.001–0.01)	0	<0.1%	<0.1%
Schizoaffective disorder	0	<0.1%	<0.1%	0	<0.1%	<0.1%
Delusional disorder	3	0.1% (0.0–0.33)	<0.1% (0.001–0.02)	1	0.1% (0.0–0.3)	<0.1% (0.001–0.01)
Brief psychotic disorder	2	<0.1% (0.001–0.03)	0.1% (0.0–0.2)	0	<0.1	<0.1%
Substance-induced psychotic disorder	2	0.1% (0.0–0.3)	<0.1% (0.001–0.08)	1	<0.1% (0.001–0.01)	<0.1% (0.001–0.05)
Psychotic disorder due to a general medical condition	3	0.1% (0.0–0.3)	<0.1% (0.001–0.08)	3	0.1% (0.0–0.3)	<0.1% (0.001–0.08)
Psychotic disorder not otherwise specified	5	<0.1% (0.0–0.04)	<0.1% (0.001–0.03)	1	<0.1% (0.001–0.01)	<0.1% (0.001–0.002)
Dementias§¶						
Dementia	157	5.9% (4.4–7.3)	5.6% (3.5–7.6)	..	..	..
Any disorders§						
Any disorders (excluding dementia)	4047	15.7% (13.4–18.1)	16.6% (13.0–20.2)	2401	9.7% (7.8–11.6)	9.3% (5.4–13.3)

Prevalence 95% CI could not be calculated when the frequency was equal to 0. CIDI=Composite International Diagnostic Interview 3.0. SCID=structured clinical interview for DSM-IV Axis I disorders. *Prevalence was calculated with a population size of N=28 140 (ie, the number of participants who finished the stage-one interviews). †CIDI is divided into part one (completed by all participants) and part two (completed by a subset of participants; as this disorder involves part two, unweighted prevalence is calculated using probability of selectively entering part two. ‡30-day prevalence is used because SCID can only be used to obtain 30-day prevalence estimates. §These disorders involve stage two of the survey, so unweighted prevalence is calculated using probability of selectively entering stage two. ¶Prevalence of dementia for the population aged 65 years and over (N=5326).

Table 2: Unweighted and weighted lifetime and 12-month prevalence of mental disorders in China (N=32 552)

表3 中国按性别划分的加权12个月精神障碍患病率

	Male		Female		p value (male vs female)
	Frequency	Prevalence % (95% CI)	Frequency	Prevalence % (95% CI)	
Mood disorders					
Any mood disorder	403	3.5% (2.8–4.2)	733	4.6% (3.8–5.4)	0.0071
Depressive disorders	348	3.0% (2.3–3.7)	659	4.2% (3.4–4.9)	0.0034
Major depressive disorder	219	1.7% (1.3–2.1)	436	2.5% (2.0–3.0)	0.0061
Dysthymic disorder	112	1.0% (0.6–1.3)	200	1.1% (0.8–1.4)	0.508
Depressive disorder not otherwise specified	114	1.2% (0.8–1.5)	208	1.6% (1.2–2.0)	0.056
Bipolar disorders	52	0.5% (0.3–0.7)	69	0.4% (0.3–0.6)	0.622
Bipolar I disorder	42	0.4% (0.2–0.6)	49	0.3% (0.2–0.5)	0.574
Bipolar II disorder	3	<0.1% (0.001–0.02)	7	<0.1% (0.004–0.07)	0.048
Bipolar disorder not otherwise specified	7	0.1% (0.0–0.2)	13	0.1% (0.0–0.1)	0.561
Substance-induced mood disorder	2	<0.1% (0.001–0.04)	0	<0.1	NA
Mood disorder due to a general medical condition	5	<0.1% (0.001–0.09)	12	0.1% (0.0–0.1)	0.683
Anxiety disorder					
Any anxiety disorder	459	4.8% (3.7–5.8)	705	5.2% (4.1–6.2)	0.524
Panic attack	40	0.3% (0.1–0.4)	57	0.3% (0.2–0.4)	0.868
Agoraphobia without history of panic disorder	22	0.1% (0.0–0.1)	53	0.4% (0.2–0.6)	<0.0001
Specific phobia	203	1.4% (1.1–1.7)	406	2.6% (2.0–3.1)	<0.0001
Social phobia	48	0.3% (0.1–0.4)	72	0.5% (0.3–0.7)	0.018
Obsessive-compulsive disorder	186	1.6% (1.3–2.0)	224	1.6% (1.2–2.1)	0.862
Post-traumatic stress disorder	16	0.2% (0.0–0.4)	19	0.2% (0.0–0.4)	0.953
Generalised anxiety disorder	21	0.2% (0.1–0.3)	30	0.2% (0.1–0.3)	0.979
Anxiety disorder due to a general medical condition	11	<0.1% (0.0–0.1)	18	0.1% (0.0–0.1)	0.401
Anxiety disorder not otherwise specified	28	0.3% (0.1–0.6)	37	0.4% (0.1–0.6)	0.897
Substance use disorders					
Any substance use disorder	342	3.6% (2.9–4.2)	45	0.3% (0.1–0.4)	<0.0001
Alcohol use disorders	332	3.5% (2.9–4.2)	13	0.1% (0.0–0.2)	<0.0001
Alcohol dependence	133	1.3% (1.0–1.7)	8	<0.1% (0.01–0.06)	<0.0001
Alcohol abuse	199	2.2% (1.7–2.7)	5	0.1% (0.0–0.2)	<0.0001
Drug use disorders	12	0.1% (0.0–0.1)	32	0.2% (0.1–0.2)	0.033
Drug dependence	10	0.1% (0.0–0.1)	30	0.2% (0.1–0.2)	0.030
Drug abuse	2	<0.1% (0.001–0.03)	2	<0.1% (0.001–0.01)	0.327

续表

	Male		Female		p value (male vs female)
	Frequency	Prevalence % (95% CI)	Frequency	Prevalence % (95% CI)	
(Continued from previous page)					
Impulse-control disorders					
Any impulse-control disorder	177	1·7% (1·2–2·1)	113	0·8% (0·5–1·0)	<0·0001
Eating disorders					
Any eating disorder	4	<0·1% (0·001–0·05)	1	<0·1% (0·001–0·10)	0·639
Anorexia	1	<0·1% (0·001–0·01)	0	<0·1	NA
Bulimia	3	<0·1% (0·001–0·04)	1	<0·1% (0·001–0·10)	0·573
Schizophrenia and other psychotic disorders*					
Schizophrenia or any other psychotic disorders	13	0·7% (0·0–1·4)	14	0·5% (0·0–1·1)	0·656
Schizophrenia	9	0·6% (0·0–1·3)	12	0·5% (0·0–1·1)	0·795
Other psychotic disorders	4	0·1% (0·0–0·2)	2	<0·1% (0·001–0·04)	0·046
Delusional disorder	1	<0·1% (0·001–0·02)	0	<0·1	NA
Substance-induced psychotic disorder	1	<0·1% (0·001–0·10)	0	<0·1	NA
Psychotic disorder due to a general medical condition	2	0·1% (0·0–0·2)	1	<0·1% (0·001–0·04)	0·226
Psychotic disorder not otherwise specified	0	<0·1	1	<0·1% (0·001–0·003)	NA
Dementia†					
Dementia	63	5·8% (2·2–9·4)	94	5·3% (3·0–7·6)	0·811
Any disorders					
Any disorders (excluding dementia)	1102	9·7% (5·0–14·3)	1299	9·0% (3·9–14·1)	0·823

Prevalence 95% CI could not be calculated when the frequency was equal to 0. NA=not applicable. SCID=structured clinical interview for DSM-IV Axis I disorders. *30-day prevalence is used because SCID can only obtains diagnoses of 30-day prevalence. †Prevalence of dementia for the population aged 65 years and over.

Table 3: Weighted 12-month prevalence of mental disorders by gender in China (N=32 552)

表4 中国按年龄划分的加权 12 个月精神障碍患病率

	18–34 years		35–49 years		50–64 years		≥65 years		p value (prevalence vs age)
	Frequency n	Prevalence % (95% CI)	Frequency n	Prevalence % (95% CI)	Frequency n	Prevalence % (95% CI)	Frequency n	Prevalence % (95% CI)	
Mood disorders									
Any mood disorder	198	4·1% (3·2–5·0)	355	3·8% (3·0–4·6)	410	4·5% (3·6–5·5)	171	3·9% (3·0–4·8)	0·508
Depressive disorders	173	3·6% (2·8–4·5)	304	3·2% (2·5–3·8)	370	4·1% (3·1–5·0)	158	3·8% (2·8–4·7)	0·270
Major depressive disorder	75	1·4% (1·0–1·9)	179	1·9% (1·4–2·3)	276	3·2% (2·5–3·9)	125	3·0% (2·1–3·8)	<0·0001
Dysthymic disorder	40	0·7% (0·4–1·0)	87	0·9% (0·5–1·2)	125	1·5% (0·9–2·1)	60	1·7% (0·7–2·6)	0·0031
Depressive disorder not otherwise specified	88	2·0% (1·4–2·7)	121	1·3% (0·9–1·6)	82	0·8% (0·5–1·1)	29	0·7% (0·2–1·2)	<0·0001
Bipolar disorders	25	0·5% (0·2–0·7)	49	0·6% (0·4–0·9)	37	0·4% (0·2–0·6)	10	0·1% (0·0–0·2)	0·035
Bipolar I disorder	18	0·4% (0·1–0·6)	36	0·5% (0·3–0·7)	30	0·3% (0·1–0·5)	7	0·1% (0·0–0·2)	0·120
Bipolar II disorder	0	<0·1%	6	0·1% (0·0–0·1)	2	<0·1% (0·0–0·1)	2	<0·1% (0·001–0·05)	NA
Bipolar disorder not otherwise specified	7	0·1% (0·0–0·2)	7	0·1% (0·0–0·2)	5	<0·1% (0·0–0·1)	1	<0·1% (0·001–0·01)	0·364
Substance-induced mood disorder	2	<0·1% (0·0–0·1)	0	<0·1	0	<0·1%	0	<0·1%	NA
Mood disorder due to a general medical condition	1	<0·1% (0·001–0·03)	5	0·1% (0·0–0·1)	8	0·1% (0·0–0·3)	3	<0·1% (0·001–0·02)	0·058
Anxiety disorders									
Any anxiety disorder	152	4·3% (3·0–5·6)	370	4·8% (3·7–6·0)	461	6·5% (5·1–7·9)	180	4·7% (3·3–6·1)	0·059
Panic attack	9	0·2% (0·0–0·3)	28	0·2% (0·1–0·3)	44	0·5% (0·2–0·8)	16	0·4% (0·1–0·8)	0·029
Agoraphobia without history of panic disorder	7	0·2% (0·0–0·3)	29	0·3% (0·1–0·5)	30	0·3% (0·1–0·5)	9	0·1% (0·0–0·2)	0·347
Specific phobia	69	1·3% (0·9–1·7)	199	2·2% (1·7–2·7)	257	3·0% (2·3–3·6)	84	1·9% (1·3–2·6)	<0·0001
Social phobia	18	0·3% (0·1–0·5)	43	0·4% (0·2–0·6)	48	0·5% (0·2–0·7)	11	0·4% (0·1–0·7)	0·493
Obsessive-compulsive disorder	75	1·7% (1·2–2·2)	128	1·5% (1·1–2·0)	147	1·9% (1·3–2·4)	59	1·4% (0·8–2·0)	0·641
Posttraumatic stress disorder	4	0·2% (0·0–0·4)	12	0·3% (0·0–0·6)	18	0·2% (0·1–0·4)	1	0·1% (0·0–0·2)	0·766
Generalised anxiety disorder	3	0·1% (0·0–0·2)	14	0·2% (0·1–0·3)	25	0·4% (0·2–0·7)	9	0·2% (0·0–0·3)	0·049
Anxiety disorder due to a general medical condition	0	<0·1%	4	<0·1% (0·0–0·1)	15	0·1% (0·0–0·2)	10	0·2% (0·0–0·3)	NA
Anxiety disorder not otherwise specified	5	0·2% (0·0–0·4)	13	0·3% (0·0–0·7)	38	0·7% (0·4–1·0)	9	0·5% (0·1–0·9)	0·171
Substance use disorders									
Any substance use disorder	81	2·3% (1·6–3·0)	156	2·2% (1·6–2·8)	125	1·8% (1·3–2·3)	25	0·3% (0·1–0·5)	0·00028
Alcohol use disorders	79	2·3% (1·6–3·0)	146	2·1% (1·5–2·7)	107	1·6% (1·1–2·1)	13	0·1% (0·1–0·2)	<0·0001
Alcohol dependence	32	0·8% (0·4–1·3)	58	0·8% (0·5–1·1)	46	0·7% (0·4–1·0)	5	0·1% (0·0–0·1)	0·041
Alcohol abuse	47	1·5% (0·9–2·0)	88	1·3% (0·8–1·8)	61	0·9% (0·6–1·3)	8	0·1% (0·0–0·1)	0·00084
Drug use disorders	3	<0·1% (0·001–0·07)	11	0·1% (0·0–0·2)	18	0·2% (0·0–0·4)	12	0·2% (0·0–0·3)	0·034
Drug dependence	1	<0·1% (0·001–0·04)	9	0·1% (0·0–0·2)	18	0·2% (0·0–0·4)	12	0·2% (0·0–0·3)	0·013
Drug abuse	2	<0·1% (0·001–0·05)	2	<0·1% (0·001–0·01)	0	<0·1%	0	<0·1%	NA
Impulse-control disorders									
Any impulse-control disorder	65	1·6% (1·0–2·3)	99	1·1% (0·8–1·4)	111	1·4% (0·9–1·8)	15	0·2% (0·0–0·3)	<0·0001
Eating disorders									
Any eating disorder	1	<0·1% (0·0–0·1)	2	<0·1% (0·001–0·1)	1	<0·1% (0·001–0·01)	1	<0·1% (0·001–0·03)	0·410
Anorexia	0	<0·1%	1	<0·1%	0	<0·1%	1	<0·1% (0·001–0·03)	NA
Bulimia	1	<0·1% (0·0–0·1)	2	<0·1% (0·001–0·07)	1	<0·1% (0·001–0·01)	0	<0·1%	NA

(Table 4 continues on next page)

续表

	18–34 years Frequency, n	Prevalence % (95% CI)	35–49 years Frequency, n	Prevalence % (95% CI)	50–64 years Frequency, n	Prevalence % (95% CI)	≥65 years Frequency, n	Prevalence % (95% CI)	p value (prevalence vs age)
(Continued from previous page)									
Schizophrenia and other psychotic disorders*									
Schizophrenia or any other psychotic disorders	10	1·4% (0·0–2·8)	10	0·4% (0·0–1·0)	3	0·1% (0·0–0·3)	4	0·1% (0·0–0·3)	0·0077
Schizophrenia	9	1·3% (0·0–2·7)	8	0·4% (0·0–1·0)	3	0·1% (0·0–0·3)	1	<0·1% (0·0–0·1)	0·0089
Other psychotic disorders	1	0·1% (0·0–0·3)	2	0·1% (0·0–0·1)	0	<0·1%	3	0·1% (0·0–0·3)	NA
Delusional disorder	0	<0·1%	0	<0·1%	0	<0·1%	1	<0·1% (0·0–0·1)	NA
Substance-induced psychotic disorder	0	<0·1%	1	<0·1% (0·0–0·1)	0	<0·1%	0	<0·1%	NA
Psychotic disorder due to a general medical condition	1	0·1% (0·0–0·3)	1	0·1% (0·001–0·02)	0	<0·1%	1	0·1% (0·0–0·2)	NA
Psychotic disorder not otherwise specified	0	<0·1%	0	<0·1%	0	<0·1%	1	<0·1% (0·001–0·02)	NA
Any disorders									
Any disorders (excluding dementia)	410	6·4% (1·9–11·0)	779	10·8% (2·0–19·6)	874	12·0% (5·0–19·0)	335	4·9% (0·8–9·1)	0·461

Prevalence 95% CI could not be calculated when the frequency was equal to 0. NA=not applicable. SCID=structured clinical interview for DSM-IV Axis I disorders. *30-day prevalence is used because SCID can only obtains diagnoses of 30-day prevalence.
Table 4: Weighted 12-month prevalence of mental disorders by age in China (N=32 552)

表 5 中国按地区划分的加权 12 个月精神障碍患病率

	Urban Frequency	Prevalence % (95% CI)	Rural Frequency	Prevalence % (95% CI)	p value (urban vs rural)
Mood Disorders					
Any mood disorder	451	3·9% (3·1–4·6)	685	4·3% (3·4–5·1)	0·437
Depressive disorders	412	3·4% (2·7–4·2)	595	3·7% (3·0–4·5)	0·505
Major depressive disorder	253	1·9% (1·5–2·3)	402	2·3% (1·8–2·8)	0·249
Dysthymic disorder	116	0·9% (0·5–1·3)	196	1·1% (0·8–1·5)	0·335
Depressive disorder not otherwise specified	143	1·4% (0·9–1·9)	179	1·4% (1·0–1·7)	0·965
Bipolar disorders	34	0·4% (0·2–0·6)	87	0·5% (0·3–0·8)	0·226
Bipolar I disorder	27	0·3% (0·1–0·5)	64	0·4% (0·2–0·6)	0·432
Bipolar II disorder	1	<0·1% (0·001–0·03)	9	<0·1% (0·01–0·1)	0·136
Bipolar disorder not otherwise specified	6	0·1% (0·0–0·1)	14	0·1% (0·0–0·2)	0·497
Substance-induced mood disorder	1	<0·1% (0·001–0·03)	1	<0·1% (0·001–0·03)	0·937
Mood disorder due to a general medical condition	9	0·1% (0·0–0·1)	8	<0·1% (0·001–0·05)	0·093
Anxiety disorders					
Any anxiety disorder	462	5·1% (4·0–6·2)	702	4·9% (3·8–5·9)	0·779
Panic attack	36	0·3% (0·1–0·4)	61	0·3% (0·2–0·4)	0·870
Agoraphobia without history of panic disorder	26	0·2% (0·1–0·3)	49	0·3% (0·2–0·4)	0·412
Specific phobia	223	1·7% (1·3–2·1)	386	2·3% (1·8–2·8)	0·040
Social phobia	51	0·4% (0·2–0·6)	69	0·4% (0·2–0·5)	0·772
Obsessive-compulsive disorder	172	1·5% (1·1–1·9)	238	1·8% (1·4–2·2)	0·329
Post-traumatic stress disorder	10	0·2% (0·0–0·4)	25	0·2% (0·1–0·5)	0·640
Generalised anxiety disorder	19	0·2% (0·0–0·4)	32	0·2% (0·1–0·3)	0·555
Anxiety disorder due to a general medical condition	12	0·1% (0·0–0·1)	17	0·1% (0·0–0·1)	0·681
Anxiety disorder not otherwise specified	19	0·3% (0·1–0·5)	46	0·4% (0·2–0·6)	0·561
Substance use disorders					
Any substance use disorder	166	2·1% (1·6–2·5)	221	1·8% (1·3–2·2)	0·343
Alcohol use disorders	147	2·0% (1·5–2·5)	198	1·7% (1·2–2·1)	0·289
Alcohol dependence	60	0·7% (0·5–1·0)	81	0·6% (0·3–1·0)	0·707
Alcohol abuse	87	1·3% (0·9–1·6)	117	1·0% (0·7–1·3)	0·294
Drug use disorders	19	0·1% (0·0–0·2)	25	0·1% (0·1–0·2)	0·405
Drug dependence	19	0·1% (0·0–0·2)	21	0·1% (0·1–0·2)	0·540
Drug abuse	0	<0·1%	4	<0·1% (0·001–0·04)	NA
Impulse-control disorders					
Any impulse-control disorder	123	1·2% (0·8–1·6)	167	1·3% (0·9–1·7)	0·689
Eating disorders					
Any eating disorder	2	<0·1% (0·001–0·10)	3	<0·1% (0·001–0·05)	0·652
Anorexia	0	<0·1%	1	<0·1% (0·001–0·01)	NA
Bulimia	2	<0·1% (0·001–0·10)	2	<0·1% (0·001–0·04)	0·584

(Table 5 continues on next page)

续表

	Urban		Rural		p value (urban vs rural)
	Frequency	Prevalence % (95% CI)	Frequency	Prevalence % (95% CI)	
(Continued from previous page)					
Schizophrenia and other psychotic disorders*					
Schizophrenia or any other psychotic disorders	10	0·1% (0·0–0·3)	17	1·1% (0·2–2·1)	<0·0001
Schizophrenia	6	0·1% (0·0–0·1)	15	1·1% (0·2–2·0)	<0·0001
Other psychotic disorders	4	0·1% (0·0–0·2)	2	<0·1% (0·001–0·11)	0·643
Delusional disorder	1	<0·1% (0·001–0·02)	0	<0·1%	NA
Substance-induced psychotic disorder	0	<0·1%	1	<0·1% (0·001–0·10)	NA
Psychotic disorder due to a general medical condition	2	0·1% (0·0–0·2)	1	<0·1% (0·001–0·02)	0·036
Psychotic disorder not otherwise specified	1	<0·1% (0·001–0·003)	0	<0·1%	NA
Dementia†					
Dementia	56	4·2% (2·1–6·3)	101	6·6% (3·7–9·6)	0·145
Any disorders					
Any disorders (excluding dementia)	996	5·5% (2·3–8·6)	1405	13·4% (6·1–20·7)	0·020

Prevalence 95% CI could not be calculated when the frequency was equal to 0. NA=not applicable. *30-day prevalence is used because SCID can only obtains diagnoses of 30-day prevalence. †Prevalence of dementia for the population aged 65 years and over.
Table 5: Weighted 12-month prevalence of mental disorders by region in China (N=32 552)

中国心理健康调查（CMHS）是中国首次开展的全国性精神障碍研究，以数据为导向的调查分析和对结果的解释可以为中国未来的政策和实践提供参考，并为其他中等收入和低收入国家提供有价值的信息。

（截至 2024 年 6 月 24 日，该文被引 1912 次。原文为英文，编者译。）

中国精神卫生资源状况分析

史晨辉[1]、马宁[1]、王立英[2]、易乐来[2]、王勋[1]、张五芳[1]、吴霞民[1]、张树彬[2]、管丽丽[1]、赵苗苗[1]、马弘[1]、王斌[2]，（1. 北京大学第六医院；2. 国家卫生健康委员会疾病预防控制局），《中国卫生政策研究》，2019 年第 2 期，第 51—57 页

精神疾病严重影响大众的身心健康，并且给社会带来沉重的经济负担。世界卫生组织（WHO）系列研究显示，2015 年精神疾病和物质滥用占全球疾病总负担（Global Burden of Disease，GBD）的 18.94%。近年来，国家高度重视精神卫生工作，为全面、准确掌握我国精神卫生资源分布和利用现状，受原国家卫生计生委疾病预防控制局（以下简称疾控局）委托，国家精神卫生项目办公室（以下简称国家项目办）开展本研究，以便为政府相关部门制定下一步精神卫生防治体系建设与发展规划提供数据基础和循证参考。本研究为全国范围内的精神卫生资源状况的调查，全面调查了我国精神卫生机构、床位、人员以及亚专科情况，在国内研究中属首次。

研究根据在原国家卫生计生委疾控局的指导下，由国家项目办编制调查表，截至 2015 年底对全国 31 个省（自治区、直辖市）的所有精神卫生机构进行调查，调查内容具体包括：机构一般情况，床位数量，人员数量及分类，老年精神科、儿童精神科和精神康复科室情况，出入院及门急诊等医疗服务量。各省级项目办负责将本省（区、市）原始调查表、epidata 数据库提交国家项目办，最终汇总形成全国精神卫生资源数据库。国家项目办对数据进行了二次录入。全国各省人口学数据来源于《中国统计年鉴 2016》。

研究发现：（1）精神卫生服务资源大幅增长。2015年底全国精神卫生机构数量较2010年相比有大幅增长。全国精神科执业（助理）医师、注册护士数量也大幅增长。（2）精神卫生资源地区分布不平衡，今后应重点加强中西部地区和县级服务体系建设。从地域上看，近半数精神卫生资源集中在东部地区。全国仍有部分地市无精神科床位，这主要集中在西部地区。（3）精神卫生人员数量仍相对不足，今后应加大多学科专业人员培养力度。（4）针对老年、儿童等人群的服务资源不足，今后应加强精神卫生亚专科建设。

（截至2024年6月20日，中国知网数据显示，该文被下载1773次，被引78次。）

中国内地精神卫生防治技术管理机构现状调查

吴霞民[1]、马宁[1]、陈润滋[1]、李紫聿[2]、陆林[1]，［1. 北京大学第六医院北京大学精神卫生研究所，国家卫生健康委员会精神卫生学重点实验室（北京大学），国家精神心理疾病临床医学研究中心（北京大学第六医院）；2. 内蒙古自治区精神卫生中心，内蒙古自治区第三医院］，《中国公共卫生》，2023年第4期，第485—488页

精神卫生是重要的公共卫生问题和突出的社会问题，完善精神卫生防治体系，做好精神卫生防治工作事关人民健康福祉和社会稳定。政府在《全国精神卫生工作规划（2015—2020年）》《严重精神障碍管理治疗工作规范》等多项政策与规划中，均提出卫生行政部门应在辖区内指定一所具备条件的精神专科医院或有精神专科特长的综合医院设置精神卫生防治技术管理机构（简称"精防机构"），不具备条件的，可委托同级疾病预防控制中心或有关机构承担。精防机构承担辖区精神疾病和心理行为问题的预防、治疗、康复、健康教育、信息收集的培训与指导等职责，对推动防治结合的精神卫生工作模式在全国逐步完善有重要意义。

然而，精防机构作为体系中的关键环节，其现状尚需详细调查和分析，以确保政策的有效实施和体系的完善。

该研究由国家精神卫生项目办公室牵头，通过设计"全国精神卫生防治技术管理机构调查表"，在2021年5月至6月对中国内地31个省（自治区、直辖市）、333个地市、2960个区县的精防机构和人员情况进行了全面调查。调查内容涵盖了精防机构的组织系统、人员编制、在岗人数及构成等。

调查发现：截至2020年底，中国内地共有精防机构3315家，实现了从省级到区县级的全面覆盖。然而，仅有7家为独立法人机构，其余3308家挂靠在其他单位。在人员配置方面，精防机构共有精神卫生防治工作人员9846人，其中公卫医师、注册护士和精神科执业（助理）医师占较大比例，而心理治疗师/咨询师、社会工作者等专业人员较少。每10万人口中含有精防机构精神卫生防治工作人员仅0.70人，显示出专业人员数量不足。

研究结果表明，尽管中国内地已建立起覆盖全国的精神卫生防治技术管理体系，但精防机构在专业人员配置上存在明显不足，特别是心理治疗和咨询师、社会工作者等多学科团队的建设亟待加强。为此，建议政府相关部门加强对精防机构的建设，扩充专业人员队伍，提高服务能力。同时，应确保精防机构有足够的人员编制和工作经费，以保障精神卫生防治工

作的稳定和专业性。

此外，精防机构应加强与精神卫生医疗机构、疾病预防控制中心等的合作，形成防、治、康、管一体的工作机制，提升服务效率。在社区层面，应加强精神健康教育和心理健康促进活动，提高公众对精神卫生问题的认识和自我管理能力。通过这些措施，可以逐步构建起一个更加完善的精神卫生防治体系，以应对日益增长的精神健康需求。

（截至 2024 年 5 月 18 日，中国知网数据显示，该文被下载 363 次，被引 2 次。）

1990 年和 2019 年中国与世界不同社会人口学指数地区居民焦虑症疾病负担及其变化趋势比较

夏笑清[1]、赵岩[2]、郝萌萱[1]、王仪伟[1]、万霞[3]、王增武[4]、王春平[1]，（1. 潍坊医学院公共卫生学院；2. 潍坊医学院第一附属医院；3. 中国医学科学院基础医学研究所；4 潍坊市人民医院神经外科），《中国公共卫生》，2023 年第 1 期，第 57—61 页

焦虑症是以广泛和持续性焦虑或者反复发作的惊恐不安为主要特征的神经症，包括社交焦虑症、广泛性焦虑症和惊恐障碍等，因其具有发病年龄早、发病率高的特点及长期复发的可能性和致残性，给患者自身和社会经济的发展带来沉重的负担。2019 年全球疾病负担（GBD2019）研究数据显示，全球由焦虑症损失的伤残调整寿命年（Disability Adjusted of Life Years，DALYs）约 2868 万人年，且在 10—24 岁年龄组中 DALYs 排名居第 6 位。中国焦虑症终身患病率可达 7.6%。

随着经济发展和社会变革，人口结构和疾病谱等均发生了巨大变化，为比较 1990 年和 2019 年中国与世界不同社会人口学指数（socio demographic index，SDI）地区居民焦虑症疾病负担变化趋势，为合理配置卫生资源以及制定焦虑症预防控制策略提供参考依据，该研究基于 GBD2019 研究数据，采用发病率、患病率和伤残损失寿命年（years lived with disability，YLDs）、标化发病率、标化患病率和标化 YLD 率等指标比较 1990 年和 2019 年中国与世界不同 SDI 地区居民焦虑症疾病负担情况及其变化趋势。

SDI 借鉴人类发展指数（HDI）的计算方法，将滞后分布下人均收入、≥15 岁人口平均受教育程度和<25 岁综合生育率结合形成综合指标，取值范围为 0—1，GBD2019 按照不同国家和地区的 SDI 值分为低 SDI、中低 SDI、中 SDI、中高 SDI 和高 SDI 水平五大类。

YLDs 指疾病患病和伤残对寿命造成的损失，计算公式为：YLDs = 伤残年数×伤残权重。其中，伤残年数 = 患病人数×病程；伤残权重指健康损失的严重程度或非致命伤残的严重程度，取值范围为 0—1，取值越大代表健康损失越严重。该研究采用发病数和 YLDs 比较中国居民 1990 年和 2019 年焦虑症不同性别疾病负担的变化情况。为降低不同年份和不同地区人口构成的影响，本研究以 2010—2015 年世界人口的平均年龄结构为标准进行标化，获取标化发病率、标化患病率和标化 YLD 率作为中国与世界不同 SDI 地区居民焦虑症疾病负担比较的统计指标，采用变化率分析中国与世界不同 SDI 地区居民 1990 年和 2019 年焦虑症疾病负担的变化趋势，变化率 =（2019 年的变化率−1990 年的变化率）/1990 年的变化率×100%。

研究结果：（1）中国居民 2019 年焦虑症的发病数和 YLDs 分别为 7285634 例和 4574328 人年，较 1990 年焦虑症发病数和 YLDs 的 6667495 例和 4045138 人年增加了 9.37% 和 13.08%。（2）与世界不同 SDI 地区居民比较，1990 年和 2019 年中国居民焦虑症标化发病率、标化患病率、标化 YLD 率均处于较低水平且呈下降趋势。（3）1990 年和 2019 年中国与世界不同 SDI 地区女性居民焦虑症疾病负担均远高于男性居民。

1990 年和 2019 年中国居民与世界不同 SDI 地区居民相比焦虑症疾病负担降幅最大，高 SDI 地区焦虑症疾病负担形势较为严峻；中国与世界不同 SDI 地区女性居民仍占焦虑症疾病负担的主导地位。

（截至 2024 年 5 月 19 日，中国知网数据显示，该文被下载 779 次，被引 7 次。）

2011—2021 年北京市某社区新增与死亡严重精神障碍患者特征分析

孙旭海[1]、石秀秀[2]、赵峥峥[1]、韩金祥[3]，（1. 北京市西城区德胜社区卫生服务中心精神疾病防治科；2. 中国医学科学院北京协和医学院护理学院；3. 北京市西城区精神卫生保健所精防社区科），《中国全科医学》，2023 年第 19 期，第 2402—2407 页

严重精神障碍是指症状严重、对自身健康状况或客观现实不能完整认识的精神疾病，具有患病率高、复发率高、社会攻击性较大、致残率高等特征。截至 2021 年底，全国登记在册的重型精神障碍患者为 643 万例。患病人群庞大与收治能力不足之间的矛盾，导致多数精神障碍患者长期生活在社区。有数据显示，我国由社区信息系统规范管理的严重精神障碍患者为 572 万例，规范管理率为 89.01%。

根据《国家基本公共卫生服务规范操作手册（第三版）》，目前纳入社区卫生服务中心管理的严重精神障碍患者共 6 类，分别为：精神分裂症、双相情感障碍、分裂情感障碍、持久性妄想性障碍、癫痫所致精神障碍、精神发育迟滞伴发精神障碍。确诊患者由具有精神科诊疗资质的医疗机构依据《精神卫生法》上报到北京市精神卫生信息系统，由居住地社区卫生服务中心接收，并通过系统建立电子档案，纳入社区管理。

该研究通过北京市精神卫生信息管理系统收集严重精神障碍患者的档案信息，包括基本信息、疾病和建档情况，统计并计算 2011—2021 年历年的患病率、死亡率、生命损失年（years of lifelost，YLL）率。（1）患病率＝在册严重精神障碍患者数/社区常住人口数，其中社区常住人口数由社区街道办事处卫生建设办公室提供。（2）死亡率＝当年死亡患者数/社区常住人口数。（3）YLL 率＝YLLs/人口总数＝∑（预期寿命－实际死亡年龄）/人口总数。YLL 指疾病导致未到预期寿命而发生早死所损失的寿命年数，2021 年中国居民人均预期寿命为 78.2 岁。

研究发现：（1）从 2012 年开始，近 10 年社区患病率呈缓慢上升趋势；（2）精神分裂症与双相情感障碍仍处于 6 类严重精神障碍前两位，但双相情感障碍患者 11 年中增幅明显，老年、受教育程度高、具备一定工作能力的患者在 11 年中明显增加；（3）死亡原因以老龄、躯体疾病为主，社区严重精神障碍患者寿命低于居民平均预期寿命。

严重精神障碍患者的社区卫生服务重在早期发现、早期诊断、早期干预、全病程管理。新增与死亡精神障碍患者的变化特征反映了一个地区精神疾病发病趋势及人口生存健康状态，是开展社区精神卫生服务的入口与出口。掌握入口特征可以为落实"三早"原则提供依据，帮助精神障碍患者尽早享受专业医疗服务、维持病情稳定；掌握出口特征可以采取应对措施，提升患者生活质量，延长患者预期寿命。

（截至2024年3月18日，中国知网数据显示，该文被下载273次，被引1次。）

精神残疾流行病学研究综述

彭睿[1]、刘肇瑞[1]、黄悦勤[1]、王咏诗[1]，（1. 北京大学第六医院，北京大学精神卫生研究所，国家卫生健康委员会精神卫生学重点实验室，国家精神心理疾病临床医学研究中心），《中国心理卫生杂志》，2023年第9期，第741—750页

根据2019年全球疾病负担研究（GDB）报告，精神障碍的伤残调整寿命年（DALY）占全球疾病总负担的4.9%，精神障碍对理解与交流、活动、自我照护、与他人相处、与生活相关的各项活动、社会参与方面产生严重的影响，对个人、家庭和社会造成严重负担。该文旨在综述精神残疾的基本概念、理论框架、评估工具及国内外研究的现状，为精神残疾的研究提供参考。

世界卫生组织基于国际功能、残疾与健康分类（ICF）的概念框架研发了评定残疾的工具——《世界卫生组织残疾评定量表第二版》（WHODAS 2.0）。WHODAS 2.0测评的6个方面功能分别为：①认知-理解和交流；②活动-移动和四处走动；③自我照护-照顾个人的卫生、穿衣、饮食和独居；④与他人相处-与其他人互动；⑤与生活相关的各项活动-家庭责任、休闲、工作和学习；⑥社会参与-参与社区活动、社会参与。《中华人民共和国国家标准残疾人残疾分类和分级》按照WHODAS 2.0分值和/或适应行为表现，并结合国情对精神残疾进行了定义和分级，分为适应行为极重度障碍、适应行为重度障碍、适应行为中度障碍、适应行为极轻度障碍。

《中华人民共和国国家标准残疾人残疾分类和分级》结合国情，将残疾分为视力残疾、听力残疾、言语残疾、肢体残疾、智力残疾、精神残疾，将精神残疾定义为：各类精神障碍持续一年以上未痊愈，由于存在认知、情感和行为障碍，以致影响其日常生活和社会参与可导致精神残疾。

第二次全国残疾人抽样调查数据，推算出2006年我国归因于精神障碍的残疾人数为614万人。归因于精神障碍的残疾率为4.69‰，归因于精神障碍的残疾在所有残疾人占7.40%。精神残疾的前5类致残原因依次为精神分裂症（46.53%）、痴呆（12.47%）、癫痫（8.46%）、其他器质性精神障碍（7.56%）以及心境障碍（5.33%）等。归因于各类精神障碍残疾率，女性高于男性、低学历者高于高学历者、低经济水平高于高经济水平、未婚/离婚或丧偶高于已婚、居住在农村高于城市。

对于精神残疾的预防，第一级预防为病因预防，对于精神障碍的致病因素，包括生物、

心理和社会因素，进行根本性预防；第二级预防为临床前期预防或"三早预防"，早期发现、早期诊断、早期治疗，延缓障碍的发展，预防残疾的发生；第三级预防是对已发生的残疾进行干预，即对症治疗和康复治疗，预防并发症和进一步残疾，以促进残疾患者功能的恢复。

（截至2024年3月18日，中国知网数据显示，该文被下载408次，被引2次。）

后疫情时代精神心理问题的挑战与应对

苏思贞[1]、宫艺邈[2]、赵逸苗[3,4]、倪舒羽[3,4]、师乐[1]、鲍彦平[3,4]、陆林[1,2,3]，[1. 北京大学第六医院，北京大学精神卫生研究所，国家卫生健康委员会精神卫生学重点实验室（北京大学），国家精神心理疾病临床医学研究中心；2. 北京大学前沿交叉学科研究院，北大—清华生命科学联合中心；3. 北京大学中国药物依赖性研究所；4. 北京大学公共卫生学院]，《四川大学学报（医学版）》，2023年第2期，第217—222页

面对新冠疫情极强的传染性及其对个人工作、学习、生活以及社会经济的影响，新冠病毒感染者及各类人群均承受着不同程度的心理压力，由疫情引发的各种情绪和精神心理问题不容忽视。该文总结与新冠疫情相关的精神心理问题，并提出后疫情时代精神心理问题的应对策略。

2022年一项荟萃分析研究发现，新冠病毒感染者的创伤后应激障碍（PTSD）发生率最高（94%），其次是睡眠问题（63%），而抑郁（28%）、焦虑（29%）和应激（29%）症状的发生率相似。此外，随着疫情的迁延，康复者仍然呈现较高的精神心理问题，如PTSD、焦虑、抑郁、失眠等；即使在躯体症状完全康复后，污名化和歧视也对患者的生活造成了严重不良影响，导致患者难以回归社会。

新冠疫情不仅会影响患者的精神心理健康，还会导致家属、医务人员、大学生、青少年、儿童，甚至普通人群的精神心理问题明显增加。患者住院和康复期间，家属及照料者很容易出现焦虑症状、抑郁、睡眠问题和应激，还可能存在悲愤、自杀意念和无助感。在新冠疫情暴发初期，医护人员的焦虑、抑郁和失眠症状的发生率较高，其中公共卫生专业人员的精神心理问题发生率最高，其次为护士、在职医生、技术人员和规培医师。相比于普通人群，抑郁、焦虑以及失眠等症状在大学生群体中更常见。在儿童和青少年人群中出现比例较高的精神心理问题依次是PTSD症状、睡眠问题、抑郁和焦虑，且女性的抑郁和焦虑症状发生率高于男性，青少年抑郁和焦虑症状发生率高于儿童。

本文提出了以下应对策略：（1）政府加强精神心理卫生体系建设及精神心理健康服务，如合理分配医疗资源、培养专业人才队伍、制定应急干预的专家共识和行业指南；（2）积极开展长期流行病学调查，明确新冠疫情不同阶段不同人群精神心理问题特征、变化轨迹、生物标记物和影响因素；（3）积极开展网络干预、虚拟现实、人工智能以及云计算技术等新技术和新方法对精神心理问题的识别诊断、治疗方案、干预效果等研究工作；（4）推动全国范围内的新冠疫苗接种政策；（5）加强国际合作，分享和交流不同文化下的疫情相关精神心理问题的流行病学、机制探索以及临床治疗等经验；（6）维持健康清朗的社交媒体环境，进行

精神心理健康相关的科普宣传和教育，减少新冠疫情相关的污名化和歧视。

（截至 2024 年 4 月 24 日，中国知网数据显示，该文被下载 4021 次，被引 20 次。）

焦虑的脑科学研究与临床应用进展

罗跃嘉[1,2,3]、秦绍正[1]、朱英杰[4]、李占江[5]、张治国[6]、金增亮[7]、徐鹏飞[8]，[1. 北京师范大学心理学部，认知神经科学与学习国家重点实验室；2. 深圳大学心理学院，脑疾病与认知科学研究中心；3. 康复大学（筹）神经心理康复研究所；4. 中国科学院深圳先进技术研究院脑认知与脑疾病研究所；5. 首都医科大学附属北京安定医院；6. 哈尔滨工业大学（深圳）计算机科学与技术学院；7. 首都医科大学药学院；8. 北京师范大学心理学部，心理学基础国家级实验教学示范中心，应用实验心理北京市重点实验室]，《科学通报》，2023 年第 35 期，第 4793—4806 页

焦虑是指当人们面对不确定性情景时在主观上感到的紧张、忧虑和不安，同时伴随着自主神经系统功能亢进，以应对潜在威胁的一种负性情绪状态。由于焦虑往往伴随着一些身体状态上的变化，严重而持续的焦虑反应会影响我们的认知和行为活动，危害我们的身心健康和日常生活，最终导致产生焦虑障碍。

焦虑障碍是我国患病率最高的精神障碍，也是全球第六大致残原因，我国焦虑障碍终身患病率为 7.57%。根据 DSM-5 标准，焦虑障碍主要包括：广泛性焦虑障碍（GAD）、惊恐障碍（PD）和社交焦虑障碍（SAD）。目前焦虑障碍的诊断仍依赖于结构性访谈、量表和行为观察等主观方法，诊断结果容易受医生经验、患者自我觉知能力、量表标准化程度等因素影响，缺乏客观精准的生物标记。不同类型焦虑障碍之间的临床表现既存在共性，也存在特异性，而且焦虑障碍与其他精神疾病共病的比例也较高，导致临床诊断和鉴别诊断都存在一定的困难。

该研究系统综述了近年来临床焦虑障碍和亚临床焦虑的研究进展，重点从神经认知机制的理论模型和临床应用方面寻求新的见解和研究线索。基于经典认知模型、杏仁核和脑岛中心神经模型，以及静态脑网络模型，该研究团队提出了动态焦虑脑网络模型：强调突显网络、执行控制网络、默认网络和感知网络之间的动态相互作用，这是情绪和认知控制交互作用的基础。

该研究总结了焦虑的诊断和预测指标，包括遗传特征、认知特征和神经生物标志物，特别强调了特异频段的神经振荡模式，以及动态脑网络连接，以预测个体化焦虑症状和其他精神疾病，通过在体脑成像、神经环路示踪技术、单细胞组学等技术，全面精准解析焦虑障碍的多维度发病机制。

神经影像学研究表明，焦虑障碍患者存在前额叶-边缘系统神经环路的结构和功能异常，主要包括前额叶皮层、海马、杏仁核、脑岛、眶额叶皮层、扣带回等脑区，该神经环路在情绪调节、执行控制及决策中起重要作用。脑电研究发现不同频段的神经电活动（神经振荡）与焦虑状态相关，例如，Alpha 频段（8-12Hz）的活动可以预测焦虑个体的冲突控制行为；

而且，增强额Alpha频段对称性的神经反馈技术可减少健康被试和酒精成瘾者的焦虑情绪。尽管现有神经反馈技术已发现若干治疗焦虑障碍的有效脑电靶标并逐步用于临床干预，但现有靶标多集中于局部脑区的神经振荡，缺乏针对神经环路层面靶标的研究。

认知行为疗法（CBT）在焦虑障碍治疗中的疗效明确，并被多国治疗指南列为焦虑障碍的一线治疗。基于50项研究的CBT治疗焦虑障碍有效成分的作用机制的系统回顾分析，发现提示治疗关系已被确定为治疗的潜在"有效成分"。治疗关系的要素包括联盟、协作、目标共识、群体凝聚力、共情、积极关注、反馈、情绪表达、结果预期、治疗可信度、联盟破裂修复等11个要素，其中群体凝聚力和结果预期2个因素对CBT治疗焦虑障碍有显著的疗效。

鉴于焦虑障碍的发病机制以及诊断治疗现状，全面精准解析焦虑障碍的多维发病机制，突破传统基于症状描述的焦虑障碍诊断方法，采用神经影像、神经生理生化等多种检测及评估手段，筛选和鉴定用于焦虑障碍预测、识别和早期诊断的客观标记，筛选焦虑障碍治疗新靶标，研发新型靶向药物，建立焦虑障碍早期预防、精确诊断和治疗策略，有效缓解高风险人群的焦虑问题与症状，不仅具有重要的科学意义，还具有重大的临床价值与应用前景。

（截至2024年3月18日，中国知网数据显示，该文被下载1000次，被引1次。）

中国精神分裂症患者自杀风险影响因素的Meta分析

宋锦[1]、王正君[1]、张雨欣[2]、周郁秋[1]，（1. 哈尔滨医科大学护理学院；2. 徐州医科大学护理学院），《现代预防医学》，2023年第11期，第2042—2050页

精神分裂症是一组病因未明的复杂精神疾病，具有高致死率、致残率等特点，研究发现，自杀是精神分裂症患者过早死亡的重要原因，与一般人群相比，精神分裂症患者的预期寿命缩短了15—20年，精神分裂症患者的终身自杀率为4%—13%，自杀未遂率为18%—55%，这一高发生率带来的不良后果给家庭和社会带来了沉重的负担。因此，早期识别自杀风险的影响因素，采取针对性的干预措施，对减少自杀行为的发生具有重要意义。

自杀风险指存在自杀意念的基础上实施自杀行为的可能性大小，当患者出现自杀意念、自杀计划、自杀行为中任意一项时，被认为存在自杀风险，近年来国内外相关领域已开展系列关于精神分裂症患者自杀风险影响因素的研究，但结论存在较大差异，且国内缺乏相关的系统综述，无法为早期识别精神分裂症患者自杀风险提供证据支持。

该研究通过计算机检索PubMed、Embase、Web of Science、Cochrane图书馆、中国知网、万方数据知识服务平台、维普数据库、中国生物医学文献服务系统等平台，搜集建库至2022年9月发表的有关中国精神分裂症患者自杀风险影响因素相关的文献，由两名研究者根据纳入和排除标准独立完成文献筛选、资料提取和质量评价，共纳入文献22篇，累计样本量13266例，纳入研究质量均为中等以上，拟采用Meta分析方法并使用Stata17.0软件进行统计学分析。

以前研究证据表明，女性、照顾者对疾病了解程度低、饮酒、吸烟、自杀未遂史、家族

自杀史、服药依从性低、自知力缺乏、幻觉妄想、抑郁、绝望感、自杀前发生应激事件是精神分裂症患者自杀风险的危险因素，生活质量高是精神分裂症患者自杀风险的保护因素。

女性的自杀风险为男性的2.63倍，可能受我国文化习俗和社会模式影响，女性患者长期承受家庭、工作带来的多重压力，加之深受精神症状和药物副作用的影响，自杀风险大大增加。患者有自杀未遂史更容易发生自杀行为，考虑原因为既往自杀经历使患者拥有了制订更加详备的自杀计划的能力，也更能忍受自杀所带来躯体上的痛苦，相较普通人群更易采取暴力和致命的方式；此外，吸烟与饮酒的患者自杀风险显著较高，分析原因为烟草中尼古丁会影响多巴胺的代谢，使患者形成烟草依赖，进而加重抑郁症状，增加自杀风险；同时酒精会使患者控制情绪的能力降低，带来大量负性情绪，增加了自杀意念的发生率。提示临床医护人员着重关注以上人群，劝导患者戒烟戒酒，定期开展自杀风险评估，预防自杀行为发生。

研究发现患者经历更多负性应激事件会使其自杀意念增长近两倍，抑郁为增加患者自杀风险的重要因素，有抑郁特征的患者其自杀风险较一般人群高20倍。绝望感是自杀风险的危险因素，同时绝望感是将抑郁和自杀行为联系起来的一个关键变量，通过减少患者的绝望感，可有效地降低自杀风险。因此，应时刻关注患者心理社会因素的动态，避免负性事件刺激，并及时开展有效的心理疏导，切实降低精神分裂症患者自杀风险。

（截至2024年4月2日，中国知网数据显示，该文被下载720次，被引3次。）

我国睡眠障碍防控研究现状及建议

黄鑫[1]、李苏宁[1]、尹军祥[1]、桑晓冬[1]、张烨[2]、唐向东[2]、卢姗[1]，（1. 中国生物技术发展中心；2. 四川大学华西医院睡眠医学中心），《四川大学学报（医学版）》，2023年第2期，第226—230页

随着社会现代化、生活工作压力增大以及生活方式的变化，睡眠障碍发病率迅速升高，以睡眠-觉醒障碍为例，全球发病率为27%，而我国高达38.2%。我国睡眠研究会2021年3月发布的《2021年运动与睡眠白皮书》显示，我国有3亿多人面临睡眠障碍及相关问题。睡眠障碍可影响身体、心理、社交和情绪功能，且在成人和儿童等各年龄阶段中都很常见。该文主要探讨国内外睡眠障碍相关防控研究进展及挑战，并提出相应对策与建议。

2017年，美国睡眠医学学会发布《睡眠障碍国际分类第3版》（ICSD-3）将睡眠障碍主要分为七大类，包括失眠、睡眠相关呼吸障碍、中枢性嗜睡症、昼夜节律睡眠-觉醒障碍、睡眠异态、睡眠相关运动障碍和其他睡眠障碍。

总体来讲，全球睡眠障碍的相关探索研究尚处于起步阶段，主要存在以下两方面亟待解决的重要问题。一是诊断上缺乏客观生物学标准。临床检查手段可反映的患者生物学标志信息十分有限，大多依赖问卷调查，缺乏预测模型以及评估患者预后的客观方法。关于睡眠障碍的神经机理研究多采用脑电图及多导睡眠图等作为主要技术手段，只能反映大脑皮层大尺度范围内的神经元集体电活动信息，难以全面揭示复杂神经环路和脑网络特征。

二是临床干预手段有限。现有干预手段难以达到临床治愈，均以对症为主，主要包括药

物及非药物治疗。药物治疗存在多种不良反应，不适宜作为长期治疗手段。美国睡眠医学学会建议进行心理和行为干预，并辅以药物治疗，心理和行为介入包括失眠认知行为疗法（CBT-I）、单/多成分干预行为疗法和认知重建以及睡眠卫生教育等手段。

为进一步促进我国睡眠医学研究发展，全面开展睡眠障碍相关疾病脑网络特征与神经、遗传调控机制的研究；阐明睡眠障碍发生发展机制；探索其遗传易感性及脑影像表征；建立早期诊断的综合预警体系和个体化干预策略等新型手段并进行临床验证和推广，是睡眠障碍及相关重大疾病防治的关键。

（截至2024年3月18日，中国知网数据显示，该文被下载3420次，被引22次。）

失眠认知行为治疗的卫生经济学研究现状

张晶[1]、苑成梅[1]，（1. 上海交通大学医学院附属精神卫生中心），《四川大学学报（医学版）》，2023年第2期，第263—267页

失眠障碍主要表现为入睡困难或睡眠维持困难，进而导致个体对睡眠时长或睡眠质量产生不满，对个体的生活、工作造成一定程度的影响。失眠不论对个人还是国家来说，都会有很大的经济负担，其中国家的经济负担中，76%是由于失眠导致的工作缺勤和生产力降低等间接成本。

失眠的认知行为治疗（cognitive behavioral therapy for insomnia，CBT-I）是一种通过改变患者对睡眠不恰当的行为、观念和态度，来改善其睡眠状况的心理治疗。它由刺激控制、睡眠限制、认知重塑、放松训练和睡眠卫生五大技术组成。

该文回顾了目前主要的CBT-I应用形式及相应的卫生经济学研究，并与药物治疗进行比较，以期为临床医生与失眠患者选择治疗方案时提供经济学参考，为国内学者进一步开展CBT-I的卫生经济学评价提供信息支持。目前的CBT-I卫生经济学研究中，通常使用质量调整生命年（quality adjusted life-years，QALY）作为治疗结局的评价指标，常用的测量工具为生活质量调查表（SF-36）和欧洲五维健康量表（EQ-5D）。

个体CBT-I是由患者与治疗师进行一对一的心理治疗，治疗周期通常为6—8周，研究证实短程CBT-I可以帮助患者提高睡眠效率、缩短入睡时间和减少觉醒次数；团体CBT-I一般由1—2名治疗师带领多位失眠患者进行治疗。除了治疗师的引导以外，团体成员之间的交流互动也可以促进个体改变对失眠的错误认知，进而改善失眠症状。网络CBT-I通过互联网来实现治疗，灵活性较高，一般不受时间、地点的限制，扩大了CBT-I治疗的覆盖面，也为患者节约了大量的时间与经济成本。患者自助形式一般为患者通过线上平台学习CBT-I相关技术并进行自我练习。

现有卫生经济学研究表明，CBT-I虽然前期投入较高，但适用人群广泛，副作用小、效果持久，可以提升患者的生命质量，降低后续医疗花费，长期来看具有经济优势。因此，对于长期的慢性失眠患者，尤其是合并精神疾病者、老年人等特殊人群，应大力推广使用CBT-I。

（截至 2024 年 3 月 18 日，中国知网数据显示，该文被下载 502 次，被引 9 次。）

精神卫生对策

中国 2004 年以来精神卫生服务的发展与问题

姚付新[1]、杨甫德[1]、李娟[1]、李伟[1]、郝学儒[1]、安静[1]，（1. 北京回龙观医院，北京大学教学医院），《中国心理卫生杂志》，2015 年第 5 期，第 331—335 页

随着经济的发展和人民生活水平的提高，群众对改善医药卫生服务的要求也越来越高。工业化、城镇化、人口老龄化、疾病谱变化和生态环境变化等，都给医药卫生工作带来一系列新的严峻挑战。深化医药卫生体制改革，是加快医药卫生事业发展的战略选择，是实现人民共享改革发展成果的重要途径，是广大人民群众的迫切愿望。作为医药卫生的重要组成部分，精神卫生服务自 2004 年以来取得较快发展。"新常态"（new normal）下充满新矛盾、新问题、新风险、新机遇，总结十年来精神卫生服务发展的得与失，为今后发展提供新的思路。

1. 精神卫生服务的评价指标

精神卫生服务即"提供有效精神卫生干预的各种措施"[1]，属于基本医疗卫生服务，包括各类精神障碍的防治，也包括减少和预防各类心理和行为问题的发生。精神卫生服务评估，包括精神卫生服务的可及性、质量、利用、价格和有效性等[2-3]，需要用数据来描述。2005 年版《世界卫生组织精神卫生体系评估工具》（World Health Organization Assessment Instrument for Mental Health Systems, WHO-AIMS）将精神卫生系统及其服务分为政策与立法框架、精神卫生服务、初级卫生保健中的精神卫生、人力资源、公众教育及与其他系统的联系、监测与研究 6 个维度进行评估[4]。根据目前我国的实际情况，可以从对政府、供方（医院、社区等服务机构）、需方（患者以及公众）3 个层面提出一个基本评估框架。本文对政府、供方两个方面进行评估。

2. 近十年的数据对比

2.1 中国精神卫生机构概况

2.1.1 精神卫生机构数量变化

2006 年底全国共有 1125 家精神卫生机构，其中精神科专科医院 645 家，综合医院精神科/心理科 479 所。1124 家机构中，卫生行政部门主办 647 家，民政部门主办 143 家，公安系统主办 48 家，个人机构 59 家，企业主办 204 家，事业单位和社会团体等其他机构主办 24 家[5]。

2010 年底全国共有 1650 家精神卫生机构，其中精神科专科医院 874 家，综合医院精神科/心理科 604 所，康复机构 77 家，门诊 95 所。政府主办的 1146 家占全部机构的 69.45%，其次为民营机构 243 家（14.73%），企业主办 195 家（11.82%），事业单位和社会团体等其他机构主办 66 家（4.0%）[6]。

国家卫生统计数据显示，截至2012年底精神卫生机构构成为：精神专科医院53%，综合医院精神科36%，康复机构5%，门诊6%；其中政府机构主办69%，民营15%，企业12%，社会团体4%；精神科专科医院构成为：政府机构主办78%，民营14%，企业4%，社会团体4%；在政府主办的精神卫生机构中，卫生行政部门78%，民政部门16%，公安系统2%，其他4%。

从2006年、2010年全国精神卫生机构构成来看，以政府投入为主[5-6]。

根据中国卫生统计年鉴，2004—2013年我国精神科专科医院整体上呈增加（2004年557家，2005年557家，2006年570家，2007年577家，2008年598家，2009年637家，2010年657家，2011年690家，2012年728家，2013年787家）趋势[7]。2013年全国共有精神科专科医院787家，其中公立医院615家，政府发挥主导作用。

我国精神卫生服务机构在各地区分布不均衡，华东地区最多（291个），西北地区最少（84个），华南与华西地区相对较少；精神卫生服务机构在不同省份之间分布不均衡，绝对数为四川最多（126个），西藏仅1个[8]。服务资源分布不均衡严重影响到服务的公平性和可及性。

2.1.2 精神卫生专业人员数量变化

根据《中国卫生统计年鉴》，2004—2013年全国精神科专科医院的卫生技术人员人数整体上明显呈上升趋势（见表1）[7]。

表1 2004—2013年全国精神科执业（助理）医师和注册护士人数（例）

年份/年	执业（助理）医师数	注册护士数
2004	15 746	24 244
2005	15 196	23 636
2006	16 252	25 570
2007	16 536	26 971
2008	17 910	29 125
2009	18 751	32 082
2010	20 072	34 947
2011	20 914	38 907
2012	22 863	43 788
2013	24 159	47 910

截止到2010年，只有医师数在全球平均值以上，护士、心理治疗师等其他人员数都在均值以下，甚至于还不如低-中等收入国家。与高收入国家相比，依然存在很大差距（表2）[9]。

表2 2010年国内外精神卫生人力资源率比较（例/10万人口，中位数）

国家	医师	护士	心理治疗师	社会工作者	康复师	其他
低收入国家	0.05	0.42	0.02	0.01	0.00	0.18
低-中等收入国家	0.54	2.93	0.14	0.13	0.01	1.54
高中等收入国家	2.03	9.72	1.47	0.76	0.23	13.94
高收入国家	8.59	29.15	3.79	2.16	1.51	17.08
全球平均	1.27	4.95	0.33	0.24	0.06	3.26
中国	1.49	2.58	不详	0.00	0.00	0.95

根据世界卫生组织全球精神卫生地图集（WHO，Mental Health Atlas）2011年数据（表3）[10]，我国精神卫生人力资源总量与全球水平还存在较大差距[11]（由于各国精神卫生人力资源差异非常大，尤其非洲、东南亚国家的精神卫生人力资源数量与欧洲发达国家相比相差悬殊，使得全球的数据偏态分布，因此用中位数进行比较）。

表3 中国精神卫生人力资源数据与世界平均水平的比较（例）

项目	年度	精神科医师（中位数/10万）	精神科医师（平均数/10万）	精神科护士（中位数/10万）	精神科护士（平均数/10万）
世界	2005	1.20	4.15	2.00	12.97
	2010	1.27	-	4.95	-
中国	2005	1.50	1.46	2.40	2.25
	2010	1.49	-	2.58	-

2.1.3 精神卫生专业机构床位数量变化

2004—2013年全国精神科开放床位总数明显上升，十年来精神科床位使用率整体上逐年上升[7]。2010—2013年一直保持在96.4%—97.4%（表4）。

表4 2004—2013年全国精神科开放床位数及床位使用率

年份/年	开放床位数/张	使用率/%
2004	101 098	33.9
2005	104 074	35.2
2006	110 544	87.1
2007	120 123	91.6
2008	137 069	90.9

续表

年份/年	开放床位数/张	使用率/%
2009	147 950	94.6
2010	162 801	96.4
2011	177 683	97.1
2012	195 509	97.4
2013	201 513	96.5

2.2 综合性医院及精神科专科医院服务量比较

2.2.1 抗精神病药物使用量对比

在2012—2014年的艾美仕医疗信息研究所（IMS Institute for Healthcare Informatics）数据统计中，北京市综合性医院与精神科专科医院的抗精神病药物使用量对比，精神科专科医院占79%。2014年上半年医药信息工业中心数据统计显示：北京、上海综合性医院抗精神病药物的使用量在总用药量中只占2%。

2.2.2 抗抑郁药物使用量对比

IMS的2013年度统计数据显示：4个城市有3个城市的综合医院抗抑郁药使用量均高于精神专科医院（北京：65.82% vs. 34.18%；上海54.94% vs. 45.06%；广州78.48% vs. 21.52%；天津40.55% vs. 59.45%）。

在天津的一项调查中，精神科专科医院抗抑郁药使用量占所调查的各类医院使用总量的56.1%，综合医院占40.2%，其他专科医院仅占3.7%[12]。

总体说明综合医院抗抑郁药的使用量较高。

2.2.3 精神科专科医院与综合医院的诊疗与住院情况

国家卫生和计划生育委员会《中国卫生统计年鉴》数据显示（表5）[7]：诊疗人次、入院人数、出院人数等服务量在逐年提高；治愈率有所下降，好转率逐年上升，而总体好转率（治愈率与好转率之和）近十年无明显变化。治愈率下降考虑与精神科专科医院对于精神疾病治愈标准越来越严格有关，总体好转率无明显变化说明近十年来新药与新技术的使用，并没有提高精神病患者的总体好转率。

表5　2004—2013年全国精神科专科医院的服务量

年份/年	诊疗人次	入院人数	出院人数	治愈率（%）	好转率（%）	病死率（%）
2004	-	483 467	477 428	43.19	52.93	0.57
2005	11 560 881	514 107	504 132	41.52	54.52	0.61
2006	112 800 446	566 570	558 137	41.16	54.95	0.59
2007	14 529 351	646 991	632 096	41.10	55.20	0.60

续表

年份/年	诊疗人次	入院人数	出院人数	治愈率（%）	好转率（%）	病死率（%）
2008	16 305 419	742 905	732 402	41.20	55.10	0.60
2009	18 954 446	835 538	815 962	40.10	56.80	0.50
2010	20 461 250	935 038	912 178	39.10	58.00	0.50
2011	23 098 537	1 060 282	1 043 079	37.80	59.40	0.50
2012	26 027 100	1 204 681	1 187 842	-	-	0.32
2013	28 043 998	1 349 799	1 328 409	-	-	0.33

十年来全国精神科专科医院与综合医院提供精神卫生服务量比较[7]显示（表6）：精神科专科医院诊疗人次占总量的79.70%—83.07%，出院人数占总量的76.16%—79.88%。显而易见，提供精神卫生服务还是以精神科专科医院为主体。

表6 2004—2013年精神科专科医院与综合医院提供的精神卫生服务量

年份/年	精神科专科医院诊疗人次	精神科专科医院出院人数	综合医院诊疗人次	综合医院出院人数	精神科专科医院比重诊疗人次（%）	精神科专科医院比重出院人数（%）
2004	-	477 428	-	-	-	-
2005	11 560 881	504 132	-	-	-	-
2006	112 800 446	558 137	-	-	-	-
2007	14 529 351	632 096	2 987 330	174 602	82.95	78.36
2008	16 305 419	732 402	3 838 115	185 803	80.95	79.76
2009	18 954 446	815 962	3 862 579	215 661	83.07	79.04
2010	20 461 250	912 178	4 414 865	229 935	82.25	79.87
2011	23 098 537	1 043 079	5 140 853	262 765	81.80	79.88
2012	26 027 100	1 187 842	6 155 277	312 221	80.87	79.19
2013	28 043 998	1 328 409	7 141 506	415 893	79.70	76.16

2.2.4 综合医院精神卫生服务现状

在111家综合医院的调查中，43家医院（38.7%）提供精神卫生服务，其中门诊36家（32.4%），仅20家（18%）有精神科会诊服务；在369位医务人员中，63.9%仅有初级或不具备专业水平；69.9%无本科及以上学历；41.9%专业工作年限不足5年；11.6%未接受过专业培训，44.2%接受专业培训不足一年[6]。

3. 取得的主要成绩

3.1 精神卫生服务体系建设以及法制建设

2007年成立的国家卫生和计划生育委员会精神卫生处，统一管理精神卫生工作，出台

《重性精神疾病管理治疗工作规范》《全国精神卫生工作体系发展指导纲要（2008—2015年）》《中国精神卫生工作规划（2011—2020年）》等多项政策，尤其2013年《中华人民共和国精神卫生法》实施有力地推动了全国精神卫生工作。

3.2 中央补助地方重性精神疾病管理治疗项目（686项目）推广

2004年启动686项目，经过十年的努力，工作经费由686万元增加到4.7亿元，现已在全国推广，成为精神卫生的常规工作，使全国严重精神障碍患者得到了更好的治疗和管理。

3.3 全国心理援助热线建立、发展

国家卫生和计划生育委员会2008年组建心理危机应急干预队伍，建立应急处理机制，出台《灾后不同人群心理卫生服务技术指导原则》，规范心理救援工作。同年正式启动心理援助热线电话试点工作，到2010年底已有19个省的26个城市建立了热线。制定了《心理援助热线电话管理办法》和《心理援助热线电话技术指导方案》，成立心理援助热线专家组，建立热线工作信息报告制度。委托北京回龙观医院、北京市心理援助热线对全国26家心理援助热线进行督导。北京市心理援助热线2014年底已接听21万多人次来电，成功干预8000多次高危来电，有效降低了自杀危险。

3.4 政府提供保障

精神卫生服务与其他医疗服务相比，对财政补助依赖较大。城乡居民基本医疗保险的覆盖率不断提高，从2003年的22.1%增加到2009年的92.4%[13]。到2014年，部分省市对严重精神障碍患者提供免费服药政策，北京市按照1400元/年/人的标准免费提供所需的门诊基本药品。

3.5 改善精神专科医院的基础建设

2010—2012年，中央财政投资91亿元，改扩建548家精神卫生医疗机构建设。同时，中央财政安排资金14.9亿元，支持608家精神卫生机构购置基本设备。全国精神卫生医疗机构基础建设和基本设备得到改善。

4. 存在的问题

4.1 精神卫生服务模式

目前治疗模式：重治疗轻康复，重医院轻社区。精神卫生服务是像妇幼、传染病防控一样按照公共卫生发展思路，还是以精神病专科医院和有精神专科特长的综合医院为主，以一般综合医院为辅，基层医疗卫生机构和精神疾病康复机构为依托，疾病预防控制机构为补充的精神卫生防治体系和服务网络？还是统一人、财、物，建立集医疗、科研、教学、防治、康复为一体的三级防治服务网络？是否进一步鼓励社会民间资本对精神卫生领域的投入，如投资面向低端人群的精神康复院和护理院以及高端人群的心理咨询、心理治疗、住院治疗等服务？

4.2 精神卫生从业人员状况及待遇

目前精神卫生从业人员编制低、专业人员素质不高、结构不合理[11]。社工师、心理治疗师等专业人员极度匮乏。精神科医生目前2万余人，如何快速培养精神科医生也是重大难题。精神科专业人员的待遇如何得到有力保障，是政府面临的必须考虑的问题。

4.3 精神障碍患者的合法权益保障

实现平等就业、生活以及人际交往，落实精神病患者的法律地位是政府当前需要认真思考的问题，尤其应在文学艺术作品中减少对精神病患者的歧视与偏见，体现正确的医疗与康复理念。另外，提高患者自愿住院率也是保障患者合法权益的具体体现。

5. 思考

最近十年我国开展的精神卫生服务改革，已经取得显著成绩。目前我国精神科专科医院仍然是精神卫生服务的主体。在今后卫生改革中，精神卫生服务应是包括医师、护士、心理治疗师、社会工作师、康复师等参与的综合服务，也应该与妇幼、传染病防控等一起纳入公共卫生的轨道，促进精神卫生服务均等化。应在政府的统一协调下，加大政府投入，整合现有资源，按照应治尽治的要求，加强精神健康促进、精神疾病管理、精神康复等工作，不断提高人民群众精神健康水平，维护社会和谐稳定。

参考文献

[1] The World Health Organization.Organization of service for mental health[R].Geneva：WHO,2003.

[2] Polgar M.,Morrissey J.M.Mental Health Services and Systems Ⅱ[M].Aneshensel C.S.,Phelan J.C.Handbook on the Sociology of Mental Health.New York：Kluwer Academic Publishers,1999：461-462.

[3] National Institute of Mental Health（NIMH）. Caring for people with severe mental disorders：A national plan of research to improve service（ADM）91-1762[M]. Washington：Department of Health and Human Service,1991.

[4] The World Health Organization. Assessment instrument for mental health systems：WHO-AIMS 22[R]. Geneva：WHO,2005.

[5] 卫生部疾病预防控制局.精神卫生政策研究报告汇编[M].北京：人民卫生出版社,2008.

[6] 马宁,严俊,马弘,于欣,郭岩.2010年中国精神卫生机构和床位资源现状分析[J].中国心理卫生杂志,2012,26（12）：885-889.

[7] 中华人民共和国卫生部.中国卫生统计年鉴（2005年至2014年）[M].北京：协和医科大学出版社.

[8] 刘飞跃,曾望军,陈艳.我国精神卫生服务网点空间布局现状、困境与突破[J].中国卫生政策研究,2011,4（3）：28-32.

[9] 谢斌.精神卫生法对精神卫生服务的影响[J].神经疾病与精神卫生,2013,13（1）：1-4.

[10] World Health Organization. Mental Health Atlas 2011[R].Geneva：World Health Organization,2011.

[11] 孙永发,惠文,吴华章.精神卫生人力资源存在的问题及其政策分析[J].卫生经济研究,2012,（2）：23-25.

[12] 崔炳喜,杜长军,王砚华等.2006年天津市医疗机构使用的抗抑郁剂分析[J].天津药学,2009,21（2）：26-28.

[13] 国家卫生和计划生育委员会.2010中国卫生统计年鉴[R/OL].(2010-05-13)[2011-3-14].http://www.moh.gov.cn/htmlfiles/zwgkzt/ptjnj/year2010/index2010.html.

（注：使用原文参考文献格式）

中国的精神卫生问题——21世纪的挑战和选择

费立鹏[1]，（1. 北京回龙观医院北京心理危机研究与干预中心），《中国神经精神疾病杂志》，2004年第1期，第1—10页

世界卫生组织（WHO）、世界银行和哈佛大学联合进行了"全球疾病负担"（GBD）研究，并制定出一种新的评估"疾病负担"的方法：即"伤残调整生命年"（DALY），若某疾病导致某地区损失的DALY越多，表示该疾病给该地区造成的负担越重。与传统指标相比，这一新的评估方法能更好地比较不同疾病在人群健康水平中的相对重要性。

GBD项目使用了最佳的可获得的数据以及人口模型技术来评价中国特殊神经精神问题的患病率，结果显示：精神问题和自杀（通常为精神疾病的结果）是中国最重要的一类疾病；在1990年和2020年，精神问题占疾病总负担的1/5；女性的精神问题所引起的相对负担比男性严重；超过5%的中国人（6600万人）患有神经精神障碍。

GBD的研究显示，中国最重要的精神问题是抑郁症、双相障碍、精神分裂症、强迫症、酒精滥用和痴呆；抑郁症在女性中相对更为常见，而酒精滥用在男性中则相对更为常见。

随着基本卫生保健的改善以及期望寿命的延长，精神障碍患者的寿命会更长，并且更多的人会活到精神疾病发病危险较高的年龄。人口的快速老龄化将导致患老年性痴呆的人数大幅度增长。同时作为国家快速经济转型一部分的重大社会变革正在弱化以家庭为基础的传统社会支持网络，并增加社会成员所经历的心理压力的水平。

为了迎接21世纪的挑战，中国精神卫生服务仍然有一些问题有待解决。首先，许多个人不能获得精神卫生服务。目前迫切需要可负担得起的、高质量的、以社区为基础的精神卫生服务。其次，对精神疾病缺乏认识以及对精神病人的负性态度使许多患者不能接受所需要的治疗。而随着社会变化，新型精神卫生服务的需求增加，但现有服务系统尚未完全适应这些需求。精神卫生服务尚未准备好面对日趋严重的酒精和物质滥用问题；卫生工作人员的数量和质量都不足以提供所需的精神卫生服务；保护和监督精神疾病患者的法律框架尚未健全。

若要改变对精神疾病的态度以及提高精神卫生医疗服务的质量、全面性和可及性，就需要多个部门和社会机构的长期共同努力。为了改善精神卫生服务，首先需要增进国民对精神疾病的认识，改变对精神疾病的态度。其次，培训卫生从业人员以满足全民日益变化的精神卫生需要；扩大可获得的精神卫生医疗服务的种类并提高这些服务的可及性。此外，立法机关通过全国和地区精神卫生法并保证司法机关执行这些法律；政府和医疗保险公司赞助已证明成本效果好的精神卫生医疗服务；残疾人联合会更加积极地鼓励病人家属参与精神卫生服务的供给与协作。从政府、国内和国际机构寻找资金支持精神卫生工作和示范项目，也十分重要。

在21世纪的中国，精神、心理及行为问题将成为引起疾病及生产率下降的主要原因，面对精神卫生问题的诸多挑战和选择，需要开始并持续进行改革。中国在公共卫生领域取得了一系列的成就，中国的精神卫生改革也有可能成为另一个成就，为那些正为改善精神卫生保

健而努力的其他发展中国家提供一个有价值的模式。

（截至 2024 年 8 月 6 日，中国知网数据显示，该文被下载 4388 次，被引 264 次。）

中国精神卫生工作的现状、问题及对策
（在中国/世界卫生组织精神卫生高层研讨会上的报告）

殷大奎[1]，（1. 原中华人民共和国卫生部副部长），《中国民政医学杂志》，2000 年第 1 期，第 1—3 页

精神障碍不仅严重影响患者本人及家属的生活质量，而且也产生不良的社会影响。精神卫生工作既包括防治各类精神病，也包括减少和预防各类不良心理及行为问题的发生。

随着社会经济的快速发展及生活环境的变化，我国精神卫生事业也面临着新的挑战和机遇。根据国际上衡量健康状况的伤残调整年指标，精神卫生问题在 2020 年已位于我国疾病总负担首位。加强精神疾患的防治，预防心理和行为问题的发生，已成为当前我国一项重要和十分紧迫的任务。

我国精神卫生现状：

1. 在精神卫生资源的管理与配备方面，我国部分地区形成了由政府统筹规划、各部门相互配合的工作机制，共同推动各地精神卫生工作计划的实施。

2. 在社区服务方面，卫生系统将精神疾病的防治与初级卫生保健工作相结合。精神病院建立起防治科，进行流行病学调查，培训基层医务人员，开展适合我国国情的社区精神卫生服务。

3. 在精神病患者的社会保障方面，精神病患者除了可享受政府为残疾人提供的特殊待遇外，部分地方政府还会为生活于贫困线以下的患者提供救济和医疗费用，民政部会为无家可归、无劳动能力、无经济来源的患者提供收容和必要的治疗条件，公安部会为因病所致严重违法行为的患者提供收治与照管。

4. 在宣传精神卫生知识、扩展工作领域方面，一些精神卫生的教学与科研单位为综合医院医生开设了精神卫生知识讲座、心理咨询培训班，增强了其对精神疾患的识别、治疗能力；一些大城市的综合医院开设心理咨询门诊、提供心理咨询与治疗服务、为民众的心理危机干预提供热线电话、为老年人增设社区服务项目等。

5. 在精神卫生领域的国际交流与合作方面，世界卫生组织、世界心理康复协会等国际组织也对我国的精神卫生工作给予了大力支持和帮助。

目前我国精神疾病防治的主要问题：

1. 资源不足与浪费并存。一方面，因经费不足，医疗设备陈旧，专业技术人员短缺，我国精神疾病防治机构难以满足精神卫生事业发展的需要。另一方面，正规精神卫生机构分布不够合理以及乱办医、乱行医现象，造成正规医院精神科床位利用率下降。

2. 社区服务发展不平衡。由于缺乏统一规划和经费投入，各地区医疗服务水平参差不齐，

仅少数地区得以开展精神卫生社区工作。

3. 社会保障体系不健全。许多精神卫生福利机构因经费不足、设施陈旧导致入住人员的健康、生活水平较低，且对城镇中无法定抚养人和赡养人、无劳动能力、无经济来源的"三无"对象的医疗保障水平较低。

4. 精神卫生知识匮乏，社会偏见严重，甚至出现不愿求医、求神拜佛或求助巫医等现象。这不仅加重了病情，还有可能因得不到及时有效的治疗而出现暴力行为，加重社会偏见。

5. 旧管理模式不适应现代的社会需求。因资金不足，设施更新困难，难以通过相应法规合理解决个别患者自伤、自杀等意外情况，当前我国大多数精神病院仍为封闭式管理，仅有少数大城市的医院为缓解期、康复期及轻性精神障碍患者设立了半开放或开放式病房。

对策：（1）加强各部门协作，共同制订工作计划，落实防治经费和措施，保证精神卫生工作的开展。（2）合理配置精神卫生资源，加强对精神卫生机构的管理，加强专业队伍建设，健全和完善监督检查制度，保证医疗服务水平质量。（3）制订社区管理计划和医疗保健制度，扶持和发展精神卫生社区服务；调动非专业力量，发挥家庭在监护方面的积极作用。贯彻预防为主方针，培训基层专业人员，提高防治水平。（4）加强精神卫生知识的宣传活动，提高全民的心理健康意识，反对歧视精神病患者，如有条件的综合医院开设心理咨询门诊、将心理卫生内容纳入学校健康教育课程。（5）加大对精神卫生工作的投入，加强立法，保障精神病患者和精神卫生工作者的合法权益。

（王希林整理）

（截至 2024 年 8 月 6 日，中国知网数据显示，该文被下载 625 次，被引 16 次。）

中国精神卫生立法进程回顾

谢斌[1]，（1. 上海交通大学医学院附属精神卫生中心），《中国心理卫生杂志》，2013 年第 4 期，第 245—248 页

中国精神卫生立法的进程是一个漫长且充满挑战的旅程，它不仅见证了国家对精神健康重视程度的提升，也反映了法制建设的逐步完善。该文对中国精神卫生立法进程进行了深入探讨，揭示了这一领域从起步到逐步完善的历史轨迹。文章通过分析不同发展阶段的特点，展现了中国在精神卫生法律建设方面的努力与挑战。

该综述首先回顾了 20 世纪 80 年代的拓荒期，这一时期中国在精神卫生法律领域几乎是空白。面对国际文献的不足和国内经验的缺乏，中国开始了艰难的立法探索。立法者通过组织专业会议、征求全国意见，并在世界卫生组织（WHO）专家的帮助下，逐步形成了初步的法律草案。

进入 20 世纪 90 年代，尽管国际上精神卫生立法逐渐受到重视，中国的立法进程却意外放缓。经济的快速发展使得经济领域的立法成为优先事项，而精神卫生立法相对边缘化。此外，政治动荡和社会问题也分散了立法者的注意力，资源分配的不平衡和精神卫生服务体系的不

健全进一步阻碍了立法的进展。

21 世纪的到来标志着中国精神卫生立法的加速期。WHO 的研讨会和立法培训项目为草案的修订提供了新的活力。卫生部的规划明确提出加快立法进程，全国人大和政协代表的呼声日益高涨，显示了社会对该法律的期待和需求。地方立法的成功实践为国家层面的立法提供了有力的支持和有益的借鉴。

文章进一步探讨了立法过程中遇到的焦点困境，即在保护个体自由与防止精神障碍患者可能造成的社会风险之间寻找平衡点的挑战。公众对精神健康的认识逐渐深化，对精神障碍患者的权益保护意识也在不断增强。

中国精神卫生法的出台是多方博弈的结果，它在一定程度上超越了欧美国家的限制，体现了中国在精神卫生领域的立法创新。然而，法律在社区管理和"责任化"管理方面存在不足，引发了社会各界的广泛讨论和争议。

尽管存在争议，中国精神卫生法的亮点仍然显著。随着法律的深入实施，预期将对精神卫生服务产生深远影响，推动服务质量的提升和事业的健康发展，保障精神障碍患者的权益。立法的历程不仅是法律文本的完善过程，更是对精神健康重要性认识的深化和社会文明进步的体现。

文章最后展望了中国精神卫生立法的未来，认为这一进程是对国家法制建设、社会治理和公民权益保护的一次深刻反思和积极实践。面对不断变化的社会需求和国际标准，中国在精神卫生领域的立法将继续向着更加科学、合理、人性化的方向发展。这一进程不仅展示了中国在精神卫生领域的逐步发展，也体现了社会、经济、文化等多方面因素的交织影响。

（截至 2024 年 8 月 6 日，中国知网数据显示，该文被下载 653 次，被引 18 次。）

中国 2009—2019 年的精神卫生政策与实施

陈润滋[1,2,3,4]、吴霞民[1,2,3,4]、马宁[1,2,3,4]，（1. 北京大学第六医院；2. 北京大学精神卫生研究所；3. 国家卫生健康委员会精神卫生学重点实验室；4. 国家精神心理疾病临床医学研究中心），《中国心理卫生杂志》，2020 年第 7 期，第 555—560 页

精神健康是整体健康的关键组成部分，随着社会经济的快速发展，常见精神障碍及心理行为问题逐渐受到重视。中国在 2009—2019 年间，通过一系列政策和实施措施，不断完善精神卫生服务体系，提高服务的公平性和可及性。该文梳理了这一时期中国重要的精神卫生政策及其实施情况，分析了政策执行过程中的难点与瓶颈，旨在帮助精神卫生工作者了解政策发展脉络，明确工作重点。

在政策背景与服务挑战方面，中国精神卫生服务 2009 年前面临供需矛盾突出、法律空白、服务体系与机制不健全、人力资源短缺等问题。社会偏见和歧视导致患者及家属病耻感强烈，精神疾病未治率高。

政府为应对挑战，出台系列政策文件，如"686"项目，旨在提高严重精神障碍患者服务可及性，探索医院-社区一体化服务模式。2009 年新医改方案提出逐步建立居民健康档案，为

五大类人群包括精神疾病患者提供防治指导服务。

政策实施促进了基本公共卫生服务均等化，重性精神疾病管理被纳入公共卫生服务项目。社区严重精神障碍管理治疗服务开始在全国铺开，信息系统建设实现了全国重性精神疾病网络直报。

2015年，《全国精神卫生工作规划（2015—2020年）》提出形成政府组织领导、多部门共管、社会组织参与、家庭和单位尽责的综合管理服务机制。试点工作探索创新精神障碍患者预防、治疗和康复工作模式。

2021年《中华人民共和国精神卫生法》的出台，为精神卫生事业、服务规范、患者权益维护提供了法律保障。政策引导加强了精神医学人才培养，提高了服务能力。

国家对心理健康服务的重视不断加强，心理健康工作正式被提上政府议程。《健康中国"2030"规划纲要》和《关于加强心理健康服务的指导意见》等文件的发布，为心理健康服务体系建设提供了政策支持。

多个部门联合印发文件，推动严重精神障碍患者监护责任落实，医疗康复项目纳入医保支付范围，社区康复服务发展，显著提高了患者管理治疗康复服务水平。

经过十余年的努力，中国精神卫生法律保障体系不断完善，社区精神卫生服务逐步规范，防治体系逐步完善。未来，需继续努力，推动精神卫生工作向疾病预防和健康促进并重的方向发展。

（截至2024年8月5日，中国知网数据显示，该文被下载2083次，被引53次。）

2001年—2022年我国精神卫生政策文本分析及优化建议

高霞[1]、朱瑞轩[2]、石元洪[1]、杨扬[1]、董丽平[1]、童萍[1]、孙亭[1]、钱少敏[1]，（1.扬州大学附属江苏苏北人民医院临床心理科；2.大连医科大学公共卫生学院），《江苏卫生事业管理》，2023年第9期，第1171—1175页

精神卫生是全球性的重大公共卫生问题，全世界约有4亿人患有严重的精神障碍。根据世界卫生组织（WHO）2011年的调查，全球约60%的国家拥有国家级精神卫生政策，约59.2%的国家拥有精神卫生立法，约70%的国家设有精神卫生项目。最近的流行病学研究显示，我国各类精神障碍患者人数已超过1亿，其中重性精神障碍患者达到581万。精神卫生问题的严重性在中国十分突出，需要政府进行政策或立法等形式的干预。该文收集整理2001—2022年我国颁布的精神卫生政策，从发文数量、政策类型、效力级别及制定部门、政策工具等方面进行内容分析，探讨近20年精神卫生政策制定存在的问题并提出改进意见。

该研究以"精神卫生"为关键词，浏览检索2001—2022年我国精神卫生的政策法规。最终筛选出现行有效的精神卫生政策文本共22份。研究采取Rothwell和Zegveld的政策工具视角（按照政策工具作用意图和方式将目标政策分为供给侧、需求侧和环境侧），运用内容分析法，对上述政策进行分析与比较。

研究结果：

（1）2001年至2022年共有22份相关政策法规颁布实施，精神卫生政策发文呈周期性波动趋势。2001年12月28日通过的《上海市精神卫生条例》是我国第一部专门性的精神卫生地方性法规。2012年10月26日《精神卫生法》正式颁布，在此之前已有9份文件，之后有12份文件。

（2）22份现行有效的精神卫生政策文件中国家和地方层面皆有。政策类型多样，有法律、条例、指导意见、工作规划、纲要、通知等6种形式，以地方性的"条例"为主。

（3）精神卫生政策中三种政策工具的使用并不均衡，环境型政策工具占比最高（566条，占比62.8%），供给型政策工具（220条，占24.9%）和需求型政策工具（109条，占12.3%）相对较少。

讨论与建议：

（1）精神卫生政策制定不连续，发文数量偏少，需提高政策的可操作性。国家可着力开展精神卫生专门人才的培养，兴建精神卫生公益设施，完善精神卫生服务体系建设，给予财政支持等；各地方政府出台可操作性强的政策。

（2）政策工具使用比例不合理，结构有待优化。供给型政策工具方面，建议采用互联网大数据分析技术完善信息化服务，实现大数据和人工智能下的精神卫生体系建设。需求型政策工具中，试点示范政策工具使用频率极低，类似于孤独症儿童的"爱心屋"亟须广泛建立试点推广；也需加强有关部门对社会力量提供的精神卫生服务外包的政策支持。环境型政策工具方面，建议相关部门分层细化目标并将指标可视化；完善卫生健康部门对心理咨询机构的监督考核条例，完善心理咨询机构信息共享和服务执业评价机制，并定期公布执业评价结果。

（3）发文主体、政策文种权威性不足，部门协同合作能力有待提升。建议对于"意见""通知"等类型政策进行效力级别上的完善，以提高政策的权威性和约束力；各地注重出台"细则""办法"等可操作性更强的政策。

（截至2024年8月5日，中国知网数据显示，该文被下载338次，被引3次。）

特定人群心理健康状态调查

青少年心理健康调查

二维框架下我国儿童心理健康服务政策文本内容量化分析

陈婷[1]、黄明昭[1]、方鹏骞[1,2]，[1. 武汉科技大学医学院公共卫生学院职业危害识别与控制湖北省重点实验室；2. 华中科技大学健康政策与管理研究院（智库）]，《中国卫生事业管理》，2023年第1期，第65—71页

该研究归纳了国家层面近20年儿童心理健康政策文本内容，为我国儿童心理健康服务体系建设提供参考，通过政策工具和客体两个维度构建理论分析框架：政策工具分为供给型、需求型和环境型三类；政策客体分为教育体系、医疗体系、社区和外包服务以及整体四个部分。供给型政策工具是政府通过为相关机构、个人提供资源等系列措施及建议来推动儿童心理健康服务的发展；需求型政策工具强调政府通过扩大现实需求和激发潜在需求从而拉动相关服务发展；环境型政策工具则是借助政策措施和法律法规改善目前政策和制度的外部环境进而间接影响服务发展。

通过文本分析对116条政策文本单元进行定性研究发现：政策工具维度，供给型政策工具使用最多（49.1%），环境型政策工具次之（31.9%），需求型政策工具使用最少（19.0%）；政策客体维度，教育体系最多（57.8%），整体次之（22.4%），医疗体系、社区及外包服务的政策工具较少，分别占12.9%和6.9%；不同客体政策工具使用存在差异。

该研究发现，我国儿童心理健康服务政策内容连续性不强，教育体系儿童心理健康服务需出台监督保障措施和标准规范；政策工具使用重供给而轻需求，儿童心理健康问题干预待加强与校园心理健康服务利用率低并存，社会需求并未完全打开；注重单一机构建设而忽视儿童心理健康问题在家庭、学校、社区的整体协同机制。

目前，迫切需要提升社会对于儿童心理健康问题的认识和重视程度，加大需求型政策工具的使用，在学校和医疗机构大力开展心理卫生健康教育。同时，调整环境型政策工具结构，制定监督、管理以及质量评价方案，完善心理健康服务的标准规范和干预流程，在已有的儿童心理健康服务机构中建立健全相关指标体系，提升已建成的心理卫生服务机构的使用率。最后，加强各机构之间的互通能力，努力建成联动一体化的儿童心理健康服务体系。

（截至2024年2月7日，中国知网数据显示，该文被下载788次，被引2次。）

青少年心理健康需要"内外兼治"
——学生心理问题的新表现及应对策略

张馨尹[1]、乔志宏[1]，(1. 北京师范大学心理学部)，《人民教育》，2023年第13—14期，第96—99页

教育部等17个部门印发《全面加强和改进新时代学生心理健康工作专项行动计划（2023—2025年）》，文件指出"随着经济社会快速发展，学生成长环境不断变化，叠加新冠疫情影响，学生心理健康问题更加凸显"，要求"全面加强和改进新时代学生心理健康工作，提升学生心理健康素养"。

新时代学生面临哪些心理困惑，又如何对症下药、提升他们的心理健康素养呢？该文通过综述的方式，探讨新时代学生心理问题分析和应对策略。

新时代学生心理问题主要体现在：压抑冲突后的负面情绪、学业压力积累后的厌学行为、虚拟社交行为背后的孤独感受。（1）焦虑与抑郁是儿童青少年较为常见的负面情绪。较长时间的亲子冲突、学业压力、同伴疏离所导致的冲突被压抑后，负面情绪就积压起来，逐渐形成了个体一种弥漫性的负面心境，即一种弥散的心境低落、烦闷、焦躁，失去兴趣感和意义感，长此以往会增加青少年心理危机的发生风险。（2）当儿童青少年由于较大的学业压力产生较为负面的学业情绪、感受到学业受挫时，部分学生会选择逃避学习，拒绝上学或者在学校无法维持学习生活和完成学习任务，出现厌学、拒学现象。（3）当代儿童青少年接触网络时间长、范围广，他们社交的途径和方式也更加受到网络影响，但是过度的网络社交反而会增加儿童青少年的孤独感、造成网络成瘾。

该文认为应采取以下方式进行应对，家校社协同为学生提供良性成长环境、内外兼治帮助学生增强学业效能感、真实安全的人际关系提升学生的社会情感能力安全。

家庭层面父母或者其他监护人应承担对未成年人实施家庭教育的主体责任，关注未成年人心理健康教导其珍爱生命；在学校层面，要面向全体大中小幼学生开展科学有效的心理健康教育、生命教育、挫折教育，以提升儿童青少年的心理健康保护意识；切实提升心理健康教育的专业性和实效性，增强学生的情绪感知、情绪调节能力。选择真正适合儿童的标准化心理量表进行心理异常的筛查和专业化辅导来预防严重心理问题的发生。根据科学的指标和信号，联合社区、医院进行严重心理问题和心理危机学生的转介与治疗。在社会层面，要增加对儿童青少年心理发展特点、心理疾病的常识科普，减少公众对心理疾病的污名化和病耻感。

（截至2024年5月26日，中国知网数据显示，该文被下载852次，被引0次。）

儿童青少年主要健康问题"共病-共因-共防"机制建立与探索

宋逸[1]、张秀红[2]、马军[1]，(1. 北京大学公共卫生学院/北京大学儿童青少年卫生研究所；

2. 内蒙古自治区综合疾病预防控制中心学校卫生科),《中国学校卫生》,2023年第9期,第1281—1285页

近视、肥胖、心理健康等儿童青少年健康问题已成为重要的公共卫生问题,且造成巨大经济损失。中国儿童青少年近视人数已位居世界第一,预测到2030年将达1.8亿;研究提出,由近视造成的重度视力缺陷和失明人群1年潜在生产力损失约830.78亿元。2020年中国6—17岁儿童青少年超重肥胖率达到19%,相比于1985年(1.2%)增长了近16倍。按此趋势,到2030年中国7—18岁儿童青少年超重肥胖率将达到32.7%,超重肥胖人数将超过6000万。据测算,因肥胖和超重导致全国的医疗支出为每年243.5亿元,占中国国民医疗保健支出的2.46%。2020年中国5省学龄儿童青少年心理健康调查结果表明,约有17.6%的12—16岁青少年存在心理健康问题,新冠疫情的大流行更加暴露了这些问题的严重性。据世界卫生组织估计,在2010年前后,心理健康不良问题每年给世界经济造成2.5万亿美元的健康损失和生产力损失,到2030年该成本预计将上升至6万亿美元。

中国儿童青少年主要健康问题的单病流行负担不容乐观,且同时面临着较高的共病患病率。2019年全国学生体质与健康调研数据显示,有22.9%的7—18岁儿童青少年存在近视、肥胖、营养不足或血压偏高的共病情况。该研究回顾以往国内外相关研究结果发现,近视、肥胖与心理问题患病人群可能存在重叠,也有部分相同的行为和环境影响因素,如久坐行为、视屏时间、睡眠时间、高脂饮食、户外活动等。由于存在共同的行为因素和易感环境,相同的干预措施改善儿童青少年共病问题成为可能。

儿童青少年共病-共防具有可能性和可行性。儿童青少年主要健康问题的预防策略都涵盖相似的行为改变;都存在提供支持性环境以使干预效果最优化和最大化,如家庭、学校、社区和医疗卫生机构作为主体配合及提供支持;都需要通过对健康问题进行精准评估从而给予个性化的指导方案;都涉及相同的政府行政部门进行干预策略的引导和支持,如教育行政部门和卫生健康部门的联防联动。

未来需研究适用于中国儿童青少年主要健康问题的"共病-共因-共防"机制,探索建立可以覆盖家庭、学校、社区和医疗机构不同场景的儿童青少年共病干预实施的标准化方案和流程,为后期关键技术推广提供适用的干预范式以及过程评价与效果评估指标体系。

同时,鉴于中国儿童青少年的主要健康问题在地区和人群间存在较大差异,区域内部应依托地区儿童青少年健康数据结果,结合实际情况综合分析并制订与之相匹配的实施干预方案。

(截至2024年2月7日,中国知网数据显示,该文被下载331次,被引1次。)

童年不良经历和保护因素对心理健康的影响(综述)

赵洛维[1,2]、苏娟[1]、吴捷[1],(1. 天津师范大学心理学部;2. 滨州学院教师教育学院),《中国健康心理学杂志》,2023年第12期,第1761—1768页

童年不良经历（ACEs）指 0 岁到 18 岁的个体在生长发育过程中所遭受到的实际或潜在影响健康发展的创伤集合，包含家庭虐待、忽视、功能障碍以及可能对儿童成长和家庭养育有重大影响的事件等。累积的 ACEs 能够在生理上对压力调节系统和大脑发育产生长期的消极影响，进而损害认知、社会和情感发展，成为抑郁、焦虑、创伤后应激障碍、人格障碍、暴力、物质滥用、自杀、睡眠问题、学业困难以及其他内、外化问题的风险因素。

ACEs 的影响：（1）压力敏化理论认为 ACEs 使人更容易对压力反应过度，发生一系列功能失调行为。该理论细分为压力激活、压力放大和风险饱和 3 个模型，压力激活模型认为 ACEs 会直接影响对后续压力的不良反应（主效应），压力放大和风险饱和模型认为 ACEs 在个体后续的压力反应中发挥了调节效应。（2）压力免疫理论认为 ACEs 会让个体表现出对压力的更好适应性。适度 ACEs 才会获得免疫效果，回避所有 ACEs 和过度 ACEs 都无此效果。

可改善压力或 ACEs 所致消极影响的保护因素分为内部因素和外部因素，具体因素因研究者而异。保护因素的作用方式：（1）降低经历部分 ACEs 事件的可能性，或隔绝与部分 ACEs 事件的接触，如家庭经济条件较好的儿童往往生活在危险事件较少的社区；（2）补偿 ACEs 产生的消极影响，保护因素的影响与 ACEs 的影响相互独立如师生、同伴、亲子关系均可直接影响农村小学寄宿生的心理资本水平；（3）缓解 ACEs 的消极影响，如网络欺凌、抑郁是青少年非自杀性自伤的风险因素，高水平的亲子沟通有助于缓冲这些风险因素对青少年非自杀性自伤的影响；（4）适度的 ACEs 促进了应对技能的发展，促进个体心理功能发展，优化周边资源，从而更好地适应后续压力。

研究者主要从生物环境敏感理论出发分析 ACEs 与保护因素的共同影响：（1）适度的 ACEs 能降低大多数儿童对压力的敏感性，缓冲生活中的压力，产生免疫效应；（2）严重的 ACEs 能暂时提高应对逆境的能力，但也会导致敏化效应；（3）在严重的 ACEs 条件下，提供支持性的发展环境，可以增加儿童在压力环境中学习的机会，使其能够充分地从中受益，补偿严重的 ACEs 带来的消极影响，降低发生敏化效应的风险。后续研究者对该理论做了进一步阐述。

ACEs 的预防和干预：（1）减少经历 ACEs 的机会；（2）缓解 ACEs 产生的不良结果；（3）培养应对能力。

（截至 2024 年 4 月 26 日，中国知网数据显示，该文被下载 1222 次，被引 1 次。）

大学生心理健康调查

大学生心理健康变迁的横断历史研究

辛自强[1]、张梅[2]、何琳[2]，（1. 中央财经大学社会发展学院心理学系；2. 北京师范大学发展心理研究所），《心理学报》，2012年第5期，第664—679页

1. 引言

自恢复高考以来，我国高等教育发展迅速，成绩显著。近年来随着高校的不断扩招，大学生人数猛增，据教育部门户网站公布，截至2011年5月，全国普通高等学校共计2101所，普通本科、专科在校生人数超过2144万人。与此相对应，大学生的心理健康问题日益受到国家的重视。1994年《中共中央关于进一步加强和改进学校德育工作的若干意见》中提出"通过多种方式对不同年龄层次的学生进行心理健康教育和指导"，这是国家政策中第一次提出"心理健康教育"的概念。其后有大量涉及大中小学生心理健康教育的文件出台。2010年中共中央、国务院印发的《2010—2020年国家中长期教育改革和发展规划纲要》明确提出"加强心理健康教育，促进学生身心健康、体魄强健、意志坚强"。从这些文件或政策的颁行中，不难看出国家及相关部委、各高校都在不断加强学生，尤其是大学生的心理健康教育工作，在这种历史背景下，大学生的心理健康水平是在提高还是下降呢？这是值得探讨的问题。

大学生的心理健康也越来越多地成为学术研究的主题。2011年5月，在中国期刊网以"大学生"和"心理健康"为主题词搜索发表的文章发现，1979年至1990年12年间共发表论文156篇；1991年至2000年10年间，共发表论文2019篇；2001年至2005年5年间，共发表论文5411篇；2006年至2011年共发表论文16956篇。可见，近5年间发表的有关大学生心理健康的文章比之前20多年的总数还多。

在诸多关于大学生心理健康的研究中，症状自评量表（Symptom Check List 90，SCL-90）是重要的研究工具。在中国期刊网中，以"大学生"和"SCL 90"为主题词进行搜索，发现近5年来，共有1139篇相关研究，其中硕士学位论文166篇，博士学位论文1篇。SCL-90由Derogatis等（Derogatis, Lipman, & Covi, 1973）编制，含90道感觉、情感、思维、意识、行为等方面描述的题目，用于测量躯体化、强迫、人际关系、抑郁、焦虑、敌对、恐怖、偏执和精神病9个因子。被试依据自身状况就每个项目描述进行1—5的五级自评，得分越高表示心理问题越严重（汪向东、王希林、马弘，1999）。其记分指标一般有总分（90道题目得分相加）、总均分（总分除以90）、阳性项目数（"有症状"的数量，一般以因子分≥2或≥3为标准）和各因子得分。这些记分指标中，应用最多的是对量表9个因子的描述统计指标（各因子均分、标准差）。1984年SCL-90第一次介绍到中国（王征宇，1984），用于对精神症状的研究。1986年，金华、吴文源和张明园（1986）通过对全国13个地区、不同年龄组正常成人的取样，制定了一个包括1388名正常成人的常模（表1）。当前多数以SCL-90为工具的研

究均以这1388名正常人或其中包含781人的青年组（18—29岁）得分为常模。自此，SCL-90的使用范围逐步从精神科病人扩大到正常人群，其测量目标也由精神症状扩大到心理健康领域。1990年，季建林、夏镇夷和徐俊冕（1990）对上海市三所大学化工、卫生和机械专业的547名大学生进行了调查，发现大学生SCL-90得分均高于青年组常模。

表1 大学生SCL-90常见的9个常模得分（M±SD）

因子	1986年	1986年	1990年	1998年	1999年	1999年	2009年	2009年
躯体化	1.37±0.48	1.34±0.45	1.40±0.46	1.45±0.49	1.57±0.55	1.44±0.51	1.39±0.47	1.45±0.49
强迫	1.62±0.58	1.69±0.61	1.99±0.68	1.98±0.64	2.03±0.66	1.92±0.64	1.87±0.62	1.98±0.63
人际关系	1.65±0.61	1.76±0.67	2.02±0.71	1.98±0.74	1.92±0.65	1.85±0.64	1.79±0.59	1.88±0.63
抑郁	1.50±0.59	1.57±0.61	1.83±0.68	1.83±0.65	1.91±0.64	1.76±0.64	1.67±0.62	1.74±0.62
焦虑	1.39±0.43	1.42±0.43	1.64±0.57	1.64±0.59	1.68±0.58	1.59±0.57	1.55±0.54	1.61±0.55
敌对	1.46±0.55	1.50±0.57	1.75±0.68	1.77±0.68	1.73±0.69	1.68±0.65	1.58±0.59	1.61±0.62
恐怖	1.23±0.41	1.33±0.47	1.44±0.5	1.46±0.53	1.54±0.56	1.42±0.51	1.40±0.51	1.38±0.49
偏执	1.43±0.57	1.52±0.60	1.89±0.68	1.85±0.69	1.84±0.63	1.78±0.58	1.63±0.57	1.72±0.65
精神病	1.29±0.42	1.36±0.47	1.63±0.53	1.63±0.54	1.61±0.58	1.58±0.54	1.50±0.51	1.59±0.54
作者	金华等	金华等	季建林等	张智勇等	胡启先等	唐秋萍等	黄艳苹等	仲稳山等
人数	1388	781	547	4141	2685	23891	263775	9941
数据获得方法	调查	调查	调查	元分析	调查	元分析	元分析	元分析

注：1990年的常模由不同专业学生合成。

虽然当前有许多研究应用SCL-90量表对大学生的心理健康进行测查，但是研究的结论却矛盾重重。大多数研究者认为，大学生存在很多心理问题，是高危人群，并通过研究证实SCL-90各因子得分显著高于1986年正常人常模（焦玲艳、张华伟、陈景武，2007；黎文静，2009；尤方华、林静，2006）。甚至有资料表明，大学生中有心理障碍或疾病的高达30%左右，远远高于其他年龄的社会群体（王河，2005）。如周爱萍（2010）发现，当前大学生存在中度以上心理障碍的人高达23.79%。然而，也有许多研究者认为大学生总体心理状况良好，并通过调查证实SCL-90的某些因子得分显著低于1986年正常人常模，尤其是"躯体化""人际关系""敌对"和"偏执"4个因子（曹莹、赵鹏，2009；火焰、李小琦、贺定翠，2008；赵卿、田昀，2009）。

有关SCL-90追踪研究的结果则使上述结果变得更加扑朔迷离，这里的追踪可以分为两种情况：一种是对同一大学、不同年份、同年级得分进行比较。孙文文和魏广东（2010）通过对北京市某重点高校毕业生的追踪发现，自2007年至2009年大学生存在心理问题的人数逐年增加（分别为21.4%、23.5%、29.23%），即毕业生心理健康水平逐年下降。然而，嵇小怡、毛华配和雷霞（2005）对温州大学2003级和2004级的新生进行追踪发现，2004级新生SCL-90得分高于2003级，且新生总体分数小于1986年的常模，即两届新生心理健康总体水平良好。同样是对新生的测查，有研究者（殷炳江、刘春蕾、刘宝祥、荣茂昌，1998）却发现，与1994级新生相比，1995级和1996级新生SCL-90得分显著下降，即心理健康的总体水平呈现出良性发展势头。另一种追踪研究则对同一群体连续几年的追踪数据进行对比。王安辉等

（王安辉，孙长生，徐德忠，李良寿，刘媛，1999）对第四军医大学1996级学生连续三年的追踪发现，大学生SCL-90得分自入学后显著提高，即心理健康水平逐渐降低。然而，肖圣龙和孟秀红（2001）对安徽医科大学1997级新生进行追踪发现，与三年前入学时相比，大学生SCL-90得分显著降低，且人际关系等4个因子显著低于全国常模，即大学生的心理健康水平经过三年的大学教育得到显著提高。

对于上述诸多不一致的结果和结论，最有效的解决方法是元分析。元分析是由Glass（1976）提出的，它以综合已有的发现为目的，对众多研究结果进行综合的统计分析；通过这种对诸多文献定量的再分析可以综合以往的研究结果，得出一个普遍性的结论。元分析通常要计算研究的效果量，其常用统计指标 d 的公式为：$d=(Me-Mc)/SD$，其中 Me 为实验组的均值，Mc 为控制组的均值（通常量表的常模分数也可视为控制组分数），SD 为两组的共同标准差，计算方法为：$SD=\sqrt{((n_e-1)S_e^2+(n_c-1)S_c^2)/(n_e+n_c-2)}$（毛良斌、郑全全，2005）。黄艳苹和李玲（2009）对214篇采用SCL-90的实证研究进行了元分析，结果发现，与1986年的正常成人及青年组的常模相比，SCL-90各因子得分高于常模，效果量 d 在0.09至0.52，即大学生的心理健康水平低于常模。然而，与当前常用的三个大学生常模，即2685名（胡启先、易法建，1999）、4141名（张智勇、罗珊红，1998）和13861名（唐秋萍、程灶火、袁爱华，1999）大学生的常模相比（表1），SCL-90各因子得分低于三个常模，效果量 d 分别为-0.19—-0.31、-0.08—-0.34、-0.05—-0.23，即大学生的心理健康水平高于常模。仲稳山和李露（2009）构建的9941人的大学生新常模也表明，大学生SCL-90得分显著高于1986年常模，即大学生的心理健康水平低于1986年常模。由此可见，元分析只涉及一个年代的问题，不同年代的元分析结果会不同。许多元分析研究都发现数据收集年代与研究结果存在关联。例如，有研究（罗国忠、冯江平、孙乐芩，2007）发现，年代可以解释16PF量表中"忧虑性"这一人格特质50.7%的变异，"紧张性"这一特质48.5%的变异。我们对上文提到的关于大学生SCL-90的8个常模得分进行总结后发现（表1），这20多年来大学生常模本身也存在一定变化，可能正是由于与不同常模进行对比，才得出了上述充满矛盾的结论。这也说明，在元分析中要充分考虑年代效应的问题。然而，年代效应正是普通元分析要尽力控制的所谓"误差"因素。

针对元分析中存在的"年代效应"问题，美国圣地亚哥州立大学Jean M.Twenge教授提出了一种特殊的元分析技术——辛自强和池丽萍（2008a，2008b）称之为"横断历史研究"或"横断历史的元分析"（cross-temporalmeta-analysis）："它是采用横断研究'设计'对大跨度时间、时代或历史发展有关的差异或变异进行元分析研究的方法。不过，这里的'设计'并非像通常关于个体发展的横断研究那样预先构造好了方法，而是'事后追认的'，即将现有孤立的研究按照时间顺序加以连贯，从而使得已有研究成为关于历史发展的横断取样。"（辛自强、池丽萍，2008a）与普通元分析不同，在计算方法上横断历史研究分析的重点不是效果量 d，而是不同年代心理量（如焦虑、自尊）的均值 M 的变化趋势。

Twenge在20世纪90年代末便研究了人们对待妇女的态度（Twenge，1997a）、男性与女性气质（Twenge，1997b）随年代的变迁。十多年来，她继续研究了焦虑（Twenge，2000）、自尊（Twenge & Campbell，2001）、心理控制（Twenge，Zhang，& Im，2004）、社会赞许性需要（Twenge & Im，2007）、自恋人格（Twenge & Foster，2010）等十几项心理特征随年代的变迁。上述研究均表明，时代变迁对个体的心理特点具有重要影响。辛自强等人（辛自强、池丽萍，2008b；Xin，Zhang，& Liu，2010）对中国中学生自尊、焦虑、抑郁等心理健康指标的研究发现，中学生的心理健康十几年来在缓慢下降。例如，用 SCL-90 所测的中学生的各种心理问题得分在 1992—2005 年间不断增加，表明其心理健康水平在缓慢降低（辛自强、张梅，2009），那么用同样工具测量的大学生的心理健康水平历年来如何变迁呢？

本研究试图确定恢复高考以来，我国大学生心理变迁的一般趋势。若存在明显的变化，我们将进一步考察不同群体大学生的心理健康变化是否有不同特点，也即确定可能对这种一般变化规律起调节作用的变量，包括：（1）年级，对比大一与更高年级学生的差异；（2）学校类型，对比重点大学与非重点大学的差异；（3）性别，确定男生女生是否相同；（4）生源地，考察农村与城市生源学生在心理健康变化上的差异。目前，还鲜有关于我国大学生心理健康大时间跨度的追踪数据，本研究若能确定在过去二三十年大学生心理健康变迁的趋势及相关因素，将在这方面提供基本的实证资料，为高校心理健康及相关政策的制定提供依据。

2. 研究方法

2.1 研究工具：SCL-90 量表简介

SCL-90 量表是 Derogatis 等（1973）编制的一个包括 90 个题目的症状自评量表，它一般让被试对一段时间（通常是一周）以来的状态（如"极易哭泣""感到害怕"）进行 1—5 级评定（也有个别研究采用 0—4 记分），其中 1 代表"无"，5 代表"严重"。

本量表常用的 9 个因子及"其他"因子的含义如下（汪向东等，1999；王征宇，1984）：

（1）躯体化。该因子共 12 个题目，主要反映主观的身体不适感，包括心血管、肠胃道、呼吸道系统主诉不适和头痛、脊痛、肌肉酸痛以及焦虑的其他躯体表现。

（2）强迫症状。该因子与临床上所谓强迫表现的症状定义基本相同，共 10 个题目，主要指那种明知没有必要但又无法摆脱的无意义的思想、冲动、行为等表现。一些比较一般的感知障碍（如"记忆力不行""脑子变空了"等）也包括在这一因子中。

（3）人际关系。该因子共 9 个题目，主要指某些个人不自在感与自卑感，尤其是在与其他人相比较时更为突出。自卑感、懊丧以及人事关系明显不好的人，往往这一因子得分高。

（4）抑郁。该因子共 13 个题目，反映的是与临床上抑郁症状群相联系的各种问题。忧郁苦闷的感情和心境是代表性症状，它还以对生活的兴趣减退、缺乏活动的愿望、丧失活动力等为特征，并包括失望、悲叹、与忧郁相联系的感知及躯体方面的问题，还有几个项目包括了死亡、自杀等想法。

（5）焦虑。该因子共 10 个题目，包括一些通常临床上明显与焦虑症相联系的症状与体验，如烦躁、坐立不安、神经过敏、紧张以及由此产生的躯体征象，如震颤。那种游离不定的焦虑及惊恐发作是本因子的主要内容。

（6）敌对。该因子共 6 个题目，主要以三方面来反映人的敌对表现、思想、感情及行为。其项目包括从厌烦、争论、摔物，直至争斗和不可抑制的冲动暴发等各个方面。

（7）恐怖。该因子共 7 个题目，与传统的恐怖状态或广场恐怖症所反映的内容基本一致，恐惧的对象包括出门旅行、空旷场地、人群，或公共场合及交通工具。此外，还有反映社交恐怖的项目。

（8）偏执。该因子共6个题目，包括了偏执这一概念的部分内容，主要是指思维方面，如投射性思维、敌对、猜疑、妄想、被动体验和夸大等。

（9）精神病性：该因子共10个题目，包括各式各样的症状和行为，如幻听、被控制感、思维被插入、精神分裂样症状等。

（10）其他。该因子包括未归入上述任何因子的7个题目，主要反映睡眠及饮食情况。研究者一般不对此因子进行分析。

2.2 文献搜集

本研究按照以往中学生研究（辛自强、张梅，2009）文献筛选的原则，结合大学生的实际情况，制定如下文献筛选标准：（1）研究必须使用同一测量工具，即SCL-90量表。（2）研究至少报告了一个年级SCL-90量表9个因子的描述统计结果（N，M，SD）。（3）鉴于SCL-90量表自1984年开始引入，研究的发表时间设定为1984—2011年。（4）研究的对象为普通公立大学统招的大学生。在本文中，绝大部分样本为本科生，只有少数样本在统一取样时包括了部分专科生被试（共7篇）。（5）对追踪数据要特别处理。若是对同一群体不同年份的持续追踪，可随机选取某年的数据录入（共3篇）；若是对某高校某一群体（如大一新生）不同年份的追踪，则一共有几年的数据可算作几篇研究（共4篇被拆的文献）。

本研究文献的排除标准为：（1）按照特殊标准，如独生子女、女生群体、少数民族学生、来自特殊家庭（如贫困）、因为在某个测验上的特殊得分以及任何其他特殊身份选择被试的研究。（2）针对技校生、成教生、自考生、职业学校学生的研究，以及专门针对专科生、研究生的研究。（3）研究方法上的特殊性。例如测试时间不在平时，而是在考试之前的某段时间。（4）基本数据（N，M，SD）存在不清晰或存在明显错误并无法修正的研究。（5）相同作者，同一批数据重复发表的情况，删除其中发表时间晚的一篇。（6）为避免文献的重复，排除采用元分析法计算常模的研究。

按照上述标准，在中国期刊网（CNKI）、维普资讯及万方数据的中文期刊全文数据库，以及优秀硕士、博士论文库中分别以"SCL 90"、"症状自评量表"和"大学生"组成并列的题名、关键词和中文摘要的主题词搜索并筛选1984—2011年的文献。

本研究中的数据收集年代（以下简称"年代"）以文章中作者所述取样时间为准。对于未报告取样时间的文献，首先应尽量根据研究其他信息推测，如某研究指出，其测试时间为新生入学后两周，正文中又表明其样本为2007级新生，很显然，本研究的测试时间为2007年。对于实在无法推测的研究，沿袭以往研究的做法（辛自强、张梅，2009；Twenge，2000，2011），均用发表年减去2年。

2.3 文献编码及特点描述

按照上述步骤，本研究得到1986年至2010年符合标准的文献237篇，共318972名大学生，除1987年和1989年没有文献，1986年1篇、2010年2篇文献外，其余年份平均每年10篇文献。文献的具体情况如表2所示。

表2 横断历史研究所用文献历年分布情况（篇）

年份	篇数	总样本量	大一	非大一	重点	普通	男女	城乡
1986	1	338	0	0	0	0	0	0
1988	3	717	1	1	1	0	1	0
1990	5	5975	1	3	0	4	2	0
1991	8	3142	4	0	1	4	0	0
1992	7	5139	1	0	0	2	4	0
1993	12	26221	4	9	1	6	4	1
1994	14	10312	8	5	2	6	5	2
1995	18	12964	9	7	2	9	8	3
1996	9	6520	6	2	3	1	3	1
1997	13	11948	4	9	3	2	7	2
1998	12	18590	7	8	4	7	6	1
1999	11	7194	1	3	3	4	9	2
2000	13	17918	3	3	1	3	7	1
2001	8	7775	2	2	0	4	4	2
2002	9	7314	4	10	2	2	3	1
2003	13	25598	8	10	2	5	8	2
2004	13	25622	7	8	1	7	7	3
2005	11	16091	6	7	0	6	4	1
2006	12	19041	3	3	0	5	9	2
2007	14	23745	10	12	3	7	8	3
2008	14	37183	9	9	2	6	8	2
2009	15	24348	7	4	1	6	4	1
2010	2	5277	1	0	0	1	1	0
总计	237	318972	106	115	32	97	112	30

需要说明的是，本研究建立数据库时，为充分利用每篇文献的信息，除将总研究结果录入数据库外，还将其他以性别、年级、城乡等分组报告的结果作为子研究录入数据库。而对于某些没有提供总分仅提供子研究分的研究（共35篇），按照下列两个公式（$\bar{x}$、S_T、n_i、x_i、S_i 分别代表：合成后的平均数和标准差，某研究的样本量、平均数和标准差）对子研究结果进行加权合成：

$$\bar{x} = \sum x_i n_i / \sum n_i \quad \text{(公式1)}$$

$$S_T = \sqrt{[\sum n_i s_i^2 + \sum n_i (x_i - \bar{x})^2]/\sum n_i} \quad \text{(公式2)}$$

另外，由于大多数SCL-90的研究均采用1—5的5点评分，因此为了统一，我们将0—4计分的3项研究采用将各因子均值加1的方式转化为1—5计分。

依据元分析的一般步骤以及横断历史研究本身的特点，本研究遵照以往研究的惯例并结合大学生的特点，对所有文献进行编码。从表3可见，这些文献主要来自一般刊物与核心刊物，被试样本大致均衡地涵盖了我国的东部、中部、西部和东北地区，在重点和非重点大学之间的分布也能反映实际情况。

表3 横断历史研究变量编码赋值

变量名称	编码	文献数量（篇）
期刊类型	1=核心刊物	34
	2=一般刊物	196
	3=学位论文或论文集	7
地区	0=无明确地区信息	17
	1=东部地区	62
	2=东北地区	25
	3=中部地区	65
	4=西部地区	61
	5=包含了上述两类或更多类型	7
学校类型	1="211工程"大学	32
	2=普通大学	97
	3=两所以上	72
	4=未明确	36

3. 研究结果

3.1 大学生心理健康随年代的整体变化

为了考察大学生心理健康水平与年代之间的关系，分别对 SCL-90 9 个因子与年代之间的散点图进行了分析，发现在 9 个因子上二者均呈线性的下降模式，这里仅以"人际关系"和"偏执"因子作图为例（图1、图2）。

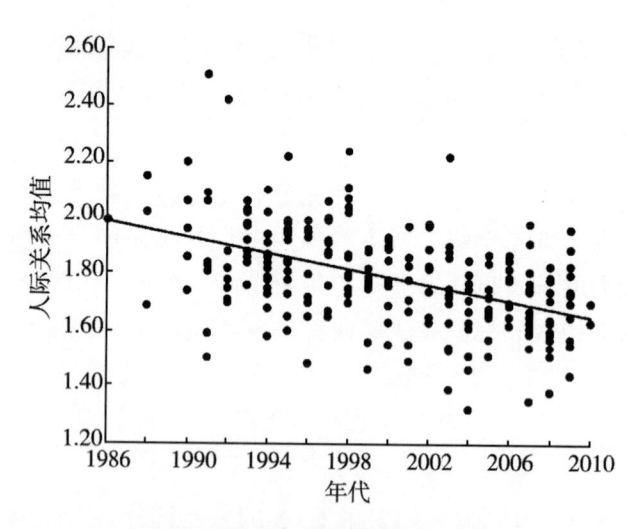

图1 人际关系因子与年代的相关

年代与 SCL-90 各因子的相关分析结果表明（表4），SCL-90 九个因子与年代均呈显著负相关。在回归方程中控制样本量进行加权之后，九个因子与年代之间的相关更加显著（$ps<0.001$）。控制样本量之后，年代可以解释偏执因子高达36%的变异；解释人际关系、抑郁、敌对3个因子26%、27%、25%的变异；解释躯体化、强迫、焦虑和精神病4个因子15%、11%、11%和17%的变异；解释恐怖因子4%的变异。

为了更直观地说明SCL-90各因子随年代的变化，我们根据每个研究的样本量，通过公式1计算了各年的加权平均数，绘制如图3所示的折线图。由图3可知，25年来，大学生SCL-90各因子均值虽有所波动，但整体上呈现线性下降的模式，这说明1986年至2010年期间大学生的心理健康水平在逐渐变好。

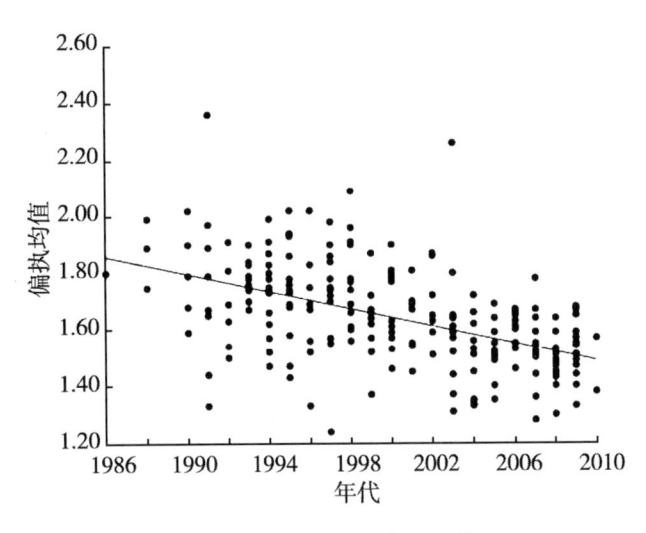

图2 偏执因子与年代的相关

表4 SCL-90各因子均值与年代之间的相关

因子	未控制样本量		控制样本量之后	
	r	r^2	β	R^2
躯体化	-0.29***	0.08	-0.39***	0.15
强迫	-0.32***	0.10	-0.34***	0.11
人际关系	-0.47***	0.22	-0.51***	0.26
抑郁	-0.43***	0.18	-0.52***	0.27
焦虑	-0.27***	0.07	-0.32***	0.11
敌对	-0.41***	0.16	-0.50***	0.25
恐怖	-0.17*	0.03	-0.20***	0.04
偏执	-0.50***	0.25	-0.60***	0.36
精神病	-0.32***	0.10	-0.42***	0.17

注：* $p<0.05$；** $p<0.01$；*** $p<0.001$。

由上述分析可知（图3、表4），大学生SCL-90得分随年代逐渐下降，而这20多年来究竟下降了多少？按照以往研究者（Twenge & Campbell, 2001；Twenge & Im, 2007；辛自强、张梅，2009）的做法，这主要通过效果量d或解释率r^2来衡量，二者的公式如下（公式3、公式4），其中SD是25年来的平均标准差。

$$r = \frac{d}{\sqrt{d^2+4}} \tag{公式3}$$

$$d=\frac{M_{200}-M_{1986}}{SD} \qquad (公式4)$$

这具体通过建立以 SCL-90 各因子均值为因变量，以年代为自变量的回归方程（控制样本量）来实现 $y=Bx+C$（其中 B 代表未标准化的回归系数，x 为年份，C 为常数项，y 为心理量平均数）。建立起每个因子的回归方程之后，则可预测 1986 年及 2010 年的平均分 M_{1986}、M_{2010}。遵循 Twenge（Twenge & Im, 2007）以往的做法，与普通元分析中效果量的计算不同，本研究的平均标准差通过将所有研究的标准差求平均而得到，这种采用个体层面变量的计算方法有效地避免了生态谬误。

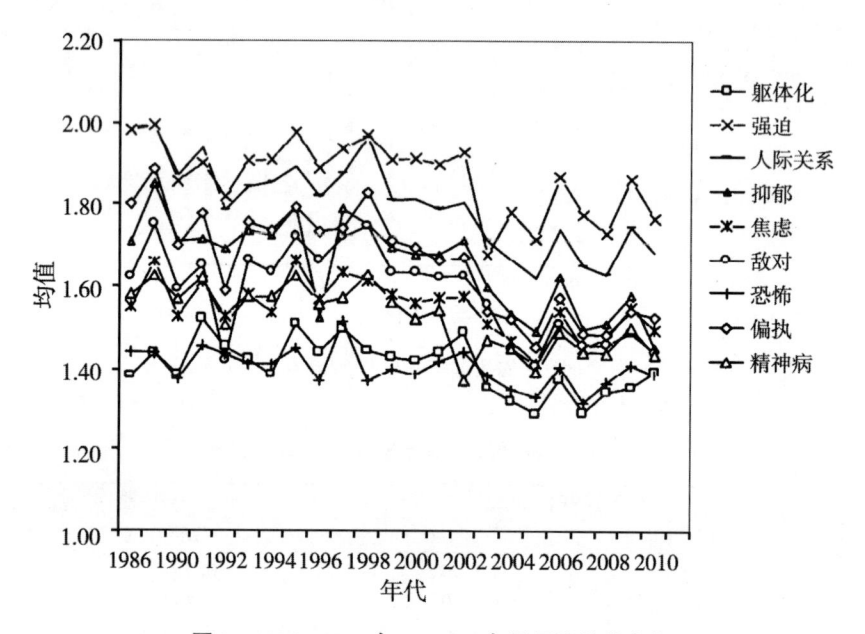

图3　1986—2010 年 SCL-90 各因子均值的变化

由表5可知，从 1986 年至 2010 年大学生 SCL-90 各因子得分下降了 0.07—0.43 分，平均下降了 0.16 至 0.78 个标准差（效果量 d），即下降了 1% 至 13% 不等（即 r^2）。依据 Cohen（1988）对效果量（绝对值）大小的区分，当效果量 d 大于 0.5 时视为"中效应"，即肉眼可见，并足以引起重视的效应；大于 0.8 时视为"大效应"；0.2 至 0.5 视为"小效应"（Cohen, 1992）。据此，由表5可知，恐怖因子接近小效应，躯体、强迫、焦虑、精神病4个因子属于小效应，"偏执"因子接近大效应，人际关系、抑郁、敌对因子属于中效应。这说明，大学生心理健康 25 年来逐渐变好，变化的幅度大致属于中等程度。

3.2 大一与非大一学生心理健康随年代的变化

表5　大学生心理健康的变化量

因子	M_{1986}	M_{2010}	$M_{变化}$	SD	d	r^2
躯体化	0.52	0.32	−0.19	0.45	−0.43	0.04

续表

因子	M_{1986}	M_{2010}	$M_{变化}$	SD	d	r^2
强迫	2.92	2.71	-0.22	0.58	-0.37	0.03
人际关系	1.94	1.61	-0.34	0.59	-0.57	0.07
抑郁	2.69	2.35	-0.34	0.56	-0.60	0.08
焦虑	1.26	1.09	-0.17	0.50	-0.34	0.03
敌对	1.41	1.07	-0.34	0.56	-0.60	0.08
恐怖	2.32	2.25	-0.07	0.46	-0.16	0.01
偏执	1.21	0.78	-0.43	0.55	-0.78	0.13
精神病	1.67	1.46	-0.22	0.47	-0.46	0.05

对于大学生群体心理健康的研究，很多研究者都关注了大一新生这一特殊群体，因为他们面临从高中生向大学生的转变，心理问题可能较多，因此本研究专门对其进行了分析。本文的237项研究中有64篇是专门针对大一新生的测查，而那些针对各年级测查的子研究中也包括了42项大一的样本，即本研究共有关于大一新生的研究106篇，其具体分布情况如表2所示，自1988年至2010年以来，除1989年外，每年至少1篇，平均4篇以上。依据样本量进行加权之后，年代与大一新生SCL-90各因子均值的相关如表6所示：强迫、焦虑、恐怖因子与年代相关不显著，其余6个因子与年代之间的相关为-0.20至-0.42，年代可以解释这6个因子4%至18%的变异。

为了与大一新生的结果进行对比，我们对非大一学生的数据也进行了分析，共入选1988年至2010年的研究115篇，其中，大二的学生样本40篇，大三的41篇，大四的34篇（见表2）。由表6可知，在非大一学生上，年代SCL-90各因子均值相关非常显著（-0.52至-0.77），控制样本量之后，年代可以解释九个因子27%至59%的变异。结合总研究的结果可推知，SCL-90各因子均值随年代的变异主要是由非大一学生引起的，大一新生20多年来基本保持稳定，尤其是强迫、恐怖和焦虑因子。此外，由于大一和非大一学生的样本不对等，本研究未对两个群体20多年来心理健康水平的整体年级差异情况进行分析。

3.3 重点和普通大学学生心理健康随年代的变化

表6 大一与非大一学生SCL-90各因子均值与年代的相关

因子	大一 β	大一 R^2	非大一 β	非大一 R^2
躯体化	-0.27**	0.07	-0.63***	0.40
强迫	-0.12	0.02	-0.64***	0.41
人际关系	-0.32**	0.10	-0.70***	0.49
抑郁	-0.37***	0.14	-0.77***	0.59
焦虑	-0.12	0.01	-0.61***	0.38
敌对	-0.33**	0.11	-0.67***	0.45
恐怖	-0.04	0.00	-0.52***	0.27
偏执	-0.42***	0.18	-0.77***	0.59
精神病	-0.20*	0.04	-0.61***	0.37

注：* $p<0.05$；** $p<0.01$；*** $p<0.001$。

我国大学由于国家支持力度的不同，有重点和非重点大学之分。当前重点大学一般指"211工程"所包含的107所高校。本文237项研究中，明确指出为重点大学的研究有32篇，普通大学的研究有97篇，具体分布情况见表2。为了探讨不同类型大学学生心理健康随年代的变化，本研究分别对重点和普通大学学生SCL-90均值与年代进行了相关分析。由表7可知，控制样本量之后，重点大学学生SCL-90各因子均值与年代之间相关均非常显著（ps<0.01），年代可以解释其变异的30%—62%；而普通大学生强迫、恐怖均值与年代相关不显著，年代可以解释其余7个因子5%—37%的变异，要小于年代对重点大学学生的解释率。结合总体被试结果可推知，SCL-90各因子均值随年代的变异主要是由重点大学学生引起的，普通大学学生的心理健康水平25年来虽然上升，但幅度不如重点大学明显，尤其在强迫、恐怖因子上。由于重点和普通大学的样本不对等，本部分亦未对两个群体20多年来心理健康水平的整体差异情况进行分析。

表7 重点与普通大学学生SCL-90各因子均值与年代的相关

因子	重点大学 β	重点大学 R^2	普通大学 β	普通大学 R^2
躯体化	-0.55**	0.30	-0.37***	0.12
强迫	-0.72***	0.52	-0.20	0.04
人际关系	-0.79***	0.62	-0.56***	0.31
抑郁	-0.64***	0.41	-0.53***	0.28
焦虑	-0.58***	0.34	-0.22*	0.05
敌对	-0.59***	0.35	-0.51***	0.26
恐怖	-0.62***	0.38	-0.17	0.03
偏执	-0.72***	0.51	-0.61***	0.37
精神病	-0.70***	0.49	-0.41***	0.17

注：* $p<0.05$；** $p<0.01$；*** $p<0.001$。

3.4 男女大学生心理健康随年代的变化

为了探讨男女大学生的心理健康水平是否具有相同的变化模式，需要对他们与年代之间的关系分别做分析。全文237项研究，一共有112篇报告了男女生的分数，1988—2005年间，除1989年外，每年平均4篇以上（详见表2）。不同性别大学生SCL-90各因子得分与年代之间相关分析表明（表8），控制样本量之后，年代可以解释男生9个因子5%—44%的变异，解释女生1%—27%的变异；而且在各因子上年代对男生的解释率均高于女生。

我国上述结果说明，自1986年至2010年以来，相比女生，男生SCL-90各因子随年代的变化更明显。为了更详细地量化不同性别的大学生SCL-90各因子随年代变化的大小，如前文所述，可以效果量d和变化率来表示。我们分别对SCL-90 9个因子与年代之间的散点图进行了分析，发现不论男生还是女生，SCL-90各因子与年代之间均呈线性的负相关关系。因此，可以通过以SCL-90各因子为因变量、以年代为自变量的回归方程分别求出男女生随年代变化的效果量d，以及变化率。

表8 不同性别大学生SCL-90各因子均值与年代的相关

因子	男生 β	男生 R^2	女生 β	女生 R^2
躯体化	-0.47***	0.22	-0.28**	0.08
强迫	-0.48***	0.23	-0.21*	0.05
人际关系	-0.56***	0.32	-0.46***	0.21
抑郁	-0.61***	0.38	-0.43***	0.19
焦虑	-0.45***	0.20	-0.20**	0.04
敌对	-0.62***	0.39	-0.31**	0.09
恐怖	-0.23*	0.05	-0.10	0.01
偏执	-0.66***	0.44	-0.52***	0.27
精神病	-0.49***	0.24	-0.31**	0.09

注：* $p<0.05$；** $p<0.01$；*** $p<0.001$。

表9显示了依据上述总研究中的回归方程及公式3、公式4计算的男生和女生SCL-90各因子均值随年代的变化量。对男生来说，SCL-90 9个因子20多年来下降了0.22至0.95个标准差，其中人际关系、抑郁、敌对和偏执得分分别下降了10%、13%、15%和18%。对女生来说，20多年来SCL-90各因子下降了0.10至0.66个标准差，变化比较缓慢，所有因子得分的变化率均小于10%。

表9 不同性别大学生SCL-90因子随年代的变化

因子	男生 $M_{变化}$	男生 SD	男生 d	男生 r^2	女生 $M_{变化}$	女生 SD	女生 d	女生 r^2
躯体化	-0.24	0.44	-0.54	0.07	-0.14	0.44	-0.32	0.03
强迫	-0.31	0.59	-0.53	0.07	-0.14	0.57	-0.25	0.02
人际关系	-0.41	0.60	-0.68	0.10	-0.31	0.59	-0.53	0.07
抑郁	-0.43	0.55	-0.79	0.13	-0.31	0.58	-0.54	0.07
焦虑	-0.24	0.50	-0.48	0.05	-0.12	0.52	-0.23	0.01
敌对	-0.48	0.58	-0.83	0.15	-0.19	0.55	-0.35	0.03
恐怖	-0.10	0.44	-0.22	0.01	-0.05	0.48	-0.10	0.00
偏执	-0.53	0.56	-0.95	0.18	-0.36	0.54	-0.66	0.10
精神病	-0.29	0.49	-0.59	0.08	-0.17	0.47	-0.36	0.03

虽然男生SCL-90各因子随年代的变化更显著，但实际上25年来男女生的平均分谁更高呢？为解决此问题，我们按照普通元分析的思路、计算了平均效果量$\bar{d}$，其公式如下：

$$\bar{d}=\sum W_i d_i / \sum W_i \qquad W_i = 2N_i / (8+d_i^2)$$

$$d = \frac{M_女 - M_男}{SD} \qquad （公式5）$$

上述公式中的N_i为各研究的总样本量，W_i为各研究的权数，当实验组和控制组的样本容量大于10、效果量小于1.15时，该加权方法非常精确和有效。公式5中联合标准差SD的求法与公式4不同，其采用了普通元分析中所应用的实验组和对照组的公式：SD =

$\sqrt{(n_e-1)S_e^2+(n_c-1)S_c^2/(n_e+n_c-2)}$。在本公式中以女生作为实验组,男生作为控制组。其中 n_e 和 S_e^2 分别为各研究中女生的样本量及方差, n_c 和 S_c^2 分别为各研究中男生的样本量和方差。

由表 10 可知,在 SCL-90 9 个因子上,除敌对和偏执因子上男生大于女生外,其余 7 个因子上均是女生大于男生。依据 Cohen(1988,1992)的标准,9 个因子中除恐怖属于小效应外,其余 8 个效果量均小于小效应。

表 10 男女大学生 SCL-90 得分差异的平均效果量

因子	躯体化	强迫	人际关系	抑郁	焦虑	敌对	恐怖	偏执	精神病
$\bar{d}$	0.05	0.03	0.07	0.16	0.12	-0.05	0.24	-0.01	0.01

3.5 来自城市与农村的大学生心理健康随年代的变化

以往有关大学生心理健康的调查,很多(黎文静,2009;赵卿、田昀,2009)都对比了来自农村和城市大学生心理健康的差异,我们也对此进行了专门分析。本文分析的 237 项研究中,有 30 篇文献报告了来自城市和农村大学生的得分,1993 年至 2009 年以来至少每年都有 1 篇文献(见表 2)。

表 11 提供了不同生源大学生心理健康得分与年代之间的相关。由表 11 可知,虽然农村和城市大学生的 SCL-90 得分与年代之间均存在显著相关,年代可以解释各因子 13%—58% 的差异,但是,在躯体化、抑郁、敌对、恐怖、偏执因子上,农村生源学生年代的解释率更高,而在强迫、人际关系、焦虑、精神病因子上,城市学生年代的解释率更高。

表 11 不同生源地大学生 SCL-90 各因子均值与年代的相关

因子	城市 β	城市 R^2	农村 β	农村 R^2
躯体化	-0.59**	0.35	-0.61***	0.37
强迫	-0.69***	0.48	-0.63***	0.39
人际关系	-0.73***	0.54	-0.69***	0.48
抑郁	-0.66***	0.43	-0.67***	0.45
焦虑	-0.62***	0.38	-0.59**	0.35
敌对	-0.67***	0.45	-0.69***	0.48
恐怖	-0.36*	0.13	-0.42*	0.17
偏执	-0.76***	0.57	-0.76***	0.58
精神病	-0.59***	0.35	-0.59***	0.34

注:* $p<0.05$;** $p<0.01$;*** $p<0.001$。

为了更详细地量化不同生源的大学生 SCL-90 各因子随年代的变化量,依据上述做法,利用年代和各因子的回归方程计算了效果量 d 和变化率 r^2。结果表明,除偏执因子上农村和城市的学生随年代的变化率相等,恐怖因子上农村学生大于城市学生外,SCL-90 其余的 7 个因子上，城市学生 20 多年来随年代的变化量及解释率均略高于农村学生（见表 12）。

表 12 不同生源大学生 SCL-90 因子随年代的变化

因子	男生 $M_{变化}$	SD	d	r^2	女生 $M_{变化}$	SD	d	r^2
躯体化	-0.36	0.43	-0.84	0.15	-0.36	0.46	-0.79	0.14
强迫	-0.55	0.58	-0.95	0.18	-0.46	0.60	-0.76	0.13
人际关系	-0.60	0.58	-1.03	0.21	-0.55	0.60	-0.92	0.17
抑郁	-0.55	0.56	-0.98	0.19	-0.55	0.58	-0.95	0.18
焦虑	-0.43	0.50	-0.86	0.16	-0.38	0.51	-0.75	0.12
敌对	-0.60	0.56	-1.07	0.22	-0.60	0.58	-1.04	0.21
恐怖	-0.14	0.45	-0.32	0.02	-0.17	0.48	-0.35	0.03
偏执	-0.70	0.56	-1.25	0.28	-0.70	0.57	-1.23	0.28
精神病	-0.38	0.47	-0.82	0.14	-0.38	0.50	-0.77	0.13

除了描述来自城市和农村学生心理健康随年代的变化，本研究还以农村学生 SCL-90 得分的均值为实验组，以城市学生的为对照组，采用公式 5 对不同生源地学生的 SCL-90 各因子效果量进行了分析。

由表 13 可知，在 SCL-90 9 个因子上，农村学生的得分均高于城市学生，从平均效果量来看，强迫、人际关系、抑郁、焦虑和精神病因子上这种差异更为显著。依据 Cohen（1988，1992）的标准，9 个因子均未达到小效应。

表 13 城市和农村大学生 SCL-90 得分差异的平均效果量

因子	躯体化	强迫	人际关系	抑郁	焦虑	敌对	恐怖	偏执	精神病
$\bar{d}$	0.06	0.14	0.20	0.14	0.11	0.06	0.10	0.06	0.15

4. 讨论

4.1 25 年来大学生心理健康水平在提高

本研究采用横断历史研究这种特殊的元分析发现，25 年来我国大学生的整体心理健康水平在上升。具体说，SCL-90 所测得的九类心理问题均值与年代之间皆有显著负相关，这期间各类心理问题得分减少了 0.16 至 0.78 个标准差，尤以偏执、人际关系、抑郁、敌对四类问题得分减少幅度最大。这与以往部分研究结果相一致。例如，有研究表明大学生总体心理状况良好，且人际关系、偏执、抑郁、敌对 4 个因子表现更明显（曹莹、赵鹏，2009；火焰等，2008；肖圣龙、孟秀红，2001；赵卿、田昀，2009）。

然而，这一结果似乎与社会舆论及某些研究者（焦玲艳等，2007；黎文静，2009；尤方华、林静，2006）认为的大学生心理问题增多的看法不一致。这主要是因为当前 SCL-90 通常作为常模参照测验使用，且大多数研究都采用 1986 年正常人（或青年组）的分数作为常模。本文分析的 237 项研究中，有一半以上的研究采用了 1986 年的常模，而由表 1 可知，1986 年正常人常模的得分很低，1990 年大学生的 SCL-90 各因子得分已高出正常人 0.03—0.46 分，即使 20 世纪 90 年代用它作为常模也已不合适。由表 1 可知，虽然近年来的常模得分高于 1986 年常模，但是与 1990 年的常模相比，得分还是在下降的。本研究所采用的横断历史研究法不需要将研究结果与常模进行比较，只是客观地描述心理健康各因子的均值与年代之间的关系，因而结果是客观的，也能展现出时代的变迁在大学生这一群体中的烙印。这也侧面启示今后 SCL-90 量表在实际应用中要选择恰当的、近期的常模。

大学生心理健康水平的提高可能有如下主要原因：第一，国家对心理健康问题的重视及相应政策措施的出台和落实。2001 年教育部颁布《关于加强普通高等学校大学生心理健康教育工作的意见》，文件明确提出"要重视开展大学生心理辅导或咨询工作""要加强高等学校大学生心理健康教育工作队伍建设"。在该文件以及此后一系列类似政策的推动下，各大高校开始重视学生的心理健康问题，不仅创建了学生心理档案、设立了心理咨询中心为学生提供心理健康指导与服务，还开设了面向全体学生的心理健康课程并加强了教师队伍培训。总之，21 世纪以来的这一系列政策和举措的落实，有效提高了大学生心理健康的整体水平，这可以由图 3 证明，从图中可以看出自 2001 年以后 SCL-90 各因子均值的下降变得明显。第二，这或许与高等教育质量的整体提升有关。随着国家整体经济实力的上升，高校投入增加，办学条件、师资力量都在改善。特别是"985""211"工程的实施，大大加快了重点高校的建设步伐。本研究中发现，"211"工程系列的重点大学学生心理健康水平提高速度快于其他大学，似乎也能说明高等教育质量提升的影响，此外非重点高校的质量本身也在提升。高等教育发展有其自身的累积过程，自从恢复高考以来，随着每所大学办学历史的增长，办学质量会不断累积而提升，这为学生心理健康创造了良好的背景。

4.2 不同群体大学生心理健康水平变迁轨迹的差异

虽然整体上大学生心理健康水平在逐年提高，本研究却发现不同大学生群体随年代的变化模式是存在差异的，25 年来大学生中优势群体的心理健康水平改善明显，劣势群体的心理健康水平改善缓慢，并持续处于劣势地位。

首先，历年来大学生心理健康的改善主要体现在大一以后的年级。虽然以往研究（王河，2005；肖圣龙、孟秀，2001）已证实大一新生的心理健康水平低于非大一学生，本研究却发现大学生心理健康的变迁主要是体现在非大一学生上，大一新生的心理健康水平 25 年来几乎没有变化。也就是说，经过几年的大学教育，学生们的心理健康水平在改善，而且随着大学教育质量的提升，这种改善的速度在加快。其中，心理健康教育工作的作用随着年级增高，而不断体现出来。目前，大多数高校都注重大一新生的心理健康问题，有条件的高校在大学生入学之初便进行心理健康筛查、建立心理档案，日后会逐渐开展针对性的辅导工作；此外，大部分高校面向全体学生的心理健康课程都是在大一、大二开展的。然而，这些一般性的心理健康教育和个别化的辅导工作，其成效却要"延时"体现在高年级学生身上。

其次，相比非重点大学，历年来重点大学学生的心理健康水平有更为明显的改善。本研究发现，与普通大学相比，20 多年来重点大学（"211"系列的大学）学生心理健康水平提高更明显。如上所述，这主要得益于国家对重点大学的倾斜政策。随着 1993 年《中国教育改革和发展纲要》出台，国家"211 工程"正式启动，中央和地方集中各方面力量建设了百余所重点大学；1998 年国家又启动了"985 工程"，在更小范围内重点投入建设一批一流重点大学。这种建设的成效之一或许就是重点大学学生心理健康水平有了更为明显的改善。

再次，男生与女生心理健康的变迁有不同的轨迹。本研究表明，并且以往研究（张智勇、罗珊红，1998；赵卿、田昀，2009）也发现，SCL-90各因子中除"敌对"和"偏执"外的其他因子得分，女生均高于男生，但是25年来大学生心理健康水平改善较明显的却是男生。这或许与男生比女生在就业中逐渐增加的竞争优势有关系，很多学者都指出了这种就业的性别差异（李芬，2007），而且整个社会也似乎比以往更加强化了男性的支配地位（周群英、周文莲，2006）。

最后，城市生源大学生心理健康水平不仅略高于农村，而且大体在以稍快的速度提高。本研究发现而且以往研究（符永川、张社争、石梅、武海明，2008；黎文静，2009）也证实，城市学生心理健康水平整体上高于农村学生，更为重要的是，本研究还表明25年来城市大学生心理健康水平提高的幅度略高于农村学生。也就是说，在心理健康水平上，农村大学生与城市大学生相比不仅存在一些差距（虽然差距不太显著），而且这种差距似乎在扩大。不过，关于城乡差异的这些结论不够稳健，还有待进一步探讨。

4.3 重新审视大学的作用

我们的横断历史研究表明，25年来我国大学生心理健康水平在改善。然而，针对中学生的一系列横断历史研究（辛自强、池丽萍，2008b；辛自强、张梅，2009；Xin et al., 2010）却表明，在过去的一二十年里，中学生的心理健康水平在下降：一方面那些消极的心理特征或指标，如心理问题、焦虑、抑郁缓慢增多，另一方面那些积极的心理特征或指标，如自尊水平等在下降。例如，同样用SCL-90所测的中学生的各种心理问题得分在1992—2005年间不断增加，也即心理健康水平在缓慢下降；而且这一结果与社会变迁不无联系，至少可以由历年负面社会指标（如离婚率、犯罪率、失业率、基尼系数等）的变化加以预测。也就是说，当社会问题增加时，中学生的心理健康水平就随之下降（辛自强、张梅，2009）。在同样的社会变迁背景下，为什么大学生和中学生的心理健康水平有不同的变迁轨迹呢？

根据布朗芬布伦纳（Bronfenbrenner，1979）的生态系统理论，学校是个体发展环境系统中的微观系统之一，是大学生直接面对或接触的环境，它在个体的发展中起到过滤器的作用。毫无疑问，中学生和大学生都应该受到社会大环境的影响，而且社会大环境对个体的作用会体现在时间进程中：个体的出生时间决定了其在某个人生阶段（如中学、大学）可能经历的特定社会环境，这也是横断历史研究（如Twenge, 2000; Twenge & Campbell, 2001; Twenge & Foster, 2010）一直关注出生组（birthcohort）效应或年代效应的原因。在这种研究中，所说的出版年代或数据收集年代效应，其本质在于不同年代的研究测量了不同出生组的人。本研究探讨了25年来不同时期大学生的心理健康变迁，这种变迁应该折射不同出生组的大学生所经历的社会变迁。如果中学生心理健康水平可能随着社会问题的增多而下滑，为什么大学生却在改善？其原因应该在于大学作为微观系统的保护作用。个体生存于一个分层的系统背景下，微观系统会发挥类似于"棱镜"的作用，"折射"社会大环境对个体的影响（辛自强、池丽萍，2008b）。一个良好的微观系统可以保护个体免受大环境的不良影响。

中学与大学一样是个体成长的微观系统，然而，二者与社会大环境的关系可能不同。每一所中学都是镶嵌在"当地的"社会大环境中的，当地的经济状况、地理条件、社会运行特征很大程度上左右着一所中学的质量和特点。例如，一所贫穷地区的中学与一所富裕地区的中学，或者一所农村中学与一所城市中学，其教育质量应该是直接与当地经济水平相对应的。然而，大学主要是由国家或省一级政府投资建设的，所在地基本上是大城市，大学的发展是直接由国家的高等教育政策决定的。所有这些，都让大学这个"象牙塔"有了对负面社会问题的某种超越性，国家对高等教育的重视，直接导致了教育质量的不断提升，对高校心理健康教育工作的重视能直接改善学生的心理健康状况。或许在入学之前，每个学生还更多地受到其出生地或者求学地差异的影响，然而，进入大学之后，这种差异可能部分地被"抹平了"，决定结果的不再是之前环境的差异，而是其大学环境。大学作为一个特殊的微环境，为许多原先处于社会经济地位劣势的青少年提供了改变命运的机会，让他们与原先处于优势地位的青少年站在了同一条起跑线上。大学可以改变其他系统对个体作用的方向，使个体的发展更加依赖于大学环境本身。

本研究的结果能够支持我们关于大学环境这一微观系统对学生心理健康具有保护作用的观点。首先，本研究表明重点大学比非重点大学更有利于学生心理健康水平的改善，这就直接体现了大学环境质量的影响。其次，关于心理健康变迁年级差异的结果提供了更强有力的证明。本研究表明，过去 20 多年里大学生心理健康的改善主要归结为大一以后的高年级学生，而不是大一新生。结合以往文献，能更好地理解这一结果的含义：中学生的心理健康水平是在逐渐下滑的（辛自强、张梅，2009），而大一学生的心理健康历年来大致稳定（体现了大一作为中学向大学的过渡期的特点），但是大一以后的高年级学生 25 年来心理健康明显改善。前后对比，在中学生心理健康水平逐年下滑的背景下，大学生心理健康的改善只能归结为大学环境对心理健康的保护作用，而且这种作用的体现是"需要时间的"——对于大一新生而言，大学教育和校园环境的作用还未能体现，等至大二及更高年级方能显现其积极作用。

然而，大学的保护作用只是"部分地"抹平了入学前的差异，那些先赋性因素（如性别、生源地）的影响依然可能存在。在性别上男性是优势群体，在生源地上，城市生源大学生是优势群体。本研究表明，这些优势群体的心理健康水平不仅高于非优势群体，而且这种优势在扩大。或许，上大学是劣势群体成员向上流动的根本机制，然而，大学不能屏蔽掉所有的不利因素的影响。目前，家庭背景（如父母社会经济地位）对高等教育机会获得的影响已经日益突出。我们现在还无法完全确定，大学对学生心理健康的这种保护作用，是因为大学真的具有保护作用，还是因为大学保护了那些优势群体学生的结果——不是因为大学的积极作用，而是因为大学招收的学生本来就是社会中的优势群体，其心理健康状况本来就好。对这些问题，值得进一步研究。

这里可以总结评论的是：大学或许保护了学生的心理健康，高等教育质量（特别是心理健康教育）的提升导致 25 年来中国大学生心理健康状况的改善。在这方面，高校心理健康教育工作者功不可没，今后应该继续加强这支队伍的工作。然而，大学的这种保护作用，更多体现在了优势群体身上，如重点大学的、来自城市的、男性大学生相比其他群体心理健康有更为明显的提高。基于大学对个体心理健康发展的重要性，国家应继续重视高等教育、重视高校心理健康。不仅要保证青少年有公平的机会接受高等教育，而且要创造条件让其在校期间心理能够健康发展。同时，在高校心理健康工作的具体实施过程中应重点提高处于相对劣势地位大学生的心理健康水平,如非重点大学的学生、女生和来自农村的学生,缩小其与优势群体的差距。

5. 结论

本研究对 1986 年至 2010 年间 237 项采用 90 项症状自评量表(SCL-90)的研究报告(共考察了 30 多万名大学生心理问题的 9 个因子)进行的横断历史的元分析表明:

(1) SCL-90 各因子均值与年代之间均呈负相关,年代可以解释 9 个因子 4% 至 36% 的变异;25 年来 9 个因子均值下降了 1% 至 13%(0.16 至 0.78 个标准差),其中偏执、人际关系、抑郁、敌对因子变化较明显。这说明 25 年来大学生的心理问题逐渐减少,即大学生心理健康的整体水平逐步提高。

(2) 年代对与其相关的大一新生的 6 个因子的解释率低于非大一学生的 9 个因子,表明 25 年来大学生心理健康的改善主要由非大一学生引起。

(3) 年代对与其相关的非重点大学学生的 7 个因子的解释率低于重点大学,这表明较之非重点大学,重点大学的学生 25 年来心理健康有了更明显的提高。

(4) 虽然除敌对和偏执因子外,男生 SCL-90 的 7 个因子的均值均小于女生,但 25 年来其各因子均值随年代的变化却大于女生,即男生的心理健康水平的改善速度高于女生。

(5) 虽然整体上城市生源大学生 SCL-90 各因子均值均略小于农村生源大学生,但 25 年来城市生源大学生 SCL-90 量表中有 7 个因子下降的比率略微高于农村生源大学生,这表明较之农村生源,城市生源的大学生的心理健康水平和改善速度均略高。

参考文献

[1] Bronfenbrenner, U. (1979). *The ecology of human development: Experiments by nature and design.* Cambridge MA: Harvard University Press.

Cao, Y., & Zhao, P. (2009). Investigation and analysis of college students' mental health. *Chinese Community Doctors*, 10 (21), 231-232.

[2] 曹莹, 赵鹏. (2009). 大学生心理健康调查与分析. 中国社区医师(医学专业半月刊), 10 (21), 231-232。

[3] Cohen, J. (1988). *Statistical power analysis for the behavioral sciences* (2nd Ed.). New York: Academic Press.

[4] Cohen, J. (1992). Statistical power analysis. *Current Directions in Psychological Science*, 1 (3), 98-101.

[5] Derogatis, L. R., Lipman, R. S., & Covi, L. (1973). SCL-90: An outpatient psychiatric rating scale-preliminary report. *Psychopharmacology Bulletin*, 9, 13-28.

[6] Fu, Y. C., Zhang, S. Z., Shi, M., & Wu, H. M. (2008). Ananalysis of the measurement of SCL-90 on freshmen of Yanan University in 2007. *Journal of Yanan University (Medical Science Edition)*, 6 (4), 1-3.

[7] 符永川, 张社争, 石梅, 武海明. (2008). 延安大学 2007 级新生 SCL-90 评定结果分析. 延安大学学报(医学科学版), 6 (4), 1-3。

[8] Glass, G. V. (1976). Primary, secondary, and meta-analysis of research. *Education Research*, 6 (5), 3-8.

[9] Hu, Q. X., & Yi, J. F. (1999). *Psychosocial problems of contemporary college students and their countermeasures.* Nanchang: Jiangxi People's Publishing House.

[10] 胡启先, 易法建. (1999). 当代大学生社会心理问题及其对策. 南昌: 江西人民出版社。

[11] Huang, Y.P., & Li, L. (2009). SCL-90 as measurement of mental health in college students: A meta-analysis.

Chinese Mental Health Journal, 23(5), 366-371.

[12] 黄艳苹, 李玲. (2009). 用症状自评量表 (SCL-90) 评估中国大学生心理健康状况的 Meta 分析. 中国心理卫生杂志, 23 (5), 366-371。

[13] Huo, Y., Li, X.Q., & He, D.C. (2008). Investigation and analysis of college students' mental health status. *Medical Journal of Chinese People's Health*, 20(23), 2841-2843.

[14] 火焰, 李小琦, 贺定翠. (2008). 大学学生心理健康状况调查分析. 中国民康医学, 20 (23), 2841-2843。

[15] Ji, J.L., Xia, Z. Y., & Xu, J. M. (1990). SCL-90 assessment comparison among various professional college students. *Chinese Mental Health Journal*, 4(3), 123-127.

[16] 季建林, 夏镇夷, 徐俊冕. (1990). 不同专业大学生 SCL-90 评定结果分析. 中国心理卫生杂志, 4 (3), 123-127。

[17] Ji, X. Y., Mao, P. H., & Lei, X. (2005). Test and analysis of psychological health of the freshmen in Wenzhou University. *Journal of Wenzhou University*, 18(5), 51-55.

[18] 嵇小怡, 毛华配, 雷霞. (2005). 高校新生心理健康检测与分析——以温州大学为例. 温州大学学报, 18 (5), 51-55。

[19] Jiao, L. Y., Zhang, H. W., & Chen, J. W. (2007). Analysis of mental health status and personality of medical college students. *China Journal of Health Psychology*, 15(3), 231-234.

[20] 焦玲艳, 张华伟, 陈景武. (2007). 医科大学生的心理健康状况和个性特征分析. 中国健康心理学杂志, 15 (3), 231-234。

[21] Jin, H., Wu, W. Y., & Zhang, M. Y. (1986). Norm of symptom checklist (SCL-90) in normal Chinese. *Chinese Journal of Nervous and Mental Diseases*, 12(5), 260-263.

[22] 金华, 吴文源, 张明园. (1986). 中国正常人 SCL-90 评定结果的初步分析. 中国神经精神疾病杂志, 12 (5), 260-263。

[23] Li, F. (2007). Analysis of exclusion from the labor market in the course of graduate students' employment: A social gender perspective. *Contemporary Youth Research*, (5), 59-63.

[24] 李芬. (2007). 大学生就业中的劳动力市场排斥——社会性别视角的探讨. 当代青年研究, (5), 59-63。

[25] Li, W.J. (2009). Survey of mental health of college students and countermeasures. *Health Medicine Research and Practice*, 6(2), 9-11.

[26] 黎文静. (2009). 大学生心理健康水平调查及对策研究. 保健医学研究与实践, 6 (2), 9-11。

[27] Luo, G. Z., Feng, J. P., & Sun, L. Q. (2007). Meta-analytic review on the studies of personality characteristic in middle school boys and girls. *Journal of China Women's University*, 19(1), 19-22.

[28] 罗国忠, 冯江平, 孙乐芩. (2007). 中学男女生人格比较研究的元分析. 中华女子学院学报, 19 (1), 19-22。

[29] Mao, L. F., & Zheng, Q.Q. (2005). The characteristics, methods of meta-analysis and its applications. *Chinese Journal of Applied Psychology*, 11(4), 354-359.

[30] 毛良斌, 郑全全. (2005). 元分析的特点、方法及其应用的现状分析. 应用心理学, 11 (4), 354-359。

[31] Sun, W. W., & Wei, G. D. (2010). Investigate and analysis of 2007-2009 session of undergraduate's mental health status. *Popular Literature*, (8), 195-196.

[32] 孙文文, 魏广东. (2010). 2007—2009 年本科毕业生心理健康状况研究与分析. 大众文艺 (学术版), (8), 195-196。

[33] Tang, Q. P., Cheng, Z. H., Yuan, A. H., Deng, Y. L. (1999). The use and reanalysis of SCL-90 in China. *Chinese Journal of Clinical Psychology*, 7(1), 16-20.

[34] 唐秋萍, 程灶火, 袁爱华, 邓云龙. (1999). SCL-90 在中国的应用与分析. 中国临床心理学杂志, 7

(1), 16-20。

[35] Twenge, J. M. (1997a). Attitudes toward women, 1970-1995: A meta-analysis. *Psychology of Women Quarterly*, 21(1), 35-51.

[36] Twenge, J. M. (1997b). Changes in masculine and feminine traits over time: A meta-analysis. *Sex Roles*, 36(5), 305-325。

[37] Twenge, J. M. (2000). The age of anxiety? The birth cohort change in anxiety and neuroticism, 1952-1993. *Journal of Personality and Social Psychology*, 79(6), 1007-1021.

[38] Twenge, J. M. (2011). The duality of individualism: Attitudes toward women, generation me, and the method of cross-temporal meta-analysis. *Psychology of Women Quarterly*, 35(1), 193-196.

[39] Twenge, J.M., & Campbell, W. K. (2001). Age and birth cohort differences in self-esteem: A cross-temporal meta-analysis. *Personality and Social Psychology Review*, 5, 321-344.

[40] Twenge, J. M., & Foster, J. D. (2010). Birth cohort increases in narcissistic personality traits among American college students, 1982-2009. *Social Psychological and Personality Science*, 1, 99-106.

[41] Twenge, J. M., & Im, C. (2007). Changes in the need for social approval, 1958-2001. *Journal of Research in Personality*, 41(1), 171-189.

[42] Twenge, J. M., Zhang, L. Q., & Im, C. (2004). It's beyond my control: A cross-temporal meta-analysis of increasing externality in locus of control, 1960-2002. *Personality and Social Psychology Review*, 8(3), 308-319.

[43] Wang, A. H., Sun, C, S., Xu, D. Z., & Liu, Y. (1999). Follow up study on mental health status of students in military university. *Journal of Preventive Medicine of Chinese People's Liberation Army*, 17(3), 172-175.

[44] 王安辉, 孙长生, 徐德忠, 李良寿, 刘媛. (1999). 军校学员心理健康状况的随访研究. 解放军预防医学杂志, 17(3), 172-175。

[45] Wang, H. (2005). Mental health status and adjustment countermeasures of one engineering university's college students. *Chinese Journal of School Health*, 26(7), 583-584.

[46] 王河. (2005). 某工科院校大学生心理健康状况及调适对策. 中国学校卫生, 26(7), 583-584。

[47] Wang, X.D., Wang, X. L., & Ma, H. (1999). *Handbook of mental health assessment*. Beijing: Chinese Mental Health Journal Press.

[48] 汪向东, 王希林, 马弘. (1999). 心理卫生评定量表手册. 北京: 中国心理卫生杂志社。

[49] Wang, Z.Y. (1984). The Symptom Checklist 90 (SCL-90). *Shanghai Archives of Psychiatry*, 2, 68-70。

[50] 王征宇. (1984). 症状自评量表 (SCL-90). 上海精神医学, 2, 68-70。

[51] Xiao, S. L., & Meng, X. H. (2001). A comparative analysis of mental health status of the medical students in different learning stages. *Chinese Journal of School Health*, 22(3), 209-210.

[52] 肖圣龙, 孟秀红. (2001). 不同时期医学生心理健康状态的对比分析. 中国学校卫生, 22(3), 209-210。

[53] Xin, Z. Q., & Chi, L. P. (2008a). Cross-temporal meta-analysis: Linking social change to psychological development. *Journal of East China Normal University (Educational Sciences)*, 26(2), 44-51.

[54] 辛自强, 池丽萍. (2008a). 横断历史研究: 以元分析考察社会变迁中的心理发展. 华东师范大学学报: 教育科学版, 26(2), 44-51。

[55] Xin, Z. Q., & Chi, L. P. (2008b). *Adolescents in the social change*. Beijing: Beijing Normal University Press.

[56] 辛自强, 池丽萍. (2008b). 社会变迁中的青少年. 北京: 北京师范大学出版社。

[57] Xin, Z.Q., Zhang, L., & Liu, D. (2010). Birth cohort changes of Chinese adolescents' anxiety: A cross-temporal meta-analysis. *Personality and Individual Differences*, 48, 208-212.

[58] Xin, Z.Q, & Zhang, M. (2009). Changes in Chinese middle school students' mental health (1992-2005): A cross-temporal meta-analysis. *Acta Psychologica Sinica*, 41(1), 69-78.

[59] 辛自强，张梅.（2009）.1992年以来中学生心理健康的变迁：一项横断历史研究.心理学报，41（1），69-78。

[60] Yin,B.J., Liu, C. L., Liu, B. X., & Rong, M. C.（1998）.The test result report of college students' mental health status in 1996. *Songliao Journal（Natural Science Edition）*, 19(2), 61-64.

[61] 殷炳江，刘春蕾，刘宝祥，荣茂昌.（1998）.96级大学生心理健康状况检测结果的报告.松辽学刊（自然科学版），19（2），61-64。

[62] You,F.H., & Lin, J.（2006）.Analysis of results on the survey of mental hygiene of university students. *Journal of Hunan University of Science and Engineering*, 27(10), 234-236.

[63] 尤方华，林静.（2006）.大学生心理卫生状况调查与结果分析.湖南科技学院学报，27（10），234-236。

[64] Zhang,Z. Y., & Luo, S. H.（1998）.Comparative study of SCL-90 in college students. *Chinese Mental Health Journal*, 12(2), 77-78.

[65] 张智勇，罗珊红.（1998）.大学生SCL-90量表测查结果的比较研究.中国心理卫生杂志，12（2），77-78。

[66] Zhao, Q., & Tian, J.（2009）.Investigation into mental health state of Guizhou Normal University students in 2008. *Journal of Guizhou Normal University（Natural Sciences）*, 27(4), 51-56.

[67] 赵卿，田昀.（2009）.2008年度贵州师范大学学生心理健康状况的调查研究.贵州师范大学学报（自然科学版），27（4），51-56。

[68] Zhong, W. S., & Li,L.（2009）.Study on constructing new norms of SCL-90 for national college students. *Chinese Journal of School Doctor*, 23(3), 251-253, 256.

[69] 仲稳山，李露.（2009）.全国大学生SCL-90新常模构建问题研究.中国校医，23（3），251-253，256。

[70] Zhou,A. P.（2010）.Investigation and analysis of college students' mental health status in Gansu province. *Journal of Suzhou Education Institute*, 13(5), 15-17.

[71] 周爱萍.（2010）.甘肃省大学生心理健康状况调查与分析研究.宿州教育学院学报，13（5），15-17。

[72] Zhou,Q. Y., & Zhou, W. L.（2006）.Misplaced premises in criticism of media entertainment. *Journal of China University of Mining & Technology（Social Sciences）*, 8(3), 90-95.

[73] 周群英，周文莲.（2006）.就业性别歧视的文化机制分析.中国矿业大学学报（社会科学版），8（3），90-95。

（注：使用原文参考文献格式）

学生心理健康问题检出率比较：元分析的证据

俞国良[1]、黄潇潇[1]，（1.中国人民大学教育学院），《教育研究》，2023年第6期，第105—121页

2010—2020年，我国处于社会转型期，其社会结构不仅产生了重大转变，思想观念和心理也因此遭受了巨大冲击。[1]特别是对于学生群体而言，他们的自我认知、情感、个性等方面都处在迅速发展但尚未成熟之时，极有可能在社会转型、社会变迁的时代背景下，滋生各种各样的心理健康问题。[2]根据《教育规划纲要》规定，"加强心理健康教育，促进学生身心健康"[3]已成为当前教育发展的重要目标。这意味着，我国大中小学生的心理健康状况已然受到全社会的关注。[4]那么，我国大中小学生群体的心理健康水平究竟如何？2010—2020年这十年间心理健康教育的不断完善，能否缓解或削弱社会转型的负面作用？为了回应上述问题，深

入认识和剖析我国大中小学生的心理健康问题检出率是第一要务。[5]

一、学生心理健康问题检出率

为整体反映我国学生心理健康问题检出率状况，下面分别从学生心理健康问题检出率的研究推进、总体指标、内化问题、外化问题等几方面进行阐述。

（一）研究现状

虽然已有许多研究报告了我国大中小学生心理健康问题的检出率，但结果仍存在显著不足和差异，主要表现在以下三方面。一是检出率数据大小不一。由于研究所针对的区域、被试数量、采样方法、测量工具等方面的差异，检出率有高有低。二是关于心理健康问题的研究还不够全面。目前的大多数研究都集中在对单个心理问题的检出率分析上。即使研究人员试图涵盖更多的心理健康问题，但源于检出工具自身的局限性，他们对心理健康的理解往往缩减至两三个指标，导致心理健康问题的全面性和科学性受到较大质疑。三是有限的解释力度。受时间、资金等限制，多数研究依然采用方便抽样方法，所讨论的影响因素不够精确，使每项研究难以进行互相比较，缺乏一定程度的解释力。这些差异和不足之处不便于准确掌握我国学生心理健康问题的检出率，也很难得出科学的心理健康总体状况结论。为进一步解决我国大中小学生心理健康问题检出率众说纷纭的现实，本研究采用元分析的方法，检索了发表在科学引文检索数据库（Web of Science）核心合集以及知网、硕博论文数据库的2010—2020年文献，共包含了1000余篇文献，大中小学生2905979名。研究不仅分析了我国学生心理健康状况的特征和模式，而且还为日后针对性地开展心理健康问题预防、制定心理健康政策等奠定了较为充足的实证基础。[6]

由于心理健康问题种类繁多，很难完全涵盖所有指标。因此，依据阿肯巴克（Achenbach, A. T.）的精神病理学问题的二分法[7]，我们将心理健康问题分为两类，即反映"过度抑制"的内化问题和代表"抑制不足"的外化问题。这种分类方法仍然被大多数研究人员广泛认可与采纳，具有较强的权威性及参考价值。[8]此外，基于学校教育实践经验，并结合相关文献的积累状况，本研究最终选取了六项心理健康问题，其中焦虑、抑郁、睡眠问题和自杀意念这四类心理健康问题被界定为内化问题，自伤行为和自杀未遂这两类心理健康问题被界定为外化问题。[9]在探索各种心理健康问题检出率共性和差异的同时，更好地刻画和揭露了我国大中小学生的心理健康状况。

（二）学生心理健康问题：六项指标

本研究根据心理健康问题的分类，提取各项原始研究的信息，并采用CMA3.3软件估计检出率以及对调节变量进行检验。结果表明，就学段而言，各个指标均存在显著的学段差异（见图1）。尤为需要警惕的是，除了睡眠问题以外，初中、高中学段各个指标的检出率均位于上游。一方面，初中生和高中生正处在青春期阶段，其生理和激素水平都发生着巨大变化，这种转变一定程度上也影响了他们的心理健康水平；另一方面，也可能与初高中阶段承受着较大升学压力、较重学业负担等相关。[10]

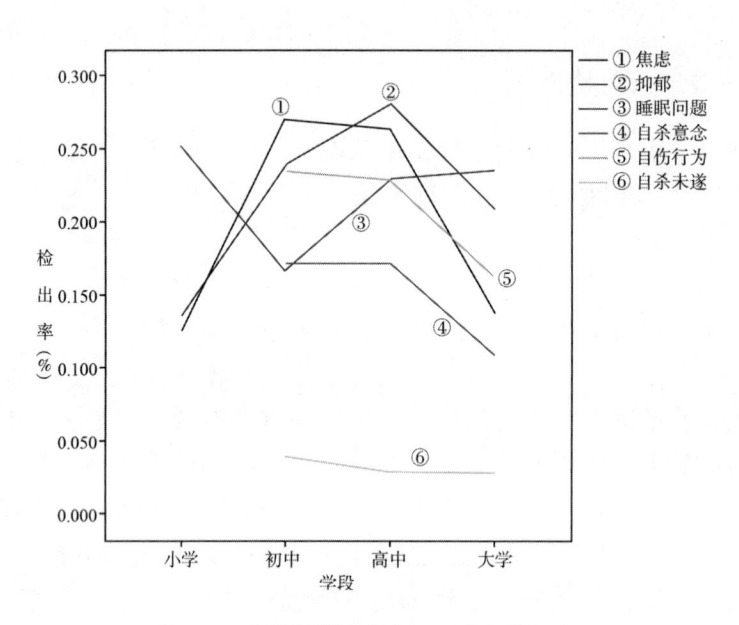

图 1　六项指标检出率在不同学段的折线

就经济区域而言，尽管只有睡眠问题、自杀意念的水平在不同经济区域有着明显差别，但对于西部地区来说，其多项指标的检出率水平均位于上游（见图2）。这表明，西部学生的心理健康状况不容乐观。与其他经济地区相比，西部长久以来经济欠发达，教育资源稀缺，容易出现师资薄弱、专业水平较为低下等现象，[11]使得学生在面对心理健康问题时难以得到及时帮扶，导致不同区域的心理健康问题检出率出现显著差别[12]。

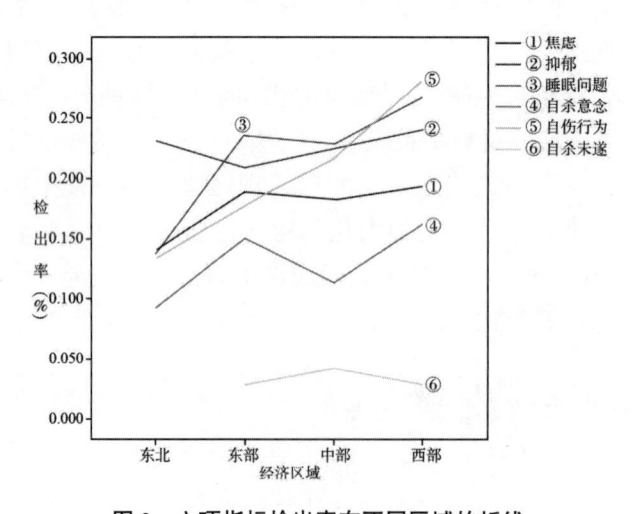

图 2　六项指标检出率在不同区域的折线

就检出工具、检出时间而言，焦虑、抑郁、睡眠问题、自杀意念这四类心理健康问题的检出率，其不同检出工具和时间具有明显差别。这表明，在筛查大中小学生的心理健康问题时，应正确选取评估量表和检出时间。因此，为了达到便于比较心理健康水平的目标，应该开发或修订更多的标准化测量工具，以实现检测标准、检出时间的统一。

就年份而言，过去十年来，焦虑、抑郁和自杀未遂这三类心理健康问题都表现出显著升高趋势。这一结果与其他研究者所得结论较为相似，如有研究为了分析社会或社会变迁对个体心理变量的影响，特采用横断历史元分析，发现1992—2005年中学生的心理问题在缓慢增加，即其心理健康状况稳中有降。[13]这可能是因为社会变迁及智能手机对个体的心理健康状况带来了负面影响，包括负面的社会威胁（如较高的离婚率、犯罪率、失业率）[14]、社会转型中价值观念转变[15]、网络成瘾频发[16]等。因此，尽管自2010年以来，心理健康教育水平得到较大提高，但成效可能并不尽如人意，心理健康教育服务依然任重道远。

（三）学生心理健康问题：内化问题

本研究结合焦虑、抑郁、睡眠问题、自杀意念这四类文献，并采用CMA3.3软件进行检出率元分析及调节效应检验。最终，内化问题共纳入研究文献926篇，包含2244113名大中小学生。全国各地区学生的内化问题检出率由高到低如表1所示。可见，对于内化问题，原始研究几乎涵盖全国所有省份、自治区及直辖市。结果表明，原始研究的检出率在0.2%—85.6%浮动，数据显示，内化问题的总检出率为20.0%。

表1 内化检出率的全国分布

排序	省份/自治区/直辖市	检出率	排序	省份/自治区/直辖市	检出率
1	贵州	34.80%	16	湖北	20.50%
2	天津	30.10%	17	江西	20.40%
3	四川	28.30%	18	宁夏	20.20%
4	青海	26.90%	19	辽宁	19.40%
5	云南	26.30%	20	湖南	19.30%
6	上海	24.30%	21	海南	19.20%
7	广东	24.30%	22	广西	18.50%
8	北京	23.90%	23	河北	17.20%
9	内蒙古	23.20%	24	甘肃	16.90%
10	黑龙江	22.30%	25	山东	16.00%
11	新疆	22.10%	26	福建	15.60%
12	安徽	21.70%	27	浙江	14.70%
13	河南	21.40%	28	山西	13.80%
14	江苏	21.00%	29	陕西	13.20%
15	重庆	20.50%	30	吉林	13.10%

如表2所示，小学生的内化问题检出率为15.3%，初中生内化问题检出率为22.7%，高

中生内化问题检出率为25.6%,大学生内化问题检出率为17.7%。结果表明,学段的调节作用显著。小学、大学的内化问题检出率显著低于初高中阶段,而小学与大学、初中与高中之间的内化问题检出率则没有显著差异。这在一定程度上与不同学业阶段的个体发展任务等因素有关。如初高中生正面临身心发展的关键时期,且其学业压力也较强,因此初高中生内化问题检出率也较高。

经济区域的调节效应显著。西部地区明显高于东北地区,其余地区则均不存在显著差异。这与不同地区的心理健康教育状况、师资力量等有关,如研究发现,西部地区的师资队伍建设、经费投入程度比东部地区更差。[17]年份的调节作用显著（b=0.03,95%,CI=[0.01,0.05]）。结果显示,近十年来我国大中小学生的内化问题随年份增长表现为明显升高态势（见图3）。这可能与社会转型期间竞争压力日益激烈、社会变迁所导致的社会联系削弱,以及智能手机出现等社会文化潮流密切相关。[18]

表2 内化问题检出率的调节效应分析

调节变量	异质性检验 QB	df	p	类别	研究数量	检出率
学段	74.24	3	<0.001	小学	55	0.153
				初中	193	0.227
				高中	189	0.256
				大学	489	0.177
经济区域	9.51	3	0.02	东北	60	0.175
				东部	296	0.198
				中部	245	0.198
				西部	215	0.223

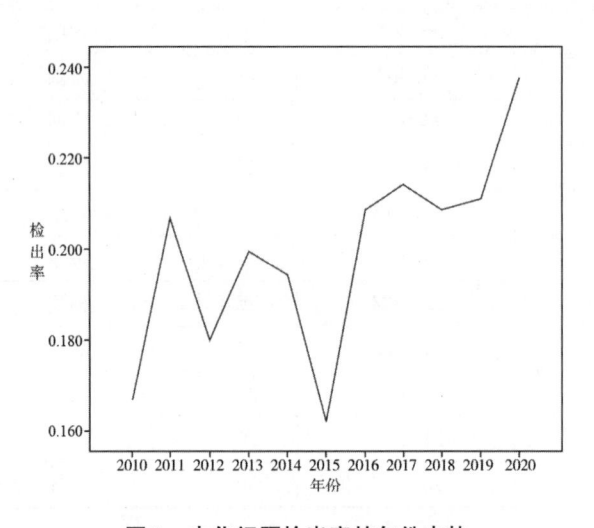

图3 内化问题检出率的年份走势

（四）学生心理健康问题：外化问题

本研究整合所纳入的自伤行为、自杀未遂这两类文献，并采用CMA3.3软件进行检出率元分析及调节效应检验。最终，外化问题共纳入研究文献117篇，包含661866名学生。外化问题的原始研究主要集中在中部与东部。结果显示，原始研究的检出率在0.5%—75.2%浮动，元分析表明，外化问题的总体检出率为11.7%（见表3）。

表3 外化检出率的全国分布

排序	省份/自治区/直辖市	检出率	排序	省份/自治区/直辖市	检出率
1	辽宁	25.30%	8	北京	16.10%
2	湖南	21.20%	9	广东	7.70%
3	湖北	20.10%	10	四川	6.50%
4	安徽	19.00%	11	重庆	5.80%
5	山东	18.30%	12	浙江	4.80%
6	江西	17.40%	13	山西	4.30%
7	陕西	16.90%			

如表4所示，初中生外化问题检出率为11.0%，高中生外化问题检出率为12.6%，大学生外化问题检出率为11.4%。学段的调节效应不显著。这说明，大中小学生的外化问题检出率不存在显著区别。经济区域的调节效应显著。中部显著高于东部，其余地区两两之间则均不存在显著差异。年份的调节作用显著（b=0.10，95%CI＝[0.02, 0.17]）。这意味着，近十年来我国大中小学生的外化问题检出率也呈显著升高态势（见图4）。该结果可能暗示着，对于严重的心理健康问题（如自伤行为和自杀未遂），往往会伴随整个学业阶段，即预后较差，一旦发生则很难根除。如研究发现，自伤行为在社区青少年群体间已呈流行样模式[19]，因而不同学段不存在显著差异；就区域而言，这很有可能与不同经济区域的社会经济发展、心理健康教育水平、师资队伍建设等因素有关；就年份而言，同内化问题相似，社会转型、社会变迁以及文化潮流可能在一定程度上发挥着重要作用。

表4 外化问题检出率的调节效应分析

调节变量	异质性检验 QB	df	p	类别	研究数量	检出率
学段	0.52	2	0.77	初中	36	0.11
				高中	42	0.126
				大学	39	0.114

续表

调节变量	异质性检验			类别	研究数量	检出率
	QB	df	p			
经济区域	20.87	3	<0.001	东北	3	0.133
				东部	34	0.076
				中部	37	0.192
				西部	12	0.098

可见，我国大中小学生心理健康内外化问题的检出率既存在相似性，也具有一定差异。具体来说，相似性在于：经济区域都是影响我国大中小学生内化问题与外化问题的重要因素；近十年间，我国大中小学生内化问题与外化问题水平都呈显著升高态势。不同之处在于：针对外化问题仅仅只集中在个别地区，但有关内化问题的原始文献在我国所有省份几乎都有分布；不同学业阶段仅是影响内化问题检出率的重要因素。

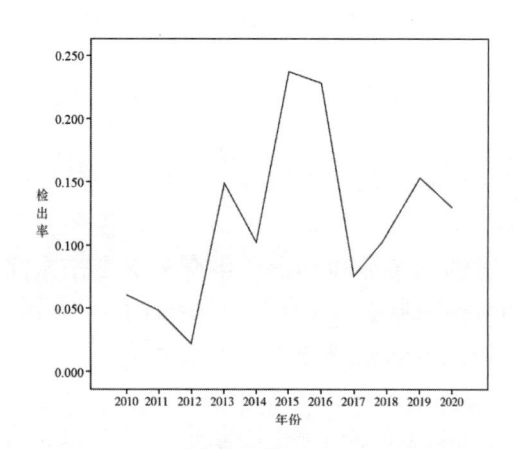

图4 外化问题检出率的年份走势

此外，研究认为所有指标都反映了心理健康问题，因此再次利用CMA3.3软件计算总的心理健康问题水平，进而得出外化问题显著低于内化问题（p<0.001），我国大中小学生心理健康问题的总体检出率为18.9%的结论。

二、学生心理健康问题

检出率的分类比较如前所述，我们的研究选取了六项指标进行文献检索，分别是隶属于内化问题的焦虑、抑郁、睡眠问题、自杀意念，以及隶属于外化问题的自伤行为、自杀未遂。我们将从这六项指标来具体考察并比较我国大中小学生的心理健康问题检出率。尤其是系统调查和对照六项指标的检出率、分布特征、影响因素以及发展态势，有助于全面掌握我国学生各类心理健康问题的发生状况。

（一）学生心理健康问题：焦虑

焦虑共纳入研究文献243篇，包含大中小学356183名学生，原始研究的检出率在0.7%—72.8%浮动，元分析显示，焦虑的总体检出率为18.1%。对于焦虑这一心理健康问题，原始研究几乎涵盖了全国所有省份、自治区及直辖市（见表5）。

表5　焦虑检出率的全国分布

排序	省份/自治区/直辖市	检出率	排序	省份/自治区/直辖市	检出率
1	贵州	41.20%	16	新疆	20.10%
2	四川	39.30%	17	安徽	18.30%
3	北京	29.80%	18	福建	17.70%
4	江西	29.20%	19	山东	17.60%
5	江苏	25.60%	20	河北	17.50%
6	云南	24.60%	21	甘肃	16.90%
7	广东	24.30%	22	辽宁	14.00%
8	上海	24.30%	23	湖南	13.90%
9	湖北	23.30%	24	山西	13.30%
10	重庆	22.70%	25	宁夏	12.80%
11	广西	22.20%	26	吉林	11.80%
12	天津	20.90%	27	海南	11.30%
13	内蒙古	20.90%	28	浙江	10.50%
14	河南	20.50%	29	陕西	8.90%
15	黑龙江	20.40%	30	青海	6.20%

学段比较。本研究对焦虑检出率进行学段比较后发现，小学生的焦虑检出率为12.4%，初中生的焦虑检出率为26.9%，高中生的焦虑检出率为26.3%，大学生的焦虑检出率为13.7%（见表6）。学段的调节效应显著。具体而言，小学与大学的焦虑检出率无明显差异，但它们都显著低于初高中，初高中之间则没有显著差异，这可能与初高中阶段正处于社会化关键阶段[28]以及学业压力升高有关。该结果也得到了其他研究的佐证，如已有研究表明，社交焦虑在初高中学生里最为常见且具有极大危害性，[29]同时学业焦虑也是青少年群体中普遍存在的现象[30]。

表6 焦虑检出率的调节效应分析

调节变量	异质性检验 QB	df	p	类别	研究数量	检出率
学段	58.36	3	<0.001	小学	9	0.124
				初中	50	0.269
				高中	48	0.263
				大学	136	0.137
性别	0.22	1	0.64	男	75	0.185
				女	78	0.195
生源地	0.57	1	0.45	城镇	26	0.18
				农村	30	0.203
独生与否	0.59	1	0.44	独生	21	0.232
				非独生	22	0.207
经济区域	2.77	3	0.429	东北	15	0.138
				东部	75	0.189
				中部	66	0.183
				西部	65	0.193
检出工具	203.93	7	<0.001	BAI	5	0.087
				CCSMHS	4	0.05
				DASS	6	0.495
				GAD	7	0.153
				MSSMHS	24	0.404
				SAS	101	0.202
				SCARED	23	0.264
				SCL	62	0.098
检出时间	53.91	4	<0.001	1周	183	0.162
				2周	5	0.187
				3个月	20	0.276
				近来	10	0.388
				无	16	0.338

注：BAI为贝克焦虑量表[20]；CCSMHS为郑日昌大学生心理健康量表[21]；DASS为焦虑—抑郁—压力量表[22]；GAD为广泛性焦虑量表[23]；MSSMHS为中国中学生心理健康量表[24]；SAS为焦虑自评量表[25]；SCL为症状自评量表[26]；SCARED为儿童焦虑性情绪障碍筛查表[27]，下同。

人口统计学特征比较。本研究对焦虑检出率进行人口统计学特征比较后发现，男性学生的焦虑检出率为18.5%，女性学生的焦虑检出率为19.5%，两者之间无显著差异；城镇学生的焦虑检出率为18.0%，农村则为20.3%，两者之间无显著差异；独生子女（23.2%）和非独生子女（20.7%）的焦虑检出率也无显著差异。一方面，以往研究显示，在学业成就、人际交往及未来发展等诸多方面，父母对男孩和女孩都有着相同的期望；[31]另一方面，伴随着当前性别平等教育的不断发展，学生所能感知和接触到的性别线索愈加多元化，[32]这导致不同性别的学生群体在面临心理健康问题时可能较少受性别因素影响。

区域比较。研究对焦虑检出率进行区域比较后发现，东北学生的焦虑检出率为13.8%，东部学生的焦虑检出率为18.9%，中部学生的焦虑检出率为18.3%，西部学生的焦虑检出率为19.3%。不同区域的调节效应不显著。这意味着，我国学生的焦虑检出率没有显著的地区差异，即焦虑是我国学生群体中普遍存在的心理健康问题。

检出工具、时间比较。本研究对焦虑检出率进行检出工具的比较后发现，工具调节作用显著，使用焦虑—抑郁—压力量表（DASS）的焦虑检出率最高，而使用郑日昌大学生心理健康量表（CCSMHS）的检出率则最低。这说明，检出工具是影响焦虑的关键因素。对焦虑检出率进行时间比较后发现，检出时间调节效应显著，当被问及"近来"时检出率最高，而"1周"检出率则最低。这意味着，检出时间对焦虑水平具有重要影响。

年份比较。本研究对焦虑检出率的年份进行分析后发现，年份的调节作用显著（b=0.06，95%CI=［0.02，0.10］）。这表明，2010—2020年，我国大中小学生的焦虑检出率呈明显升高态势（见图5）。这可能与近年现代化进程提速，生活节奏加快，竞争日益激烈存在一定关联。

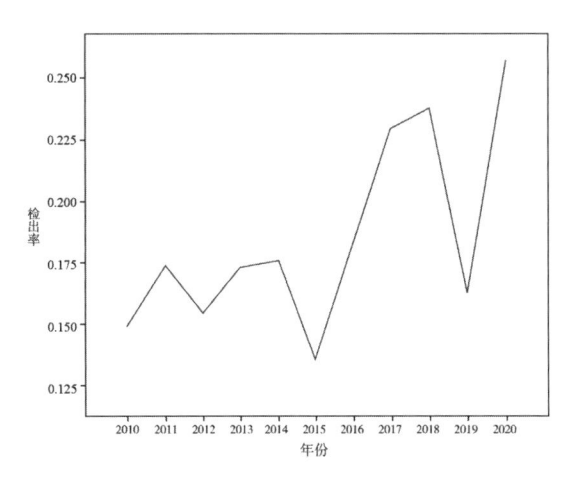

图5 焦虑检出率的年份走势

（二）学生心理健康问题：抑郁

抑郁共纳入研究文献474篇，包含925759名学生，原始研究的检出率在0.5%—85.6%浮动，元分析则显示，其抑郁总体检出率为22.2%。与焦虑问题类似，原始研究几乎涵盖全国所有省份、自治区及直辖市（见表7）。

表7 抑郁检出率的全国分布

排序	省份/自治区/直辖市	检出率	排序	省份/自治区/直辖市	检出率
1	天津	40.80%	16	上海	22.30%

续表

排序	省份/自治区/直辖市	检出率	排序	省份/自治区/直辖市	检出率
2	贵州	33.00%	17	江西	21.40%
3	海南	32.40%	18	浙江	20.80%
4	广西	28.90%	19	河南	20.30%
5	新疆	28.30%	20	江苏	20.20%
6	云南	27.60%	21	吉林	20.00%
7	内蒙古	27.50%	22	北京	19.90%
8	安徽	27.20%	23	湖北	19.80%
9	青海	26.10%	24	山东	17.70%
10	黑龙江	24.40%	25	甘肃	17.00%
11	重庆	24.20%	26	福建	17.00%
12	辽宁	24.10%	27	河北	16.90%
13	四川	23.70%	28	陕西	16.30%
14	湖南	23.40%	29	山西	14.30%
15	广东	22.70%			

学段比较。本研究对抑郁检出率进行学段比较后发现，小学生的抑郁检出率为13.5%，初中生的抑郁检出率为23.9%，高中生的抑郁检出率为28.0%，大学生的抑郁检出率为20.8%（见表8）。不同学段的调节效应显著。具体而言，小学生的抑郁检出率明显低于其他三类学段，此外，高中生的抑郁水平显著高于大学生，初高中以及初中和大学之间则没有显著差别。与焦虑相似，初高中生面临着职业志向选择、职业生涯规划，他们往往会将中考高考与自身前途命运联系在一起，易产生悲观、无望等应激性情绪反应，[40]导致抑郁检出率相对高。

表8 抑郁检出率的调节效应分析

调节变量	异质性检验			类别	研究数量	检出率
	QB	df	p			
学段	41.03	3	<0.001	小学	35	0.135
				初中	96	0.239
				高中	99	0.28
				大学	244	0.208
性别	0.02	1	0.88	男	152	0.233
				女	153	0.235
生源地	0.72	1	0.4	城镇	63	0.263
				农村	66	0.283

续表

调节变量	异质性检验			类别	研究数量	检出率
	QB	df	p			
独生与否	0.1	1	0.76	独生	48	0.3
				非独生	48	0.307
经济区域	3.86	3	0.28	东北	29	0.23
				东部	149	0.209
				中部	122	0.221
				西部	122	0.24
检出工具	248.97	9	<0.001	BDI	25	0.261
				CBCL	5	0.056
				CDI	35	0.196
				CESD	75	0.284
				DASS	7	0.305
				DSRSC	18	0.192
				MSSMHS	20	0.353
				PHQ	8	0.285
				SCL	113	0.118
				SDS	127	0.319
检出时间	48.681	4	<0.001	1周	372	0.228
				2周	67	0.209
				6个月	6	0.051
				近来	15	0.363
				无	8	0.103

注：BDI 为贝克抑郁量表[33]；CBCL 为阿肯巴克儿童行为量表[34]；CDI 为儿童抑郁量表[35]；CESD 为流调中心抑郁量表[36]；DSRSC 为儿童抑郁自评量表[37]；PHQ 为患者健康问卷[38]；SDS 为抑郁自评量表[39]；DASS 为抑郁-焦虑-压力量表；MSSMHS 为中国中学生心理健康量表；SCL 为症状自评量表，下同。

人口统计学特征比较。本研究对抑郁检出率进行人口统计学特征比较后发现，男性学生的抑郁检出率为23.3%，女性学生的抑郁检出率为23.5%，两者之间无显著差异；城镇学生的抑郁检出率为26.3%，农村学生的抑郁检出率则为28.3%，两者之间无显著差异；独生子女的抑郁检出率为30.0%，非独生子女的抑郁检出率为30.7%，两者也无显著差异。这说明，性别、生源地、独生与否均不是影响抑郁检出率的重要因素。

区域比较。本研究对抑郁检出率进行区域比较后发现，东北学生的抑郁检出率为23.0%，东部学生的抑郁检出率为20.9%，中部学生的抑郁检出率为22.1%，西部学生的抑郁检出率为24.0%。不同区域的调节效应不显著。这意味着，我国内地不同经济区域大中小学生的抑郁检出率没有显著差异，几乎一致，即抑郁也是我国学生普遍存在的心理健康问题。

检出工具、时间比较。本研究对抑郁检出率进行工具比较后发现，检出工具的调节效应显著，使用中国中学生心理健康量表（MSSMHS）的检出率最高，而使用阿肯巴克儿童行为量表（CBCL）的检出率则最低。这意味着，检出工具是影响抑郁检出率大小的重要因素。对抑郁检出率进行时间比较后发现，检出时间的调节效应显著，当被问及"近来"时检出率最高，而"6个月"检出率则最低。这说明，检出时间同样也是影响我国学生抑郁问题检出率的重要因素之一。

年份比较。本研究对抑郁检出率进行年份比较后发现，年份的调节作用显著（b=0.03，95%CI=[0.01，0.06]）。这意味着，在2010—2020年，我国内地学生的抑郁率虽然个别年份有短暂的降低，但总体仍然呈现显著上升态势（见图6）。这在一定程度上说明，悲观无望、心境低落、兴趣下降等负性情绪正在学生群体中逐年扩大增强。该结果也得到相似研究的支持，即抑郁的检出率呈现逐年增加的态势。[41]

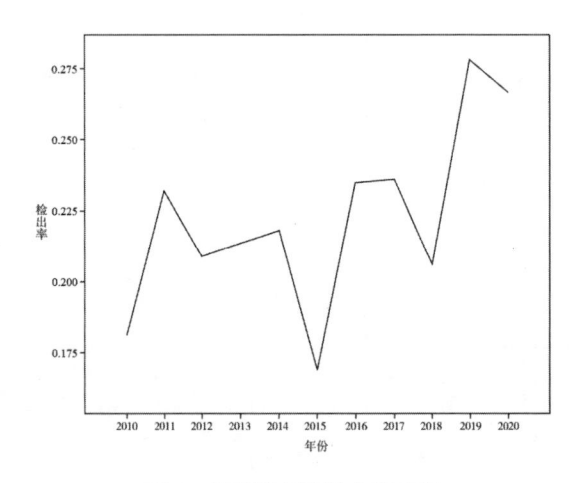

图6 抑郁检出率的年份走势

（三）学生心理健康问题：睡眠问题

睡眠问题共纳入研究文献111篇，包含307573名学生，原始研究的检出率在0.2%—69.3%浮动，元分析则显示其睡眠问题总体检出率为22.2%。与焦虑、抑郁类似，原始研究几乎覆盖全国所有省份、自治区及直辖市（见表9）。

表9 睡眠问题检出率的全国分布

排序	省份/自治区/直辖市	检出率	排序	省份/自治区/直辖市	检出率
1	宁夏	66.60%	16	新疆	21.10%
2	四川	44.30%	17	云南	20.00%
3	陕西	40.90%	18	江苏	19.50%
4	青海	38.60%	19	重庆	19.10%
5	北京	35.90%	20	江西	18.70%

续表

排序	省份/自治区/直辖市	检出率	排序	省份/自治区/直辖市	检出率
6	上海	33.30%	21	福建	18.60%
7	黑龙江	32.10%	22	广西	17.20%
8	湖北	30.60%	23	甘肃	16.20%
9	广东	29.60%	24	山东	16.00%
10	湖南	28.20%	25	辽宁	12.20%
11	河南	27.00%	26	吉林	10.70%
12	山西	26.20%	27	内蒙古	8.90%
13	西藏	25.00%			
14	安徽	22.10%			
15	贵州	21.30%			

学段比较。本研究对睡眠问题检出率进行学段比较后发现，小学生的睡眠问题检出率为25.2%，初中生的睡眠问题检出率为16.7%，高中生的睡眠问题检出率为22.9%，大学生的睡眠问题检出率为23.6%（见表10）。不同学段的调节效应显著。具体而言，小学生的睡眠问题检出率最高，初中生的睡眠问题检出率最低。这很大可能是由于入睡困难、夜惊、噩梦等诸多睡眠问题在儿童期更为频繁,[46]因而小学生的睡眠问题更为突出。

表10 睡眠问题检出率的调节效应分析

调节变量	异质性检验			类别	研究数量	检出率
	QB	df	p			
学段	9.88	3	0.02	小学	11	0.252
				初中	21	0.167
				高中	21	0.229
				大学	58	0.236
性别	0.09	1	0.77	男	46	0.231
				女	46	0.225
经济区域	13.49	3	0.004	东北	14	0.137
				东部	33	0.235
				中部	34	0.228
				西部	17	0.267
检出工具	20.54	3	<0.001	AIS	4	0.329
				CSHQ	3	0.477
				PSQI	86	0.211
				UPI	3	0.133

续表

调节变量	异质性检验			类别	研究数量	检出率
	QB	df	p			
检出时间	15.45	3	0.001	1个月	95	0.22
				4周	3	0.477
				1年	3	0.133
				无	5	0.207

注：AIS为阿森斯失眠量表[42]；PSQI为匹兹堡睡眠指数量表[43]；CSHQ为儿童睡眠习惯问卷[44]；UPI为大学生人格健康问卷[45]，下同。

性别比较。本研究对睡眠问题检出率进行性别比较后发现，男性学生的睡眠问题检出率为23.1%，女性学生的睡眠问题检出率为22.5%，两者之间无显著差异。这说明，性别不会对睡眠问题造成显著影响。

区域比较。研究显示，东北学生的睡眠问题检出率为13.7%，东部学生的睡眠问题检出率为23.5%，中部学生的睡眠问题检出率为22.8%，西部学生的睡眠问题检出率为26.7%。不同区域的调节作用显著，具体而言，其他三大区域的睡眠问题检出率显著高于东北地区，而除东北以外的经济区域则两两之间差异不显著。该结果表明，睡眠问题检出率可能与地理位置息息相关，包括所在地区的温度、日照时间等。有关中国儿童睡眠障碍报告率的元分析结果也证实，不同地区的睡眠障碍报告率有显著差异。[47]

检出工具、时间比较。结果发现，检出工具的调节作用显著，使用儿童睡眠习惯问卷（CSHQ）这一检出工具得出的睡眠问题检出率最高，而使用大学生人格健康问卷（UPI）的检出率则最低。这意味着，检出工具是影响睡眠水平的重要因素之一。对检出时间进行比较后发现，检出时间的调节效应显著，当被问及"4周"时检出率最高，而"1年"检出率则最低。这说明，检出时间也是影响睡眠状况的重要因素。

年份比较。数据表明，年份的调节作用不显著（b=0.01，95%CI=[-0.05，0.06]）。这说明，近十年来我国内地学生的睡眠问题检出率变化不明显，总体呈现平稳态势（见图7）。原因可能在于，尽管近十年来减负等一系列教育改革举措在一定程度上保障了学生群体的睡眠，如"双减"后34.1%—77.9%的学生群体睡眠时长有所增长，[48]但互联网时代的到来及智能手机的出现却在一定程度上危害了其睡眠质量，失眠、睡眠不足现象时有发生，如研究发现学生熬夜玩手机及追剧均是其睡眠障碍的危险因素。[49]因而，我国学生群体的睡眠问题并未随时间显著改善。

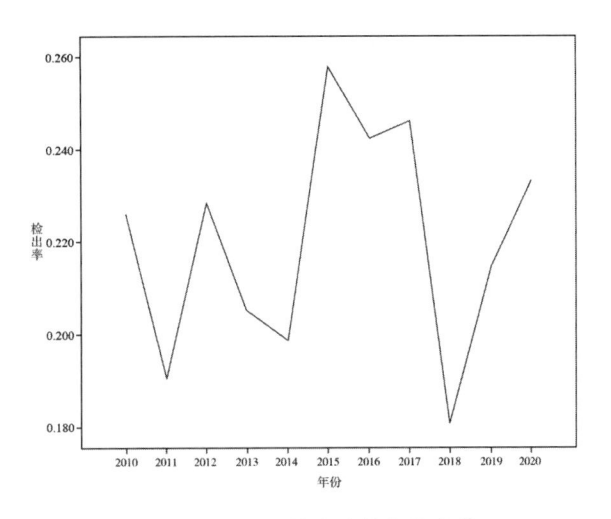

图 7　睡眠问题检出率的年份走势

（四）学生心理健康问题：自杀意念

自杀意念共纳入研究文献 98 篇，包含 654598 名学生，原始研究的检出率在 1.7%—58.9%浮动，元分析则显示，其自杀意念的总体检出率为 13.6%。自杀意念检出率的原始研究多集中在东部、中部地区，较少关注到西部地区学生的自杀意念检出率状况（见表 11）。

表 11　自杀意念检出率的全国分布

排序	省份/自治区/直辖市	检出率	排序	省份/自治区/直辖市	检出率
1	广西	20.40%	10	上海	13.10%
2	贵州	19.50%	11	山东	13.00%
3	广东	19.50%	12	重庆	12.70%
4	湖南	19.30%	13	江西	12.00%
5	天津	17.60%	14	山西	10.50%
6	江苏	17.20%	15	黑龙江	9.20%
7	海南	17.00%	16	吉林	9.20%
8	浙江	15.20%	17	湖北	7.90%
9	安徽	14.70%	18	福建	5.70%

学段比较。本研究对自杀意念检出率进行学段比较后发现，初中生的自杀意念检出率为17.1%，高中生的自杀意念检出率为 17.1%，大学生的自杀意念检出率为 10.9%（见表 12）。不同学段的调节效应显著。具体而言，大学学段的自杀意念检出率显著低于初中和高中，初中和高中两者之间则无差异。与焦虑、抑郁类似，中学生正处在人格成长、个性形成的脆弱时期，身心变化以及日益加重的学业负担易使其滋生轻生念头，导致心理状态出现严重失

衡，[52]因而自杀意念检出率较高。

表12 自杀意念检出率的调节效应分析

调节变量	异质性检验			类别	研究数量	检出率
	QB	df	p			
学段	42.89	2	<0.001	初中	26	0.171
				高中	21	0.171
				大学	51	0.109
性别	0.9	1	0.34	男	45	0.125
				女	45	0.136
经济区域	16.54	3	0.001	东北	2	0.092
				东部	39	0.15
				中部	24	0.113
				西部	10	0.162
检出工具	51.51	3	<0.001	Beck	4	0.209
				SCL	3	0.083
				SIOSS	27	0.096
				单条目	52	0.153
检出时间	52.58	2	<0.001	1周	5	0.066
				1年	69	0.128
				无	18	0.206

注：Beck为贝克自杀意念量表[50]；SIOSS为夏朝云等编制的自杀意念自评量表[51]；SCL为症状自测量表。

性别比较。本研究对自杀意念检出率进行性别比较后发现，男性学生的自杀意念检出率为12.5%，女性学生的自杀意念检出率为13.6%，两者之间无显著差异，这说明，性别不是影响自杀意念检出率的重要因素。

区域比较。结果显示，东北地区大中小学生总体的自杀意念检出率为9.2%，东部学生的自杀意念检出率为15.0%，中部学生的自杀意念检出率为11.3%，西部学生的自杀意念检出率则最高，为16.2%。结果表明，不同区域的调节效应显著。这可能与不同经济区域的心理教育资源投入差异等具有密切联系。

检出工具、时间比较。结果发现，检出工具的调节作用显著，使用贝克自杀意念量表（Beck）得出的自杀意念检出率最高，而使用症状自测量表（SCL）的检出率则最低。这意味着，不同的检出工具及检测标准是影响自杀意念检出率大小的重要因素。检出时间的调节效应显著，当未规定检出时间时检出率最高，而"1周"检出率则最低。这表明，检出时间的差异也是影响自杀意念检出率高低的重要因素。

年份比较。本研究对自杀意念检出率进行年份比较后发现，年份的调节作用不显著（b=-0.01，95%CI=[-0.05，0.03]）。这说明，近十年来我国内地学生的自杀意念检出率变化不明显（见图8）。虽然随着社会对自杀问题的关注和重视、学校心理危机干预体系的日臻完善，以及生命健康教育的大力推进，学生群体对自杀的反对、否定、排斥态度在不断增强，[53]但社会变迁所引起的离婚率升高、社会竞争激烈等负性生活事件也加剧了厌世情绪的产生，如研究发现家庭功能好的学生自杀意念风险更低；[54]同时社会竞争失败每增加一份，其属于"自杀意念危险型"的发生比要高出113.83个百分比[55]。因此，自杀意念的检出率总体上较为平稳，并未出现逐年递减的态势。

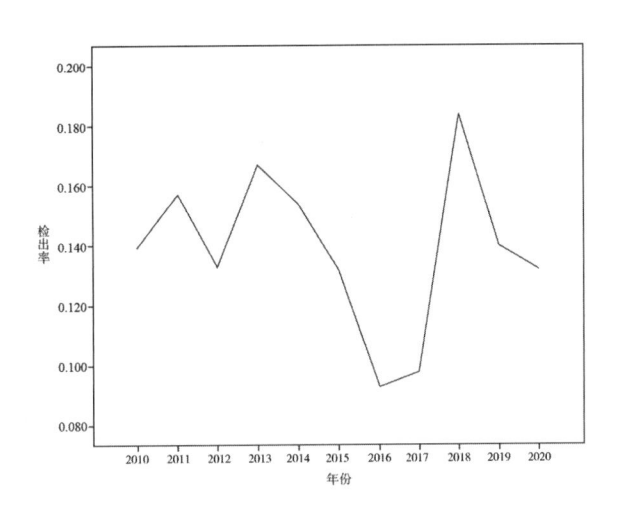

图8 自杀意念检出率的年份走势

（五）学生心理健康问题：自伤行为

自伤行为共纳入研究文献80篇，包含352898名学生，原始研究的检出率在1.8%—75.2%浮动，元分析则显示，其自伤行为总体检出率为20.1%。有关自伤行为检出率的原始研究大多集中在中部、东部，对东北及西部地区的研究比较少（见表13）。

表13 自伤行为检出率的全国分布

排序	省份/自治区/直辖市	检出率	排序	省份/自治区/直辖市	检出率
1	浙江	40.30%	8	陕西	24.00%
2	湖南	31.90%	9	上海	21.70%
3	重庆	30.30%	10	山东	20.70%
4	四川	29.90%	11	广东	20.30%
5	江西	29.90%	12	辽宁	14.80%
6	海南	26.90%	13	北京	13.70%
7	安徽	26.80%	14	湖北	3.30%

学段比较。本研究对自伤行为检出率进行学段比较后发现，初中生的自伤行为检出率为

23.4%，高中生的自伤行为检出率为22.8%，大学生的自伤行为检出率为16.2%（见表14）。不同学段的调节效应显著。具体而言，大学学段的自伤行为检出率显著低于初中和高中，初中和高中两者之间则无差异。与焦虑、抑郁、自杀意念类似，自伤行为检出率在初高中阶段较高。

表14 自伤行为检出率的调节效应分析

调节变量	异质性检验			类别	研究数量	检出率
	QB	df	p			
学段	7.92	2	0.02	初中	20	0.234
				高中	29	0.228
				大学	31	0.162
性别	0.21	1	0.65	男	37	0.208
				女	38	0.196
经济区域	3.96	3	0.27	东北	3	0.133
				东部	18	0.178
				中部	34	0.216
				西部	6	0.281
检出时间	3.96	3	0.27	6个月	6	0.198
				1年	56	0.196
				无	13	0.201

性别比较。本研究对自伤行为检出率进行性别比较后发现，男性学生的自伤行为检出率为20.8%，女性学生的自伤行为检出率为19.6%，两者之间无显著差异。这说明，性别并不是影响自伤行为检出率的重要因素。

区域比较。结果显示，东北学生的自伤行为检出率为13.3%，东部学生的自伤行为检出率为17.8%，中部学生的自伤行为检出率为21.6%，西部学生的自伤行为检出率为28.1%。结果显示，不同区域的调节效应不显著。

检出时间比较。研究发现，自伤行为检出率在不同检出时间均不存在显著区别。

年份比较。数据表明，年份的调节作用不显著（b = -0.01, 95% CI = [-0.08, 0.07]）。与自杀意念类似，该结果表明，近十年来我国学生的自伤行为检出率无明显变化（见图9）。

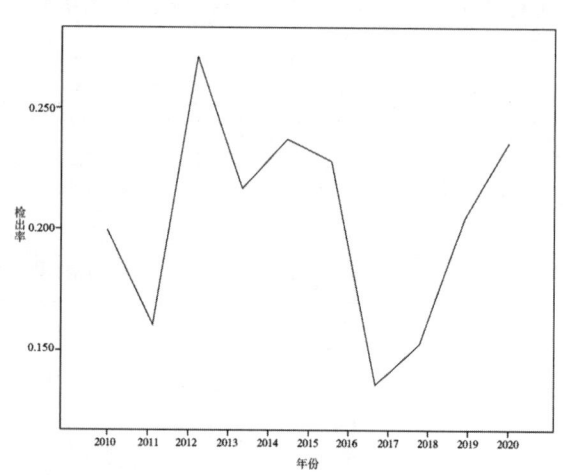

图9 自伤行为检出率的年份走势

（六）学生心理健康问题：自杀未遂

自杀未遂共纳入研究文献37篇，包含308968名学生，原始研究的检出率在0.5%—9.7%浮动，元分析则显示，自杀未遂的总体检出率为3.3%。整体而言，较少研究报告了自杀未遂检出率，仅有的原始文献其被试所在地区也集中在个别省份。对于大多省份而言，学生群体自杀未遂的水平依然一无所知（见表15）。

表15 自杀未遂检出率的全国分布

排序	省份/自治区/直辖市	检出率	排序	省份/自治区/直辖市	检出率
1	湖北	9.70%	6	四川	2.80%
2	山西	4.30%	7	重庆	2.80%
3	贵州	3.40%	8	江苏	2.40%
4	广东	3.20%	9	北京	1.70%
5	浙江	3.00%			

学段比较。本研究对自杀未遂检出率进行学段比较后发现，初中生的自杀未遂检出率为3.9%，高中生的自杀未遂检出率为2.9%，大学生的自杀未遂检出率为2.8%（见表16）。不同学段调节效应显著。具体而言，初中学段显著高于高中、大学，高中生和大学生之间的自杀未遂检出率则无显著差别。类似使用元分析的研究也支持初中生自杀尝试发生率高于高中生这一结果。[56]

表16 自杀未遂检出率的调节效应分析

调节变量	异质性检验 QB	df	p	类别	研究数量	检出率
学段	10.34	2	0.006	初中	16	0.039
				高中	23	0.029
				大学	8	0.028
性别	0.42	1	0.52	男	13	0.031
				女	11	0.034
经济区域	3.17	2	0.21	东北	-	-
				东部	16	0.028
				中部	3	0.041
				西部	6	0.029
检出时间	4.96	2	0.08	6个月	3	0.033
				1年	28	0.034
				无	6	0.025

性别比较。本研究对自杀未遂检出率进行性别比较后发现，男性学生的自杀未遂检出率为3.1%，女性学生的自杀未遂检出率为3.4%，两者之间无显著差异。这说明，性别不是影响自杀未遂检出率的重要因素。

区域比较。本研究对自杀未遂检出率进行区域比较后发现，东部学生的自杀未遂检出率为2.8%，中部学生的自杀未遂检出率为4.1%，西部学生的自杀未遂检出率为2.9%。结果显示，不同区域的调节效应不显著。

检出时间比较。数据显示，自杀未遂检出率在不同检出时间均没有显著差异。

年份比较。结果表明，年份的调节作用显著（b=0.06，95%CI=[0.03, 0.10]）。这意味着，近十年来我国学生的自杀未遂水平随年份增加呈现出显著升高态势（如图10所示）。可见，即使近十年来自杀意念、自伤行为的检出率相对平稳，但将自杀付诸行动的人群正逐步扩大。这表明社会转型给社会环境带来的巨大改变，[57]以及学校、家庭中的不良生活事件（如学业竞争加剧、父母离婚）都可能使得学生群体更容易进行冲动性、极端性的自我表达，[58]导致自杀未遂检出率居高不下。

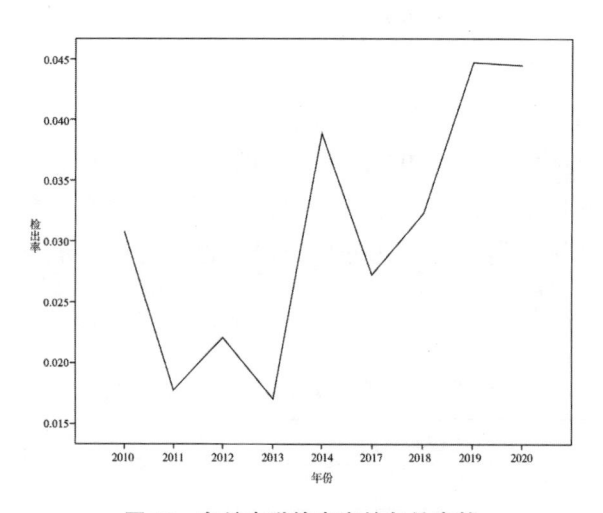

图10 自杀未遂检出率的年份走势

三、教育对策与建议

根据以上检出结果，本研究分别从心理健康研究、心理健康教育、心理健康服务、心理健康政策几方面提出对策建议。

（一）心理健康研究重在"深耕细作"

本研究借鉴了内外化心理问题的框架，选取了六项指标对我国大中小学生的心理健康问题检出率进行了元分析及其总体比较、分类比较。首先，研究发现，各个指标的总数具有很大差异，其覆盖地区也有所不同。比如，对于抑郁问题指标而言，其原始研究474篇，囊括了925759名大中小学生，几乎遍布全国所有省份；而自杀未遂指标则仅纳入原始文献37篇，仅包含308968名学生，并且仅仅报告了零散几个省份的大中小学生自杀未遂检出率。其次，在许多原始文献中，检出工具和检出时间往往十分混乱，常出现误用情况，同时一些量表也会出现未经本土化便直接照搬的现象，如针对CBCL量表而言，既有采用原始问卷测量学生群体的原始研究，也有经过样本的常模化后才予以测量的情况，尽管都是同一量表，但其检出结果却有较大不同；[59]此外，仍有研究把症状较少的常见心理健康问题轻易地看作是精神疾病，造成不同研究的检出率出现显著变化。这意味着，未来在开展心理健康研究时，应注重选择权威的检出工具和明晰的检出时间。最后，对于我国大中小学生心理健康问题检出率的实际情况，仍然缺乏有益的参考资料。例如，由于解释力问题，原始研究难以相互对照比较等。尽管当前一部分学者投入元分析方法的怀抱，但基本上仍然只关注某个心理健康问题，如仅开展社交焦虑[60]、抑郁状况[61]等的元分析工作，全面分析心理健康问题检出率的文献依旧不够丰富。心理健康研究需重在"深耕细作"。

深耕细作，就是对研究方向有精确的认知，对研究问题有仔细的思考。第一，在研究工具方面，应明确检出时间和筛选标准，根据科学的测量工具。研究发现，检出工具以及检出时间的调节作用显著，即检出工具和检出时间是影响检出率高低的重要因素。这提示工具编制者和使用者应选择适合新时代我国学生群体的权威性心理健康问题筛查工具，同时尽可能地给定明晰的检出时间。第二，在研究主题方面，研究者应根据需要尽可能地囊括不同的心理健康内涵。某个单一维度或个别指标很难判断出对研究群体的整体心理健康水平。数据显示，我国学生群体的抑郁与睡眠问题的检出率较高，自杀未遂较低，在一定程度上描绘了我国大中小学生群体各类心理健康问题的现状。第三，在研究方法上，注重心理健康的动态变化。结果表明，年份的调节效应显著，即某些心理健康问题的检出率在不同年份之间存在差异，这表明，心理健康问题具有独特的社会背景，对其发生、发展和变化应有全面的了解。因此，在进行心理健康研究时，研究人员应该谨慎地选择研究工具，致力于构建出一个完善的心理健康系统，进而便于未来筛查、诊断、干预和治疗我国学生群体的心理健康问题。[62]

（二）心理健康教育重在"对症下药"

心理健康教育是提高我国国民整体心理健康素质的一大重要举措，在学校教育中扮演着不可忽视的重要作用。[63]首先，本研究发现，我国大中小学生都存在不同程度的心理健康问题，这对他们的学习生活及健康成长都造成了极大危害。例如，数据显示，我国大中小学生抑郁问题及睡眠问题的发生率为22.2%，因此，当前仍要重点关注心理健康教育的具体实施和开展，着力改善学生群体的不良心理健康状况。其次，不同学段的学生，其心理和人格发展都具有很大区别，[64]因此，他们在心理健康问题发生时的具体表现也具有显著差异。最后，年份、区域是造成我国大中小学生群体心理健康问题检出率高低不一的重要调节变量。具体而言，年份越高，自杀未遂率越高；睡眠问题和自杀意念的检出率则在不同地区存在显著差别，这意味着，针对心理健康教育，必须参照社会大事件，重视社会变迁对我国心理健康问题的相关影响，[65]从而进一步筑牢心理健康教育的环境基础，防微杜渐。同时还可以根据不同经济区域的特点来灵活地开展心理健康教育，如对于弱势地区个别心理健康问题检出率较高的情况，应加大教育资金投入，帮助心理健康教育的师资队伍建设，开展常态化的心理健康检测；总而言之，心理健康教育应该重在"对症下药"。[66]

对症下药，就是使所有学生都能够享受到符合其心理特征和规律的心理健康教育。第一，对于心理健康教育的具体内容、实施细则，各个学段应各有侧重，不能一成不变、越俎代庖。[67]研究发现，六项指标的检出率在不同学段的差异均显著，这意味着与成年人不同，大中小学生群体的心理特点和心理需要仍在不断变化，因此，应该注重心理健康教育与学段的匹配，帮助该学段的学生掌握相应的心理和社会性任务。[68]例如，针对研究结果所显示的初高中群体焦虑、抑郁检出率较高的情况，应重点缓解他们的抑郁、焦虑等心理健康问题；针对小学生睡眠问题频繁发作的现象，则说明该学段的心理健康教育应提供训练手册，帮助他们培养睡眠习惯。第二，针对不同时代、不同地区的特点开展心理健康教育。研究结果显示，我国西部地区学生自杀意念水平比较高，因此对于西部的心理健康教育而言，需重点帮助学生缓解厌世、悲观、绝望等消极情绪，建立自尊、自信等积极的自我认知品质，并进一步树立远大的奋斗目标。此外，不少研究也支持了由于社会变迁等历史因素，青少年心理健康水平呈下降态势。[69]因此，我国心理健康教育也应关注学生在宏观社会背景下的心理转变。第三，对于不同的心理健康问题而言，其后果有轻有重，实时地体察不同心理健康问题的症状并给予相关的干预措施非常重要。数据显示，我国大中小学生各项心理健康问题的检出率从高到低分别是抑郁和睡眠问题（均为22.2%）、自伤行为（20.1%）、焦虑（18.1%）、自杀意念（13.6%）、自杀未遂（3.3%）。这提示心理健康教育工作者应广泛识别、监测并排查学生群体中较为普遍的抑郁、睡眠问题。

（三）心理健康服务重在"追根溯源"

首先，本研究发现，我国学生内化问题水平显著高于外化问题。由于内外化问题具有较高的共病性，[70]一旦检出学生群体的外化问题（例如自杀未遂），则说明外化问题仅是内化问题"冰山"上的一角。因此，我们在给予心理健康服务时不仅应关注外在的行为问题表现，还应该关注、探寻覆盖在问题行为下的痛苦根源。其次，数据表明，在过去十年里，抑郁和焦虑、自杀未遂这三类心理健康问题都呈现出显著的上升态势，其根源很有可能是受到了社会变革和社会心态变化等因素的影响。因此，心理健康服务应重视深埋在时代背景下的"心理底色"。换句话说，心理健康服务重在"追根溯源"。

追根溯源，就是不仅要建立与个体心理健康问题紧密相关的心理健康服务，还应侧重于在社会宏观层面培育整体国民心态。[71]第一，从消极的外部行为等症状表现出发，探索解决个体情绪、情感痛苦等内化问题的途径。在治疗理念层面，心理健康服务的最终目标并不只是"头痛医头，脚痛医脚"，而是追求幸福、健康，并进一步提升自我。[72]在治疗途径方面，已有研究发现，行为干预、认知行为干预以及混合干预手段，在针对青少年考试焦虑干预上具有中或大的效应量。[73]因此，未来不但可以借助行为疗法来削弱甚至消除问题行为，还可以使用正念等认知疗法帮助个人直面情绪、情感等痛苦的根源，从而进一步助力人格发展和人格提升，培育健康、美好、正向的心理素质，不断增强获得感、安全感和幸福感。第二，党的十九大报告指出，要"加强社会心理服务体系建设，培育自尊自信、理性平和、积极向上的社会心态"[74]，这也是心理健康服务的重要任务。即研究广大社会群体的普遍心理特点、规律，使国民特别是学生群体能够对社会和自我有明确的认知，进而正确处理自我、个人与他人、个人与社会的关系，助力幸福生活。

（四）心理健康政策重在"与时俱进"

本研究发现，我国大中小学生的焦虑、抑郁和自杀未遂这三类心理健康问题在过去十年里体现出显著的升高态势。这表明，快速的社会变迁对大中小学生的心理健康产生了深远影响。如前所述，类似研究也支持了受社会变迁影响，青少年心理健康水平呈下降态势这一结果。[75]可以预见的是，日后我国大中小学生群体的心理健康将继续受到社会转型、社会变迁和数字时代的影响。因而，心理健康的政策制定，应注重"与时俱进"。

与时俱进，就是根据时代发展的需要制定、改良心理健康政策。第一，根据大数据细致描绘我国大中小学生不同心理健康问题的规律，整体把控我国学生的心理健康状况。第二，探讨影响学生心理健康水平的关键变量，从而展现心理健康问题的时代表征。研究发现，学段、经济区域、检出工具和时间、年份等因素是造成各心理健康问题总体检出率波动的重要原因，未来还可选取更多调节变量，全面综合地考察我国大中小心理健康问题的影响因素。第三，以我国学生心理健康问题的新趋势、新规律、新特点为蓝本，赋予新时代心理健康政策制定的新内涵。本研究依据内外化问题分析框架，重点研究了几种比较典型的心理健康问题，日后研究者在进行相关元分析时，还可以根据不同的理论框架，尝试囊括更多心理健康问题指标，更加全面地揭示不同社会群体、不同心理健康问题的发生及转变。

总而言之，未来应基于我国国情，尝试开发或编制标准化的本土检出工具及检出标准，并致力于提高我国大中小学校的心理健康教育效能，从而完整构建出学校、社区、社会三位一体的心理健康服务体系。

参考文献

[1] 俞国良. 社会心理学的时代实践 [M]. 北京：商务印书馆，2022. 1—3.

[2] [4] [5] [6] [9] [62] [66] 俞国良，何妍. 基于元分析的学生心理健康问题检出率比较及启示 [J]. 中小学心理健康教育，2023，(7).

[3] 国家中长期教育改革和发展规划纲要（2010—2020年）[EB/OL].（2010-07-29）[2022-12-20].http//www.moe.gov.cn/srcsite/A01/s7048/201007/t20100729_171904.html.

[7] Achenbach, T.M. The Classification of Children's Psychiatric Symptoms: A Factor-analytic Study [J]. *Psychol Monogr*, 1966, (7).

[8] 罗云. 青少年内外化问题的形成：环境压力、应激反应及迷走神经活动的调节作用 [D]. 西安：陕西师范大学，2017.

[10] 雍那，等. 南充市中学生心理健康状况调查 [J]. 中国健康心理学杂志，2018，(10).

[11] [17] 俞国良，等. 心理健康教育：高等院校的地区差异比较研究 [J]. 黑龙江高教研究，2017，(12).

[12] 邹广顺，等. 中国中学生自杀意念检出率的meta分析 [J]. 中国心理卫生杂志，2021，(8).

[13] [14] [69] [75] 辛自强，张梅. 1992年以来中学生心理健康的变迁：一项横断历史研究 [J]. 心理学报，2009，(1).

[15] 霍团英. 现代化进程中的人心理健康问题 [J]. 中共杭州市委党校学报，2003，(5).

[16] Li, H., et al. A Survey on the Generalized Problematic Internet Use in Chinese College Students and Its Relations to

Stressful Life Events and Coping Style[J]. *International Journal of Mental Health and Addiction*, 2009, 7.

[18] Twenge, J.M. & Spitzberg, B.H. Declines in Non-digital Social Interaction among Americans, 2003-2017[J]. *Journal of Applied Social Psychology*, 2020, (6).

[19] 陶芳标. 青少年健康危害行为的研究 [J]. 中国学校卫生, 2007, (7).

[20] Fydrich,T.,et al.Reliability and Validity of the Beck Anxiety Inventory[J]. *Journal of Anxiety Disorders*, 1992, (1).

[21] 郑日昌,等.《中国大学生心理健康量表》的编制 [J]. 心理与行为研究, 2005, (2).

[22] Norton,P.J. Depression Anxiety and Stress Scales (DASS-21):Psychometric Analysis across Four Racial Groups [J]. *Anxiety, Stress, and Coping*, 2007, (3).

[23] Spitzer,R.L., et al. ABrief Measure for Assessing Generalized Anxiety Disorder: The GAD-7[J]. *Archives of Internal Medicine*, 2006,(10).

[24] 王极盛,等. 中国中学生心理健康量表的编制及其标准化 [J]. 社会心理科学, 1997, (4).

[25] Zung, W.W. A Rating Instrument for Anxiety Disorders [J]. *Psychosomatics*, 1971,(6).

[26] Olsen,L.R., et al. The SCL-90 and SCL-90R Versions Validated by Item Response Modelsina Danish Community Sample[J]. *Acta Psychiatrica Scandinavica*, 2004, (3).

[27] Birmaher, B., et al. The Screen for Child Anxiety Related Emotional Disorders (SCARED): Scale Construction and Psychometric Characteristics[J]. *Journal of the American Academy of Child&Adolescent Psychiatry*, 1997, (4).

[28] 宋雨婷. 发展与异化:偶像崇拜对青少年社会化的影响 [J]. 声屏世界, 2022, (2).

[29] Klein,A.M.,et al. Cognitive Bias Modification Reduces Social Anxiety Symptoms in Socially Anxious Adolescents with Mild Intellectual Disabilities: A Randomized Controlled Trial [J]. *Journal of Autismand Developmental Disorders*, 2018, 48.

[30] 邵钰. PISA2015: 学业焦虑和欺凌现象在青少年中普遍存在 [J]. 世界教育信息, 2017, (12).

[31] 程琳. 父母期望、初中生自我期望与学习成绩的关系 [D]. 郑州:河南大学, 2010.

[32] 李超群,等. 教师性别刻板印象对中小学生性别刻板印象的影响:教师性别教育行为的中介作用 [J]. 中国特殊教育, 2021, (4).

[33] Teri,L. The Use of the Beck Depression Inventory with Adolescents[J]. *Journal of Abnormal Child Psychology*, 1982, (2).

[34] Achenbach,T.M.& Edelbrock, C.S. The Child Behavior Profile: II. Boys Aged 12-16 and GirlsAged 6-11 and 12-16[J].Journal of Consulting and Clinical Psychology, 1979, (2).

[35] Saylor, C.F.,et al. The Children's Depression Inventory:A Systematic Evaluation of Psychometric Properties[J]. *Journal of Consulting and Clinical Psychology*, 1984,(6).

[36] Radloff, L.S. The CES-DScale: A Self-report Depression Scale for Research in the General Population[J]. *Applied Psychological Measurement*, 1977, (3).

[37] Birleson,P. The Validity of Depressive Disorder in Childhood and the Development of a Self-rating Scale: A Research Report[J]. *Journal of Child Psychology and Psychiatry*, 1981, (1).

[38] Kroenke, K., et al. The PHQ-9: Validity of aBrief Depression Severity Measure[J]. *Journal of GeneralInternal Medicine*, 2001, (9).

[39] Zung,W.W. A Self-rating Depression Scale[J]. *Archives of General Psychiatry*, 1965, (1).

[40] 苏朝霞,等. 青少年抑郁及其相关影响因素研究 [J]. 中国健康心理学杂志, 2011, (5).

[41] Twenge, J. M. Why Increases in Adolescent Depression Maybe Linked to the Technological Environment[J]. *Current opinion in psychology*, 2020, (32).

[42] Soldatos,C.R.,et al. Athens Insomnia Scale:Validation of an Instrument Based on ICD-10 Criteria[J]. *Journal of psychosomatic Research*, 2000, (6).

[43] Buysse,D.J.,et al.The Pittsburgh Sleep Quality Index：A New Instrument for Psychiatric Practice and Research[J]. *Psychiatry Research*,1989,（2）.

[44] Owens,J. A., et al. The Children's Sleep Habits Questionnaire(CSHQ)：*Psychometric Properties of a Survey Instrumentfor School-aged Children*[J].Sleep, 2000,（8）.

[45] Yoshida,T., et al. Mental Health of Visually and Hearing Impaired Students from the Viewpoint of the University Personality Inventory[J]. *Psychiatry and Clinical Neurosciences*, 1998,（4）.

[46] 张斌，等. 广州市小学生的学业成绩与睡眠状况[J]. 中国心理卫生杂志, 2013,（6）.

[47] 吴墨源，黄婷红. 中国儿童睡眠障碍报告率的Meta分析[J]. 重庆第二师范学院学报, 2015,（6）.

[48] 裘艺. "双减"政策后的青少年身心健康值得关注[J]. 晨刊, 2022,（5）.

[49] 徐亚辉，等. 新乡市卫校学生睡眠质量及影响因素分析[J]. 职业与健康, 2021,（3）.

[50] Beck,A.T.,et al. Scale for Suicide Ideation：Psychometric Properties of a Self-report Version[J]. *Journal of Clinical Psychology*, 1988,（4）.

[51] 夏朝云，等. 自杀意念自评量表的初步制定[J]. 临床精神医学杂志, 2002,（2）.

[52] 孙庆忠，等. 环境因素对中学生自杀意念的影响[J]. 中国校医, 2005,（6）.

[53] 辛素飞，等. 中国大学生自杀态度变迁的横断历史研究[J]. 中国临床心理学杂志, 2019,（2）.

[54] 王秋英，等. 初中生自杀意念及影响因素的3年纵向研究[J]. 中国心理卫生杂志, 2022,（2）.

[55] 雷泽宇，等. 呼和浩特市大学生自杀意念的潜在剖面及影响因素分析[J]. 现代预防医学, 2021,（11）.

[56] 申俊贤，王煜. 2009—2018年中国大陆中学生自杀意念者自杀尝试发生率的Meta分析[J]. 现代预防医学, 2020,（12）.

[57] 于涛. 迪尔凯姆的自杀论与转型时期我国青少年自杀问题[J]. 消费导刊, 2009,（17）.

[58] 谯仁杰，等. 青少年自杀相关因素研究现状及进展分析[J]. 国际精神病学杂志, 2022,（6）.

[59] 忻仁娥，张志雄. 全国22个省市26个单位24013名城市在校少年儿童行为问题调查——独生子女精神卫生问题的调查、防治和Achenbach's儿童行为量表中国标准化[J]. 上海精神医学, 1992,（1）.

[60] 李梦龙，等. 中国农村留守儿童社交焦虑状况的meta分析[J]. 中国心理卫生杂志, 2019,（11）.

[61] 刘福荣，等. 小学生抑郁症状检出率的meta分析[J]. 中国心理卫生杂志, 2021,（6）.

[63] 俞国良，黄潇潇. 国家层面设置心理健康课程的实践与探索[J]. 清华大学教育研究, 2020,（6）.

[64][67][68] 俞国良，张亚利. 大中小幼心理健康教育一体化：人格的视角[J]. 教育研究, 2020,（6）.

[65] 蔡华俭，等. 半个多世纪来中国人的心理与行为变化——心理学视野下的研究[J]. 心理科学进展, 2020,（10）.

[70] 余萌，等. 青少年内外化症状现状调查及预测因素[J]. 中国健康心理学杂志, 2017,（11）.

[71] 俞国良，谢天. 社会转型：社会心理服务与社会心态培育[J]. 河北学刊, 2018,（2）.

[72] 李滔，王秀峰. 健康中国的内涵与实现路径[J]. 卫生经济研究, 2016,（1）.

[73] 曾轩，等. 青少年考试焦虑干预的meta分析[J]. 中国心理卫生杂志, 2023,（3）.

[74] 权威发布：党的十九大报告全文[EB/OL].（2017-10-18）[2022-12-20]. https://www.spp.gov.cn/tt/201710/t20171018_202773.shtml.

（注：使用原文参考文献格式）

中国大学生生活满意度的变迁趋势及其影响因素

彭海云[1]、李宁[1,2]、王金睿[1]、邱凡硕[1]、辛素飞[1]，（1. 鲁东大学教育科学学院；2. 新疆师范大学心理学院），《心理研究》，2023年第4期，第364—372页大学生生活满意度不仅会影响其内化情绪问题（如抑郁等）和外化行为问题（如网络成瘾等），还对未来的社会建设和发展有潜在影响。然而目前对大学生生活满意度的研究存在分歧，这些分歧主要由不同研究所选被试地区、专业、宏观环境存在差异造成。同时，过往研究多聚焦于人口学变量和主观的个体心理特性变量（感恩、自尊、心理韧性等），对个体近端环境（校园环境、师生关系、家庭成长环境等）和宏观社会远端环境（社会经济条件、生态环境等）的研究较少。

生活满意度指个体根据自身设定的标准对生活状况的总体性认知评估。

该研究在中国知网、万方、维普资讯和 Wiley、Elsevier 等中外文数据库中，分别以"青少年""大学生""生活满意度""college students"和"life satisfaction"等中英文词汇进行全文检索。最终获得55篇符合要求的文献。采用横断历史的元分析方法探究我国社会转型期间大学生生活满意度的变化趋势，并结合相关社会指标，探讨影响大学生生活满意度的宏观社会因素。

研究结果：（1）生活满意度总分均值与年代呈显著正相关，即我国大学生的生活满意度在逐年提高；（2）社会经济条件、高等教育状况和就业环境状况三方面5项宏观社会指标的变化能显著预测大学生生活满意度的提高。

该研究探讨了我国大学生生活满意度随年代的变化趋势及其宏观社会影响因素：（1）大学生生活满意度的提升与宏观经济向好发展有关。但进入社会后各种社会压力可能会削弱宏观经济环境的正向作用，使得大学生陷入社会压力困境。建议高等教育应该从提高大学生对未来经济环境变化的社会适应能力入手，维持经济环境的长效正向激励作用，提高国民整体的幸福感和获得感。（2）大学生生活满意度提升与高校教育状况改善有关。（3）社会总体的就业环境影响大学生对自身就业前景的认知，并对其身心状况具有重要的预测作用。建议高校教育体系不仅要加快政策的落实，也要注重培养大学生的职业认识以及就业观念，提高其职业决策能力，预防就业、失业等"威胁"对大学生心理健康状况产生消极影响。

（截至2024年2月18日，中国知网数据显示，该文被下载745次，被引1次。）

大学生心理健康素养与专业心理求助行为

贾亚菲[1]、孙斌[1]、周文琪[1]、侯金波[2]、宋静静[1]、李闻天[3]、刘陈陵[1]，[1. 中国地质大学（武汉）教育研究院，心理科学与健康研究中心；2. 中国地质大学（武汉）学生心理健康教育中心；3. 武汉市精神卫生中心]，《中国心理卫生杂志》，2023年第5期，第416—422页

心理健康素养，是个体在促进自身及他人心理健康，应对自身及他人心理疾病方面所养成的知识、态度和行为习惯。心理求助行为一般指存在心理困扰的人，为解决问题或解除痛苦，向个人之外的力量寻求帮助的过程。当求助对象指向从事心理健康工作的专业人士或机构如心理咨询师、精神科医生、学校咨询室或医院等时，称为专业心理求助行为。

提高心理健康素养是否有助于心理求助行为的发生，研究尚无一致观点。导致研究结论

不一致的主要原因有两个：一是心理健康素养不同因素的作用机制不同。有研究者认为，心理健康素养的不同成分在不同亚群体中对求助意图的影响存在差异性。二是被试群体内部的异质性，全国范围的抽样调查发现，国民在心理健康素养的结构上发展不平衡，知识和观念维度的个体差异远小于态度和习惯维度。

潜在剖面分析（latent profile analysis，LPA）是以个体为中心研究路径的典型分析技术，基于不同的个体特征组合，将个体划分到不同子群体，进而识别样本异质性。LPA为深入分析心理健康素养对专业心理求助行为的影响提供了新的视角。

该研究于2020年10月在武汉某大学，选取12850名大学生，采用心理健康素养问卷（MHLQ）、自编非疫情和新冠疫情中专业心理求助行为自评表、病人健康问卷抑郁量表（PHQ-9）对心理健康素养、专业求助情况、抑郁状况进行调查。采用潜在剖面分析将大学生心理健康素养分类，采用x^2检验和logistic回归分析探讨不同类别大学生专业心理求助行为的差异。

心理健康素养问卷（MHLQ），分为心理健康的知识和观念、心理疾病的知识和观念、维护和促进自己心理健康的态度和习惯、应对自己心理疾病的态度和习惯、维护和促进他人心理健康的态度和习惯、应对他人心理疾病的态度和习惯6个维度。参考已有求助行为相关研究，采用被试自我报告的方式，将非疫情中接受学校心理咨询定义为大学生典型的专业心理求助行为，将新冠疫情期间大学生主要采用的心理援助热线、互联网咨询以及直接到医院3种方式界定为疫情中专业心理求助行为。

结果：（1）大学生心理健康素养可分为低素养组（7.4%）、中等素养组（50.2%）和高素养组（42.4%）3类。（2）非疫情中，心理健康素养与专业心理求助行为无关联；在新冠疫情中，相比低素养组，中等素养组更可能寻求专业心理求助，中等素养组、高素养组更可能推荐他人求助。

与非疫情时相比，大学生的专业心理求助行为没有增加，其中低素养组和高素养组的专业求助下降明显。究其原因，作者认为心理健康素养并非是影响心理求助行为的唯一因素。心理求助行为是一个理性、复杂的过程，既受内在因素如性别、年龄、人格特质、情绪处理能力、抑郁程度等影响，也受外在因素如身边人的求助经历、文化背景等影响，如有研究指出寻求心理援助的比例随抑郁程度加深而增加；具有某些特质的个体寻求帮助的态度更积极，如责任心强、宜人性高的群体，集体主义者和女性；知道家人、朋友等寻求过帮助的学生寻求正式和非正式帮助的可能性更高。

（截至2024年5月23日，中国知网数据显示，该文被下载3242次，被引7次。）

大学生身体活动的心理行为健康和功能效果：基于ICF的系统综述

叶绿[1]、王斌[2]、邱服冰[3,4]，（1. 扬州大学体育学院；2. 华中师范大学体育学院；3. 深圳大学体育学院；4. 世界卫生组织国际健康分类家族合作中心），《中国康复理论与实践》，2023年第1期，第38—47页

WHO 于 2020 年发布的《关于身体活动和久坐行为指南》中明确指出，成年人（18—64 岁）进行身体活动的健康获益包括改善心理健康（减少焦虑和抑郁症状）、认知健康和睡眠。

身体活动是指由骨骼肌活动所产生的任何消耗能量的身体活动形式，它能产生健体、健心、健智等诸多效益。ICF 系统指 WHO 颁布的《国际功能、残疾和健康分类》，是一种统一的、标准化的术语系统，使用生物-心理-社会医学模式为个体健康和功能状况的测量和分类提供参考性理论框架，同时为干预方案设计、评价提供精准靶点和参照指标。

该研究检索 PubMed、Web of Science、EBSCO、中国知网等数据库，收集建库至 2022 年 8 月 20 日公开发表的大学生参与身体活动的健康及功能结局的相关文献，共纳入 7 国 10 篇发表于 2016 年后的英文文献，涉及 10 项随机对照试验 848 名被试，主要源于康复科学、运动康复、康复心理学和健康心理学等期刊，分析大学生常见心理行为健康及功能状况。

研究结果：（1）大学生心理行为健康和功能问题主要集中于压力、焦虑、抑郁、睡眠障碍、学习疲劳、手机成瘾、饮酒障碍、久坐行为和身体活动不足。（2）活动方式可分为体适能类、技能类、运动项目类和组合类。体适能类主要涉及抗阻训练和有氧运动；技能类包括跑步、健步走、伸展、高抬腿跑、小步跑、冲刺跑、跳绳、弹力带练习。运动项目类包括生命舞蹈、哈他瑜伽、太极拳、篮球、八段锦、自行车、游泳、轮滑、棒球。组合类涉及体适能类与技能类组合、技能类和运动项目类组合。（3）干预处方主要为长期（4—14 周）的每周 1—3 次的高、中、低强度身体活动。（4）健康结局涉及改善大学生的认知功能，缓解压力、焦虑、抑郁和学习疲劳，减少消极自动思维，增强正念，降低孤独感和缺陷感，提高睡眠质量，提高上肢肌肉耐力；促进运动习惯的培养，增加身体活动参与，提高活动表现和学业成绩，减少久坐行为、饮酒行为和问题性手机使用，增加社会交往；提高健康知觉和心理社会功能，丰富和改善娱乐休闲生活和校园生活，提高人际关系质量、生活质量和幸福感。

（截至 2024 年 2 月 18 日，中国知网数据显示，该文被下载 1257 次，被引 2 次。）

我国大学生心理咨询与危机干预的管理现状调查

柳静[1]、王铭[2]、孙启武[3]、唐光蓉[3]，（1. 湖北中医药大学人文学院；2. 武汉理工大学心理健康教育中心；3. 华中师范大学心理学院），《中国临床心理学杂志》，2022 年第 2 期，第 477—482 页

我国大学生的心理健康问题备受社会关注。自 20 世纪 80 年代中期，各高校开始陆续建立心理咨询中心（以下简称"心理中心"），开展心理咨询、心理健康教育等。近年来，大学生心理健康需求的快速增长使高校心理中心管理的专业化和规范化显得尤为迫切。

通过问卷法，邀请高校心理中心专职人员在"问卷星"平台上自愿匿名填写问卷。2021 年 4 月 19 日至 5 月 18 日期间共回收 139 所高校的 187 份问卷，问卷有效回收率 86.10%。最终有 122 所高校心理中心（见表 1）的问卷用于统计分析。调查内容简介如下：（1）填写人基本信息；（2）校级心理中心基本情况；（3）预约与评估管理；（4）心理咨询工作的组织与管理；（5）心理危机干预。

表 1 样本描述（$n=122$）

		n	%
学校层次	985 高校	12	9.84
	211 高校	14	11.48
	一般公办本科大学	69	56.56
	民办大学及高职高专	27	22.13
学校所在地	华东	19	15.57
	华南	14	11.48
	华中	45	36.88
	华北	15	12.30
	东北	12	9.84
	西北	12	9.84
	西南	5	4.10
学生人数	1 万人以下	17	13.93
	1 万—2 万人以内	44	36.06
	2 万—3 万人以内	36	29.51
	3 万—4 万人以内	18	14.75
	4 万人以上	7	5.74
校内行政管理	完全隶属于学工部门	72	59.02
	挂靠于学工部门	33	27.05
	完全隶属于院系或其他校内二级单位	5	4.10
	挂靠院系或其他校内二级单位	6	4.92
	完全独立的校内二级单位	6	4.92
校内行政级别	正处级	7	5.74
	副处级	30	24.59
	正科级	48	39.34
	无行政级别	31	25.41
	其他	6	4.92

研究阐明：（1）我国大学生心理咨询的管理现状与问题：校心理中心在咨询预约登记上存在差异。大学生的心理健康需求巨大但心理咨询服务提供不足，是当前我国高校心理健康教育的主要矛盾之一。绝大多数高校心理中心遵守知情同意，这与专业伦理规范一致，但仍有一些未做到咨询录音或录像的知情同意。接近一半的高校心理中心同时开设地面咨询和在线咨询（视频或音频），其中大部分对在线咨询有明确的工作要求。各高校在心理咨询值班情况的常规登记、请假、迟到、无故缺席等具体过程的管理上存在差异。各高校对心理咨询记录的管理差异较大。（2）大学生心理危机干预的管理现状与问题：各高校在建立学校心理危

机干预工作领导小组、医校合作、危机信息各级互通机制、个案管理员联系制度、危机干预日常值班、精神科医生定期坐诊等方面存在差异。因此，高校心理中心需要进一步规范心理危机干预的工作机制。大部分高校心理中心重视心理危机上报，基本遵守专业伦理规范，但在具体工作要求和心理危机学生的咨询管理上存在一定的差异。因此，高校心理中心仍须继续加强危机处理的规范化管理。

（截至2024年6月30日，中国知网数据显示，该文被下载3974次，被引19次。）

基于世界卫生组织健康促进学校架构的心理行为健康服务及其健康效益：系统综述的系统综述

王少璞[1]、陈钢[2]，（1. 广东体育职业技术学院；2. 苏州大学体育学院），《中国康复理论与实践》，2023年第7期，第800—807页

2022年至今，世界卫生组织（WHO）正在实施《2013—2030年全面精神健康行动计划》，全面推动学校心理健康服务。健康促进学校（health-promoting school，HPS）构建了学校健康促进的六大支柱，其中健康课程和学校健康服务是两大重要支柱。基于学校采取的心理健康行为服务干预措施有助于改善儿童青少年心理健康知识、态度及其相关心理求助行为。

该文采用主题检索方式，检索Medline、EBSCO、PubMed、Web of Science，发表时间为2013年至2023年6月的文献。最终纳入7篇英文文献，涵盖261项研究，来自6个国家，包括瑞典、澳大利亚、丹麦、英国、加拿大、西班牙；主要来源于儿童心理健康、健康促进学校、学校健康等领域期刊。

研究结果：从干预类型的角度看，该研究中涉及的基于WHOHPS架构的在校学生心理行为服务干预主要包括学校健康教育课程和学校健康服务。其中学校健康教育课程涉及由受过专业培训的教师提供的心理健康课程、健康教育课程。学校健康服务涉及由学校专业心理治疗人员（研究人员、专家、心理学家）提供的心理行为健康筛查、针对心理行为健康问题的预防性干预、心理健康状况临床评估、心理行为健康服务管理、心理行为健康促进活动、心理行为支持服务。从健康效益的角度看，该研究涉及的基于WHOHPS架构在校学生心理行为服务健康效果主要涉及心理健康与情绪健康，以及生活质量与福祉。在心理健康与情绪健康方面，学校心理行为服务相关干预措施可以减轻儿童和年轻人的焦虑和抑郁症状和发病率，降低压力情绪的负面影响，减少消极低落情绪，提升积极态度，提高适应力，增加幸福感，并改善学生的积极心理状态，改善认知功能（包括持续注意力、流动智力、信息加工速度和执行功能），树立正确的心理健康观念与态度。在生活质量和福祉方面，可帮助学生提高学习兴趣，降低风险行为，提高应对日常生活逆境和负面事件的能力，降低因压力导致的心理行为问题，适应能力得到提升；对学业成绩产生积极影响；有效提高学生心理健康素养，提高预防心理障碍的意识，提高识别心理障碍迹象和症状的能力，消除对心理健康的污名化认知，促进社交，提升儿童青少年心理求助行为能力。

（截至2024年3月19日，中国知网数据显示，该文被下载322次，被引1次。）

成年人心理健康调查

中国癌症幸存者恐惧疾病进展发生情况及其影响因素 meta 分析

苏思慧[1]、王佳琳[1]、唐萍[1]、杨鹏羽[1]、余诗雅[1]，（1. 成都中医药大学），《中国公共卫生》，2023 年第 2 期，第 170—176 页

研究数据显示，2020 年中国新发癌症约 457 万人，因癌症死亡约 300 万人，国外研究报道称，全世界有癌症患者报告自己害怕癌症复发或恶化比例高达 87%。

恐惧疾病进展（FoP）是一种心理状态，指恐惧疾病进展所带来的各种生物—社会—心理后果或者恐惧、担忧、害怕疾病的再次复发。FoP 对于癌症幸存者而言，是一种正常的心理应激反应，但若过度警觉身体状况和长期恐惧会增加心理负担，造成抑郁、焦虑等负性情绪，还会造成患者过度使用医疗资源而增加家庭负担，对社会功能和生命质量产生不良影响。

为探讨中国癌症幸存者 FoP 的发生情况及其影响因素，为预防和控制癌症患者的心理健康问题提供参考依据，该研究通过收集中国知网数据库（CNKI）、中国生物医学数据库（CBM）、万方数据库、维普中文科技期刊数据库（VIP）等数据库从建库至 2021 年 8 月 31 日公开发表的关于中国癌症幸存者 FoP 发生情况及其影响因素的相关文献，对最终纳入 22 篇文献（中文文献 19 篇、英文文献 3 篇），累计研究对象 6461 例，中国癌症幸存者 FoP 发生率及其影响因素进行 meta 分析。

研究发现：（1）中国癌症幸存者 FoP 发生率为 51.0%。（2）亚组分析结果显示，华南、华中和华东区域癌症幸存者 FoP 发生率分别为 56.0%、54.0% 和 42.0%，差异有统计学意义；消化道肿瘤、妇科肿瘤、血液肿瘤和呼吸道肿瘤癌症幸存者 FoP 发生率分别为 40.0%、56.0%、58.0% 和 54.0%，差异有统计学意义。（3）年龄、月平均收入、临床分期、文化程度、婚姻状况、就业状态、病程、有无家族史和有无焦虑是癌症幸存者发生 FoP 的影响因素。

该研究首次系统地评价 FoP 在中国癌症幸存者中的发生情况及影响因素，来源地区比较广泛，样本量相对较大，研究结果基本稳定，对未来相关研究具有一定的指导意义。

（截至 2024 年 4 月 9 日，中国知网数据显示，该文被下载 2232 次，被引 9 次。）

婚姻是幸福的坟墓吗？
——基于中国家庭追踪调查的双重差分倾向得分匹配法的估计

邓小惠[1]、向燕辉[2,3]，（1. 湖南师范大学教育科学学院心理系；2. 南京晓庄学院教师教育学院；3. 认知与人类行为湖南省重点实验室），《心理科学》，2023 年第 3 期，第 635—643 页

幸福被定义为一种主观的、持续时间较长的心理满足感，伴随较多积极情感和较少消极

情感。人们对实现幸福的途径颇有兴趣，其中婚姻对幸福的作用一直备受国内外学者关注。

婚姻能否促进幸福？过往研究有不同的结果，究其原因，首先可能是样本选择问题。不同研究者关注群体不同，有的研究者关注特殊群体，如老年人、农民工、运动员等，而有的研究者则关注一般群体。其次，数据性质及统计方法。前人研究大多采用横截面数据探讨该问题，这将导致一定的误差，很难推测婚姻与幸福的因果机制。

PSM-DID 是倾向性评分匹配法（propensity score matching，PSM）和双重差分法（differences-in differences，DID）的结合。PSM-DID 被广泛用于经济学、管理学、公共卫生学等领域。该研究采用 PSM-DID 方法，将婚姻状态的转变作为一种"准"政策性的实验，既通过 PSM 匹配样本解决了样本的自选择性问题，又通过 DID 解决遗漏变量、时间效应的问题，也能够更加科学、合理地回答婚姻与幸福感的因果关系问题。

该研究使用了中国家庭追踪调查（CFPS）2014 年和 2018 年两期追踪数据，样本为 2014 年参与调查且在 2018 年可以被追踪到的 24172 个成人（50.34%为女性），结合双重差分倾向得分匹配法（PSM-DID）探讨未婚到已婚对个体幸福感的影响。首先，比较 2014 年和 2018 年未婚和已婚个体的幸福感差异；其次，比较婚姻状态发生转变的个体幸福感在 2014 年和 2018 年前后是否存在显著差异。

研究结果发现：婚姻状态转变（未婚→已婚）能明显提升个体幸福感，但提升效应受性别调节，即婚姻对男性幸福感回报明显高于女性。婚姻带来的社会支持、经济增益等可能是婚姻促进幸福感的主因；而传统婚姻文化及婚后男女在家庭结构或功能上的分工差异，可能是婚姻对男性幸福感的回报明显高于女性的重要原因。

该研究第一次基于 CFPS 的追踪数据，结合 PSM-DID 方法从因果层面支持婚姻变化对幸福感的积极影响及性别的调节效应。对进一步从家庭结构或功能、促进性别平等等视角探讨婚姻对幸福的影响具有重要的理论意义与实践意义。

（截至 2024 年 6 月 30 日，中国知网数据显示，该文被下载 2477 次，被引 5 次。）

我国基层卫生人员职业倦怠现状及其影响因素

洪梦园[1]、杨金侠[1]、索白莉[1]、雷桃[1]，(1. 安徽医科大学卫生管理学院)，《医学与社会》，2023 年第 5 期，第 97—101 页

基层卫生不仅需要承担常见病、多发病的基本诊疗、慢病管理、家庭医生签约等任务，还需要应对各类繁重的督查检查、报表填制、学习培训等，同时在新冠疫情期间，还要负责基层防疫、新冠疫苗接种等重要任务，其工作压力和负担巨大，容易出现高水平的职业倦怠。职业倦怠会对基层卫生人员的健康、工作绩效、工作满意度、工作热情产生不良影响，甚至还会产生离职倾向，严重阻碍基层卫生事业发展。

职业倦怠是一种长期处于工作压力下的身体和情绪的极度损耗状态，主要表现为情绪衰竭、去个性化和个人成就感低落。情感衰竭是职业倦怠的压力维度，表现为个体因情绪过度透支消耗而产生的身心疲惫感。个人成就感低落是职业倦怠自我评价维度，表现为个体对自

身工作成就感作出消极评价。

该研究采用问卷调查法，从江苏省、安徽省和陕西省的 36 家基层医疗卫生机构共获得 972 名基层卫生人员的有效数据，了解我国基层卫生人员职业倦怠现状，分析其影响因素。

该研究使用《职业倦怠通用量表》，由 Maslach 和 Jackson 编制，李超平等人翻译修订，共 15 题，包含情感衰竭、去个性化、个人成就感低落 3 个维度。

研究结果：（1）基层卫生人员职业倦怠整体处于轻中度水平，职业倦怠阳性检出率为 58.2%，其中情感衰竭、去个性化、个人成就感低落维度的中重度倦怠检出率分别为 36.7%、19.5%、64.6%；（2）年龄、职称、加班频率、自评工作胜任力、工作与报酬的匹配度是职业倦怠的主要影响因素。

基层卫生人员职业倦怠的情感衰竭情况严重。伴随基本公共卫生服务内容的持续增加，基层卫生人员除了在负担基本医疗之外，还需要承担众多的基本公共卫生服务、家庭医生签约任务等，过多的工作量和人员数量的短缺，极易造成基层卫生人员处于高负荷工作状态，工作压力加大，容易产生职业倦怠。

基层卫生人员职业倦怠的个人成就感低落维度的情况严重。当前基层卫生人员除了自己的本职工作以外，还需要应对大量的数据填报的工作任务，这些工作不仅会耗费基层卫生人员的大量精力，增加工作负担，而且还会消耗其工作热情和积极性，导致基层卫生人员难以对自己的工作绩效产生积极性的评价，容易发生工作成就感和胜任感不强的问题。

年龄较小、职称较低的基层卫生人员发生职业倦怠的风险更高。因其参加工作时间较短，专业知识技能和业务能力水平有限，更易于在工作中产生沮丧、低落的负面情绪以及失去信心。同时在工作岗位中常承担大量琐碎工作，导致工作胜任感不强，工作积极性和工作热情降低，容易产生职业倦怠。

经常加班、自评工作不能胜任是基层卫生人员职业倦怠的危险因素。长时间工作、频繁加班会造成持续的工作紧张，而自评工作不能胜任会增加其心理压力，导致焦虑和负担，产生职业倦怠。工作与报酬的匹配程度是基层卫生人员职业倦怠的主要影响因素。近年来基层医疗工作量增加，而薪酬待遇水平却未合理增长，使得基层卫生人员产生强烈的付出得不到回报的不公平感，进而更易于在工作中感到精疲力竭、态度消极和冷漠，产生负面、消极怠工的情绪。

（截至 2024 年 4 月 9 日，中国知网数据显示，该文被下载 906 次，被引 5 次。）

积极心理学视阈下护士心盛现状及影响因素分析

弋新[1]、陈刚[2]、刘晓云[1]、黄婵[1]、叶艳[3]、吴霜[4]，（1. 成都大学护理学院；2. 四川大学华西医院消化内科；3. 成都市第一人民医院质控科；4. 成都医学院护理学院），《护理学报》，2023 年第 1 期，第 67—71 页

心盛是一种完全、高度心理健康的表征，心盛者常常充满热情活力，对生活充满积极情

感、心理和社会功能完好，分为主观幸福感、心理幸福感和社会幸福感三个取向。

该研究采用问卷调查法，从四川省2所三级甲等医院共获取253名临床护士的有效数据，使用自编的《社会人口学调查表》《心盛量表》评估临床护士心盛现状及其影响因素，了解护士群体的心盛水平及心理健康状况。

研究结论：（1）临床护士心盛处于中等偏上水平；（2）临床婚姻状况、聘用方式、陪伴家人离世的经历、对待死亡的态度4个因素是临床护士心盛的重要影响因素，已婚、正式编制、有陪伴家人离世经历、对待死亡态度更坦诚的临床护士心盛水平更高。

临床护士心盛处于中等偏上水平，96.67%的护士处于中等及以上心盛水平，仅有3.33%的护士处于低心盛水平。抗击新冠疫情期间护士扮演了至关重要的角色，使得护士的职业认同感、价值感以及社会对护理工作的认可度较之前均得到较大提升，促进了其心盛水平。同时也与该研究中护士学历层次普遍较高（79.7%本科及以上学历）及53%的护士有子女有关。

已婚的护士比单身护士心盛水平更高。结婚及有子女的护士所承担的家庭角色和社会角色更多，且情感表达和紧急事件应对能力也相对更强，生命意义感明显更高。生命意义感是个体为完成自己所从事工作的重要动机，为个体提供了幸福的生长条件，故心盛水平更高。

有正式编制的护士比合同制护士心盛水平更高。这可能是合同工护士工作稳定性相对更低，且在工资、福利待遇、职级晋升等方面存在不同程度差异，导致其心盛水平相对更低。

护士越能坦诚接受死亡，其心盛水平越高。护士越坦然积极地面对死亡，其生命意义感越强，心理健康状况越好。拥有陪伴家人离世经历的护士比没有该经历的护士心盛水平更高。陪伴家人离世的经历可提高护士死亡应对效能，从而提升其心盛水平。

文章建议：（1）给予未婚及单身护士更多心理及社会支持，可通过增加医院内联谊活动或科室团建等集体活动增强团队凝聚力，搭建已婚和未婚护士的沟通交流平台，帮助其构建更稳固的心理社会支持系统；（2）保证正式及合同制护士的同工同酬同绩效，且构建两者在职级晋升、调动及推优评奖等方面更加平等的政策及机会，消除合同制护士内心的顾虑、落差与不安全感；（3）医院管理部门可定期对临床护士开展死亡教育、生命意义等相关主题的讲座或培训，帮助其树立科学的死亡观和生命价值观，提升死亡应对能力，从而促进心盛水平提高，提升其对病人的临终关怀质量。

（截至2024年4月9日，中国知网数据显示，该文被下载891次，被引6次。）

西北某铁路局机车司机心理状况调查研究

杨少华[1]、王国瑞[2,3]、马婧[4]、马鸿婧[4]、李廷栋[4]、刘晓峰[4]、王少华[4]、吴雨[2,3]、卢丽莎[2,3]、朱雄雄[2,3]、张舟[2,3]、陈佳玥[2,3]、吴建军[2,3]，（1. 中国铁路兰州局集团有限公司劳卫部；2. 甘肃中医药大学公共卫生学院；3. 甘肃中医药大学中医预防医学研究所；4. 中国铁路兰州局集团有限公司疾病预防控制所），《工业卫生与职业病》，2023年第6期，第514—517页

铁路机车工作人员的心理健康是保障铁路运输安全的首要条件，职业紧张则是影响铁路机车司机健康的主要因素之一。职业环境改变、特殊的轮班制度、高密度的工作内容等职业

紧张因素都会对铁路机车司机心理健康产生重要影响。

该研究采用问卷调查法,从西北地区某铁路局3个机务段在职机车司机共获得7482份有效问卷,探究西北地区某铁路局机车司机的心理状况。

研究结果:(1)该铁路局机车司机心理状况阳性率为57.04%;(2)9项SCL-90因子得分均高于1986年的1388人全国常模及2015年的12160人全国常模;(3)多因素logistic回归分析显示,离异、大于30—40岁对铁路机车司机心理状况是危险因素。

研究发现:(1)西北地区某铁路局机车司机SCL-90量表得分均值高于1986年及2015年全国正常人常模。(2)30—40岁的铁路机车司机心理风险概率较高,可能与家庭压力、财务状况、个人发展等方面导致的压力有关。(3)离异是机车司机心理状况的危险因素,特殊的工作时间使得机车司机很少有机会与家人和朋友相处,机车司机回家后缺乏情感交流、产生孤独感、情绪低落、难以入睡。(4)铁路机车司机工作环境相对封闭,长时间的工作容易产生孤独、焦虑等不良情绪。(5)铁路机车司机的职业环境存在工作环境较拥挤、饮食不规律、倒班制度特殊、工作时身体和精神压力较大等特点。这种长时间反复地处于紧张和高压的状态,使其身心健康具有不同程度的损害。

对策建议:定期进行心理测验;提供心理咨询渠道;鼓励通过运动、聊天等方式缓解压力;了解铁路机车司机家庭情况,根据需要提供帮助;改善工作时间、休息环境等。从"生物-心理-社会医学"的现代医学模式角度对铁路机车司机的心理状况加以指导,保障铁路机车司机的身心健康,从而提高工作愉悦度及铁路运输质量。

(截至2024年4月1日,中国知网数据显示,该文被下载88次,被引0次。)

高绩效工作系统会降低员工幸福感吗?来自元分析的证据

张兴贵[1]、胡献丹[1]、苏涛[2],(1. 广东外语外贸大学商学院;2. 广东工业大学管理学院),《心理科学进展》,2023年第11期,第2005—2024页

高绩效工作系统(high-performance work systems,HPWPs)是以提高组织绩效为目标的一系列既独立又相互关联且具有协同效应的人力资源管理实践组合。HPWPs由三个关键实践组合构成:选择性雇用和培训等能力提升型实践,以提升员工的能力,使之达到适当的绩效水平;绩效评估和薪酬等动机激发型实践,旨在激发员工活力,充分挖掘员工潜能;灵活的工作设计、信息共享、员工参与决策、团队合作等参与机会型实践,旨在为员工创造积极参与工作的机会。

员工幸福感是员工在工作中的体验和个人效能发挥的整体质量,包括:(1)主观幸福感,指个体对自身工作生活的认知评价和情感体验;(2)心理幸福感,关注精神层面的满足体验,以充分实现个体的功能,做正确的事、追求个人成长、自我和谐等;(3)健康幸福感,是与员工健康有关的生理和身体状况的主观体验;(4)关系幸福感,指个体与他人、组织的关系的质量,也称为社会幸福感。

该研究基于53篇文献的55项独立研究、样本总人数达51750的数据,对高绩效工作系统

与员工幸福感的关系进行了元分析，并检验了文化和行业差异对二者关系的调节作用。

东方文化具有高权力距离、集体主义、长期导向等特点。权力距离是指个体对组织内不平等的权力分配的接受程度，权力距离越高，表明个体对权力分配不均衡的接受程度越高。集体主义文化重视个体与组织或团队之间的相互依存、合作与和谐，其心理体验或情感的产生会受到群体中他人的影响，而个人主义文化强调个体的自我独立性，重视自我价值与个人体验，情绪由自己主导。长期导向是指未来导向的价值观，个体注重未来的回报，接受延迟满足，有更强的耐心、毅力和韧性，而短期导向指的是现在导向的价值观，关注眼前利益，更注重个人自由和即时满足。

该研究将行业分为生产性服务业（为制造业提供中间服务的行业）与医疗服务业。元分析结果表明：

（1）HPWPs对员工幸福感各维度均存在显著的正向作用，即具有"一致效应"，而非"矛盾效应"。

（2）文化情境调节了HPWPs与员工幸福感的关系，在高权力距离和集体主义文化情境下，员工感知的HPWPs与主观幸福感、心理幸福感、健康幸福感的正相关更强。

（3）行业的调节作用显著。相比生产性服务业，医疗服务业员工感知的HPWPs与主观幸福感的正相关更强，可能由于医院实施了投资型的、内部导向的模式，相较于生产性服务业通常实施的利诱型、市场导向的模式，有利于发展长期的员工关系，提升员工幸福感。但医疗服务业员工感知的HPWPs与健康幸福感的正相关低于生产性服务业。

（截至2024年3月17日，中国知网数据显示，该文被下载1337次，被引0次。）

老年人心理健康调查

老年心理健康问题：基于生命历程—生态系统观模型的探索

俞国良[1]、黄潇潇[2]，（1. 中国人民大学心理研究所；2. 中国人民大学教育学院），《北京师范大学学报（社会科学版）》，2023年第2期，第112—121页

生命历程理论主张，人的发展与衰老是一个持续终生的过程，由贯穿生命历程的所有事件与经历构成；生态系统理论将人的发展定义为个体不断感知和处理自身与环境之间关系的持续改变过程。该研究将生命历程和系统生态两大理论观点归纳整合为"生命历程—生态系统观"模型，试图更加系统地展现影响老年群体心理健康的各类因素。

该模型包含四种系统，分别是个人系统、家庭系统、社区系统以及社会系统。个人系统包括个体的生物遗传学特性、人格特质与行为倾向、生活习惯等；家庭系统包括家庭中的重要组成关系、家庭功能以及家庭成员所扮演的角色等；社区系统包括社区物理环境及社区资源（如邻里关系、朋辈支持等）；社会系统包括社会政策、经济、文化和风俗习惯等；与此同时，一条完整的生命历程线贯穿四种系统，代表了生命历程中的各类事件与经历对每种系统的影响。

该研究通过梳理、整合相关理论及文献，建立了老年心理健康影响因素的生命历程—生态系统观模型；并采用元分析方法，验证该模型的有效性与适切性，利用实证分析结果为该模型提供数据支撑。

经过文献筛选，最终纳入中文文献13篇，英文文献150篇。该研究采用相关系数作为效应值，并且对多个独立研究的效应值进行合并处理。结果显示：体育锻炼、邻里犯罪与老年群体的心理健康呈现强相关；同时，家庭照料、文化适应、退休与老年群体的心理健康呈现中等相关。依据生命历程—生态系统观模型总结出的老年心理健康影响因素，包括体育锻炼、家庭照料、邻里犯罪、文化适应、退休五类变量，切实有效地影响了老年群体的心理健康状况，从实证分析角度侧面印证了该模型的可靠性。

生命历程—生态系统观模型，为老年群体心理健康干预提供理论和实践支持。针对老年心理健康的干预，可以从个人系统、家庭系统、社区系统、社会系统四个方面入手，降低系统中的危险因素，增强支持和保护性因素，从而实现老年心理健康。

（截至2024年2月12日，中国知网数据显示，该文被下载1485次，被引3次。）

老年人心理社会干预与心理健康的系统综述

唐家玉[1]、邱服冰[2,3]，（1. 香港城市大学社会及行为科学系；2. 深圳大学体育学院；3. 世界卫生组织国际健康分类家族合作中心），《中国康复理论与实践》，2023年第10期，第1164—1170页

据调查，精神障碍在老年人中的患病率为8.4%—26.4%，全球范围内，65岁及以上人群认知障碍的患病率约为10%；到80岁时，这一比例会翻一番。过往研究发现，社会支持和身体活动使老年人能够保持活跃、高效、社会联系和社区参与；心理社会干预措施有助于缓解成年人抑郁或焦虑的发生，提升他们的主观幸福感。

该研究基于《国际功能、残疾和健康分类》（ICF）分类体系和架构，采用PRISMA指南，系统综述心理健康及其相关干预对老年人心理健康的效果。

该研究采用主题词与自由词相结合的方式，检索建库至2022年8月PubMed、Web of Science、EBSCO和中国知网对老年人心理健康效益的相关随机对照试验。纳入标准：①研究对象年龄≥60岁；②干预措施为心理干预或支持、社会干预或支持、心理社会干预，以及身体活动相关干预；③干预效果涉及老年人心理健康结果，包括认知功能、情绪、睡眠质量、生活质量与福祉；④研究类型为随机对照试验（RCT）；⑤语种为英文或中文。经同行评议，最终纳入7篇文献，来自西班牙、智利、加拿大、芬兰、英国、韩国和美国，研究对象年龄为60—80岁，共1258例。

研究发现，有益于老年人心理健康的干预类型主要分为2类：心理健康干预（心理干预或支持、社会干预或支持、心理社会干预）和心理健康相关干预（身体活动干预）。干预方式包括普拉提、正念训练、行为激活、认知刺激、日常困难问题解决训练、疼痛和抑郁症状管理、健康教育与指导、护理协调、团体运动锻炼（如循环训练、踏板训练或橡皮筋训练）、水

上运动等；干预频率为每次30—120min，每周1—9次，低—高强度，持续4—64周；干预场所包括体育场馆、社区卫生保健中心、老龄化服务机构；干预人员包括运动治疗师（瑜伽）、心理学家、健康专业人员、社区卫生服务人员、卫生保健人员。

心理社会干预对老年人心理健康的效益主要体现在改善认知功能，缓解焦虑、抑郁状态，改善睡眠质量，提高生活质量与福祉4个方面。

（截至2024年4月18日，中国知网数据显示，该文被下载1308次，被引0次。）

老年教育与心理健康：实证、理论和机制

陈兰双[1,2]、宋莉莉[1,2]、张镇[1,2]，（1. 中国科学院心理研究所心理健康院重点实验室；2. 中国科学院大学心理学系），《中国临床心理学杂志》，2023年第5期，第1257—1262页

我国将发展老年教育作为积极应对老龄化、改善老年生活质量和身心健康的重要举措。老年教育是面向老年群体，为满足老年人精神文化需求而进行的教育活动。随着时代发展，我国老年教育的社会需求和个人需求不断增长，其规模不断扩大，逐渐呈现以老年大学为主体，社区教育、远程教育等多种形式并存的繁荣局面。

该文梳理了老年教育对心理健康（情绪情感、认知功能和社会功能）的影响和个体差异（人口学和社会经济状况、亲密关系和老年教育参与情况），并尝试通过能力视角、补偿视角以及PERMA模型解释老年教育对心理健康的影响。同时，全文依据老化态度、基本心理需求阐述了老年教育影响心理健康的内在机制。

老年教育的心理健康效应方面，过往研究发现：老年教育可以促进老年人增大正向情绪，减少负性情绪，让老年人有更高的幸福感。同时老年教育是维持个体认知健康或防止晚年认知衰退的有效策略，有助于维持或增强社会功能。

能力取向理论认为，老年教育通过帮助老年人发展适应能力、积累资源，以及改善社会和经济状况而影响老年人的心理健康状况；"脆弱性"与补偿策略认为，终身学习可以让老年人通过建立友爱的朋友圈、认识自身不协调、平稳情绪情感、悦纳个人经历，以及掌握知识技能，降低受教育程度有限、健康状况差等因素带来的心理健康风险。PERMA模型认为，个体的心理健康包含积极情绪、参与投入、人际关系、意义和成就五个方面，老年教育有助于满足PERMA心理健康的五大要素。

老化态度是人们对变老过程及年老的体验和评价，通常反映了老年人自身和其他年龄群体对变老事实的态度和看法。相对于同龄人，老年大学学员有更积极的老化态度；同时，老年教育也通过满足老年人自主、胜任和关系需求，促进老年人的心理健康和幸福感。

未来研究可从老年教育的理论建构、多元特征、文化差异、教育模式与教育需求多样化等方面考察老年教育对心理健康的影响和机制。

（截至2024年2月12日，中国知网数据显示，该文被下载774次，被引0次。）

中国老年人抑郁症状的地区分布及与心脑血管疾病的关系

张紫薇[1]、花语蒙[1]、陈阳阳[1]、刘爱萍[1]，（1. 北京大学公共卫生学院），《中华疾病控制杂志》，2023年第2期，第195—200页

抑郁症是影响中国老年人口健康的重大公共卫生问题，抑郁情绪和症状是抑郁症发展的前期表现，经济和身体健康状况是老年人抑郁情绪的主要相关因素，老年人因为心脏病、脑卒中等心脑血管疾病造成的心理负担而产生抑郁症状，影响老年人群身心健康和生活质量。该研究探讨中国60岁及以上老年人抑郁症状的地区分布及与心脑血管疾病的关系。

基于中国健康与养老追踪调查（CHARLS）2018年全国调查数据，以3778名60岁及以上的老年人为研究对象，采用Spearman相关分析，分析地区经济发展与老年抑郁症状及心脑血管疾病关联的城乡差异，使用logistic回归分析模型分析不同地区老年心脑血管疾病与抑郁症状的关系。

研究结果发现：（1）中国老年人抑郁症状的检出率为45.9%，女性、居住地为农村、受教育水平低、患有心脑血管疾病、饮酒频率高是抑郁症状的风险人群；（2）心脑血管疾病老年患者的抑郁症状检出率是未患心脑血管疾病老年人的1.876倍；（3）地区经济发展与抑郁症的关系：人均国内生产总值（GDP）与老年抑郁症状检出率呈负相关，农村人均GDP水平与心脑血管疾病患病率呈负相关。

造成老年抑郁症状检出率城乡差异的可能原因：从客观环境方面，城市较农村基础设施完善，给予老年人更丰富的物质条件和文化活动；从老年人主观感受方面，城市化的迅速发展，农村青年劳动力涌入城市，农村老年人长期缺乏家庭支持和精神慰藉，导致农村老年抑郁症状检出率升高。

心脑血管疾病由于降低患者生活质量、增加心理负担和经济压力，容易造成抑郁症状。地区经济发展水平低、患心脑血管疾病会造成老年心理健康的双重负担，因此发展地区经济对促进老年人群身心健康具有重要作用，同时应关注心脑血管疾病老年患者的心理健康。

（截至2024年2月12日，中国知网数据显示，该文被下载877次，被引10次。）

深圳市老年人抑郁与焦虑情绪检出率及相关因素

杨娟[1]、吕晓珍[2]、尚丽[3]、李汇子[2]、陆草[1]、张明[3]、张东梅[1]、林秀红[1]、王华丽[2]、关婷[1]，[1. 深圳市卫生健康发展研究和数据管理中心；2. 北京大学第六医院（精神卫生研究所）；3. 中山大学附属第三医院精神（心理）科]，《中国心理卫生杂志》，2023年第5期，第373—379页

深圳作为经济发展较快的城市，面临着生活成本高、节奏快的压力环境，随着老龄化进程的加速，老年人精神心理问题凸显。该研究关注深圳市老年人抑郁与焦虑情绪现状及其相

关因素，为制定促进老年人心理健康相关政策提供参考依据。

该研究抽取了深圳市17个街道、51个社区的2112名65岁及以上老年人，进行面对面问卷调查，对抑郁和焦虑情绪、人口学特征、生活方式、健康状况、生活满意度等方面进行评估，利用logistic回归分析考察焦虑和抑郁的相关因素。

研究发现：深圳市老年人抑郁及焦虑情绪较为常见，抑郁、焦虑及抑郁合并焦虑情绪的检出率分别为37.1%、8.4%和7.5%。老年人抑郁及焦虑情绪与收入水平、自评健康状况、慢性病、与家人关系融洽度等多种因素相关。年龄越大、受教育程度越低、收入水平越低、锻炼频率越低、自评健康状况越差、慢性病种类越多、密切联系朋友数越少及生活满意度越差的老年人抑郁及焦虑情绪的检出率越高。女性相较于男性、未婚/离异/丧偶者相较已婚者、独立生活能力较差相较能够独立生活者、无独立卧室相较有独立卧室者检出抑郁和焦虑情绪的比例更高。

该文分析抑郁和焦虑情绪影响因素的作用机制：月收入越低的老年人获得社会支持（如信息支持、医疗卫生支持等）的能力越差，社会支持越少，发生应激事件时就越容易产生抑郁及焦虑的情绪。自评一般或不健康者往往在心理状态与社会适应性等方面要低于自评健康者，其产生抑郁及焦虑情绪的风险增大。患慢性病的老人由于身体机能下降，承受病痛折磨，经济负担加重的同时生活质量降低，这些因素均可导致其罹患抑郁及焦虑情绪问题的风险增大。老人退休居家后，对家庭成员的情感依赖变强，与家人关系融洽度差会增加抑郁和焦虑的风险。

（截至2024年2月12日，中国知网数据显示，该文被下载787次，被引5次。）

山东省老年慢性病患者日常生活自理能力、心理健康状况及其影响因素

刘玉琢[1]、徐超[2]、王啸宇[1]、陈倩[1]、陈彤[3]、薛梓晨[3]、罗盛[1]、李伟[3]，（1. 潍坊医学院管理学院；2. 潍坊医学院护理学院；3. 潍坊医学院公共卫生学院），《医学与社会》，2023年第4期，第139—144页

2019年发布的《健康中国行动（2019—2030年）》显示，我国有1.8亿老年人患有慢性病，患有一种及以上慢性病的老年人占比高达75%。慢性病不仅会导致老年人的躯体活动功能受到影响，还会影响老年人的心理健康状况，降低老年人的生活质量。该研究旨在分析老年慢性病患者的日常生活自理能力、心理健康状况及其影响因素，为老年慢性病患者的健康管理提供参考依据。

该研究调查了山东省3233位老年人（其中2129名慢性病患者），采用描述性统计、x^2检验、二分类logistic回归等方法分析患者日常生活自理能力、心理健康状况及其影响因素。

研究发现：（1）本次调查样本中慢性病患病率为65.85%，前5位常见的慢性病分别为高血压（39.99%）、糖尿病（16.21%）、关节炎（12.00%）、冠心病（11.07%）、脑卒中（3.03%）。（2）老年慢性病患者的日常生活自理能力出现问题的比例为78.25%，32.93%的老年慢性病患者心理健康状况一般或较差。（3）回归分析结果显示，职业、独处时间、睡眠

质量、慢性病患病数量、体育锻炼、医疗保健服务接受情况是心理健康状况的主要影响因素。非农业劳动者较农业劳动者心理状况好；患有3种及以上慢性病的老年患者的心理健康状况更差；独居超过9小时的老年慢性病患者心理健康出现问题的概率是独处时长小于3小时的老年慢性病患者的4.355倍。

山东省老年慢性病患者日常生活自理能力出现困难比例较高，心理健康状况不容乐观。一方面，相关部门在对老年慢性病患者进行健康管理时，要重视农业劳动者、多重慢性病患者、独处时间长等高风险老年慢性病人群的心理健康，尤其针对社区中独居、丧偶等特殊老年人群体进行心理健康干预，鼓励这类老年慢性病患者积极进行体育锻炼，参与集体活动；另一方面，有条件的社区卫生服务中心还应该配备心理咨询师和专门的心理咨询室，在医疗保健服务中提供基础的心理指导、诊疗服务。

（截至2024年2月12日，中国知网数据显示，该文被下载1246次，被引2次。）

收敛还是发散：社会经济地位影响老年人口健康的年龄—世代轨迹

刘欣[1]、顾源[1]，（1. 复旦大学），《社会科学》，2023年第3期，第148—159页

以往研究中，关于社会经济地位随年龄增加对人口健康的影响效应（年龄的调节作用）主要存在两种观点，即"收敛效应"与"发散效应"。"收敛效应"认为，中年时期和低龄老人中不同地位人口的健康差异较大，在高龄老年期健康分化则会变小甚至消失。"发散效应"基于生命历程理论和累积优势理论，认为早年的社会经济地位劣势将会随着年龄的增加逐渐累积，从而扩大了不同社会经济地位群体之间的差距。

该研究采用"中国老年人口健康状况追踪调查"2002—2018年数据，以60754名60岁及以上老年人为研究对象，采用"分层年龄—时期—世代增长曲线模型"（HAPC-GCM模型）对社会经济地位与老年人口心理健康的关系进行分析。该研究使用教育水平、职业地位、收入水平测量老年人口的社会经济地位。

研究发现：（1）研究总体上支持高社会经济地位老年人口的健康水平更好的结论，但不同指标仍存在分层敏感性。上过学的老年人口的精神健康水平虽然略高于未上过学的老年人口，但健康梯度未随年龄和世代变化而改变（即平行趋势）；非农业劳动者相对农业劳动者的健康优势随年龄增加而逐渐收敛，且在不同出生世代间保持一致；有足够经济来源的老年人口的心理健康优势随年龄增加在年轻世代间呈发散趋势，而在年老世代间呈收敛趋势。（2）性别、婚姻、居住地和童年经历等对老年人口心理健康有明显的影响，即男性相对于女性、在婚有配偶者相对于单身无配偶者、城镇老年人口相对于农村老年人口的心理健康水平更高。（3）随着年龄增加，老年人口健康水平呈加速下降趋势，且在不同世代之间下降速度有所不同：相对而言，年轻世代随年龄增加下降的幅度和加速度均低于年老世代。

该研究使用追踪调查数据和HAPC-GCM模型基本上解决了年龄、时期和世代三者之间的共线性问题，对于老年人口健康不平等的年龄和世代变化趋势作了更深入的分析，对探究经

济地位对老年健康的影响研究有一定的理论意义。

（截至2024年2月12日，中国知网数据显示，该文被下载977次，被引3次。）

居住资源与老年人健康不平等——基于社会分层的视角

宋全成[1]、张露[2]，（1. 山东大学哲学与社会发展学院；2. 山东大学移民研究所），《山西师大学报（社会科学版）》，2023年第2期，第42—55页

健康不平等是"可以避免的、不必要和不公正的健康差异"。社会分层是指社会成员、社会群体因社会资源占有不同而产生的层化或差异现象。自改革开放以来，伴随国家经济的飞速发展，人们的居住环境和居住条件得到了极大的改善，但受经济发展水平和地域条件的限制，老年人的居住资源不均衡现象依然存在。该研究探究居住资源对于老年人健康的影响，以及居住资源分层可能带来的健康不平等。

该研究认为"居住资源"主要包括：财产性资源、设施性资源和服务性资源。财产性资源从住房的财富属性出发，包括住房权属、住房类型等。设施性资源主要指住房本身能够为居住者提供的内部条件，包括居住空间、住房质量、室内设施等。服务性资源是指住房带来的附加服务，包括社区服务的类型和数量。该研究以居住资源的优劣为依据构建划分标准，将老年群体划分为居住资源优势、居住资源中间和居住资源劣势三大群体。

该研究主要采用中国老年健康影响因素追踪调查（CLHLS）2018年数据，研究对象为9848名65岁及以上且非居住在养老机构的老年人。采用差异性检验、二元logistic回归分析等方法分析居住资源对老年人健康（自评健康、身体健康、心理健康）状况影响。

研究发现：（1）居住资源相关变量对老年人健康状况具有显著影响。从心理健康来看，住房类型、住房质量、室内设施和社区服务对老年人的心理健康具有显著影响。居住在"两家、三家或更多家户连在一起的平房"中，房屋存在漏水、霉味等住房质量问题，房屋中没有天然气和抽油烟机，缺少社区服务，会显著提高老年人患抑郁症的概率。（2）居住资源分层会对老年人的健康状况产生显著影响，居住资源层级越高，老年人的自评健康、身体健康和心理健康状况越好。

结合研究结论，文章建议：第一，精准帮扶居住资源劣势群体，帮助打造老年人宜居环境。第二，关注农村老年人居住资源状况，逐步缩小城乡老年人居住资源分层导致的健康不平等。第三，加大社区服务供给，提高社区服务水平和覆盖范围，构建老年友好社区。

（截至2024年2月12日，中国知网数据显示，该文被下载742次，被引2次。）

中国老年人健康老龄化的城乡差异及其变迁趋势——基于生命历程和健康公平视角的分析

穆滢潭[1]、龙飞[2]、原新[3]，（1. 西南财经大学公共管理学院；2. 四川省医疗保障事务中心；3. 南开大学经济学院），《人口研究》，2023年第4期，第82—97页

世界卫生组织将"健康老龄化"定义为发展和维护老年健康生活所需的功能和功能发挥过程，涵盖内在能力和功能发挥两个维度，表现为较低的疾病风险、较高的身体和认知功能以及参与社会和生产活动水平。我国老年健康服务供给水平明显不足，由于社会转型和时代变迁导致的城乡二元结构，也使老年健康服务资源存在明显的城乡差异。

该研究利用中国老年健康影响因素跟踪调查（CLHLS）2005年、2008年、2011年、2014年和2018年数据，基于多维指标构建了健康老龄化指数（HAI1和HAI2），从生命历程和健康公平的视角出发，分析中国老年人健康老龄化城乡差异及其变迁趋势，从童年期家庭背景、成年期社会经济地位、家庭资源、保障服务4项因素讨论其形成机制。

该文利用五因素（HAI1）和两因素（HAI2）法构建多维度、弹性化指标测量健康老龄化水平。五因素法构建的健康老龄化指数包含身体功能、认知能力、身体健康、心理健康和社会参与5个维度；两因素法仅包含身体功能和社会参与2个维度；两个模型分别纳入7058位和7964位老人。

研究发现：（1）城镇老年人的健康老龄化水平明显优于农村老年人，城镇老年人在童年期家庭背景、成年期社会经济地位以及制度保障等方面具有优势。（2）健康老龄化的城乡差异存在显著的世代差异性。随世代更替，健康老龄化城乡差异逐渐缩小，这主要与健康老龄化的代际差异有关：与前一代老年人相比，新世代城镇老人健康老龄化水平下降得更快。（3）城镇与农村老年人健康老龄化的年龄轨迹具有相似性，均随年龄增长加速下降且城乡差异呈弥合趋势，说明生理衰老会减弱社会因素对健康的影响。

该研究从生命历程视角出发，围绕健康老龄化中国方案中存在的城乡二元结构特征构建分析框架，不仅讨论了健康老龄化年龄轨迹的城乡差异和随世代更替的变迁趋势，还分析了城乡差异及变迁趋势的形成机制，对于促进中国健康老龄化进程具有积极的现实启发意义。

（截至2024年2月12日，中国知网数据显示，该文被下载1383次，被引1次。）

市场化转型、教育婚姻匹配模式与老年心理健康变迁
——基于CLHLS 1998—2018年调查数据的实证分析

罗志华[1,2]、贾志科[3]、吴瑞君[1,2]，（1. 华东师范大学中国现代城市研究中心；2. 华东师范大学社会发展学院；3. 河北大学哲学与社会学学院），《人口与发展》，2023年第5期，第77—90+117页

20世纪80年代以来，中国市场化进程通过提供更多高等教育机会、经济收入，有助于通过提升老年人心理健康管理能力、生活质量和幸福感，对老年人心理健康有促进作用。同时市场转型中不确定性压力和风险往往会使老年群体容易陷入角色错位、竞争激烈和生活节奏加快等多重困境，对心理健康水平有抑制作用。

教育婚姻匹配模式，是指夫妻之间受教育水平差异的模式。同质型教育婚姻模式是指夫妻双方受教育程度基本相同，异质型教育婚姻模式是指夫妻之间受教育水平有明显不同，包

括"夫高妻低"型和"妻高夫低"型。

该研究基于1998年至2018年中国老年健康影响因素跟踪调查（ClHLS）数据，以26212名60岁及以上且有效回答受教育程度题目的老年人为研究对象。使用樊纲指数，反映地区市场化的发展水平和程度。通过混合OLS回归和分位数回归模型等分析方法，实证检验了市场化转型、教育婚姻匹配模式与老年人心理健康变迁的关系。

研究发现：（1）市场化转型降低了老年人的心理健康水平。市场化转型对男性、低龄、城市、从事体力劳动者、共同居住以及经济上非自主的老人的负面影响更大。（2）与同质型教育婚姻匹配模式相比，向上的异质型教育婚姻匹配模式能够提升老年人的心理健康水平，并且会弱化市场化转型对老年人心理健康带来的不利影响。（3）教育婚姻匹配模式对老年人心理健康的影响存在内部异质性。例如："夫高妻低"型的教育婚姻匹配模式对居住在农村的老年人心理健康提升更显著，而"妻高夫低"型的教育婚姻匹配模式则对城市老年人心理健康的积极效用更大。

婚姻资源模型认为，婚姻的缔结是两个人或两个家庭资源的相互整合，人们可以直接从配偶及其家庭上获得有益于健康的经济、社会和心理资源，进而有效改善个体心理健康状况。与同质型教育婚姻匹配模式相比，那些向上婚姻中的弱势个体能够借助配偶来获取更多的经济资源和发展机会，也更有可能提高健康认知能力并优化健康行为，进而提升自身的心理健康水平。

（截至2024年2月12日，中国知网数据显示，该文被下载612次，被引0次。）

子代教育影响中老年父代心理健康的动态效应
——基于追踪数据的增长曲线模型分析

李诗杨[1]、张顺[1]，（1.西安交通大学人文社会科学学院），《人口与发展》，2023年第1期，第123—136页

已有研究表明，子代教育是父代心理健康的保护性因素，即子女的教育水平越高，父母的心理健康越好。不过，以往研究多使用横截面数据，无法区分子代教育影响父代心理健康的"年龄效应"与"出生队列效应"。

关于社会经济因素影响健康随年龄的变化趋势，存在"优势/劣势累积论"和"年龄中和论"两种观点。"优势/劣势累积论"认为，随着年龄增长，那些劣势地位者面临的健康风险更为严重，优势中老年群体的身心健康优势不仅持久存在，还可能逐渐增大。"年龄中和论"与此相反，认为随着年龄增长，生物性衰老成为影响老年群体健康状况的主要因素，社会经济因素带来的健康不平等呈现收敛趋势。

该研究使用中国家庭追踪调查（CFPS）2012年、2016年、2018年三期追踪数据，在生命历程的动态视角下，利用增长曲线模型分析了13055名1965年以前出生的中老年人的子代教育水平影响其心理健康的动态效应。

研究发现：（1）子代教育是父母最重要的心理健康影响要素之一，在每个出生队列内，

子代教育对父代心理健康的影响随年龄呈现"优势/劣势累积"效应。(2) 子代教育对于年轻队列父母心理健康的影响强于年长队列，对年轻队列（1950年以后出生）中老年人，不同层次子代教育水平间具有显著的心理健康回报差异，且差异逐步扩大。(3) 子代教育对父代心理健康的"优势/劣势累积"效应在非农户籍者中更明显。

该研究尝试在家庭框架中融合生命历程理论的"嵌入性"与"联系性"视角，对我国社会转型期子代教育与中老年父代心理健康的长期动态影响进行了细致的理论分析与实证研究，弥补了横截面数据研究的不足，丰富了对于人力资本外部性效应的长期特征及差异性的认识。同时研究结论具有重要的政策启示，推进教育公平发展和建立中青年群体终身教育体系，是实现健康老龄化社会高质量发展的重要途径。

（截至2024年2月12日，中国知网数据显示，该文被下载694次，被引3次。）

网络社交媒体使用与老年人孤独感关系的元分析

孟鸿兴[1,2]、梅志玲[1,2]、王晓庄[1,2,3]、徐晟[1,2,3]，（1. 教育部人文社会科学重点研究基地天津师范大学心理与行为研究院；2. 天津师范大学心理学部；3. 学生心理发展与学习天津市高校社会科学实验室），《心理与行为研究》，2023年第2期，第280—288页

根据国家统计局2020年数据，我国60岁及以上老年人口占全国总人口的18.70%。众多老年人由于面临身体衰老、独居、失去家人、朋友、退休等处境，社会交往活动趋于减少，极易产生孤独感。孤独感是指当一个人的社会关系网络在质量或数量上明显不足时发生的不愉快经历，常伴有空虚、无聊、苦闷等消极心理体验。

随着互联网技术的飞速发展，使用网络社交媒体的老年人数量也在快速增长。调查显示，我国60岁及以上老年网民规模已达1.19亿，社交媒体逐渐成为老年人与网络社会接轨的重要工具，通过社交媒体与家人、朋友进行交流，可扩大社会交往，表达自我意愿，能够满足老年人获取信息的愿望和提高自信心。社交媒体使用是基于社交媒体开展的各种活动的总称。

已有研究从不同理论视角考察网络社交媒体使用和老年人孤独感的内在联系，但结果不尽一致。该研究从中国知网数据库、维普期刊全文数据库、万方数据库、Web of Science、EBSCO、Wiley等中英文文献数据库检索后获得的39项研究（49个效应值，总样本78421人），使用随机效应模型、采用元分析方法对网络媒体使用和孤独感的关系进行元分析。

结果发现：(1) 网络社交媒体使用与老年人孤独感、情绪孤独感和社交孤独感存在显著负相关。(2) 网络社交媒体使用与老年人孤独感的关系受到网络社交媒体测量指标和孤独感测量工具的调节作用，但不受性别和文化背景的影响。

归属需求理论认为，人们习惯于寻求稳定和积极的人际关系，从而产生归属感。老年人使用社交媒体的主要动机是与家人、朋友保持联系，进而满足其依恋和归属等需求。网络社交媒体是人们彼此之间用来分享意见、见解、经验和观点的工具和平台，为人们相互联系和维持社会关系提供了一种相对较新的交流方式，能帮助个体进行线上社交，满足归属需求，还能帮助个体进行休闲娱乐，缓和现实生活中的孤独感。

孤独感的测量工具对社交媒体使用和老年人孤独感的调节作用显著。ULS-3的主要测量方式是电话调查，该量表包含三个项目，能够很好地衡量整体孤独感。以老年人群体为对象的研究中，与项目数量更多的测量工具（如ULS-20）相比，采用简单易懂的工具进行测量能够提高数据的易得性。

该研究为老年人网络社交媒体使用与孤独感的关系提供了较为精确的估计，也澄清了二者相关性大小和方向不一致的分歧，对于引导老年人合理使用网络社交媒体进而缓解孤独感具有重要意义。

（截至2024年4月18日，中国知网数据显示，该文被下载1677次，被引2次。）

基于中国健康与养老追踪调查的老年人疼痛、睡眠与抑郁关系研究

申莉[1]、贾光耀[1]、李佳遇[1]、张舒洋[1]、孙海涵[2]、薛志强[3]，（1. 河南中医药大学第五临床医学院；2. 哈尔滨医科大学人文社会科学系；3. 新疆医科大学公共卫生学院流行病与卫生统计学教研室），《中国预防医学杂志》，2023年第2期，第156—160页

第七次全国人口普查结果表明，我国不小于60岁人口比重达18.7%，"十四五"期间，全国老年人口将突破3亿，我国将从轻度老龄化迈入中度老龄化。在老龄化进程中，除了要关注老年人身体疾病外还要关心心理健康问题。该研究旨在分析我国老年人抑郁的影响因素及睡眠对抑郁的影响，为今后老年人健康制定针对性措施提供参考。

该研究采用2018年中国健康与养老追踪调查数据，以8214名不小于60岁老年人为样本，采用多因素logistic回归、广义相加模型（GAM）进行分析。使用CES-10量表评估抑郁症状；疼痛强度由被调查者自评，分为轻、中、重度疼痛；睡眠时长为观察对象自述每天晚上真正睡着的时间。

研究发现：（1）37.98%老年人有抑郁症状。女性、居住地在农村、受教育程度低、独居、自评身体状况差、有疼痛症状、睡眠时间短或过长是老年人抑郁的危险因素。（2）睡眠时长与抑郁得分之间的非线性趋势显著。以睡眠时长7小时为界，当睡眠时长少于7小时时，抑郁得分随睡眠时长增加呈下降趋势；睡眠时长多于7小时后，抑郁得分随睡眠时长增加呈上升趋势。

文化程度低、居住在农村是抑郁的影响因素，可能与其对抑郁知晓情况较差、缺乏爱好和缓解负性事件能力较差等因素相关。独居老人由于自身活动范围缩小、缺乏家人陪伴等原因，抑郁风险更高，应引起社会和家庭关注。

随着自评健康状况的降低、疼痛程度的加重、文化程度的降低，老年人患抑郁的风险有增加趋势；自评身体健康状况越差抑郁风险越大，健康自评虽然是个体对自身健康的主观感受，但这种感受仍以客观健康状况为基础，能综合反映躯体健康、心理健康状态。

睡眠障碍和抑郁密切相关，并具有双向关系，睡眠不足会增加患抑郁症的风险，而抑郁症又会增加睡眠不足的风险，从而会进一步加重抑郁和睡眠问题，睡眠问题是抑郁症的一个

既定和可改变的风险因素，治疗失眠可以预防严重抑郁症发作。

（截至 2024 年 4 月 18 日，中国知网数据显示，该文被下载 1420 次，被引 11 次。）

中国痴呆症疾病负担研究及未来预测分析

熊屹立[1]、于宝乙[2]、刘声悦[1]、薛巧娣[3]、唐文君[2]、葛晓燕[4]，（1. 锦州医科大学口腔医学院；2. 锦州医科大学公共卫生学院；3. 锦州医科大学第一临床医学院；4. 锦州医科大学公共卫生学院卫生统计学教研室），《现代预防医学》，2023 年第 3 期，第 402—407 页

痴呆症的特征在于认知功能障碍，包括注意力受损和行为障碍，阿尔茨海默病（AD）和血管性痴呆是主要的类型。据预测，到 2050 年全球痴呆症患者数量将超过一亿，而中国将占约 25% 的病例。尽管中国的痴呆症负担低于发达国家，但其上升幅度远超全球平均水平，对医疗保障体系构成了重大负担。因此，深入分析痴呆症的疾病负担变化趋势和现状，并对未来进行预测，对于科学防控和延缓痴呆症的发生发展具有重要意义。

该研究采用年龄—时期—队列模型（APC）分析了 1990—2019 年间中国痴呆症的发病和死亡风险，考虑了年龄、时期和队列因素的影响。此外，使用 Nordpred 模型对未来 25 年的疾病负担进行了预测。数据来源于美国华盛顿大学健康指标与评估研究所全球疾病负担 GBD2019 项目，以及健康指标和评估研究所的全球生育率、死亡率、移民和人口预测项目。

研究发现：（1）自 1990 年以来，中国痴呆症的疾病负担整体呈上升趋势，女性高于男性。痴呆症的发病率在 70 岁至 74 岁年龄组后显著上升，而死亡风险在 75 岁至 79 岁年龄组后显著上升。（2）发病风险随时间单调上升，2015—2019 年达到最高，而死亡风险则呈现近似"S"形变化，2005—2010 年达到最高。（3）晚出生的队列发病风险较高，但死亡风险较低。Nordpred 模型预测显示，未来 25 年内，痴呆症的年龄标准化发病率（ASIR）将继续增加，而年龄标准化死亡率（ASMR）将平稳下降，但每年的新增发病和死亡人数将持续增加。

研究结果提示，随着人口老龄化的加剧，痴呆症的疾病负担将持续上升，特别是在女性和老年人群体中。低龄人群的发病风险急剧上升，这需要我们对 60 岁以下的高危人群进行早期预防、早期发现和早期干预。此外，痴呆症的发病与多种可改变的危险因素有关，如高血压、糖尿病、不良生活习惯等，这表明通过改善生活方式和控制血管危险因素，可能有助于预防或延缓痴呆症的发生。

（截至 2024 年 5 月 19 日，中国知网数据显示，该文被下载 663 次，被引 3 次。）

著作（含编著、译著）

● 心理健康问题系统论著

【健康心理学】

林丹华（北京师范大学）编，中国人民大学出版社 2023 年版（546 千字）

该书体现了心理学在健康领域的重要贡献和作用，是一门多学科融合交叉的心理学分支学科。该书紧密结合我国本土文化，对健康心理学的发展历史、理论、健康相关行为的预防和促进、应激与应对、疼痛管理、医患关系、慢性疾病和末期疾病中的心理社会因素以及该领域的未来展望等内容做了系统、全面的论述。

该书既展现了健康心理学完备的知识体系，又突出了前沿研究的成果，同时还注重知识内容的实用性和应用性，呈现了大量国内外的生动案例，使读者能将健康心理学的知识与实际生活联系起来，达到学以致用的目的，充分体现了水平高、内容新、重应用的特点。该书适合心理学、医学、公共卫生、医学人类学及其他相关专业的本科生、研究生使用，也可供对健康心理学感兴趣的读者阅读参考。

【心理健康教育】

连榕（福建师范大学）编，高等教育出版社 2023 年版（397 千字）

该书是职业院校公共基础课教材。该书共 12 章，涵盖了高职学生学习、生活的主要问题，包括认识心理健康教育、接受心理咨询、新生适应心理与调适、学习心理与调适、情绪心理与调适、自我意识与完善、人际交往心理与调适、恋爱心理与调适、挫折心理与应对、创造力的培养、网络心理健康与调适、高职生职业生涯规划与择业心理等。该书另配授课用电子资源，包括电子教案、课件、心理案例，适合作为职业院校公共基础课教材，也可作为大学生自我心理调整的课外辅导书。

【心理咨询与治疗督导手册】

贾晓明（北京理工大学）、钱铭怡（北京大学）、樊富珉（北京师范大学）编，中国人民大学出版社 2023 年版（234 千字）

该书是国内第一部系统介绍心理咨询与治疗督导的专业书籍，是作者团队几十年心理咨询与治疗督导临床实践的结晶。该书从督导概述、督导理论、督导评估、督导关系、个体督导、团体督导以及督导的伦理与法律等方面全面阐释了督导过程中的相关议题，并通过大量真实的案例，帮助读者加深对理论与方法的理解，从而更好地指导读者的临床实践。该书适合作为心理咨询与治疗临床工作者的指导用书，也可供相关领域的读者参考使用。

【心理保健与危机干预】

刘海峰、李新异（中国生命关怀协会）编，广州人民出版社 2023 年版（230 千字）

该书是关于心理保健和危机干预的科普读物。中国生命关怀协会心理健康专家委员会邀请了国内在心理学领域颇有建树的专家、学者，就如何发现心理问题，如何准确有效地进行心理支援及心理危机预防与干预展开深入讨论。全书从个体、家庭以及社会层面，充分阐述了心理健康及面对疫情、突发灾难时心理保健与危机干预的技术及其重要性，以期对心理学专业人士、医护人员、有心理疏导需求的人群产生积极的指导作用。

【心理健康教育基础应用研究】

俞国良（中国人民大学）著，北京师范大学出版社 2023 年版（497 千字）

该书系统探讨了心理健康教育基础应用

的研究，共分为3篇，共28章。第一篇元分析部分呈现了社会排斥与攻击性的关系，孤独感和手机成瘾的关系，社交媒体使用与错失焦虑的关系，中国小学生、初中生、高中生和大学生心理健康问题检出率的元分析及其教育启示等。第二篇理论探索部分呈现了心理健康的终极诠释——幸福感的视角，本体安全感——心理健康研究的社会学取向，童年期虐待及其对青少年心理健康问题的影响，大中小幼心理健康教育一体化——道德认知视角，中小幼心理健康教育一体化——课程论的视角，高等学校心理健康教育政策定性与定量分析，高等学校心理健康教育体制观——体系建设探微，教师心理健康问题与调适——角色理论视角的考量，以及生命历程——生态系统观模型下的老年心理健康问题，新时代我国心理健康教育事业发展的方向及其路径等内容。第三篇实践应用部分则呈现了无聊的心理效应与应对——心理健康视角，污名现象的心理效应与应对——心理健康视角，手机依赖的心理效应与应对——心理健康视角，国家层面设置心理健康教育课程的实践与探索，"父母倦怠"逼近家庭——父母的心理健康问题，"手机教养"逼近家庭——父母的心理健康问题，中年人日常小团体的多样性对其身体症状的影响，以及从朋辈互助视角、成长咨询视角和家庭治疗视角探讨提供适合学生发展需要的心理健康教育。

【积极心理学】

陈红（浙江水利水电学院经济与管理学院）编，首都经济贸易大学出版社2023年版（238千字）

该书共9章，内容主要包括3部分：积极主观体验（包括积极情绪、幸福和福流等）、积极人格特质（包括乐观、优势与美德、积极自我和积极动机等）以及积极社会环境（包括创造积极人际关系和环境等）。

全书不仅知识系统全面，而且注重培养学生的心理学素养，赋予学生从积极心理学角度理解情绪、抗压能力、积极人际关系的基本观念，从而使之初步形成多视角的心理学观点，自觉自主地运用积极心理学原理指导自身实践活动，并提高综合运用积极心理学知识解决实际问题的能力。此外，该书注重从专业素质和身心素质上促进学生自身积极心理的发展，从而提高学生的心理素质和心理健康水平，以及作为未来人力资源专业人士所应具备的职业素养。

【关注心理 阳光成长】

钱秋谨（北京大学第六医院、北京大学精神卫生研究所）、陈永祥（中国学生营养与健康促进会）编，北京大学医学出版社2023年版（210千字）

多种因素影响了儿童青少年心理健康问题的发生发展。如何识别相关问题，心理健康问题的成因是什么，家长如何在儿童青少年成长过程中起到至关重要的作用，家长如何解决家庭教育中的冲突和各种难题，有哪些常见的心理健康促进和治疗方法……围绕上述问题，中国学生营养与健康促进会心理健康分会组织相关专家编写了该书，用形象的事例从多角度还原了这些问题的本质，深入浅出地进行了科学的解读，有助于家长们积极应对相关问题，共同守护儿童青少年的健康成长。

【中国人幸福感研究 幸福指数指标体系的建构】

陈红（西南大学）著，北京师范大学出版社2023年版（314千字）

作为一种最重要的非经济指标，幸福指

数是了解民众情绪波动和变化的"晴雨表"、检测社会良性运转的"预警器",也是反映民众生活状态和民心向背的"风向标"。该书从系统、开放与动态的视角对幸福进行了阐释,提出基于主体认知的幸福论,明确了幸福指数的含义和功能。从我国现实出发,在实证调查的基础上构建了一套适合于我国社会现实的公民幸福指数评价指标体系,在全国范围内,对指标体系的适用性进行了检验。在此基础上,对我国长江以南汉族居民、长江以北汉族居民和西南少数民族居民的幸福水平及其影响因素进行了考察,揭示了当前我国公民幸福指数总体水平以及区域与民族差异。接着,将该指标体系应用到国民的实际生活之中,考察影响我国公民幸福指数的社会、生理、心理因素。最后,给出了提升我国公民幸福水平的方案。

【常用心理评估量表手册(第3版)】

戴晓阳(深圳大学)、王孟成(广州大学)、刘拓(天津师范大学)编,北京科学技术出版社2023年版(583千字)

　　该书收集了国内103个常用的心理评估量表,涉及心理卫生、家庭与人际关系、人生价值、学习动机、职业态度等方面,具有较好的信度和效度。书中对这些量表的功能和结构、实施、计分和分析方法进行了详细介绍,并附有完整的条目。可以作为心理评估、心理咨询工作者的一本工具书,也可为心理学学生做研究提供帮助。

● 特殊人群的心理健康

【唤醒儿童心理免疫力:应对创伤的认知行为疗法】

屈智勇、李继娜(北京师范大学)编,北京师范大学出版社2023年版(183千字)

　　该书提供了一套适用于1—6年级创伤儿童的心理辅导活动游戏方案,主要针对经历过创伤事件患有创伤后应激障碍的儿童进行心理治愈。该疗法通过教授儿童应对创伤技能,改变儿童的不合理认知,帮助儿童实现创伤后成长。该书致力于降低创伤事件对儿童产生的不良影响,缓解儿童出现的生理、心理和行为的不良症状,促进儿童快乐学习、健康成长。

【来自星星的你:送给孤独症家庭的礼物】

芪雪［曼德福(北京)教育咨询有限公司心理咨询师］、祝卓宏(中国科学院心理研究所)著,华龄出版社2023年版(184千字)

　　该书解答了读者对孤独症孩子的大部分疑问——什么是孤独症?孤独症是一种先天的神经发育障碍,它有两个核心障碍:一个是社交交流缺陷,另一个是重复受限的行为。孤独症的成因和疗愈关键?自孤独症发现至今的几十年间,研究人员进行了多层次、多维度的大量研究,但其成因依然复杂不确定。尽管孤独症孩子的先天发育和心理特征有其特异性,但大脑神经的发育是可塑的,经由科学养育和友好环境的加持,孩子们的心智和行为都会发生很大的变化,可以带着自身的短板和优势去适应社会并且实现个人价值。为什么GIFTS对孤独症孩子有效?GIFTS是作者依据孤独症孩子的心智特征,围绕着心理、行为、人际、情绪展开的系统化的个性干预方案,具体是指引导心智(Guide the Mind)、人际发展(Interpersonal Development)、情感调节(Feeling Regulation)、行为转化(Transform Behavior)、系统改善(Systematic Improvement)。

　　只有探寻真正适合孤独症孩子的科学养育方法,才能帮助他们成长和发展。GIFTS正是基于对孩子的了解、对家庭状况的评估而量身定制的一流养育方案。

【儿童发育行为心理评定量表（第2版）】
杨玉凤（《中国儿童保健杂志》）编，人民卫生出版社2023年版（1766千字）

该书第2版修订更新内容约60%，在上一版基础上补充新量表100个左右，特别是补充我国学者近几年新编制的量表，使该书的内容更全面、分类更科学、使用更广泛、更受读者和使用者喜爱。第2版分为13章37节，除了介绍心理测查的基本知识外，重点介绍儿童13类的症状评定量表（含问卷与检核表）275个，其中新增量表115个（占41.8%）。量表涵盖从新生儿至18岁的发育进程、各种能力、行为与症状、行为障碍疾病、气质与人格、情绪发展与社会性、心理健康与自我意识、社会生活适应及应对方式、忽视虐待与成瘾、神经心理与精神评定、健康危险行为与临床疾病、社会与家庭养育等，新增了开展儿童早期发展、依恋、运动行为及养育能力等急需的量表。

【陶国泰儿童少年精神医学】
郑毅（首都医科大学附属北京安定医院）、柯晓燕（南京医科大学附属脑科医）编，江苏凤凰科学技术出版社2023年版（1400千字）

我国在册的儿童精神科医生只有500人左右，许多城市甚至没有专门的儿童精神科门诊，90%的患儿不能得到及时有效的干预。该书在培养儿童精神科医生方面，意义重大。该书知识全面、系统，理论结合实际，紧跟当下儿童精神医学的热点、难点，旨在提高儿童精神相关从业人员的专业水平，使医生们能将图书内容运用于临床诊治。

该书由国内（四大儿童少年精神卫生中心）、国外相关专业权威专家参与编写，以生物—心理—社会三维立体医学模式为基础，以新的视角来研究、总结、叙述儿童精神医学的问题。对儿童心理行为保健及常见的精神疾病的防治等方面的问题，紧跟国际前沿，进行了全新的阐述。全书包括儿童少年精神医学的基础理论，分类，神经心理发育，发育评定与临床检查，发育、精神与行为障碍，治疗等共7篇44章，并随着学科发展及时对内容进行同步调整，如品行障碍章节增加对立违抗性障碍内容，在适应障碍后增加应激相关、创伤后应激障碍、独生子女心理卫生增加同胞竞争等内容，代表了我国儿童少年精神医学领域的最高水平。

【青少年心理学】
雷雳（中国人民大学）、马晓辉（河北大学）著，中国人民大学出版社2023年版（365千字）

青少年是一个令人关注的群体。从青春期发育开始，至走向成熟的过程中，他们的心理发展及行为到底有何特点和规律？他们的发展受到何种因素的影响？又会对自己和亲朋好友、对社会产生什么影响？如何解决青少年出现的问题？如何促进青少年健康成长？《青少年心理学》尝试从3个方面对以上问题进行回答：青少年身体发育的心理适应、认知的发展、心理社会性的发展，并分解为十余个主题进行阐述。书中设计了"开脑思考""扫描拓展"等模块，能够大大激发阅读兴趣，扩展思维。

【青春期关键问题解决手册】
许标（执业心理咨询师）著，人民邮电出版社2023年版（180千字）

青春期是个体由儿童向成年人过渡的特殊成长阶段，孩子处在想打破儿童的旧身份，并建立成年人的新身份的自我整合期，面临

"三重压力"——身体发育、人格独立和升学竞争。当三重压力让孩子难以适应时，他们容易出现叛逆、情绪化、厌学等问题。孩子不是在故意制造问题，而是被问题"困住"了，父母需要用支持型养育的方式替代单纯的说教，学会精准回应孩子的各种问题，陪伴孩子走过这个动荡的成长阶段。作者表示，青春期孩子的大脑具有高度可塑性，而家庭对孩子成长的影响力远远大于学校。作者结合多年来辅导过上千个家庭的实践经验，辅以真实案例与应对方案，告诉家长"孩子为什么会变成这样"，从而打造出一本解决青春期关键问题的手册。

【儿童青少年心理健康筛查和危机干预方案】

艾春启（太和医院心理卫生中心）、刘忠纯（武汉大学人民医院）编，华中科技大学出版社 2023 年版（550 千字）

该书通过向读者普及儿童青少年这个特殊群体心理健康的标准和重要性，同时结合儿童青少年心理健康目前存在问题和发展现状，进行背后的成因分析和防治方法的探索。旨在实现以下目标：一是早发现，提高学生心理问题的识别水平；二是早干预，切实提高心理咨询质量；三是强化责任，切实减少学生不良心理事件发生。为切实改进工作，该书还提供了全面完善中小学心理危机的排查制度；提高心理危机排查工作的精准度，及时制订分类干预方案，完善危机转介机制，探讨提高心理危机处置的有效性。

【积极青少年发展：理论、实证与应用】

林丹华（北京师范大学）著，北京师范大学出版社 2023 年版（499 千字）

该书对积极青少年发展研究的历史、理论和相关研究方法进行了系统阐述，通过理论创新、实证研究和实践转化说明了中国文化背景下积极青少年发展的结构和内涵。从个体访谈、量化研究和个案研究等角度探讨了普通儿童青少年和流动留守儿童青少年的积极发展特点及影响因素，介绍了基于我国文化特点的积极青少年发展量表及简版量表的开发，详细论述了青少年积极发展的促进和干预项目、处境不利儿童青少年积极发展体系的构建以及促进青少年积极发展的公共政策与数据库平台的建设等。该书适合教育学、发展心理学、社会工作等领域的研究者以及儿童青少年实践工作者，尤其是从事处境不利儿童青少年关爱工作的实践者。

【留守儿童社区心理健康服务】

毕重增（西南大学）、任志林（西南大学出版社）编，西南大学出版社 2023 年版（305 千字）

该书系社会心理健康服务工作指南丛书之一。全书分为两个部分，第一部分系统介绍了留守儿童的整体情况，包括其产生及界定、规模与区域分布、流动儿童的产生和关注留守儿童的重要性；第二部分从家庭、学校、社区三个环境分析了留守儿童与社区的联结，从人身安全问题、心理问题、教育发展问题三个方面分析了留守儿童成长的相关问题，结合案例关注留守儿童的心理健康，提出自我以及社区的预防与应对措施。该书结合社会环境理解留守儿童，适合留守儿童、留守儿童的家长和老师，以及所有关爱和帮助留守儿童健康发展的工作人员阅读。

【城区流动儿童心理发展与教育融入研究】

曾天德（闽南师范大学教育科学学院）著，社会科学文献出版社 2023 年版（261 千字）

在我国新型城镇化建设的时代背景下，城区流动儿童心理发展与教育融入问题是当今学界的研究热点。作者运用生态心理学、积极心理学、社会学、教育学等学科理论和方法，从理论和实证层面分析和验证了城区流动儿童的心理发展特点及相关影响因素，从政府、社会、学校、家庭等外部环境要素和主观策略角度系统揭示其内部作用机制，为构建多元主体参与城区流动儿童教育融入综合治理模式提供决策参考。

【在游戏中疗愈：针对特殊儿童问题的个性化游戏治疗】

[美] 海蒂·G. 卡杜森（美国游戏治疗协会前主席）、唐娜·M. 坎格拉西（私人执业）、查尔斯·E. 谢弗（美国新泽西州费尔莱迪金森大学心理服务中心、美国游戏治疗协会、美国心理学会与美国心理治疗协会）编；吴佳奇（中国心理学会临床心理注册系统治疗师）译，上海社会科学院出版社 2023 年版（382 千字）

该书以美国游戏治疗协会联合创始人谢弗教授分类的 14 种游戏治疗因子为基础，介绍了一种可以被广泛应用的游戏治疗的规范化模型。结合案例，演示了这些治疗因子在儿童抑郁症、儿童恐惧症、儿童依恋障碍、儿童多动症、儿童创伤后应激障碍、儿童完美主义、父母离异及分居、受虐待及被领养等儿童问题的案例概念化和治疗中的应用，是为数不多的结合理论和实际案例的儿童游戏治疗专著。

【课堂中的社会与情绪学习：促进心理健康和学业成就】

[美] 肯尼思·W. 梅里尔（Kenneth W. Merrell）（美国俄勒冈大学尤金分校）、芭芭拉·A. 居尔德纳（Barbara A. Gueldner）（美国科罗拉多州丹佛大都会区帕克儿童青少年医疗中心）著；孙红月、胡天翊译，上海教育出版社 2023 年版（190 千字）

该书实用性非常强，介绍了很多关于在中小学实施社会与情绪学习（Social and Emotional Learning，SEL）的重要研究成果。社会与情绪学习是一种影响力日益增强的方法，可以改善学生心理健康、行为和学业表现。该书通过大量生动实例阐述了社会与情绪学习的方法，并介绍了一些教具。全书内容完整丰富，共 8 章，较系统地介绍并分析了如何在课堂和学校实施社会与情绪学习，以促进儿童青少年的社会、情绪、学业发展。

【守正创新：高校心理健康教育新格局新发展】

李焰（清华大学学生心理发展指导中心）、王伟明（上海交通大学）编，上海交通大学出版社 2023 年版（575 千字）

该书是以"守正创新：高校心理健康教育新格局新发展"为主题的第十四届全国大学生心理健康教育与咨询学术交流会议的学术论文集，共收录论文 40 余篇。会议由中国心理卫生协会大学生心理咨询专业委员会主办，上海交通大学承办，2023 年 5 月于上海召开。以总结 4 年来心理健康教育与咨询工作、交流大学生心理健康教育新理论与新理念、探索中国大学生心理健康教育体系新模式、分享最新研究成果和工作经验为主旨，各高校教师踊跃投稿，积极交流。该书适合从事高校心理健康教育与咨询的教师、辅导员及相关专业的人士阅读、借鉴、参考学习。

【青春期心理问题认知疗法】

[美] 托里·A. 克里德（Torrey A. Creed）、贾罗德·赖斯韦伯（Jarrod Reisweber）（美国宾夕法尼亚大学精神病理学研究部）、亚伦·T. 贝克（Aaron T. Beck）（美国宾夕法尼亚大学医学院）著，王建平、余萌（北京师范大学）等译，人民邮电出版社 2023 年版

（400 千字）

该书由认知疗法创始人亚伦·T.贝克等资深临床心理学家撰写，是一部旨在指导心理工作者，在学校环境中运用认知疗法为青少年提供咨询的开创性实操指南。书中，作者结合难能可贵的实践经验，以存在较棘手心理问题的 4 位中学生的具体案例为背景，首先介绍了关于认知疗法的重要概念和模型，以及不同概念之间的联系与区别；其次传授了帮助来访者更好地进行个案概念化的具体方法；最后介绍了在学校开展咨询时最有效的认知技术和行为技术，包括认知三角、思维记录、引导式发现等。该书还提供了工作者在目标设定、会谈等过程中可以使用的各种表格和模型，以及清晰的对话示例。读完该书后，工作者将全面、清晰地了解在学校环境中运用认知疗法，并不断精进自身的咨询技术。

【大学生积极心理健康教育】

闫红霞（河南科技大学）、樊富珉（北京师范大学）、何瑾（北京大学）编，高等教育出版社 2023 年版（350 千字）

该书是"十四五"山西省职业教育规划教材，是高等职业教育新形态一体化教材。党的二十大报告指出，要把保障人民健康放在优先发展的战略位置。心理健康直接影响人民的身体健康和幸福感。该书基于积极心理学理论，设计了优势力、自信力、健康力、情绪力等 14 个主题，全面涵盖大学生学习、生活和今后工作所需的各项能力。每个项目包括"心灵指路牌""心灵寄语""案例导读""头脑风暴""心理学堂""畅所欲言""榜样的力量""心灵小屋""心理情景剧""成长训练"等栏目。全书内容由浅入深、层次分明，通过体验式感悟和反思，可以将积极心态迁移到学生的学习、生活及今后的工作中，促进大学生自我效能感的提升。该书配套有丰富的教学资源，包括课件、教案、PPT、音视频、心理测评解析等，方便教学活动的开展；既可作为不同层次职业院校大学生心理健康教育公共基础课程的教材，也可供对积极心理学感兴趣的社会人士参考阅读。

【未成年人心理健康丛书（共 8 本）】

胡华、屈远、杜莲（重庆医科大学附属第一医院）编，重庆大学出版社 2023 年版

"未成年人心理健康丛书"紧密联系当前未成年人心理问题现状，以图文并茂的方式展现了不同阶段未成年人面临的常见心理问题，并从专家视角对其成因进行分析和提出具体实用的解决策略，是一套立足于促进未成年人心理健康和全面素质发展，帮助家长、教师以及从事未成年人工作的相关人员掌握应对心理行为问题的方法和途径的心理学科普丛书，科学性、实用性和趣味性兼具。

丛书共 8 册，分别涉及未成年人情绪问题、行为问题、性心理问题、童年养育与心理创伤问题、睡眠问题、心理发育问题、心理危机问题、人际关系与学业竞争问题八大主题。丛书主编均是重庆市心理卫生相关机构各个未成年人心理健康研究领域的临床专家和学术带头人。8 册著作名称及其作者如下所示。

序号	著作名称	作者及其单位
1	未成年人情绪问题：专家解析与支招	周新雨、邱海棠、邱田（重庆医科大学附属第一医院）
2	未成年人行为问题：专家解析与支招	傅一笑（重庆医科大学附属第一医院）、杨辉（重庆市精神卫生中心）、陈勤（重庆市第十一人民医院）

序号	著作名称	作者及其单位
3	未成年人性心理问题：专家解析与支招	罗捷（重庆市计生研究院妇儿心理健康中心）、任正伽（重庆医科大学附属第三医院）、李晋伟（重庆市心理卫生协会）
4	未成年人童年养育与心理创伤问题：专家解析与支招	瞿伟（重庆医科大学附属第三医院）、冉江峰（重庆市精神卫生中心）、沈世琴（重庆市心理卫生协会）
5	未成年人睡眠问题：专家解析与支招	高东、黄庆玲（重庆市第五人民医院）、蒋成刚（重庆市妇幼保健院）
6	未成年人心理发育问题：专家解析与支招	梅其霞、尹华英、魏华（重庆医科大学附属儿童医院）
7	未成年人心理危机问题：专家解析与支招	蒙华庆（重庆医科大学附属第一医院）、杨发辉（西南大学）、郑汉峰（重庆市第十一人民医院）
8	未成年人人际关系与学业竞争问题：专家解析与支招	杨东（西南大学）、赵淑兰（重庆市教科院）、何梅（重庆市心理卫生协会）

【发展心理病理学：从幼年到青春期（第6版）】

[美] 帕特里夏·克雷格（加利福尼亚大学伯克利分校）、阿曼达·卢德罗（伦敦大学金史密斯学院）、查尔斯·温纳（俄亥俄州立大学）著，蔺秀云、韩卓、侯香凝（北京师范大学）译，北京师范大学出版社2023年版（1097千字）

在儿童青少年成长的过程中，哪些因素对健康发展起到了重要作用？又是哪些因素导致发展偏离常规？该书聚焦于儿童青少年期常见的心理障碍，按照年龄顺序介绍了数十种心理障碍的症状表现、发展过程、发病原因与预防干预等。该书作为国内第一本引进的发展心理病理学著作，为读者提供了一个全新的临床角度，有助于专业人员对儿童青少年的心理障碍做到及时识别、早期预防与综合治疗；同时还将促进我国发展心理病理学的学科发展和专业人员的成长。

【青少年自尊手册：帮助建立自信并实现目标的46个活动】

[美] 丽莎·M.沙布（美国社会工作者协会）著，陈珏（上海交通大学医学院附属精神卫生中心）、王佳妮、盖英男译，上海科学技术出版社2023年版（230千字）

该书以青少年自尊为主题，通过46个活动，帮助青少年建立健康、现实的自我观，发现自身力量并实现目标。书中涉及的内容涵盖身材焦虑、社交、同辈压力、欺凌等，都是青少年普遍感到困惑甚至难以应对的议题或问题，非常贴近他们的生活。此外，书中促进健康思维习惯和问题解决的活动，可以帮助青少年掌握应对批评、挫折和自我怀疑的技巧，学会自我接纳，收获内心的平和。

该书已被翻译成8种语言，全球畅销160多万册，受到世界各国专业人士的认可，且经证实有效，不仅非常适合青少年阅读，也能为家长、教师、治疗师及相关专家或助人者提供参考。

【帮你的孩子克服焦虑SPACE疗法家长指南】

[美] 伊莱·R.勒博维茨（Eli R. Lebowitz）（耶鲁大学儿童研究中心）著，帅琳（华东师范大学）译，上海社会科学院出版社2023年版（200千字）

该书针对家中有受焦虑情绪困扰的孩子的家长，提供了一套经科学研究与临床实践，实证有效的家长应对方法（简称 SPACE 疗法）。家长使用这种方法时，只需要关注自己的反应，而不需要强迫孩子改变行为。家长将学到如何以支持性反应（承认孩子在克服焦虑情绪上遇到困难，同时相信他们有能力解决困难），来取代他们原本对孩子的顺应行为（孩子一出现焦虑迹象，家长就尽自己所能帮孩子解决可能引起他焦虑的"隐患"，这反而更容易让孩子焦虑），让孩子有勇气面对焦虑情绪，进而克服焦虑。

【与青春期和解：如何解决青春期关键问题】
［美］凯文·莱曼［美国"伴侣承诺"（Couples of Promise）机构］著，凌春秀译，人民邮电出版社 2023 年版（283 千字）

青春期是每个孩子成长过程的关键期。步入青春期意味着孩子进入了激素分泌高峰期，随之而来的是生理与心理上的巨大变化，这促使很多孩子仿佛一夜之间变成了让父母感到异常陌生的"外星生物"。父母如何才能与青春期的孩子和谐相处？如何才能帮助孩子顺利度过这个充斥着惊涛骇浪的关键期？父母在青春期怎么做才能把孩子培养成自律、有责任心、独立自主、有所作为的成年人？

在该书中，以擅长解决家庭、亲子、两性问题而闻名世界的凯文·莱曼博士结合自己几十年为青少年家庭提供心理咨询的经验与养育 5 个子女的亲身经历，以他特有的诙谐犀利的写作方式，化身为家长们的幕后军师，对世界各地家长们在孩子处于激烈动荡的青春期时最关心的 72 个问题进行了分析，并给出了富有智慧的专业解答和建议。这些问题小到青春痘、翻白眼、做家务、睡懒觉，大到酗酒、盗窃、厌食症、暴食症、自残、自杀、未成年怀孕，以及手足相争，等等。读完该书，家长将领悟如何运用心理学知识走进孩子的内心世界，迅速且有效地重塑孩子的行为、态度和品格。该书是心理咨询师、心理治疗师，以及老师和家长的重要参考书。

【青少年正念】
［美］珍妮·玛丽·巴蒂斯汀（美国加州注册婚姻和家庭治疗师）著，祝卓宏、王洵译，机械工业出版社 2023 年版（380 千字）

在繁重的学业、纷繁复杂的社交媒体、同伴交往、亲子冲突的重重压力之下，青少年的焦虑、紧张前所未有。培养正念的习惯，将帮助孩子更好地应对压力，改善他与家人和朋友的关系，在学校表现得更好。正念可以帮助孩子退后一步，体验此时此刻，并且发掘他内在的力量和韧性。

书中包含 4 种类型的练习：（1）平静练习：在压力大的时候可以帮助孩子舒缓情绪，或者在忙碌一段时间后放松。（2）专注练习：有助于提升集中注意力的能力。（3）重建联结练习：有助于识别和接纳各种各样的情绪。（4）回应练习：有助于孩子发现消极的想法和情绪，引导他的思维向积极的方向发展。

该书对成年人也是一种很好的工具，无论是父母、老师，还是工作与孩子相关的咨询师或正念老师，都可以从中受益。

【老年人社区心理健康服务】
吕厚超、李敏（西南大学）编，西南大学出版社 2023 年版（349 千字）

该书在阐述老年心理健康相关概念和理论的基础上，重点论述如下常见的问题：影响老年人心理健康的因素、退休综合征及其成因、老年抑郁、老年社会交往、家庭人际关系、空巢老人的心理健康、丧偶和再婚老人的心理调适、提升老年心理健康的具体措施和行为、老人心理疾患的预防、成功老龄化等。旨在从家庭和社区两个层面，为老年人心理健康提供可供参考的具体指南，对于增强老年人参与感、获得感和幸福感，实现全面建成小康社会奋斗目标具有重要意义。

【实用老年心理照护（上册、下册）】

总主编：范利（中国老年医学学会、解放军总医院第二医学中心、解放军总医院国家老年疾病临床医学研究中心）、张秋俭（中国老年医学学会专家委员会）、傅小兰（中国科学院心理研究所），上册主编：李娟（中国科学院心理研究所）、曹丰（解放军总医院国家老年疾病临床医学研究中心），下册主编：侯惠如（解放军总医院第二医学中心）、吕静（解放军总医院第二医学中心医学心理科），科学出版社2023年版（852千字）

该书以老年人心理健康管理与心理照护为主线，采用理论与实践相结合的方式进行论述，将老年心理健康和护理领域的前沿知识简洁明了地呈现在读者面前。全书分为上、下两册：上册重在阐述与老年心理相关的理论，分6个项目、21个任务，详细介绍了人口老龄化与老龄社会、衰老与发展、老年心理健康、老年人的认知变化、老年人的情绪特点与积极心理建设、老年心理照护基本原则，为开展老年心理照护的实践工作提供重要前提；下册重在阐述老年心理照护的实践操作技术，分7个项目、31个任务，详细介绍了老年人常见心理问题的心理照护、老年人常见适应性问题的心理照护、患有常见疾病老年人的心理照护、老年人特殊情境下心理问题的心理照护、长寿老年人及其家属的心理照护、临终老年人及其家属的心理照护、老年人长期照护者的心理照护，涵盖老年人心理问题分析及评估等相关内容。

全书贯穿身心并护理念，以任务描述（案例）形式清晰地讲述了老年心理照护知识，融合知识拓展和实训练习，便于读者学习掌握。该书既是老年心理照护人员，老年医疗照护人员，健康照护师，养老从业人员，护理、老年服务与管理等相关专业师生学习和培训的教材，也是广大读者关注和了解老年心理健康和照护的宝贵参考读物。

【军人心理健康指南】

冯正直、王慧中（陆军军医大学）编，西南大学出版社2023年版（281千字）

该书系社会心理健康服务工作指南丛书之一。全书分为三章：第一章，军人心理健康的含义及标准；第二章，常见的心理问题及其防治；第三章，军人心理健康的维护。该书是为了让军人家属和社区了解军人在备战和打仗过程当中会出现的心理困扰、心理失衡和心理障碍的症状表现，掌握必要的家庭社会心理支持的方法和策略，提供各种各样的心理援助，最终达到能够帮助有心理问题的军人快速获得咨询、支持、过渡、看护、医疗和康复的目的，维护军人的身心健康，提升其战斗力。该书的突出特点是理论性与实践性相结合，具有良好的可操作性，适合军人、军属以及社区工作人员等人群阅读。

● 心理健康的专业领域

【情绪心理学：研究与应用】

傅小兰（中国科学院心理研究所）著，华东师范大学出版社2023年版（486千字）

什么是情绪？情绪有哪些成分与结构？情绪研究的历史上，不同心理学家持有哪些观点？什么是基本情绪，什么是复合情绪，如何评价？情绪有哪些外部表现，什么是微表情，如何识别？情绪背后有什么样的神经反应和生理化学反应，科学家如何进行测量？人的一生，情绪是如何发生、发展的，什么是情绪的"正性偏向"？社会文化如何决定儿童情绪社会化？情绪如何影响人类的记忆与学习绩效？为了让学生更有效地学习，教育者该如何调整学习环境中的情绪因素？情绪如何影响人类决策？如何理解情绪感染与群体行为？负面情绪都是有害身体健康的吗？情绪的致病机制是什么？

情绪是基本心理过程之一，是心理学研究的重要对象，也是国内外学术研究的前沿和热点问题。该书主要内容包括情绪研究历史及情绪理论、情绪的主观体验及评价、情绪的外部表现及识别、情绪的生理激活及测量、情绪的生理学基础研究、情绪与认知、情绪与行为、情绪与健康、情绪智力、情绪发生与发展的研究等。

【情绪就是你的创造力】

邱江（西南大学）、李亚丹（陕西师范大学）、杨文静（西南大学）著，浙江教育出版社 2023 年版（177 千字）

这是一本全面展现情绪与创造力前沿研究成果的心理学科普读物。作者立足心理学和认知神经科学领域的前沿成果，通过近百个科学实验和新发现，全面揭示了创造力背后的情绪秘密。

首先，书中围绕特定情绪、情绪智力、情绪创造力、情感障碍等方面，生动揭示了情绪究竟如何影响甚至决定着创造力，以及创造力背后的神经机制，比如：什么样的情绪才能使我们文思泉涌？何种程度的压力能最大化提升团队创造力？创造力天才必须得有点儿"神经病"吗？其次，书中包含十余项创造力测验与情绪量表，同时提出了诸多针对性的实操建议，能帮助读者迅速判断自己的情绪状态和创造力水平，并大幅提升创造力、工作绩效乃至职业成就。尤为宝贵的是，作者基于自己近 20 年对情绪与创造力的深入研究，指出了该领域未来的研究方向。

【焦虑的力量】

[美] 特蕾西·丹尼斯·蒂瓦里（纽约城市大学）著；傅小兰、胡颖、赵科（中国科学院心理研究所），陈功香、李开云（济南大学教育与心理科学学院），康政（谷歌公司）译，中信出版集团 2023 年版（103 千字）

在该书中，特蕾西·丹尼斯·蒂瓦里博士分享了来自心理学和神经学的前沿研究、真实故事和应对焦虑的实用方法，破除人们对焦虑的错误认知。书中阐述焦虑是人类进化出的主要情绪，也是人类成功的核心，从生理机制、历史渊源、心理现象等方面试图让读者冷静而客观地面对自己的焦虑，还提出了应对焦虑的 3 条实用原则，以及将焦虑转化为行动力、可能性、创造力的方法。

【创伤后应激障碍】

[美] 芭芭拉·O. 罗特鲍姆、希拉·A. M. 劳赫（埃默里大学医学院）著，刘正奎（中国科学院心理研究所）译，华中科技大学出版社 2023 年版（149 千字）

该书由国际知名创伤专家撰写。研究表明，大约有 70% 的人一生中会经历创伤事件，其中也包括儿童。那么，什么是创伤？遭受创伤后，幸存者有哪些常见的反应？什么是创伤后应激障碍（PTSD）？为什么有些人在遭受创伤后会罹患 PTSD，而有些人则不会？PTSD 有有效的治疗方法吗？创伤对儿童的独特影响是什么？

全书采用一问一答的方式，以扎实的理论基础和丰富的实践经验介绍了关于 PTSD 的方方面面，为大众揭开了 PTSD 的神秘面纱。书中不仅细致入微地阐述了 PTSD 的各种症状和表现形式、引发 PTSD 的风险因素以及常见的 PTSD 治疗方法，还解释了最有效的治疗是如何开展的,并针对如何给予那些经历过创伤的人支持和理解进行了指导。

该书已收入"牛津科普系列"(第三辑),该系列书第一辑(9本)和第二辑(8本)已分别获得2018年和2020年国家出版基金资助。

【走出创伤的阴霾:心理创伤的形成、疗愈与超越】

梁一鸣(华东师范大学心理与认知科学学院)著,上海教育出版社2023年版(173千字)

人的一生难免经历创伤,突发的灾难、同伴的霸凌、家庭的虐待、亲人的离世都可能是创伤经历者一生的噩梦。不被正视的创伤经历往往引发心理障碍,不被妥善处理的心灵伤口始终无法痊愈,每个人都应该掌握走出创伤阴霾的能力。作者对创伤心理进行科学的解读,揭示常见创伤经历的类型与后果,普及创伤后心理症状及心理障碍的表现,讨论为什么有些人能在创伤后积极适应,而另一些人产生病理性后果。在深入解读创伤的类型和创伤心理的表现后,作者进一步介绍如何培养成功应对创伤的能力,在经历创伤后该如何自救,助人者正确的助人对策和方法以及转危为机的途径。

【心理危机干预实操:自杀心理及其预防】

周小东(解放军白求恩国际和平医院)、苏朝霞(海南医学院第一附属医院)编,清华大学出版社2023年版(352千字)

该书从自杀的历史演变、原因及分类,自杀的识别、风险及评估,自杀的干预和救助,自杀的预防,自杀性暴力犯罪,以及自杀后处理等方面进行了翔实的阐述和系统的总结,是了解自杀心理发生原因、制定自杀预防措施的重要依据,对于增进大众对自杀的认识以及预防自杀有着非常深远的意义。

该书的目的是增进大众对自杀的认知,使大众正视自杀事件,并有效地预测自杀行为、预防自杀,进而减少因自杀带来的公共卫生负担,促进我国社会健康有序发展。不仅适合向大众科普自杀相关知识,同样适用于专业人员特别是精神科医护人员及心理咨询师等系统了解自杀原因、自杀预防及干预等的专业知识,以期有效地预测、识别存在自杀意图的个体,同时进行有效地干预,切实减少自杀的发生,促进国民心理健康。

【进食障碍的认知行为治疗】

[英]克里斯托弗·G.费尔本(英国医学科学院、英国皇家精神科医师学院、英国牛津大学)编,陈珏、古练、苑成梅、王振(上海交通大学医学院附属精神卫生中心)译,上海科学技术出版社2023年版(350千字)

认知行为治疗(cognitive behavior therapy, CBT)是目前国际上应用广泛、循证依据充分、疗效确切的进食障碍心理治疗方法。该书由国际进食障碍领域权威专家、进食障碍认知行为治疗的发展者Christopher G. Fairburn主编,是介绍进食障碍强化认知行为治疗(CBT-E)的高级工具书。

进食障碍是一组疾病的总称,其分类和诊断标准仍在演变。各类进食障碍既有自身独特的精神病理学基础,又表现为相似的思维和行为模式。CBT-E采用跨诊断视角,针对进食障碍共同的精神病理学背景设计,与其他针对诊断的治疗方法相比,更能触及疾病核心。

全书分五部分。第一部分概括进食障碍的精神病理学,CBT-E的策略、结构、特点、实施要点及治疗前评估与准备。第二部分系统、全面讲解了聚焦版(20次会谈版、40次会谈版)CBT-E实施方案及核心技术细节。第三部分介绍 CBT-E 的改编，以及如何针对青少年、住院和日间病房、门诊和复杂病例等不同的人群与临床情景进行适应性调整。第四部分是对疾病和治疗的展望。第五部分则提供进食障碍相关的评估工具。该书条理清晰，编写上注重兼顾治疗的结构性与灵活性，并提供大量实例、图表、评估量表等，可用于各种类型进食障碍的治疗。

【幸福的重建：回归疗法入门（第2版）】

朱建军（北京林业大学）、曹昱（国际心理分析学会中国分会）著，中国人民大学出版社 2023 年版（244 千字）

人人都试图追寻幸福，却往往被各种烦恼所羁绊，在人生旅途中迷失方向，忘记初心。著名心理学家、意象对话疗法创始人朱建军和意象对话督导师曹昱创立的回归疗法，探索烦恼的本质、焦虑的来源，希望能帮助人们找到快乐、幸福。回归疗法把人的心理和行为分为 6 个环节。（1）焦虑：一种复合的情绪、没有方向的混乱能量。（2）欲望：使存在于焦虑中的心理能量有了方向。（3）策略：趋向目标的路径。（4）行动：策略的现实化。（5）检验：有意识或无意识地对结果的一种评判。（6）诠释：对发生的事情的总结、解释和理解。这些环节构成了心的循环圈。在循环的过程中，每个环节都有可能走错路，人们在循环圈中或前行或停滞或反复。回归疗法帮助人们回溯心理发展的路程，循着走过的路找到自己的原点，最终走出迷失的悲剧性困境，重建幸福的人生。

【幸福的陷阱（第二版）】

[澳] 路斯·哈里斯（Russ Harris）著，邓竹菁（中国心理卫生协会）、祝卓宏（中国科学院心理研究所）译，机械工业出版社 2023 年版（265 千字）

该书提供了以 ACT 为基础的开创性方法，帮助我们了解自己是如何控制痛苦想法和情绪；学会觉察自己正在使用的控制策略，观察它们带来的结果；学会如何从根源上转变应对痛苦想法、情绪的方式；学会如何将注意力投入创造丰富、充实和有意义的生活中。

【基因与行为：先天因素与后天因素交互作用的解释】

[英] 迈克尔·路特（伦敦国王学院精神病学研究所）著，张侃（中国科学院心理研究所）译，世界图书出版公司 2023 年版（262 千字）

"基因是如何起作用的？""人类行为受到的影响，有多少是先天的，有多少是后天的？"在该书中，著名科学家迈克尔·路特教授提供了关于基因革命及其对理解人类行为的影响的权威阐述。

基因对行为的影响是一个颇具争议的领域。作者从争论的矛盾之处入手，通过 11 章内容探索与此争议有关的各项因素，包括又不限于不同的研究方法以及基因与环境的交互作用。他认为，遗传的作用是以概率的形式表达的，而不是绝对的。不仅如此，他还反过来讨论了环境对基因的影响，并得出结论：环境确实能够改变基因。该书为从事基因研究的人提供启发，能使心理学工作者将这些理解更好地应用于实践，也将为有关人类基因组计划的影响以及更广泛的基因科学领域的公开讨论提供信息。

【孤立无援的现代人：弗洛姆人本主义精神分析】

郭永玉（南京师范大学）著，生活·读书·新知三联书店 2023 年版（320 千字）

埃利希·弗洛姆（1900—1980），生于德国，1934年流亡美国，后加入美国籍。他是20世纪著名的心理学家、社会学家和哲学家，人本主义精神分析学说的创始人。在心理学界，他是精神分析社会文化学派的代表人物和集大成者；在哲学界，他又是法兰克福学派和"西方马克思主义"的代表人物之一。弗洛姆学说的核心是：现代人的困境与出路。由于他对现代社会和现代人的热切关怀，以及他深邃的洞察力和热情洋溢的文风，使其影响远远超出了学术的范围。他的著作在西方社会广泛传播，在中国也拥有众多读者。因而无论是在西方还是在中国，弗洛姆都是一位知名度相当高且对现代人的精神生活影响相当大的人物。无论个体成长还是社会发展，总趋势都是个人独立性和力量感的增强。但这一过程还包含另一面，就是人与自然、与他人、与自己的关系日益疏远。人们被无情地驱使着去为成功而努力，任何挫折对其自尊都是一种严重的威胁，因而孤独无助、自卑、不安全、无意义等消极情感也增强了。现代人如何应对这种困境？现代人的出路在哪里？弗洛姆深入分析了现代人试图通过信奉威权主义、民族主义和消费主义等策略来缓解甚至消除上述消极情感，这些心理结构和行为方式在今天依然存在甚至愈演愈烈，这让我们深感弗洛姆理论的深刻性和前瞻性。

【乔治·凯利：个人建构心理学的探索者】

［英］特雷弗·巴特（英国哈德斯菲尔德大学）著，王鑫强（江西师范大学）、杨文娟（赣州师范高等专科学校）、黄璐（南昌市启音学校）译，上海教育出版社2023年版（155千字）

该书是"心灵塑造者：心理学大师及其影响"丛书（8册）之一。该系列丛书由英国理查德·史蒂文斯（Richard Stevens）担任主编，由南京师范大学郭本禹教授和河北师范大学阎书昌教授担任译丛主编，选取对人类思想有重大影响的8位思想家：弗洛姆（已出版）、达尔文（已出版）、弗洛伊德（已出版）、凯利、斯金纳、米尔格拉姆、埃里克森和艾森克，对他们的思想进行阐述。

乔治·凯利是20世纪最重要的人格理论家之一。全书采用人物传记的写法，结合凯利的个人经历和著作，呈现凯利的思想并进行阐述，试图在凯利的思想与当代世界之间建立联系。本书共8章，分别是：人格问题、一种实用主义理论、个人建构和意义、一种新人本主义、选择的问题、心理改变与重建、无意识和人类的破坏性和理解心理学。该书深入浅出地展示凯利的创造性工作，可读性强。

【创新活动及其心理学研究】

张建新（中国科学院心理研究所）编，人民邮电出版社2023年版（280千字）

该书以"创新活动及其心理学研究"为主题，探讨了知识创新工程项目的相关内容。书中收录了15篇关于创新研究和理论思考的论文，通过阅读这些论文，读者可以从心理学的视角了解创新与中国文化、创新与科技、企业和教育三类创新主体之间的关系。创新主体创新能力的发挥，离不开个人的健康，也离不开社会环境的鼓励和支持。该书适合科研人员、心理学研究人员、决策制定人员阅读，也适合相关领域的研究人员、师生阅读和使用。

【家庭系统治疗经典译丛：家庭评估】

［美］迈克尔·E.科尔、默里·鲍文（乔治敦大学医学中心）著，王瑾一、王继堃、赵旭东译，机械工业出版社2023年版（273千字）

默里·鲍文（Murray Bowen）提出了家

庭系统理论。迈克尔·E. 科尔（Michael E. Kerr）曾与鲍文共事20多年，两位学者提出：如果以家庭系统理论为基础对临床上的家庭进行评估，那么这项极其复杂的工作便能有序可循。

该书将鲍文提出的诸多概念进行了系统式整合，用大量篇幅对鲍文理论做出巧妙阐释。科尔博士使用家庭关系图进行图解说明，结合大量短小精悍的案例，有条不紊地讲解了鲍文所提出的概念：个体化与一体化、自我分化、慢性焦虑、三角化、核心家庭情绪系统以及症状的发展。这些概念共同构成了对一个家庭进行系统评估的过程。

【社区心理学研究（第十六卷）】

黄希庭（西南大学）编，社会科学文献出版社2023年版（312千字）

该书是集刊，主办单位是西南大学心理学与社会发展研究中心和中国心理学会社区心理学专业委员会。

全书分为新时代中国社区心理学的理论建构与实践、社区心理学理论、社区心理服务、社区工作人员心理、学校社区心理、民族社区心理、社区心理学教学7个部分，分别侧重不同方面的社区心理学理论和实践研究。其中，新时代中国社区心理学的理论建构与实践部分分析了新时代背景下中国社区心理学的理论和实践情况；社区心理学理论研究了公平概念明暗隐喻、社区志愿服务可持续参与、临终关怀等领域的社区心理学理论；社区心理服务部分研究了老年认知健康促进的新途径；社区工作人员心理分析了社区干部的治理内生动力；学校社区心理探讨了学生的社区心理；等等。书中各研究扎实、研究范围较广、数据丰富，充实了社区心理学相关研究。

【社会心理服务体系建设】

闫洪丰（华夏时报社）编著，人民邮电出版社2023年版

社会心理服务体系是党中央提出的一项重要战略部署，经过三年试点，目前在全国范围内得到普遍推广。它面向个体、群体、社会提供多元化的社会心理服务，并逐步融入社会治理和精神文明建设，融入健康中国、平安中国、幸福中国建设，在实现社会安定和谐进步中发挥重要作用。

该书共有4册，分别为政策解读篇、理论方法篇、实践应用篇和服务案例篇，可供各级政府部门、企事业单位、社会组织、社会心理服务机构等的社会心理服务体系建设相关从业人员及心理工作者、社会工作者参考阅读。

学术会议/活动动态

国家心理健康和精神卫生防治中心学术会议/活动一览表

(按时间顺序排列)

序号	标题	日期
1	心系老区促发展 关爱心理助健康——心理健康基层行活动正式启动	2023/03/15
2	国家心理健康和精神卫生防治中心于北京协和医院召开非精神科常见精神心理问题识别与处置指导手册讨论会	2023/03/17
3	国家心理健康和精神卫生防治中心召开"精神分裂症患者全程规范化管理促进"项目启动会	2023/03/23
4	青少年心理健康发展项目在京顺利启动	2023/04/03
5	国家心理健康和精神卫生防治中心召开社会心理服务体系建设专家研讨会	2023/04/07
6	国家心理健康和精神卫生防治中心召开儿童孤独症谱系障碍防治工作专家座谈会	2023/04/24
7	心理健康促进社会动员座谈会在京召开	2023/05/11
8	2023年全国心理健康和精神卫生防治工作交流会在京召开	2023/06/02
9	第六届全国高校心理情景剧展演圆满成功	2023/06/09
10	2023"健康中国行动——精神障碍社区康复科普活动周"成功举行	2023/08/03
11	新时代青少年心理健康发展智能监测与家校社共育体系研究开题会暨青少年心理健康促进圆桌论坛在京举办	2023/08/04
12	集结奔赴西部，益起愈见未来——"白求恩·愈见未来心理疗愈项目"启动	2023/08/11
13	国家心理健康和精神卫生防治中心举办《精神卫生法》实施十周年主题宣传暨心理健康和精神卫生防治典型案例展示活动	2023/09/08
14	国家心理健康和精神卫生防治中心举办第二十一届"世界预防自杀日"暨心理危机干预活动月主题宣传活动	2023/09/16
15	"先行者——心理健康校园行"活动在京启动	2023/09/27
16	2023年世界精神卫生日主题宣传活动在京举行	2023/10/09
17	第三届"健康中国行动——关爱老年心理健康进社区活动月"在天津启动	2023/10/13
18	医务人员心理健康管理模式研究课题交流活动在深圳市举行	2023/11/06
19	青少年常见心理问题防治研究课题交流活动在遵义举行	2023/11/08
20	努力推进人人享有心理健康服务国际交流活动在京成功举办	2023/11/13

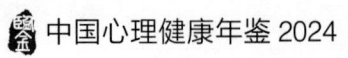

续表

序号	标题	日期
21	世界卫生组织马克一行来访国家心理健康和精神卫生防治中心	2023/11/20
22	青少年常见心理问题防治研究课题交流会在京召开	2023/11/24
23	国家心理健康和精神卫生防治中心参加全国中小学校心理健康教育工作督导研修班暨衡水中学现场研讨会	2023/11/30
24	健康中国行动——"雏菊花"妇幼心理健康公益行动正式启动	2023/12/05
25	全国社会心理服务体系建设经验交流大会宣传动员会在京召开	2023/12/11
26	首届"音乐艺术促进心理健康"沉浸互动式艺术体验活动在上海举行	2023/12/13
27	"文化艺术促进心理健康"工作交流会在沪举行	2023/12/13
28	"先行者——心理健康校园行"活动圆满闭幕，总结活动精彩纷呈	2023/12/19

国家心理健康和精神卫生防治中心
学术会议/活动内容介绍

【心系老区促发展 关爱心理助健康——心理健康基层行活动正式启动】

2023年3月14日，由国家心理健康和精神卫生防治中心、山西省临汾市卫生健康委联合主办的"心系老区促发展 关爱心理助健康——心理健康基层行活动"在山西省临汾市正式启动。国家心理健康和精神卫生防治中心主任姚宏文，山西省卫生健康委疾病预防控制处三级调研员赵小龙，临汾市人民政府副秘书长、办公室副主任刘继东及临汾市相关部门负责同志出席了现场活动，启动仪式由临汾市卫生健康委员会主任董凤妮主持。

启动仪式上，山西省临汾市人民政府副秘书长、办公室副主任刘继东对国家心理健康和精神卫生防治中心在临汾市举办心理健康基层行活动表示欢迎和感谢。临汾市是全国社会心理服务体系建设试点城市，也是5G+心理健康试点项目城市。近年来，从建立健全工作运行机制、加强人才队伍建设、搭建服务平台、关注重点人群心理服务等方面多措并举，扎实推进了社会心理服务工作，不断提升人民群众生活的幸福感。

国家心理健康和精神卫生防治中心党委书记、主任姚宏文指出，党中央高度重视心理健康和精神卫生工作，将开展社会心理服务作为全面推进健康中国和平安中国建设的重要内容。此次基层行将通过举办一系列活动，大力普及心理健康知识，全面提升基层的心理服务能力和质量，营造全社会关注心理健康和精神卫生工作的良好氛围。希望以此次活动为契机，助力临汾市精神卫生服务机构提升技术水平和综合实力，为临汾市人民群众的心理健康提供更加优质高效的服务，同时提炼出心理健康服务基层、服务群众的工作样板，使成果惠及更多人民。

启动仪式后，姚宏文主任带队深入临汾市第一实验中学、临汾市中心医院、尧都区心理驿站等单位开展调研，并在临汾市精神卫生中心召开社会心理服务体系建设座谈会，听取了临汾市相关单位的工作介绍，深入了解临汾市社会心理服务体系建设和5G+心理健康试点工作开展情况。

此次心理健康基层行活动中，国家心理健康和精神卫生防治中心协调相关爱心企业向临汾市捐赠了心理健康设备及服务，总价值1300余万元。活动于3月14日至16日在临汾市尧都区、侯马市、襄汾县、大宁县和永和县同步进行，通过现场义诊、知识讲座、临床带教、科普宣传等活动，为青少年儿童、教师、公务员等重点人群提供心理健康知识讲座，为精神科医生、心理咨询师等人员提供技能培训，进一步提高临汾市心理健康服务能力，提高市民的心理健康水平，助力健康中国、平安中国建设。

【国家心理健康和精神卫生防治中心于北京协和医院召开非精神科常见精神心理问题识别与处置指导手册讨论会】

2023年3月2日，国家心理健康和精神卫生防治中心在中国医学科学院北京协和医院组织召开常见精神心理问题识别与处置指导手册讨论会。北京协和医院、北京大学人民医院、北京朝阳医院、中国医学科学院肿瘤医院等9所医院的非精神科专家与人民卫生出版社、《医师报》、中国社区卫生协会等相关单位同志参加会议。会议由国家心理健康和精神卫生防治中心党委副书记、纪委书记姜雯主持。

为了在实践中提高非精神科医护人员对患者心理问题的识别和处置能力，国家心理健康和精神卫生防治中心2022年与中国医学科学院北京协和医院、四川大学华西医院和中南大学湘雅二院合作开展了非精神科医护人员对常见心理疾病识别与干预处置指导手册的编写项目，目前已经完成手册基础篇的编写工作。此次会议邀请来自不同医院的专家围绕手册的具体内容、实用性、可操作性、修改意见和后期推广等内容进行了讨论。参会专家充分肯定手册内容并对出版和后续使用表达殷切期望。大家普遍认为指导手册的内容符合非精神科医护人员的实际工作需要，后续的推广将有利于加强非精神科临床医师对病患常见精神心理问题的识别和处置能力，将更多的临床医师作为心理健康和精神卫生防治的重要力量，弥补精神专科行业专业人员不足的现状，提高学科综合性。国家心理健康和精神卫生防治中心党委书记、主任姚宏文在总结中提出，在当前基础上可进一步修改完善内容，树立精品意识，推进出版、宣传推广等相关工作落实落地并取得积极成效。

【国家心理健康和精神卫生防治中心召开"精神分裂症患者全程规范化管理促进"项目启动会】

为加大对我国精神卫生相关法律法规的宣传力度，促进相关政策贯彻落实，加强服务体系建设，完善严重精神障碍精准有效管理，强化家庭支持与社会关爱，更好服务于精神分裂症患者，促进其社会功能恢复，国家心理健康和精神卫生防治中心（以下简称"国家心理健康中心"）于2023年起开展"精神分裂症患者全程规范化管理促进"项目，旨在通过研究制订以患者为中心，从预防、诊疗到康复，从医院到社区、社会的全程规范化管理方案，探索完善精神分裂症患者全程规范化服务与管理，促进精神卫生服务高质量发展。

3月21日，国家心理健康中心在京召开项目启动暨专家研讨会。国家卫生健康委医政司医疗管理处处长张文宝、民政部社会事务司残疾人福利处副处长焦佳凌出席会议并讲话，国家心理健康中心主任姚宏文致辞，国家心理健康中心副主任王钢主持会议并总结发言。会议邀请了来自全国30多家单位的精神医学、公共卫生和信息技术等领域专家参加讨论。国家心理健康中心精神障碍防治部、宣传教育部、心理援助部、社区康复指导部相关同志参加了会议。

国家卫生健康委医政司医疗管理处张文宝处长指出，党中央、国务院高度重视心理健康和精神卫生工作，习近平总书记多次就相关工作做出重要指示批示，在党的二十大报告中，习近平总书记再次强调要"重视心理健康和精神卫生"，为心理健康和精神卫生事业发展指明了方向，提供了根本遵循。国家卫健委深入贯彻党的二十大精神、全国两会精神和习近平总书记重要指示批示精神，将心理健康和精神卫生相关工作纳入《健康中国行动 2023 年工作要点》等持续推进。张文宝处长对国家心理健康中心自成立以来开展的工作给予了肯定，希望国家心理健康中心通过开展"精神分裂症患者全程规范化管理促进"项目，进一步探索完善精神分裂症全程规范化管理服务流程，推动提升诊疗管理服务水平，并对项目开展提出了期望和要求。

民政部社会事务司残疾人福利处焦佳凌副处长指出，党中央、国务院高度重视精神障碍这一特殊困难群体。自 2017 年以来，按照党的十八届三中全会有关部署要求，民政部开始牵头推动精神障碍社区康复服务工作。近年来，通过加强精神障碍社区康复顶层制度设计、指导地方积极推进服务试点、开展全国现状摸底调查、实施"精康融合行动"、重视并加强工作宣传等，改善和提高患者生活自理能力、社会适应与参与能力、就业能力，促进其回归和融入社会。焦佳凌副处长建议，"精神分裂症患者全程规范化管理促进"项目要将社区康复有关要求"关口前置"，积极主动加强对精神障碍社区康复服务的技术指导，全面促进精神障碍诊疗和康复服务衔接。

国家心理健康中心姚宏文主任表示，心理健康和精神卫生工作已经纳入全国深化改革和社会综合治理范畴。做好严重精神障碍患者管理，不仅有利于患者康复、家庭幸福，而且有利于社会和谐稳定。中心将以精神分裂症患者规范管理为切入点，推进"精神分裂症患者全程规范化管理促进"项目探索实践，进一步梳理我国现阶段严重精神障碍患者管理中部门间环节点、畅通堵点、解决难点，加强合作，理顺流程，进而推动形成政府组织领导、多部门齐抓共管、社会组织广泛参与、家庭和单位尽力尽责的精神卫生综合服务管理机制，提高管理的质量与效能。同时，他衷心希望中心同与会各方能够加强合作，学习借鉴先进经验和有益做法，扎实推进各项工作，为大家搭建良好工作平台，提供优质服务。

国家心理健康中心宣传教育部主任、精神障碍防治部负责人贺海燕介绍了项目实施方案，上海市精神卫生中心赵敏院长对《精神分裂症全程规范化管理专家共识（初稿）》进行了解读，国家心理健康中心精神障碍防治部副主任王宁介绍了项目信息化管理软件设计方案。与会专家围绕专家共识、信息化建设方案等内容进行了深入讨论。

国家心理健康中心副主任王钢在会议总结中指出，中心希望通过该项目，探索建设以患者为中心，以数据为载体，以专业机构为保障，以社会组织和家庭为补充的精神障碍患者全流程规范化管理网络。中心将立足于创新管理模式，着眼于促进医疗质量监管和提升医疗服务水平，致力于控制医疗服务成本，实现医疗卫生资源扩容和共享，缩小城乡、区域、人群之间资源配置、服务能力和健康水平的差异，促进全国心理健康和精神卫生服务体系不断健全，为人民群众提供家门口的优质服务和精细管理。下一步，中心将邀请专家继续完善专家共识，并在全国范围内邀请精神卫生专业机构、社区卫生医疗机构参与项目的实证研究。他表示，希望相关单位和多领域专家积极参与到项目中来，贡献大家的智慧与力量，给予帮助和支持，确保该项目顺利推进、高质量完成。

【青少年心理健康发展项目在京顺利启动】

为落实《健康中国行动——儿童青少年心理健康行动方案（2019—2022 年）》和《中国

儿童发展纲要（2021—2030年）》，进一步加强青少年心理健康促进与服务工作，国家卫生健康委妇幼健康司（以下简称"妇幼司"）、共青团中央维护青少年权益部（以下简称"团中央权益部"）和联合国儿童基金会（以下简称"联合国儿基会"）作为指导单位，中国疾病预防控制中心妇幼保健中心（以下简称"妇幼中心"）和国家心理健康和精神卫生防治中心（以下简称"心理健康中心"）作为执行单位，联合开展青少年心理健康发展项目。

2023年3月27日，青少年心理健康发展项目启动会在北京顺利召开。妇幼司司长宋莉、团中央权益部部长岳伟、联合国儿基会驻华代表处副代表郑道、妇幼中心副主任（主持工作）李志新及心理健康中心党委副书记、纪委书记姜雯出席启动会并讲话。妇幼司、团中央权益部、联合国儿基会、妇幼中心、心理健康中心有关负责同志、项目专家以及10个项目地区妇幼处、共青团委、妇幼保健院等相关负责同志以及学校领导、心理老师和青少年代表共450余人参加。

宋莉司长首先肯定了国家卫生健康委在青少年健康与发展项目（2016—2020）上取得的成绩。同时，感谢联合国儿基会对中国青少年心理健康与发展事业的大力支持。期望在多部门联合支持下，以全生命周期规划探讨中国青少年心理健康与发展的策略，提升青少年群体的获得感、幸福感、安全感，贯彻落实党的二十大精神。

岳伟部长表示加强青少年心理健康工作是共青团的重点举措。共青团中央通过提供免费的心理咨询服务、开展线下心理健康教育和搭建12355青少年服务台三位一体，构建了守护青少年心理健康矩阵。共青团中央将高度重视、全力参与，充分整合共青团已有的12355青少年服务台资源融入该项目，为项目开展起好步、开好局。

郑道先生指出当前各国应当比以往任何时候都更加注重青少年心理健康工作。第一是注重可及性和能力建设，开发优质的青少年心理健康服务。第二是注重青少年同伴支持体系建设。第三是消除污名化，倾听青少年的声音并采取行动。希望中国青少年拥有更加强大的内心，能够更加茁壮地成长。

妇幼中心李志新主任总结回顾了青少年健康与发展项目（2016—2020）的工作内容和实际成效，并对新周期项目的工作计划进行了展望。

心理健康中心姜雯书记对重视心理健康和精神卫生工作的意义作出阐释，并介绍了同伴支持体系建设的目标任务、实施计划，以及中心目前正在牵头开发的同伴支持工具包框架的草案。

会议梳理了现有工作经验和成果，形成了多部门合作的工作思路，并对青少年心理健康项目开展进行规划。对于全面推动我国青少年心理健康发展事业具有重要意义。

【国家心理健康和精神卫生防治中心召开社会心理服务体系建设专家研讨会】

2023年3月31日，国家心理健康和精神卫生防治中心在京召开社会心理服务体系建设专家研讨会。国家卫生健康委医政司医疗管理处副处长张萌以及国家心理健康和精神卫生防治中心主任姚宏文、副主任黄长群等领导出席会议。

会议围绕学习贯彻党的二十大精神，总结和深化全国社会心理服务体系建设试点工作进行研讨。来自山东省滨州市、北京市西城区、四川省绵阳市、河南省濮阳市、江西省赣州市的代表分别介绍了开展社会心理服务体系建设工作的进展情况，与会专家聚焦社会心理服务体系建设的总结与推广、如何建立健全社会心理服务网络、提升全社会心理服务成效等方面进行了深入交流。

会议认为，社会心理服务体系建设是推动将心理健康服务融入社会治理和精神文明建设的有力抓手，是平安中国、健康中国建设的主要内容。党的二十大绘就了心理健康和精神卫生的新蓝图，时代呼唤中国式、本土化的社会心理服务理论和实践创新，未来要在制度保障、工作机制、服务模式和人才队伍建设等方面进行深入总结提升，稳步推进各项工作，以更好地满足人民群众日益增长的心理健康服务需求。

【国家心理健康和精神卫生防治中心召开儿童孤独症谱系障碍防治工作专家座谈会】

为深入了解我国儿童孤独症谱系障碍的防治工作现状，交流各专业机构对儿童孤独症谱系障碍防治工作的研究成果和实践经验，国家心理健康和精神卫生防治中心于4月20日组织召开儿童孤独症谱系障碍防治工作专家座谈会。来自复旦大学附属儿科医院、天津市儿童医院、北京市肛肠医院、南京医科大学附属常州第二人民医院、深圳市儿童医院的专家参加了会议。国家心理健康和精神卫生防治中心副主任王钢、宣传教育部及精神障碍防治部相关同志参加会议。

复旦大学附属儿科医院院长王艺介绍了儿童孤独症谱系障碍综合防治策略及人工智能在肠道菌群基因测序等技术中的应用研究，天津市儿童医院副院长崔华雷介绍了医院对孤独症肠道微生态的布局和提升诊疗手段的规划，北京市肛肠医院内科主任张俊美介绍了医院粪菌移植技术的开展情况和孤独症儿童就诊的规划，南京医科大学附属常州第二人民医院医务处副处长兼儿科副主任周承介绍了医院粪菌移植治疗儿童孤独症的病例分析和未来治疗规划，深圳市儿童医院教学主任刘娟介绍了深圳市儿童孤独症基层工作布局和肠道微基因测序在科研中的意义。与会专家围绕目前存在的困难和下一步工作建议进行了讨论。

王钢副主任在座谈时指出，国家心理健康和精神卫生防治中心将在国家卫生健康委相关司局指导下，在各专业机构、组织的积极参与支持下，创新融合多学科研究成果，务实推动儿童孤独症谱系障碍综合防治策略研究和实用技术研发，为我国儿童孤独症谱系障碍防治体系建设做出新的贡献。

【心理健康促进社会动员座谈会在京召开】

2023年4月27日，国家心理健康和精神卫生防治中心（以下简称国家心理健康中心）、中国人口福利基金会（以下简称人口基金会）联合在北京召开心理健康促进社会动员座谈会。国家心理健康中心副主任黄长群、人口基金会副秘书长宋宏云出席，相关爱心企业、社会组织代表参加。

黄长群指出，心理健康和精神卫生既是公共卫生的重要组成部分，也是重大的民生问题和突出的社会问题。为贯彻落实党的二十大报告提出的"重视心理健康和精神卫生"决策部署，国家心理健康中心联合人口基金会搭建心理健康促进社会合作平台，主要围绕中西部地区严重精神障碍患者救助、提升基层精神卫生专科医疗能力、开展大众科普宣传教育、支持心理健康志愿服务、开展学术交流活动和课题研究、促进科研成果转化等方面，广泛动员和引导社会力量参与，充分发挥平台作用，合力推动心理健康和精神卫生事业高质量发展。

宋宏云介绍了人口基金会相关工作和健康中国行动专项基金情况，并动员社会组织和爱心企业积极履行社会责任，大力支持心理健康和精神卫生事业发展，为人民群众健康福祉和健康中国建设贡献力量。

国家心理健康中心、人口基金会相关同志分别介绍了2023全国精神心理健康公益科普大赛、第五届"健行者"徒步公益活动、心理健康基层行项目计划。参会代表结合项目情况和自身实际进行了深入交流。

【2023年全国心理健康和精神卫生防治工作交流会在京召开】

5月30日，2023年全国心理健康和精神卫生防治工作交流会在京召开。会议以学习贯彻习近平新时代中国特色社会主义思想主题教育为契机，加强党的创新理论武装，深入贯彻党的二十大提出的"重视心理健康和精神卫生"战略部署，落实2023年全国卫生健康工作会议重点任务，总结交流《中华人民共和国精神卫生法》实施十年的成绩与经验，分析当前的新形势新任务新要求，研讨下一步发展目标、工作重点和解题思路，共同推动新时代心理健康和精神卫生事业高质量发展。国家卫生健康委医政司、法规司以及全国人大教科文卫委、教育部、民政部、共青团中央、中国残联等相关部门有关负责同志，国家心理健康和精神卫生防治中心领导班子和处室负责同志，各省、自治区、直辖市及新疆生产建设兵团精卫中心或项目办负责同志近100人参加了会议。

国家卫生健康委医政司李大川副司长指出，2023年是全面贯彻落实党的二十大精神开局之年，恰逢《精神卫生法》实施十周年，各地要认真总结回顾十年来取得的成绩和经验，坚持目标导向和问题导向，持续推进预防为主的工作方针，提升医疗服务能力，强化严重精神障碍管理，发展社区康复服务，进一步明确工作思路、创新发展模式，推动我国心理健康和精神卫生事业更上一个台阶。心理健康和精神卫生涉及医疗卫生、社会治理、宣传教育、投入保障等多部门多领域工作，涉及社会各方面，需要各部门、各系统和全社会，针对自身实际，建设相应服务体系，提供针对性管理服务。

全国人大教科文卫委员会人口卫生室、教育部体育卫生与艺术教育司、民政部社会事务司、共青团中央维护青少年权益部、中国残联康复部等部门与会领导交流了本系统贯彻落实《精神卫生法》的有关情况，并就卫生健康领域法制建设、学校心理健康教育与促进、社区康复的民政支持、青少年身心健康服务、精神残疾患者照护等方面的工作作主题发言。

国家心理健康和精神卫生防治中心党委书记、主任姚宏文代表中心报告了开展主题教育、推动《精神卫生法》学习宣传与贯彻落实、加强基础性前瞻性问题研究、强化服务保障支持力度、促进业内交流合作等方面所做的工作及成效，以及下一步协助完善服务体系建设、推动相关研究成果转化、搭建资源共享平台、培育高素质从业人才队伍、推动心理健康和精神卫生事业高质量发展的工作打算和设想。中心副主任黄长群，党委副书记、纪委书记姜雯，副主任王钢分别主持相关环节的会议。

会上，北京、天津、河北、山西、辽宁、吉林、黑龙江、上海、江苏、浙江、安徽、福建、江西、山东、河南、湖北、湖南、广东、广西、海南、重庆、四川、贵州、云南、西藏、陕西、甘肃、青海、宁夏、新疆生产建设兵团等精神卫生中心或项目办有关负责同志作了交流发言，就推动全国心理健康和精神卫生高质量发展提出了许多富有建设性的意见和建议。

【第六届全国高校心理情景剧展演圆满成功】

2023年6月2日至3日，由中国心理学会心理危机干预工作委员会、国家心理健康和精神卫生防治中心联合主办的第六届全国高校心理情景剧展演活动总决赛在吉林外国语大学落下帷幕。国家心理健康和精神卫生防治中心、中国心理学会心理危机干预工作委员会、中央广播电视总台社教节目中心社会节目部、吉林省教育厅高校思政工作处、吉林外国语大学领导出席，全国32所高校的师生参加展演。

心理情景剧是一种通过演绎日常生活中遇到的焦虑、困惑或压抑等问题，达到释放情绪并最终找出解决心理问题的有效方法。近年来，心理情景剧越来越受到大学生群体的欢迎。第六届全国高校心理情景剧展演活动于2023年4月启动，全国共有283所高校推荐作品参加。经过初赛、大众网络评审，评选出32部作品进入展演。经过现场角逐，产生一等奖7名、二等奖10名、三等奖15名。

该届心理情景剧涉及青年心理健康的各个角度，涵盖了生命教育、职业认同、自我认知、时间管理、家庭关系、人际交往等。内容精彩纷呈，形式丰富多样，创意层出不穷，既展现了当代大学生的良好精神风貌，又体现出他们在面临成长困惑时的思考和奋斗。获奖作品兼具艺术性、科学性及传播性，是非常优秀的心理健康科普宣传作品。

全国高校心理情景剧展演由中国心理学会心理危机干预工作委员会于2018年组织发起，已连续举办五届。今年国家心理健康和精神卫生防治中心受邀联合主办第六届，旨在会聚更多力量，不断提升品牌影响力，探索创新更多大学生喜闻乐见的心理健康活动形式和作品，为助力大学生健康成长、培育堪当民族复兴大任的时代新人作出积极努力！同时，也为加强社会心理服务体系建设，实施健康中国战略贡献力量。

【2023"健康中国行动——精神障碍社区康复科普活动周"成功举行】

2023年7月24日至28日，由国家心理健康和精神卫生防治中心和中国科学院心理研究所主办的2023"健康中国行动——精神障碍社区康复科普活动周"成功举行。

7月25日上午，在陕西省西安市精神卫生中心举行活动周启动仪式。中国科学院心理研究所党委书记孙向红，国家心理健康和精神卫生防治中心党委副书记、纪委书记姜雯，陕西省卫生健康委员会副主任彭飞，中国社区发展协会社区心理工作委员会副主任邓俊峰，北京回龙观医院副院长王绍礼，中国医学科学研究院生物医学工程研究所副研究员王磊，社区心理工作委员会秘书长王玉轩，中国关心下一代健康体育基金会红色基因专项基金副秘书长何万银，陕西省卫生健康委员会疾控处副处长张军科，陕西省精神卫生中心党委书记张杰，甘肃省精神卫生中心临床医学中心主任陈少峰，宁夏回族自治区精神卫生中心副院长刘媛等领导嘉宾，北京回龙观医院、北京儿童医院专家，陕西省、甘肃省、宁夏回族自治区精神卫生中心专家，以及陕甘宁地区部分精防医生、社区工作者、相关社会机构负责人、"点亮心灯"心理健康志愿者等350余人参加。启动仪式由国家心理健康和精神卫生防治中心社区康复指导部副主任李传旭主持。陕西省卫健委副主任彭飞，中国科学院心理研究所党委书记孙向红，中国社区发展协会社区心理工作委员会副主任邓俊峰，国家心理健康和精神卫生防治中心党委副书记、纪委书记姜雯，陕西省精神卫生中心党委书记张杰在启动仪式上致辞，专家代表邱晓兰表态发言。"点亮心灯"康复学员和志愿者在仪式上表演歌舞并向与会领导嘉宾赠送文创作品。

活动期间，由北京回龙观医院、北京儿童医院和来自陕甘宁的精神科专家组成的义诊专家组于陕西西安、渭南，甘肃兰州和宁夏银川开展义诊咨询，义诊人次累计达500余人。

国家心理健康和精神卫生防治中心调研组调研了陕西省（西安市）精神卫生中心等10家心理健康和精神卫生机构，并与陕甘宁地区三地代表召开了精神障碍社区康复高质量发展座谈会。王绍礼、李传旭分别以《复元视角下的精神障碍的院内与社区康复技术》《关于精神障碍社区康复自治的思考》为题做业务交流。

活动期间，国家心理健康和精神卫生防治中心官网等平台首播由各地知名专家带来的线上科普视频，共计260.4万人线上收看，50余个街（乡）社区线下统一收看。

【新时代青少年心理健康发展智能监测与家校社共育体系研究开题会暨青少年心理健康促进圆桌论坛在京举办】

2023年7月28日，新时代青少年心理健康发展智能监测与家校社共育体系研究开题会暨青少年心理健康促进圆桌论坛在北京召开。国家心理健康和精神卫生防治中心副主任黄长群、北京师范大学教授郑日昌出席，课题受托单位、合作研究单位代表及相关专家参加。

为深入贯彻落实党的二十大精神和健康中国行动相关要求，推进青少年常见心理问题早发现、早干预，提升青少年心理健康水平，国家心理健康和精神卫生防治中心于2023年5月委托北京心数矩阵科技有限公司开展新时代青少年心理健康发展智能监测与家校社共育体系研究。为总结借鉴一线实践经验，扩大研究数据规模，国家心理健康和精神卫生防治中心通过公开遴选，在全国确定了27家教育及卫生健康系统相关机构、百余家学校作为课题研究合作单位。

北京心数矩阵科技有限公司CEO沈晓松在开题报告中表示，该研究旨在通过组织专家团队和一线资深从业人员，开发符合新时代特征的中国青少年心理健康指标体系，融合生理指标、行为指标等多模态数据，结合神经学习、决策树等人工智能算法，将社会、家庭、学校等环境变量纳入心理健康监测系统，探究可以系统监测学生心理健康动态发展的方法及工具，实现客观、精准、高效、系统化青少年心理健康监测，构建具备广泛认可特征的家校社协同育人干预流程，实现基于数据模型的精准干预和预防，最终建立一套符合新时代青少年身心健康发展的智能化数字监测与家校社生态共育体系。

北京师范大学教授、课题研究领衔专家郑日昌围绕青少年心理健康现状及对策进行了主题分享，重点介绍了中小学心理健康教育的要点、途径、经验以及当前存在的问题、对策，强调做好家校社协同是青少年心理健康工作的重要途径。

中国科学院大学心理健康教育中心主任肖斌对教育部等17部门印发的《全面加强和改进新时代学生心理健康工作专项行动计划（2023—2025年）》进行了深入解读，介绍了文件制定的背景、目标和主要内容，进一步明确了开展学生心理健康工作的重点和路径。江苏省宜兴市教育局德艺科科长张俊分享了基层青少年心理健康服务工作经验，提出要建立学生心理问题的多方联动机制和学生积极心理品质养成的长效机制。

在圆桌论坛环节，北京师范大学教授郑日昌、中国科学院大学心理健康教育中心主任肖斌、北京安定医院儿童青少年精神科副主任陈旭、华中师范大学青少年网络心理与行为教育部重点实验室常务副主任王伟军、南京市中小学生心理援助中心主任许红敏等5位专家围绕青少年心理健康促进，分别从中小学心理健康教育课程设计、从临床角度看待青少年心理健康问题、大数据人工智能在中小学心理测验中的应用、青少年心理干预/危机干预方法、青少年心理健康服务体系建设等方面展开研讨，为青少年心理健康促进工作建言献策。

国家心理健康和精神卫生防治中心副主任黄长群做了总结讲话。她指出，当前青少年心理健康问题是党和国家高度关心、社会高度关注、群众高度关切的重大民生问题。要求课题研究相关单位坚持目标及问题导向，确保研究有序推进；坚持科学精神，确保课题成果严谨可靠；坚持协同合作，实现资源共建共享，保障新时代青少年心理健康发展监测与家校社共育体系研究课题取得预期成果，为推动青少年心理健康工作和健康中国建设贡献力量。

【集结奔赴西部，益起愈见未来——"白求恩·愈见未来心理疗愈项目"启动】

"共建共享、全民健康"是建设健康中国的战略主题。少年儿童是祖国的花朵，民族的希望，他们的茁壮成长事关万千家庭与祖国未来。培育少年儿童健康意识、享有健康童年，是"全民健康"的重要组成部分。习近平总书记指出，当代中国少年儿童既是实现第一个百年奋斗目标的经历者、见证者，更是实现第二个百年奋斗目标、建设社会主义现代化强国的生力军。

白求恩公益基金会一直坚持倡导少年儿童卫生与健康成长的理念，希望通过倡导类、科普类、体验类、疗愈类等活动，号召全社会关注少年儿童健康成长议题。2023年8月9日，由白求恩公益基金会申报承接的2023年中央财政支持社会组织参与社会服务示范项目"白求恩·愈见未来心理疗愈项目"（以下简称"愈见未来"项目）启动会于陕西省民政厅举办。国家心理健康和精神卫生防治中心副主任王钢、白求恩公益基金会副理事长兼秘书长田晓犁、陕西省民政厅社会组织管理局局长单耀峰、陕西省社科联社会组织管理部部长张金高、陕西省心理健康教育研究会会长宋馨、白求恩公益基金会副秘书长杨楠、纪录片导演顾桃以及公益合作伙伴代表、项目开展地区的学校领导等出席此次会议。

王钢副主任在致辞中表示，党中央、国务院历来高度重视未成年人心理健康工作，做好青少年儿童心理健康工作，培育他们健康的人格、乐观向上的生活目标至关重要。中央财政支持的"愈见未来"项目既是公益慈善机构积极助力健康中国行动的生动实践，也是彰显当代白求恩精神、关心关爱未成年人健康成长的具体表达。预祝此项目在陕、甘、青三省顺利开展，以公益服务照亮更多青少年儿童的健康未来。

田晓犁秘书长在致辞中表示，"愈见未来"项目是白求恩公益基金会集多年执行"中央财政支持社会组织参与社会服务项目"经验，在基金会"愈见美好""尚善精神"等品牌项目的基础上，提升凝练而成，旨在通过"心理建设、咨询疏导、测评干预、艺术疗愈"等多场景的公益活动，把公益服务送到西部地区、民族地区和欠发达地区，让孩子们在党和国家的关爱下健康成长。

单耀峰局长在致辞中对国家心理健康和精神卫生防治中心、白求恩公益基金会一行领导和项目合作伙伴的莅临致以热烈欢迎。单耀峰指出，此次白求恩基金会申办的中央财政支持项目即将在陕西省商南县、山阳县开展。项目本身不仅有其意义所在，而且还会对陕西当地社会组织的能力建设和自身能力水平的提高产生很大影响。基层社会组织将结合自身优势，充分发挥作用，为青少年儿童心理健康提供更好的公益服务。

杨楠副秘书长介绍了项目的整体架构以及实施计划，基金会将组织医疗领域专家、公益合作伙伴、志愿服务团队在陕西省商南县、山阳县，青海省尖扎县，甘肃省镇原县开展公益服务活动。并希望通过项目的实施，凝聚更多爱心力量，共同关爱未成年人心理健康。

宋馨会长在会议上介绍了研究会的基本情况，研究会以心理健康讲座、特殊人群的心理抚慰、社会媒体传播心理健康理念等方式，在以往的实践中为留守儿童、服刑人员子女、贫困山区孩子等送去了一股温暖的春风。此次作为公益合作伙伴参与"愈见未来"项目，项目将带动我们更加扎实开展阳光心理公益服务，竭力为青少年儿童心理健康做出贡献。

知名纪录片导演顾桃讲道，在与白求恩基金会合作的公益活动中，感受到了公益不仅可以治愈疾病，也能疗愈人心。人的内心是需要关怀和温暖的，而艺术是可以疗愈内心的。对于影像来说，不仅是观看与创作的过程，可以引导孩子们关注和享受拍摄、享受影像；而且视频的记录，也能将公益传播的视角更加丰富和立体。通过艺术、通过影像，把忧伤分享出来，忧伤就能减轻一半；把快乐传递出去，快乐就能增加一倍。

张金高部长表示，对于白求恩基金会能够将中央财政支持项目带到陕西表示感谢，对参会领导及嘉宾表示欢迎。社科类社会组织应当积极发挥特长，扎实做好公益服务，为未成年人的心理健康做出应有贡献！

会上，项目团队领导为公益合作伙伴及志愿服务团队代表颁发了纪念证书。会后，"愈见未来"项目团队一行前往陕西省商南县，陆续在商南县职业教育中心、鹿城中学开展了阳光心理讲座、心理咨询服务以及艺术疗愈活动。项目将为商南县超过1000名未成年人提供心理疗愈服务，并带动学校教职员工关注学生心理情况、树立心理健康观、掌握基本的心理疏导技能，组建一支"带不走"的白求恩志愿者队伍，形成保障未成年人心理健康的"公益服务线"。

公益不是因为有意义才去做，而是做了才有意义。"愈见未来"主题公益活动希望持续集合爱心力量，做好少年儿童成长的引路人、守护人、筑梦人，通过多元化的公益举措关爱他们的健康成长。

【国家心理健康和精神卫生防治中心举办《精神卫生法》实施十周年主题宣传暨心理健康和精神卫生防治典型案例展示活动】

2023年9月1日，由国家心理健康和精神卫生防治中心主办、中南大学湘雅二医院（国家精神疾病医学中心）承办的"《精神卫生法》实施十周年主题宣传暨心理健康和精神卫生防治典型案例展示活动"在湖南长沙举行。

国家心理健康和精神卫生防治中心党委委员、副主任王钢参加会议并做致辞。王钢主任代表中心向湖南省卫生健康委和中南大学湘雅二医院对活动的支持表示感谢，向参加此次案例征集展示活动的各家单位表示祝贺。他指出，系统回顾《精神卫生法》实施十年来我国精神卫生事业所走过的不寻常、不平凡的道路，全面总结我国心理健康和精神卫生防治先进经验，通过典型案例提炼实践经验，深刻挖掘具有创新性、实用性和可推广性的服务模式和工作方法，并加以宣传推广，以充分发挥创新成果的转化应用和示范引领作用，这是具体落实当前在全党开展的主题教育中提出的"以学铸魂、以学增智、以学正风、以学促干"丰富内涵和实践要求的应有之义，希望以此次案例征集活动为契机，大力宣传本领域典型人物的精神力量，推荐本领域的先进工作经验，倡导消除精神障碍病耻、降低社会歧视，营造全社会关心、理解、支持心理健康和精神卫生事业发展的良好社会氛围。

来自重庆、山东、新疆、广东、湖南、上海、北京、黑龙江、辽宁、浙江、内蒙古、福建等12个省份的17家单位参加活动并进行"《精神卫生法》实施十周年主题宣传暨心理健康和精神卫生防治典型案例展示活动"分享。

展示活动后，与会专家针对展示案例进行讨论，围绕行业发展、培训教育、机构监管等方面进行讨论，并提出意见建议。此次活动为进一步推进《精神卫生法》贯彻实施，促进精神卫生工作更好发展提供了实践经验。

【国家心理健康和精神卫生防治中心举办第二十一届"世界预防自杀日"暨心理危机干预活动月主题宣传活动】

2023年9月14日，国家心理健康和精神卫生防治中心（以下简称"中心"）联合世界卫生组织心理危机预防研究与培训合作中心、京津冀心理援助专科联盟，在河北保定举办第二十一届"世界预防自杀日"暨心理危机干预活动月主题宣传活动。中心党委书记、主任姚宏文，中心党委委员、副主任王钢参加此次活动。河北省卫生健康委医政医管处监察专员赵晓亮，保定市卫生健康委副主任刘京，以及来自全国相关领域的专家同道和京津冀三地专业技术人员100余人参加了此次主题宣传活动。

活动以"展现行动，创造希望——健康心灵·你我同行"为主题，旨在倡导全社会重视预防自杀工作，呼吁大众关注关爱自身及家人的心理健康，科学认识和看待心理健康问题，增强自杀风险的早期识别与干预水平，提高人们对不良生活事件的应对能力，进一步提升国民心理健康素养，培育自尊自信、理性平和、积极向上的社会心态。

中心党委书记、主任姚宏文指出，预防自杀问题需要全社会共同关注，要牢固树立自杀是可以预防的风险防范意识，进一步加强部门合作，开展相关科学研究，一起携手应对这一难题。河北省卫生健康委医政医管处监察专员赵晓亮表示，将以此次活动为契机，提高全省精神科诊疗水平，完善心理健康和精神卫生防治模式，持续提升居民心理健康素养。保定市卫生健康委副主任刘京表示，希望借助此次活动，有效对接京津优势医疗资源，促进保定市心理服务质量和水平全面提升。北京回龙观医院副院长李晓虹、天津市安定医院副院长徐广明、河北省精神卫生中心党委书记栗克清在活动上发言，均表示要进一步做好心理健康和精神卫生防治工作，全面守护人民群众的心理健康。

为倡导民众关注和重视心理健康，呼吁相关部门通力协作，主动采取有效措施，防范化解自杀风险，中心党委委员、副主任王钢现场宣读倡议书，呼吁广大心理健康和精神卫生工作者牢固树立防范风险预防自杀的意识，积极开展心理危机风险因素调查监测，持续增强危机干预和心理救援的本领，努力营造遵法守规的良好媒体氛围，主动开展规范易懂的科普宣教活动。随后，参加活动的领导和专家共同点亮心灯，宣布"心理危机干预活动月"正式启动。

此次活动还邀请北京回龙观医院副院长李晓虹作题为《自杀危机预防和干预展望》的专题报告，组织京津冀三地专家聚焦心理危机干预进行交流讨论，重点介绍心理危机出现的相关风险因素及应对措施等。

为总结推广各地心理危机干预和心理援助实践经验、特色亮点，中心从征集的心理健康和精神卫生典型案例中遴选出10个具有代表性的案例在此次活动中进行展示分享。同时，邀请中南大学湘雅二医院精神病学科主任王小平、北京安定医院（北京市心理卫生中心）副主任西英俊、北京回龙观医院副院长李晓虹、天津市安定医院副院长徐广明、河北省精神卫生中心副院长赵素银等5位专家进行案例点评。

活动当天，中心组织京津冀精神专科医院的专家在保定市军校广场面向市民开展了心理健康义诊活动。姚宏文、王钢等一行参加义诊现场活动，与义诊专家及患者交流后，到河北省精神卫生中心（河北省第六人民医院）调研，重点了解当地心理援助热线以及儿童青少年心理健康和精神卫生工作的开展情况。

【"先行者——心理健康校园行"活动在京启动】

2023年9月26日，值第32个世界精神卫生日来临之际，为推动大学生心理健康工作，促进学生身心健康全面发展，国家心理健康和精神卫生防治中心、中国科学院大学联合主办的"先行者——心理健康校园行"活动启动仪式在中国科学院大学雁栖湖校区举办。国家心理健康和精神卫生防治中心副主任黄长群、中国科学院大学副校长金德鹏等领导出席，来自全国的43所高校师生代表通过线上参加启动仪式，在京高校的师生代表约100人参加现场活动。

中国科学院大学副校长金德鹏在致辞中表示，当前，青年学生肩负着实现国家富强、民族复兴、人民幸福的时代重任，使学生在变幻复杂的社会环境中，敢于面对困难、挫折与挑战，勇于担当时代的重任，是高校义不容辞的责任与目标。他倡议广大学生要勇立时代潮头，积极投身到实现中华民族伟大复兴的伟大征程中去，做新时代的追梦人，做新征程的先行者。

国家心理健康和精神卫生防治中心副主任黄长群表达了对参加本次活动高校的欢迎和感谢，并表示举办心理健康校园行活动的目的是希望以活动为载体，促进学生养成健康生活方式，提升学生心理健康知识和技能，广泛动员社会各界力量积极行动，关心关爱青少年健康成长，为培育学生成为德智体美劳全面发展的社会主义建设者和接班人保驾护航。随后，黄长群副主任向参与活动的学生代表授旗并宣布"先行者——心理健康校园行"活动启动。

心理健康校园行活动于2022年9月首次由国家心理健康和精神卫生防治中心、中国科学院大学联合发起。通过组织学生开展校园运动打卡及特色活动促进学生心身共育，提高心理健康素养，增强心理韧性。活动以"先行者"为主品牌，取义"先心智之明，健体魄之行"，传递了高校学生敢为人先、舍我其谁的气魄，彰显了青年才俊砥砺前行、团结协作的精神。每一个学生既是活动的参与者，也是健康的受益者，更是理念的传播者。

【2023年世界精神卫生日主题宣传活动在京举行】

2023年世界精神卫生日主题宣传活动于10月9日在北京举行，宣传主题为"促进儿童心理健康，共同守护美好未来"。国家卫生健康委党组成员、副主任曹雪涛出席活动并致辞。活动以宣传片、主题宣讲、主题歌曲等形式展开，并发布了关爱儿童青少年心理健康倡议。

曹雪涛强调，党中央、国务院高度重视儿童青少年心理健康工作，党的二十大报告提出"重视心理健康和精神卫生"，习近平总书记多次就相关工作作出重要指示批示。曹雪涛指出，国家卫生健康委将深入贯彻落实习近平总书记重要指示批示精神，加强部门联动，协同推动体制机制改革，持续推进社会心理健康服务体系建设，加大宣传力度，为儿童青少年身心健康进一步营造良好社会氛围。

国家卫生健康委、教育部、民政部、共青团中央、中国残联有关司局（部门）负责同志，国家心理健康和精神卫生防治中心、国家精神卫生项目办负责同志，部分地方卫生健康部门、有关医疗卫生机构、高校、中小学代表等参加活动。

【第三届"健康中国行动——关爱老年心理健康进社区活动月"在天津启动】

2023年10月，由国家心理健康和精神卫生防治中心主办，中国社区卫生协会、中国农村卫生协会、国家老年大学、中国老龄事业发展基金会、中国老年学和老年医学学会、中国心理学会老年心理分会、天津市健康委员会等单位共同支持，天津市安定医院（天津市精神卫生中心）承办的"第三届健康中国行动——关爱老年心理健康进社区活动月"在天津启动。

本次活动的主题为"关注老年心理健康，助力健康中国行动"。活动旨在践行健康中国行动——老年健康促进和心理健康促进两个专项行动，弘扬中华民族敬老爱亲传统美德，有效推动积极老龄化、健康老龄化，促进老年心理健康。

国家心理健康和精神卫生防治中心党委副书记、纪委书记姜雯，国家卫生健康委相关人员，天津市卫生健康委副主任、天津市疾病预防控制局局长、天津市疾病预防控制中心主任韩金艳，天津市安定医院党委书记闫忠芳，天津市安定医院副院长徐广明出席活动并致辞。北京老年医院主任医师张守字主任代表此次活动义诊专家发言。

活动月期间，于天津市安定医院和天津市集贤里街道虎林里社区开展义诊咨询和现场答疑活动，专家现场为患者及其家属答疑解惑。义诊专家组由北京回龙观医院、北京老年医院和天津市安定医院精神科执业医师组成。

活动鼓励相关医疗机构、社区及有关单位参与，通过认真组织收听收看专家科普，积极开展相关线下活动，让更多的老年朋友受益。

【医务人员心理健康管理模式研究课题交流活动在深圳市举行】

2023年11月1日，医务人员心理健康管理模式研究课题交流活动在深圳市龙华区人民医院举行。交流活动中，课题承担单位清华大学深圳国际研究生院倪士光教授、四川大学华西医院张岚主任和龙华区人民医院邓秀良主任分别介绍课题的前期进展，并讨论下一步的研究计划。国家心理健康和精神卫生防治中心黄长群副主任表示，医务人员承担着守护人民健康的重任，党和国家高度重视对医务人员的关心爱护。本研究将通过了解卫生健康系统内医务人员心理健康服务供需现状，分析相关影响因素和存在的问题，为落实党和国家关心关爱医务人员决策部署，有针对性制定促进医务人员心理健康相关政策措施，为决策提供参考。希望课题承担单位重视该课题工作，共同探索出可推广可复制的医务人员心理健康促进服务路径和服务模式，为其他行业更好地开展职业人群心理健康服务提供示范引领。

课题交流会后，黄长群副主任一行参观了龙华区人民医院临床心理科、深圳市龙华区干部职工心理健康关爱中心，实地了解两个机构的工作模式及开展心理健康服务情况。

【青少年常见心理问题防治研究课题交流活动在遵义举行】

2023年11月3日到5日，青少年常见心理问题防治研究课题交流活动在贵州省遵义市举办。国家心理健康和精神卫生防治中心副主任黄长群、遵义市政协副主席陈松、遵义师范学院副校长娄胜霞，北京师范大学、北京安定医院、东北师范大学、华中师范大学、南京晓庄学院的专家，课题承担单位、合作单位的教育管理部门、医疗卫生机构、中小学校教师代表等150余人参加活动。

为推进青少年常见心理问题早发现、早干预，提升青少年心理健康水平，国家心理健康和精神卫生防治中心委托北京心数矩阵科技有限公司开展新时代青少年心理健康发展智能监测与家校社共育体系研究，并在全国遴选了27家教育及卫生健康系统相关机构、百余家学校作为课题研究合作单位，组建课题科研协作网络，共同参与课题研究工作。课题目标是研究符合新时代特征的中国青少年心理健康指标体系，将社会、家庭、学校等环境变量纳入心理健康监测系统，开发系统监测学生心理健康动态发展的方法及工具，实现客观、精准、高效、系统化青少年心理健康监测，构建具备广泛认可特征的家校社协同育人干预流程，实现基于数据模型的精准干预和预防，最终建立一套符合新时代青少年身心健康发展的智能化数字监测与家校社生态共育体系。

本次交流活动邀请高校、医疗机构、教育管理部门、中小学教研员等专家学者齐聚一堂，聚焦青少年心理健康体系建设，开展主题报告和交流研讨。北京师范大学郑日昌教授在题为《新时代青少年心理监测与家校医社共育工作体系》的报告中，强调青少年心理监测的重要性，并且从学校、医院、家庭、社会各方面提出服务对策。国家心理健康和精神卫生防治中心社会心理服务部主任、心理健康部负责人程万军提出了以教育和卫生健康两个系统深度融合为基础的青少年心理健康服务理论模型。东北师范大学刘晓明教授，华中师范大学王伟军教授，南京晓庄学院许红敏副研究员、莫书亮副教授、温芳芳副教授，遵义市教育体育局副局长王本斌，遵义师范学院朱海教授，遵义医科大学肖前国副教授，北师大教育集团京师心育研究中心副主任刘知敏，南昌市未成年人心理健康辅导中心何静丽等专家学者介绍在实践中探索构建的青少年心理健康服务工作模式。此外，活动邀请北京安定医院儿童精神心理科主任梁月竹开展儿童青少年心理健康专题讲座。

课题研究开展以来，已完成超过17万名学生心理健康评估和量表修订，下一步将重点进行量表效标验证相关工作。黄长群副主任要求，课题研究单位要进一步提高课题研究工作的针对性和实效性，保障研究课题取得预期成果，为推动青少年心理健康工作和健康中国建设贡献力量。

【努力推进人人享有心理健康服务国际交流活动在京成功举办】

为推动多方资源助力心理健康和精神卫生服务发展，关注青少年心理健康，11月12日，国家心理健康和精神卫生防治中心与世界卫生组织驻华代表处、联合国儿童基金会驻华办事处共同主办的"努力推进人人享有心理健康服务"心理健康和精神卫生国际交流活动在京举办。国家卫生健康委副主任曹雪涛出席活动并致辞。世界卫生组织驻华代表马丁、联合国儿童基金会驻华副代表毕曼达、国家心理健康和精神卫生防治中心主任姚宏文先后代表主办单位致辞。

曹雪涛在致辞中指出，党中央、国务院高度重视心理健康和精神卫生工作。国家卫生健康委会同有关部门在全国开展社会心理服务体系建设试点、推进心理健康促进行动，居民心理健康素养得到有效提升。曹雪涛强调，心理健康和精神卫生是世界各国和有关国际组织高度关注的社会问题。中方愿意持续深化与世界卫生组织、联合国儿童基金会等国际组织和世界各国的交流合作，分享中国经验，借鉴国际先进做法，为提高全球心理健康和精神卫生防治水平做出积极贡献。

活动发布了《世界精神卫生报告》中文版，倡导多部门协作推动多方资源助力心理健康和精神卫生服务发展，展示了联合国儿童基金会支持的青少年心理健康发展项目成果《青少年心理健康服务包》和《青少年心理健康同伴支持工具包》。

来自世界卫生组织、联合国儿童基金会、相关国家和地区，以及来自医疗、教育等部门的专家学者分享全球心理健康发展、基于社区的心理健康和精神卫生服务、儿童青少年心理健康发展工作经验和典型案例，研究讨论心理健康服务发展重点和策略。活动上，青少年代表演唱歌曲《不愧是你》《做自己的光》。

来自国家卫生健康委、教育部、共青团中央、中国残联等多个政府部门的有关负责同志，世界卫生组织、联合国儿童基金会等的国际组织代表，各省精神卫生防治机构、医疗机构、高校、科研院所、行业学会协会的专家学者，以及青少年代表和有关媒体200余人参加了此次活动。

【世界卫生组织马克一行来访国家心理健康和精神卫生防治中心】

为增进相互了解，加强与国家心理健康和精神卫生防治中心（以下简称"中心"）在心理健康和精神卫生领域的国际交流合作，2023年11月10日，世界卫生组织精神卫生和物质滥用司精神卫生处处长马克·范·奥姆让（Mark van Ommeren）来访，同行的还有世界卫生组织驻华代表处技术官员陈仲丹博士。中心党委书记、主任姚宏文，中心党委副书记、纪委书记姜雯及相关部门负责同志出席会议并进行交流。

中心党委书记、主任姚宏文对马克一行的来访表示热烈欢迎，中心党委副书记、纪委书记姜雯主持座谈会并介绍中心基本情况和中心开展的科研项目、宣传倡导、培训和国际合作项目等工作。马克先生介绍了世界卫生组织的心理健康和精神卫生相关职能和工作内容。双方围绕未来在心理健康和精神卫生方面的合作方向进行了探讨。此次会议建立了双方的联系，并为今后相关项目合作打下了基础。

【青少年常见心理问题防治研究课题交流会在京召开】

2023年11月21日，青少年常见心理问题防治研究课题交流会在京召开。国家心理健康和精神卫生防治中心党委书记、主任姚宏文，副主任黄长群出席，中国教育科学研究院、中国教育发展基金会、教育部学生服务与素质发展中心、中国科学院心理研究所、北京师范大学、北京大学第六医院、首都医科大学附属北京安定医院、北京市精神卫生保健所、海淀区心理康复医院、海淀区温泉苏家坨学区管理中心等单位的专家及代表参加。

会议聚焦当前青少年心理健康需求和问题，研究讨论医教协同建立健全健康教育、监测预警、咨询服务、干预处置"四位一体"的学生心理健康工作体系；聚焦青少年心理健康测评工具研究课题，讨论开展规范化学生心理健康筛查及心理健康监测工作的实施路径；并向与会专家征求了"向阳花"学生心理健康促进行动中小学课题研究招标工作的意见建议。

【国家心理健康和精神卫生防治中心参加全国中小学校心理健康教育工作督导研修班暨衡水中学现场研讨会】

2023年11月23日，受中国智慧工程研究会心理督导专业委员会邀请，王钢副主任一行赴河北省衡水市参加全国中小学校心理健康教育工作督导研修班暨衡水中学现场研讨会并做专题报告。

会上，王钢副主任在《心理危机干预和心理援助相关政策解读及工作介绍》专题报告中指出，党和政府时刻牵挂并高度关注儿童青少年的心理健康，出台多项法律法规和文件，不断提高服务要求、健全服务体系。他强调，青少年心理健康服务工作需要引入更多创新元素，凝聚更多创新精神，会集更多创新力量，各相关领域的专家学者、专业机构、科研单位、教育单位、新闻媒体、社会组织和企业等应积极探索、协同合作，为建设青少年心理健康社会支持体系做出新的更大的贡献。

随后，王钢副主任一行参观了河北衡水中学心理健康与生涯发展中心，了解了放松活动室、心理训练室等功能教室的设置与使用情况，体验了"答案之书""生涯彩虹长廊""微笑墙"等学生喜爱的互动游戏展示区域，全面详细了解了心理健康课程内容、心理社团活动安排等学生心理服务情况。

此次交流调研活动，通过与各学校心理教师、学生的沟通，深入了解了高中阶段开展学生心理健康服务的情况以及存在的问题，为今后中心开展有关学生心理健康服务工作奠定了基础。

【健康中国行动——"雏菊花"妇幼心理健康公益行动正式启动】

为贯彻落实健康中国行动，推动心理健康和精神卫生建设，关注妇幼心理健康，2023年11月23日，由国家心理健康和精神卫生防治中心、国家卫生健康委妇幼健康中心、长沙市人民政府联合主办，长沙市妇幼保健院和长沙市妇幼保健协会承办的健康中国行动——"雏菊花"妇幼心理健康公益行动在长沙市妇幼保健院正式启动。

国家心理健康和精神卫生防治中心党委副书记、纪委书记姜雯，国家卫生健康委妇幼健康中心研究员李志新，国家卫生健康委妇幼健康司妇女卫生处副处长种道曦，国家卫生健康委规划司爱卫工作办四级调研员郭文杰，妇幼心理健康专家代表肖利军，湖南省卫生健康委妇幼处副处长邓艳霞，长沙市卫生健康委副主任欧志明，长沙市妇幼保健院院长贺骏分别致辞。

为贯彻落实《健康中国行动（2019—2030年）》之心理健康促进行动、妇幼健康促进行动，中心以"雏菊花"为象征，蕴含着"不屈不挠、自强不息、崇德尚善、爱心永恒"的意义，将在未来三年开展"雏菊花"妇幼心理健康公益行动，聚焦妇女儿童及青少年群体的心理健康服务需求，以影视传播、才艺展示、健心科普、家庭关怀、图书发放、技能培训、义诊咨询等系列活动营造全社会关心关注妇幼心理健康的良好氛围。

当晚，"雏菊花"光影之夜——第三届"雏菊花"国际微电影微视频优秀作品赏析活动在长沙顺利举行，妇幼健康工作者、爱心人士及文艺工作者出席。

【全国社会心理服务体系建设经验交流大会宣传动员会在京召开】

2023年12月8日，全国社会心理服务体系建设经验交流大会宣传动员会在京举办。国家心理健康和精神卫生防治中心党委书记、主任姚宏文，华夏时报社党委书记、社长、总编辑冯慧君，华夏时报社党委副书记、纪委书记闫洪丰，山东省滨州市政府副市长、市工商联主席杜玉杰，中国社会工作联合会社会心理服务工作委员会副主任、中国人口文化促进会社会心理服务工作委员会主任委员刘正奎等领导和专家出席，国家心理健康和精神卫生防治中心副主任黄长群主持会议。来自全国社会心理服务试点地区党政部门、行业学会协会及社会组织，卫生健康系统的各级精神卫生中心、医疗机构及相关企业代表200余人参加了线下和线上的会议。

党的十八大以来，党和国家高度重视心理健康和精神卫生工作。习近平总书记在党的十九大报告中提出：要加强社会心理服务体系建设，培育自尊自信、理性平和、积极向上的社会心态。2018年，国家卫生健康委、中央政法委等10部门联合印发《全国社会心理服务体系建设试点工作方案》。经过几年试点，厚植于中华优秀传统文化的社会心理服务体系建设，立足于中国国情实际，运用心理学、社会工作等多学科的理论与方法，在积极预防和化解个体、群体和社会层面各类问题矛盾，为全体人民群众提供全方位、全周期、全过程的心理服务方面，已经在全国蓬勃发展起来。

2024年3月20—23日，国家心理健康和精神卫生防治中心、华夏时报社联合山东省滨州市举办首届"全国社会心理服务体系建设经验交流大会"。大会主论坛包括领导致辞、主题报告、标准框架及倡议发布、优秀案例发布4部分；大会分论坛包括社会心理服务网络、中国式现代化与高质量发展、重点人群、服务能力建设、人才队伍建设、机制保障、信息化七大主题。会议全面总结和展示社会心理服务体系建设试点工作成果，宣传推广实践创新经验做法，推进社会心理服务体系建设高质量发展。

举办本次宣传动员会，目的是充分发挥各系统、各单位和各领域专家们的力量，汇聚资源，并向社会各界发出邀请，招募分论坛承办方、征集专题报告、征集科研成果和典型经验，合力筹备举办好首届全国社会心理服务体系建设经验交流大会。

【首届"音乐艺术促进心理健康"沉浸互动式艺术体验活动在上海举行】

为深入贯彻落实党的二十大报告中提出的"重视心理健康和精神卫生"指示精神，推进

"健康中国""文化强国"两个国家战略的创新融合实践，有效落实《全面加强和改进新时代学生心理健康工作专项行动计划（2023—2025年）》任务要求，由国家心理健康和精神卫生防治中心（以下简称"国家心理健康中心"）主办，上海音乐学院承办，上海体育大学、东华大学、中国传媒大学、南京脑科医院共同协办的首届"音乐艺术促进心理健康"沉浸互动式艺术体验活动于2023年12月12日在上海音乐学院贺绿汀音乐厅举行。

共青团中央委员会、中国关心下一代工作委员会、教育部学生服务与素质发展中心及心理健康、精神卫生、文化艺术、新闻传媒等多领域专家学者，国内多所知名高校、医疗卫生和科研机构，以及相关社会团体、公益组织约300人受邀参加本次活动。

本次活动的主题为"一生的旋律"，旨在通过将音乐、视频等多种艺术形式融合后与全生命周期的各阶段相互呼应，唤醒参与者内心深处的感受，激发对生命不同阶段的体验和感悟，以更好理解、欣赏和尊重生命的整个过程。倡导大众养成健康文明的生活方式，以文化艺术促进全生命周期的心理健康。

活动包含沉浸式艺术体验与互动式艺术体验两个环节。在沉浸式艺术体验环节，艺术家通过现场演奏、演唱等方式，结合相应的视频或画面，向观众展现代表六个不同生命阶段特点的艺术作品，通过文化艺术对心灵的抚慰作用，帮助参与者把内心深处的情感和体验释放出来，缓解心理压力、消除心理障碍、恢复身心健康，同时也帮助参与者体验伟大而平凡的生命旅程，感悟生命的壮丽和人生的意义，进而提高自我认知和自我探索的能力。

在互动式艺术体验环节，艺术家通过邀请观众进行演唱与音乐协奏互动，深度感受音乐艺术的魅力，帮助参与者调适情绪、提升自我认知和自我表达能力，培养团队意识和合作精神，锻炼创新思维和问题解决能力。在这个环节，参与者不仅是艺术的欣赏者，更是艺术的创造者和体验者。

本次活动除邀请教育、医疗卫生、文化艺术、传媒等专业机构从业人员现场体验外，还从上海、南京两地招募120位青少年学生志愿者同步开展科学研究。现场实时采集基于心理测量、可穿戴、微表情识别、生物反馈等设备的心理和生理数据，识别并分析青少年在活动中的主观感受和反映心理变化的客观生理指标，为后续开展研究分析，以及研发基于数据验证的、有益于心理健康促进的音乐作品提供循证依据，进而为未来推动儿童青少年心理健康促进探索创新实践之路。

此次活动受到参与者的广泛一致好评，新华社、人民网等多家媒体进行了现场采访报道。

【"文化艺术促进心理健康"工作交流会在沪举行】

为贯彻落实党的二十大报告提出的"重视心理健康和精神卫生"指示精神，融合推进"健康中国""文化强国"两个国家战略的创新实践，积极推进心理健康促进行动，促进心理健康和精神卫生事业创新发展，2023年12月12日，国家心理健康和精神卫生防治中心在上海音乐学院举办"文化艺术促进心理健康"工作交流会。

共青团中央委员会维护青少年权益部一级巡视员张蔚红，教育部学生服务与素质发展中心党委办公室（纪委办公室）主任申丛丛，中国关心下一代工作委员会儿童发展研究中心项目执行主任王立华，新华社国家重点实验室副主任贺大为，中国医师协会副会长杨民，国家心理健康和精神卫生防治中心党委书记、主任姚宏文，国家心理健康和精神卫生防治中心副主任王钢，上海音乐学院院长廖昌永，上海音乐学院党委副书记曹荣瑞等出席本次活动，心理健康、精神卫生、文化艺术等相关领域，行业学会协会等相关单位，高校、医院等机构代表受邀参加会议。

会上，与会领导和嘉宾共同启动了由国家心理健康和精神卫生防治中心和上海音乐学院合作开展的"音乐艺术促进心理健康"项目。该项目旨在借鉴世界文明成果，创新传承优秀传统文化，借助现代科技和媒体传播赋能，促进多专业跨学科交叉融合；充分发挥人文社科和脑科学研究优势，创新心理健康领域的科普宣教、情绪疏导和心理干预方式，增强音乐疗愈技术实施的科学性和规范性，提高心理健康促进手段的文化性和实效性；探索建立长三角地区"音乐艺术促进心理健康"工作联盟，立足长三角辐射全国，总结实践经验，推广成熟模式，为维护人民群众心理健康发挥赋能助力作用。该项目计划通过开展科普宣教、搭建服务平台、举办学术交流、开展人才培养和机制研究，实现提升公众心理健康素养水平、提高公众应对心理健康问题的能力、加强对重点人群的心理健康教育和关注音乐专业人士在执业中的心理健康教育等项目目标。

廖昌永代表上海音乐学院向与会嘉宾表示欢迎。他表示，上海音乐学院自2008年设立"音乐康疗"专业以来，结合学校推行的"教创演研一体化"人才培养模式，推进新型交叉学科发展，以音乐为媒介，在心理健康、疾病康复以及特殊教育领域中发挥独特作用。学校还组建了音乐康疗团队，推出"音乐宅急送"，以深厚人文情怀和卓越专业技能为群众提供心理援助，得到社会广泛赞誉。近期，学校加速推进音乐康疗科创基地建设，将通过"一基地两中心"的建设模式，打造音乐康疗专业人才培养的学习实践平台，落实立德树人根本任务，开展科学研究与成果转化，引进优秀人才，加强学科与师资队伍建设，更好实现社会服务功能。

姚宏文在致辞中指出，"重视心理健康和精神卫生"不仅是党和政府对未来我国精神卫生事业发展提出的明确要求，更是积极推进健康中国建设，不断满足老百姓的全面健康需求，增强人民群众获得感、幸福感和安全感的重大战略部署。文化艺术对于人的心理健康具有重要的促进作用，不仅可以陶冶情操、启迪智慧，提高艺术修养和人文素质，还能疏导情绪、愉悦心灵，促进人类身心健康的全面发展。

来自教育、心理、医学、科技、音乐、美术、戏剧、传媒等领域的专家学者聚焦"文化艺术促进心理健康"进行热烈讨论，一致认为此项工作具有创新性、科学性和实用性，为未来深化文化艺术创新服务于心理健康服务探索了技术路线和实施路径。

参与领导及专家表示，青少年心理健康服务需求量大，供给不足，需要多种方式多种途径的感化、召化、润化，希望未来加强多领域多部门多学科的交叉融合，强化更广共识、凝聚更多力量，发挥文化艺术对心理健康的促进作用，推进"文化艺术促进心理健康"项目的实践应用和成果转化，真正实现让更多的家庭、更多的人群受益。与会代表积极建言献策，对未来创新实践和多领域应用推广进行了展望并提出了宝贵的意见建议。

【"先行者——心理健康校园行"活动圆满闭幕，总结活动精彩纷呈】

历经两个月的时间，"先行者——心理健康校园行"活动正式落下帷幕。本次活动由国家心理健康和精神卫生防治中心、中国科学院大学（以下简称"国科大"）联合主办，通过组织学生开展校园运动打卡及特色活动促进学生心身共育，提高心理健康素养，增强心理韧性。活动以"先行者"作为名称，取义"先心智之明，健体魄之行"，传递了高校学生敢为人先、舍我其谁的气魄，彰显了青年才俊砥砺前行、团结协作的精神。来自全国的43所高校、2万余名学生、699支队伍参加了本次活动。活动共计参与心理健康问答21.2万人次，运动打卡21.87万次。

2023年11月26日，活动在国科大雁栖湖校区举办了闭幕仪式，国家心理健康和精神卫生防治中心副主任黄长群，国科大副校长金德鹏，中国心理学会副秘书长、中国心理学会心理危机干预工作委员会主任、中国科学院心理研究所研究员刘正奎等领导专家出席，31所高校的师生代表与国家心理中心代表100余人参加了现场活动。

闭幕式期间，国科大还举办了形式丰富的总结活动。来自全国30所高校的学生代表经过校内选拔参与到心理健康知识风采展示活动中，活动包括初选和终选两个阶段，热身、抢答、现场互动等紧张活泼的展示形式，激发了青年学生学习心理健康知识的热情，在富有趣味的氛围中增强心理健康意识和团队合作精神。身心共育主题学术交流，围绕身心共育活动对大学生心理健康素质的影响进行了学术交流和分享。高校心理热线协作机制工作坊，从高校热线运行现状、主要做法、实践成效等方面对心理热线的总体情况进行了分享讨论。

"先行者——心理健康校园行"活动是高校优秀经验和专业机构合作的积极探索，是搭建社会心理服务体系的先行示范，下一步将继续发展成为大学校园品牌活动，成为高校学生以体强心、身心共育的示范项目，成为传播校园心理健康知识的"先行者"、引领青年健康观念的"先行者"、实现健康中国建设的"先行者"。

中国三大心理学（协）会及其他国家级学（协）会学术会议一览表

(按时间顺序排列)

序号	主办学（协）会	标题	日期
1	中华预防医学会和中国心理学会	第四届跨学科行为健康会议在南京成功举办	2023/03/31—04/02
2	中国心理学会	教育心理专业委员会2023年工作及学术研讨会成功召开	2023/05/05
3	中国心理学会	"愿望达成——青少年心理健康促进大会"在山西太原举办	2023/05/23
4	中国心理学会、天津师范大学、广东省心理咨询师协会	第八届全国心理服务机构发展模式研讨会暨中国心理学会心理服务机构工作委员会学术年会成功召开	2023/05/23
5	中国政策科学研究会	健康中国论坛2023在京举行	2023/05/30
6	中国心理学会	音乐心理学专业委员会第四届学术年会顺利召开	2023/06/13
7	中国心理学会、福建师范大学和厦门市集美区心理学会	全国第七届情绪与健康心理学学术研讨会顺利召开	2023/07/13
8	中华医学会	第三次中青年心身医学学术会议胜利召开	2023/07/21—07/23
9	中国心理学会	2023年临床与咨询心理学学术大会顺利召开	2023/07/24
10	中国心理学会和中国体育科学学会	第八届全国体育锻炼与心理健康学术会议在山西大学举行	2023/07/25
11	中国心理学会和甘肃省心理学会	第七届全国人本心理咨询与治疗学术大会顺利召开	2023/08/25
12	中华医学会	第二十一次全国精神医学大会召开	2023/09/06
13	中国心理学会和中国科协	扎根基层，提升农村妇女心理科学素养——智爱妈妈项目在行动	2023/09/13
14	中国心理学会和中国科学院心理研究所	第三届中国心理咨询师职业发展大会圆满召开	2023/09/16

续表

序号	主办学（协）会	标题	日期
15	中华医学会	第29届心身医学分会年会	2023/09/21—09/24
16	中国心理学会	社区心理学专业委员会第八届学术年会在辽宁师范大学顺利举办	2023/10/10
17	中国心理学会	第二十五届全国心理学学术会议在四川师范大学召开	2023/10/13—10/15
18	中国老年学和老年医学学会	创意老龄助力基层社会治理创新——2023年第四届创意老龄论坛成功举办	2023/10/21
19	中国心理学会	世界卫生组织（WHO）精神卫生处负责人Dr. Markvan Ommeren访问中国心理学会	2023/11/22
20	中国心理学会	康复心理学专业委员会2023年学术年会在青岛顺利召开	2023/11/23
21	中国心理学会	婚姻家庭心理与咨询专业委员会第二届学术年会暨第六届婚姻家庭治疗国际研讨会在广州圆满落幕	2023/11/29
22	中国心理学会和湖北省心理学会	心理危机干预高质量发展与中国特色一流学会建设研讨会	2023/12/01
23	中国心理学会	行为与健康心理学专业委员会2023年学术年会顺利召开	2023/12/08
24	中国老年学和老年医学学会	老年心理分会2023青年论坛顺利举办	2023/12/09
25	中国心理卫生协会	心理评估专业委员会2023年学术年会暨纪念龚耀先教授诞辰100周年学术研讨会顺利召开	2023/12/15
26	中国医师协会、中国心理学会和西南大学心理学部	2023年精神卫生和心理健康专业人才培养工作研讨会在西南大学心理学部顺利召开	2023/12/16
27	中国心理学会	老年心理学专业委员会2023年学术年会在南昌顺利召开	2023/12/16
28	中国社会心理学会	第五届整合心理学论坛在复旦大学顺利召开	2023/12/19

中国三大心理学（协）会及其他国家级学（协）会学术会议内容介绍

【第四届跨学科行为健康会议在南京成功举办】

3月31日至4月2日，由中华预防医学会行为健康分会和中国心理学会行为与健康专业委员会共同主办，南京医科大学公共卫生学院承办，中国人类学民族学研究会医学人类学专业委员会、中华预防医学会健康促进与教育分会协办的"第四届跨学科行为健康会议"在江苏南京成功召开。

会议以"行为和心理健康的互补与协同"为主题，聚焦行为与心理健康领域的国际前沿和热点，来自全国205家单位近600名专家学者及学生参加此次会议。会议设置会前工作坊、主旨报告、前沿论坛、学术论坛、青年论坛、海报展示等多项议程，为参会者提供广阔的学术交流与互动平台。

南京医科大学公共卫生学院院长王建明教授主持开幕式，南京医科大学党委副书记徐珊教授代表学校致欢迎辞。中华预防医学会副会长杨维中、中国心理学会理事长苏彦捷、江苏省预防医学会理事长周明浩分别致辞。

在主旨报告环节，中国工程院院士沈洪兵教授、中国科学院院士陆林教授、西安交通大学王友发教授、华南师范大学李红教授、中国科学院韩布新教授、美国加州圣克拉拉大学Westley Clark教授、加州大学默塞德分校Martin Hagger教授、北京大学人民医院胡大一教授，分别以"中国肥胖及相关慢性病流行状况病因及防控策略""睡眠医学新进展""肥胖防控与健康中国2030""女性更多的抑郁更可能与其性别角色相关联""整合与健康——中国文化中的成全""Alcohol Policy and Research""How Health Behavior Theory can Help Develop Behavior Change Interventions""双心医学还是五大处方"等8个主题作精彩报告。香港中文大学荣休教授、前公共卫生学院副院长刘德辉教授解读了"行为健康"定义。

在前沿论坛环节，安徽医科大学陶芳标教授、北京大学黄悦勤教授、浙江大学杨廷中教授、北京大学马军教授分享了"基于实施科学的围生期抑郁iCBT干预系统开发与应用研究""中国精神卫生现状及前瞻""公共卫生研究：社会行为理论与方法""中国儿童青少年不健康生活方式流行现状"等研究成果。

会议设立了"行为、心理与慢性病""行为、心理与传染病""数字健康干预""慢性病（人）的社会文化意涵""网络相关的行为与心理健康""青少年心理健康""健康管理与健康行为的心理学基础""积极青少年发展框架下的行为健康研究""青少年期的慢病预防""健康生活方式""老龄化与健康相关行为""成瘾行为""创新性的心理、行为干预方法""跨学科研究"等分主题学术论坛，举办了共计78场学术报告。会议组织委员会收到论文摘要近

300篇，经科学委员会评审，选出46篇论文的作者在青年论坛作口头报告。

南京医科大学副校长夏彦恺教授出席颁奖仪式并主持闭幕式。中华预防医学会行为健康分会副主任委员刘德辉教授作会议总结。大会期间，中华预防医学会行为健康分会和中国心理学会行为与健康专业委员会分别召开了委员会议，肖水源代表中华预防医学会行为健康分会、甘怡群代表中国心理学会行为与健康专业委员会作2022年工作总结和2023年度工作计划报告。会议表决通过了常委、委员的增补名单。

【中国心理学会教育心理专业委员会2023年工作及学术研讨会成功召开】

中国心理学会教育心理专业委员会2023年工作及学术研讨会于4月22日至23日在浙江金华召开。会议由中国心理学会教育心理专业委员会和浙江师范大学共同主办，浙江师范大学心理学院承办，来自全国各地的专家学者和浙江省各地教育系统的中小学校长、特级教师等共计60人参会。浙江师范大学副校长张根福教授、中国心理学会候任理事长苏彦捷教授、中国心理学会教育心理专业委员会主任刘儒德教授和浙江师范大学心理学科带头人李伟健教授出席会议开幕式并致辞。开幕式由浙江师范大学心理学院院长孙炳海教授主持，专委会副主任庞维国教授、王瑞明教授和刘霞教授分别主持各议程工作，专委会原主任陈英和教授对心理健康和助推教育高质量发展主题进行深入指导。

会议包括3个阶段。首先，在工作会议阶段，全体委员围绕中国心理学会教育心理专业委员会的工作开展情况、后续工作规划以及全国心理学专业《教育心理学》任课教师培训策划等议题进行了研讨。其次，在心理健康教育研讨阶段，紧密围绕"大力推广科学心理健康教育 积极助推教育高质量发展"这一主题，邀请桐乡市教育局和乐清市教育局负责人对当地心理健康教育工作进行专题报告，并组织10组各地优秀教育工作者进行教学改革成果分享的主题报告，参会专家对各项报告进行了深入指导。最后，在现场调研与指导阶段，全体专家前往龙游县教育局和浦江县教育局，对当地教育局及学校的心理健康教育推进工作进行现场调研、考察与指导。

【"愿望达成——青少年心理健康促进大会"在山西太原举办】

2023年5月16日下午，由中国心理学会心理学普及工作委员会、中国心理学会心理学标准与服务研究委员会联合主办的"愿望达成——青少年心理健康促进大会"在山西省太原市举办。会议由四时永年堂（上海）心理咨询有限公司、山西晋康心理咨询有限公司、内蒙古多为心理咨询有限公司、河北睿德心理咨询有限公司、新疆新德心理咨询有限公司共同协办，并得到当地公益组织和社会团体的大力支持。会议采取线上和线下相结合的方式，来自全国各地从事青少年心理健康咨询与指导工作的老师、各地学生和家长、社会组织及健康服务企业负责人共1000余人在现场参会。

中国科协全国心理学首席科学传播专家、中国心理学会心理学标准与服务研究委员会主任高文斌在致辞中明确举办本次会议的目的是提升公众心理科学的意识，强化心理健康服务职能。

会议安排了4个主题报告。陕西师范大学张丽锦教授就青少年的养育和教育问题作《养育·教育——关爱青少年健康成长》报告；中国科学院心理研究所樊春雷副研究员就引导青少年激发内心成就动机并正确地面对学习压力问题作《青少年的成就动机与学习压力适应》报告；河北师范大学牧新义副教授就促进家长形成新教育理念作《促进健康，促进成长——青少年心理健康的家庭教育视角》报告；山西大学靳义君副教授作《儿童注意力发展及常见问题——家校合作促进愿景》报告。

圆桌论坛上，学会科普委、标准委相关专家和协办单位负责人等围绕心理健康这一社会性难题进行了深入专业的探讨，呼吁为全面加强和改进新时代学生心理健康工作尽快达成共识、统筹力量，形成合力，注重成效，把青少年心理健康工作落到实处。

中国心理学会心理学普及工作委员会一贯高度重视儿童青少年心理健康工作，中国心理学会心理学标准与服务研究委员会重点关注心理健康服务的规范化和标准化建设。

【第八届全国心理服务机构发展模式研讨会暨中国心理学会心理服务机构工作委员会学术年会成功召开】

由中国心理学会心理服务机构工作委员会、教育部人文社科重点研究基地天津师范大学心理与行为研究院、广东省心理咨询师协会共同主办，中科博爱（北京）心理医学研究院承办的第八届全国心理服务机构发展模式研讨会暨中国心理学会心理服务机构工作委员会学术年会于2023年5月13日上午在广州成功召开。

中国心理学会现任理事长赵国祥教授在致辞中指出，党的十九大和二十大强调了关于社会心理服务体系建设和民众的心理健康发展问题。中国心理学会积极响应国家号召，以心理服务机构为依托，积极探索有效的心理健康维护和促进的技术与手段，向全社会科普促进心理健康的方法，为提高全民心理健康素质贡献力量。

广东省卫生和计划生育委员会原副主任廖新波在致辞中指出，目前社会各界的心理问题较为突出，因此心理健康维护十分重要。如何让社会各人群学习心理健康知识，如何培养处理心理问题的意识和技巧，是心理学工作者需要思考和践行的工作。

中国心理学会心理服务机构工作委员会主任、天津师范大学副校长白学军教授在欢迎词中指出，党的二十大召开之后，我国步入现代化强国建设新征程，经济社会发展和民众对心理服务的需求与日俱增。习近平总书记的指示批示和国家的多个文件中提出，加大对心理健康基础性研究，推广心理健康知识科普工作，规范心理咨询和心理治疗，积极开展各种形式的社区公益和实践活动，促进青少年身心健康发展。未来，全国的心理服务机构和心理学工作者，坚持要"听党话、跟党走、感党恩"，积极响应党和政府号召，找准自己的定位，发展自己的特色，为全国民众提供科学精准、切实可行的心理服务。

研讨会期间，来自心理服务机构、高校的代表，以及心理社工共800余名参会代表围绕国家政策解读与行业趋势分析、社会心理服务试点模式建设、新时代心理学人才培养机制、国内外心理AI现状与发展、"心社联动"助力城乡社区发展、心理服务标准化的发展趋势、如何精准申请政府采购项目、新时代心理行业发展新趋势、"家校社医"共育等主题展开精彩分享与深度讨论。

全国心理服务机构发展模式研讨会是中国心理学会积极落实心理学服务国家需求的重要

举措之一。早在 2015 年，为了更好地响应党的十八届三中全会提出的"创新有效预防和化解社会矛盾体制"的号召，中国心理学会、教育部人文社科重点研究基地天津师范大学心理与行为研究院、国民心理健康评估与促进协同创新中心、天津市心理学会、中科博爱（北京）心理医学研究院等联动多家心理服务机构与平台在 2015 年 5 月召开第一届全国心理服务机构发展模式研讨会，至今已历时 9 年，共 8 届研讨会，千余家心理服务机构、社会组织、地方协会代表参与会议研讨。

【"健康中国论坛 2023"在京举行】

5 月 30 日，"健康中国论坛 2023"在北京举办。论坛由中国政策科学研究会主办，北京盛心集团承办，《小康》杂志社协办。

党的二十大报告特别指出，要"重视心理健康和精神卫生"。世卫组织也多次呼吁，心理行为问题在世界范围内持续增多，应引起各国政府的高度重视。当前国民心理健康面临诸多挑战，青少年心理问题、职场人压力问题、老年人孤独问题、普通人价值感缺失等问题日趋严峻。再加上转型时期，多种不稳定因素叠加，导致很多人不安焦虑状况愈加明显，个人极端情绪引发的刑事案件时有发生，对社会和谐稳定造成了较为严重的影响。

本届论坛聚焦国民心理健康问题，以"提升国民心理健康，助力中国式现代化"为主题，会集医疗卫生、心理健康、公共政策等领域专家，对新时期国民心理健康、青少年心理健康、老年群体心理健康、国家公职人员心理健康等问题进行研讨，以开拓心理健康和精神卫生的健康战略新局面。

论坛由健康中国论坛组委会秘书长陈剑、执行秘书长张捷共同主持。第十届至第十一届全国政协副主席、健康中国论坛组委会名誉主席张梅颖致辞。原卫生部部长、健康中国论坛首席顾问张文康，中华全国总工会原副主席、健康中国论坛顾问张世平，中国社科院学部委员田雪原等领导和专家出席论坛。国民心理健康评估发展中心负责人陈祉妍教授、中国科学院心理研究所副所长张建新教授、北京师范大学心理学院心理研究所王大华教授、首都医科大学附属北京安定医院郑毅主任医师、北京交通大学碳中和科技与战略研究中心主任王元丰教授，以及北京盛心集团董事长、盛心国际 EAP 学院院长张捷博士等与会领导和学者，围绕相关议题发表精彩演讲，提出政策建议。

张梅颖名誉主席提出："中国式现代化离不开国民心理的现代化。国民心理健康问题不仅关系国民个体健康，更直接关系到中国社会的稳定与发展。"

田雪原顾问以人口高质量发展支撑中国式现代化为切入点，阐述了提高国民心理健康的重要性。他提出，人口的素养由体能健康素质、智能科教素质和素养文明素质组成，心理健康是影响三素质的精神支柱。提高总体人口健康心理素质任重道远，牵扯众多方面，要防止急于求成，行稳致远。

张世平顾问认为，国民心理健康问题日益凸显，呈年轻化、心理问题与生理问题交织等趋势，然而我国精神卫生服务体系尚未建立，需要政府主导、社会联动，加强人才培养、创新技术手段、构建务实有效的预防基础、构建良好的社会氛围。

陈祉妍教授提出，当前青年群体、低收入群体心理健康风险较高。提升国民心理健康，需要进一步加强心理健康服务的供给，加强对心理健康服务的规范，加强对低学历低收入群体主动服务和中西部的资源支持，加强心理健康有关的生活方式的倡导。

张建新教授提出，抑郁、焦虑、失眠是国家公务员群体中存在最多的3个心理健康问题，其中失眠问题最为严重。应建立创新性的心理服务模式。他认为，目前中国心理服务机构还没有"娘家"，国家层面尽快建立联席会议制度，推动国民心理健康事业有序发展。

王大华教授认为，幸福的老年人一般拥有被温暖对待的童年，心理不健康的青少年，未来可能是不健康的中年人，可能是不健康的老年人。她呼吁社会干预层面应该大力进行科普宣传，倡导科学、健康的老年观，建构家庭、社区、社会三层空间体系，做好老年心理服务。

郑毅教授演讲提到，目前注意力缺陷、焦虑症、对立违抗障碍、抑郁症、抽动障碍是排名前五位的儿童精神障碍问题。新冠疫情以后，发生心理问题最严重的群体是青少年。社会交往、生活方式、饮食睡眠、活动空间不足、学习压力过大等都是造成青少年精神障碍的重要原因。如何将儿童心理健康服务融入儿童保育体系中，是需要国家层面重点推动的议题。

王元丰教授进行《国民心理健康是现代化建设的重大挑战》主旨演讲。他强调，现代化首先是人的现代化，精神健康问题不被社会重视，也会为社会带来巨大的经济损失，中国在心理健康资源投入和体系建设方面有大量工作需要推进。

论坛正式发布了《疫情三年中国职场心理风险洞察报告》。论坛组委会名誉主席张梅颖、首席顾问张文康、顾问张世平，中国政策科学研究会副秘书长贠杰，论坛组委会秘书长陈剑，执行秘书长张捷，代表"健康中国论坛"全体专家和成员，共同为"健康中国论坛"启动揭牌仪式。

"健康中国论坛"是中国政策科学研究会开设的公益性智库平台。论坛的主要任务，是以习近平新时代中国特色社会主义思想为指引，围绕党的十八届五中全会、党的十九大和二十大有关"健康中国"国家战略的指导精神，发挥专家团队优势，通过智库形式，为推动健康中国行动，贯彻健康中国发展战略，提供相应的建设、改革思路和智力支持；为政府制定相关政策提供理论和决策咨询；为健康产业发展提供产业发展信息和智力服务。

心理健康领域专家及学者、企事业单位健康管理人员、心理健康从业人员，以及新闻媒体记者约60人参加会议。

【中国心理学会音乐心理学专业委员会第四届学术年会顺利召开】

2023年6月2日至4日，由中国心理学会音乐心理学专业委员会和四川省认知科学学会共同主办，四川音乐学院、电子科技大学、神经信息教育部重点实验室、音乐数智四川省重点实验室和Brain-Apparatus Communication：A Journal of Bacomics（脑器交互国际期刊）联合承办的中国心理学会音乐心理学专业委员会第四届学术年会在成都城市音乐厅圆满举行。本届会议的主题为"音乐与脑科学"，四川音乐学院党委副书记、院长文锋，以及电子科技大学尧德中教授和北京师范大学南云教授共同担任大会主席。

开幕式上，四川音乐学院党委副书记、院长文锋代表大会承办方着重介绍了川音的"音乐数智四川省重点实验室"。电子科技大学生命科学与技术学院党委书记李文远代表大会承办方介绍了电子科技大学的情况，并着重介绍了生命学院在交叉学科建设方面取得的成绩，并在音乐与脑科学的研究领域深耕多年。中国心理学会音乐心理学专业委员会主任、北京师范大学南云教授在开幕式上致辞。电子科技大学尧德中教授在开幕致辞中简要介绍了他和团队在音乐与脑科学领域的研究概况。会议开幕式由中国心理学会音乐心理学专业委员会副主任、中国科学院心理研究所杜忆研究员主持。

大会包含14个大会报告、22个口头报告和28个展贴报告，吸引了300余位来自全国高校和科研机构的同行现场参会。其中，上海师范大学蒋存梅教授、西南大学郑茂平教授、中央音乐学院高天教授、中山大学库逸轩教授、香港中文大学滕相斌助理教授、电子科技大学李谷静副教授、四川音乐学院王露洁副教授、中国科学院心理研究所杜忆研究员、福建师范大学侯建成教授、东南大学周统权教授、电子科技大学卢竞副教授、上海纽约大学田兴副教授、陆军军医大学李瑾怡副教授和上海市精神卫生中心丁悦副研究员等14位专家学者依次作大会报告。

6月2日晚上，中国心理学会音乐心理学专业委员会召开了专委会委员工作会议，会议由南云教授主持。与会委员们针对专委会队伍建设、平台力量发挥、音乐心理学学科发展以及如何与多学科交叉融合等问题开展了研讨，进一步明确了专委会未来的发展方向和工作思路。

【全国第七届情绪与健康心理学学术研讨会顺利召开】

2023年6月30日至7月2日，全国第七届情绪与健康心理学学术研讨会在厦门召开。本届大会由中国心理学会情绪与健康心理学专业委员会、福建师范大学心理学院和厦门市集美区心理学会共同主办，福建省学校心理健康教育发展中心、集美大学心理咨询中心、福建省心理学会和厦门市心理学会承办，深圳市心理学会协办，大会主题为"促进情绪心理研究，助力健康中国建设"。华南师范大学李红教授和福建师范大学连榕教授共同担任大会主席，福建师范大学孟迎芳教授主持大会开幕式。

开幕式上，集美区区长倪杰表示，大会选址集美是对集美区心理学研究和教育工作的鼓励，对集美大学心理学科发展具有指引和启示作用。福建师范大学副校长郑家建教授指出，情绪与心理健康密切关联，此次大会将提升情绪与健康领域理论研究与实践水平，助力健康中国建设。集美大学副校长谢潮添教授表示，大会将促进中国情绪与健康心理学学科发展，为提升全民心理健康素质服务贡献力量。李红教授谈道，党的二十大报告将保障人民健康置于优先发展的战略位置，要求我们在新时代加强心理健康和精神卫生工作，本届大会以"促进情绪心理研究，助力健康中国建设"为主题，旨在落实党的二十大精神，践行情绪与健康心理学专业工作者的责任和义务。中国心理学会现任理事长赵国祥教授谈道，心理学工作者要积极利用情绪与健康心理学知识为人民谋复兴，为社会谋崛起。

大会安排了多场特邀报告，邀请情绪与健康领域专家阐述相关研究成果。在情绪与心理健康方面，中国科学院陆林院士谈睡眠、记忆和情绪，北京师范大学罗跃嘉教授谈焦虑障碍的脑网络与临床应用，中国人民大学辛自强教授谈我国各类人群心理健康变迁趋势。在情绪与社会互动方面，中国科学院傅小兰研究员谈伪装表情研究，北京大学苏彦捷教授谈青少年亲社会倾向中的个体差异，北京师范大学方晓义教授谈夫妻互动模式与婚姻质量。在情绪与认知方面，北京大学韩世辉教授谈死亡认知的神经机制，上海交通大学吕宝粮教授谈多模态情感脑机接口及其在抑郁症评估中的应用研究。大会设 3 个分会场共 4 个主题，为参会者提供了丰富的学术内容和多样化的交流平台。邀请 30 位专家开展专题报告，内容涵盖心理学、医学、神经科学、计算机科学等领域，探讨情绪发展与脑智发育、情绪应激与心理健康、情感计算与计算精神病学、情绪与认知相互作用等方面的研究进展。

大会是我国情绪与健康心理学领域的年度学术盛会，共收到论文摘要 400 余篇，共有 600 多位专家学者和研究生参会，来自国内几十所高校。不同领域的专家学者分享了研究进展，促进了跨学科的学术交流和合作，助力年轻心理学工作者成长。

6 月 30 日晚上，中国心理学会情绪与健康心理学专业委员会召开了专委会委员工作会议，会议由专委会主任李红教授主持。与会委员们针对专委会队伍建设、平台建设以及如何与多学科交叉融合等问题展开了深入研讨，进一步明确了专委会接下来一年的发展方向和工作思路。

【中华医学会第三次中青年心身医学学术会议胜利召开】

2023 年 7 月 21 日至 23 日，由中华医学会心身医学分会主办，中南大学湘雅二医院承办的第三次中青年心身医学学术会议在湖南省长沙市召开。开幕式由中华医学会心身医学分会常委谌红献教授主持，中华医学会心身医学分会主任委员袁勇贵教授、中南大学湘雅二医院党委书记柴湘平、湖南省医学会朱建华秘书长分别致辞。

开幕式后开启大会报告日程，中华医学会第三次中青年学术会议共有 6 个大会报告，此外还有围绕心身疾病的遗传性研究、心身疾病相关机制研究、失眠数字疗法专家共识、青年学组报告、心身医学进展及展望等主题的专题发言共 19 个。22 日上午，首先由中南大学湘雅三医院邓云龙教授、重庆医科大学附属第一医院况利教授、东南大学附属中大医院袁勇贵教授共同主持了大会报告的上半场，首先由苏州大学附属第一医院吴爱勤教授分享了《心身障碍短程整合心理治疗临床进展》报告；其次由中南大学湘雅二医院郝伟教授带来《大道至简：如何阅读、理解文献》主题报告；最后由东南大学附属中大医院张志珺教授作了《抑郁症客观生物标记物及其功能验证研究》的精彩报告。

大会报告下半场由同济大学附属精神卫生中心赵旭东教授、首都医科大学附属北京中医医院张捷教授共同主持，中南大学湘雅二医院肖水源教授作了《心理社会因素影响躯体健康的主要途径》报告，中南大学湘雅二医院谭立文教授作了《节律—睡眠—抑郁》报告，浙江大学医学院附属第一医院罗本燕教授作了《主观认知功能下降》（线上）报告。

22 日下午召开了"心身疾病的遗传学研究"专题会，由东南大学附属中大医院姜文灏教授、大连医科大学附属二医院李忠艳教授共同主持，中山大学中山医学院李淼新教授作了《精神疾病大样本 GWAS 数据的深度挖掘方法与模型》报告、北京大学第六医院岳伟华教授作了《精神分裂症的遗传易感性》报告、东南大学罗雄剑教授作了《焦虑障碍基因组学》报告。

湖州市第三人民医院沈鑫华教授、上海市精神卫生中心陈珏教授共同主持了"心身疾病相关机制研究"专题会，中南大学湘雅二医院刘哲宁教授作了《焦虑障碍的发病机制及干预技术》、空军军医大学武胜昔教授作了《孤独症核心症状的突触可塑性机制》报告、南昌大学医学部潘秉兴教授作了《焦虑障碍发生的杏仁核环路机制》报告、瑞士伯尔尼大学和德国慕尼黑工业大学施匡宇教授作了《系统分子影像和人工智能在心身医学中的潜力》（线上）报告。

22日下午还在长沙厅举行了"失眠数字疗法专家共识"专题会，由复旦大学基础医学院黄志力教授、东南大学附属中大医院袁勇贵教授共同主持，中南大学湘雅二医院谭立文教授作了《基于生物-社会节律的失眠障碍数字化医疗》报告、南华大学附属南华医院汤永红教授作了《失眠症指南解读与最新研究进展》报告、湖南省脑科医院曾宪祥教授作了《失眠数字疗法与全病程管理》报告、中南大学湘雅医院王莹教授作了《失眠数字疗法专家共识》报告。

"青年学组报告"专题会由山东大学齐鲁医院麻琳教授、郑州大学第一附属医院李淑英教授共同主持，浙江大学医学院附属邵逸夫医院廖艳辉教授作了《成瘾的神经影像机制与临床干预》报告、东南大学附属中大医院徐治教授作了《抗抑郁药物疗效的遗传学研究》报告、广州医科大学附属脑科医院李则挚教授作了《抑郁症的诊疗进展》报告、山东大学齐鲁医院江文静教授作了《帕金森病的非运动症状之神经精神篇》报告、上海市同济医院吴珩教授作了《躯体症状障碍的治疗新进展》报告。

23日上午，宁夏医科大学总医院方建群教授主持"心身医学进展及展望"专题会，中南大学湘雅二医院王小平教授作了《中国综合医院精神科现状与展望》报告、首都医科大学宣武医院王玉平教授作了《脑网络信息动力学》报告及暨南大学附属第一医院贾艳滨教授作了《女性抑郁症诊疗基础与临床研究进展》（线上）报告。

23日上午还举行了优秀会议论文汇报，大会从304篇会议投稿论文中选出了14篇高质量论文进行了现场分享及评审，邀请了空军军医大学武胜昔教授、中山大学中山医学院李淼新教授、南昌大学医学部潘秉兴教授、东南大学罗雄剑教授担任点评嘉宾。高质量论文汇报由青年学组秘书中南大学湘雅二医院龙易成及内蒙古自治区人民医院梁子红教授担任主持，会上展示了青年学者的风采和研究水平。

会议期间还召开了中华医学会心身医学分会常委会和青年学组工作会议。常委会工作会议针对当年心身医学年会的召开、中国心身医学30年发展史的编撰、学组的申请与改选以及新增指南共识的报名等工作进行了统筹部署；青年学组工作会议则对心身症状量表全国常模研究的任务分配、如何增加青年学组凝聚力等议题进行了深入讨论。大会期间，还进行了针对73家医疗机构单位进行心身整合诊疗中心的资质评审。

闭幕式上，中华医学会心身医学分会主任委员袁勇贵教授致辞。袁勇贵教授表示，在中华医学会、中华医学会心身医学分会、湖南省医学会心身医学与行为医学专业委员会、中南大学湘雅二医院的领导、支持与关怀下，在全体与会人员的协同支持下，按计划圆满地完成了本次会议的全部议程，达到了会议的预期目的。

【中国心理学会2023年临床与咨询心理学学术大会顺利召开】

2023年7月8日至9日，由中国心理学会临床与咨询心理学专业委员会、北京师范大学珠海校区共同主办的中国心理学会2023年临床与咨询心理学学术大会在北京师范大学珠海校区顺利召开。

大会主题为"推进中国式现代化心理健康服务——坚持专业标准、坚守行业规范"，共有来自全国的 2100 余人参会。大会包括 7 个主旨报告、11 个重点报告、26 场工作坊、20 场主题论坛、21 场专题报告、29 场分组报告等各项学术活动，共有 400 余名嘉宾直接分享了各自的研究或实践成果。

7 月 8 日上午，大会开幕式在北京师范大学珠海校区励耘楼举行。开幕式由中国心理学会临床与咨询心理学专业委员会主任、北京师范大学教授伍新春主持，国家心理健康和精神卫生防治中心副主任黄长群，北京师范大学党委副书记、珠海校区党委书记韦蔚，珠海市卫生健康局副局长张瑞珊应邀出席并为大会开幕致辞。

大会总共安排了 7 场主旨报告。第一场主旨报告主题为《心理咨询与治疗的专业师资培训与专业教材建设》，报告人为伍新春教授；第二场主旨报告主题为《心理咨询与心理治疗专业标准与专业规范的发展趋势》，报告人为贾晓明教授；第三场主旨报告主题为《从生涯发展视角看心理咨询师培训的机遇与挑战》，报告人为侯志瑾教授；第四场主旨报告主题为《心理咨询与治疗循证实践的国际视域与本土反思》，报告人为杨文登教授；第五场主旨报告由来自美国的 Rodney K. Goodyear 教授分享，主题为《中国督导研究的经验和教训：最佳实践与持续性挑战》；第六场主旨报告由来自美国的 Stephen E. Finn 教授做了分享，主题为《三十年治疗性评估研究与实践带给临床工作者的重要启示》；第七场主旨报告主题为《正念干预的机制探索与方案发展》，报告人为刘兴华教授。

8 日下午，在各个平行分会场内，分两个时段同时开展了 20 场主题论坛和 26 场工作坊。各个主题论坛的专家学者对中小学心理危机干预体系建立、心理咨询师的基本胜任力、媒体与心理咨询等议题进行了深入的交流和探讨。9 日，重量级的学术报告包括 11 场重点报告，21 场专题报告，以及 29 场分组报告，涵盖了临床与咨询心理学领域的多个重要议题，从不同角度深入探讨了心理健康相关问题的诊断、干预和治疗方法，为与会嘉宾呈现了一场精彩纷呈的学术盛宴。

8 日晚上，主题为"机器·人——AI 心理咨询带来的挑战与机遇"的"千辩万话"圆桌论坛气氛热烈，与会专家分享了各自的研究成果、心得体会和观点，还就人工智能在心理咨询领域中的应用潜力、限制、伦理等议题展开了精彩的对话、交流和讨论。9 日晚上，举办了主题为"共话专业发展，共叙师生之情"的师生之夜活动，围绕师生之间的"双向期待"、研究生培养中的困惑与挑战、专业的选择与坚守等话题进行了交流。

9 日下午 5 点，中国心理学会临床与咨询心理学专业委员会副主任、北京理工大学贾晓明教授主持了闭幕式。伍新春教授进行了总结发言。

【第八届全国体育锻炼与心理健康学术会议在山西大学举行】

2023 年 7 月 11 日上午，第八届全国体育锻炼与心理健康学术会议在山西大学会议中心开幕。会议由中国心理学会体育运动心理专业委员会、中国体育科学学会运动心理学分会主办，由山西大学体育学院承办，协办单位包括北京体育科学学会运动心理学分会、首都体育学院心理学科。本次会议主题为"体育锻炼促进青少年心理健康"，共设大会主题报告 8 个，专题讨论小组 4 个。专家评审选出 91 篇论文摘要汇集成册。来自全国 29 所高校以及研究所共 150 余名教师和硕士博士研究生参会。山西大学党委副书记、副校长张天才教授，中国科学院心理研究所所长傅小兰研究员、中国心理学会体育运动心理专业委员会主任、上海体育大学周成林教授、中国体育科学学会运动心理学分会秘书长、天津体育学院孙延林教授等24位专家出席了本次会议。首都体育学院副校长陈作松教授主持会议开幕式。

张天才教授代表山西大学致欢迎词，强调会议以"体育锻炼促进青少年心理健康"为主题，是学习贯彻党的二十大精神的具体体现，是对健康中国战略2030规划和健康中国行动计划的积极响应。

孙延林教授代表中国体育科学学会运动心理学分会主任、天津体育学院校长张欣教授以及运动心理学分会致辞，强调应关注青少年心理健康，推动青少年文化学习和体育锻炼协调发展，为培养德智体美劳全面发展的社会主义建设者和接班人贡献力量。

周成林教授代表中国心理学会体育运动心理专业委员会致辞，他指出体育锻炼与心理健康学术会议历经七届，每次会议都积极探讨锻炼促进心理效益的理论与方法，旨在促进儿童青少年心理健康问题的预防和干预。同时，他希望通过本次会议充分发掘体育在心理健康领域的潜力，为学生的心理健康提供全面而有效的支持。

上午进行主题报告的专家有中国科学院心理研究所傅小兰研究员、中国科学院心理研究所陈祉妍教授、浙江大学司琦教授。傅小兰研究员的主题报告题为"伪装表情研究"，介绍了微表情、普通表情以及伪装表情的特点与区别，计算机面部识别技术以及有关的面部运动编码系统和各种诱导不同情绪和表情产生的实验方法，指出这些研究成果在人际交往、临床、公共安全、军事等方面都将发挥重要作用。陈祉妍教授的主题报告为"我国青少年心理健康状况、影响因素与展望"，通过介绍其团队编写《中国国民心理健康蓝皮书》的调研过程，介绍了心理健康指标的选择、青少年心理健康问题出现的一些原因以及新提出的五育并举青少年培养新模式。司琦教授作了主题报告"青少年体育健康促进综合干预"，从自己的硕士博士研究经历讲起，结合对中美韩青少年心理健康状况的对比，从社会生态模型视角，介绍了青少年身体活动的影响因素，提出了基于学校的青少年健康促进的干预模式。

下午进行主题报告的专家有山西大学石岩教授、扬州大学陈爱国教授、四川师范大学张韧仁教授、首都体育学院蒋长好教授和上海健康医学院王洪彪教授。石岩教授的主题报告是"锻炼心理学中国化的路径选择"，以"中学为体，西学为用"为开端，辨析了"中国化"与"本土化"的区别与联系，介绍了锻炼心理学的发展历程以及锻炼心理学中国化过程中遇到的困境，同时阐述了中国化研究的"新"逻辑与"新"方法。陈爱国教授报告的主题是"孤独症的运动干预：成果与展望"，从孤独症的认识、危害、干预等方面对孤独症运动干预的研究脉络、研究内容进行梳理，介绍了自己团队在孤独症的运动干预方面所取得的研究成果，并对以后在孤独症运动干预的研究进行展望。蒋长好教授报告的题目为"神经反馈技术在锻炼心理学中的应用"，从神经反馈的基本概念讲起，介绍了神经反馈的技术原理、早期生物反馈研究、神经反馈技术的应用等神经反馈技术研究的前沿热点，对神经生物反馈研究领域的研究进行展望。张韧仁教授主题报告的题目为"中等强度运动对注意力缺陷多动儿童行为的干预成效研究"，以我国ADHD儿童患病率为背景，详细介绍了其团队对ADHD儿童运动干预过程中的研究设计思路、研究方法与实施过程，研究结果证明了单次中等强度运动能在一定程度上弱化ADHD儿童的负面情绪。王洪彪教授的主题报告题为"运动何以生成，具身智能何以应对不确定性",从运动的本质出发,运用哲学思维阐述了运动的知识属性、运动认知研究的起点、运动何以生成等问题,并提出两种认知模型:信息模型和具身模型。

12日上午,大会进行分组口头报告环节,分为4组,共91篇研究成果,分别在沈阳师范大学于晶教授、云南大学李年红教授、山西大学王莹博士和西安交通大学陈善平教授的主持下围绕"体育锻炼的心理效益""体育锻炼参与的认知神经科学研究""体育锻炼干预和特殊人群锻炼心理"和"体育锻炼的行为理论模型+体育锻炼心理学测量与研究方法+体育锻炼参与的心理动力"4个专题展开口头报告。

闭幕式由首都体育学院李京城教授主持。北京体育大学毛志雄教授、孙延林教授,沈阳师范大学体育学院于晶教授发言。

【第七届全国人本心理咨询与治疗学术大会顺利召开】

2023年8月19日至20日,由中国心理学会临床与咨询心理学专业委员会、甘肃省心理学会联合主办,西北师范大学心理学院承办的第七届全国人本心理咨询与治疗学术大会在西北师范大学顺利召开。本次大会的主题为"以人为中心治疗理论与中国文化的契合度探讨——文化的碰撞与融合",来自北京师范大学、北京理工大学、华东师范大学、华中师范大学、西南民族大学、岭南师范学院、韩国以人为中心表达性艺术治疗研究院等海内外高校的近200名师生出席了会议。大会包括8个大会主旨报告、1场分论坛报告、9场会中工作坊,学术氛围浓厚,内容覆盖面广,反映了对人本心理咨询与治疗的系统研究与实践的最新成果。

西北师范大学心理学院周爱保教授主持开幕式,西北师范大学校长、党委副书记王占仁,中国心理学会临床与咨询心理学专业委员会主任、北京师范大学伍新春教授,中国心理学会临床心理学注册工作委员会主任、北京理工大学贾晓明教授为大会开幕致辞。

大会共安排了8场大会报告。第一场大会报告的主题为"人本疗愈过程中的文化共情",报告人为贾晓明教授;第二场大会报告的主题为"人本心理咨询的道和术",报告人为江光荣教授;第三场大会报告的主题为"自我的认知神经研究",报告人为夏瑞雪教授;第四场大会报告的主题为"我为什么选择以人为中心表达性艺术治疗的工作方式",报告人为全胎玉教授;第五场大会报告的主题为"罗杰斯的中国之行对其思想形成的影响",报告人为伍新春教授;第六场大会报告的主题为"中国传统人性观对以人为中心治疗的启示",报告人为张海滨教授;第七场大会报告的主题为"聚焦-体验取向心理治疗的起源和发展",报告人为徐钧教授;第八场大会报告的主题为"回望 Rogers(1957):五十年后的讨论",报告人为闫玉朋博士。

8月19日下午,开展了1场分论坛报告和4场会中工作坊。分论坛及工作坊的专家学者对"以人为中心咨询的实证研究与实践拓展""心理传记疗法实操工作坊——让来访者邂逅生命故事中的自己(上)""聚焦:循环诠释和体验过程""心灵的自由——人本表达性艺术治疗团体""整合性沙盘游戏疗法及应用:人本语境下的社会心理服务模式"等议题进行了深入的交流和探讨。20日上午,开展了5场会中工作坊,有"心理传记疗法实操工作坊——让来访者邂逅生命故事中的自己(下)""以临终者为中心的心理关怀""以人为中心疗法如何处理长程咨询中的'反移情'""动机恳谈工作坊""照亮自己——全媒体时代 Weiser 照片疗法的五大技术"等多个重要内容。

西北师范大学心理学院院长、甘肃省心理学会副理事长赵鑫教授主持闭幕式；伍新春教授进行总结发言。本次大会为参会者提供了一个交流经验、分享想法和建立合作的平台，参会者们围绕人本心理咨询的理论发展、实践应用和实证研究等主题进行碰撞与融合。

【中华医学会第二十一次全国精神医学大会召开】

2023年9月6日至9日，中华医学会第二十一次全国精神医学大会暨第十七次全国儿童青少年精神医学大会在江苏省苏州市召开。大会围绕精神医学领域的研究前沿进行学术交流，回顾我国精神障碍类疾病临床防治和基础研究方面的成果，旨在进一步推动人类精神健康科学知识的交流与沟通，共同促进学科发展。中华医学会精神医学分会主任委员、中国科学院院士、北京大学第六医院院长陆林，中华医学会副秘书长王大方，苏州市副市长季晶，江苏省医学会会长王咏红等出席开幕式并致辞。

陆林院士表示，精神医学以探索人类精神世界的奥秘为主旨，以促进人类精神健康为目标，是近年来高速发展的医学分支。伴随时代发展和科技进步，人们对精神医学领域的探索逐渐深入，对精神障碍的理解更加全面，诊疗手段也愈加先进，如人工智能在精神医学领域的应用等。但若想促使精神医学领域的持续进步，仍需要本领域专业人员重视脑科学等基础科学研究，重视临床研究，重视人才全链条培养，重视思维碰撞，这样才能永葆精神医学研究的活力。而促进各界精神医学研究者的交流与合作，正是中华医学会精神医学分会的责任所在、使命所在。

大会设置了大会报告、专题会议、壁报交流等多个环节，内容覆盖精神医学和脑科学领域的基础研究、临床研究、转化研究等各个方面。此外，还组织了高层论坛，邀请国际学会代表参会并分享最新成果和进展，期望实现全球精神医学理念的共享和交融，促进世界前沿精神医学研究成果的交流和探讨。

陆林院士以《中国精神医学的现状、挑战和展望》为题作大会报告。他指出，当前全球近10亿人患有精神心理疾病，我国精神障碍患病率在16.6%左右，对社会经济和人类健康造成了沉重负担，因此探索精神障碍发病机制和临床诊疗具有重大意义。在中国脑计划的助力下，我国精神医学得到蓬勃发展，比如精神障碍的脑肠轴机制和神经环路机制，以及人工智能在精神障碍诊疗中的应用。他还提到，我国当前仍面临精神卫生从业人员数量不足、精神医学教育地区发展不平衡等挑战，未来需要进一步挖掘精神障碍机制、探索人工智能应用、推动睡眠医学发展、促进精神医学与其他学科交叉融合、提升精神专科医院医务人员综合诊疗能力、完善公共精神卫生体系，更好地保障人民群众身心健康、保障社会和谐稳定。

Asian Journal of Psychiatry 主编、西密歇根大学荣誉退休教授 Rajiv Tandon 以"Pharmacological Treatment Guidelines for Schizophrenia, Circa 2023"（精神分裂症药物治疗指南）为题作大会报告。他指出，个体化治疗精神障碍面临的主要挑战之一是缺乏准确测量治疗效果的工具。他重点介绍了精神分裂症治疗的临床指南研究结果，提到该指南主要通过测量不同维度症状的相对严重性，以评估不同干预方法、不同治疗药物及其剂量的缓解作用，从而判断治疗措施对精神分裂症的效果。

多伦多大学教授 Sidney Kennedy 以 "Preview of CANMET 2023 Clinical Guidelines for the Management of Adults with Major Depressive Disorder"（成人重度抑郁症的循证临床指南）为题作大会报告。他提出，成人重度抑郁症的循证临床指南可以追溯到 1995 年，从首次接受抑郁症治疗评估的患者开始，当时的指南考虑了患者的不同治疗阶段，包括好转、不良反应、复发等多种情况。2023 版指南的治疗原则将治疗分为急性阶段和维持阶段，其中急性阶段的目标是迅速缓解症状，减少自杀风险，强调功能恢复；维持阶段旨在维持症状的缓解，提高生活质量，同时预防复发。他还介绍，对于病情好转的患者，可以考虑逐渐减少药物剂量，但需要谨慎处理可能引起停药综合征的药物；如果患者没有好转，则需要重新评估诊断，并考虑是否存在其他因素，如物质滥用、共病等。

中华医学会精神医学分会前任主任委员、中南大学湘雅二医院李凌江教授以《精神障碍诊断标记研究的现状与思考》为题作大会报告。他提出，难以精准诊断仍然是目前精神障碍的临床痛点，实现精神障碍的精准诊断最直接、最可靠的方式是明确临床表型背后的病理基础，寻找稳定的生物标志物。精神障碍生物标志物具有多样性和重叠性两个突出的特点，各类精神障碍之间生物学标记重叠交错，边界模糊。未来探索精神障碍诊断标志物首先需要整合多中心、多时间不同维度的数据，其次是创新技术方法，最后是思考新的研究思路，比如从治疗的角度反证特异性的诊断标志物。

IEEE Transaction on Computational Social Systems 主编、北京理工大学医学技术学院执行院长胡斌教授以《医学电子与精神障碍诊疗》为题作大会报告。他表示，已有的精神障碍诊断方法主观性强且缺少量化指标，而基于脑电、语音、表情等生理、行为信号的人工智能诊断新技术，其诊断准确率能达到 70%—90%。他建议，推动精神健康诊疗技术从数据驱动型向系统释义型发展，推动人工智能在采集技术、分析模型、特征表达和精准治疗等方面的深入融合。

大会共举办了 203 场学术会议、作了 786 个学术报告，来自国内外医院、高校、研究机构的 3500 余人参加会议，收到投稿 3000 多篇，大会报告内容涵盖精神障碍的机制和临床诊疗技术、儿童青少年精神医学、司法精神病学、精神障碍队列和生物样本库建设、综合医院精神科发展、精神医学教育和学术出版等众多领域，为广大精神卫生工作者提供了充分交流与学习借鉴的平台。

【扎根基层，提升农村妇女心理科学素养——智爱妈妈项目在行动】

2023 年 6 月，为进一步提升儿童青少年的健全人格成长，提升农村妇女和青少年的心理科学素养，在中国科协科学技术普及部的指导下，中国心理学会心理学普及工作委员会（以下简称"科普委"）联合中国科协农村技术服务中心，发起"智爱妈妈"亲子教育科普专项行动。"智爱妈妈"亲子教育科普专项行动采取线上传播与线下服务相结合的方式开展，旨在通过科技志愿服务，助力农村妇女掌握基本的家庭教育知识与技能，将科学实用的亲子教育理念融入实践，为乡村全面振兴贡献巾帼智慧和力量。

项目启动以来，由中国心理学会科普委主任王利刚牵头，项目组深入基层，在北京、湖南、内蒙古、山东、云南等地区开展线下科普活动，积极构建心理科普服务体系，推进建立家庭、社会、学校协同育人机制，成效显著、收获喜人。

8月，王利刚赴山东枣庄开展调研，考察了中国科协心理应急志愿服务队枣庄市支队10家站点的工作开展情况，和孩子们一起学习磨豆腐、烙煎饼，共同参与劳动、品尝收获，仔细询问当地开展的各项心理教育普及活动，向孩子和家长们普及了心理健康知识，教会家长与孩子们如何调节心情。

在此期间，中国心理学会科普委副主任、湘雅二医院吴大兴教授来到湖南某中学，面向全体教职工开展"拥抱阳光 润心前行"心理健康辅导讲座，风趣幽默地论述合格父母养成之道，强调家规对孩子成长的重要性，并利用传统文化书籍来引导家长对孩子的教育，用通俗易懂的语言阐述什么是心身健康，如何界定心理问题。

9月，王利刚主任于北京市延庆区开展"心理压力调节与沟通技巧"心理科普讲座，开展家庭教育知识交流。讲座的内容贴近生活、紧跟时事，女性工作人员和居民代表等百余人参加。

【第三届中国心理咨询师职业发展大会顺利召开】

由中国心理学会、中国科学院心理研究所共同主办，青岛市城阳区卫生健康局协办，青岛瑞阳心语公司承办的第三届中国心理咨询师职业发展大会于9月12日至15日在青岛市城阳区圆满召开。

开幕式由中国心理学会秘书长孙向红主持，青岛市城阳区人民政府副区长陆兆纲、中国心理学会理事长赵国祥、中国科学院心理研究所所长傅小兰先后致辞，祝贺大会开幕。

大会主题为"实施心理咨询师水平评价，促进心理服务业规范发展"，设1个主会场和4个分会场。主会场报告围绕心理咨询师国家职业资格鉴定工作的回顾与总结、社区心理服务的积极心理学意义、心理服务领域立法推进、儿童阅读学习能力的评估与干预、人类对负面刺激的敏感性、社区心理服务与心理咨询师的作用、临床与咨询心理学学历教育的专业标准和发展趋势等主题进行交流。4个分会场分别围绕心理咨询方法技术及心理咨询师成长、家庭教育和社区心理服务、心理咨询师经验交流以及职工心理援助等内容进行专题报告，并组织了圆桌研讨。

为帮助心理咨询师提升专业技术，大会在会前面向全国各地的心理咨询师进行了广泛调研，并遴选了十余位心理咨询专家开设会前会后工作坊。会议还安排了青岛市城阳区社会心理服务示范点的参观考察活动。

闭幕式由中国心理学会CEO李志毅主持。赵国祥在闭幕式上介绍了中国心理学会和中国科学院心理研究所开展心理咨询师水平评价工作的情况，并宣布心理咨询师水平评价工作启动。心理咨询师水平评价工作的实施，将有助于进一步规范和促进我国心理咨询人才培养体系，促进心理服务人员提质增量发展，推动心理咨询行业健康发展。最后，傅小兰作大会总结。

来自全国各地的心理学专家学者、心理咨询师及青岛市社会心理服务成员单位的心理骨干等近千人参加会议。

【中华医学会第 29 届心身医学分会年会召开】

2023 年 9 月 21 日至 24 日，由中华医学会、中华医学会心身医学分会主办，云南省医学会、昆明医科大学附属第一医院承办的中华医学会第 29 届心身医学分会年会在云南省昆明市召开。年会以"数字心身医学——创新与发展"为主题，设置了 4 场大会报告、40 个专题论坛、8 个自由交流、2 个特色工作坊，邀请了 200 多名专家授课，1200 余人出席本次会议，大家畅所欲言，交流经验，共同为心身医学的高质量发展出谋划策。

9 月 22 日上午，中华医学会第 29 届心身医学分会年会开幕式召开。中华医学会副秘书长王大方，国家心理健康和精神卫生防治中心副主任王钢，云南省医学会副会长兼秘书长舒方，昆明医科大学党委常委、昆明医科大学附属第一医院党委书记周佳，中华医学会心身医学分会主任委员袁勇贵等出席开幕式并致辞。开幕式由中华医学会心身医学分会秘书长沈鑫华主持。

王大方副秘书长表示，中华医学会心身医学分会自 1993 年成立以来，不断提升心身医学领域的科研水平和服务质量，推进学科高质量发展，积极投身健康中国建设，期待本次会议的顺利召开能为心身医学的进一步发展贡献力量。王刚主任表示，身体健康、心理健康、心灵健康是人民健康的深刻展示和更高要求，积极发展心身医学是保障国民健康的重要举措。舒方会长代表云南省医学会回顾了云南省心身医学的成长历程，并对其未来发展提出了殷切希望。周佳书记表示心身医学是一个既古老又新兴的学科，在医学与哲学相融合的前提下，在新的时代浪潮中不断创新，具有鲜活的生命力和不竭的发展动力。袁勇贵主任委员指出，心身医学所倡导的"心身同治、整合诊疗"模式是医学发展的必由之路。大力发展心身医学是促进我国医疗卫生事业进步、建设健康中国的重要保障，是推动医学模式转变的重要内容，是非精神科医生开展心身疾病诊疗和科学研究的重要组成部分。当今这个时代，比以往任何一个时代都更需要心身医学，是心身医学发展的最好时代。

大会报告环节，北京大学第六医院陆林院士围绕《加强学科交叉，助力医学发展》进行大会报告，强调了多学科交叉融合对医学发展的重要意义；袁勇贵教授分享题为《整合心身脑影像计划》的报告，讲述了整合心身脑影像计划的深刻内涵；北京大学王一方教授以《叙事医学与心身医学》为题进行报告，阐述了叙事医学的临床意义及其与心身医学的关联性；苏州大学附属第一医院吴爱勤教授以《中国心身障碍临床诊疗模式进展》为题进行报告，从国情出发，结合实际，探讨了中国心身障碍临床诊疗模式的进展；首都医科大学宣武医院王玉平教授就《心身疾病心理治疗的神经基础》进行报告，从神经系统角度阐释了心身疾病心理治疗的基础原理……大会还邀请了 3 位国际专家进行友好交流，来自 Sheffield Hallam University 的 Gavin P. Reynolds 教授分享了题为 "Childhood trauma and DNA methylation in psychosis" 的报告，The Ohio State University 的 Jessica A. Turner 教授分享了题为 "Research as collaborative practice" 的报告，Chulalongkorn University 的 Michael H. J. Maes 教授分享了题为 "Pathways underpinning psychosomatic disorder. Or should we relabel: physiosomatic symptoms?" 的报告。大会报告环节共邀请了国内外的 16 位专家，交流和探讨世界前沿的心身医学研究成果。

大会开展了形式多样、内容丰富的 40 场专题会，既有从理论角度出发的心身疾病的躯体及心理治疗进展、躯体症状及相关障碍的多学科诊治新进展、解读《中国进食障碍诊疗专家共识（2023）》、脑认知功能与 AI 数字化诊疗等专题，也有从实践角度出发的心身医学实践与提高、"我一到学校就肚子痛"——从心身视角再谈厌学、护理团队心理治疗在心身医学模式迭代中的应用与实践、"心身之妙，沟通在巧"——角色扮演医患沟通示范、病例查房等专题，更有针对青年人才培养和成果展示的青年科研论坛，内容丰富，进一步推动了心身医学知识的交流与沟通，多方面讨论了心身医学的发展方向和未来前景。此外，大会开设了 8 场自由交流会，共 65 名讲者汇报了其团队最新的研究探索及成果，展现了心身医学基础及临床研究的最新进展。

大会特别设置了自我体验工作坊：心身医学工作者的心理健康。心身医学、精神医学及心理治疗、心理咨询工作者经历着与其他专业人员不同的职业压力，在高智力、高情感投入的工作历程中，容易产生内心冲突、心智耗竭及职业倦怠，危及自身的心理健康、身体健康，甚至由此陷入伦理、法律困境。这种情况也被人称为"医者的伤痛""助人者的苦难"。自我体验源于精神分析流派对精神分析学员进行严格、漫长的自我分析的传统。在德国等国家，心身医学科医生、精神科医生、心理治疗师将自我体验当作执业生涯中提高专业素养、维护自身心身健康、保持良好工作状态的重要方式。工作坊结合中国医务人员、心理健康工作者的特点，应用系统式理论和方法，在安全、信任的氛围中为参加者提供自我体验，通过现场访谈，处理专业人员自身面临的心理健康问题。此外，大会还设置了抽动障碍的综合行为干预工作坊，两个工作坊均具有极高的临床价值。

【中国心理学会社区心理学专业委员会第八届学术年会在辽宁师范大学顺利举办】

2023 年 9 月 22 日至 24 日，由中国心理学会社区心理学专业委员会、辽宁师范大学心理学院主办，中国社区心理学服务与研究中心、重庆心理学会社区心理学专业委员会、辽宁师范大学脑与认知神经科学研究中心、大连市心理学会协办的中国心理学会社区心理学专业委员会第八届学术年会在辽宁师范大学召开，大会主题为"中国式现代化背景下社区心理学理论与实践"。来自全国各地 44 个高校、科研机构及社区等单位的 200 余位专家、学者、学生参加了会议。

开幕式由辽宁师范大学心理学院院长胡金生教授主持。首先，西南大学资深教授、原中国心理学会副理事长黄希庭通过视频致辞，阐述了如何进一步推进社区心理学的中国化研究。黄先生认为人民教育出版社在 2021 年 6 月出版的《社区心理学导论》是一个标志性事件，对于我国社区心理学的中国化具有开创性的意义，它构建了力图反映中国化研究成果的教材体系；确定了社区心理学的第一项基本分析原理——实事求是原理，要实事求是地去研究社区心理学问题，而不套用国外心理学的概念、理论和方法，走实事求是的路；还确定了社区心理学的第二项基本分析原理——系统分析原理，这是社区心理学研究的三项主要成果，是经过大家多次讨论而形成的。对于怎样进一步走好中国化的道路，黄希庭提出以下三点建议：第一，要认真学习党的二十大报告，守正创新，继续走好中国化的道路。第二，要把国家社科基金重大项目"新时代中国社区心理学的理论构建与实践路径研究"切切实实地做好。第三，到社区中去，带领学生去发展中国特色的社区心理学研究。带学生去社区学习过程中既要学习中华文化典范，又要训练思维的灵活性和创新性。有新思路才能做好中国化课题。

辽宁师范大学副校长徐昭峰教授祝愿大会能够推进中国式现代化背景下社区心理学理论与实践的发展，进一步提升社区心理学在基层社区治理中的积极作用。中国心理学会候任理事长、北京大学心理与认知科学学院苏彦捷教授对社区心理学专业委员会一年来取得的成绩表示肯定，并对社区心理学专业委员会未来的发展提出建议。西南大学心理学部部长、中国心理学会社区心理学专业委员会主任陈红教授向主办方和协办方表达了感谢，对社区心理学专业委员会近期工作进行了总结，并规划了下一步工作。

大会共进行了8场大会特邀报告，分别是：中国科学院心理研究所陈雪峰研究员的"社区应急心理服务的研究与实践"、北京师范大学林丹华教授的"家校社协同的中小学心理健康教育"、武汉大学喻丰教授的"人工智能进入社会后会如何？"、陕西师范大学王振宏教授的"青少年及其父母社区心理文化氛围对青少年性格优势形成的影响：父母情绪社会化的作用"、辽宁师范大学胡金生教授的"孤独症谱系障碍儿童的社会认知缺陷"、中国政法大学杨波教授的"罪错未成年人的社会心理服务体系：评估、分级与干预"、云南师范大学尹可丽教授的"风险与日常：村民的社区参与及其心理机制"和西南大学吕厚超教授的"推进中国化社区心理学建设：观察与思考"。8位专家的报告既阐述了中国化社区心理学理论与实践的重要意义，也引发了听众对未来研究展望的思考。

举行了12场分会场专题报告，70多位参会代表报告了近期研究成果，围绕中国化社区治理研究、中国化社区心理服务、中国化社区心理学课程和方法、中国化老年心理服务研究、中国化社区异常心理研究、中国化社区家庭研究、中国化社区联结与心理健康、社区居民肥胖与风险调控、学校社区心理研究、青少年心理健康研究和社区心理基础理论研究等问题展开热烈研讨，社区心理学学者和基层社区工作者也围绕感兴趣的社区心理学问题进行了深入交流。

会议还邀请浙江大学马建青教授、湖南师范大学凌辉教授和岭南师范学院郑剑虹教授举行了3场工作坊，主题分别为"焦点解决短期心理咨询的'短平快'技术""巴林特小组工作模式在社区心理服务中的应用"和"心理传记疗法在社区心理咨询中的应用"。

9月22日晚，社区心理学专委会召开了工作会议，回顾了专委会2022年以来的主要工作，并对今后一个时期如何开展社区心理学中国化研究和实践工作进行了讨论。

闭幕式由西南大学吕厚超教授主持，南京师范大学邓铸教授作大会总结发言，胡金生教授致答谢词。贵阳中医药大学人文与管理学院院长吴小勇代表2024年第九届学术年会承办方邀请与会代表明年相聚贵阳。

9月24日上午，近30名与会专家和学者到大连市沙河口区李家街道锦虹社区进行实地考察，并就如何开展中国化社区心理服务进行了热烈研讨，此次考察对进一步整合社区心理学科学研究与社区心理学实践服务有重要意义。

【创意老龄助力基层社会治理创新——2023年第四届创意老龄论坛成功举办】

2023年10月21日，第四届创意老龄论坛以"创意老龄助力基层社会治理创新"为主题，在北京举办。会上公布了"创意老龄助力基层社会治理创新"优秀案例征集的第一轮遴选名单。

第四届创意老龄论坛由中国老年学和老年医学学会主办，中国老年学和老年医学学会老年心理分会、中国人民大学老龄社会的政策实践与养老产业综合研究平台、北京市东城区耆乐融长者关爱中心承办，北京市东城区养老行业协会协办。会议由中国老龄科学研究中心研究员、中国老年学和老年医学学会老年心理分会副主任委员李晶主持，邀请老年心理、老年社会工作等专业的高校学者和实务专家进行了精彩发言。北京师范大学心理学部教授、中国老年学和老年医学学会老年心理分会主任委员王大华，中国人民大学社会与人口学院教授、北京市老年学和老年健康学会副会长兼秘书长孙鹃娟代表承办单位出席会议并致辞。

为更加全面地呈现创意老龄助力基层社会治理创新的实践及研究成果，论坛组织者特别面向全国的社会工作服务机构、心理服务机构、养老服务机构、高校及研究机构等征集有关项目、活动的优秀案例。经过专家评审在论坛上公布了通过第一轮遴选的案例名单。

王大华介绍，论坛组织者将继续督促提交机构对案例进行优化完善，并开展相关参访、调研，以总结、提炼、推广先进经验和做法，贯彻落实"积极老龄观、健康老龄化"理念，进一步推进基层社会治理创新。

【第二十五届全国心理学学术会议在四川师范大学召开】

2023年10月13日至15日，由中国心理学会主办、四川师范大学承办的第二十五届全国心理学学术会议在四川师范大学狮子山校区召开。大会主题是"数字化时代下心理健康服务的创新与发展"，旨在探索数字化时代下人类心理和行为普遍规律，为实现中华民族伟大复兴贡献心理学力量。来自全国各地的专家学者、师生代表近2800人参加了大会，网络直播热度超96万，线上参会访问量高达15万人次。

10月14日上午，大会开幕式在四川师范大学附属中学体育馆举行。出席大会开幕式的领导和嘉宾有中国心理学会现任理事长、河南师范大学/河南大学赵国祥教授，中国心理学会前任理事长、华南师范大学/四川师范大学李红教授，中国心理学会候任理事长、北京大学苏彦捷教授，新当选的中国心理学会候任理事长、北京师范大学/深圳大学罗跃嘉教授，中国心理学会秘书长、中国科学院心理研究所孙向红研究员，四川省科学技术协会党组成员、副主席徐勇，四川省社会科学界联合会党组成员、二级巡视员、秘书长李泽敏，四川省教育厅二级巡视员程微梦，四川师范大学党委书记郭勇，中国科学院心理研究所杨玉芳研究员、浙江大学沈模卫教授、天津师范大学白学军教授、中国科学院心理研究所傅小兰研究员、华东师范大学周晓林教授等历任中国心理学会理事长。开幕式由四川师范大学党委委员、副校长张海东主持。

大会主席赵国祥在开幕式致辞中表示，党的二十大报告把保障人民健康放在优先发展的战略位置，重视心理健康和精神卫生工作。2023年，教育部、卫健委等17部门联合印发《全面加强和改进新时代学生心理健康工作专项行动计划（2023—2025年）》，表明了心理健康工作的创新发展迈入新阶段，也意味着中国心理学人肩负起更重要的历史使命。本次学术大会围绕"数字化时代下心理健康服务的创新与发展"展开深入研讨，正是落实中国心理学人面向国家重大需求、经济社会发展和人民美好生活的学术自觉和责任担当。

徐勇、李泽敏、程微梦、郭勇分别代表四川省科学技术协会、四川省社会科学界联合会、四川省教育厅和四川师范大学讲话和致辞。介绍了四川省委、省政府、省教育厅和四川师范大学的基本情况及心理学科在四川省战略发展中的重要位置，希望珍惜这次难得的机会，以本次大会为纽带，学习借鉴国内外心理学研究成果，拓宽学术视野、提高科研能力、探索数字化时代下心理健康服务的最佳实践，为四川省的心理健康事业注入新的活力，推进四川省心理学科加快发展，为治蜀兴川做出心理学贡献。

开幕式上，主编傅小兰宣布了《心理学报》2021—2022年高影响力论文，分别是：黄垣成、赵清玲、李彩娜的《青少年早期抑郁和自伤的联合发展轨迹：人际因素的作用》，葛枭语、侯玉波的《君子不忧不惧：君子人格与心理健康——自我控制与真实性的链式中介》，程瑞、卢克龙、郝宁的《愤怒情绪对恶意创造力的影响及调节策略》。主编周晓林宣布了《心理科学》2020—2022年度优秀论文，分别是：黄顺森、罗玉晗、来枭雄、简可雯、徐梓婧、王耘的《中国青少年抑郁的核心症状及性别、抑郁程度间的比较：基于网络分析方法》，姚琦、崔丽娟、王彦、杨莹的《社交媒体信任对重大突发公共卫生事件中公众网络谣言自治行为的影响》，张荣伟、Pual T. P. Wong、李丹的《人际关系和自我概念对生命意义的影响：一项追踪研究》，吴丽君、杨安、陈宇帅、叶茂林、刘豆豆的《这不是我想象中的工作！不合规任务对新员工工作投入的影响》，孙炳海、王雅楠、肖威龙、范丽婷的《哪种道歉更易被原谅：不同道歉类型对信任修复的影响》。

大会期间，国际心理科学联合会主席 Germán Gutiérrez 教授作了题为"Psychology and Science diplomacy: An intersection to promote human well-being and global sustainability"的大会特邀报告；西安交通大学党君华教授、香港中文大学（深圳）王晓田教授、安徽医科大学汪凯教授、北京师范大学柳昀哲研究员、中国科学院心理研究所严超赣研究员、北京大学心理与认知科学学院鲍平磊研究员分别作了题为《自我控制的过去、现在与未来》《生死之间：生命史框架内的跨期决策》《从神经心理到神经调控》《休息和睡眠期间的离线学习》《基于脑影像大数据的抑郁症默认网络机制》《下颞叶中的客体表征空间》的大会重点报告。各位专家立足自身研究领域，梳理研究脉络，分享最新成果，畅谈未来发展，既展现了心理学研究的前沿性，又彰显了心理学服务社会的责任担当、价值追求和实践意义。

第二十五届全国心理学学术会议注册人数2527人，收到投稿2975篇，经大会学术委员会审核，其中有1703篇论文参加会上交流。除特邀报告和重点报告外，大会组织了61场324个专题研讨报告、1场6个国际心理学论坛报告、16场162个硕博研究生论坛报告、103场512个口头报告、4场702个展贴报告和6个工作坊。

会议期间，中国心理学会国际学术交流工作委员会组织召开了带路国家心理学国际论坛。国际心理科学联合会主席 Germán Gutiérrez，来自土耳其、斯里兰卡、印度、蒙古国和中国的心理学会理事长，以及来自日本和俄罗斯心理学会的两位外事代表参会交流。与会人员介绍了各自国家心理学发展现状，探讨了未来可深入合作的领域。此次论坛为带路国家搭建了心理学学术交流与国际合作的平台，未来将在期刊建设、学生联合培养和合作项目申请方面推动实质性合作。

10月15日下午，由大会秘书长孙向红主持召开了闭幕式。大会主席赵国祥作大会总结报告。四川师范大学副校长张海东在讲话中表示，学校必将以承办此次大会为契机，深化对心理学科建设规律的认识和把握，努力攀登学科建设新高峰。

中国心理学会候任理事长罗跃嘉宣读了《硕博论坛-未来之星论文汇编》入选名单，共有21篇博士论文和27篇硕士论文入选。大会执行主席、四川师范大学心理学院院长靳宇倡教授向志愿者代表颁发证书。

中国心理学会理事长苏彦捷代表中国心理学会表达对中国心理学未来发展的期望。

【世界卫生组织（WHO）精神卫生处负责人 Dr. Markvan Ommeren 访问中国心理学会】

2023年11月10日，世界卫生组织精神卫生处负责人 Mar kvan Ommeren 博士、澳大利亚青少年心理健康国家卓悦研究中心（Orygen Global）主任 Craig Hodges 博士一行到访中国心理学会。本次访问围绕心理健康和精神卫生服务工作经验、典型案例和研究成果进行交流，研究讨论心理健康服务发展重点和策略，并重点就问题管理家（PM+）中国应用如何加强国际合作交流，推动多方资源助力心理健康发展进行讨论。研讨会由中国心理学会心理危机干预工作委员会副主任兼秘书长吴坎坎主持。

中国心理学会秘书长孙向红、副秘书长王力、国际学术交流工作委员会主任刘勋、中国科学院心理研究所科研业务处处长黄端、世界卫生组织驻华代表处高级官员陈仲丹博士及问题管理家（PM+）中国应用项目组成员参加会议。

在听取中国心理学会和中国科学院心理研究所的基本情况介绍之后，Mark 博士作了《全球心理健康服务的现状和发展趋势》主题报告。他首先强调了大众心理健康的监测评估与干预不同于对精神疾患的诊断与治疗，前者更需要大量的心理学工作者的参与贡献，更需要建立和推广心理健康促进的基于社区的照护模式。虽然不同国家和地区之间存在诸多差异，但普遍面临着心理健康服务领域资源不足、专业人员短缺和服务普及率不高等问题。

Mark 博士强调了科技进步对心理健康服务的巨大推动力，介绍了远程心理咨询、虚拟现实疗法、智能辅助诊断等前沿技术在心理健康领域的应用，并表示这些技术有望改善服务的可及性和有效性。他认为，通过跨国界、跨领域的合作，可以集思广益，共同研究解决方案，推动心理健康服务的创新和进步。Mark 博士对问题管理家（PM+）中国应用执行负责人钱炜报告的 PM+ 在中国心理援助和心理健康服务中所覆盖领域、惠及人群及在数字化创新等方面取得的成效给予肯定，并希望获得相关工作的书面报告。他认为中国的工作和报告将为其他国家和地区的心理健康工作带来非常有价值的参考和启发。

Hodges 博士作了《Orygen Global 在青少年心理健康护理方面的创新》的报告。他介绍了 Orygen Global 作为专注于青少年心理健康的国际组织在青少年心理健康护理方面的创新举措，这些工作旨在识别和处理青少年的心理健康问题，防止其进一步恶化。他还提到了使用先进的技术，如大数据和人工智能进行个性化治疗和为青少年提供支持，提高治疗效果。

会后，Mark 博士和 Hodges 博士参观了中国科学院心理研究所的科普基地"心理梦工厂"，并与参会人员就深化未来合作、共谋发展进行了热烈的研讨。

世界卫生组织驻华代表处高级官员陈仲丹博士期待今后能够进一步推进双方合作，发挥各自优势，推动世界卫生组织更多理念、探索成果和经验在中国落地应用，促进中国心理健康事业发展。

【中国心理学会康复心理学专业委员会2023年学术年会在青岛顺利召开】

2023年11月17—19日，由中国心理学会康复心理学专业委员会主办，世界卫生组织国际分类家族合作中心、潍坊医学院承办的中国心理学会康复心理学专业委员会2023年学术年会在青岛顺利召开。大会的主题是"心理康复服务体系构建与应用"，重点围绕残障青少年的心理康复、运动与心理康复、孤独症的心理康复、心理康复的方法与技术、教育与心理康复等主题进行了学术研讨。来自全国19个省、直辖市的70多所高校、科研院所、医疗机构从事康复心理研究和实践的专家学者共计130余名代表参加了本次大会。中国心理学会现任理事长苏彦捷教授、候任理事长罗跃嘉教授，中国心理学会康复心理学专业委员会主任高峰强教授、候任主任邱卓英教授，潍坊医学院副院长卢国华教授等出席。

开幕式由中国心理学会康复心理学专业委员会副主任、潍坊医学院副校级领导孙宏伟教授主持，高峰强教授致辞。卢国华教授代表学校致欢迎词。大会安排了3场主旨报告，分别是：世界卫生组织国家分类家族合作中心主任邱卓英教授，主题为"康复心理学：学科理论架构与服务发展"；上海体育大学吴雪萍教授，主题为"运动对老年抑郁症干预效果研究"；北京师范大学姚梅林教授，主题为"提升心理专业胜任力的服务学习路径研究"。

11月18日下午，安排了5场大会分论坛，分别是"残障青少年的心理康复""运动与心理康复""孤独症的心理康复""心理康复的方法与技术""教育与心理康复"等主题。来自北京师范大学、华东师范大学、南京师范大学、华中师范大学、上海师范大学、北京体育大学、郑州大学、四川大学、南京特殊教育师范学院等高校、研究院所的专家作了汇报。

会议还举办了4个专题工作坊，分别是：北京师范大学李灵教授的"整合性沙盘游戏疗法在心理康复服务体系构建中的应用"工作坊；云南民族大学张婕副教授的"画树投射测验的理论创新与实践探索"主题工作坊；河北省衡水市人民医院单敬教授的"心理创伤的心理康复整合模型"主题工作坊；武汉体育学院邓炜副教授的"康复性音乐治疗"主题工作坊，与会人员围绕不同研究领域展开了深入研讨。

11月19日上午的两场主旨报告分别是康复大学罗跃嘉教授报告的"康复中的认知功能评估及脑机制"以及华东师范大学刘巧云教授分享的"基于RCF的言语康复师岗位胜任力初探"。

闭幕式由潍坊医学院心理学院院长王艳郁教授主持，孙宏伟教授代表康复心理学专委会作总结并布置2024年工作，苏彦捷教授作总结发言。最后，大会宣布了2023年学术年会理论创新及应用创新论文入选名单，苏彦捷教授为入选代表颁发了证书。

【中国心理学会婚姻家庭心理与咨询专业委员会第二届学术大会暨第六届婚姻家庭治疗国际研讨会在广州圆满落幕】

2023年11月25—26日，由中国心理学会婚姻家庭心理与咨询专业委员会、教育部人文社会科学研究基地北京师范大学发展心理研究院、华南师范大学心理学院、广东省心理学会共同主办，广州大学教育学院、西北师范大学心理学院、江西师范大学心理学院、北京师范大学出版社（集团）有限公司、北京师耘家和科技有限公司协办的中国心理学会婚姻家庭心理与咨询专业委员会第二届学术大会暨第六届婚姻家庭国际研讨会在羊城广州进行。大会主题为"社会变迁下的婚姻家庭与儿童青少年"，来自全国各地的专家学者、师生代表500余人参加了本次大会。

开幕式上，中国心理学会候任理事长罗跃嘉致开幕词，华南师范大学副校长杨中民、华南师范大学心理学院院长何先友、广东省心理学会会长张敏强和中国心理学会婚姻家庭心理与咨询专业委员会主任方晓义出席开幕式并致辞。出席开幕式的专家还有华南师范大学心理学院副院长刘学兰、北京师范大学教授蔺秀云等。开幕式由华南师范大学心理学院教授攸佳宁主持。

开幕式后，知名学者同济大学医学院教授赵旭东、美国婚姻家庭治疗协会（AAMFT）候任主席Adrian Blow和加州大学伯克利分校心理学杰出教授Stephen Hinshaw作为特邀嘉宾分别作了题为"中国家庭动力学特点及其临床心理学意义""婚姻家庭治疗中的共同因素""儿童青少年心理健康危机"的主题报告，分享了各自的研究成果。

11月26日上午，中国青年政治学院副教授任苇主持大会现场家庭治疗观摩环节，美国杨百翰大学婚姻家庭治疗系教授Lee Johnson、同济大学附属东方医院主任医师孟馥和北京林业大学副教授李明作现场家庭治疗演示。短暂的展示时间里，Johnson博士聚焦家庭保护性的行为和连接性的行为；孟馥教授着眼于父母互动模式对孩子的影响以及孩子的个体化；李明副教授从叙事的角度，从每个成员为这个家庭做出的努力出发给予积极反馈和启发。大会还设有4个专题论坛，26个分论坛，57个分组报告，8个会中工作坊。会议期间，共113位专家学者进行报告，覆盖家庭治疗流派前沿进展、儿童青少年问题行为预防与干预、儿童青少年心理健康促进以及家庭环境与儿童青少年发展等丰富多彩的内容。同时，大会设置3场26个展贴报告，展示了夫妻互动与婚姻质量、家庭与青少年发展等学术研究成果。

【中国心理学会行为与健康心理学专业委员会2023年学术年会顺利召开】

2023年12月1—3日，中国心理学会行为与健康心理学专业委员会2023年学术年会在陕西师范大学雁塔校区顺利召开。会议由中国心理学会行为与健康心理学专业委员会和陕西师范大学心理学院共同主办，主题为"构建社会主义现代化下的健康中国"。来自全国多所高校、科研院所的专家学者和学生，以及心理学、公共卫生、临床医学等相关行业从业人员近300余人参加了本次会议。

开幕式上，陕西师范大学副校长陈新兵强调心理学科对建设健康中国和促进人民健康生活的重要性。中国心理学会现任理事长苏彦捷教授致辞，强调需要从"大健康"的维度出发，制订切实可行的心理问题解决方案，以更好地回应国家和人民对心理学所寄予的期望。中国心理学会行为与健康心理学专业委员会主任、大会主席甘怡群教授致辞，强调心理学的研究和应用在健康领域的重要性逐渐凸显，行为与健康心理学专业委员会有责任推动相关研究，助力其在健康中国建设中的有效应用。

大会共举行6场主旨报告、20场专题报告、10场分组口头报告，并设3场会前工作坊、2场海报展示，涵盖了行为与健康心理学领域的多个重要议题，聚焦行为与健康心理学对构建社会主义现代化下的健康中国的重要意义，以及在实现健康中国战略目标中的作用。

专委会主任甘怡群教授、副主任周广玉研究员分别主持了两场主旨报告。在主旨报告环节，温州医科大学刘德辉教授深入探讨了在公共心理健康领域中筛查青少年抑郁症的关键问题，为公共心理健康工作提供了实质性的启示和指导；北京大学刘兴华研究员对于如何运用正念干预来缓解情绪困扰进行了深入的剖析，分享了正念干预初步实施的效果，为情绪困扰的干预提供了新的思路；上海纽约大学 Brian Hall 教授详细介绍了他所主持的关于中国青少年抑郁症的"分步实施科学试验"取得的结果，讨论了可扩展的心理干预措施，并提供了一种有效干预的模式；陕西师范大学王振宏教授深入剖析了家庭环境在儿童青少年心理行为健康中的角色，重点关注了个体敏感性如何与家庭环境相互作用，并通过理论和实证研究提供了有力的证据；北京师范大学林丹华教授从维度的角度出发，探讨了早期逆境如何在多个方面影响儿童青少年的神经生理发展，不仅深刻解析了逆境对神经系统的具体影响，还为理解这一复杂关系提供了更为全面和深入的视角；华南师范大学范方教授深入探讨了青少年的精神病样体验，通过对流行率、影响机制的深入研究，全面呈现了这一领域的最新进展，为理解和应对青少年精神健康问题提供了重要的理论和实证基础。

西安交通大学党君华教授、四川师范大学雷怡教授、湖南师范大学凌辉教授以及同济大学胡耿丹教授分别担任了 4 场专题报告的主持人。这一环节会集了来自不同领域的 19 位专家学者，分享了在各自研究领域的最新成果和深刻见解。

在 10 场口头报告中，华南师范大学攸佳宁教授主持了"成瘾的认知和神经机制"分会场，西南大学杨娟教授主持了"焦虑与抑郁"分会场，浙江大学张宁研究员主持了"自杀意念与行为"分会场，北京大学苗淼助理教授主持了"干预与健康促进"分会场，北京林业大学陈一笛助理教授主持了"行为与健康"分会场，澳门大学池培莲副教授主持了"发展与教育"分会场，陕西师范大学吕薇教授主持了"职场健康"分会场，北京师范大学胡月琴教授主持了"睡眠与应激"分会场，中山大学张春青副教授主持了"心理健康的影响因素及机制"分会场，陕西师范大学孔风副教授主持了"社交互动"分会场。

精彩的 3 个平行工作坊提供了丰富多彩的学术内容。由凌辉教授主讲的"情绪调节与健康促进——基于巴林特小组工作模式的应用"工作坊，深入探讨了情绪调节对健康的积极影响，为参与者提供了实用的工作技巧。林丹华教授、甘怡群教授共同主讲的"健康心理学的数字化干预"工作坊，涵盖了数字化时代对健康心理学的重要影响，分享了前沿观点和数字化干预的实际案例，拓展了对该领域的认知。王保凤教授主讲的"动机性访谈"工作坊，为参与者提供了系统的理论知识和实践指导，对临床工作中动机性访谈方法提供了新见解。

两场海报展示分别以"行为与健康专题""心理与认知专题"为主题，汇聚了来自不同研究领域的精彩研究成果。"行为与健康专题"展示了各种与健康行为、心理健康和干预策略相关的研究。"心理与认知专题"关注点集中在认知过程、心理现象和与之相关的神经机制等方面。

12 月 3 日下午，闭幕式隆重举行，甘怡群教授致闭幕词。

【中国老年学和老年医学学会老年心理分会2023年学术会议青年论坛顺利举办】

2023年12月9日，中国老年学和老年医学学会老年心理分会2023年学术会议青年论坛在京顺利举办。来自北京师范大学、北京大学、中国人民大学、陕西师范大学、天津师范大学、湖北大学、辽宁师范大学的专家、青年学者及其科研团队出席本次论坛并报告最新研究成果，就如何提升老年人智慧与幸福、促进有关积极老龄化等议题进行学术探讨与交流。

会议由中国老年学和老年医学学会主办，中国老年学和老年医学学会老年心理分会承办，北京汇心健康科技有限公司协办并提供支持。青年论坛的主题为"智慧与幸福：数字化时代的老年教育和社会性发展"，聚焦数字化时代的老年教育和社会性发展，旨在提升老年人智慧与幸福。为了更好地促进老年心理学领域青年学者的成长，年会分为青年学者主旨报告、研究生学术沙龙、优秀论文评选暨颁奖仪式三个部分，由北京师范大学心理学部教授、博士生导师、中国老年学和老年医学学会老年心理分会主任委员王大华开场致辞。

青年学者主旨报告环节分别由中国人民大学老年学研究所唐丹教授、北京师范大学心理学部彭华茂教授、陕西师范大学现代教学技术教育部重点实验室李西营教授主持。首先分享的青年学者是来自陕西师范大学现代教学技术教育部重点实验室的皮忠玲教授。皮教授及其团队针对如何让老人在视频学习中更有效率的问题开展了一系列研究。皮忠玲教授表示，因为老人会认为年轻人在数字技能上更专业，数字技能视频教学最好是由年轻人担任；另外，教师最好保持中性的情绪状态，可显著降低老人在学习中所产生的认知负荷。皮忠玲教授鼓励老人们在同龄人的陪伴下共同学习，这种学习方式有利于学习动机和效果的提升。湖北大学心理学系副主任尹述飞副教授分享的主题是"老化刻板印象威胁对老年人在线视频学习的影响——基于行为和眼动的证据"，他提出在刻板印象的威胁下，拥有积极老化态度的老人反而会呈现更好的学习效果。经实验，团队推测刻板印象对老年群体的学习动机可能有一定的调节作用。天津师范大学心理学系副系主任曹贤才博士及其科研团队从智能语音产品入手，研究老年群体使用智能语音产品时的特点与交互体验。研究发现，对产品的信任度、趣味性以及上手难度都会影响老年群体对智能语音产品的选择。此外，团队还对老年人使用智能语音产品时的交互体验进行真实模拟测量，探索适合老年群体的最佳初始唤醒和对话反应时间，研究语音回复层级（对话的次数）对老年人记忆的影响。

硕博研究生沙龙分享分别由中国老龄科学研究中心研究员、老龄社会与文化研究所所长、中国老年学和老年医学学会老年心理分会副主任委员李晶，陕西师范大学教授皮忠玲主持。北京师范大学的高林同学就筛查老年抑郁困难的问题展开了研究。研究采用机器学习方法，用老人不同的日常活动特征去预测老人的抑郁可能性，这种非线性数据呈现和新技术的创新研究方式得到现场学者的高度赞扬。研究结果发现，机器学习可大幅提升老人抑郁水平预测率；此外，老年人的日常活动对其心理健康发挥着关键作用。北京大学廖姝垚同学的研究主题是"不同年龄群体多种信息下的决策模式及其学习过程——面孔可信度和行为评价信息的规则学习"，探索老人在社会交往的多种信息组合决策偏好，尤其关注面孔和行为信息。研究发现，老年群体决策的面孔依赖性可通过一段时间的学习而逐渐改变，需要有更多的耐心去引导老人。北京师范大学的金梦菡同学针对老年人的直播购物意愿及其购买行为展开研究。研究发现，对老年群体而言，感性因素的影响更高，对主播的信任度及对商品感知有用性是影响老年群体直播购物的两个主要因素。同时，研究也聚焦老人和主播的交互体验，结果发现主播的情绪唤起度可以影响老年群体的购物意愿，并且会以一种感知信任的方式起到影响作用。中国人民大学的李星语同学就社交网络与独生子女父母心理健康之间的关系展开了一系列的研究。通过调用全国范围调查 2018 年 Class 数据库的数据，研究对比了独生与非独生子女父母之间的心理健康差异。结果发现，独生子女父母的抑郁症状水平比非独生子女父母的抑郁症状水平更低，但是对于高龄父母来说，独生子女父母的抑郁症状水平相对更高。从社会网络特点来看，朋友联结和家庭联结都能显著缓解独生子女父母和非独生子女父母的抑郁症状；此外，家庭联结对独生子女父母的心理健康有更积极的影响。这篇研究也引起很多独生子女的同学和老师的共鸣，表达对之后研究的期待。北京师范大学的李金凤同学就失独老人的污名化问题进行分享，研究尝试了解公众视角下的失独家庭，调查社会大众对失独父母的看法，研究发现公众对失独父母群体存在一定的误解与社会文化偏见，其中男性、年轻人和多子女家庭的父母会比女性、老人和少子女家庭更难同情老人的处境。来自辽宁师范大学的杨琰同学的研究主题是"有图有真相？网络谣言如何影响老年人的判断"研究从图片可能带来的真实性效应入手，探讨老年人是否会受到非证明性图片的诱导，误判配有图片的错误信息。研究结果显示，相较于年轻人，老年群体会更容易将假陈述误判是真，更容易受到非证明性图片的诱导，但可以通过元认知反思提示来降低或消除其消极影响。

中国老年学和老年医学学会老年心理分会总干事、北京市华龄颐养精神关怀服务中心主任杨萍老师，以及王大华老师和李西营老师呼吁有更多的年轻学者能在老年心理健康领域继续发展。

【心理危机干预高质量发展与中国特色一流学会建设研讨会】

2023 年 12 月 1 日，"心理危机干预高质量发展与中国特色一流学会建设研讨会"在湖北咸宁成功召开。会议由中国心理学会心理危机干预工作委员会、湖北省心理学会主办，湖北省咸宁市科协、咸宁市心理学会、咸宁职业技术学院心理健康教育中心承办，来自全国各地的心理危机干预和心理援助的部分核心专家、一流学会建设试点单位代表与职业院校心理骨干教师与湖北省心理学会和咸宁市心理学会会员代表等约 150 人出席。

开幕式上，咸宁市科协党组书记程朝阳与湖北省心理学会党支部书记、副会长孔晓东教授分别致欢迎词，中国心理学会心理危机干预工作委员会主任委员、中国科学院心理所研究员刘正奎教授致开幕词。湖北省心理学会王伟秘书长主持开幕式，出席开幕式的领导嘉宾还有咸宁职业技术学院党委副书记龚光松、湖北省心理学会副会长刘秋香、湖北科技学院心理健康教育中心负责人杨孝等。

主题报告环节，中国心理学会理事、河南省心理学会会长李永鑫教授和咸宁市心理学会会长万虎教授分别主持上下半场。中国心理学会心理危机干预工作委员会委员、北京大学心理健康中心主任刘卉教授，中国心理学会心理危机干预工作委员会副主任委员、天津大学詹启生教授，中国心理学会心理危机干预工作委员会副主任委员、中国科学院心理所高工吴坎坎，中国心理学会心理危机干预工作委员会委员、湖北省心理学会常务理事、华中师范大学心理健康教育主任、博士生导师吴才智教授，华中师范大学心理学院刘兴云博士，中国心理学会心理危机干预工作委员会委员、潍坊医学院博士生导师孙宏伟教授，分别以《高校全方位心理危机防控体系建设》《以心理委员为基础的高校学生心理危机快速反应机制的创新发展》《突发事件心理援助的模式探索与实践》《对自杀预防与干预若干问题的思考》《基于社交媒体大数据的自杀风险自动识别与主动干预》《心理危机干预博士人才培养的探索与实践》为题作主旨报告。研讨会进行两个分会场交流。中国心理学会心理危机干预工作委员会主任委员、中科院心理所研究员刘正奎主持中国特色一流学会建设经验交流与推进座谈会，江苏省心理学会会长邓铸教授等七家一流学会建设项目单位代表作了汇报交流。"职业院校心理危机干预高质量发展专题论坛"在咸宁职业技术学院大学生活动中心举行。中国心理学会心理会危机干预工作委员会副主任委员吴坎坎和湖北省心理学会副会长刘秋香主持。北京中科心理援助中心心理援助办公室主任、职业院校心理健康服务示范体系建设项目主管李晓景作了专题报告。常州信息职业技术学院徐杏玉、江西应用技术职业学院常春英、中山职业技术学院沈绮云、娄底职业技术学院阳帆、河南经贸职业学院樊红燕、咸宁职业技术学院边素贞分别围绕学校心理危机干预工作作了典型经验分享。河南职业技术学院、南阳农业职业学院、武汉城市职业学院等省内外职业院校代表分别作了交流研讨。中国心理学会心理危机干预工作委员会委员、湖北省心理学会常务理事、华中师范大学心理健康教育主任吴才智教授参会并与代表们针对工作中的难点进行了对话交流。

【中国心理卫生协会心理评估专业委员会2023年学术年会暨纪念龚耀先教授诞辰100周年学术研讨会顺利召开】

2023年11月11日，中国心理卫生协会心理评估专业委员会在长沙成功举办了2023年学术年会暨纪念龚耀先教授诞辰100周年学术研讨会。来自全国各地学校、医疗机构、企业的专家和学者共计100余人参会。大会开幕式由中南大学湘雅二医院党委书记柴湘平教授开场致辞，专委会主任委员蔡太生教授和专委会副主任委员戴晓阳教授作纪念龚耀先教授诞辰100周年讲话。

会议围绕强调心理评估在当今社会的重要作用和意义的主题，会聚全国心理评估领域最优秀的学者，共同探讨了心理评估的最新研究成果、技术和应用。蔡太生主委作了《心理测量在临床中应用及伦理原则》主题发言，强调了测验伦理的重要性；北京安定医院姜长青教授报告了《抑郁、焦虑情绪的评估及干预技术》；四川大学华西医院心理卫生中心况伟宏教授作了《神经精神障碍症状观察与评估》的报告，介绍了常见精神心理症状的评估方法；中国科学院心理研究所周明洁研究员报告了《中国人的大六人格测量及应用》；北京大学第六医院石川教授作了《中国简版认知工具的编制和在精神分裂症中的应用》的分享。两天的会议总共有20多位学者分享了宝贵的经验和研究成果，让与会人员充分感受到了心理评估的意义和发展。

大会讲座的形式多样，有具体量表的编制、研究报告和各种评估方式在不同领域的应用等，展示了心理评估的多种层面；内容涉及心理咨询和治疗、神经精神障碍、司法心理测验、儿童青少年心理评估、自伤自杀等多个领域，充分说明了心理评估在不同人群中的广泛应用，展示了心理评估实践的丰富多彩。闭幕式上，医学心理中心朱熊兆主任作了闭幕式发言总结，年会是促进心理评估领域学科交流与科研创新的重要契机，通过中国心理卫生协会心理评估专业委员会这一重要平台，学者们将获得更多的合作机会。

【2023年精神卫生和心理健康专业人才培养工作研讨会在西南大学心理学部顺利召开】

2023年12月16日，2023年精神卫生和心理健康专业人才培养工作研讨会在西南大学心理学部顺利召开。会议由中国医师协会精神科医师分会、中国心理学会临床与咨询心理学专业委员会以及西南大学心理学部主办，认知与人格教育部重点实验室、心理学国家级实验教学示范中心（西南大学）、重庆心理学学会承办，来自全国100余名教育系统、医疗卫生系统、社会服务机构的精神卫生和心理健康工作从业者及国家心理健康和精神卫生防治中心的有关负责同志参加会议，是一场聚焦精神卫生和心理健康专业人才培养领域的研讨盛会。开幕式由西南大学心理学部陈红部长主持，党委副书记黄杰致辞。中国心理学会临床与咨询心理学专委会主任伍新春教授、中国医师协会精神科分会刘哲宁教授、国家心理健康和精神卫生防治中心副主任王钢分别发言。

开幕式结束后，中国医师协会精神科分会刘哲宁教授、西南大学心理学部副部长雷旭教授、广州医科大学精神卫生学院副院长周亮教授以及北京师范大学心理学部临床与咨询学院副院长侯志瑾教授分别作了《围绕浅谈以病例为中心的教学》《成为幸福的进取者——西南大学心理学部应用心理临床与咨询心理学专硕培养项目介绍》《精神医学专业本科生的创造力培养》《临床与咨询培训模式的系统思考——北师大珠海校区的经验分享》4场特邀报告，分享了精神卫生和心理健康专业人才培养工作的成果及经验，引起了各位专家的深入探讨。

大会下午场分为精神卫生分会场和临床心理分会场，以特邀报告和分组讨论的形式同时进行，共包含7场报告，与会嘉宾就精神卫生和心理健康领域专业人才培养展开更加深入的交流与研讨。

【中国心理学会老年心理学专业委员会2023年学术年会在南昌顺利召开】

2023年12月15—17日，中国心理学会老年心理学专业委员会2023年学术年会在江西师范大学（瑶湖校区）顺利召开。会议由中国心理学会老年心理学专业委员会和江西师范大学心理学院共同主办，主题为"中国式现代化进程中的老年心理研究：挑战与机遇"，旨在邀请海内外老年心理学及相关领域的专家、学者及广大青年学子共商共论老龄化议题，为老年人谋福祉，为学科谋发展。来自全国37个单位的专家学者和业界同人、师生代表参加了本次学术年会，共进行了8场特邀报告、29场口头报告。

开幕式由江西师范大学社科处处长黄慧主持，江西师范大学副校长董圣鸿教授、中国心理学会老年心理学专业委员会主任李娟研究员致辞。

8位特邀专家分场进行了专题汇报。复旦大学附属华山医院郁金泰教授以"阿尔茨海默病队列建设和精准医疗"为题，介绍了有关阿尔茨海默病早期预防和识别方面的最新研究成果；山东第一医科大学杜怡峰教授以"基于MIND-China队列的AD早期干预研究"为题，报告了阿尔茨海默病可干预因素及本土化干预方案；中国科学院心理研究所涂毅恒研究员以"从脑老化的视角探索疼痛与认知障碍的关联机制"为题，介绍了慢性疼痛导致老年认知障碍的多方面证据；江西师范大学向玲教授以"年老化对经济决策中信任学习的影响"为题，报告了老年人判断他人可信度的能力应用在经济决策中的行为与神经机制；北京大学第六医院黄悦勤教授以"中国老年精神障碍疾病负担"为题，分享了中国老年群体的精神卫生调查结果；河南省科学院曾长青研究员以"CAS 队列的组学研究"为题，介绍了基于中科院职业人群的前瞻性队列多组学研究成果；上海交通大学医学院附属精神卫生中心李霞主任医师以"老年期抑郁的评估与 PST 干预"为题，报告了老年期抑郁的评估方法及有效干预途径；中国科学院心理研究所史占彪教授以"老年心理干预的引导对话模型"为题，介绍了心理教练技术在老年心理干预中的应用。

展板汇报与口头汇报共展出海报 28 张、口头汇报 29 场。来自中国科学院心理研究所、西南大学、江西师范大学、澳门大学等科研单位的专家学者，围绕老年人认知衰退的认知神经机制及无创脑刺激干预，老年人群的"积极效应"及代际互动过程等主题作了汇报并进行了深入交流。

12 月 16 日晚，召开了中国心理学会老年心理学专业委员会委员工作会议。李娟研究员主持会议并作年度工作总结，与会人员就老年心理学学科的未来发展方向进行了深入讨论。

12 月 17 日中午，学术年会圆满结束，闭幕式由心理学专业委员会副主任李春波教授主持，江西师范大学心理学院院长罗照盛教授发表闭幕词，李娟研究员作总结发言。

【第五届整合心理学论坛在复旦大学顺利召开】

2023 年 12 月 17 日，由复旦大学社会发展与公共政策学院、复旦大学心理研究中心、中国社会心理学会整合心理学专业委员会主办，FLOW 冥想承办，复旦大学心理健康教育中心协办的"第五届整合心理学论坛暨中国社会心理学会整合心理学专委会 2023 年学术研讨会"在复旦大学逸夫科技楼一楼报告厅顺利召开。论坛以"整合心理学视野中的生命教育"为主题，国内外心理学研究领域的专家学者、媒体人、业界代表会聚于复旦大学校园，深入探讨当下生命教育的现状，探索推进健康中国及社会心理服务体系建设的路径。论坛由媒体人吉雪萍主持，复旦大学党委副书记金海燕、中国心理学会理事长苏彦捷、中国社会心理学会副理事长钟年以及中国心理卫生协会副理事长赵旭东致开幕词。

论坛邀请了 12 位国内著名专家，从"生命教育的理路探寻""生命教育的差谬点醒""可拓展的生命边界""可实现的生命修行"4 个专题形成演讲矩阵。

在"生命教育的理路探寻"主题中，北京大学心理与认知科学学院教授、中国心理学会理事长苏彦捷以"青春期的生理发育与青少年的心理发展"为主题演讲，倡导家长和教育工作者走进青少年最真实的内心世界，更好地理解和关注青少年的心理需求，管理孩子在成长中可能存在的偏差。中国心理学会法律心理学分会副会长、中国预防青少年犯罪研究会副会长李玫瑾教授作了题为"敬畏心对生命观的影响"的演讲，认为生命教育要注重生命早年的情感体验，呼吁家长和教育工作者帮助孩子从早年成长中就对未知存在、对大自然、对生命形成畏惧且尊敬的态度。武汉大学哲学院心理学系教授、博士生导师钟年教授作了题为"启动、定义与专通——关于生命教育"的演讲，强调在当前社会中，我们应该重新审视和塑造社会价值观，重拾人与人之间、人与社会之间、社会与文化之间的缘分和联系，通过专业知识和技能安身立命，同时将文化融入生命教育的建设中去。中国教育三十人论坛秘书长马国川的演讲题目为"爱的教育的泛滥与缺失"，呼吁教育要帮助受教育者获得更深层次的情感生命的链接，转向更大、更广阔、更真实的世界。世界心理治疗协会副会长、同济大学人文学院教授赵旭东演讲的主题是"家庭动力学对儿童青少年生命观的影响"，他认为生命教育最重要的是让孩子有爱的能力，要重视对学生情感和价值观的培养。首都医科大学教授、博士生导师杨凤池的演讲主题是"家庭教育中的三个误区"，认为家庭教育应重视学龄前、重视精神交流、重视心理成长。在"可拓展的生命边界"的主题中，产品人梁宁呼吁在效率化的时代，做一个理性与感性兼具、有血有肉的人，感受生命最简单的平和喜悦。媒体人、蒙氏国际认证幼儿园创始人吉雪萍女士通过幼儿教育中对"宇宙和个体的关系"的启发式课堂教育环节向大家展示了认知和知识链接的奇妙性。复旦大学心理研究中心主任、中国心理学会监事长孙时进教授作了"生命教育的哲学与心理学的思考"的演讲，孙教授认为，人的现在不但受过去的影响，也会受未来的影响，通过对于生命的终点——"死亡"的反思，人能够获得更大的自觉和觉悟。

在"可实现的生命修行"的主题中，美国索菲亚大学教授朱彩方在"生命觉醒与精神超越"的演讲中提出，精神层面觉醒往往伴随着身心愉悦、和谐、一体感等状态，人应当沿着"觉醒（超越）—转化—整合"这一路线自我成长。《国际整合与超个人心理学》学术期刊主编 Glenn Hartelius 教授通过视频进行了题为"适合现代人生活的整合冥想"的主题演讲，对其在美国心理学学会马斯洛成就奖的获奖研究项目进行了介绍。他指出，传统正念更多用心，认知方法更多集中注意力，两者结合可以令人生活得更加完整。FLOW 冥想创始人吴瓒作了分享他是如何通过商业的创新实践，将正念冥想这一古老的东方智慧融入现代中国人的生活，并提出 FLOW 的愿景是让正念冥想成为每个人的身心健康方法。

大会会聚了 12 位国内外生命教育相关学术界与实务界学者和实践者进行演讲，心理学相关行业从业人员近 500 人参加。

国家及部委级科学基金立项项目

国家社会科学基金项目一览表

序号	项目批准号	项目类别	学科分类	项目名称	立项时间	项目负责人	工作单位
1	23ASH012	重点项目	社会学	城乡居民的数字健康素养研究	2023/09/22	池上新	深圳大学
2	23ASH014	重点项目	社会学	社会转型期中国家庭教养的新理念对青少年心理健康的影响	2023/09/22	韩卓	北京师范大学
3	23ASH016	重点项目	社会学	基于社交媒体信息的公共情绪和社会心态研究	2023/09/22	周明洁	中国科学院心理研究所
4	23ASH018	重点项目	社会学	农村儿童的早期暴力伤害与循证家庭干预研究	2023/09/22	张会平	中国人民大学
5	23ATY008	重点项目	体育学	运动改善孤独症儿童脑智的创新理论构建与实现途径研究	2023/09/22	陈爱国	扬州大学
6	23BGL240	一般项目	管理学	西部农村地区失能老人照护困境与双层社会支持体系构建研究	2023/09/22	覃延长	贵州财经大学
7	23BGL271	一般项目	管理学	基于大数据的突发事件下社会心理健康监测和预警研究	2023/09/22	刘景方	上海大学
8	23BGL300	一般项目	管理学	大健康观下数字赋能公共心理服务的整合性供给研究	2023/09/22	于海燕	温州医科大学
9	23BGL320	一般项目	管理学	农业文化遗产活化对乡村居民幸福感的影响机制及实现路径研究	2023/09/22	陈佑成	福建农林大学
10	23BKS154	一般项目	马列·科社	当代青年发展焦虑的人文关怀研究	2023/09/22	杨希	安徽师范大学
11	23BRK010	一般项目	人口学	代际支持对新失能老人心理适应轨迹的影响机制研究	2023/09/22	姚俊	南京医科大学
12	23BRK026	一般项目	人口学	当代老年人孤独感的形成机制与服务模式研究	2023/09/22	阳方	上海大学
13	23BRK033	一般项目	人口学	家庭生计脆弱性视野下的生育焦虑问题与政策支持研究	2023/09/22	苗国	江苏省社会科学院

续表

序号	项目批准号	项目类别	学科分类	项目名称	立项时间	项目负责人	工作单位
14	23BRK034	一般项目	人口学	城市育龄人群生育焦虑与生育支持政策体系研究	2023/09/22	茆长宝	成都理工大学
15	23BRK035	一般项目	人口学	养育倦怠与生育焦虑问题研究	2023/09/22	李永鑫	河南大学
16	23BSH022	一般项目	社会学	虚拟社会与现实社会中人际交往的比较研究	2023/09/22	郭小弦	西安交通大学
17	23BSH025	一般项目	社会学	新生代农民工代际差异及其市民化的社会支持政策研究	2023/09/22	刘洪彬	浙江理工大学
18	23BSH045	一般项目	社会学	社会文化视阈下的全球健康治理与政策研究	2023/09/22	冷志伟	北京协和医学院
19	23BSH048	一般项目	社会学	残障人士多维脆弱的生成机制及其治理研究	2023/09/22	刘婧娇	吉林大学
20	23BSH049	一般项目	社会学	智能技术对青年运动健康生活方式的影响及对策研究	2023/09/22	陈晨	中国青少年研究中心
21	23BSH052	一般项目	社会学	智能教育时代乡村教师数字幸福感的社会学研究	2023/09/22	唐一鹏	华东师范大学
22	23BSH075	一般项目	社会学	重大灾难后社区心理服务模式的构建与实践研究	2023/09/22	周宵	浙江大学
23	23BSH076	一般项目	社会学	民族地区社区治理与社区共同体建设的心理机制研究	2023/09/22	何晓丽	宁夏大学
24	23BSH099	一般项目	社会学	公众网络慈善捐赠的社会心理机制与助推策略研究	2023/09/22	秦安兰	江西财经大学
25	23BSH118	一般项目	社会学	人才强国战略背景下我国青少年心理素养研究	2023/09/22	孙晓军	华中师范大学
26	23BSH120	一般项目	社会学	跨性别群体的现状和问题研究	2023/09/22	潘柏林	北京大学
27	23BSH122	一般项目	社会学	青少年数字风险的生成机理及治理路径研究	2023/09/22	罗儒国	华中师范大学
28	23BSH123	一般项目	社会学	虚实世界交互中青少年自我认同危机及防范路径研究	2023/09/22	王树青	济南大学
29	23BSH124	一般项目	社会学	青少年对父母暴力的相关问题及对策研究	2023/09/22	刘兆敏	中国政法大学
30	23BSH125	一般项目	社会学	父亲参与养育对父子双方心理健康的长期影响研究	2023/09/22	郭夏玫	厦门大学

续表

序号	项目批准号	项目类别	学科分类	项目名称	立项时间	项目负责人	工作单位
31	23BSH127	一般项目	社会学	校园欺凌对青少年抑郁影响的追踪研究	2023/09/22	周平艳	北京师范大学
32	23BSH128	一般项目	社会学	家庭情绪环境对青少年自伤自杀行为的影响机制研究	2023/09/22	攸佳宁	华南师范大学
33	23BSH129	一般项目	社会学	我国农村儿童的虐待风险及县域为本的协同治理体系研究	2023/09/22	万国威	华东师范大学
34	23BSH130	一般项目	社会学	"双减"背景下父母教育焦虑及其对子女的异质性影响研究	2023/09/22	卢富荣	山西大学
35	23BSH131	一般项目	社会学	基于机器学习的困境儿童抑郁风险预警与社会干预研究	2023/09/22	张阔	南开大学
36	23BSH132	一般项目	社会学	新产业工人子女社会排斥及其干预机制研究	2023/09/22	方双虎	安徽师范大学
37	23BSH133	一般项目	社会学	青少年焦虑的动态监测与精准纾解研究	2023/09/22	姚雨佳	浙江工业大学
38	23BSH134	一般项目	社会学	处境不利儿童心理安全感的形成机制及家校社协同干预模式研究	2023/09/22	陈旭	西南大学
39	23BSH135	一般项目	社会学	青少年心理健康促进的数智赋能研究	2023/09/22	许冬武	温州医科大学
40	23BSH136	一般项目	社会学	累积环境风险下青少年心理危机的形成与化解路径研究	2023/09/22	杨阳	北京林业大学
41	23BSH137	一般项目	社会学	青少年数字媒体沉迷的动态演变特征及治理研究	2023/09/22	苏文亮	福州大学
42	23BSH138	一般项目	社会学	超大城市流动青少年反社会风险评估与预防机制研究	2023/09/22	窦凯	广州大学
43	23BSH140	一般项目	社会学	青少年主动健康行为养成机制与引导策略研究	2023/09/22	王玉龙	湖南师范大学
44	23BSH141	一般项目	社会学	孤独症谱系障碍儿童生活质量提升体系探究	2023/09/22	李奕慧	赣南医学院
45	23BSH142	一般项目	社会学	青少年抑郁发生的社会生态风险机制研究	2023/09/22	乌云特娜	内蒙古师范大学
46	23BSH143	一般项目	社会学	青年互联网引战的社会心理机制研究	2023/09/22	李放	四川师范大学

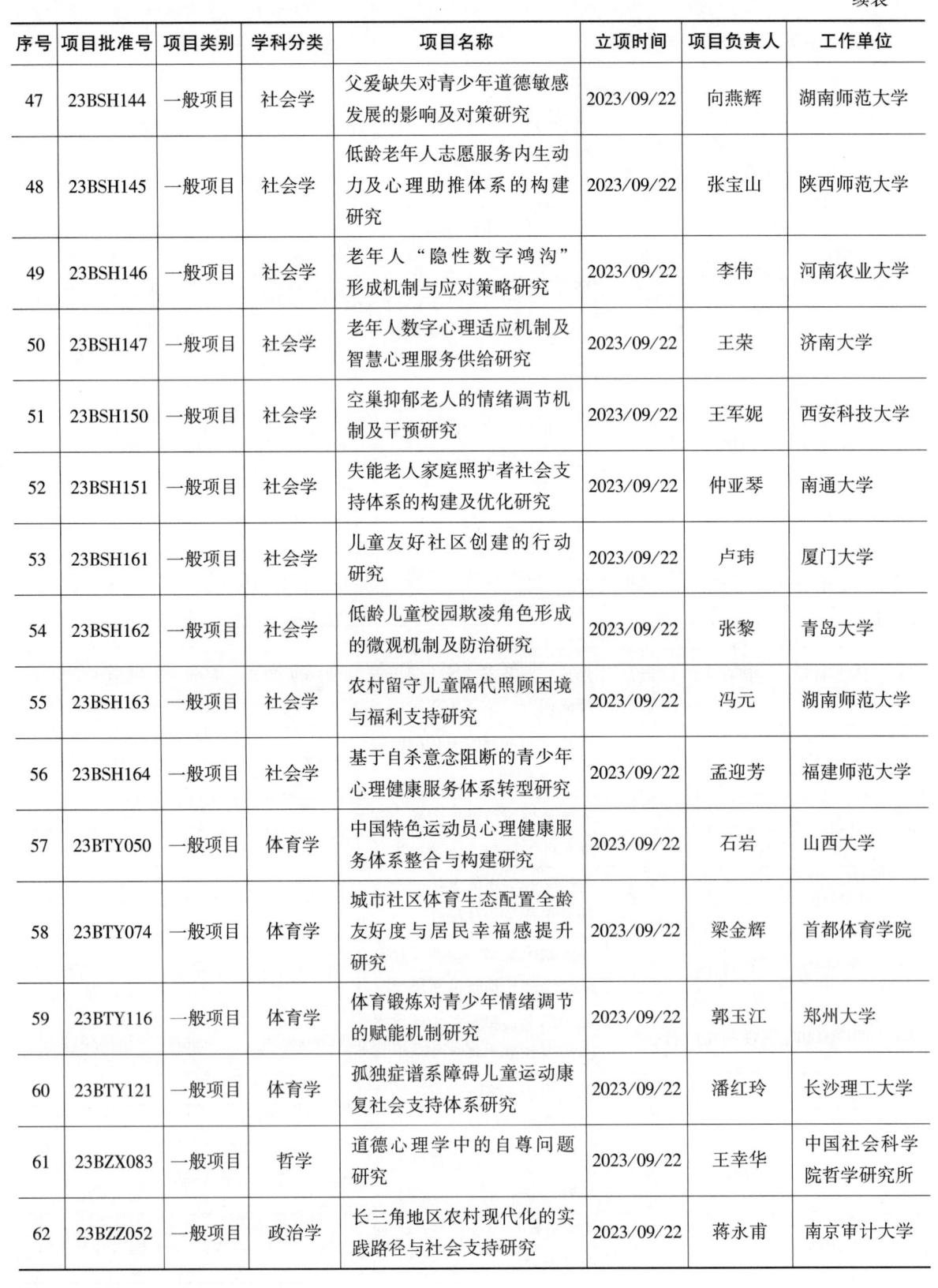

续表

序号	项目批准号	项目类别	学科分类	项目名称	立项时间	项目负责人	工作单位
47	23BSH144	一般项目	社会学	父爱缺失对青少年道德敏感发展的影响及对策研究	2023/09/22	向燕辉	湖南师范大学
48	23BSH145	一般项目	社会学	低龄老年人志愿服务内生动力及心理助推体系的构建研究	2023/09/22	张宝山	陕西师范大学
49	23BSH146	一般项目	社会学	老年人"隐性数字鸿沟"形成机制与应对策略研究	2023/09/22	李伟	河南农业大学
50	23BSH147	一般项目	社会学	老年人数字心理适应机制及智慧心理服务供给研究	2023/09/22	王荣	济南大学
51	23BSH150	一般项目	社会学	空巢抑郁老人的情绪调节机制及干预研究	2023/09/22	王军妮	西安科技大学
52	23BSH151	一般项目	社会学	失能老人家庭照护者社会支持体系的构建及优化研究	2023/09/22	仲亚琴	南通大学
53	23BSH161	一般项目	社会学	儿童友好社区创建的行动研究	2023/09/22	卢玮	厦门大学
54	23BSH162	一般项目	社会学	低龄儿童校园欺凌角色形成的微观机制及防治研究	2023/09/22	张黎	青岛大学
55	23BSH163	一般项目	社会学	农村留守儿童隔代照顾困境与福利支持研究	2023/09/22	冯元	湖南师范大学
56	23BSH164	一般项目	社会学	基于自杀意念阻断的青少年心理健康服务体系转型研究	2023/09/22	孟迎芳	福建师范大学
57	23BTY050	一般项目	体育学	中国特色运动员心理健康服务体系整合与构建研究	2023/09/22	石岩	山西大学
58	23BTY074	一般项目	体育学	城市社区体育生态配置全龄友好度与居民幸福感提升研究	2023/09/22	梁金辉	首都体育学院
59	23BTY116	一般项目	体育学	体育锻炼对青少年情绪调节的赋能机制研究	2023/09/22	郭玉江	郑州大学
60	23BTY121	一般项目	体育学	孤独症谱系障碍儿童运动康复社会支持体系研究	2023/09/22	潘红玲	长沙理工大学
61	23BZX083	一般项目	哲学	道德心理学中的自尊问题研究	2023/09/22	王幸华	中国社会科学院哲学研究所
62	23BZZ052	一般项目	政治学	长三角地区农村现代化的实践路径与社会支持研究	2023/09/22	蒋永甫	南京审计大学

续表

序号	项目批准号	项目类别	学科分类	项目名称	立项时间	项目负责人	工作单位
63	23CRK006	青年项目	人口学	空巢老人生活质量的多维脆弱性评估与社会支持政策研究	2023/09/22	李安琪	中共上海市委党校
64	23CSH052	青年项目	社会学	农村老年人多重社会网络的健康效应及其影响机制研究	2023/09/22	李荣彬	安徽大学
65	23CSH053	青年项目	社会学	老龄少子化背景下家庭照料代际冲突与应对机制研究	2023/09/22	卢婷	湖南女子学院
66	23CSH054	青年项目	社会学	农村慢病老人健康促进的社会工作干预研究	2023/09/22	姚红	中央民族大学
67	23CSH060	青年项目	社会学	数字时代下老年人社会疏离的形成机制与应对策略研究	2023/09/22	蒋炜康	湘潭大学
68	23CSH063	青年项目	社会学	家庭养老照护的社会支持体系研究	2023/09/22	牛畅	北京建筑大学
69	23CSH087	青年项目	社会学	数字时代家庭累积风险对农村留守儿童心理健康的影响机制研究	2023/09/22	赵丽芬	南京师范大学
70	23CSH088	青年项目	社会学	易地扶贫搬迁社区儿童的多重困境与社会支持体系构建研究	2023/09/22	崔萌	中央财经大学
71	23CSH089	青年项目	社会学	社会工作分级分类干预视角下的农村青少年校园欺凌问题研究	2023/09/22	熊若杉	华中农业大学
72	23CSH090	青年项目	社会学	班级地位等级性对青少年心理行为问题的影响及其作用机制研究	2023/09/22	潘斌	山东师范大学
73	23CSH091	青年项目	社会学	青少年首发抑郁症的前瞻性筛查和个性化预防研究	2023/09/22	张琳	华中师范大学
74	23CSH092	青年项目	社会学	青年父母职业倦怠与养育倦怠共存风险及防控研究	2023/09/22	张涵	临沂大学
75	23CSH093	青年项目	社会学	青少年抑郁的社会化效应及其机制研究	2023/09/22	杨逸群	山东理工大学
76	23CSH094	青年项目	社会学	父母手机冷落行为影响儿童心理健康的追踪及干预研究	2023/09/22	张永欣	信阳师范学院
77	23CSH095	青年项目	社会学	残障儿童家庭抗逆力建构机制与社会支持体系优化研究	2023/09/22	陈仁兴	山东大学

续表

序号	项目批准号	项目类别	学科分类	项目名称	立项时间	项目负责人	工作单位
78	23CTQ009	青年项目	图书馆、情报与文献学	数智时代基于多模态数据的儿童数字幸福感综合测量及影响因素研究	2023/09/22	冯昌扬	华中师范大学
79	23CZX056	青年项目	哲学	藏医学身心观视角下的心理疾病"躯体化"现象研究	2023/09/22	周则加	青海大学
80	23CZZ047	青年项目	政治学	公众政治心理韧性的测量体系与提升机制研究	2023/09/22	余泓波	南京师范大学
81	23XMZ050	西部项目	民族学	藏族学生学习国家通用语言的心理机制及策略研究	2023/09/27	马小凤	西北师范大学
82	23XMZ057	西部项目	民族学	西藏农牧区传染病患者网络社会支持模式研究	2023/09/27	张金静	西藏民族大学
83	23XMZ064	西部项目	民族学	民族地区农村0—6岁孤独症儿童早期语言能力评估和干预策略研究	2023/09/27	努尔署瓦克·托列别克	新疆师范大学
84	23XRK001	西部项目	人口学	国际比较视野下中国老年人心理健康的变迁趋势及影响因素研究	2023/09/27	葛廷帅	西安交通大学
85	23XSH005	西部项目	社会学	空间理论视域下青少年虚拟社交风险的生成机理与网络社会工作介入研究	2023/09/27	刘斌志	重庆师范大学
86	23XSH007	西部项目	社会学	人口流动视角下西南地区困境儿童家庭的反脆弱性研究	2023/09/27	刘小侨	中共重庆市委党校
87	23XSH010	西部项目	社会学	我国困境儿童保障政策优化策略研究	2023/09/27	陈世海	宜宾学院
88	23XSH014	西部项目	社会学	云南边境县城社区心理服务体系建设研究	2023/09/27	罗鸣春	云南民族大学

教育部人文社会科学研究项目

2023 年度教育部人文社会科学研究新疆项目立项一览表

序号	学科门类	项目名称	项目类别	项目批准号	申请人	学校名称
1	社会学	南疆长寿老人健康老龄化生活模式的民族志研究	青年基金项目	23XJJC840001	胡刚	新疆医科大学

2023 年度教育部人文社会科学研究专项任务项目（高校辅导员研究）立项一览表

序号	项目名称	项目批准号	申请人	学校名称
1	基于大数据技术的大学生心理健康提升研究	23JDSZ3159	徐晴	常熟理工学院
2	基于生涯发展的高职院校实践育人共同体构建研究	23JDSZ3027	冯益芙	常州纺织服装职业技术学院
3	大学生隐匿性心理健康危机网格化管理对策研究	23JDSZ3124	王雷	大连交通大学
4	新时代"健康中国战略"下高校心理健康教育体系的构建研究	23JDSZ3029	高茜	德州学院
5	大学生积极心理品质培育的路径与机制研究	23JDSZ3001	安敏	鄂尔多斯应用技术学院
6	基于多源数据融合的大学生心理健康智能评估与干预体系研究	23JDSZ3143	温浪奕	广东财经大学
7	融媒体时代大学生心理健康教育家校协同机制和成效评价模型研究	23JDSZ3087	母元红	广东机电职业技术学院
8	高校辅导员谈心谈话质量提升的多维路径研究	23JDSZ3122	王洁	广州城市职业学院
9	大学生心理问题早期发现和科学干预机制研究	23JDSZ3168	杨满云	贵州大学
10	破"卷"踏"平"：大思政育人格局下大学生生涯适应力培养与提升研究	23JDSZ3138	魏涛	河南工业大学
11	大学生积极心理品质培育的路径与机制研究	23JDSZ3086	孟健男	黑龙江中医药大学
12	大学生心理问题早期发现和科学干预机制研究	23JDSZ3170	杨玉赫	黑龙江中医药大学
13	大学生"社恐"的心理和认知神经机制及干预	23JDSZ3070	刘邵磊	衡阳师范学院
14	大学生"社恐"现象的心理机制与有效应对研究	23JDSZ3171	叶丽霞	惠州工程职业学院
15	大学生"社恐"现象的心理机制与有效应对研究	23JDSZ3034	郭小雨	嘉兴南湖学院

续表

序号	项目名称	项目批准号	申请人	学校名称
16	基于ICON模型的辅导员谈心谈话能力提升策略研究	23JDSZ3048	巨梦薇	聊城大学
17	积极心理学视域下大学生日常性学业弹性提升路径与机制研究	23JDSZ3172	殷颢文	南京医科大学康达学院
18	网络圈层文化视域下"Z世代"大学生就业心态变化和引导对策研究	23JDSZ3088	聂玉波	宁波工程学院
19	大学生心理健康教育家校协同机制研究	23JDSZ3178	张莉	宁波卫生职业技术学院
20	基于情感分析的大学生积极心理品质培育的路径与干预机制研究	23JDSZ3046	姜彬	青岛大学
21	健康中国视角下大学生"社恐"现象的风险评估与预防机制研究	23JDSZ3080	吕帅	青岛港湾职业技术学院
22	增强高校辅导员与学生谈心谈话的针对性和实效性研究	23JDSZ3139	魏晓旭	山东商业职业技术学院
23	大学生"社恐"现象的心理机制与有效应对研究	23JDSZ3185	张英	沈阳化工大学
24	教育生态学视域下的"Z世代"大学生积极社会心态培育体系构建研究	23JDSZ3158	徐敏	台州学院
25	智慧建言团体心理辅导降低大学生自杀风险的干预研究	23JDSZ3163	许婷婷	潍坊医学院
26	大学生边缘群体的积极社会心态培育研究	23JDSZ3085	梅思佳	温州医科大学
27	大学生学业挫折复原力的干预机制研究	23JDSZ3017	董建红	西安石油大学
28	大学生"社恐"现象的心理机制与引导策略研究	23JDSZ3076	陆红芬	浙江工商大学杭州商学院
29	积极心理学视角下大学生抗逆力现状及提升路径研究	23JDSZ3165	闫娟娟	浙江金融职业学院

2023年度教育部人文社会科学研究西部和边疆地区项目立项一览表

序号	学科门类	项目名称	项目类别	项目批准号	申请人	学校名称
1	管理学	VUCA环境下Z世代青年工作繁荣影响机制与促进策略研究——基于生涯建构视角	规划基金项目	23XJA630001	付春香	甘肃政法大学
2	教育学	自我决定理论视角下父母养育动机对青少年抑郁的影响研究	规划基金项目	23XJA880009	徐华春	四川师范大学

续表

序号	学科门类	项目名称	项目类别	项目批准号	申请人	学校名称
3	教育学	个体中心视角下幼儿园教师情绪劳动的发展轨迹及提升策略研究	青年基金项目	23XJC880012	张少华	西安文理学院
4	心理学	基于认知重评视角探究校园受欺凌青少年抑郁的脑神经机制和免疫特征	规划基金项目	23XJA190001	姜红娟	海南医学院
5	心理学	父母情绪社会化影响儿童亲社会行为发展的生物—心理双向作用机制	青年基金项目	23XJC190002	张润竹	陕西师范大学
6	心理学	网络短视频使用对青少年心理健康的影响、机制及积极干预研究	规划基金项目	23XJA190002	刘衍玲	西南大学
7	心理学	社会认知视角下青年网络欺凌旁观者保护行为的混合研究与干预	规划基金项目	23XJA190003	赵永萍	西南大学
8	心理学	乡村相对贫困家庭幼儿自我控制的发展机制与干预研究	青年基金项目	23XJC190001	潘伟刚	重庆文理学院

2023年度教育部人文社会科学研究规划基金、青年基金、自筹经费项目立项一览表

序号	学科门类	项目名称	项目类别	项目批准号	申请人	学校名称
1	马克思主义/思想政治教育	Z世代消极情感的形成机制与消减对策研究	青年基金项目	23YJC710083	王健	常州工学院
2	马克思主义/思想政治教育	新时代粤港澳大湾区青年群体社会心态研究	自筹经费项目	23YJE710002	李伟群	华南理工大学
3	马克思主义/思想政治教育	大学生思想政治教育社会认同的心理机制及提升路径研究	青年基金项目	23YJC710099	谢宇格	南京林业大学
4	管理学	在线病患社会网络对抑郁个体健康的影响机制研究	青年基金项目	23YJC630214	姚晓旭	吉林大学
5	管理学	人工智能聊天机器人角色对顾客情感依恋的影响研究	规划基金项目	23YJA630132	张守刚	江西财经大学
6	管理学	县域儿童留守轨迹及其对心理健康的影响	青年基金项目	23YJC630231	张若晨	西安石油大学
7	管理学	复杂不确定环境下多模态数据驱动的个性化健康干预策略研究	青年基金项目	23YJC630215	叶建梅	重庆邮电大学

续表

序号	学科门类	项目名称	项目类别	项目批准号	申请人	学校名称
8	社会学	参与家庭照料对夹心代老年人健康的影响及支持策略研究	青年基金项目	23YJC840043	赵忻怡	北京大学
9	社会学	同伴效应视角下寄宿儿童心理危机的影响机制和干预策略研究	青年基金项目	23YJC840010	李继娜	北京师范大学
10	社会学	健康中国战略下智慧养老服务数据安全治理研究	规划基金项目	23YJA840021	武萍	广东外语外贸大学
11	社会学	基于健康生态学理论的老年人健康素养研究	规划基金项目	23YJA840006	贺苗	哈尔滨医科大学
12	社会学	困境儿童生命全过程服务链机制形塑与优化路径研究	规划基金项目	23YJA840025	张小宁	杭州师范大学
13	社会学	优势视角下同妻群体婚姻困境及社会工作干预机制研究	青年基金项目	23YJC840017	宋长慧	河南师范大学
14	社会学	青少年家校社协同生态系统中社会组织运作机制研究	青年基金项目	23YJC840036	张亮亮	南京财经大学
15	社会学	儿童青少年心理行为问题的追踪及社会工作动态干预机制研究	青年基金项目	23YJC840022	吴一涵	南京师范大学
16	社会学	老年教育对城乡老年人心理健康影响的比较研究	规划基金项目	23YJA840003	邓小军	萍乡学院
17	社会学	低收入家庭儿童暴力暴露风险识别与系统干预研究	青年基金项目	23YJC840012	李小青	深圳大学
18	社会学	青少年抑郁症产生的社会机理与社会工作干预研究	规划基金项目	23YJA840016	任娟娟	西北政法大学
19	社会学	青少年非自杀性自伤行为防治的家校医社协同体系构建与社会工作介入研究	青年基金项目	23YJC840038	张琼文	西南财经大学
20	图书馆、情报与文献学	高校图书馆"疗愈系书目"编制原则与方法研究	青年基金项目	23YJC870014	张思瑶	南京财经大学
21	教育学	教育数字化转型背景下数字韧性促进中小学生心理健康的研究	规划基金项目	23YJA880081	赵慧勤	山西大同大学
22	教育学	学前融合教育环境下基于社交故事促进孤独症谱系障碍儿童发展的干预研究	青年基金项目	23YJC880112	吴静	深圳职业技术学院

续表

序号	学科门类	项目名称	项目类别	项目批准号	申请人	学校名称
23	教育学	高职院校青年博士教师发展困境、职业韧性与成长激励研究	青年基金项目	23YJC880155	郑琼鸽	浙江工商职业技术学院
24	教育学	数字化赋能特殊儿童社会情感能力培养的协同机制研究	青年基金项目	23YJC880041	黄珊	浙江师范大学
25	心理学	青少年应激相关成长的促进机制及干预研究	青年基金项目	23YJC190002	陈一笛	北京林业大学
26	心理学	母亲侵入性对儿童社交焦虑的影响及认知神经机制研究	青年基金项目	23YJC190015	刘然	北京师范大学
27	心理学	自主支持型家庭教养方式的推广难点与解决对策	青年基金项目	23YJC190024	王苏	东北师范大学
28	心理学	共情对心理与行为问题的内隐负面作用——基于间接自调节模型和双刃剑模型的视角	青年基金项目	23YJC190026	王阳	广东金融学院
29	心理学	重复经颅磁刺激对网游成瘾者游戏渴求的干预效果及其神经机制	青年基金项目	23YJC190023	王凌霄	杭州师范大学
30	心理学	基于动态面部表情的社交焦虑者情绪识别与干预研究	青年基金项目	23YJC190035	袁晶	河北大学
31	心理学	儿童青少年抑郁情绪问题分级风险预测及优化干预方案	青年基金项目	23YJC190033	杨佳润	黑龙江大学
32	心理学	学校过渡期青少年积极发展的社会网络模型构建及干预研究	青年基金项目	23YJC190001	柴晓运	湖北医药学院
33	心理学	青少年积极冒险行为的发展机制与引导策略研究	规划基金项目	23YJA190011	张珊明	湖南科技大学
34	心理学	家长干预对青年游戏障碍的防控效果及动态作用机制	青年基金项目	23YJC190036	袁明	湖南中医药大学
35	心理学	中学校园欺凌者的共情缺陷及干预研究	规划基金项目	23YJA190006	罗品超	华南师范大学
36	心理学	我国老龄化进程中老年人精神赡养的影响因素与实现方式	青年基金项目	23YJC190005	范云歌	华南师范大学
37	心理学	思维模式影响青少年攻击行为的情绪机制及干预研究	青年基金项目	23YJC190012	蒋雅丽	华南师范大学

续表

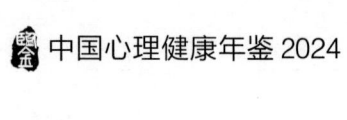

序号	学科门类	项目名称	项目类别	项目批准号	申请人	学校名称
38	心理学	不确定环境下强迫症患者学习过程的神经机制及HD-tDCS干预	青年基金项目	23YJC190016	刘婉婷	华南师范大学
39	心理学	低社会经济地位青少年内化问题的心理机制及干预研究	青年基金项目	23YJC190025	王艳丽	江苏师范大学
40	心理学	急性心理应激对双重认知控制的影响及其神经调控研究	青年基金项目	23YJC190018	齐铭铭	辽宁师范大学
41	心理学	冲突健康信息的扩散效应及其应对策略研究	青年基金项目	23YJC190006	付春野	南开大学
42	心理学	睡眠对动作序列与知觉序列内隐学习离线巩固的影响及其神经机制	青年基金项目	23YJC190014	凌晓丽	山东师范大学
43	心理学	创造潜能对大学生心理健康的影响及其心理机制	青年基金项目	23YJC190040	赵敬雯	上海交通大学
44	心理学	中国古典背景音乐联合软笔书法训练改善自闭症儿童情绪和认知功能的效果及脑电机制研究	青年基金项目	23YJC190041	赵旭东	上海师范大学
45	心理学	抑制控制对青少年短视频成瘾发生的影响机制及干预研究	规划基金项目	23YJA190002	迟新丽	深圳大学
46	心理学	焦虑青少年恐惧泛化和消退的机制及其干预研究——基于执行功能视角	青年基金项目	23YJC190003	窦皓然	四川师范大学
47	心理学	情境与目标转换对青少年情绪调节灵活性的影响及神经机制	青年基金项目	23YJC190008	高伟	四川师范大学
48	心理学	共情影响恶意创造力表现的神经机制及无创神经调控	青年基金项目	23YJC190009	高桢妮	四川师范大学
49	心理学	青少年网络欺凌中"逆转的旁观者效应":个体路径与群体路径	青年基金项目	23YJC190022	王锦	天津师范大学
50	心理学	近期压力与童年创伤的交互对大学生非自杀性自伤的影响机制:追踪和干预研究	规划基金项目	23YJA190014	宗敏	外交学院
51	心理学	学校氛围对青少年游戏成瘾发展轨迹的影响及干预研究	青年基金项目	23YJC190017	聂倩	西南大学

续表

序号	学科门类	项目名称	项目类别	项目批准号	申请人	学校名称
52	心理学	高龄老人认知控制的老化机制：神经基础与干预研究	青年基金项目	23YJC190039	赵海潮	西南大学
53	心理学	网络游戏障碍的记忆提取消退干预研究	规划基金项目	23YJA190004	雷威	西南医科大学
54	心理学	日间光照对夜间睡眠和睡眠内稳态驱力的影响及其神经机制	青年基金项目	23YJC190034	杨敏齐	郑州大学
55	体育科学	智力残疾青少年身体活动和心理健康的行为机制及干预研究	青年基金项目	23YJC890049	杨文	湖北大学
56	体育科学	基于PERMA理论的体育促进农村留守儿童心理健康研究	规划基金项目	23YJA890024	任玉嘉	湖南第一师范学院
57	体育科学	孤独症儿童运动功能评价体系构建与发展路径研究	规划基金项目	23YJA890020	裴晶晶	吉林大学
58	体育科学	体育锻炼减缓女性产后抑郁症的理论模型建构及机制研究	规划基金项目	23YJA890004	杜小霞	上海体育学院
59	体育科学	基于fNIRS下VR太极对大学生抑郁症患者脑激活的影响及其机制研究	规划基金项目	23YJA890049	张颖慧	武汉体育学院
60	体育科学	基于动作发展的运动游戏干预对幼小衔接儿童身心健康促进的实证研究	青年基金项目	23YJC890056	赵盼超	中国地质大学（北京）
61	交叉学科/综合研究	非自杀性自伤青少年述情障碍特征的心理机制及个性化心理干预研究	规划基金项目	23YJAZH198	张蕾	安徽医科大学
62	交叉学科/综合研究	后疫情时期青少年负面情绪的生成逻辑、演化路径与纾解机制研究	规划基金项目	23YJAZH108	戚明钧	杭州电子科技大学
63	交叉学科/综合研究	基于心流体验的老年用户社交媒体使用行为机理与适老化策略研究	青年基金项目	23YJCZH007	曹园园	杭州电子科技大学
64	交叉学科/综合研究	供需适配视角下基层医疗卫生机构健康素养概念、运行机制及提升策略研究	规划基金项目	23YJAZH136	童莺歌	杭州师范大学
65	交叉学科/综合研究	基于多模态数据融合的青少年抑郁症自动识别技术研究	青年基金项目	23YJCZH067	郭芝源	合肥师范学院

续表

序号	学科门类	项目名称	项目类别	项目批准号	申请人	学校名称
66	交叉学科/综合研究	体医融合理念下孤独症儿童精准运动处方库构建及应用研究	规划基金项目	23YJAZH088	刘玉倩	岭南师范学院
67	交叉学科/综合研究	健康中国背景下肥胖儿童主动健康行为的代际传递机制及干预模式研究	青年基金项目	23YJCZH337	周云平	青岛大学
68	交叉学科/综合研究	系统功能语言学视阈下抑郁症患者话语研究	规划基金项目	23YJAZH052	胡宗兵	山东第一医科大学
69	交叉学科/综合研究	父母养育倦怠对青少年短视频成瘾的影响及作用机制	青年基金项目	23YJCZH220	王鹏程	上海交通大学
70	交叉学科/综合研究	基于积极发展资源理论的自闭症儿童父母心理弹性影响机制及提升路径研究	规划基金项目	23YJAZH164	邢靖文	上海师范大学天华学院
71	交叉学科/综合研究	水中运动改善自闭症儿童心理功能的效果和机制研究	规划基金项目	23YJAZH035	高淑青	天津体育学院
72	交叉学科/综合研究	青少年非自杀性自伤行为的认知神经机制及早期预测模型构建	青年基金项目	23YJCZH106	李申	天津医科大学

附 录

附录一：

《中国心理健康年鉴》创刊座谈会
暨编委会第一次全体会议专家建议

时间：2024年6月6日9：00

地点：中国社会科学出版社一层会议室

1. 甘怡群（中国心理学会行为与健康心理学专业委员会主任，北京大学心理与认知学院教授）

我先抛砖引玉吧。时效性是作为工具书的年鉴尤为重要的特性，心理健康年鉴不仅仅应该包括一般心理健康的研究，还要结合中国文化的特点，以及当下的时代特征，包括一些不太积极的方面，比如中国青年人的内卷躺平的问题，以及有些青少年缺乏生命意义感等。当然，青年人当中还有积极奋斗的一面。这就涉及创办本年鉴的宗旨与初心，虽然我们编辑心理健康年鉴，可能主要让人想到心理健康的问题，但是我们也要从正面和积极的角度讲心理健康，这部分的内容将来要占很大的比重。比如，我们如何增加青少年和老年人的幸福感、心理福祉以及生活满意度等。中国社会科学出版社站位是非常高的，我们希望年鉴能够激励大家在心理健康当中不断成长，而不是只强调如何应对抑郁、焦虑这些比较传统和消极的东西。

另外年鉴还要多反映当前最前沿的研究方法，比如人工智能、机器学习。我作为一个国际杂志的主编，看到许多中国学者在这方面是非常踊跃的，所以特别编辑了机器学习的专刊，还要做生成式AI的专刊。机器学习、人工智能AI等都可以成为研究心理健康的新方法。还有生态瞬时评估等前沿方法也应该考虑收录进来。

2. 李娟（中国心理学会老年心理学专业委员会主任，中国科学院心理研究所研究员）

我觉得特别荣幸也特别高兴能够加入心理健康年鉴的编辑工作中来。我是中科院心理所做老年心理学研究工作的，年鉴内容的排列标准之一也恰好按年龄段划分。目前的内容从综述、政策法规、论文，到后面的调查报告和著作，一直到当年的学术动态等，都收录到年鉴中了，应该说还是很全面的。

我对论文荟萃第三部分有一小的建议。这个部分的内容应该主要是由两个学会的老年分会提供的。我们在征集2023年发表的中英文文章时，进行了广泛动员，大家积极地交来很多文章。我建议在论文荟萃的前面要有一个简单介绍，因为目前的文章排序不知道按什么标准进行的。老年心理健康主要涉及情绪健康、认知健康和社会健康等问题，这可以成为排序的一个维度。另外一个维度也可以按照机制、评估和干预促进来排序。如果文章能够按照某个维度或者标准进行排序会更好一点。论文荟萃前面的介绍讲明，论文（如老年研究）是围绕两横两纵的维度或者新的维度进行排序的，这样简单明了，增加可读性。

3. 郭永玉（中国心理学会心理学与社会治理专业委员会主任，南京师范大学心理学院教授）

年鉴的工作的确是非常重要，刚才听了各位领导、各位老师的介绍，收获很多。

翻阅过图书的目录后，我跟李娟老师的印象或者想法有比较一致的地方。首先，将中英文论文分成两块，这是否合适？从阅读习惯来讲，把英文的文章作为目录呈现时，都应该还配有中文。可以考虑按照文章的内容混排，分主题排序论文，而不要把中文和英文分为两个部分，这样效果可能更好一点。还有一点建议，目录是不是可以单独做成主题目录，以便让读者能够更好地使用年鉴，在逻辑上给人更系统的感受，使年鉴成为一本具有内在联系的工具书。

另外，论文荟萃中的单篇文章能否由编委会或者是编辑部提供若干样例，统一一下篇幅，比如，单篇大体控制在1000字或者1500字之内。还可以参考《心理学报》《心理科学》，以及各种微信公众号上好的文章和推文，它们的写作风格各不相同，年鉴的编辑可以参考一下，使学术论文具有大众或者非专业人士读懂的风格，以达到最佳的科普传达的效果。

4. 辛自强（中国社会心理学会社会心理服务专业委员会主任，中国人民大学心理学系主任、教授）

出版《中国心理健康年鉴》是很好的事情。年鉴有各种类型的，各个学科，年鉴曾经在历史上形成过一个学派：法国年鉴学派，年鉴学派的文章通常由业内大牛来撰写，其定位很高。而我们的年鉴做法有所不同，主要提供关于学科进展的完整综述。

关于我们这个年鉴的定位，我提点想法，仅供参考。我们究竟要把它做成学术研究进展的浓缩版，还是做成一个引导学术发展方向的展望版？若是做方向引导的话，我们写给什么人看？受众定位在纯学术界，还是给政府、给企业或者给公众看？这些不同定位是有差别的。对公众和实践部门来讲，他们更关心的不是变量关系，而是现状的情况是怎样的。比如心理健康，如何介定每一种心理疾病的标准是什么？年鉴中对这些确切的东西有所表达很重要。我建议，如果考虑受众是应用实践者、公民大众和政府机关，那我们主要的目标应该放在加强注重描述性知识内容，特别是如何解决问题的方法知识。如果是为了满足纯学界需求的话，我们则应该加强对学科整体性进展、某个领域整体进展以及某个方面的原创性成果的汇集。因此，年鉴编撰的大原则是要琢磨我们的定位在哪儿，以及想给谁看。总之，《中国心理健康的年鉴》要具有战略性、整体性，要有导向性、引导性。

5. 许燕（中国心理学会积极心理学专业委员会主任，北京师范大学心理学部教授）

我之前做北京市社会心理学会会长的时候，每年会去参加中国社会科学院的学术年鉴活动，并要为他们提供稿件。他们当年是怎么做的呢？首先是要组织一个团队，在他们比较认可的期刊中选择有需要的文章，主要是把某期刊这一年的目录全都拿过来选择。选择之后，要写成一篇文章，就要将文章按问题进行分类，比如，当年研究者都聚焦在什么问题上，这些问题之下都包含了哪些文章，再把论文主要内容荟萃出来，形成文章的基本架构。

其次，其他年鉴都有序，要对这一年所有研究成果进行高一层的概括。年鉴要让大家了解 2023 年研究者聚焦的问题都有哪些，比如，疫情带来的心理影响，或者青少年的凸显问题等。聚焦问题可以从各类论文的篇数看到个大概，但如果有一篇总结文章，可能会更好，并适当对未来研究趋势进行合理预测。

如果我们能把每一年的心理学主流问题概括出来，那么年鉴就一定会具有时代性了。等到回头看时，无论是 10 年，抑或 40 年，一下就能看到中国研究的一个学术发展脉络或者一个动向。这个当然要比文章的罗列更好、更有意义。文章分类可以按年龄分，也可以按照问题或者领域来分。这样才能更好让大家从中汲取不同的知识。还有，我看了一下第六篇的学术动态，其中只写了机构，尚缺大事记。这一年里面有什么样的心理学大事记和心理健康有关，我觉得还可以再搜集补充一点。

另外，应该为整个心理健康做些导向性的工作，比如，从文章中看出了什么问题，整体的现状是什么样的，最好还要做一些原因的分析以及提供如何解决问题和落实落地的措施，特别是关于社会心理服务有效方法的文章，以增强该年鉴的实用性。

6. 姚翔（中国社会心理学会应用社会心理学专业委员会主任委员；北京大学心理与认知科学学院副院长，研究员）

年鉴不单讲容量多大，内容多丰富，更重要的是，要考虑我们编的年鉴要谁来看？受众是谁？一般来讲，应用心理学更强调那些非学者的应用实践者，要考虑他们看这书的想法是什么，他们要获取怎样的知识，他们能为一些量表或者工具找到应用场景的思路和方法。但如果年鉴受众定位在学者，那么就要进行理论分析了，比如，要阐述敏感的自杀率问题，就要根据这一年的数据的影响，进行科学的推论。许老师提到的分析综述文章，就是要我们把问题提取分类出来，或者把主要研究发现总结评述后放在一起。还有一个思路，年鉴也可以为相关政府和企事业单位领导者做政策参考。我们用什么方式做我们的心理健康年鉴编撰工作？要鼓励大家积极主动投稿，有了大量投稿，进行综述就有好的基础了。调动积极性的方法包括，要让作者知道写了年鉴文章之后，能不能算工作量？《心理科学》《心理学报》专刊文章，在专供年鉴时，如何转化为绩效？若有这方面的政策，大家的积极性就会高一些，编撰工作就会方便一点。

7. 闫洪丰（《社会心理服务体系建设》系列丛书主编，华夏时报社党委副书记）

这个年鉴是非常有必要的，也代表我们心理学界的使命感。我负责政策法规的提供，参与了起草。政策里面不仅包括全局性，更带有普通性的文件，它们代表了心理健康事业的方向性、权威性和合法性。关于实践部分我有两点建议：第一，我参加过一些相关的国家级重大活动和一些全国性的会议，这些活动和会议能否也纳入进来？另外，一些地方在心理健康服务实践方面也做得比较好，是否也可考虑纳入进来？第二，刚才前面的几位老师说到过，虽然年鉴以心理健康内容为主，但是否也可考虑一些关联性、融合性的工作？比如，将与社会治理相关的工作也纳入。

8. 孙时进（中国社会心理学会常务理事兼整合心理学专业委员会主任委员，复旦大学心理研究中心主任、教授）

年鉴是不是可以有这样一个基本的定位：像政府建造的高速公路，可以供各种车辆跑。如果可以这样定义的话，那么第三篇部分划分的逻辑还不清楚。总体来说，应该要包括去年发展的情况，如重大学术活动，以及大型的政府活动等，重要的学术论文和论著等。除了列出书刊和论文的名字来，还要列出基础的数据，如在哪个领域发表多少篇文章。我们要明确，年鉴是给谁看的？若提供给政策制定者看，就可提供一个思路。比如自杀，虽然准确的数据我们不一定能拿到，但自杀比例等还是可以说明自杀者中真正的精神病人占比例并不高，可能更多的还是社会问题。如果政策制定者能够知道这些数据，很显然他们应对的政策就会是不一样的。除此之外，还可以给研究者提供思路。例如从某个研究领域的历史数据可以看到，社会心理学可能正在转向，某类文章比去年递增了多少。所以透过数据，可以使研究者的思路扩展。现在社会学的CGSS就收集一系列的基础数据，年鉴将来的模式是否可能像CGSS那样，成为理论上国家投资的高速公路。有些事情是一般人做不来的，如一般研究者如何去调查自杀问题？这个需要在政府的支持下才能进行。高速公路就是这样，一方面要投资，提供贷款，另一方面建成后要收费。CGSS提供的数据有些是要收费的，使用者用完之后觉得有用，就会有更多人开始使用。

年鉴要提供数据。那么为什么由我们提供呢？我们的队伍组成是专家，甚至是一些得到像精神卫生中心等政府部门支持的专家，他们提供的数据基本是准确的。我们基本把方方面面心理健康的数据都提供出来，比如，重要的大型会议收录的数据，可以包含国家级甚至民间采集的数据。出版后，政府可以利用、学者可以使用、第一线工作人员也可以用。比如有关自杀的数据，就可以提醒全社会都来重视精神-心理卫生工作。如果数据显示，心理问题的原因是因为经济下行，则我们就可以提醒制定政策者、社会工作者等，要关注民众的社会福利，增强他们的获得感等。未来要考虑再结合AI的逻辑框架，使我们提供的数据能够更好地服务于社会各界，为政府提供重大支持。目前第三篇的分类主要依照年龄：儿童、成年、老年、大学生，虽然结构很好，但逻辑分类还可以更精细，最好按照专题和领域分类，让读者可以按需选择，且每类中每年发表的文章和书籍的数量很容易统计出来，这样就自然知道该领域的发展动态了。

我提的意见也不成熟，供大家参考。

9. 姜长青（中国心理卫生协会常务理事，中国心理学会心理咨询师工作委员会副主任，首都医科大学附属北京安定医院主任心理师）

我觉得，现在的内容主要都是公开发表的东西，但还有许多在公开平台上查不到的东西，是不是也应该考虑收录进来？各个学会其实做了很多工作，特别是亮点的工作，但没有公开发表。若能收录进来，这对读者来讲还是很有参考价值的。

还有，论文荟萃按照儿童、青少年、大学生、老年等年龄顺序编排，有些内容的研究在儿童那里可能有，在老年那里也有，青少年那里也会有，但在成年人那里却很少。所以，是不是考虑还是按照研究领域来分类。

10. 李焰（中国心理卫生协会大学生心理咨询专业委员会主任委员，清华大学学生心理发展指导中心首席专家、教授）

非常荣幸进入编委会为中国心理健康年鉴做一些事。我直奔主题谈两个想法：

一是关于第一篇心理健康的综述部分。目前分类是按照领域整理的，其中包括了人工智能 AI、特殊的社会治理样本和社会服务体系内容等，有些杂。是否能够考虑用一些特殊主题，来作为分类的标准？

二是关于如何对我们分会的人员加以组织和分工。我们有三个副主任，是不是让每个副主任分管一个主题，然后再将分会专家进行分工组织；是否分会专家也可以有一些自留地来组织撰写工作。这都需要提供一个更详细的工作方案，以便专家统一协调。

11. 李红（中国心理学会情绪与健康心理学专业委员会主任，华南师范大学心理学部副部长，四川师范大学脑与心理科学研究院院长、教授）

受邀到这儿参加研讨很高兴，能够见到这么多的专家，更是特别的高兴。这是年鉴的首卷创刊号，它应该基本上决定了未来年鉴的样子了，所以今年这个首卷就特别重要。当然，我们可能还会面临到一个刚才很多老师都提到的问题，这个年鉴究竟让谁来读？所以还是回到了最早提及的问题，我们年鉴的定位是什么？如果是学科性的、科学研究性的定位的话，可以学一学 Annual review of psychology。若以它为榜样，首先从体例来看，最后内容的编撰可能不是编年的方式，不是儿童怎么样、青少年怎么样、大学生又怎么样。以这种方式编辑，可能不太会帮助未来的读者很快找到要看的东西。而如果按照主题的方式编辑，比如说过去一年里面情绪调节研究的发展如何，这种方式会让读者读起来更加方便一些，免得让他们再反复在儿童分类寻找需要的东西，这个会很麻烦。其次，在分类前面加个简单的综述，是特别重要的。我的建议是分专题而不是按年龄段进行分类。分年龄段有诸多的不方便，而分专题更方便一些。当然，分专题就有一个问题，谁来负责分类和撰写简单综述？这里就需要内生动力了。写这种年鉴的人一定不是年轻人，不是那些有提职称需要的人，不是那些有发表论文压力的人，它需要真正的业界权威，没有上述的强烈需要，而只单纯想为社会做出贡献。后者在相关领域里有资格来进行总结，有眼光对当年的发展情况加以综述和概括，然后用能够代表国家的水平和对未来发展的情况和趋势进行预测。我觉得，更高的学术性不是要求我们一定要在这个领域要有多么的创新，只是对已有文献进行总结，再对总结加以评论，而这个评论足够具有新颖性，这个新的东西就会在一定程度上引领未来研究的方向的。比如，我前年发表的文章被收录，收录之后只有一句话，说"某某那个文章所谈的某个问题是本领域极少的几篇研究之一"。这句话的含义是什么？它意味着，这个是原创，以后类似的东西还可以有更多，你可以按照这个跟风跟进。如此的编辑风格，以我的理解，未来的读者群一定是做研究的人，或者是学习做研究的人，而一定不是应用领域的人。进行应用领域研究的人，他们更希望知道，解决问题和难题应该怎么采取方法和途径。他们希望读了年鉴后，指导别人是怎么研究，而研究结果又是怎么应用的。读者在读指导如何解决问题的内容后，就可以在自己的生活领域加以应用了，所以这个应该是一个整体的链条。我们年鉴做成什么样？我个人觉得，这个年鉴应该是写给做研究的人看的，而不是写给做应用的人看的。

12. 徐琴美（中国社会心理学会儿童发展与社会政策专委会主任，浙江大学教育学院学习与认知科学研究中心主任、教授）

今天我学到了很多。提到年鉴，我首先想到的是数据。无论是什么样的专题，相关数据的呈现都是很重要的。现在大家都讲流量，有重要数据的东西就会有很多人来读，而如果只是文献综述，会有多少人读？数据的呈现会更为全面或者更具有精准性。所以关于年鉴内容呈现的问题，我特别同意各位专家提议的用专题或主题进行分类，而不是只用年龄段分类。年鉴创刊号之后，还会有第二卷、第三卷等，是否要有一个关于年鉴的指导思想、定位、目标，以及它的特色、宗旨等的指南之类的文章，我们不可能什么都做，指南要告诉大家这里面主要做什么，主要呈现什么，年鉴内容完成后对受众有什么作用等。当然，最终还是要体现在流量上，若一本书没人读、没人用，其效果就不好。

那么，究竟哪些内容是大家都想看和用的？要收集的文章有那么多，再加上改写或者缩写等，挺费时费力的，或许还吃力不讨好，因为简单概括后或许还不能反映文章原来的东西。比如，关于儿童自闭症、多动症等的文献，不如就将文献题目简单列在上面就好，读者看了这个分类题目，可能就想看原文，那就提供给他查找的途径。我以为，年鉴中最重要的笔墨应该还是要放到重要的数据上，再加上一个简单的总结。总之，要明确整个年鉴的指导思想、定位、特色、目标、宗旨等，就算我们首卷还做得不够，以后各卷依据这些框架，也会做得越来越好的。

从当前的目录上看，论文和著作是分开列出的。论著方面是否要有一个总体的描述，也分几个专题的类别，大致有一个主要的内容体现。而论文部分中间又加上了一个调查报告。调查报告除刚才有老师提到的成果外，还有媒体报告、新闻报道等，这些如何体现出来？调查报告似乎放在动态里面较好，动态里面包括了重要机构的会议和学术活动等。论文、著作、动态报告等为读者提供了关于心理健康事业的全貌，而这个全貌对于那些研究生和后辈学生等都十分有助益。他们一看这个概括性的东西，就知道心理学有哪些机构，有哪些平台载体或者期刊。年鉴提供的这些信息具有全面性和数据的权威性，还有材料的可读性，可供广泛读者长期和反复引用。我觉得，这些方面如果我们能够做得很好，其阅读实用性就会比较高，读者就不用到处找资料了，只要翻看一本年鉴，就能找到相关信息，甚至有人将一年的情况和趋势等的相关信息，都用报告形式总结、梳理好了。

最后，我想还有一个问题，这本年鉴叫作《中国心理健康年鉴》，因为心理健康的概念很宽泛，不同人有不同的理解，肯定不能无边无际，什么都包括，什么都纳入。《中国心理健康年鉴》要确定一个明确的范围，先把范围内的东西做好，比如包括论著入选的标准是什么，其依据是什么，流程是什么等，要把方法学和原则性的东西在前面交代说明一下，以后大家就知道读到的内容是什么，以及如何去读它了。

13. 王力（中国心理卫生协会青少年心理卫生专业委员会副主任，中国心理学会医学心理学分会副主任，中国科学院心理研究所研究员）

第一，关于整个年鉴的编撰，我个人觉得还是用记事体的方式呈现比较好，尤其是要选好主题。

第二，是关于文章选取的时间点问题。我推荐的文献有的是 2022 年下半年或者年底发表的，但若将选取点严格放到 2023 年初，那么一些好的成果可能就没法概括进来。年鉴时间点能不能稍微往前推一点，比如到 2022 年 8 月之后。

第三，关于文章体例的问题。现在的心理学杂志在收录论文时，对撰写人的要求比较高，除了要求完成一般性任务外，还要求对研究本身进行详细的介绍。这样文章的体例形式，对于读者来说，会有更多的收获，对学术的贡献也更大些。

第四，年鉴应该按照时间顺序，纳入 2023 年的主要科普大事记，记录各种心理学的科普活动。

另外，关于书籍收录的部分，据我了解，去年出版社曾出版了一系列的各种心理与精神病防治指南，既包含药物治疗，也包含心理治疗，我们可以考虑将它们作为重要内容之一，也纳入年鉴中来。

14. 刘正奎（中国心理学会心理危机干预工作委员会主任委员，中国科学院心理研究所研究员）

第一，年鉴开启难能可贵，因为凡事总要有一个开始，要尽量先把它做出来。

第二，我们每个人接受分派的任务时，都有自己选择的标准，所以应该有一个相对统一的指标，告诉大家到底要选什么文章和著作进来。建议可否考虑第一步先使用人工智能刷一部分内容，只要有硬性指标，用机器选择会显得更为专业一些。待机器选择之后，第二步我们再对文章做一些标签，下一年度年鉴编撰工作就可以用这些标签让机器学习进一步完善指标体系。指标体系不断完善，再加上专家的判断，就会使得每次选择判定变得更为全面，滚动下去的话，年鉴就可以建立起自己的标签和指标体系，编选工作也会越来越完善。

15. 何凡（首都医科大学附属北京安定医院儿科主任，中华医学会精神病学分会儿童学组副组长）

我是一名临床医生，而大多数老师都是做研究的，从医生的角度而言，虽然聚焦点跟大家有点不太一样，但真的从各位教授的发表意见中学到了很多，也开阔了我的视野。我代表安定医院郑毅老师来参加会议的，我会把大家的意见汇总后，反馈给郑老师。因为我是做儿童青少年精神卫生的，对第三编论文荟萃部分有些想法，建议可以把文章分别放在流行病学、家庭养育、特殊儿童分类等模块中。像前面各位教授提到的，若能按照这样的模块分类，那么读者无论是做基础研究的还是做应用研究的，都可能会很快提取到他想要的信息。第一位甘老师的发言令我印象深刻，还是应该把健康心理这一块的内容更加放大和强调一些，年鉴要更多聚焦健康层面的问题，强调如何预防问题的发生和如何提高健康水平，而不是已经形成了疾病后怎么办的问题，罹患疾病已经是末端问题了，如儿童焦虑抑郁精神疾病等。

16. 李馨（中国心理学会心理学教学工作委员会委员，天津师范大学心理学部副教授）

各位老师好，非常感谢有这样一个机会向各位老师学习，我是代表天津师范大学白学军老师参加这个会议的。作为一名正在成长中的心理学工作者，我想说说自己的观点。会议开始时各位领导都提到2016年总书记的讲话。总书记的讲话说了三个方面,一是心理科学问题的基础研究;二是加大科学普及;三是心理健康工作。2024年以来,教育部等17部委的文件对于学生心理健康工作提出了指导性意见。我自己站的角度可能跟各位老师们不太一样,因为我主要做学生工作,所以更倾向于学生心理健康这个方面。学生的心理健康实际存在的问题会更多。如果我是年鉴的读者,我会更为关心积极心理的内容,以及面临不同的主题提出的具体建议。当然,我们学生读者群中可能有学术型的学生,还有应用型的学生,因此年鉴应该把理论和研究做得接地气些,以科普的形式来呈现。因为今年编撰的是首卷,我们不一定全面覆盖所有的问题和内容,以后各卷可以再进行拓展,目标是要惠及更多的读者,让他们知道遇到问题时,比如学习方面的问题,如何通过提升积极心理品质,来行之有效地解决问题。

年鉴第四部分收集了一些调查报告。我在想,如果有一些公开发表的,也不涉密的,是不是也可收录进来,比如心理学工作者在2023年做的关于疫情对心理健康影响的研究。若能收录,则可以分享给更多人,同时也是对心理学工作的一个认可和延续。

有的老师提到,收录文献比较多,如果每篇文献就只有一页的篇幅,许多内容就不能包括进来,是否可以考虑在每页添加一个二维码。这样,有读者感兴趣的话,就可以扫码进行拓展阅读了,这也是一种更适合智能时代的学习方式。同时这样做的话,我们还可以在后台看到这些文献的阅读量、下载量,这还可以帮助我们做好2025年年鉴的编撰工作,会了解到2024年收录文章的领域有的关注度很高,有的关注度比较低,那么我们可以依次进行动态调整。谢谢各位老师,天津心理学工作者会全力以赴做好年鉴编撰工作。

17. 陈晶(中国心理学会理论心理学与心理学史专业委员会委员,中国科学院心理研究所国家公务员心理健康应用研究中心副主任)

各位老师好,我简短来说一说。这次座谈会真的是一个非常难得的学习机会,几位领导的讲话,要求编撰工作体现党和政府的要求。在2016年习近平总书记的讲话当中,既强调基础性研究,也强调了科普和应用服务。在应用服务这个部分,心理健康领域是非常活跃和热闹的,有大量人员、人才和机构参与进来,机构中还包括一些企业。年鉴内容中是不是要对此有一个呈现,比如包括一些行业的投资、融资的情况。我们现在的信息获取方式有哪些?是否信息获取的渠道还不够丰富?应该形成一个编写说明,制定对丰富信息进行筛选的标准。这样大家就可以在这个基础之上,做好后续工作,并在这个基础上继续发展。我也看到了其他种类的参考书籍,如综合统计年鉴等。它们的数据报告了这一年里中文文章发表多少,西文发表多少,我们的年鉴是不是可以关注一下这方面的情况?总之,在筛选具体成果时,要一个标准,对这个标准也要做出明确的说明。

附录二：

各主编及编委会主任的回应

张捷（《中国心理健康年鉴2024》主编之一）：

今天各位编委会委员手中拿到的目录，是《中国心理健康年鉴2024》的一个初步框架。根据各位专家学者提出的宝贵建议，编辑部将对其进行进一步修订。专家们的意见主要集中在以下几个方面：年鉴的定位、目标读者群体、内容编排方式以及收录标准等。例如，目前的内容排列主要依据年龄段进行划分，但我们也考虑到了如何结合主题、研究领域和年龄群体等多个因素来优化结构；此外，关于中文和英文文章的编排也是要去考虑的。在年鉴前期的编撰工作中，编委们已从各自的研究领域推荐了一些重要的研究成果与著述。对于内容的收录遴选，我们综合考量了论文质量（如是否发表于核心期刊或得到编委推荐）及其研究热度（包括引用次数和下载量），如果发现有疏漏之处，还请各位专家继续提供指导推荐，以便我们能够不断完善这部年鉴。

今年是《中国心理健康年鉴》的启动之年，正如专家们所言，凡事总要有一个开始，重要的是我们要迈出第一步，将这本年鉴制作出来。今天听到专家们提出的很多建议，例如：概括每一年心理健康领域的主流问题，以便读者能够清晰地看到中国心理健康研究的发展轨迹和趋势；不仅关注心理健康问题本身，还要从正面和积极的角度出发，增加关于如何提高青少年及老年人的幸福感、心理福祉以及生活满意度的研究内容；编辑部可以为作者提供更多风格各异的样章或样篇，供其参考并让作者自己来改编，从而增强科普内容的传播效果。这些建议对于2025年年鉴的编撰工作具有极佳的启发性和指导意义，即使我们的首卷可能存在种种不足之处，通过持续改进和完善，未来的每一卷都将变得越来越好。

陈雪峰（《中国心理健康年鉴2024》编委会主任；中国科学院心理研究所副所长）：

第一，非常感谢各位编委的真知灼见、具体的意见和建议。在召开此次会议之前，年鉴已经有了一个基础性的工作；在开会之后，现在我觉得更加有信心把年鉴创刊的首卷工作做好了。

第二，年鉴的出版也有一些具体的时间要求，出版社要考虑各方面的具体要求，这是一个现实条件。我们很多时候开展工作时，还是要尊重现实条件的允许和限制。各位老师提到的非常好的意见和建议，我们要尽量将它们纳入和体现到今年的年鉴编撰工作中。未来或许在一些具体工作中，各位还会有更多好的想法和好的意见、好的建议，希望各位继续给予关注和支持。我非常有信心，期待看到年鉴成为我们一本不可或缺的重要的工具书。

张建新（《中国心理健康年鉴2024》主编之一）：

关于AI、人工智能、机器学习。AI的快速进化对于未来中国和世界心理健康事业的发展的影响都是非常深刻的。我们已经看到很多公司推出了人工智能的咨询，人工智能可以跟求助者进行对话，甚至能理解人的情感。这样的沟通方式，对于老年人的心理安抚也将具有非常大而独特的作用。我想在2025年的年鉴编辑过程中，会把AI作为一个重点的方向和重要的分类，因为我相信，今年中国心理学家和相关领域的专家在研究心理健康与AI的关系方面，会写出很多文章、论文和著述等。

关于年鉴的说明。目前遴选文章分类应该再细分一下，比如不仅有老年的分类，还要细化到老年情绪、老年照护等更具体的领域。我们会根据年鉴编撰总体要求，并结合各位专家的建议，再对如何安排条目排列以及如何按照条目内容继续细分。我们还会借鉴其他学科年鉴进行内容分类的经验。

关于英文论文。年鉴编辑部在每篇英文论文题目后补充中文的译文。加上中文的译文题目后，中英文论文很可能就不再分开排列了，而是根据文章的内容进行混编，让内容而不是语言，决定文章所在的类别。这样会更有利于读者的阅读。

关于年鉴的分类。年鉴需要在整体的内在逻辑和各种发表物的堆砌之间寻求一个中间平衡点。以条目来分类，让条目与条目之间具有一个严丝合缝的逻辑，这对于心理健康年鉴的编辑来讲，可能也做不到，这是由心理学学科当下的情况所决定的。我们尽量给出一个合理的分类系统，并在每个类别后面都提供一个相应的详细说明，给读者一个阅读引导。

关于调查数据信息的全面性。我们会尽最大可能，把已经公开发表的、具有较大数据的报告和综合性的文献综述纳入年鉴。比如，影响较大的心理所发布的心理健康蓝皮书，以及精神卫生界的同行发表的调查报告。这些报告的结果不尽相同，这样就会让读者能够容易地加以比较，对于心理健康的现状做出自己的判断和抉择。

关于论文的整理。如果找到文章和著作的每一位原作者，对其内容进行重新组织编写的话，这个编辑的工作量就太大了。实际上，我们要求编辑部对每一篇文章的开篇"套话"尽量删除。年鉴主要是讲心理健康的，我们的基本要求是，内容的关键是要呈现出心理健康的问题，解决这些问题采用的方法，以及实施干预后得出了怎样的结论，特别是取得了什么样的实效？这些要求在编辑部实施过程中，或许做得不到位，首卷也因此可能会留下一些遗憾。但以后各卷会汲取这次的经验与教训，争取做得更好一些。

关于年鉴的定位。目前我们把年鉴当作是对前一年中国心理健康事业发展所做的综合性记录，为读者提供一个关于心理健康较为全面的工具书。记录中既包括健康心理学及精神卫生领域的前沿领域的文章、著作以及实践案例等，也包括中央和地方政府就实施"健康中国"所发布的政策文件以及开展的相应活动等重要事件等。在这个记录过程中，我们会尽可能做一些梳理，希望能够看到我国心理健康事业的发展趋势。当然，年鉴工作刚刚起步，目前来说只能做到较为粗略一些的地步，再往前走，就需要更多年青一代的专家参与进来。今天有很多70、80后的专家已经成为我们编委会的成员，并提出了很多高见。在他们事业高峰期便进入年鉴编委会，开始熟悉年鉴的相关工作，这对我们未来的年鉴发展是非常可贵的。我们这一代人多数对于年鉴是什么样的工具书、怎么去建立一个大框架和进行编辑，还真的不很了解。我们现在开始学习，往更高水平方向进行努力。各位专家对年鉴都有一个很高的期待，希望年鉴能够为多样的读者提供很好的创新性引领，但目前看，这个要求可能过高了一点。

就目前的状况而言，我引用一个广告语来加以形容，就是"我们不造水，我们是水的搬运工"。这当然是玩笑话，我们内心也希望年鉴能够做出一种年鉴学派和年鉴理论。但目前来讲，我们还主要将精力放在把前一年发生的事件，经过分类梳理后放在年鉴里面。我们不是通过年鉴去写一些创新性的发明，而是先把原有的成果放到年鉴里面供大家参考，创新性的调查和研究还需要依赖各位专家做出来后为我们提供。

关于2023年的提纲挈领的综述。我为首卷年鉴写了一篇创刊词，尝试把2024年之前我国心理健康和精神卫生事业的发展做一个概括梳理，其触角甚至触碰到了我们老祖宗的东西，从几千年中原文化中普遍认可的心、情智、康健等概念，梳理到今天当下的一些问题。当然，尽管21世纪开端以来，我们做了很多心理健康的工作，但老百姓普遍感觉，心理问题反而越来越多了。我的创刊词中也对此提出了一些想法。未来各卷会邀请各界专家，包括在座的各位编委，对心理健康的方方面面进行思考并写出分领域的或者全面的综述文章。

因为是首卷，我们还特别收集了一些不是在2024年发表的综述文章。它们分别是由心理健康和心理卫生领域的领衔专家在若干年前发表的，这些文章在各个心理健康领域都曾经产生过重要影响，属于业界的重磅文章。

关于年鉴的受众。刚才讲过，年鉴并不特别强调发表创新性的文章，而是更多地记录过去一年发生的史料。年鉴既然是工具书，当然就要能够帮助特定的读者群，比如专业人员想查阅与心理健康相关的资料，就可以查阅我们的年鉴，可以查到心理所的蓝皮书以及各种类似的调查报告。通过查阅年鉴，相关的调查结果、科学实验、科学方法和数据分析等都可以查到。当然，我们希望读者群的范围比较全面一点，还要包括心理健康的实践者，如咨询师、企业健康服务人员等。虽然，现在可以很方便地在网上搜到心理健康的内容，我们希望一本年鉴会更为全面和综合，它因此而成为一个更为方便和更为有价值的工具和平台。未来我们还将努力照顾方方面面的需求，比如政府官员和他们的咨询顾问团队等。

关于心理健康领域的活动。目前已经收录了去年的一些活动，但很可能还会有一些没能涉及的。请在座各位专家，特别是各位专委会先看看目录，如果有尚未包含在内的活动，请各位提供相关的信息，使年鉴在囊括心理健康活动时尽量周全。在重大活动方面，也可以包括社会治理和社会心理服务方面的内容。

关于年鉴论文的来源。年鉴在收录文献时，目前还不考虑尚未公开发表的文章，特别是专委会成员的投稿。这里可能存在一定的禁忌，但未来会定向特别邀请各位专家为年鉴撰稿，就某个领域的现状和发展提出高见。我们委员会的很多专家在年鉴的前期工作中做了一些工作，但这些工作可能在我们各单位的年终考核中并不被纳入绩效。但我们相信，随着我们经验的积累和年鉴的影响力增加，各位专家的内在动力也会增加，一定要将自己所在领域的研究和实践工作提升为综述性文章，到年鉴去发表，去影响更多读者。大家的内生动力不是来自年终的奖金和绩效激励，而是来自能将本领域的进展趋势发表于《中国心理健康年鉴》之中。当然，我们预估，未来专家投稿的情况会逐步增加，可能会出现没有被录用的情况，所以我们事先制定好遴选的客观标准，要将达到标准、质量较高的综述性文章，尽量收录到年鉴之中。当然，这是年鉴的学术地位确定和提升之后的事情了，但未来的年青一代要朝着个方向去努力。

关于年鉴的格式。首卷年鉴出版的格式、体例等将为以后各卷创建一个样本，所以很重要。各位专家在发言中都提到，论文的编排等是否要重新考虑再分类，而不要仅仅按照目前的年龄维度去分类。这是一个很重要也应该加以重视的问题。编辑部会后可以提出一个新的分类建议，我们也会向各位专家请求新的建议。几方的建议综合起来之后，我们再确定首卷中收录文章的重新布局。总之，文章的类别既要符合领域的现实情况，又能让读者阅读起来更便利，真正发挥出工具书的作用。

关于论文收录的时间点的问题。有专家提出，2023年后半年发表的重要文章，能否收录到2024年的年鉴之中？因为我们现在编撰的是年鉴首卷，所以2024年之前的文章当然可以考虑进行收录。如果现在的文章目录中没有包含这些文章，请各位专家给我们推荐过来。未来各卷也可考虑将前一年发表但未收录的重要文章收录到下一年年鉴中，比如2024年末发表的，可以放入2025年的年鉴。总之，重要的文章（如发表在影响力很高杂志上的文章，在国内相关网站下载量很高的文章等）一定会在当年或者次年的年鉴中获得收录。

关于收录的标准。我们都知道心理健康领域的民间活动是非常活跃的，但是因为我们的年鉴定调是一个以科学为基础的工具书，这样的界定当然就使我们在遴选论文和著作时，还是要以科学学术为主。尽管民间的活动很火热，比如各地各机构各民间团体举办的各种各样的培训、会议等，但如果这些活动没有政府的参与，没有中国心理学会、中国心理卫生协会和中国社会心理学会的署名支持，我们年鉴遴选时就不予考虑。这样做，一方面要严格遵循出版社的要求和年鉴的科学定位，另一方面也使得我们年鉴编撰工作变得相对更为单纯一些。

谢谢各位编委会专家！